内科护理学

主编 ◎ 陈偶英　王丽姿　赵　媛

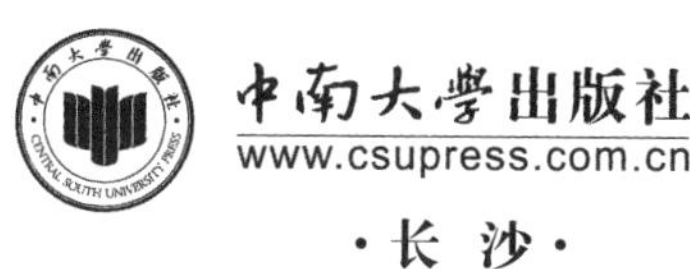

·长沙·

图书在版编目(CIP)数据

内科护理学／陈偶英，王丽姿，赵媛主编．—长沙：中南大学出版社，2019.8

百校千课共享联盟护理学专业融媒体教材

ISBN 978-7-5487-0623-6

Ⅰ.①内… Ⅱ.①陈… ②王… ③赵… Ⅲ.①内科学—护理学—医学院校—教材 Ⅳ.①R473.5

中国版本图书馆CIP数据核字(2020)第109083号

内科护理学

NEIKE HULIXUE

主编　陈偶英　王丽姿　赵　媛

□**责任编辑**　陈　娜　王雁芳

□**责任印制**　易红卫

□**出版发行**　中南大学出版社

社址：长沙市麓山南路　　邮编：410083

发行科电话：0731-88876770　　传真：0731-88710482

□**印　　装**　长沙市宏发印刷有限公司

□**开　　本**　787 mm×1092 mm 1/16　□**印张** 42.25　□**字数** 999千字

□**互联网+图书　二维码内容**　字数216千字　视频840分钟　PPT 2791张

□**版　　次**　2020年8月第1版　□2020年8月第1次印刷

□**书　　号**　ISBN 978-7-5487-0623-6

□**定　　价**　99.00元

编委会

主　编

陈偶英(湖南中医药大学)　王丽姿(南方医科大学)

赵　媛(大理大学)

副主编

田玉梅(湖南医药学院)　李健芝(南华大学)

晋溶辰(湖南中医药大学)　袁映梅(大理大学)

伍永慧(湖南中医药大学)　陈谊月(中南大学湘雅二医院)

编　委(按姓氏拼音排序)

陈丽荣(大理大学)　陈伟强(北京大学深圳医院)

董文英(大理大学)　郭亚茹(河南省人民医院)

何诗雯(中南大学湘雅三医院)　蒋新军(海南医学院)

刘永民(湖南医药学院)　王金星(湖南中医药大学)

王思瑶(南方医科大学)　伍珊珊(南方医科大学)

杨玉佩(安徽医科大学第一附属医院)　张清慧(湖南中医药大学)

郑莉茗(湖南医药学院)　朱晓玲(大理大学第一附属医院)

朱晓丽(大理大学第一附属医院)

编委兼秘书

罗　丹(湖南中医药大学)　王紫艳(湖南中医药大学)

丛书序

20 世纪早期，熊彼特提出著名的"创造性毁灭"理论：一旦现有的技术受到竞争对手更新、效率更高的技术产品的猛烈冲击，创新就会毁灭现有的生产技术，改变传统的工作、生活和学习方式。今天，网络技术的影响波及全球，各种教育资源通过网络可以跨越时间、空间距离的限制，使学校教育成为超出校园向更广泛的地区辐射的开放式教育。而融媒体教材，正在以一种新型的出版形式影响着教育和教学。

随着社会的进步，人民大众对享有高质量的卫生保健需求日益增加，特别是目前国内外对高层次护理人才的需求增加，要求学校护理教育更快、更多地培育出高质量的护理人才。为加强高校优质课程资源共享，实现优势互补，共建共享高质量融媒体课程，推动我国护理专业教育质量的提升，针对远程教育的教学特点，我们组织全国三十余所高等院校有丰富教学经验的专家编写了这套"百校千课联盟护理专业融媒体教材"。

融媒体教材建设的实质就是将纸质图书与多媒体资源进行链接，使资源的获取变得更加容易，使读者能高效、深度地获取知识。在本套教材中，我们以纸质教材为载体和服务入口，综合利用数字化技术，将纸质教材与数字服务相融合。学生可以随时随地利用电脑和手机等多个终端进行学习。纸质教材的权威、视频的直观以及其中设计的互动内容，可以让学习更生动有效。

另外，本套教材在编写中根据《国家中长期教育改革和发展规划纲要(2010—2020年)》《中国护理事业发展规划纲要(2016—2020年)》提出的"坚持以岗位需求为导向""大力培养临床实用型人才""注重护理实践能力的提高""增强人文关怀意识"的要求，注重理论与实践相结合、人文社科学与护理学相结合，培养学生的实践能力、独立分析问题和解决问题的评判性思维能力。各章前后分别列有"阅读音频""学习目标""预习案例”“本章小结”“学习检测”，便于学生掌握重点，巩固所学知识。能切实满足培养从事临床护理、社区护理、护理教育、护理科研及护理管理等人才的需求。

由于书中涉及内容广泛，加之编者水平有限，不当之处在所难免，恳请专家、学者和广大师生批评指正，以便再版时修订完善。

唐四元

2020 年 6 月

前言

内科护理学课程是护理学专业的核心、主干课程，是基础与临床之间的桥梁课程，是培养学生临床护理综合能力的关键课程，也是护理高等人才必须具备的学科知识。为了更好地培养高素质、实用型护理人才，中南大学出版社组织编写了本教材。

本教材的编写思路：一是根据教育部高等学校护理学专业教学指导委员会制定的《护理学本科专业规范》和高等医药院校护理学本科专业的人才培养目标，以及护士执业要求，坚持“三基”“五性”“三特定”的原则。“三基”即基本知识、基本理论和基本技能；“五性”即思想性、科学性、先进性、启发性和适用性；“三特定”即特定目标、特定对象和特定限制。二是注重护理专业临床理论与实践的有机结合，并反映临床向预防、康复、健康指导、社区人群干预、家庭健康护理等领域的拓展。三是体现知识、素质、能力培养并重的原则，将对学生人文素质培养、临床思维能力训练和自主学习能力培养反映在教材中。

本教材具有以下特点：

1. 体现知识点、临床新热点、执业点有机结合

以岗位为导向，以就业为需求，以对接为核心，编写实用型的教材；实现内容与职业岗位需求对接，教材与临床、学科发展、社会需求及执业考试对接；跟进前沿、吸收新内容，体现普通本科教育学生的特点，满足不同教学模式的需求。

2. 强化实用技能，注重创新能力培养

以内科医疗服务体系为主线，以优化知识结构、突出内科特色为出发点，以有利于激发学生学习兴趣及培养创新能力为目标，以多学科综合为主，强调整体性、综合性，对不同学科进行融合与精简，是基础课程成为专业课程学习的先导。专业课程设置中，

以培养解决临床问题的思路与技能为重点，内容体现前沿性，反映护理领域的新知识、新技术、新方法。

3. 教材内容丰富，形式活泼多样

为提高学生学习兴趣，从便于学习和记忆的角度出发组织教材内容。以案例为载体，增加内科护理学最新理论技术进展；同时，又从拓宽前沿知识和贴近临床的角度，在大部分章节中增加了“知识链接”的版块；在每一章节穿插了“病例分析”，希望通过病例分析，启迪学生思考和激发学习兴趣。

本教材共有九章，分别介绍了呼吸、循环、消化、泌尿、血液、内分泌与代谢、风湿免疫、神经系统疾病及传染病。为了强化学生对所学知识的记忆与理解，编写了与之配套的数字资源，内容丰富，包括教案、教学大纲、课件、习题、知识拓展、视频等。本教材主要供高等医药院校护理学专业本科学生使用，也可供高等专科学校、高等职业教育、成人高等教育的学生和从事临床、社区护理的工作者参考。希望通过学习，学生能树立“以人的健康为中心”的护理理念，掌握内科护理的基本理论、基本知识和基本技能，具有良好的学习、工作态度，能运用护理程序对内科常见病、多发病患者进行整体护理，为服务对象提供减轻痛苦、促进康复、预防疾病、保持健康的服务。

本教材的编写分工如下：第一章由晋溶辰、何诗雯和陈伟强编写，第二章由王丽姿、刘永民、伍珊珊和王思瑶编写，第三章由田玉梅和郑莉茗编写，第四章由李健芝编写，第五章由陈丽荣和袁映梅编写，第六章由赵媛、董文英和袁映梅编写，第七章由陈谊月、罗丹编写，第八章由陈偶英、蒋新军、郭亚茹、王紫艳编写，第九章由伍永慧、杨玉佩和张清慧编写。

本套教材的建设，凝聚了全国高等教育工作者的集体智慧，谨向有关单位和个人致以衷心的感谢！希望本套教材的出版，能够对高等教育教学的发展和护理人才的培养产生积极的推动作用。需要说明的是，尽管所有组织者与编写者竭尽心智，精益求精，本套教材仍有一定的提升空间，敬请各高等院校广大师生提出宝贵意见和建议，以便今后修订和提高。

《内科护理学》编委会

2020 年 6 月

目 录

第一章 呼吸系统疾病患者的护理

呼吸系统疾病患者的护理PPT

学习目标

识记：急性呼吸道感染、慢性支气管炎、慢性阻塞性肺疾病、支气管哮喘、支气管扩张症、肺部感染性疾病、肺脓肿、肺结核、原发性支气管肺癌、肺血栓栓塞症、慢性肺源性心脏病、胸膜疾病、睡眠呼吸暂停低通气综合征、呼吸衰竭和急性呼吸窘迫综合征的概念及临床表现。

理解：呼吸系统的组织结构和功能；急性呼吸道感染、慢性支气管炎、慢性阻塞性肺疾病、支气管哮喘、支气管扩张症、肺部感染性疾病、肺脓肿、肺结核、原发性支气管肺癌、肺血栓栓塞症、慢性肺源性心脏病、胸膜疾病、睡眠呼吸暂停低通气综合征、呼吸衰竭和急性呼吸窘迫综合征的病因与发病机制；呼吸系统疾病的医学检查、诊断要点、鉴别诊断及治疗要点。

运用：呼吸系统疾病常见症状体征的护理；急性呼吸道感染、慢性支气管炎、慢性阻塞性肺疾病、支气管哮喘、支气管扩张症、肺部感染性疾病、肺脓肿、肺结核、原发性支气管肺癌、肺血栓栓塞症、慢性肺源性心脏病、胸膜疾病、睡眠呼吸暂停低通气综合征、呼吸衰竭和急性呼吸窘迫综合征的常见护理诊断/问题、护理措施及健康教育；动脉血气分析与动脉血的采集；胸腔穿刺术的护理；纤维支气管镜检查的护理。

呼吸系统疾病是我国常见的内科疾病。由于工业发展导致的大气污染、吸烟及人口老龄化等因素，呼吸系统疾病的发病率及病死率明显增高；据2018年中国统计年鉴结果显示，呼吸系统疾病在城市及农村人口的主要疾病病死率及死因构成中居第4位，仅次于恶性肿瘤、脑血管疾病和心血管疾病。因此，做好呼吸系统疾病的预防、诊治、护理和恢复患者的呼吸功能具有非常重要的意义。

第一节　概述

一、呼吸系统的结构功能与疾病的关系

呼吸系统的解剖和生理

呼吸系统由呼吸道和肺组成，主要功能是从外界环境摄取新陈代谢所需要的 O_2，排出代谢过程中所产生的 CO_2，维持机体的生命活动。由于呼吸道与外界相通，在呼吸过程中，外界环境中的各种微生物、变应原、有害气体等，均可进入呼吸道及肺引起各种疾病，因此呼吸系统的结构和防御功能至关重要。

二、医学检查

（一）实验室检查

1. *血液检查*　呼吸系统感染时，中性粒细胞增多，有时还伴有中毒颗粒；嗜酸性粒细胞增多提示过敏性因素或寄生虫感染。

2. *痰液检查*　痰培养检查对肺部微生物感染的病因诊断和药物选用有重要价值。反复行痰脱落细胞检查，有助于肺癌的诊断。

（二）其他检查

1. *影像学检查*　胸部 X 线片常用来明确呼吸系统病变部位、性质及与临床问题的关系。高电压体层摄片和 CT 能进一步明确病变部位、性质及气管、支气管的通畅程度。磁共振成像（MRI）对纵隔疾病和肺血栓栓塞症可有较大帮助。肺血管造影用于肺血栓栓塞症和各种先天性或获得性血管病变的诊断；支气管动脉造影和栓塞术对咯血有较好的诊治价值。

2. *支气管镜和胸腔镜检查*　纤维支气管镜能深入亚段支气管窥视黏膜水肿、充血、溃疡、肉芽肿、新生物、异物等，进行组织学检查；并可经纤维支气管镜做支气管肺泡灌洗，对灌洗液进行微生物、细胞学、免疫学、生物化学等检查；还可通过它取出异物、诊断咯血，经高频电刀、激光、微波及药物注射治疗良性、恶性肿瘤。胸腔镜已广泛应用于胸膜活组织检查、肺活组织检查。

3. *胸腔积液检查和胸膜活组织检查*　常规胸腔积液检查可明确渗出性或是漏出性胸腔积液，进一步的生化检查以鉴别结核性与恶性胸腔积液。脱落细胞和胸膜病理活组织检查对明确肿瘤或结核有诊断价值。

4. *呼吸功能测定*　肺功能测定有助于了解疾病对呼吸功能损害的性质及程度，对某些呼吸系统疾病的诊断、治疗及预后有重要价值。如慢性阻塞性肺疾病表现为阻塞性通气功能障碍，而肺纤维化、胸廓畸形、胸腔积液、胸膜增厚或肺切除术后均显示限制性通气功能障碍，这些变化常在临床症状出现前就已存在。

5. *抗原皮肤试验*　哮喘的变应原皮肤试验阳性有助于变应体质的确定和相应抗原的

脱敏治疗。对结核或真菌呈阳性的皮肤反应仅说明已被感染，不能诊断疾病。

6. 其他　放射性核素扫描和肺活体组织检查，有利于诊断和随访疗效；超声检查适用于胸腔积液及肺外周肿物的定位，指导穿刺抽液及穿刺活组织检查。

三、呼吸系统疾病患者常见症状、体征及护理

（一）咳嗽与咳痰

咳嗽是一种保护性反射动作，具有清除外界侵入呼吸道的异物和气道内分泌物，抵御感染的作用。咳痰是借助支气管黏膜上皮纤毛运动、支气管平滑肌收缩及咳嗽反射，将呼吸道分泌物从口腔排出体外的动作，且痰的性质、量、气味对疾病的诊断有帮助。引起咳嗽和咳痰的病因很多，如气管－支气管炎、支气管扩张症、支气管哮喘、肺炎、肺脓肿等。

【护理评估】

1. 病史　咳嗽发生与持续的时间、性质、程度、频率、音色；诱因；咳嗽体位、气候变化的关系；伴随症状；痰液的色、质、量和气味；吸烟史、过敏史、职业史；目前祛痰、止咳的方法及效果。

2. 身体状况　意识、神志状态、生命体征（如意识改变多见于肺性脑病）；呼吸困难程度（如呼吸三凹征、口唇与肢端发绀、杵状指/趾等呼吸困难体征）；疾病典型体征（如支气管肺癌可出现锁骨上淋巴结肿大及气管移位；支气管哮喘、慢性支气管炎等所致的肺气肿可出现桶状胸）。

3. 医学检查　痰液检查致病菌；血气分析 PaO_2、$PaCO_2$值；肺功能测定等。

（1）血常规：白细胞计数是否增多，中性粒细胞是否增多。

（2）痰液检查：痰液检查的目的是协助病因诊断及观察疗效和预后。①痰量：每日痰量超过 100 mL 为大量痰，提示肺内有慢性炎症或空腔性化脓性病变，痰量增减反映感染的加剧或炎症的缓解。②颜色及性状：正常人偶有少量白色痰或灰白色黏液痰，痰液的色、性状往往提示不同的疾病（表 1－1）。③气味：痰液恶臭提示有厌氧菌感染。

表 1－1　痰液观察表

特点		病因
颜色	无色透明或灰白色黏液痰	正常人或支气管黏膜轻度炎症
	红色或棕红色痰	肺癌、肺结核、肺梗死（因痰内含有血液或血红蛋白）
	铁锈色痰	肺炎链球菌肺炎
	粉红色或血色泡沫痰	急性肺水肿
	砖红色胶冻样痰或伴有血液者	肺炎克雷伯杆菌感染
	红褐色或巧克力色痰	阿米巴肺脓肿
	烂桃样或果酱样痰	肺吸虫
	灰黑色或暗灰色痰	各种肺尘埃沉着病或慢性支气管炎

续表 1－1

特点		病因
量	增多	一般反映支气管和肺的化脓性炎症进展
	痰量减少	提示病情好转或支气管发生阻塞
性质	慢性咳嗽伴咳痰	慢性支气管炎、支气管扩张、肺脓肿和空洞型肺结核
	脓性痰	常常是气管、支气管和肺部感染的标志；咳大量脓性痰常见于支气管扩张症、肺脓肿、支气管胸膜瘘
	大量浆液性痰	肺水肿和细支气管肺泡癌等
气味	恶臭味	厌氧菌感染

(3)显微镜检查：可检出致病菌、肿瘤细胞、肺吸虫卵、溶组织阿米巴滋养体、肺孢子虫包囊等，有助于确诊相应的疾病。

(4)痰培养及药物敏感试验：为确诊提供依据，并通过药物敏感实验为患者提供及时的治疗。

(5)影像学检查：胸部 X 线片、支气管造影是观察病情和诊断呼吸系统疾病的重要方法；CT 检查可为肺和胸膜肿瘤、支气管扩张等医疗诊断提供可靠依据。

(6)肺功能检查：肺功能测定，如肺活量(VC)、残气量(RV)、肺总量(TLC)、第一秒用力呼气量(FEV)、用力肺活量(FVC)等，可了解疾病对肺呼吸功能的损害程度和性质，对疾病的诊断、治疗及预后均有价值。

【护理诊断/问题】

清理呼吸道无效　与呼吸道分泌物过多、黏稠，年老体弱或意识障碍患者导致咳嗽无效、咳嗽不能或不敢咳嗽有关。

【护理措施】

1. *对症护理*　①根据病情采取深呼吸、有效咳嗽、吸入疗法、胸部叩击(图 1－1)、体位引流等方法；如痰液多而黏稠、患者无力咳嗽，可采用负压吸痰；重症二氧化碳潴留，痰多且黏稠，肺性脑病发生时，宜通过气管切开或插管(详见本章第十四节)来解除呼吸道梗阻。②指导患者正确采集痰标本：A. 自然咳痰法最常用，留取方法简便，但标本容易污染。多于清晨醒后用清水漱口数次，用力咳出深部第一口痰，置于无菌容器中，尽量避免或减少唾液和鼻咽部分泌物混入。咳痰困难者可采取雾化吸入或口服祛痰药后留取。B. 经环甲膜穿刺气管吸引或经纤维支气管镜防污染双套管毛刷取标本，可防止咽部寄生菌污染，对肺部微生物感染的病因判断和药物选用有重要价值。

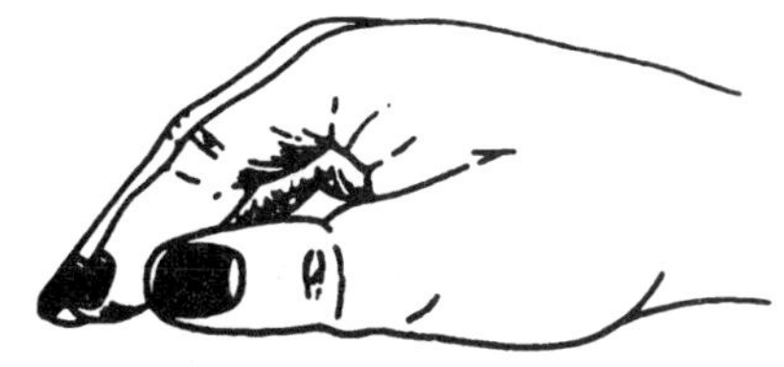

图 1－1　叩击手法

2. *疾病监测*　密切观察和记录咳嗽、咳痰症状、持续时间、痰量变化等。

3. 用药护理

(1)止咳：根据病情遵医嘱使用止咳药物，减轻或改善症状。根据药物作用机制，止咳药分为三大类，第一类为中枢性镇咳药(如阿片类、可待因、吗啡)，通过抑制大脑咳嗽中枢止咳；第二类药物为外周性镇咳药(如磷酸苯丙哌林、石吊兰素等)，通过抑制肺-迷走神经反射而阻断咳嗽反射的传入冲动，起到镇咳作用；第三类药物为镇咳祛痰复方制剂(如复方甘草合剂)。

(2)祛痰：常用两类药物，一类为祛痰药(如氯化铵、中药桔梗、中药远志)，通过增加呼吸道分泌使痰液稀释、松解，或通过增加呼吸道黏膜上皮纤毛运动使痰液易于咳出；另一类为黏痰溶解药(如沙丁胺醇)，通过直接降解痰液中的黏性成分及黏稠度，使痰液易被咳出。

(3)平喘：目的是消除病因，控制急性发作，巩固疗效，改善肺功能，防止复发，提高患者的生活质量。常用两类药物，一类药物为抗炎平喘药(如糖皮质激素及肥大细胞膜稳定药)，通过控制炎症，抗过敏平喘来预防哮喘发作；另一类药物为支气管扩张药(如 β_2受体激动药、茶碱类、抗胆碱药等)，通过松弛支气管平滑肌来控制症状。

4. 安全与舒适护理　为患者提供安静、整洁、舒适的环境，保持室内空气新鲜、洁净，维持适宜的室温和湿度；鼓励患者经常漱口；病情严重者嘱患者卧床休息，避免劳累。

5. 饮食护理　慢性咳嗽者，能量消耗增加，给予高蛋白、富含维生素、足够热量的饮食，避免油腻、辛辣刺激性食物；鼓励患者每天饮水 1 500 mL 以上，以保证呼吸道黏膜的湿润和病变黏膜的修复，利于痰液稀释和排出。

6. 心理护理　咳嗽咳痰新近发生或加重的患者，通常感到情绪紧张焦虑，甚至惊恐不安，应多巡视患者，耐心解释病情和治疗措施，给予心理疏导和安慰，消除过度紧张状态，对减轻症状和控制病情具有重要意义。

(二)肺源性呼吸困难

呼吸困难表现为呼吸急促、喘息、呼吸费力，其发生与慢性呼吸系统疾病有关，是肺源性呼吸困难患者最常见的症状。

【护理评估】

1. 病史　详细询问呼吸困难发作的缓急和进展的特点：是突然发生，还是逐渐加重，如张力性气胸多为突然发生的呼吸困难。询问呼吸困难是在何时、何地、什么情况下发生的，以及与活动的关系。支气管哮喘患者往往在气候多变季节吸入刺激性气体，或接触某种过敏原时发生呼吸困难，夜间发作者较多。自发性气胸的呼吸困难常有用力过度或屏气史。询问患者有无发热、咳嗽、咳痰、胸痛、心悸、发绀、面色苍白、四肢厥冷等伴随症状。询问患者对治疗的反应，如使用支气管扩张药后呼吸困难能否缓解。了解患者是否有疲乏、情绪紧张、焦虑，甚至恐惧、惊慌、濒死感等心理反应。评估患者的睡眠型态，是否需要辅助睡眠的措施，评估干扰睡眠的因素。

2. 身体状况　神志(如严重缺氧或二氧化碳潴留，常可出现烦躁不安、意识模糊、嗜睡，甚至昏迷)；面容与表情(如痛苦、忧虑或恐惧等面容)；呼吸的频率、深度和节律(如慢性阻塞性肺气肿患者往往表现为呼气延长，当并发肺性脑病时，可出现呼吸节律的改变)；胸部体征；辅助呼吸肌参与呼吸运动(如呼吸三凹征)；呼吸音(如呼吸音增强、减弱或消失，哮鸣音、干湿啰音等）。

3. 医学检查　动脉血气分析结果可以判断缺氧和二氧化碳潴留的程度。胸部X线片、CT检查可以协助判断肺部炎症、结核、肿瘤、气胸及胸腔积液等情况；胸腔穿刺抽液前常规行超声检查，除了有助于判断积液的量和部位之外，对穿刺的定位也有重要意义。

【护理诊断/问题】

1. 气体交换受损　与肺部感染、肺气肿、肺弹性减退、支气管阻塞或痉挛有关。

2. 活动无耐力　与机体缺氧、虚弱有关。

3. 睡眠型态紊乱　与呼吸困难影响患者睡眠有关。

【护理措施】

1. 对症护理　①做好氧疗和机械通气，根据呼吸困难类型、严重程度不同，进行合理氧疗或机械通气（详见本章第十五节），以缓解症状。②保持呼吸道通畅。③指导患者掌握呼吸训练方法，改善缺氧症状，提高活动耐力，如指导慢性阻塞性肺气肿患者做缓慢深呼吸、腹式呼吸、缩唇呼吸等。训练呼吸肌，延长呼气时间，使气体尽可能完全呼出。

2. 疾病监测　动态观察患者呼吸状况，判断呼吸困难类型。有条件者可监测血氧饱和度、动脉血气分析，及时发现和处理患者异常情况。

3. 用药护理　遵医嘱应用支气管舒张药、呼吸兴奋药等。①支气管舒张药可松弛支气管平滑肌，扩张支气管，缓解气流受限，常用药物有β_2受体激动药、抗胆碱药、茶碱类药物、糖皮质激素等。②呼吸兴奋药物常用尼可刹米、洛贝林、多沙普仑等。其中尼可刹米最常用，主要应用于中枢性呼吸抑制、各类继发的呼吸抑制、慢性阻塞性肺疾病伴高碳酸血症及吗啡引起的呼吸抑制。

4. 安全与舒适护理　①哮喘患者室内避免湿度过高，远离过敏原（如尘螨、刺激性气体、花粉等）。病情严重者应置于重症监护室，以便于观察病情变化。重度呼吸困难时患者宜取半坐卧位或端坐位，尽量减少活动，避免不必要的谈话，以减少耗氧量。②指导患者进行全身锻炼。合理安排休息和活动量，调整日常生活方式，在病情许可下，有计划逐渐增加运动量和改变运动方式，开始在病室内走动，继而在走廊里散步或户外活动，并可逐渐进行全身体育锻炼，如慢跑、踏车、太极拳等，提高肺活量和活动耐力，以增强呼吸功能和抗病能力。患者可采取一些有利于换气的姿势：一是借助坐姿，向前倾伏于桌上，或半坐卧位等使呼吸感到舒畅。二是指导患者利用放置枕头或靠背架等方法，帮助患者用力呼吸，保持舒适，减少疲劳，并减少呼吸道阻塞。在图1－2中，A为松弛坐着的呼吸困难性姿势，这种姿势适应于公共场所，以避免吸引过分的注意力；B为向前倾坐，必须注意的是看看患者的胸廓和腰椎是否维持在一条直线上；C为向前倾站的姿势适用于没有可供坐的空间时，D为松弛站着的呼吸困难性姿势，适应于任何地方。指导患者要注意将身体的重心放在双髋和双脚上，使横膈膜和胸廓松弛。

（三）胸痛

胸痛主要由胸部疾病，少数由其他部位的病变所致，常见的有胸壁病变，如胸壁外伤、带状疱疹等；心血管疾病如心绞痛；呼吸系统疾病如肺炎、肺结核、胸膜炎、气胸；肺癌累及壁层胸膜或骨时，开始可出现隐痛，并持续加剧，乃至刀割样疼痛。

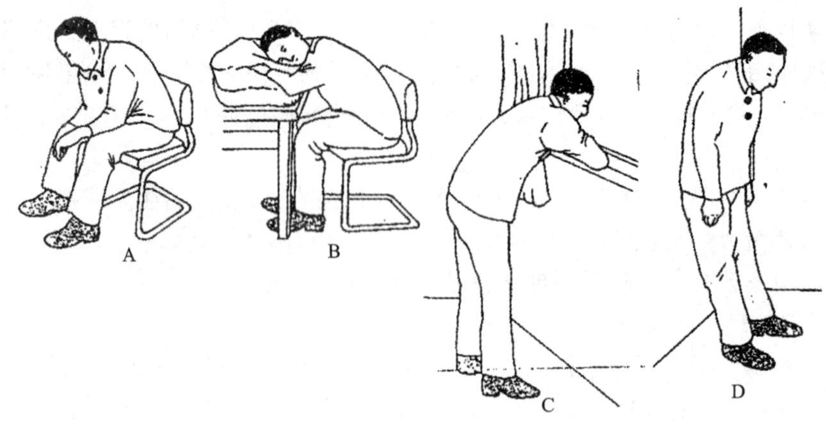

图1－2　有利于换气的姿势

【护理评估】

1. 病史　了解胸痛出现情况、持续时间、性质、部位。胸痛与呼吸、咳嗽、运动、体位变化的关系。如剧咳或用力屏气后突然发生胸痛，伴呼吸困难，应考虑患者出现自发性气胸。疼痛性质可以是隐痛、钝痛、刺痛或灼痛、刀割样或压榨样疼痛，如干性胸膜炎胸痛常位于患侧腋前线及腋中线附近，呈尖锐刺痛，深呼吸或咳嗽时加重。注意患者有无发热、咳嗽、咯血、呼吸困难、发绀、休克，有无焦虑、失眠。

2. 身体状况　了解有无胸廓异常，呼吸运动有无改变，气管有无偏移；语颤有无增强、减弱或消失，叩诊音有无异常，呼吸音有无异常；有无干、湿啰音；有无胸膜摩擦音。

3. 医学检查　同本节"咳嗽、咳痰"。

【常见护理诊断/问题】

疼痛　与胸部炎症、损伤有关。

【护理措施】

1. 休息与体位　一般胸痛患者可适当活动；如有发热、咯血、气胸，则应卧床休息；一般采用舒适的半坐卧位或坐位；胸膜炎、肺炎患者可取患侧卧位，以减轻疼痛。

2. 缓解疼痛　适当使用镇痛剂或镇静药。疼痛局部予以肋间神经封闭治疗。用分散注意力的方法以减轻疼痛，如听音乐、看杂志。胸膜炎、肺炎患者可在呼气末用1.5 cm宽的胶布粘贴于患侧胸部，使患侧胸部固定，以降低呼吸幅度而减轻疼痛。

（四）咯血

咯血指喉及喉以下呼吸道及肺组织的血管破裂导致的出血，并经咳嗽动作从口腔排出。咯血主要由呼吸系统疾病引起，也见于循环系统及其他系统疾病。大咯血是呼吸系统常见急危症之一。

【护理评估】

1. 病史　①与咯血相关的疾病史或诱因（青壮年咳嗽咯血伴有低热者应考虑肺结核；中年以上的人，尤其是男性吸烟者应注意肺癌的可能性；先兆症状如喉痒、胸闷、咳嗽等)。②出血次数、与以往出血不同之处。③咯血量、颜色、性状、持续时间等。每日咯血量<100 mL,为小量咯血;100~500 mL为中等量咯血;>500 mL(或一次咯血量>300 mL)为大量咯血。少量咯血需与鼻咽部出血、口腔出血相鉴别,大量咯血需与呕血相鉴别,大量咯血者多见于空洞性肺结核、支气管扩张、动脉瘤破裂等。④伴随症状有无咯血先兆,如喉痒、口腔有血腥味或痰中带血丝,或胸部有压迫感等症状。患者常有精神紧张、焦虑、恐惧感,呼吸和心率增快。大咯血时出现精神紧张,咯血不畅,胸闷气促,常为窒息先兆;窒息时,可有表情恐惧、张口瞠目、双手乱抓、大汗淋漓、唇/指发绀、大小便失禁、意识丧失等表现。

2. 身体状况　一般情况(如血压、脉搏、体温、呼吸);意识(如烦躁不安、惊恐);皮肤黏膜(如颜面青紫、口唇发绀);局部干、湿啰音。

3. 医学检查　痰液检查、胸部X线片检查、胸部CT检查等,必要时可行支气管造影协助诊断;支气管镜检查及放射性核素检查。患者有无呼吸系统的疾病,如支气管扩张、肺结核、肺脓肿、支气管肺癌等;心血管疾病,如二尖瓣病变、急性肺水肿等。血常规常提示血色素低下。

【护理诊断/问题】

1. 有窒息的危险　与血块堵塞呼吸道有关。

2. 恐惧　与咯血的量多有关。

【护理措施】

详见本章第五节“支气管扩张症”的相关内容。

第二节　急性呼吸道感染

预习案例

陈某,2天前因受凉后出现咳嗽、咳痰、流泪、咽喉肿痛症状,当时在私人诊所处就诊,给予止咳、抗炎、化痰药物(复方甘草片、阿莫西林胶囊)口服后,症状未见明显缓解,伴周身酸痛、头晕及乏力等症状。为进一步治疗,今日来医院要求住院治疗,体查后遂以“上呼吸道感染”收住入院。

思考

(1)入院前用药是否规范?

(2)如何缓解症状?

一、急性上呼吸道感染

急性上呼吸道感染(acute upper respiratory tract infection)简称上感,是外鼻孔至环状软骨下缘包括鼻腔、咽或喉部急性炎症的总称。

急性上呼吸道感染是人类最常见的传染病之一，全年都可发病，多发于冬春季节，多为散发，且可在气候突变时小规模流行。主要通过患者喷嚏和含有病毒的飞沫经空气传播，或经污染的手和用具接触传播，免疫功能低下者易感。通常病情较轻、病程短、可自愈，预后良好，但由于发病率高，有时可引起严重并发症，并具有一定的传染性，应积极防治。

【病因与发病机制】

急性上感有70% ~80%由病毒引起，有20% ~30%的急性上感由细菌引起。呼吸道局部防御功能降低易致病原体入侵后诱发急性上呼吸道感染。

【临床表现】

急性呼吸道感染的病因与发病机制

1. 症状和体征　根据病因和症状体征的不同，临床表现可分为以下类型：

(1)普通感冒：为病毒感染引起，俗称“伤风”，又称急性鼻炎或上呼吸道卡他。起病较急，主要表现为鼻部卡他症状，如喷嚏、鼻塞、流清水样鼻涕，也可表现为咳嗽、咽干、咽痒或烧灼感甚至鼻后滴漏感。2 ~3 天后鼻涕变稠，可伴咽痛、头痛、流泪、味觉迟钝、呼吸不畅、声嘶等，有时由于咽鼓管炎致听力减退。严重者有发热、轻度畏寒和头痛等。体检可见鼻腔黏膜充血、水肿、有分泌物，咽部轻度充血。一般5 ~7 天痊愈，伴并发症者可致病程迁延。

(2)急性病毒性咽炎和喉炎：急性病毒性咽炎由鼻病毒、腺病毒、流感病毒、副流感病毒及肠病毒、呼吸道合胞病毒等引起。临床表现为咽痒和灼热感，咽痛不明显，咳嗽少见。体检可见咽部充血、水肿，颌下淋巴结肿大和触痛。急性喉炎多为流感病毒、副流感病毒及腺病毒等引起，临床表现为明显声嘶、讲话困难，可有发热、咽痛或咳嗽，咳嗽时咽喉疼痛加重。体检可见喉部充血、水肿，局部淋巴结轻度肿大和触痛，喉炎者可闻及喉部的喘息声。

(3)急性疱疹性咽峡炎：多由柯萨奇病毒A引起，表现为明显咽痛、发热，病程约1周。体查可见咽部充血，软腭、腭垂、咽及扁桃体表面有灰白色疱疹及浅表溃疡，周围伴红晕。多发于夏季，以儿童多见。

(4)急性咽结膜炎：主要由腺病毒、柯萨奇病毒等引起。表现为发热、咽痛、畏光、流泪、咽痛及结膜明显充血。病程4 ~6 天，多发于夏季，以游泳传播为主，儿童多见。

(5)急性咽扁桃体炎：病原体多为溶血性链球菌，其次为流感嗜血杆菌、肺炎链球菌、葡萄球菌等。起病急，咽痛明显、伴发热、畏寒，体温可达39℃以上。体检可发现咽部明显充血，扁桃体肿大、充血，表面有黄色脓性分泌物。可伴颌下淋巴结肿大、压痛，而肺部无异常体征。

2. 并发症　少数患者可并发急性鼻窦炎、中耳炎、气管 - 支气管炎。以咽炎为表现的上呼吸道感染，部分患者可继发溶血性链球菌引起的风湿热、肾小球肾炎等，少数患者可并发病毒性心肌炎。

【医学检查】

1. 血常规检查　因多为病毒性感染，白细胞计数常正常或偏低，伴淋巴细胞比例升

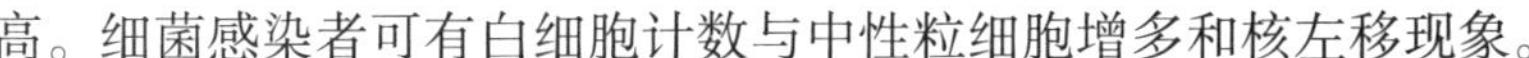

高。细菌感染者可有白细胞计数与中性粒细胞增多和核左移现象。

2. 病原学检查　因病毒类型繁多，且明确类型对治疗无明显帮助，一般无须明确病原学检查。细菌培养可判断细菌类型并做药物敏感试验，以指导临床用药。

【诊断要点】

根据鼻咽部的症状和体征及流行特征，结合血常规及阴性的胸部X线片检查可得出临床诊断，一般无须病因诊断。

【治疗要点】

由于目前尚无特效抗病毒药物，以对症治疗和中医治疗为主。

1. 对症治疗　对有急性咳嗽、鼻后滴漏和咽干的患者应给予伪麻黄碱治疗以减轻鼻部充血，亦可局部滴鼻应用。头痛、发热、全身肌肉酸痛者可适当加用解热镇痛类药物。

2. 抗病毒药物治疗　如无发热，免疫功能正常，发病超过2天，一般无须应用抗病毒药物。对于免疫缺陷患者，可早期常规使用抗病毒药物。广谱抗病毒药利巴韦林和奥司他韦对流感病毒、副流感病毒和呼吸道合胞病毒等有较强的抑制作用，可缩短病程。

3. 抗生素治疗　普通感冒无须使用抗生素，若出现白细胞升高、咽部脓苔、咳黄痰和流脓涕等细菌感染症状，可口服青霉素、第一代头孢菌素、大环内酯类或喹诺酮类药物。

4. 中药治疗　具有清热解毒和抗病毒作用的中药有助于改善症状，缩短病程。

【护理诊断/问题】

1. 鼻塞、流涕、咽痛　与病毒或细菌感染有关。

2. 体温过高　与病毒或细菌感染有关。

3. 潜在并发症　气管－支气管炎、鼻窦炎、中耳炎、心肌炎。

【护理措施】

1. 安全与舒适管理　高热患者注意卧床休息，限制活动量，以利于恢复抵抗力；保持床单干燥、整洁，衣服由于出汗而湿透时应及时更换；保持室内适宜的温度、湿度及空气流通，让患者有舒适感。

2. 疾病监测　监测体温变化。如患者头痛加重，伴脓涕、鼻窦有压痛，应怀疑并发鼻窦炎；如出现耳鸣、耳痛、外耳道流脓应考虑并发中耳炎；如咳嗽加剧、咳痰可怀疑气管－支气管炎；如出现胸闷、心悸、眼睑浮肿、腰酸或关节疼痛，考虑心肌炎、肾小球肾炎、风湿热。

3. 对症护理　督促发热患者多饮水并做好口腔护理；体温超过39℃时，可行物理降温，如冰敷、温水擦浴等；寒战时注意保暖；咽痛、声嘶时给予雾化吸入处理。

4. 用药护理　抗菌药物多选用口服类，抗病毒药物避免与齐多夫定同时用，防止相互拮抗作用，并严密观察用药后的临床疗效。

急性呼吸道感染的健康教育

5. 饮食护理　鼓励患者每天保持足够的饮水量，饮食宜清淡、易消化，选用高热量、高蛋白、富含维生素、低脂肪之品，避免刺激性食物，戒烟酒。

【健康教育】

患者应加强锻炼、增强体质，预防感冒。

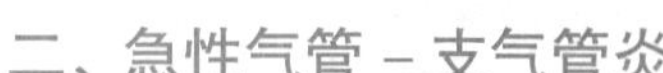

二、急性气管－支气管炎

急性气管－支气管炎(acute tracheobronchitis)是发生在气管－支气管黏膜的急性炎症。常发生于寒冷季节或气候突变时，年老体弱者易感。

【病因与发病机制】

急性气管－支气管炎可由生物、物理、化学刺激或过敏等因素引起，也可由急性上呼吸道感染迁延不愈所致。

急性气管－支气管炎的病因与发病机制

【临床表现】

1. 症状　起病较急，通常全身症状较轻，可有发热。初为干咳或少量黏液痰，随后痰量增多，咳嗽加剧，偶伴血痰。气管受累时可在深呼吸和咳嗽时感胸骨后疼痛，伴支气管痉挛时，可有气促、胸部紧缩感。咳嗽、咳痰可延续2～3周，如迁延不愈，可演变成慢性支气管炎。

2. 体征　可无明显阳性体征，也可在双肺闻及散在干、湿啰音，部位不固定，咳嗽后可减少或消失。支气管痉挛时可闻及哮鸣音。

【医学检查】

1. 白细胞计数　由细菌感染引起者，可伴白细胞总数和中性粒细胞百分比升高，血沉加快。

2. 痰涂片/培养　可发现致病菌。

3. 胸部X线片检查　多无异常或仅有肺纹理增粗。

【诊断要点】

根据病史和咳嗽、咳痰等呼吸道症状，肺部啰音随咳嗽改变等体征，结合血常规和胸部X线片检查，可得出临床诊断。痰涂片和痰培养有助于病因诊断。

【治疗要点】

1. 对症治疗　咳嗽无痰或少痰，干咳剧烈者可用右美沙芬、喷托维林镇咳。咳嗽有痰而不易咳出，可选用盐酸氨溴索、溴己新，也可行超声雾化帮助祛痰。较为常用的为兼顾止咳和化痰的棕色合剂，也可选用中成药止咳化痰。发生支气管痉挛时，可用平喘药如茶碱类、β受体激动药等。发热可用解热镇痛药对症处理。

2. 药物治疗　有细菌感染证据时应及时使用抗生素治疗。首选新大环内酯类、青霉素类，亦可选用头孢菌素类或喹诺酮类等药物。多数患者口服抗生素即可，症状较重者可经肌内注射或静脉滴注给药，少数患者需要根据病原体培养结果指导用药。

【护理诊断/问题】

1. 清理呼吸道无效　与呼吸道感染、痰液黏稠有关。

2. 气体交换受损　与支气管痉挛有关。

3. 体温过高　与支气管炎症有关。

【护理措施】

详见本章第一节概述“咳嗽与咳痰”及本节“急性呼吸道感染”。

第三节 慢性支气管炎、慢性阻塞性肺疾病

预习案例

刘某，男，67 岁，咳嗽咳痰、喘息 30 余年，活动后气促 10 余年。患者自述每遇冬季咳嗽、咳痰、喘息，持续 3 ~4 个月。经抗感染及平喘治疗后症状有所缓解。1 周前感冒症状加重，并出现少尿、下肢水肿。发病以来食欲差，夜间偶发，呼吸困难，坐起后可有所缓解。有吸烟史，每天 20 支。

思考

(1)急性期治疗和护理的要点是什么?

(2)护士向患者进行健康教育的内容有哪些?

一、慢性支气管炎

慢性支气管炎(chronic bronchitis)简称慢支，是气管、支气管黏膜及其周围组织的慢性非特异性炎症。临床上以咳嗽、咳痰为主要症状，或有喘息，每年发病持续 3 个月或更长时间，连续 2 年或 2 年以上，并排除具有咳嗽、咳痰、喘息症状的其他疾病。

【病因与发病机制】

慢性支气管炎的病因和病机尚不完全清楚，可能与多种因素长期相互作用导致气道净化功能下降、呼吸道反复感染有关。

【临床表现】

慢性支气管炎的病因与发病机制

1. 症状　慢支多为缓慢起病，病程长，病情反复发作而加重。主要症状为咳嗽、咳痰，或伴有喘息。急性加重系指咳嗽、咳痰、喘息等症状突然加重，其主要原因是呼吸道感染。

(1)咳嗽、咳痰：一般晨间咳嗽明显，白天较轻，睡眠时有阵咳或排痰。为白色黏液和浆液泡沫性痰，偶可带血丝。清晨排痰较多，起床后或体位变动可刺激排痰。如伴细菌感染，痰量增多，可有脓痰。

(2)喘息或气促：喘息明显者常称为喘息性支气管炎，部分可能合并支气管哮喘。若伴肺气肿，可表现为劳动或活动后气促。

2. 体征　早期多无异常体征。急性发作期可在背部或双肺底可闻及干、湿啰音，咳嗽后可减少或消失。合并哮喘可闻及广泛哮鸣音，并伴有呼气期延长。

【医学检查】

1. 胸部 X 线片检查　早期可无异常。反复发作引起支气管壁增厚，细支气管或肺泡间质炎症细胞浸润或纤维化，表现为肺纹理增粗、紊乱，呈网状或条索状、斑点状阴影，以双下肺野明显。

2. 呼吸功能检查　早期无异常。如有小气道阻塞时，最大呼气流速容量曲线在75%和50%肺容量时，流量明显降低。

3. 血液检查　细菌感染时偶可出现白细胞总数和(或)中性粒细胞增多。

4. 痰液检查　可培养出致病菌。涂片可发现革兰阳性菌或革兰阴性菌，或大量破坏的白细胞和杯状细胞。

【诊断要点】

根据临床症状和医学检查的结果综合判断。

【治疗要点】

1. 急性加重期的治疗

(1)控制感染：抗菌药物治疗可选用喹诺酮类、大环类酯类、β－内酰胺类或磺胺类口服，病情严重时静脉给药。如果血培养发现致病菌，可根据药敏试验结果使用抗菌药。

(2)镇咳祛痰：可使用复方甘草合剂10 mL，每日3次；或复方氯化铵合剂10 mL，每日3次；也可加用祛痰药溴己新8～16 mg，每日3次；盐酸氨溴索30 mg，每日3次。干咳为主者可用镇咳药物，如右美沙芬或其合剂等。

(3)平喘：有气喘者可加用解痉平喘药，如氨茶碱0.1 g，每日3次，或用茶碱控释剂，或长效β受体激动药加糖皮质激素吸入。

2. 缓解期治疗　戒烟，避免吸入有害气体和其他有害颗粒。增强体质，预防感冒。反复呼吸道感染者，可试用免疫调节药物或中药，如细菌溶解产物、卡介菌多糖核酸、胸腺素等，部分患者有效。

【护理诊断/问题】

1. 清理呼吸道无效　与分泌物增多黏稠、气道湿度降低有关。

2. 焦虑　与疾病反复发作有关。

3. 知识缺乏　缺乏预防疾病发作知识。

【护理措施】

详见本章第一节概述“咳嗽与咳痰”。

二、慢性阻塞性肺疾病

微课-慢性阻塞性肺疾病

慢性阻塞性肺疾病(chronic obstructive pulmonary disease, COPD)是一组以持续气流受限为特征的肺部疾病，气流受限不完全可逆，呈进行性发展，但是可以预防和治疗。COPD主要累及肺部，但也可以引起肺外各器官的损害。

COPD是呼吸系统疾病中的常见病和多发病，居全球死亡原因第4位，在我国居死因第3位，在农村则居首位。近年来对我国7个地区20 245名成年人进行调查，COPD的患病率占40岁以上人群的8.2%。

课程思政

古代即有肺胀之病名，是指多种慢性肺系疾患反复发作迁延不愈，导致肺气胀满、不能敛降的一种病证。《金匮要略·痰饮咳嗽病》篇中所述症见"咳逆倚息，气短不得卧，其形如肿"与COPD相类似。后世医籍多将肺胀附载于肺痿、肺痈之后，有时亦散见于痰饮、喘促、咳嗽等门，在认识上不断有所充实发展。古代医家还创立了苏子降气汤、平喘固本汤等方药对疾病进行治疗。中医药学是中国古代科学的瑰宝，也是打开中华文明宝库的钥匙。后人要善于从中医古籍中吸取、传承宝贵经验。

【病因与发病机制】

COPD为个体易感因素和环境因素相互作用的结果。气道、肺实质及肺血管的慢性炎症是COPD的特征性改变。

慢性阻塞性肺疾病的病因与发病机制

【临床表现】

1. 症状　COPD起病缓慢、病程较长。

(1)慢性咳嗽、咳痰：随病程发展可终身不愈。一般晨间咳嗽明显，夜间有阵咳或排痰。一般为白色黏液或浆液性泡沫痰，偶可带血丝，清晨排痰较多。急性发作期痰量增多，可有脓性痰。

(2)气促或呼吸困难：气促是COPD的标志性症状。早期在体力劳动后或上楼等活动时出现，后逐渐加重，以致在日常活动甚至休息时也感到气促。

(3)喘息和胸闷：部分患者特别是重度患者或急性加重时出现喘息。

(4)其他：晚期患者有体重下降，食欲减退等。

2. 体征　早期体征可无异常，随疾病进展可出现以下肺部体征：桶状胸，部分患者呼吸变浅，频率增快，严重者可有缩唇呼吸等；双侧触诊语颤减弱；叩诊呈过清音，心浊音界缩小，肺下界和肝浊音界下降；两肺呼吸音减弱，呼气延长，部分患者可闻及湿啰音和(或)干啰音。

3. COPD严重程度分级　根据FEV/FVC、FEV1%预计值和症状可对COPD的严重程度做出分级(表1-2)。

表1-2　慢性阻塞性肺疾病的严重程度分级

分级	分级标准	临床表现
Ⅰ级：轻度	$FEV_1/FVC<70\%$	伴或不伴有慢性症状(咳嗽，咳痰)
	$FEV_1\geq80\%$ 预计值	
Ⅱ级：中度	$FEV_1/FVC<70\%$	常伴有慢性症状(咳嗽，咳痰，活动后呼吸困难)
	$50\%\leq FEV_1<80\%$ 预计值	

续表 1－2

分级	分级标准	临床表现
Ⅲ级：重度	$FEV_1/FVC<70\%$ $30\%\leq FEV_1<50\%$ 预计值	多伴有慢性症状(咳嗽，咳痰，呼吸困难)，反复出现急性加重
Ⅳ级：极重度	$FEV_1/FVC<70\%$ $FEV_1<30\%$ 预计值 或 $FEV_1<50\%$ 预计值，伴慢性呼吸衰竭	伴慢性呼吸衰竭，可合并肺心病及右心功能不全或呼吸衰竭

4. COPD 病程分期　根据患者的症状和体征的变化，COPD 的病程可以分为以下两类。①急性加重期(AECOPD)：指在疾病过程中，短期内咳嗽、咳痰、气促和(或)喘息加重，痰量增多，呈脓性或黏液脓性，可伴发热等症状。②稳定期：则指患者咳嗽、咳痰、气促等症状稳定或症状较轻。

5. 并发症

(1)慢性呼吸衰竭：常在急性加重期发生，其症状明显加重，发生低氧血症和(或)高碳酸血症，可具有缺氧和一氧化碳潴留的临床表现。

(2)自发性气胸：如有突然加重的呼吸困难，并伴有明显的发绀，患侧肺部叩诊为鼓音，听诊呼吸音减弱或消失，应考虑并发自发性气胸，通过胸部 X 线片检查可以确诊。

(3)慢性肺源性心脏病：参见本节第三部分。

【医学检查】

1. 肺功能检查　肺功能检查是判断气流受限的主要客观指标，对 COPD 诊断、严重程度评价、疾病进展、预后及治疗反应等有重要意义。第一秒用力呼气容积占用力肺活量百分比(FEV_1/FVC)是评价气流受限的一项敏感指标。第一秒用力呼气容积占预计值百分比($FEV_1\%$ 预计值)，是评估 COPD 严重程度的良好指标。吸入支气管舒张药后 $FEV_1/FVC<70\%$ 及 $FEV_1<80\%$ 预计值者，可确定为不完全可逆性气流受限。肺总量(TLC)、功能残气量(FRC)和残气量(RV)增高，肺活量(VC)减低，表明肺过度充气。一氧化碳弥散量(DLCO)及其与肺泡通气量比值(DLCO/VA)下降，对诊断有参考价值。

2. 影像学检查　早期胸部 X 线片可无变化，以后可出现肺纹理增粗、紊乱等非特异性改变，也可出现肺气肿改变即胸廓前后径增大，肋间隙增宽，肋骨平行，膈低平，两肺透亮度增加。

3. 动脉血气分析　对确定发生低氧血症、高碳酸血症、酸碱平衡失调及判断呼吸衰竭的类型有重要价值。

4. 其他　COPD 合并细菌感染时，外周血白细胞增多，核左移。痰培养可能查出病原菌。

【诊断要点】

主要根据吸烟等高危因素、临床症状、体征及肺功能检查等综合分析确定。不完全可逆的气流受限是 COPD 诊断的必备条件。吸入支气管舒张药后 $FEV_1/FVC<70\%$ 及

FEV_1 < 80% 预计值可确定为不完全可逆性气流受限。少数患者无咳嗽、咳痰症状，仅在肺功能检查时 FEV_1/FVC < 70%，而 FEV_1 ≥80% 预计值，在除外其他疾病后，亦可诊断为 COPD。

【治疗要点】

1. 稳定期治疗　主要为戒烟、氧疗、药物治疗。常用药物包括支气管舒张药、祛痰药、糖皮质激素。

(1) 支气管舒张药：短效制剂主要用于缓解症状，适用于各级 COPD 患者；长效制剂可预防和减轻症状并增加运动耐力，适用于中度以上患者。①β 受体激动药：主要有沙丁胺醇气雾剂，每次 100 ~ 200 μg(1 ~ 2 喷)，定量吸入，疗效持续 4 ~ 5 小时，每 24 小时不超过 12 喷。特布他林气雾剂亦有同样作用。长效制剂如沙美特罗、福莫特罗，每日仅需吸入 2 次。②抗胆碱药：异丙托溴铵气雾剂，定量吸入，起效较沙丁胺醇慢，持续 6 ~ 8小时，每次 40 ~ 80 μg，每天 3 ~ 4 次。长效抗胆碱药有噻托溴铵，每次吸入 18 μg，每日 1 次。③茶碱类：茶碱缓释或控释片 0.2 g，每 12 小时 1 次；氨茶碱 0.1 g，每日 3 次。

(2) 祛痰药：对痰不易咳出者可选用。常用药物有盐酸氨溴索 30 mg，每日 3 次，N－乙酰半胱氨酸 0.2 g，每日 3 次，或羧甲司坦 0.5 g，每日 3 次，标准桃金娘油 0.3 g，每日 3 次。

(3) 糖皮质激素：对重度和极重度患者Ⅲ级和Ⅳ级，以及反复加重的患者，有研究显示长期吸入糖皮质激素与长效 β 受体激动药的联合制剂，可增加运动耐量、减少急性加重发作频率、提高生活质量。目前常用剂型有沙美特罗加氟替卡松、福莫特罗加布地奈德。

2. 急性加重期治疗　根据病情严重程度决定门诊或住院治疗，一般给予抗生素、支气管舒张药治疗，重症患者可采取无创或有创机械通气等治疗。

(1) 抗生素：当患者呼吸困难加重，咳嗽伴痰量增加、有脓性痰时，应根据患者所在地常见病原菌类型及药物敏感情况积极选用抗生素治疗。如给予 β 内酰胺类/β 内酰胺酶抑制药；第二代头孢菌素、大环内酯类或喹诺酮类。

(2) 支气管舒张药：支气管舒张药使用同稳定期。有严重喘息症状者可给予较大剂量雾化吸入治疗，并根据病情使用祛痰药、糖皮质激素。发生低氧血症者可用鼻导管或面罩吸氧低流量吸氧。对需住院治疗的急性加重期患者可考虑口服泼尼松龙 30 ~ 40 mg/d，也可静脉给予甲泼尼龙 40 ~ 80 mg，每日 1 次。连续 5 ~ 7 天。

(3) 其他药物：重症患者需要采取强心、扩张血管、抗凝、兴奋呼吸等药物。

【护理诊断/问题】

1. 气体交换受损　与气道阻塞、通气不足、呼吸肌疲劳、分泌物过多和肺泡面积减少有关。

2. 清理呼吸道无效　与痰多黏稠、无效咳嗽有关。

3. 活动无耐力　与咳嗽频繁、气促引起氧供与氧耗失衡有关。

4. 营养失调：低于机体需要量　与能量消耗增加、腹胀、食欲减退有关。

【护理措施】

1. 安全与舒适管理　①环境：环境洁净，保持室内适宜的温湿度，避免直接吸入冷空气。②休息与活动：患者应采取舒适的体位休息。呼吸困难明显者患者应取半卧位或身体前倾位，借重力作用使膈肌位置下降，胸腔容量扩大，减轻腹腔脏器对心、肺的压力，以改善呼吸困难。安排适当的活动，以不加重症状、不感到疲劳为度。

2. 疾病监测　①常规监测：定时监测生命体征，观察咳嗽、咳痰的情况及呼吸困难的程度，监测动脉血气分析和水、电解质、酸碱平衡情况。②加重期监测：COPD 加重的主要症状是气促加重，常伴有喘息、胸闷、咳嗽加剧、痰量增加、痰液颜色和(或)黏度改变以及发热等，此外亦可出现全身不适、失眠、嗜睡、疲乏抑郁和精神紊乱等症状。气促加重，咳嗽痰量增多及出现脓性痰常提示细菌感染。③并发症监测：如患者主诉感觉不适，并出现明显的呼吸困难、剧烈胸痛、畏寒、发热及咳嗽、咳痰亦加重，意识改变，发绀、外周水肿等症状应警惕自发性气胸、肺部急性感染和肺性脑病、慢性肺源性心脏病的发生，并及时报告医生采取必要的急救措施。④危急重症监测：对于严重 COPD 患者，神志变化是病情恶化和危重的指标，一旦出现需及时救治。

3. 对症护理　正确咳嗽、排痰，保持呼吸道通畅。详见本章第一节。

4. 用药护理　遵医嘱用药，严密观察用药后疗效及不良反应发生。

(1)支气管舒张药：①β_2肾上腺素受体激动药与口服药相比，吸入剂不良反应较小，因此支气管舒张药多首选吸入治疗。②氨茶碱静脉推注或滴注速度过快，可导致烦躁不安、惊厥、心律失常、血压剧降，甚至心跳呼吸骤停等。故氨茶碱必须稀释后缓慢注射。一般将氨茶碱用 5% 葡萄糖溶液或 0.9% 氯化钠溶液 100 ~ 200 mL 稀释后静滴，滴速不超过每分钟 25 mg。③注意用药期间禁吸烟、饮酒、服用抗惊厥药、利福平等，可引起肝脏酶受损并缩短茶碱半衰期，降低疗效；高龄、持续发热、心力衰竭和肝功能明显障碍者，同时应用西咪替丁、大环内酯类药物、氟喹诺酮类药物和口服避孕药等均可能使茶碱血药浓度增加，由于茶碱类药物的治疗浓度和中毒浓度相近，故需监测茶碱的血药浓度。

(2)广谱抗生素和糖皮质激素：对需住院治疗的急性加重期患者可考虑使用广谱抗生素和糖皮质激素，其具有较强的抗炎、抗过敏和免疫抑制作用，能迅速缓解症状，由于可能易继发深部真菌感染等，故应密切观察真菌感染的临床征象，做好特殊口腔护理。

5. 氧疗护理　①一般采用鼻导管持续低流量给氧，氧流量 1 ~ 2 L/min，吸氧时间在 15 小时以上，使患者在静息状态下，达到 $PaO_2 \geq 60$ mmHg 和(或)使 SaO_2 升至 90% 以上，避免吸入过高的氧浓度引起二氧化碳潴留和呼吸抑制。②发生低氧血症者可用鼻导管低流量吸氧，一般吸入氧的流量为 1 ~ 2 L/min。③观察氧疗效果及不良反应：施行氧疗 30 分钟后，须复查动脉血气以了解氧疗效果，同时严密观察患者吸氧后病情变化。如果患者呼吸困难、发绀程度减轻，呼吸频率、心率减慢，活动耐力增加表示氧疗有效。如果出现胸骨后不适(刺激或烧灼感)伴轻度干咳，面部肌肉抽搐等提示氧中毒，需要减量或立即终止。

6. 饮食护理　①呼吸困难可使热量和蛋白消耗增加，应给予高热量、高蛋白、富含维生素的饮食。②不能进食或输注过多的糖类，以免产生大量 CO_2，加重通气负担。避免进食易产气的食物，如汽水、啤酒、豆类等，以免腹部胀气，膈肌上抬而影响肺部换气功能。③腹胀者应少量多餐，进软食，细嚼慢咽。呼吸困难伴便秘者，应鼓励多饮水，多进食富含纤维素的蔬菜和水果。④并发肺心病者，如出现腹腔积液或水肿明显、尿少时，应限制钠水的摄入量：每天钠盐 <3 g、水分 <1 500 mL。⑤进餐时安置患者于半卧位或坐位，以利于吞咽，并嘱餐后 2 小时内避免平卧姿势。⑥必要时遵医嘱予以静脉补充营养。

知识拓展–慢性阻塞性肺疾病的氧疗研究进展

7. 心理护理　COPD 患者因长期患病，经济条件差，易产生焦虑、抑郁心理；因经济原因还可造成患者治疗依从性低，只有在病情加重时才使用药物。护士应关心患者及家属，了解其对疾病的态度，与他们共同制定和实施有效的康复计划，引导患者以积极的心态面对疾病。对于严重焦虑的患者，指导家属分散患者的注意力。

【健康教育】

COPD 的健康教育主要包括指导患者避免诱因、提高免疫功能。

慢性阻塞性肺疾病的健康教育

第四节　支气管哮喘

预习案例

张某，男，10 岁，今日游园时突然出现张口喘息、大汗淋漓。入院后查：T 36. 8℃，P 130 次/min，R 32 次/min，BP 110/70 mmHg。神志清醒，仅说单字，端坐位，口唇发绀，双肺叩诊过清音，吸气明显延长，双肺野可闻及广泛哮鸣音。母亲诉患者自幼常于春季发生阵发性呼吸困难。

思考

(1) 典型症状有哪些？

(2) 急性期如何缓解症状？

支气管哮喘(bronchial asthma)简称哮喘，是由多种细胞(如嗜酸性粒细胞、肥大细胞、T 淋巴细胞、中性粒细胞、气道上皮细胞等)和细胞组分参与的气道慢性炎症性疾病。这种气道炎症可引起气道高反应性增加和广泛、易变的可逆性气流受限，并引起反复发作性喘息、气急、胸闷或咳嗽等症状。如果支气管哮喘得不到及时诊治，随病程进展可产生气道不可逆性狭窄和气道重构。如经过长期规范化治疗和管理，80% 以上的患者可以达到哮喘的临床控制。

全球约有3亿患者，我国五大城市的资料显示同龄儿童的哮喘患病率为3% ~5%。青壮年患病率低于儿童，老年人群的患病率有增高趋势。成人男女患病率大致相同，城市高于农村。约40%的患者有家族史。

微课-支气管哮喘

【病因与发病机制】

哮喘的病因与发病机制尚不完全清楚，目前大多认为与基因有关，又同时受遗传因素和环境因素的双重影响。综上问题导致了免疫-炎症反应、神经机制和气道高反应性及相互作用。

【临床表现】

哮喘的病因与发病机制

1. 症状　①发作前常有鼻痒、眼睑痒、打喷嚏、流涕、流泪、干咳等先兆症状。典型症状为发作性伴有哮鸣音的呼气性呼吸困难或发作性胸闷和咳嗽。严重者被迫采取坐位或呈端坐呼吸，干咳或咳大量白色泡沫痰，甚至出现发绀等，哮喘症状可在数分钟内发作，经数小时至数天，用支气管舒张药或自行缓解，某些患者在缓解数小时后可再次发作。在夜间及凌晨发作和加重常是哮喘的特征之一。②有时咳嗽可为唯一的症状(咳嗽变异型哮喘)。有些青少年，其哮喘症状表现为运动时出现胸闷、咳嗽和呼吸困难(运动性哮喘)。③若严重哮喘发作且持续24小时以上，经一般支气管扩张药治疗不缓解，表现为极度呼吸困难、发绀、端坐呼吸、大汗淋漓、甚至出现呼吸、循环衰竭(哮喘持续状态)。

2. 体征　①非发作期体检可无异常，称之为寂静胸。②发作时胸部呈过度充气状态，有广泛的哮鸣音，呼气音延长，但轻度哮喘或非常严重的哮喘发作，哮鸣音可不出现。严重者可出现心率增快、奇脉、胸腹反常运动和发绀。

3. 并发症　发作时可并发气胸、纵隔气肿、肺不张。长期反复发作和感染可并发慢性支气管炎、肺气肿、支气管扩张、间质性肺炎、肺纤维化和肺源性心脏病。

【医学检查】

1. 痰液检查　痰涂片可见较多嗜酸性粒细胞。

2. 血常规检查　发作时可有嗜酸性粒细胞增多，并发感染者白细胞计数和中性粒细胞比例增高。

3. 呼吸功能检查

(1)通气功能检测：在哮喘发作时呈阻塞性通气功能改变，呼气流速指标均显著下降，FEV_1、$FEV_1/FVC\%$、MMEF、PEF均减少。慢性持续期上述通气功能指标可逐渐恢复。

(2)支气管激发试验：用以测定气道反应性。吸入激发剂后其通气功能下降、气道阻力增加。一般适用于通气功能在正常预计值的70%以上的患者。如FEV_1下降≥20%，可诊断为激发试验阳性。

(3)支气管舒张试验：以测定气道气流可逆性。常用沙丁胺醇等吸入型的支气管舒张药。如FEV_1较用药前增加>12%、绝对值增加>200 mL，或呼气峰流速较治疗前增加60 mL/min为舒张试验阳性。

(4)PEF及其变异率测定：若24小时内PEF或昼夜PEF波动率≥20%，则符合气道

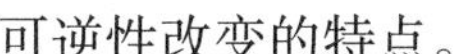

可逆性改变的特点。

4. 动脉血气分析 严重发作时 $PaCO_2$降低，可出现呼吸性碱中毒。气道阻塞严重时，可有缺氧及 CO_2滞留，$PaCO_2$上升，表现为呼吸性酸中毒。若缺氧明显，可合并代谢性酸中毒。

5. 胸部 X 线片检查 哮喘发作时两肺透亮度增加，呈过度充气状态。合并感染时，可见肺纹理增加及炎性浸润阴影。

6. 特异性变应原的检测 测定变应性指标并结合病史有助于对患者的病因诊断和脱离致敏因素，变应性哮喘患者血清特异性 IgE 可较正常人明显增高。

【诊断要点】

1. 诊断 反复发作性喘息、气急、胸闷或咳嗽，多与接触变应原、冷空气、感染等因素有关；发作时双肺可闻及以呼吸相为主的哮鸣音，呼气相延长；症状可自行缓解或经治疗缓解；除其他疾病引起的喘息、气急、胸闷或咳嗽；症状不典型但符合下列其中一项者：支气管舒张试验阳性、支气管激发试验或运动实验阳性、PEF 昼夜变异率≥20%。

2. 鉴别诊断 左心衰竭引起的喘息样呼吸困难（心源性哮喘）：患者多有冠状动脉粥样硬化性心脏病、高血压等病史和体征；呈阵发性咳嗽，常咳出粉红色泡沫痰；两肺可闻及广泛的哮鸣音和湿啰音，左心界扩大，心率增快，心尖部可闻及奔马律。胸部 X 线片检查可见心脏增大，肺淤血征，有助于鉴别。若一时难以鉴别，可雾化吸入 β_2肾上腺素受体激动药或静脉注射氨茶碱缓解症状，再行检查，忌用肾上腺素或吗啡。

【治疗要点】

治疗要点：目前尚无特效的治疗方法，但长期规范化治疗可使哮喘症状得到控制，减少复发乃至不发作。长期使用最少量或不用药物能使患者与正常人一样生活、工作和学习。

1. 药物治疗

(1)缓解哮喘发作：此类药物主要是舒张支气管，即支气管舒张药。

1)β_2肾上腺素受体激动药（简称 β_2激动药）：是控制哮喘急性发作的首选药物。①首选吸入法，包括定量气雾剂（MDI）吸入、持续雾化吸入和干粉吸入等。定量吸入适用于轻、中度急性发作期患者，长效者尤适于夜间哮喘发作者，常用剂量为沙丁胺醇或特布他林 MDI，每喷 100 μg，每次 1～2 喷，每天 3～4 次。通常 5～10 分钟即可见效，可维持 4～6 小时。长效 β_2受体激动药如福莫特罗 4.5 μg，每天 2 次，每次一喷，可维持 12 小时。持续雾化吸入多用于重症和儿童患者，如沙丁胺醇 5 mg 稀释在 5～20 mL 溶液中雾化吸入。②口服法，沙丁胺醇或特布他林一般为 2.4～2.5 mg，口服，每日 3 次。③注射用药，用于严重哮喘，如沙丁胺醇 0.5 mg，静脉注射或滴注。

2)抗胆碱药：如异丙托溴铵为胆碱能受体（M 受体）拮抗药，可舒张支气管及减少痰液，与 β_2受体激动药联合吸入有协同作用，尤其适用于夜间哮喘及多痰的患者。异丙托溴铵每次 25～75 μg，MDI，每日 3 次，或用 100～150 μg/mL 的溶液持续雾化吸入。

3)茶碱类：是目前治疗哮喘的有效药物。茶碱与糖皮质激素合用具有协同作用。口服给药包括氨茶碱和控（缓）释茶碱，一般剂量为每日 6～10 mg/kg，用于轻度至中度哮喘。控（缓）释茶碱昼夜血药浓度平稳，不良反应较少，且可维持较好的治疗浓度，平喘作用可维持 12～24 小时，可用于控制夜间哮喘。静脉注射氨茶碱首次剂量为 4～6 mg/kg，静脉滴注维持量为0.6~0.8 mg/(kg·h)。每日注射量一般不超过1.0 g。

(2)控制或预防哮喘发作：

1)糖皮质激素：是当前控制哮喘发作最有效的药物。①吸入治疗是目前哮喘长期治疗的最常用方法，常用吸入药物有倍氯米松(BDP)、布地奈德、氟替卡松、莫米松等，后两者生物活性更强，作用更持久。通常需规律吸入一周以上方能生效。②口服剂：泼尼松、泼尼松龙，用于吸入糖皮质激素无效或需要短期加强的患者。③静脉用药：重度或严重哮喘发作时应及早应用琥珀酸氢化可的松，常用量为100~400 mg/d，或甲泼尼龙，常用量为80~160 mg/d。地塞米松因在体内半衰期较长，不良反应较多，宜慎用。

2)白三烯(LT)调节剂：可以作为轻度哮喘的一种控制性药物。常用药物有孟鲁司特、扎鲁司特。

3)其他：色苷酸钠是非糖皮质激素类抗炎药物，对预防运动或变应原诱发的哮喘最为有效。酮替酚和新一代组胺H_1受体拮抗药阿司咪唑、氯雷他定、曲尼斯特对轻症哮喘和季节性哮喘有一定效果，也可与$β_2$受体激动药联合用药。

2. *急性发作期的治疗* 须尽快缓解气道阻塞，纠正低氧血症，恢复肺功能，预防进一步恶化或再次发作，防止并发症。

(1)轻度：每日定时吸入糖皮质激素(200~500 μg BDP)；出现症状时吸入短效$β_2$受体激动药，效果不佳时可加用缓释茶碱片，或加用吸入抗胆碱药如异丙托溴铵气雾剂。

(2)中度：吸入剂量一般为每日500~1 000 μg BDP；规则吸入$β_2$受体激动药或联合吸入抗胆碱药；或加用口服LT拮抗药，如不能缓解，可持续雾化吸入$β_2$受体激动药(或联合吸入抗胆碱药)，或口服糖皮质激素(<60 mg/d)。必要时静脉注射氨茶碱。

(3)重度至危重度：持续雾化吸入$β_2$受体激动药或联合吸入抗胆碱药；或静脉滴注氨茶碱。加用口服LT拮抗药。静脉滴注地塞米松或甲泼尼松等糖皮质激素；每日补充足够液体量；纠正酸碱失衡；氧疗；并发感染时积极抗感染；必要时予以机械通气治疗。

3. *非急性发作期治疗* 哮喘的慢性炎症的病理生理改变在急性期症状控制后仍然存在，因此必须制定长期治疗方案以预防哮喘再次发作。根据哮喘的控制水平选择合适的治疗方案(表1-3)。①基本原则：从第2级到第5级的治疗方案中都有不同的哮喘控制药物可供选择；对于大多数未经治疗的持续性哮喘患者，初始治疗应从第2级治疗开始，如初始评估提示哮喘处于严重未控制，治疗应从第3级方案开始；在每一步中缓解药物都应该按需使用，以迅速缓解哮喘症状。②同时兼顾以下原则：必须个体化，联合用药，以最小量、最简单的联合，不良反应最小，达到最佳控制症状。

表1-3 哮喘的长期治疗方案

治疗方案	第1级	第2级	第3级	第4级	第5级
推荐选择控制药物	不需使用药物	低剂量ICS	低剂量ICS+LABA	中/高剂量ICS+LABA	加其他治疗，如口服糖皮质激素

续表 1-3

治疗方案	第 1 级	第 2 级	第 3 级	第 4 级	第 5 级
其他选择控制药物	低剂量 ICS	白三烯受体拮抗药 低剂量茶碱	中/高剂量 ICS 低剂量 ICS 加白三烯受体拮抗剂 低剂量 ICS 加茶碱	中/高剂量 ICS + LABA + LAMA 高剂量 ICS 加白三烯受体拮抗药 高剂量 ICS + 茶碱	加 LAMA 加 IgE 单克隆抗体 加 IL-5 单克隆抗体
缓解药物	按需使用 SABA	按需使用 SABA	按需使用 SABA 或低剂量布地奈德/福莫特罗或倍氯米松/福莫特罗		

注：推荐选用的治疗方案，但也要考虑患者的实际状况，如经济收入和当地的医疗资源等。低剂量 ICS 指每日吸入布地奈德（或等效其他 ICS）200～400 μg，中等剂量为 400～800 μg，高剂量为 800～1 600 μg

4. *免疫疗法*　免疫疗法分为特异性和非特异性两种，前者又称脱敏疗法（或称减敏疗法）：通常采用花粉、尘螨、猫毛等特异性变应原作定期反复皮下注射，剂量由低至高，以产生免疫耐受性，使患者脱（减）敏。非特异性疗法：采用注射卡介苗、疫苗、转移因子等生物制品抑制变应原反应的过程，有一定辅助的疗效。目前采用基因工程制备的人工重组抗 IgE 单克隆抗体治疗中、重度变应性哮喘，已取得较好效果。

【护理诊断/问题】

1. *气体交换受损*　与支气管痉挛，平滑肌水肿有关。

2. *清理呼吸道无效*　与支气管痉挛和疲乏有关。

3. *知识缺乏*　与缺乏疾病防治知识有关。

【护理措施】

1. *生活起居*　①脱离变应原：立即使患者脱离变应原是防治哮喘最有效的方法。外源性哮喘患者应避免接触过敏原，如改变其居住环境，室内不摆放花草，不使用羽毛制品；避免接触有污染的空气（如在房内吸烟、冷空气刺激等）、地毯、家具、皮毛等。②保持病室湿度在 50%～70%，定期空气加湿，室温维持在 18℃～22℃。③根据病情提供舒适体位，哮喘发作时嘱患者卧床休息，呼吸困难明显者取半卧位，重度哮喘发作时绝对卧床休息；保持口腔清洁，咳痰后协助做好口腔护理或用漱口液漱口。

2. *病情观察*　①常规监测：意识，呼吸频率、节律、深度，辅助肌是否参与呼吸运动，呼吸音、哮鸣音，动脉血气分析及肺功能。②并发症监测：患者出现脱水、低血钾并发症时，应记录 24 小时出入水量并采取相应护理措施。③危急重症监测：夜间与凌晨易发哮喘，鼻咽痒、喷嚏、流涕、眼痒等过敏症状为哮喘发作前驱症状；如出现哮喘严重发作且经治疗症状无缓解者，有神志改变者，$PaO_2 < 60$ mmHg、$PaCO_2 > 50$ mmHg 者等，应做好机械通气准备。

3. *用药护理*　遵医嘱正确使用抗生素、支气管扩张药物、糖皮质激素等。①$β_2$

受体激动药：指导患者按需用药，不宜长期、规律、单一、大量使用，以免出现耐受性。应教会患者正确掌握 MDI 吸入方法。儿童或重症患者可在 MDI 上加贮雾瓶，雾化释出的药物在瓶中停留数秒，患者可从容吸入，并可减少雾滴在口咽部沉积引起刺激。静滴沙丁胺醇时应注意控制滴速（2～4 μg/min），用药过程中观察有无心悸、骨骼肌震颤、低血钾等不良反应。②茶碱类：静注时浓度不宜过高、过量、速度不可过快［速度不可超过 0.25 mg/(kg·min)］，以防中毒症状发生。其不良反应有恶心、呕吐等胃肠道症状、心律失常、血压下降和兴奋呼吸中枢作用，严重者可致抽搐甚至死亡。用药时监测血药浓度可减少不良反应的发生，其安全浓度为 6～15 μg/mL。发热、妊娠、小儿、老年人或有心功能障碍、肝功能障碍、肾功能障碍及甲状腺功能亢进者不良反应增加。合用西咪替丁（甲氰米胍）、喹诺酮类、大环内酯类药物等可影响茶碱代谢而使其排泄减慢，应加强观察。茶碱缓（控）释片有控释材料，不能嚼服，必须整片吞服。③糖皮质激素：吸入药物治疗，全身性不良反应少，少数患者可出现口腔念珠菌感染、声音嘶哑或呼吸道不适，指导患者喷药后必须立即用清水充分漱口以减轻局部反应和胃肠吸收。口服用药宜在饭后服用，以减少对胃肠道黏膜的刺激。气雾吸入糖皮质激素可减少其口服量，当用吸入剂替代口服剂时，通常同时使用 2 周后再逐步减少口服量，指导患者不得自行减量或停药。④其他：色苷酸钠及尼多酸钠，少数患者吸入后可有咽喉不适、胸闷、偶见皮疹，孕妇慎用。抗胆碱药吸入后，少数患者可有口苦或口干感。酮替芬有镇静、头晕、口干、嗜睡等不良反应，对高空作业人员、驾驶员、操纵精密仪器者应予以强调。白三烯调节剂的主要不良反应是较轻微的胃肠道症状，少数有皮疹、血管性水肿、转氨酶升高，停药后可恢复。

4. 对症护理　遵医嘱鼻导管或面罩给氧，氧浓度为 24%～28%，流量为 2～4 L/min，监测动脉血气，使 PaO_2 提高到 70～90 mmHg。为避免气道干燥和寒冷气流刺激而导致气道痉挛，吸入的氧气应尽量温暖湿润。在氧疗法中，需根据动脉血气分析的结果评估疗效。呼吸速率过快可使二氧化碳过多排出，用漏斗状纸袋回收呼出的 CO_2 的方法，可使呼吸速率减慢。

哮喘的吸入性用药（视频）

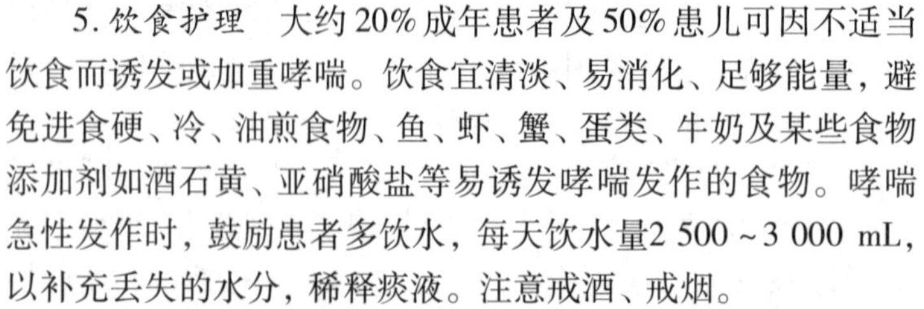

5. 饮食护理　大约 20% 成年患者及 50% 患儿可因不适当饮食而诱发或加重哮喘。饮食宜清淡、易消化、足够能量，避免进食硬、冷、油煎食物、鱼、虾、蟹、蛋类、牛奶及某些食物添加剂如酒石黄、亚硝酸盐等易诱发哮喘发作的食物。哮喘急性发作时，鼓励患者多饮水，每天饮水量 2 500～3 000 mL，以补充丢失的水分，稀释痰液。注意戒酒、戒烟。

儿童哮喘的用药工具

6. 心理护理　哮喘发作时的呼吸困难、濒死感常导致患者精神紧张、焦虑不安、失眠，其反复发作可引起患者心情抑郁。关心患者，及时了解其心理活动，发现情绪激动和紧张时，做好劝导工作，以解除因条件反射或心理失衡等因素导致发病。

【健康教育】

哮喘患者的健康教育是提高疗效、减少复发、提高患者生活质量的重要措施。

哮喘的健康教育

课程思政

早在《黄帝内经》中就有"喘鸣"的记载，与支气管哮喘的发作特点相似。古代将哮和喘分为二证。《医学正传》中记载"哮以声响言，喘以气息言，夫喘促喉间如水鸡声者谓之哮，气促而连续不能以息者谓之喘。"古人观察到哮必兼喘，而喘未必哮。两者有类似之处，但又有不同。这说明古代医家对疾病的临床观察非常仔细。同时，古代医家已经认识到哮喘的发生与某些食物过敏有关，故古有"食哮""鱼腥哮""糖哮""醋哮"等名，并创立了射干麻黄汤、定喘汤等方药进行治疗。传统医学博大精深，古人在疾病治疗中总结了很多经验可以为临床治疗所用。

第五节　支气管扩张症

预习案例

张某，男，65 岁，10 天前无明显诱因出现咳嗽、咳痰、痰中带血丝。每日 10 口左右。患者述 5 年前经社区医院诊断为"支气管扩张症"，后间断发作，秋冬季节加重。入院后查血常规：WBC 11.27×10^9/L，N 8.4×10^9/L，Hb 108 g/L，ESR 50 mm/h。痰培养：草绿色链球菌。胸部 CT：右肺下叶支气管扩张伴双肺多发磨玻璃密度灶。右肺上叶气肿、右肺上叶陈旧病变。体查：T 36.8℃，P 130 次/min，R 32 次/min，BP 110/70 mmHg。神志清醒，胸廓无畸形，右下肺可闻及湿啰音。

思考

(1)最有可能的诊断是什么？

(2)如何协助患者有效排痰？

支气管扩张(bronchiectasis)是指直径大于 2 mm 的支气管由于管壁的肌肉和弹性组织破坏引起的慢性异常扩张的疾病。多见于儿童或青年。近年来，随着急、慢性呼吸道感染的恰当治疗，以及麻疹、百日咳疫苗的预防接种，支气管扩张发病率呈减少趋势。

【病因与发病机制】

支气管扩张的病因可分为先天性和继发性。大多为后天获得性，由先天性发育缺损和遗传性疾病引起者较少见。支气管扩张大多继发于急、慢性呼吸道感染和支气管阻塞后，反复支气管炎症导致支气管管壁结构被破坏，引起支气管管腔异常和持久扩张。

【临床表现】

支气管扩张症的病因与发病机制

1. 症状　持续或反复的咳嗽、咳痰或咳脓痰。呼吸困难和喘息常提示支气管扩张面积广泛或有潜在的慢性阻塞性肺气肿。

(1)慢性咳嗽、大量脓痰：咳痰一般多为阵发性，与体位改变有关，晨起或夜间变动体位时咳嗽、咳痰量增加。感染加重时黄绿色脓痰明显增多，可达数百毫升，并出现发热，其严重程度可用痰量估计：轻度<10 mL/d；中度 10～150 mL/d；重度>150 mL/d。感染时痰液静置于玻璃瓶内有分层特征：上层为泡沫，泡沫下为脓性成分；中层为黏液；底层为坏死组织沉淀物。如为厌氧菌感染，咳出的痰与呼出气体有臭味。

(2)反复咯血：支气管扩张伴急性感染时，半数以上患者有程度不等的反复咯血，从痰中带血到大量咯血，咯血量与支气管病变、病变范围及感染程度有时并不一致，大咯血常为小动脉被侵蚀或增生的血管被破坏所致。

(3)反复肺部感染：其特点是同一肺段反复发生感染并迁延不愈。反复继发感染可引起发热、盗汗、消瘦、贫血等，儿童可影响发育。

2. 体征　轻者体征可不明显。气道内分泌物多时可闻及湿啰音，有时可闻及哮鸣音，部分慢性患者伴有杵状指(趾)。出现肺气肿、肺源性心脏病等可有相应体征。

【医学检查】

1. 影像学检查　X 线片检查时，囊性支气管扩张的气道表现为显著囊腔，腔内可存在气液平面，典型者可见多个不规则的蜂窝状透亮阴影或沿支气管的卷发状阴影，感染时阴影内可有液平面。其他可见气道壁增厚。高分辨率 CT 是支气管扩张的主要诊断方法。

2. 血液检查　继发感染时，白细胞计数和中性粒细胞增多，血沉增快，反复咯血者可出现贫血。

3. 其他检查　纤维支气管镜检查有助于支气管扩张的病因诊断，可鉴别管腔内异物、肿瘤或其他阻塞性因素，还可进行活组织检查、局部灌洗等检查。痰液检查常显示含有丰富的中性粒细胞及定植或感染的多种微生物。痰涂片染色及细菌培养结果可指导抗生素治疗。

【诊断要点】

根据反复发作的咳嗽、咳脓性痰、咯血的病史和体征，以及既往特别是儿童时期有诱发支气管扩张的呼吸道感染史，结合影像学检查，临床可得出诊断。

【治疗要点】

1. 治疗基础疾病　对活动性肺结核伴支气管扩张应积极抗结核治疗，低免疫球蛋白血症可用免疫球蛋白替代治疗。

2. 控制感染　是支气管扩张急性感染期治疗的主要措施。可根据痰液细菌培养和药敏试验结果，选用有效抗生素。

3. 保持呼吸道通畅　化痰药物、拍背和体位引流等有助于清除气道分泌物。痰液黏稠而不易排出者，雾化吸入使痰液变稀，易于排出。再通过体位引流，促进脓痰引流。体位引流无效时，可经纤维支气管镜吸痰及用0.9%氯化钠溶液冲洗稀释痰液，也可局部滴入抗生素。支气管舒张药可改善气流受限并帮助清除支气管分泌物，对伴有气道高反应性及可逆性气道受限者有明显疗效。

4. 手术治疗　病灶范围较局限，全身情况较好，经内科治疗后仍有反复大咯血或感染者，可根据病变范围行肺切除术。

【护理诊断/问题】

1. 清理呼吸道无效　与痰多、痰液黏稠不易咳出及无效咳嗽有关。

2. 营养失调：低于机体需要量　与慢性感染导致机体消耗增多、咯血有关。

3. 有窒息的危险　与大量咯血而导致呼吸道梗阻有关。

【护理措施】

1. 安全与舒适管理　去除刺激及诱发咳嗽的因素，指导患者戒烟，避开灰尘、烟雾多的环境，避免到存在空气污染的公共场所，避免接触呼吸道感染者等。保持居住环境内空气流通、温湿度适宜，注意保暖，避免受凉，必要时可使用防臭、除臭剂，消除室内异味。鼓励患者根据自己的耐受程度进行活动，保证充足的休息。

2. 疾病监测　①常规监测：观察痰液的颜色、量、性质、气味和体位的关系，留取标本送检并记录24小时痰液排出量，注意患者有无消瘦、发绀、贫血等全身表现；②监测有无阻塞性肺不张、肺部感染及休克等并发症的表现；③咯血时需观察缺氧、胸闷、气促、呼吸困难、发绀、面色苍白、出冷汗、烦躁不安等窒息征象。

3. 对症护理　指导患者处于有利于呼吸的体位，如半卧位或高枕卧位，有效引流痰液，保持呼吸道通畅。指导患者采用不同的体位进行支气管引流（详见本章第十五节）。痰多、黏稠不易引流者，可在引流前进行雾化吸入稀释后进行，每日2次以提高引流效果，必要时可给予吸痰。引流过程中要密切观察患者的病情变化，如出现呕吐、头晕、出汗、心率增快、发绀、咯血、疲劳等症状时应立即停止引流，并予以平卧等处理。用漱口水彻底漱口，保持口腔清洁，以增进食欲。

4. 用药护理　遵医嘱使用抗生素、祛痰药和支气管舒张药，指导患者掌握药物的疗效、剂量、用法和不良反应，必要时通知医生；垂体后叶素的使用见本章第一节“咯血”的用药护理；精神紧张者可给小剂量镇静药，如地西泮，禁用吗啡。对年老体弱、肺功能不全者应用镇静药和镇咳药后，注意观察呼吸中枢和咳嗽反射受抑制情况，以早期发现因呼吸中枢抑制导致的呼吸衰竭和因血块不能咯出而发生窒息。

引流体位

5. 饮食护理　宜给予高热量、高蛋白、富含维生素、易消化饮食；忌饮浓茶、咖啡等刺激性饮料。大量咯血时暂禁食，咯血控制后可给流食或半流饮食。鼓励患者多饮水，每天1 500 mL以上，帮助痰液稀释，有利于排痰。多食富含纤维素饮食，以保持大便通畅，避免用力排便时腹压增加而引起再度咯血。

6. 心理护理　参见本章第一节"咯血"的护理。

【健康教育】

给予患者和家属正确指导，主要包括预防呼吸道感染，防止病情进一步加重，戒烟，避免烟雾、灰尘刺激，注意保暖，预防感冒。告知患者在急性感染期治疗药物的种类、各种药物的作用、不良反应、剂量及用法，观察药物治疗反应和药物不良反应。指导患者及家属学习和掌握有效咳嗽、胸部叩击、雾化吸入和体位引流等促进排痰的方法。

支气管扩张症的健康教育

第六节　肺部感染性疾病

预习案例

刘某，男，22岁，2天前淋雨后寒战，高热达40℃，伴咳嗽、胸痛，咳铁锈色痰。入院后检查：神志清楚，呈急性病容，面色潮红，呼吸急促，T 39.7℃，P 102次/min，R 32次/min，BP 100/70 mmHg，右下肺部可闻及管状呼吸音；胸部X线片示右下肺大片状阴影，呈肺段分布；痰涂片可见肺炎链球菌。初步诊断为肺炎链球菌肺炎或大叶性肺炎。

思考

(1)典型症状有哪些？

(2)如何缓解高热症状？

一、概述

肺炎(pneumonia)是指终末气道、肺泡和肺间质的炎症，可由病原微生物、理化因素、免疫损伤、过敏和药物等因素引起。细菌性肺炎是最常见的肺炎，也是最常见的感染性疾病之一。近年来，尽管应用新的强力抗生素和有效疫苗，但其发病率和病死率仍很高，且有所上升。其原因可能与社会人口老龄化、吸烟、伴有基础性疾病和免疫功能低下有关，如慢性阻塞性肺疾病、心力衰竭、肿瘤、糖尿病、尿毒症、艾滋病、应用免疫抑制药、器官移植等；还与病原体变迁、病原学诊断困难、医院获得性肺炎发病率增加、不合理使用抗菌药物导致细

微课-肺炎

菌耐药性增加，尤其是多耐药病原体(multidrug - resistant，MDR)等有关。

【病因与发病机制】

感染为最常见病因，如细菌、病毒、真菌、寄生虫等，还有理化因素、免疫损伤、过敏及药物等。正常的呼吸道免疫防御机制使气管隆突以下的呼吸道无菌。当病原体数量较多、毒力强和(或)宿主呼吸道局部和全身免疫功能低下时可发生肺炎。

【临床表现】

肺炎的病因与发病机制

细菌性肺炎症状可轻可重，取决于病原体和宿主状态。常见症状为咳嗽、咳痰，或原有呼吸道症状加重，并出现脓性痰或血痰，伴或不伴胸痛。肺部病变范围大者可有呼吸困难、呼吸窘迫。发热较常见，重症者可有呼吸急促、鼻翼扇动、发绀等。早期肺部体征不明显，肺实变时可有语颤增强、叩诊浊音，听诊可闻及湿啰音和支气管呼吸音。

【诊断要点】

1. *诊断*　根据症状和体征、胸部X线片检查、血液和病原学等实验室检查来确定肺炎诊断。

2. *评估严重程度*　肺炎严重性取决于三个主要因素：局部炎症程度、肺部炎症的播散和全身炎症反应程度。重症肺炎的诊断目前尚无统一标准，主要参照中华医学会呼吸病学分会发布的《中国成人社区获得性肺炎诊断和治疗指南(2016年版)》。重症肺炎标准的主要标准：需要气管插管，行机械通气治疗；脓毒血症休克经积极液体复苏后仍需血管活性药物治疗。次要标准：呼吸频率≥30次/min；氧合指数(PaO_2/FiO_2)≤250；多肺叶浸润；意识障碍和(或)定向障碍；血尿素氮≥7.14 mmol/L；收缩压<90 mmHg，需要积极的液体复苏。符合1项主要标准或至少3项次要标准者，可诊断重症肺炎，考虑收入ICU治疗。

3. *确定病原体*　痰标本作涂片镜检和细菌培养最常用，血和胸腔积液培养等可帮助确定致病菌。临床上可根据各种肺炎的临床和放射学特征估计可能的病原体(表1-4)。

表1-4　常见肺炎的症状、体征和胸部X线片特征

病原体	病史、症状和体征	胸部X线片征象
肺炎链球菌	起病急、寒战、高热、咳铁锈色痰、胸痛、肺实变体征	肺叶或肺段实变，无空洞，可伴胸腔积液
金黄色葡萄球菌	起病急、寒战、高热、脓血痰、气急、毒血症症状、休克	肺叶或小叶浸润，早期空洞，脓胸，可见液气囊腔
肺炎克雷伯杆菌	起病急、寒战、高热、全身衰竭、咳砖红色胶冻状痰	肺叶或肺段实变，蜂窝状脓肿，叶间隙下坠
铜绿假单胞菌	毒血症症状明显，脓痰，可呈蓝绿色	弥漫性支气管炎，早期肺脓肿
大肠埃希菌	原有慢性病，发热、脓痰、呼吸困难	支气管肺炎，脓胸
流感嗜血杆菌	高热、呼吸困难、呼吸衰竭	支气管肺炎、肺叶实变、无空洞

续表 1－4

病原体	病史、症状和体征	胸部 X 线片征象
厌氧菌	吸入病史，高热、腥臭痰、毒血症症状明显	支气管肺炎、脓胸、脓气胸，多发性肺脓肿
军团菌	高热、肌痛、相对缓脉	下叶斑片浸润，进展迅速，无空洞
支原体	起病缓，乏力、肌痛、头痛	下叶间质性支气管肺炎，3～4 周可自行消散
念珠菌	慢性病史，畏寒、高热、黏痰	双下肺纹理增多，支气管肺炎或大片浸润，可有空洞
曲霉	免疫功能严重低下，发热、干咳或咳黄色痰、胸痛、咯血、喘息	两肺中下叶纹理增粗，空洞内可有球影，可随体位移动；胸膜为基底的楔形影，内有空洞；晕轮征和新月体征

【治疗要点】

抗感染治疗是肺炎治疗的关键环节，包括经验性治疗和抗病原体治疗。根据本地区肺炎病原体的流行病学特征，选择可能覆盖病原体的抗生素进行经验性治疗，再根据呼吸道或肺组织标本的培养和药物敏感试验结果选择抗生素。

治疗后 48～72 小时应对病情进行评估，治疗有效表现为体温下降、症状改善、白细胞逐渐下降或恢复正常，而胸部 X 线片影像病灶吸收较迟。

二、细菌性肺炎

（一）肺炎链球菌肺炎

肺炎链球菌肺炎（streptococcus pneumoniae，SP）又称肺炎球菌肺炎，是由肺炎链球菌引起的肺炎，约占 CPA 的半数。临床以起病急骤、高热、寒战、咳嗽、血痰和胸痛为特征。

【病因与发病机制】

肺炎链球菌是上呼吸道的正常菌群，当机体免疫功能受损或下降时，有毒力的肺炎链球菌进入下呼吸道致病。肺炎链球菌不产生毒素，不引起原发组织坏死或形成空洞，其致病力是荚膜对组织的侵袭。肺炎链球菌在肺泡内繁殖滋长，引起肺泡壁水肿，白细胞、红细胞渗出，渗出液含有细菌，沿肺泡蔓延，累及整个肺叶或肺段而致肺炎。

【临床表现】

肺炎链球菌肺炎的病因与发病机制

肺炎链球菌肺炎以冬季与初春为高发季节，常与呼吸道病毒感染同时存在。以青壮年、老年人与婴幼儿多见，男性为主。吸烟、酗酒、痴呆、慢性支气管炎、支气管扩张、慢性病或免疫缺陷者，均易受肺炎链球菌侵袭。

1. 症状　发病前常有受凉、淋雨、疲劳、醉酒、病毒感染史，多有上呼吸道感染前驱症状。起病多急骤，寒战、高热，全身肌肉酸痛，体温可在数小时内达39°C～40°C，多呈稽留热。患侧胸痛明显，可放射至肩部或腹部，深呼吸或咳嗽时加剧。痰少，可带血丝或呈铁锈色。食欲下降，偶有恶心、呕吐、腹痛或腹泻，易误诊为急腹症。重症感染可伴有休克、急性呼吸窘迫综合征及神经精神症状，表现为呼吸困难、神志模糊、烦躁、谵妄，甚至昏迷。

2. 体征　急性病容，面颊绯红，鼻翼扇动，口角和鼻周可有单纯疱疹，严重者可有发绀，心动过速，心律不齐。早期肺部无明显异常体征。肺实变时触觉语颤增强、叩诊呈浊音并可闻及支气管呼吸音。消散期可闻及湿啰音。

肺炎链球菌肺炎自然病程为1～2周。发病5～10天，体温可自行骤降或渐退；使用有效抗生素后，体温1～3天内可恢复正常，其他症状与体征亦随之逐渐消失。

3. 并发症　感染严重时，可出现感染性休克，尤其是老年人。表现为神志模糊、烦躁、四肢厥冷、发绀、多汗、心动过速、血压降低等。偶可发生脓胸、肺脓肿、脑膜炎、关节炎、中耳炎等。

【医学检查】

1. 胸部X线片检查　早期仅见肺纹理增粗，或受累肺段或肺叶模糊。随着病情进展，表现为大片炎症浸润或实变阴影，在实变阴影中可见支气管充气征，肋膈角有少量胸腔积液。在肺炎消散期，有片状区域吸收较快，呈现“假空洞”征，多数患者在起病3～4周后才完全消散。

2. 实验室检查　血白细胞计数升高，中性粒细胞多在80%以上，常伴核左移，细胞内可见中毒颗粒。痰涂片革兰染色可发现革兰阳性、带荚膜的双球菌或链球菌。痰培养可确定病原体；聚合酶链反应（PCR）及荧光标记抗体检测可提高病原学诊断水平。

【诊断要点】

根据寒战、高热、胸痛、咳铁锈色痰、鼻唇疱疹等典型症状和肺部实变体征，结合胸部X线片检查，可作出初步诊断。病原学检测是确诊主要依据。

【治疗要点】

1. 抗生素治疗　一经诊断立即给予抗生素治疗，不必等待细菌培养结果，抗菌药物标准疗程一般为14天，或在退热后3天停药，或由静脉用药改为口服，维持数天。首选青霉素G。用药剂量及途径视病情、有无并发症而定。如患者对青霉素过敏，可用喹诺酮类、头孢菌素类抗生素。

2. 支持疗法　卧床休息，补充足够蛋白质、热量及维生素，多饮水。密切观察病情，注意防止休克。剧烈胸痛者，可给予少量镇痛药物。有明显麻痹性肠梗阻或胃扩张者，应暂时禁食、禁饮和胃肠减压。烦躁不安、谵妄、失眠者给予镇静药，禁用抑制呼吸的镇静药。

抗生素的发现历史

3. 并发症治疗　经抗菌药物治疗后，高热常在24小时内消退。如体温在3天后不降或降而复升时，应考虑肺炎链球菌的肺外感染，如脓胸、心包炎、关节炎等，或可能存在其他原因。有感染性休克者按抗休克治疗。

（二）葡萄球菌肺炎

葡萄球菌肺炎（staphylococcal pneumonia）是由葡萄球菌引起的急性肺化脓性炎症。起病多急骤，寒战、高热、胸痛、脓性痰。易并发肺脓肿、气胸和脓气胸。病情较重，若治疗不当，病死率较高。此病常见于糖尿病、血液病、艾滋病、乙醇中毒、肝病、营养不良等免疫功能低下者；儿童在患流感或麻疹后易并发。

【病因与发病机制】

葡萄球菌为革兰阳性球菌，其中金黄色葡萄球菌（简称金葡菌）的致病力最强，是化脓感染的主要原因。葡萄球菌的致病物质主要是毒素和酶，具有溶血、坏死、杀白细胞和致血管痉挛等作用。医院获得性肺炎中葡萄球菌感染占11%～25%，近年由耐甲氧西林金葡菌（MRSA）所致的社区获得性肺炎也引起高度重视。

【临床表现】

1. 症状　起病急骤，寒战、高热，体温多高达39℃～40℃，胸痛、咳嗽、咳痰，痰液多，呈脓性或脓血性。毒血症状明显，全身肌肉、关节酸痛，精神萎靡，病情严重者早期可出现周围循环衰竭。院内感染者一般起病隐匿，体温逐渐上升，咳少量脓痰。老年人症状可不典型。血源性葡萄球菌肺炎常有皮肤伤口、疖痈和中心静脉导管置入等，或静脉吸毒史，咳脓痰较少见。

2. 体征　肺部体征早期不明显，与严重中毒症状和呼吸道症状不相称，随后可出现肺部散在湿啰音；病变较大或融合时可有肺实变征象，有脓胸、脓气胸者则有相应体征。

【医学检查】

1. 胸部X线片检查　肺段或肺叶实变，可形成空洞，或呈小叶状浸润，其中有单个或多个液气囊腔。胸部X线片阴影易变，表现为某处炎性浸润消失而在另一处出现新病灶。治疗有效时病灶逐渐吸收，2～4周后才完全消散，偶可留少许条索状阴影或肺纹理增多。

2. 血常规检查　白细胞计数明显增多，中性粒细胞比例增加及核左移，有中毒颗粒。

【诊断要点】

根据全身毒血症状，咳脓痰，白细胞计数增多、中性粒细胞比例增加及核左移，胸部X线片表现，可作出初步诊断。细菌学检查可确诊，可进行痰、胸腔积液、血和肺穿刺物培养。最好在使用抗生素前采集血、痰、胸腔积液标本进行涂片和培养，以明确诊断。

【治疗要点】

治疗要点为早期清除原发病灶，选用敏感的抗感染药物治疗，加强支持治疗。金黄色葡萄球菌多对青霉素G耐药，因此可选用耐青霉素酶的半合成青霉素或头孢菌素，如苯唑西林钠、头孢呋辛钠等，联合氨基糖苷类如阿米卡星等，亦有较好疗效。对于MRSA，则应选用万古霉素、替考拉宁等。

（三）革兰阴性杆菌肺炎

医院内获得性肺炎多为革兰阴性杆菌引起，包括肺炎杆菌（又称克雷伯杆菌）、铜绿假单胞菌、流感嗜血杆菌、大肠埃希菌等，均为需氧菌，在机体免疫功能减弱时易于发病。

【病因与发病机制】

住院患者接受抗生素、激素、细胞毒性药物治疗，或使用机械呼吸、湿化器、雾化器和各种导管损害呼吸道防御功能亦可致细菌感染。此外，肺外感染灶形成菌血症后可将致病菌传播到肺部。

肺部革兰阴性杆菌感染的共同点为肺实变或病变融合，组织坏死后容易形成多发性脓肿，一般双侧肺下叶多受累；若波及胸膜，可引起胸膜渗液或脓胸。本组肺炎多伴有严重基础疾病及不同程度的脏器功能衰竭，多数患者使用过抗生素，使致病菌复杂，且多耐药，因此治疗困难，预后差，病死率高。

【临床表现】

1. 症状　多起病隐袭，伴发热、精神萎靡。主要症状是咳嗽、咳痰。咳砖红色胶冻样痰见于肺炎杆菌感染；咳绿色脓痰见于铜绿假单胞菌感染。

2. 体征　胸部体检病变范围大者可有肺实变体征，两肺下野及背部可闻及湿性啰音。革兰阴性杆菌肺炎中毒症状重，可早期出现休克（中毒性肺炎或休克型肺炎）、肺脓肿、心包炎等并发症。

【医学检查】

1. 病原体检查　根据痰液、支气管分泌物和血液的病原体检查可明确诊断。最好在使用抗生素之前采集标本及时送检，痰培养两次以上培养出致病菌才能作病原学诊断。

2. 胸部X线片检查　显示两肺下方散在片状浸润阴影，可有小脓肿形成。

【诊断要点】

根据痰液、支气管分泌液病原体检查明确诊断。

【治疗要点】

早期合理使用抗生素是治愈关键。病因不明确，使用氨基糖苷类抗生素加青霉素或头孢菌素。一经确诊应立即根据药敏试验结果给予有效抗菌治疗，宜大剂量、长疗程、联合用药，静脉滴注为主，雾化吸入治疗为辅。

三、其他病原体所致肺炎

（一）肺炎支原体肺炎

肺炎支原体肺炎是由肺炎支原体引起的呼吸道和肺部的急性炎症，常同时有咽炎、支气管炎和肺炎。全年均可发病，秋冬季节较多见。占非细菌性肺炎的1/3以上，或各种类型肺炎的10%。

【病因与发病机制】

肺炎支原体是介于细菌和病毒之间，兼性厌氧、能独立生活的最小微生物。主要通过呼吸道传播，健康人吸入患者咳嗽、打喷嚏喷出的分泌物而感染，引起散发感染或小流行。肺炎支原体以儿童及青年人居多，婴儿间质性肺炎应考虑肺炎支原体的可能。发病第2天至病愈数周皆可在患者的呼吸道分泌物中找到肺炎支原体。肺炎支原体通常存在于纤毛上皮之间，抑制纤毛活动与破坏上皮细胞，不侵入肺实质，其致病性可能与患者对病原体或其代谢产物过敏有关。

【临床表现】

1. 症状　潜伏期为2～3周。起病缓慢，主要表现为乏力、发热、头痛、咽痛、咳嗽、食欲不振、腹泻、肌痛、耳痛等。咳嗽逐渐加剧，呈阵发性刺激性呛咳，咳少量黏液痰，偶有血丝；发热可持续2～3周，体温恢复正常后可仍有咳嗽。

2. 体征　肺部体征不明显，与肺部病变程度不相称，偶闻及干、湿啰音。

【医学检查】

1. 血液检查　白细胞总数正常或略增多，以中性粒细胞为主。发病2周后冷凝集反应多阳性，滴度>1∶32。血支原体IgM抗体的测定可进一步确诊；直接检测标本中肺炎支原体抗原，可用于临床早期快速诊断。

2. 胸部X线片检查　肺部多种形态的浸润影，呈节段性分布，以肺下野为多见，有的从肺门附近向外伸展。病变3～4周后自行消散。部分患者出现少量胸腔积液。

【诊断要点】

需综合临床症状、胸部X线片表现及血清学检查结果作出诊断。培养分离出肺炎支原体虽对诊断有决定性意义，但其检出率较低、要求高、时间长。血清学试验有一定参考价值，尤其是血清抗体有4倍增高者。

【治疗要点】

早期使用适当抗菌药物可减轻症状及缩短病程。肺炎支原体有自限性，多数病例不经治疗可自愈。首选大环内酯类抗菌药物，如红霉素、罗红霉素和阿奇霉素。氟喹诺酮类如左氧氟沙星、加替沙星和莫西沙星等。疗程一般为2～3周。青霉素或头孢菌素类等抗菌药物无效。对剧烈呛咳者，应适当给予镇咳药。若继发细菌感染，可根据痰液病原学检查，选用针对性的抗菌药物治疗。

（二）肺炎衣原体肺炎

肺炎衣原体肺炎是由肺炎衣原体引起的急性肺部炎症，常同时累及上、下呼吸道，可引起咽炎、喉炎、扁桃体炎、鼻窦炎、支气管炎和肺炎。常在聚居场所的人群中流行，如军队、学校、家庭，通常感染所有的家庭成员，但3岁以下的儿童较少患病。

【病因与发病机制】

肺炎衣原体是专性细胞内细菌样寄生物，属衣原体科，是一种人类致病原。引起人类肺炎的还有鹦鹉热衣原体。主要是通过呼吸道的飞沫传染，也可能通过污染传染。年老体弱、营养不良、COPD、免疫功能低下者易被感染。感染后免疫功能很弱，易于反复。

【临床表现】

1. 症状　起病多隐袭，早期表现为上呼吸道感染症状。临床上近似支原体肺炎。有些患者病程可表现为双阶段：开始表现为咽炎，经对症处理好转，1～3周后又发生肺炎或支气管炎，咳嗽加重。也可伴有肺外表现，如中耳炎、关节炎、甲状腺炎、脑炎等。

2. 体征　肺部偶可闻及湿啰音，随肺炎病变加重，湿啰音可变得明显。

【医学检查】

1. 实验室检查　白细胞正常或稍高，血沉加快。可从痰液、咽拭子、咽喉分泌物、支气管肺泡灌洗液中直接分离或通过PCR方法检测肺炎衣原体。血清IgM抗体升高。

2. 胸部X线片　表现以单侧、下叶肺泡渗出为主。早期可出现少到中量的胸腔积液。病变可累及双侧，表现为肺间质和肺泡渗出混合存在，病变可持续几周。

【诊断要点】

肺炎衣原体感染缺乏特异的临床表现，应结合呼吸道和全身症状、胸部X线片检查、病原学和血清学检查作综合分析。咽拭子分离出肺炎衣原体是诊断的金标准。

【治疗要点】

首选红霉素，亦可选用多西环素或克拉霉素，疗程均为14～21天。阿奇霉素0.5 g/d，连用5天。氟喹诺酮类也可选用。

四、肺真菌病

肺真菌病是最常见的深部真菌病，近年来呈增多趋势。真菌多在土壤中生长，外源性肺真菌病是将飞扬在空气中的孢子吸入到肺部。有些真菌为寄生菌，当机体免疫功能下降时可引起感染。体内其他部位真菌感染亦可循淋巴或血液到肺部，为继发性肺真菌病。

病毒性肺炎

肺真菌病的病理改变可有过敏、化脓性炎症或形成慢性肉芽肿。胸部X线片表现无特征性，可为支气管肺炎、大叶性肺炎、单发或多发结节，乃至肿块状阴影和空洞。由于肺真菌病临床表现无特异性，诊断时须综合考虑宿主因素、临床特征、微生物学检查和组织病理学资料，病理学诊断仍是肺真菌病诊断的金标准。

五、肺炎患者的护理

【常见护理诊断/问题】

1. 体温过高　与致病菌引起肺部感染有关。

2. 清理呼吸道无效　与气管、支气管分泌物增多、黏稠及胸痛、疲乏有关。

3. 潜在并发症　感染性休克。

【护理措施】

1. 安全与舒适管理　患者宜卧床休息，减少氧耗量，缓解头痛、肌肉酸痛等不适症状；保持病室安静，室温为18℃～20℃，湿度为55%～60%。做好口腔护理，鼓励患者多漱口，保持口腔清洁，口唇疱疹者局部涂抗病毒软膏，防止继发感染。

2. 疾病监测　①常规监测：观察咳嗽性质、痰液色、质、量及胸痛等症状；定时监测并记录生命体征，以便观察热型。②并发症监测：潜在并发症为感染性休克，需重点监测以下几个方面。A. 精神意识状态，如有无精神萎靡、烦躁不安、神志模糊；B. 生命体征，如有无体温不升或高热、呼吸困难、脉搏细速、血压下降、脉压变小；C. 皮肤黏膜，如有无皮肤发绀、肢体湿冷；D. 出入量，如有无尿量减少，疑有休克应测每小时尿量及尿比重；E. 实验室检查，如有无血气分析等指标的改变。

3. 对症护理

(1)高热：采用冰袋、冰帽等进行物理降温，以逐渐降温为宜，以免虚脱。儿童要预防惊厥，不宜用阿司匹林或其他解热药降温。出汗时要及时协助患者擦汗、更衣，防止受凉。

(2)感染性休克(休克型肺炎):一旦发现患者出现休克征象,立即通知医生,并备好物品,配合抢救。①体位:患者取仰卧中凹位,抬高头胸部20°,抬高下肢30°,有利于呼吸和静脉血回流,尽量减少搬动,注意保暖。②吸氧:迅速采用高流量吸氧,维持PaO_2 >60 mmHg,改善缺氧状态。③补充血容量:迅速建立2条静脉通道,遵医嘱给予右旋糖酐或平衡液以维持有效血容量;以监测的中心静脉压作为调整补液速度的指标,中心静脉压<5 cmH_2O时予以补液,达到10 cmH_2O时输液不宜过快,以免诱发急性心力衰竭。血容量补足指征:收缩压>90 mmHg,脉压大于>30 mmHg,中心静脉压不超过10 cmH_2O,尿量>30 mL/h,患者口唇红润、肢端温暖。若血容量已补足,尿量<400 mL/d,比重<1.018,注意有无急性肾衰竭,并及时报告医生。④遵医嘱联合使用广谱抗菌药物控制感染基础上,输入多巴胺、间羟胺等血管活性药物,根据血压调节滴速,以维持收缩压在90~100 mmHg为宜,保证重要器官的血液供应,改善微循环。有明显酸中毒可应用5%碳酸氢钠,宜单独静脉输入。

4. 用药护理　失水明显时可静脉补液,注意水、盐平衡,保持血钠<145 mmol/L,尿比重<1.020;心脏病或老年人应注意输液速度,避免过快。遵医嘱使用抗生素,应注意观察疗效和不良反应。应用头孢唑啉钠可出现发热、胃肠道不适、皮疹等不良反应,偶见丙氨酸氨基转移酶增高和白细胞减少;喹诺酮类药物(环丙沙星、氧氟沙星)偶见皮疹、恶心等;氨基糖苷类抗生素有肾毒性、耳毒性,肾功能减退或老年人应注意观察有无耳鸣、头昏及唇舌发麻等不良反应。

5. 饮食护理　给予足够热量、蛋白质和维生素的半流质或流质饮食,以补充高热引起的营养物质消耗,鼓励患者多饮水(1~2 L/d)。

【健康教育】

向患者及家属讲解肺炎的病因和诱因。指导患者合理安排休息、饮食,了解用药常识和不良反应,并遵医嘱按时服药。

肺炎的健康教育

第七节 肺脓肿

预习案例

患者，男，20 岁，主因“发热、咳嗽、咳浓痰伴胸痛 10 天”入院。2 周前患者曾行扁桃体切除术。10 天前开始发热、寒战、伴有咳嗽、右侧胸痛，向肩胛区放射，2 天前突然咳大量脓臭痰。入院后查：T 39.8℃，P 130 次/min，R 32 次/min，BP 110/70 mmHg。白细胞计数 22×10^9/L，胸部 X 线片显示右肺上叶后段有一带液面的脓腔。诊断：右肺上叶后段肺脓肿。

思考

(1) 典型症状有哪些？

(2) 如何加强脓液引流？

肺脓肿(lung abscess)是肺组织坏死形成的脓腔，临床特征为高热、咳嗽、咳大量脓臭痰。男性多于女性。自抗生素广泛应用以来，肺脓肿发病率明显降低。

【病因与发病机制】

病原体常为口腔、上呼吸道的定植菌，包括需氧菌、厌氧菌和兼性厌氧菌。当有意识障碍如在麻醉、醉酒、药物过量、癫痫、脑血管意外时，或由于受凉、过度疲劳等引起全身免疫功能下降与气道防御功能降低，吸入病原体可致病。

【临床表现】

肺脓肿的病因与发病机制

1. 症状 ①吸入性肺脓肿患者常有齿、口咽部的感染，或手术、醉酒、劳累受凉、脑血管病等诱因与病史。多起病急，畏寒、高热，体温达 39℃ ~40℃，伴咳嗽、咳黏液痰或黏液脓性痰。炎症累及胸膜可引起胸痛，且与呼吸有关。病变范围较大时可有气促、精神不振、全身乏力、食欲减退等全身中毒症状。若感染不能及时控制，发病 10 ~14 天后突然咳出大量脓臭痰及坏死组织，每日量可达 300 ~500 mL，咳出的痰液静置后可分三层。约 1/3 患者有不同程度的咯血，偶有中量、大量咯血，甚至导致突然窒息。一般在咳出大量脓痰后，体温明显下降，全身中毒症状随之好转，数周内一般情况逐渐恢复正常。如脓肿破溃到胸腔，可出现突发性胸痛、气急，并发脓气胸。②血源性肺脓肿多先有原发病灶引起的畏寒、高热等全身脓毒症表现，经数日或数周后才出现咳嗽、咳痰，痰量少，极少有咯血。③慢性肺脓肿可有反复咳脓痰、咯血，不规则发热、消瘦、贫血、精神不振、全身乏力、食欲减退等全身毒血症状。

2. 体征 与肺脓肿大小、部位有关。病变早期多无阳性体征，或患侧可闻及湿啰音；病变较大可有实变体征；肺脓腔增大时可有空瓮音；累及胸膜时，可闻及胸膜摩擦音或呈胸腔积液征。血源性肺脓肿大多无阳性体征。慢性肺脓肿常有杵状指(趾)。

【医学检查】

1. 血液检查　白细胞总数达(20～30)×10^9/L，中性粒细胞在90%以上，核左移明显，常有中毒颗粒。慢性患者血白细胞总数可稍有增多，红细胞和血红蛋白减少。

2. 影像学检查　胸部X线片检查可见大片浓密模糊浸润阴影，边缘不清，或为团片状浓密阴影，分布在一个或数个肺段。脓肿形成、脓液排出后，可见圆形透亮区及气液平面。经脓液引流和抗菌药物治疗后，周围炎症先吸收，脓腔逐渐缩小至消失，最后仅残留纤维条索阴影。如脓肿转为慢性，脓腔壁增厚，周围纤维组织增生，邻近胸膜增厚，纵隔可向患侧移位。血源性肺脓肿典型表现为两肺外侧有多发球形致密阴影，大小不一，中央有小脓腔和液平面。CT能更准确定位及发现体积较小的脓肿。

3. 细菌学检查　痰液、胸腔积液和血液标本细菌培养及药物敏感试验有助于确定病原体和选择有效的抗菌药物。其中胸腔积液和血液标本细菌培养阳性时对病原体的诊断价值最大。

4. 纤维支气管镜检查　有助于明确病因、病原学诊断及治疗。通过活组织检查、细菌学和细胞学检查获取病因诊断证据，还可进行脓液吸引和病变部位注入抗生素反复灌洗，以提高疗效和缩短病程。

【诊断要点】

对有口腔手术、昏迷呕吐或异物吸入后，突发畏寒、高热、咳嗽和咳大量脓臭痰者，其血白细胞总数及中性粒细胞显著增多，X线片示浓密的炎性阴影中有空腔、液平面，可诊断急性肺脓肿。有皮肤创伤感染、疖、痈等化脓性病灶，或患心内膜炎的静脉吸毒者，出现发热不退、咳嗽、咳痰等症状，X线片示双肺多发性肺脓肿，可诊断血源性肺脓肿。痰、血培养及药物敏感试验对病因诊断和抗菌药物选择有重要价值。

【治疗要点】

治疗原则是积极抗感染，加强脓液引流。

1. 抗生素治疗　①吸入性肺脓肿病原体多为厌氧菌，一般选用青霉素，剂量可根据病情严重程度决定。体温一般在治疗3～10天内降至正常。如对青霉素不敏感的脆弱拟杆菌或青霉素疗效不佳时，可用林可霉素、克林霉素、甲硝唑等药物。②血源性肺脓肿多为葡萄球菌和链球菌感染，可选用耐β－内酰胺酶的青霉素或头孢菌素。③阿米巴原虫感染可采用甲硝唑治疗；如为革兰阴性杆菌，则可选用头孢菌素、氟喹诺酮类，可联用氨基糖苷类抗菌药物。④如抗菌药物有效，宜持续8～12周，直至胸部X线片脓腔和炎症消失，仅有少量残留纤维化。

2. 引流脓液　有助于提高疗效。身体状况较好者可采取体位引流排痰，具体方法参见本章第五节“支气管扩张”。经纤维支气管镜冲洗及吸引也是引流的有效方法，同时脓腔内还可直接反复灌洗抗生素药液，有条件可尽早应用。

3. 手术治疗　手术适应证：肺脓肿病程超过3个月，经内科治疗，脓腔不缩小，或脓腔过大(直径>5 cm)估计不易闭合者；大咯血内科治疗无效或危及生命者；并发支气管胸膜瘘或脓胸经抽吸、冲洗治疗效果不佳者；怀疑癌肿阻塞。

【护理诊断/问题】

1. 体温过高　与肺组织炎症性坏死有关。

2. 清理呼吸道无效　与脓痰量多、黏稠不易咳出有关。

3. 气体交换受损　与肺内炎症、脓肿形成有关。

4. 营养失调：低于机体需要量　与机体消耗增加、食欲下降、进食少有关。

5. 胸痛　与炎症延及胸膜有关。

【护理措施】

1. 安全与舒适管理　保持室内空气流通，去除异味，同时注意保暖，急性期应卧床休息，以减少体力和能量消耗。当毒血症状消退后，患者可适当下床活动，促进炎症吸收和组织学修复。

2. 疾病监测　注意观察痰的颜色、性质、量、气味及静置后是否分层，并准确记录24小时排痰量。正确留取痰标本并及时做细菌培养，以免痰中口腔菌在室温下大量繁殖，影响致病菌的诊断。当出现血痰时应立刻报告医生，并密切观察咯血的量及有无窒息现象。

3. 对症护理

(1)对高热者作好降温处理。

(2)咳嗽、咳痰的护理：鼓励患者进行有效咳嗽，经常活动或变换体位，以利于痰液咳出；鼓励患者多饮水，防止痰液干结，必要时给予口服化痰药或雾化吸入，协助进行体位引流(详见本章第十四节)。对脓痰多而体质虚弱的患者应加强监护，以免大量脓痰涌出而无力咳嗽引起窒息；年老体弱、呼吸困难明显者或在高热期间、咯血期间不宜进行体位引流，必要时应用负压吸引器经口吸痰或支气管镜吸痰。

(3)咯血的护理：措施参照本章第一节“咯血”。

4. 用药护理　遵医嘱给予抗生素、祛痰药、支气管舒张药、雾化吸入等。其用法与注意事项详见本章第六节。

5. 饮食护理　给予高蛋白、高热量、富含维生素饮食，加强营养，改善机体情况，提高免疫功能。

【健康教育】

向患者和家属介绍肺脓肿相关知识，积极治疗和预防各类感染，防止血源性肺脓肿的发生。提高用药依从性。

肺脓肿的健康教育

第八节　肺结核

预习案例

梁某，男，34 岁，务农，小学文化。主因“咳嗽、咳痰、痰中带血”入院。患者 1 个月前出现咳嗽、咳痰、痰中偶带血丝，午后低热，一直于村卫生所按“感冒”间断治疗，效果不佳。为求进一步诊治遂来医院就诊。入院后查：T 36.8℃，P 110 次/min，R 20 次/min，BP 110/70 mmHg。痰涂片阳性，胸部 X 线片检查发现右肺上叶有一直径为 3 cm 的空洞，外周有浸润灶。有吸烟史 10 余年，平均 20 支/日，至今未戒烟。诊断：继发性肺结核（空洞型）。患者与妻子、儿女同住，且常去邻居家打麻将。

思考

(1)如何做好消毒隔离工作？

(2)如何提高患者治疗依从性？

肺结核（pulmonary tuberculosis）是结核分枝杆菌引起的慢性肺部传染病。20 世纪 80 年代以来，结核病出现全球恶化趋势。WHO 于 1993 年宣布结核病处于“全球紧急状态”，同时推进全程短程化疗治疗策略（DOTS）。在 21 世纪，肺结核仍是严重危害人类健康的主要传染病，是全球关注的公共卫生和社会问题，也是我国重点控制的主要疾病之一。我国近 10 余年结核病疫情呈下降趋势，但流行形势仍十分严峻。2018 年全国调查估计：结核病年发病例 83 万，发病率为 61/10 万，病死率为 0.2/10 万。

微课-肺结核

【病因与发病机制】

传染源主要是肺结核患者，即痰直接涂片阳性者。飞沫传播是最重要的传播途径。结核菌侵入人体 4 ~ 8 周，组织对结核菌及其代谢产物所发生的敏感反应为变态反应，属于迟发型变态反应。首次吸入含有结核分枝杆菌微滴的人，是否感染取决于结核分枝杆菌的毒力和肺泡细胞内巨噬细胞的吞噬杀菌能力。原发病灶继续扩大，可直接或经血流播散到邻近组织器官，发生结核病。

肺结核的病因与发病机制

【临床表现】

各型肺结核临床表现不尽相同，但有共同之处。

1. 症状

(1)全身症状：发热最常见，多长期午后潮热。部分有倦怠乏力、盗汗、食欲减退和

体重减轻等。育龄女性患者可有月经失调或闭经。

(2)呼吸系统：①咳嗽、咳痰，咳嗽较轻，干咳或少量黏液痰。有空洞形成时痰量增多，合并其他细菌感染时，痰呈脓性。若合并支气管结核，表现为刺激性咳嗽。②咯血，1/3～1/2 患者有不同程度咯血。咯血量不定，多为少量咯血，少数严重者可大量咯血，甚至发生失血性休克。③胸痛，结核病变波及胸膜时有胸壁刺痛，并随呼吸和咳嗽加重。④呼吸困难，多见于干酪样肺炎或大量胸腔积液患者。

2. 体征　取决于病变性质和范围。病灶小或位于肺组织深部，多无异常体征。渗出性病变范围较大或干酪样坏死有肺实变体征，表现为语颤增强、叩诊浊音、听诊闻及支气管呼吸音和细湿啰音。较大的空洞性病变听诊也可闻及支气管呼吸音。当有较大范围的纤维条索形成时，使气管移向患侧，出现患侧胸廓塌陷、叩诊浊音、听诊呼吸音减弱并可闻及湿啰音。结核性胸膜炎时有胸腔积液体征，表现为气管向健侧移位，患侧胸廓饱满、语颤减弱、叩诊实音、听诊呼吸音消失。支气管结核可有局限性哮鸣音。

【医学检查】

1. 痰结核分枝杆菌检查　是确诊肺结核病的主要方法，也是制订化疗方案和考核治疗效果的主要依据。有肺结核可疑症状或肺部有异常阴影者都须查痰。痰涂片抗酸染色镜检快速易行，若抗酸杆菌阳性，诊断可基本成立。痰培养检查更准确可靠，常作为结核诊断的金标准。肺结核患者的排菌具间断性和不均匀性，应多次查痰。通常初诊患者要送 3 份痰标本，包括清晨痰、夜间痰和即时痰。如无夜间痰，宜在留清晨痰后 2～3 小时再留一份痰标本。复诊者每次送 2 份痰标本。无痰者可采用痰诱导技术获取痰标本。

2. 影像学检查　胸部 X 线片检查是诊断肺结核的重要方法，可发现早期轻微的结核病变，确定病变范围、部位、形态、密度、与周围组织的关系、病变阴影的伴随影像；判断病变性质、有无活动性、有无空洞、空洞大小和洞壁特点等。常见胸部 X 线片特征：浸润性病灶表现边缘模糊、密度较淡的云雾状阴影；纤维钙化的硬结病灶表现密度较高、斑点、条索或结节边缘清晰；干酪性病灶表现为密度较高、浓度不一、有环形边界的不规则透光区或空洞等。

3. 结核菌素试验　用于检出结核分枝杆菌感染，而非检出结核病。该试验对儿童、少年和青年的结核病诊断有参考意义。WHO 推荐使用的结核菌素为纯蛋白衍化物(purified protein derivative，PPD)和 PPD－RT23。①方法：WHO 和国际防痨和肺病联合会推荐使用的结核菌素为纯蛋白衍化物(PPD)，通常用 0.1 mL(5 IU)，在左前臂屈侧中部作皮内注射，经 48～72 小时后测量皮肤硬结直径。②判断标准：硬结直径≤4 mm 为阴性，5～9 mm 为弱阳性，10～19 mm 为阳性，≥20 mm 以上或虽 <20 mm 但局部出现水泡和淋巴管炎为强阳性反应。③意义：结核菌素试验阳性仅表示结核感染，并不一定是现在存在结核感染。试验反应愈强，对诊断结核病，特别是对婴幼儿的结核病诊断愈重要。凡反应结果阴性的儿童，一般来说，表明没有被结核分枝杆菌感染，可除外结核病。但在某些情况下，也不能完全排除结核病，因为该试验受许多因素影响，结核分枝杆菌感染后需 4～8 周才建立充分变态反应，在此之前，结核菌素试验可呈阴性；营养不良、HIV 感染、麻疹、水痘、癌症、严重细菌感染等结核菌素试验，结果则多为阴性和弱阳性。

4. 纤维支气管镜检查　常用于诊断支气管结核和淋巴结支气管瘘。对于肺内结核病灶，可以采集分泌物或冲洗液标本做病原体检查，也可经支气管肺活组织检查获取标本检查。

【诊断要点】

1. 诊断方法　根据症状体征、结核接触史、结核菌素试验、影像学检查、痰结核分枝杆菌检查和纤维支气管镜检查多数可作出诊断。

2. 诊断程序

(1)可疑症状患者筛选：咳嗽持续2周以上、咯血、午后低热、乏力、盗汗、月经不调或闭经，且有结核接触史或肺外结核者，须进行痰抗酸杆菌和胸部X线片检查。

(2)是否肺结核：凡胸部X线片检查发现有异常阴影者，须通过系统检查，确定病变性质是否为结核性。若难以确定，可经2周观察后复查，大部分炎症病变会有所变化，而肺结核变化不大。

(3)有无活动性：如果诊断为肺结核，需进一步明确是否活动。活动性病变在胸部X线片上通常表现为边缘模糊不清的斑片状阴影，可有中心溶解和空洞，或出现播散病灶。无活动性肺结核胸部X线片表现为纤维钙化、硬结或纤维化，痰检查不排菌，无任何症状。

(4)是否排菌：确定活动性后还要明确是否排菌，这是确定传染源的唯一方法。

3. 肺结核分类标准和诊断要点

(1)结核病的分类：

1)原发型肺结核：包括原发综合征和胸内淋巴结结核。多见于少年儿童，亦可见于边远山区、农村初次进入城市的成人。症状多轻微而短暂，有结核接触史，结核菌素试验多呈强阳性。胸部X线片示哑铃型阴影，即肺部原发灶、淋巴管炎和肺门淋巴结肿大组成的原发综合征(图1-3)。原发病灶一般吸收较快，不留任何痕迹。

2)血行播散型肺结核：包括急性粟粒型肺结核、亚急性和慢性血行播散型肺结核。急性粟粒型肺结核多见于婴幼儿和青少年，特别是营养不良、患传染病或各种原因致免疫功能下降者。多由原发性肺结核发展而来，但成人多由结核病灶和淋巴结内结核分枝杆菌破溃到血管引起。大量结核分枝杆菌在较短时间内，多次通过血循环进入肺间质，侵犯肺实质，形成典型的粟粒大小的结节。起病急，持续高热，中毒症状严重，常可伴发结核性脑膜炎。胸部X线片示两肺满布粟粒状阴影，其大小、密度和分布均匀(图1-4)。若人体免疫功能较高，少量结核菌分批经血行进入肺部时，病灶常表现大小不等、密度不一、分布不匀，在两肺上中部，为亚急性或慢性血行播散型肺结核。

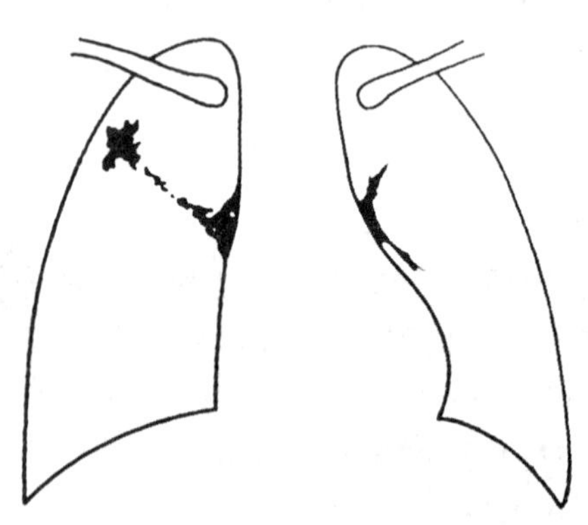

图1-3　原发综合征示意图

3)继发型肺结核：在成人中最常见，病程长，易复发。肺内病变多为含有大量结核分枝杆菌的早期渗出性病变，易进展，多发生干酪样坏死、液化、空洞形成和支气管播散；同时又多出现病变周围纤维组织增生，使病变局限化和瘢痕形成。病变轻重相差悬殊，活动性渗出病变、干酪样病变和愈合性病变共存。因此，继发型肺结核胸部X线片表现特点为多态性，好发于上叶尖后段和下叶背段，痰结核分枝杆菌检查常为阳性。

①浸润性肺结核：浸润渗出性结核病变和纤维干酪型增殖病变多发生在肺尖或锁骨下，胸部X线片示片状、絮状阴影，可融合形成空洞(图1-5)。

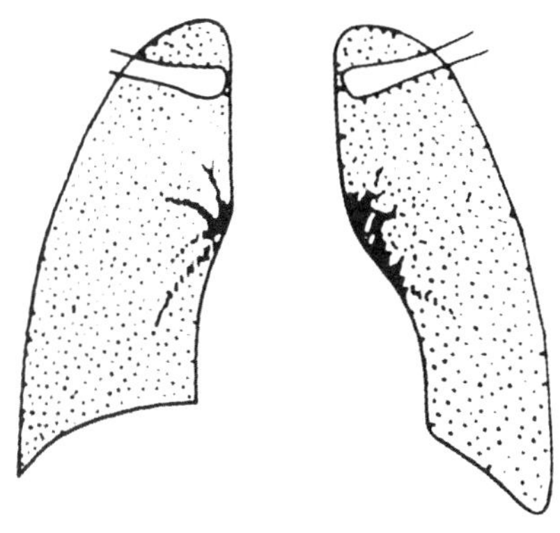

图1-4　急性粟粒型肺结核示意图

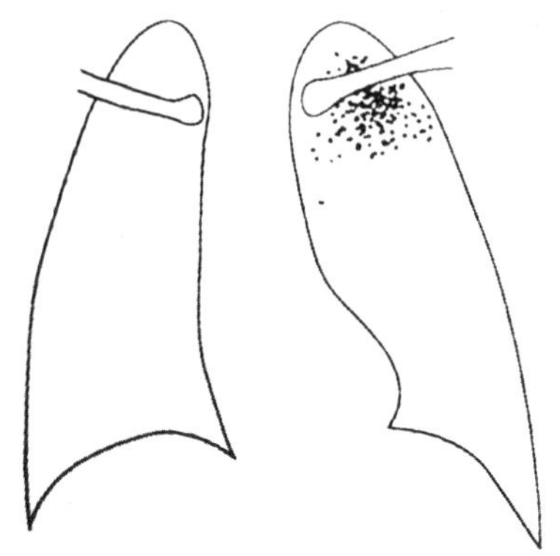

图1-5　浸润型肺结核示意图

②空洞性肺结核：由于渗出干酪样病变坏死、液化，形成空洞。洞壁不明显、有多个空腔，形态不一。空洞性肺结核多有支气管播散。临床表现发热、咳嗽、咳痰和咯血，痰中经常排菌。应用有效的化学药物治疗后，可出现空洞不闭合，但痰菌转阴。

③结核球：干酪样坏死灶部分消散后，周围形成纤维包膜，或空洞的引流支气管阻塞，空洞内干酪物质不能排出，凝成球状病灶，称为“结核球”。

④干酪样肺炎：见于免疫功能低下、体质虚弱、大量结核菌感染者，或有淋巴结支气管瘘，淋巴结内大量干酪样物经支气管进入肺内。大叶性干酪样肺炎胸部X线片呈大叶性密度均匀的磨玻璃状阴影，逐渐出现溶解区，呈虫蚀样空洞。小叶性干酪样肺炎胸部X线片呈小叶斑片播散病灶。

⑤纤维空洞性肺结核：肺结核未及时发现或治疗不当，使空洞长期不愈，出现空洞壁变厚和广泛纤维化；随机体免疫功能高低起伏，病灶吸收、修补与恶化、进展交替发生，形成纤维空洞，常伴支气管播散和胸膜增厚明显。因肺组织广泛纤维收缩，胸部X线片示肺门向上牵拉，肺纹呈垂柳状阴影，纵隔向患侧移位，健侧呈代偿性肺气肿(图1-6)。

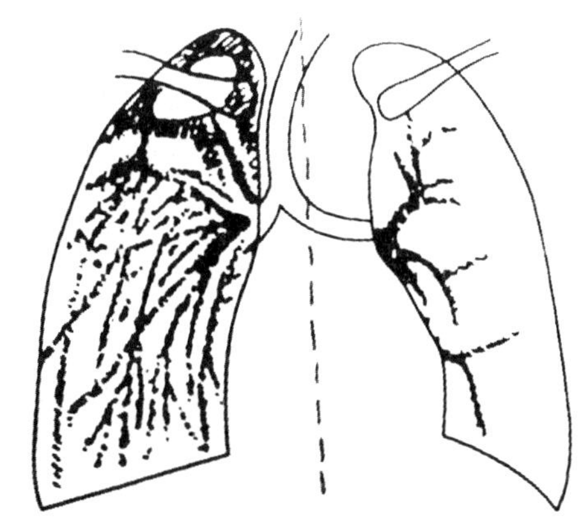

图1-6　纤维空洞型肺结核示意图

⑥结核性胸膜炎：包括结核性干性胸膜炎、结核性渗出性胸膜炎、结核性脓胸。

⑦菌阴肺结核：为3次痰涂片及1次痰培养阴性的肺结核为菌阴肺结核。其他肺外结核：骨关节结核、肾结核、肠结核等。痰结核菌检查记录格式痰菌阳性或阴性，分别

以(+)或(-)表示，以“涂”“培”分别代表涂片和培养法。患者无痰或未查痰时，注明“无痰”或“未查”。

4. 治疗状况记录

(1)初治：符合下列1条为初治。未开始抗结核治疗；正进行标准化疗用药而未满疗程者；不规则化疗未满1个月者。

(2)复治：符合下列1条为复治。初治失败者；规则用药满疗程后痰菌又复阳者；不规则化疗超过1个月者；慢性排菌者。

5. 肺结核的记录方式　按结核病分类、病变部位、范围、痰菌情况、化学治疗史书写。例如：原发型肺结核右中涂(-)，初治。血行播散型肺结核可注明急性或慢性；继发型肺结核可注明浸润性、纤维空洞性等。并发症如支气管扩张等，并存病如糖尿病、手术(如肺切除术后)，可在化学治疗史后按并发症、合并症、手术等顺序书写。

课程思政

中国古代医家对肺结核的认识非常早。《内经》中即已有所记载，如《素问·玉机真脏论》说：“大骨枯槁，大肉陷下，胸中气满，喘息不便，内痛引肩项，身热，脱肉破……肩髓内消。”《灵枢·玉版》云：“咳，脱形，身热，脉小以疾”。《外台秘要·虚劳骨蒸方》对肺结核的临床表现观察尤为详细，指出“骨蒸……旦起体凉，日晚即热，烦躁寝不能安，食都无味……因兹渐渐瘦损，初著盗汗，盗汗以后即寒热往来，寒热往来以后即渐加咳，咳后面色白，两颊见赤，如胭脂色。”均生动地描述了该病的主症。古代以该病的临床症状为名，如“虚痨”“痨瘵”“骨蒸”等，现今一般统称“肺痨”。元·葛可久《十药神书》收载十方，为我国现存的治疗肺痨的第一部专著。古代医家在临床中已经注意到肺痨有传染性。《普济本事方》明确指出本病的病因为“肺虫”。《肘后备急方·治尸注鬼注方》言其“累年积月，渐就顿滞，以至于死，死后复传之旁人，乃至灭门。”实践出真知，这种感性上升到理论，已为近百年来的发现所证实。

【治疗要点】

1. 化学药物治疗(简称化疗)

(1)化疗原则：早期、规律、全程、适量、联合。整个治疗方案分强化和巩固两个阶段。主要作用是杀菌、防止耐药菌产生及灭菌。早期：一旦发现和确诊为结核后均应立即化疗。早期化疗有利于迅速发挥早期杀菌作用，促使病变吸收和减少传染性。规律：严格遵医嘱规律服药。不漏服停服，避免产生耐药性。全程：必须按治疗方案，坚持完成规定疗程，这是提高治愈率和减少复发率的重要。适量：严格遵照药物剂量用药，药物剂量过低不能达到有效的血浓度，影响疗效和易耐药，剂量过大易发生药物毒副反应。联合：联合使用两种以上药物，以增强和确保疗效，同时通过交叉杀菌作用减少或防止耐药性的产生。

(2)常用抗结核药物：根据抗结核药物抗菌作用强弱，分为杀菌剂和抑菌剂。异烟肼(INH)和利福平(FP)对细胞内、外的结核菌都有杀灭作用，且杀菌作用不受酸碱环境影响，称全杀菌剂。链霉素在碱性环境中作用最强，对细胞内结核菌作用较小，吡嗪酰胺能杀灭巨噬细胞内酸性环境中的结核菌，均称为半杀菌剂。乙胺丁醇、对氨基水杨酸钠等为抑菌剂。常用抗结核药的剂量、主要不良反应和注意事项如下(表1－5)。

表1－5　常用抗结核药物的成人剂量、不良反应和注意事项

药名（缩写）	每天剂量(g)	间歇疗法一日量(g)	主要不良反应	注意事项
异烟肼(H、INH)	0.3	0.3～0.6	周围神经炎、偶有肝损害	避免与抗酸药同服，注意消化道反应、肢体远端感觉及精神状态
利福平(R、RFP)	0.45～0.6*	0.6～0.9	肝损害、变态反应	体液及分泌物呈橘黄色；监测肝脏毒性及变态反应；加速口服避孕药、降糖药、茶碱、抗凝血剂等药物的排泄，使药效降低或失效
链霉素(S、SM)	0.75～1.0	0.75～1.0	听力障碍、眩晕、肾损害、口周麻木、过敏性皮疹等	进行听力检查，注意听力变化及有无平衡失调(用药前后1～2个月复查1次)
吡嗪酰胺(Z、PZA)	1.5～2.0	2～3	胃肠道不适、肝损害、高尿酸血症、关节痛	警惕肝脏毒性反应，监测肝功能；注意关节疼痛、皮疹，监测血清尿酸
乙胺丁醇(E、EMB)	0.75～1.0**	1.5～2.0	视神经炎	检查视觉灵敏度和颜色的鉴别力(用药前后每1～2个月检查1次)
对氨基水杨酸钠(P、PAS)	8～12***	10～12	胃肠道反应、变态反应、肝损害	监测不良反应的症状、体征，定期复查肝功能

注：*体重<50 kg用0.45，>50 kg用0.6；S、Z用量亦按体重调节；**前2个月25 mg/kg，其后减至15 m/kg；***每日分2次服用(其他药均为每天1次)

(3)化疗方案：在全面考虑化疗方案的疗效、不良反应、治疗费用、患者接受性和药源供应等条件下，且经国内外严格对照研究证实的化疗方案作为统一标准方案。

肺结核的化疗方案

2. 其他治疗　①对症治疗：咯血是肺结核的常见症状，对症治疗原则为预防和抢救咯血所致的窒息并防止肺结核播散。在抢救大咯血时，应特别注意保持呼吸道通畅，防止咯血窒息。②糖皮质激素：毒性症状在有效抗结核治疗1～2周内多可消退，不须特殊处理。有时毒性症状严重，可在使用有效抗结核药物的同时，加用糖皮质激素如泼尼松，以减轻炎症和变态反应引起的症状，使用中小剂量，疗程在1个月以内。③外科手术治疗：适用于经合理化疗后无效、多重耐药的厚壁空洞、大块干酪灶、结核性脓胸、支气管胸膜瘘和大咯血保守治疗无效者。

【护理诊断/问题】

1. 知识缺乏　缺乏结核病预防及配合结核病药物治疗的知识。

2. 体温过高　与结核分枝杆菌感染有关。

3. 营养失调：低于机体需要量　与机体消耗增加、食欲减退有关。

4. 活动无耐力　与疾病引起的消耗有关。

5. 焦虑　与不了解疾病治疗效果及预后有关。

6. 潜在并发症　大咯血、窒息。

【护理措施】

1. 安全与舒适管理

(1)做好消毒隔离，切断传播途径：有条件的患者应单居一室，痰涂片阳性肺结核患者住院治疗期间需要呼吸道隔离。因结核分枝杆菌对紫外线较敏感，被褥、书籍在烈日下暴晒6小时以上，病室要每天应用紫外线消毒30分钟即可杀菌。注意个人卫生，患者外出戴口罩，严禁随地吐痰，不可面对他人打喷嚏或咳嗽，以防飞沫传染。在咳嗽、打喷嚏时，用双层纸巾遮住口鼻，将痰吐在纸上直接烧掉是最简易的灭菌方法，留置于容器中的痰液须经灭菌处理再弃去。结核分枝杆菌经煮沸5分钟、70%乙醇接触2分钟即可杀菌，5%石炭酸或1.5%的来苏需较长时间才能杀死痰中的结核分枝杆菌，如5%石炭酸需24小时。因此餐具可采取煮沸消毒或用消毒液浸泡消毒，同桌共餐时使用公筷，以防感染。

(2)休息与活动：轻症患者在坚持化疗的同时，可进行正常工作，但应避免劳累和重体力劳动，保证充足的睡眠和休息，做到劳逸结合。病情严重者，特别是有咯血、高热等症状，或结核性胸膜炎伴有大量胸腔积液者，应卧床休息。痰涂片阴性和经抗结核治疗4周以上者，没有或有极低传染性者，应鼓励正常家庭生活和社会活动。恢复期应适当增加户外活动，如散步、打太极拳等，加强体质锻炼，增进机体免疫功能。

2. 疾病监测　常规监测患者的生命体征及咯出物的颜色、性质和量的变化，每周测体重1次并记录，判断患者营养状态是否改善；如高热持续不退，脉搏快速、呼吸急促，提示病情加重；如咽喉发痒、刺痛感、胸闷加剧、胸内发热等，为咯血的先兆症状。咯血时，需严密观察咯血的量、颜色、性质及出血的速度，有无突然出现呼吸困难、发绀、意识障碍等。

3. 对症护理

(1)毒性症状：在有效抗结核治疗1～2周内多消退，不须特殊处理。有时结核毒性症状严重，遵医嘱在使用有效抗结核药物的同时，加用糖皮质激素如泼尼松，以减轻炎症和变态反应引起的症状，使用中小剂量，疗程在1个月以内。

(2)咯血：一般少量咯血，多以安慰患者、消除紧张、卧床休息为主，可遵医嘱用氨基己酸、氨甲苯酸、酚磺乙胺等药物止血。大咯血时可用垂体后叶素，静脉缓慢推注（15～20分钟）或静滴。对支气管动脉破坏造成的大咯血可采用支气管动脉栓塞法。在大咯血时，患者突然停止咯血，并出现呼吸急促、面色苍白、口唇发绀、烦躁不安等症状时，常为咯血窒息，应及时抢救。置患者头低足高45°的俯卧位，同时拍击健侧背部，保持体位充分引流，尽快使积血和血块由气管排出，或直接刺激咽部以咳出血块。有条件时可进行气管插管，硬质支气管镜吸引或气管切开。

4. 用药护理　①全程督导化学治疗：全程督导化疗是指肺结核患者在治疗过程中，每次用药都必须在医务人员的直接监督下进行，因故未用药时必须采取补救措施以保证按医嘱用药。应向患者介绍结核病的常用治疗方法及持续用药时间，强调坚持按照用药原则服药的重要性，取得患者与家属的配合，使全程化疗能得到顺利完成。②严格执行常用抗结核药的剂量、密切观察主要不良反应和注意事项。

5. 饮食护理　饮食宜高热量、高蛋白、富含维生素。成人每天蛋白质1.5～2.0 g/L，其中优质蛋白质应大于50%；每天摄入一定量的新鲜蔬菜和水果，食物中的维生素C可以减轻血管渗透性、促进渗出病灶的吸收，维生素B对神经系统及胃肠神经有调节作用。由于机体代谢增加、盗汗等使机体水分消耗量增加，应鼓励多饮水。

6. 心理护理　患者常担心疾病传染影响生活、工作、社交，又常因住院经济负担加重，出现自卑、烦躁、焦虑等情绪，长时间又可使病情加重。因此，应用良好的神态和语言，给予安抚与鼓励，增强其战胜疾病的信心。给患者及家属传授结核病知识，解除紧张焦虑状态。

【健康教育】

教会患者正确的消毒、隔离、切断传播途径的方法。向患者介绍结核病常用治疗方法及持续用药时间，强调坚持按照用药原则服药的重要性，取得患者与家属的配合。了解治疗效果及病情变化，及时调整治疗方案。

肺结核的健康教育

第九节　原发性支气管肺癌

预习案例

刘某，女，39岁，自诉3个月来常因无明显诱因出现胸部隐痛，咳嗽，无痰，无咯血、胸闷、发热、盗汗等。胸部X线片检查示：右肺中下野团片状高密度影，性质待定。门诊拟“右肺占位性病变”收入院，拟完善胸部CT增强扫描。患者自发病以来，精神、饮食可，体重无明显变化。

思考

疾病早期患者常无明显症状，可行哪些辅助检查明确病因？

肺癌(lung cancer)常有区域性淋巴结转移和血行播散，早期常有刺激性咳嗽、痰中带血等呼吸道症状，病情进展速度与细胞生物特性有关。

肺癌是目前世界上恶性肿瘤死亡的首要原因，且其发病率和病死率呈逐年上升趋势，已成为严重威胁人类健康的重要疾患。

微课–原发性支气管肺癌

原发性支气管肺癌的病因与发病机制

原发性支气管肺癌的分类

【病因与发病机制】

病因与发病机制迄今尚未明确。一致认为肺癌的发病与吸烟、职业致癌因子、空气污染、电离辐射、饮食及体力活动、遗传和基因改变等因素有关。

【分类】

肺癌按解剖学部位分类，可分为中央型肺癌和周围型肺癌。按组织学分类，可分为非小细胞肺癌和小细胞未分化癌，各个类型皆有各自的特点。

【临床表现】

与肿瘤大小、类型、发展阶段、所在部位、有无并发症或转移有关。有5%～15%的患者无症状，仅在常规体检、胸部影像学检查时发现。按部位可分为原发肿瘤、肺外胸内扩展、胸外转移和胸外表现。

1. 原发肿瘤引起的症状和体征

(1)症状：①咳嗽，常以无痰或少痰的刺激性干咳为早期症状，当肿瘤肿大引起支气管狭窄后可加重咳嗽，多为持续性，呈高调金属音性咳嗽或刺激性呛咳。②血痰或咯血，多见于中央型肺癌，癌组织血管丰富常引起咯血，多为痰中带血或间断血痰，如果表面糜烂严重侵蚀大血管，则可引起大咯血。③发热，肿瘤组织坏死可引起发热，多数发热的原因是由于肿瘤引起的阻塞性肺炎所致，抗生素治疗效果不佳。

(2)体征：气短或喘鸣。肿瘤向支气管内生长，或转移到肺门淋巴结致使肿大的淋巴结压迫主支气管或隆突，或引起部分气道阻塞时，可有呼吸困难、气短、喘息，偶尔表现为喘鸣，听诊时可发现局限或单侧哮鸣音。

(3)并发症：体重下降。肿瘤发展到晚期，由于肿瘤毒素和消耗的原因，并有感染、疼痛所致的食欲减退，可表现为消瘦或恶病质。

2. 肺外胸内扩展引起的症状和体征

(1)症状：①胸痛，患者可出现持续、固定、剧烈的胸痛，是由于肿瘤细胞侵犯胸膜或胸壁所致。②呼吸困难，肿瘤压迫气道，可出现吸气性呼吸困难。③吞咽困难，是癌肿侵犯或压迫食管所致。④声音嘶哑，癌肿压迫或转移至纵隔淋巴结肿大后压迫喉返神经。

(2)体征：①胸腔积液，提示肿瘤转移累及胸膜或肺淋巴回流受阻。②上腔静脉阻塞综合征，由于上腔静脉被附近肿大的转移性淋巴结压迫或右上肺的原发性肺癌侵犯，以及腔静脉内癌栓阻塞上腔静脉回流引起。表现为头面部、颈部和上肢肿胀，胸前部淤血，颈静脉扩张，患者主诉常为领口进行性变紧，头痛、头昏或眩晕，可在前胸壁见到扩张的静脉侧支循环。③Horner 综合征，肺尖部癌称上沟癌，易压迫颈部交感神经，引起病侧眼睑下垂、瞳孔缩小、眼球凹陷，同侧额部与胸壁少汗或无汗。

3. 胸外转移引起的症状和体征

(1)中枢神经系统转移：可发生头痛、呕吐、眩晕、复视、共济失调、脑神经麻痹、一侧肢体无力甚至偏瘫等神经系统表现。严重时出现颅内高压的症状。

(2)骨转移：特别是肋骨、脊椎、骨盆转移时，可有局部疼痛和压痛。

(3)腹部转移：部分小细胞肺癌可转移到胰腺，表现为胰腺炎症状或阻塞性黄疸。其他细胞类型的肺癌也可转移到胃肠道、肾上腺和腹膜后淋巴结，多无临床症状，依靠 CT、MRI 或 PET 作出诊断。

(4)淋巴结转移：锁骨上淋巴结是肺癌转移的常见部位，可无症状。

4. 癌作用于其他系统引起的胸外表现　肺癌的胸外表现指肺癌非转移性胸外表现，可出现在肺癌发现前后。称之为副癌综合征，包括内分泌、神经肌肉、结缔组织、血液系统和血管的异常改变。如肥大性肺性骨关节病，分泌促性腺激素引起男性乳房发育，分泌促肾上腺皮质激素样物引起 Cushing 综合征，分泌抗利尿激素引起稀释性低钠血症，分泌异生性甲状旁腺激素导致高钙血症。

【医学检查】

临床上对肺癌的诊断，首先通过无创的影像学检查进行初步诊断，然后可采用有创的气管镜和活组织检查进行确诊。

1. 胸部 X 线片检查　本项检查是发现肺癌的最基本方法，可发现肺部阴影。中央型肺癌多为一侧肺门类圆形阴影，边缘大多毛糙，有时有分叶表现，或为单侧不规则的肺门部肿块，周围型肺癌早期为局限性小斑片阴影，边缘不清，逐渐成为圆形或类圆形，边缘有毛刺。

2. CT 检查　能发现普通胸部 X 线片检查不能发现的更小和特殊部位的病变，可以辨认有无肺门和纵隔淋巴结肿大，邻近器官受侵情况，利于肺癌分期。胸部 CT 还可以为病灶穿刺做定位和导向。

原发性支气管肺癌病理组织活检图片

3. 磁共振(MRI)　MRI 在明确肿瘤与大血管之间关系方面明显优于 CT，但在发现小病灶(<5 mm)方面又远不如薄层 CT。MRI 更适于中晚期的中央型肺癌或手术后、放疗后的患者检查。

4. 痰脱落细胞检查　是简单有效的早期诊断肺癌的方法之一。

5. 纤维支气管镜检查　对明确肿瘤的存在和获取组织供组织学诊断均具有重要的意义，具有取材方便、创伤小、取材范围广泛等优势，对协助确定病变范围、明确手术指征与方式有帮助。

6. 其他检查　癌相关抗原、经胸壁细针穿刺活组织检查、纵隔镜检查、开胸肺活组织检查等。

【诊断要点】

80%～90%的患者可以通过详细询问病史、做体格检查和有关辅助检查进行综合判断而确诊。影像学检查是发现肺癌常用而有价值的方法，细胞学和病理学检查是确诊肺癌的必要手段。

1. 诊断

（1）病理学诊断：标本经组织病理学证实为原发性支气管肺癌者。

（2）细胞学诊断：痰液、支气管镜毛刷、抽吸、冲洗及刮匙等获得细胞学标本，在显微镜下所见符合肺癌细胞学标准，即可确诊。

（3）临床诊断：①胸部X线片或CT见肺部有孤立性结节或肿块阴影，有周围型肺癌特征表现，如分叶、细毛刺状、胸膜牵拉和小空泡征，并在短期内（2～3个月）逐渐长大，尤其经过短期的抗炎或抗结核药物治疗，可排除非特异性炎症病变，临床上无结核病特征。②节段性肺炎在短期内（2～3个月）发展为肺不张，或肺不张短期内发展为全肺不张者，或在其相应部位的肺门部出现肿块，特别是呈生长性肿块。③上述肺部病灶伴远处转移、邻近器官侵犯或压迫症状表现，如临近骨破坏、肺门和（或）纵隔淋巴结明显肿大，短期内发展为腔静脉压迫征。同侧喉返神经麻痹（排除手术创伤后）、臂丛神经、膈神经受侵犯等。

2. 鉴别诊断　气管、支气管良性肿瘤早期常无症状，可存在假性哮喘性喘鸣音或伴有咳嗽、呼吸困难及咯血等。随病变增大，支气管部分或完全阻塞，可引起反复发作性肺炎、肺不张等。支气管镜检查可显示肿瘤及病变部位，其特点是肿瘤周期黏膜显示正常，肿瘤表面光滑或带蒂，活组织检查有助于诊断。

临床分期及诊断标准：为了准确估计病情，选择治疗方法，正确观察疗效和比较治疗结果，国际肺癌研究学会（IASLC）公布了第8版肺癌TNM分期（表1－6）。

表1－6　肺癌TNM分期

T分期	N分期	M分期
Tx：未发现原发肿瘤，或通过痰细胞学或支气管灌洗发现癌细胞，但影像学及支气管镜无法发现	Nx：区域淋巴结无法评估	Mx：远处转移不能被判定
T0：无原发肿瘤的证据	N0：无区域淋巴结转移	M0：没有远处转移
Tis：原位癌		
T1：肿瘤最大径≤3 cm，周围包绕肺组织及脏层胸膜，支气管镜见肿瘤侵及叶支气管，未侵及主支气管 T1a：肿瘤最大径≤1 cm T1b：肿瘤最大径＞1 cm，≤2 cm T1c：肿瘤最大径＞2 cm，≤3 cm	N1：同侧支气管周围及（或）同侧肺门淋巴结以及肺内淋巴结有转移，包括直接侵犯而累及的	M1：远处转移 M1a：局限于胸腔内，包括胸膜播散（恶性胸腔积液、心包积液或胸膜结节）及对侧肺叶出现癌结节（许多肺癌胸腔积液是由肿瘤引起的，少数患者胸腔积液多次细胞学检查阴性，既不是血性，也不是渗液，如果各种因素和临床判断认为渗液与肿瘤无关，那么不应该把胸腔积液纳入分期因素） M1b：远处器官单发转移灶 M1c：多个或单个器官多处转移

续表 1-6

T 分期	N 分期	M 分期
T2：肿瘤最大径＞3 cm，≤5 cm；侵犯主支气管（不常见的表浅扩散型肿瘤，不论体积大小，侵犯限于支气管壁时，虽可能侵犯主支气管，仍为T1），但未侵及隆突；侵及脏胸膜；有阻塞性肺炎或者部分肺不张符合以上任何一个条件即归为T2 T2a：肿瘤最大径＞3 cm，≤4 cm T2b：肿瘤最大径＞4 cm，≤5 cm	N2：同侧纵隔累及（或）隆突下淋巴结转移。	
T3：肿瘤最大径＞5 cm，≤7 cm。直接侵犯以下任何一个器官，包括胸壁（包含肺上沟瘤）、膈神经、心包；全肺肺不张/肺炎；同一肺叶出现孤立性癌结节	N3：对侧纵隔、对侧肺门、同侧或对侧前斜角肌及锁骨上淋巴结转移	
T4：肿瘤最大径＞7 cm；无论大小，侵及以下任何一个器官，包括纵隔、心脏、大血管、隆突、喉返神经、主气管、食管、椎体、膈肌；同侧不同肺叶内孤立癌结节		

【治疗要点】

治疗方案主要根据肿瘤的组织学决定。针对小细胞肺癌发现时常已转移，非小细胞肺癌可为局限性特点，肺癌综合治疗原则：①小细胞肺癌，以化学药物治疗（简称化疗）为主，辅以手术和（或）放射治疗（简称放疗）。②非小细胞肺癌，早期以手术治疗为主，病变局部可切除的晚期患者采取新辅助化疗＋手术治疗＋放疗；病变局部不可切除的晚期患者采取化疗与放疗联合治疗；远处转移的晚期患者以姑息治疗为主。

1. 手术治疗　治疗前应根据肿瘤大小、对邻近组织、脏器的侵犯程度、有无肺门和纵隔淋巴结转移及肺外转移等情况进行临床分期，包括Ⅰ期（Ⅰa、Ⅰb）、Ⅱ期（Ⅱa、Ⅱb）、Ⅲ期（Ⅲa、Ⅲb）和Ⅳ期。Ⅰ期和Ⅱ期肺癌以手术治疗为主，Ⅲa 期及部分Ⅲb 期患者建议先接受术前2～3个周期的化疗，再依据化疗结果判断患者是否适合接受手术治疗，Ⅲb 期以后的大部分患者不适宜接受手术治疗。术前化疗（新辅助化疗）可使许多原先不能手术者降级而能够手术，胸腔镜电视辅助胸部手术可用于肺功能欠佳的周围型病变的患者。

2. 化学药物治疗　①小细胞肺癌的治疗效果显著，是主要治疗方法，常使用的联合方案是依托泊苷加顺铂或卡铂，3周一次，共4～6周期。其他常用的方案为依托泊苷、顺铂和异环磷酰胺。②非小细胞肺癌的治疗应以手术治疗为主，化疗主要作为不能手术及术后复发患者的姑息性治疗及放疗的辅助治疗。化疗应使用标准方案，如紫杉醇＋卡铂、多西紫杉醇 + 顺铂或长春瑞滨 + 顺铂，吉西他滨 + 顺铂及丝裂霉素 C + 长春地辛 + 顺铂等以铂类为基础的化疗方案。

3. 放射治疗　放疗对小细胞效果较好，其次为鳞癌和腺癌。对控制骨转移疼痛、腔静脉阻塞综合征、脊髓压迫、上支气管阻塞及脑转移引起的症状有较好的疗效。放疗分为根治性放疗和姑息性放疗，根治性放疗用于病灶局限、因解剖原因不便手术或患者不愿意手术者。姑息性放疗的目的在于抑制肿瘤的发展，延迟肿瘤扩散和缓解症状。常见的放射线有直线加速器产生的高能胸部 X 线片及 $^{60}Co-\gamma$ 线。

4. 生物反应调节剂　作为辅助治疗，如干扰素、转移因子、左旋咪唑、集落刺激因子在肺癌的治疗中都能增加机体对化疗、放疗的耐受性，提高疗效。

5. 其他疗法　如中医药治疗、支气管动脉灌注及栓塞治疗、冷冻治疗、经纤维支气管镜电刀切割癌体或进行激光治疗，以及纤维支气管镜引导腔内置入放疗源作近距离照射等，对缓解患者的症状和控制肿瘤的发展有较好的疗效。

【护理诊断/问题】

1. 气体交换障碍　与肺组织病变、手术切除肺组织有关。

2. 清理呼吸道无效　与肿瘤阻塞支气管，术后伤口疼痛、咳嗽无力有关。

3. 营养失调：低于机体需要量　与癌症致机体过度消耗、压迫食管致吞咽困难、化疗放疗反应致食欲下降、摄入量不足有关。

4. 疼痛　与肿瘤细胞浸润、压迫周围组织或转移有关。

5. 恐惧　与肺癌所致疼痛、不了解治疗计划、感受到预后不良等有关。

6. 潜在并发症　肺部感染、低氧血症、肺不张、化疗药物毒性反应、放射性食管炎及放射性肺炎。

【护理措施】

1. 生活起居　为患者创造舒适、整洁、安静的良好休息和睡眠环境，必要时遵医嘱应用镇静药，帮助患者安静卧床休息。对有胸痛或骨骼、肝区疼痛的患者，指导采取舒适的体位，减轻身体不适。

2. 病情观察　观察肺癌常见症状的动态变化，注意有无肿瘤转移的症状；化疗、放疗者注意观察有无恶心、呕吐、口腔溃疡、脱发以及皮肤损害等不良反应，密切观察潜在并发症的发生；监测周围血常规变化；监测生命体征、尿量、体重，定期复查血浆蛋白和血红蛋白，协助判断病情进展程度、评估营养状况。

3. 用药护理　①遵医嘱按时用药，根据患者疼痛再发时间，提前按时用药；止痛药物剂量根据患者的需要由小到大直至患者疼痛消失为止。遵循 WHO 推荐的按照阶梯给药：轻度疼痛给予非阿片类止痛药 ± 辅助药物；中度疼痛采用弱阿片类止痛药 ± 非阿片类止痛药 ± 辅助药物；重度疼痛采用强阿片类止痛药 ± 非阿片类止痛药 ± 辅助药物；②应用止痛药物后注意观察用药效果及有无药物不良反应等。一般非肠道给药者，应在用药 15 ~ 30 分钟开始评估，口服给药 1 小时后开始评估，了解疼痛缓解程度和镇痛作用持续时间。

4. 对症护理

(1)疼痛护理：评估疼痛的部位、性质、程度及持续时间；疼痛加重或减轻的因素；影响患者表达疼痛的因素。采用物理治疗，如按摩、针灸、经皮肤电刺激或局部冷敷等，以降低疼痛的敏感性。帮助患者调整情绪和行为，树立信心，增强自我控制疼痛的能力，如深呼吸松弛锻炼、愉快的回忆、音乐疗法等。

(2)维持气道通畅：协助患者采取坐位或半卧位、进行胸部叩击、遵医嘱给予止喘及祛痰药等以预防上呼吸道感染。

5. 饮食护理　根据患者的饮食习惯，给予高蛋白、高热量、富含维生素、易消化饮食。安排品种多样化，调整食物的色、香、味，以刺激食欲，少量多餐。有吞咽困难者应给予流质饮食，进食宜慢，取半卧位以免发生吸入性肺炎或呛咳，甚至窒息。病情危重者应采取喂食、鼻饲或肠外营养。

6. 心理护理　根据家属的意见及患者的心理承受能力，以适当的方式和语言与患者讨论病情，引导患者面对现实，调整情绪，积极配合检查和治疗。做好患者家属及社会支持系统工作，关心、帮助及鼓励患者。为患者提供更多的资源与信息，为解除其身心痛苦提供帮助。对晚期肺癌患者应做好临终关怀工作，使患者能安详、无憾、有尊严地离开人世。

7. 化疗、放疗的护理

(1)化疗的护理：

1)防止感染和出血：多数患者会发生骨髓抑制反应，引起白细胞、血小板和血红蛋白降低。医务人员应严格无菌操作，做好病房消毒和患者的保护性隔离。监测患者的白细胞，如白细胞低于 $3.5\times10^9/L$ 时，应及时报告医生，当白细胞总数降至 $1\times10^9/L$ 时，酌情给予丙种球蛋白或抗生素，以增强抵抗力、防止感染。观察患者有无出血倾向，如牙龈出血、皮肤瘀斑或消化道出血情况。

2)防治静脉炎和组织坏死：化疗药物对血管内膜刺激性大，静脉给药时易引起静脉炎。故静脉给药时应有计划地从远端小静脉开始，确保针头在血管内后方可注药。应用刺激性强的药物时可前后分别输入5%葡萄糖注射液冲管，以减轻药物对血管壁的刺激。若发生药液外漏，应立即停止输注，局部注入0.9%氯化钠溶液以稀释药液浓度，局部冷敷或外涂地塞米松软膏以防组织坏死。发生静脉炎时可局部用硫酸镁湿热敷。

3)胃肠道反应的护理：化疗药物可损害胃肠道黏膜，使患者出现恶心、呕吐、腹泻，甚至可引起胃炎、肠黏膜坏死。若患者发生上诉症状，应减慢药物滴注速度，予口服或肌肉注射止吐药。对胃部刺激性强的药物可装入肠溶衣内服用。

4)饮食护理：嘱患者进食高蛋白、高热量、富含维生素、易消化饮食，少量多餐，多食水果和蔬菜，避免过热、粗糙、酸、辣等刺激性食物。胃肠道反应严重、进食困难、蛋白质丢失或损耗较多的患者，可通过胃肠外营养方式补充营养。

5)口腔护理：化疗后患者易出现牙周病和口腔真菌感染。要避免口腔黏膜损伤，不吃质硬食物，用软牙刷刷牙，并常用盐水或复方硼砂溶液漱口。

(2)放疗的护理：

1)全身反应的护理：由于肿瘤组织的破坏、毒素的吸收，在照射数小时或1～2天后，患者可出现头痛、头晕、恶心、呕吐等反应，故照射前不应进食，照射后宜卧床休息30分钟，并应进清淡易消化饮食、多食水果及蔬菜、多饮水，以促进毒素排泄；发生放射性食管炎时，可出现吞咽困难、疼痛等，宜进食流质或半流质饮食，避免刺激性饮食，进食后应喝温水冲洗；放疗期间应注意检查血常规，如白细胞低于 $3\times10^9/L$，血小板低

于 8×10^9/L，应及时查找原因或暂停放疗，给予综合治疗。

2)照射局部皮肤护理：放疗 3～4 周会出现头发脱落、色素沉着、局部皮痒等，嘱患者注意保护照射部位皮肤清洁干燥，检查照射部位标记是否清楚，勿用碱性肥皂及粗毛巾拭擦，避免冷热刺激，防止日晒、手抓等。注意观察患者有无肌肉萎缩，要定时活动肢体，定时翻身擦背，随时按摩受压部位及骨隆凸处，预防褥疮的发生。应着柔软、宽大、吸湿性强的内衣，以避免衣服摩擦。出现渗出性皮炎应及时处理。

原发性支气管肺癌的健康教育

【健康教育】

对肺癌高危人群宣传吸烟的危害，定期体检。做好术后肺癌患者的康复训练。

第十节　肺血栓栓塞症

预习案例

吴某，男，68 岁，双侧膝关节置换术后2 周。患者昨夜突发胸闷不适，轻度呼吸困难，立即予低流量吸氧，血氧饱和度尚可。急行双下肢血管彩超与肺部 CTA，示双下肢静脉血栓形成，左下肺动脉、右上肺动脉多发广泛血栓。立即予心电监护，请介入科会诊，同时予普通肝素抗凝。嘱患者制动，禁止下肢热敷、按摩、进行穿刺性操作。

思考

(1)哪些因素易高发肺血栓?

(2)下肢创伤术后患者下地前是否必须行双下肢血管彩超?

肺栓塞(pulmonary embolism, PE)是由静脉系统或右心的栓子阻塞肺动脉或其分支所致，临床常见有肺血栓栓塞症(pulmonary thromboembolism, PTE)、脂肪栓塞、空气栓塞、羊水栓塞等，主要造成肺循环和呼吸功能障碍，是心血管疾病最常见的死亡原因之一，其栓子90%来源于下肢深静脉血栓。PE 是深静脉血栓形成(deep venous thrombosis, DVT)的一个并发症，两者是静脉血栓栓塞症(venous thromboembolism, VTE)在不同部位的表现。

肺血栓栓塞症是最常见的肺栓塞类型，其发病率较高，病死率亦高，已经构成了世界性的重要医疗保健问题。

【病因与发病机制】

任何可以导致静脉血液淤滞、静脉系统内皮损伤和血液高凝状态的因素，都可以使 DVT 和 PTE 发生的危险性增高。当外周静脉栓子脱落，即可随静脉血流移行至肺动脉内，形成 PTE。

【临床表现】

肺血栓栓塞症的病因与发病机制

1. 症状

(1)不明原因的呼吸困难：活动后明显，为 PTE 最常见的症状。呼吸困难的程度多与栓塞的面积有关，栓塞面积较大时，呼吸困难严重，且持续时间长。

(2)胸痛：PTE 所致胸痛可分为胸膜炎性胸痛和心绞痛样胸痛。胸膜炎性胸痛的发生率为40% ~70%，其原因主要为肺栓塞后，局部肺组织中的血管活性物质及其他炎性介质释放，导致胸膜出现充血、水肿和炎性渗出，脏层和壁层胸膜在呼吸运动过程中产生剧烈摩擦而引起胸痛。心绞痛样胸痛的发生率为4% ~12%。发生时间较早，常在栓塞后迅速出现，提示栓塞面积较大。引起心绞痛样胸痛的主要原因是体循环低血压、冠状动脉痉挛、右心室室壁张力增高等因素引起冠状动脉血流减少所致。

(3)晕厥：可为 PTE 的唯一或首发症状，主要表现是突然发作的一过性意识丧失，数分钟后好转，多合并有呼吸困难表现。

(4)烦躁不安、惊恐甚至濒死感：主要由严重的呼吸困难和(或)剧烈的胸痛引起。

(5)咯血：多于栓塞后 24 小时左右出现，主要反映局部肺泡的血性渗出。呼吸困难、胸痛和咯血同时出现时称“肺梗死三联征”。

(6)咳嗽：多为干咳或伴有少量白痰，当继发感染时，可出现脓痰，也可伴有喘息症状。

(7)心悸：多于栓塞后即刻出现，主要由快速性心律失常引起。

2. 体征

(1)呼吸系统：呼吸急促最常见；发绀，主要由严重的低氧血症和体循环淤血引起；病变局部可闻及细湿啰音，主要是炎症渗出或肺泡表面活性物质减少导致肺泡内液体量增加所致；合并肺不张和胸腔积液时出现相应的体征。

(2)循环系统：心动过速；血压变化，严重时可出现血压下降甚至休克；颈静脉充盈或异常搏动；肺动脉瓣区第二心音(P_2)亢进或分裂，胸骨左缘第四肋间到心尖部内侧可闻及三尖瓣区收缩期反流性杂音；肝脏增大、肝颈反流征阳性；下肢水肿。

3. 并发症　可引起发热，多为低热，少数患者有 38℃以上的发热。

4. DVT 的症状与体征　在考虑 PTE 诊断的同时，必须注意是否存在 DVT，特别是下肢 DVT。其主要表现为患肢肿胀、周径增粗、疼痛或有压痛、皮肤色素沉着，行走后患肢易疲劳或肿胀加重。

【医学检查】

1. 实验室检查

(1)血浆 D－二聚体：凝血和纤维蛋白溶解功能的标记物，对排除急性 PTE 最有价值，敏感性高而特异性差。于急性 PTE 时升高，若其含量低于 500 μg/L，有重要的排除诊断价值。

(2)动脉血气分析：常表现为低氧血症、低碳酸血症，肺泡－动脉血氧分压差增大，部分患者的血气结果可以正常。

2. 影像学检查

(1)胸部X线片：区域性肺血管纹理变细、稀疏或消失，肺野透亮度增加；肺野局部浸润性阴影；右下肺动脉干增宽或伴截断征，肺动脉段膨隆及右心室扩大征。

(2)放射性核素肺通气/灌注(V/Q)扫描：目前常用的无创性诊断PTE的首选方法。典型的改变是肺通气扫描正常，而灌注呈典型缺损(按叶段分布的V/Q不匹配)。

(3)肺动脉造影(CPA)：CPA是目前诊断PET的经典方法，可靠、安全、简便，可以确定阻塞的部位及范围程度。

(4)超声心动图：表现为右心室和(或)右心房扩大、右心室壁局部运动幅度降低，室间隔左移和运动异常，近端肺动脉扩张和下腔静脉扩张等。

3. 心电图检查　大多数病例表现有非特异性的心电图异常。最常见的改变为窦性心动过速、V_1～V_4导联非特异性的ST－T改变。约19%的急性PTE可出现$S_{I}Q_{III}T_{III}$型(即Ⅰ导联出现明显的S波，Ⅲ导联出现病理性Q波且T波倒置)。

4. 下肢深静脉超声检查　下肢为DVT最多发部位，超声检查为诊断DVT最简便的方法，若阳性可以诊断DVT，同时对PTE有重要提示意义。

【诊断要点】

1. 诊断

(1)核素肺灌注扫描：PTE典型征象呈肺段或肺叶分布的肺灌注缺损。根据前瞻性诊断学研究，将肺灌注显像的结果分为4类：正常或接近正常、低度可能性、中间可能性和高度可能性。高度可能时约90%患者有PTE，对PTE诊断的特异性为96%；低度和中间可能性诊断不能确诊PTE，需行进一步检查；正常或接近正常时，如果临床征象不支持PTE，则可以除外PTE诊断。

(2)肺动脉造影(CPA)：敏感性和特异性达95%，是诊断PTE的“金标准”。表现为栓塞血管腔内充盈缺损或完全阻塞，外周血管截断或枯枝现象。

2. 鉴别诊断

(1)肺炎：有部分PTE患者表现为咳嗽、咳少量白痰、低中度发热，同时有活动后气短，伴或不伴胸痛症状，化验血周围白细胞增多，胸部X线片有肺部浸润阴影，往往被误诊为上呼吸道感染或肺炎，但经抗感染治疗效果不好，症状迁延甚至加重。肺炎多有明显的受寒病史，急性起病，表现为寒战高热，之后发生胸痛，咳嗽，咳痰，痰量较多，可伴口唇疱疹；体查有肺部呼吸音减弱，湿性啰音及肺实变体征，痰涂片培养可发现致病菌及抗感染治疗有效有别于PTE。

(2)心绞痛：急性PTE患者的主要症状为活动性呼吸困难，心电图可出现Ⅱ、Ⅲ、aVF导联ST段及T波改变，甚至广泛性T波倒置或胸前导联呈“冠状T”，同时存在胸痛、气短，疼痛可以向肩背部放射，容易被误诊为冠心病、心绞痛。需要注意询问患者有无高血压、冠心病病史，并注意检查有无下肢静脉血栓的征象。

PTE的临床表现多样，有时隐匿，缺乏特异性，确诊需特殊检查。检出PTE的关键是提高诊断意识，对有疑似表现、特别是高危人群中出现疑似表现者，应及时安排相应检查。在英国，临床上首先按照急性肺栓塞临床可能性评分(PTP)，对每一位可疑患者进行评分和排查，此方法简便易行，深受大家欢迎。其将肺栓塞发生的可能性分为低

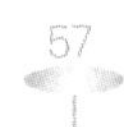

度、中度、高度，低度为<2分；中度为2～6分；高度为>6分。

3. 分类　中华医学会呼吸病按照血流动力学改变的程度，将肺血栓栓塞症分为以下几类：

急性肺栓塞临床
可能性评分（PTP）

（1）急性肺血栓栓塞症：①大面积PTE，以休克和低血压为主要表现，即体循环动脉收缩压<90 mmHg，或较基础值下降幅度≥40 mmHg，持续15分钟以上。排除新发生的低血容量、心律失常等其他原因所致的血压下降。②非大面积PTE，未出现休克和低血压的PTE。如出现右心功能不全，或超声心动图表现有右心室运动功能减弱（右心室前壁运动幅度<5 mm），则被归为次大面积PTE亚型。

（2）慢性血栓栓塞性肺动脉高压（CTEPH）：呈慢性、进行性发展的肺动脉高压的相关临床表现，后期出现右心衰竭；影像学检查证实肺动脉阻塞，经常呈多部位、较广泛的阻塞；常可发现DVT的存在；右心导管检查示静息肺动脉平均压>25 mmHg，活动后肺动脉平均压>30 mmHg；超声心动图检查示右心室壁增厚（右心室游离壁厚度>5 mm），符合慢性肺源性心脏病的诊断标准。

【治疗要点】

急性肺栓塞的治疗方法主要包括一般治疗、溶栓治疗、抗凝治疗及手术治疗。

1. 一般处理与呼吸循环支持治疗　对高度疑诊或确诊PTE的患者，应予心电监护及吸氧，观察生命体征、心电图、动脉血气分析的变化，并适当使用镇静、止痛、镇咳等相应的对症治疗。对于出现右心功能不全但血压正常者，可使用小剂量多巴酚丁胺和多巴胺；若出现血压下降，可增大剂量或使用其他血管加压药物，如去甲肾上腺素等。

2. 溶栓治疗

（1）适应证：主要适用于大面积PTE病例（有明显呼吸困难、胸痛、低氧血症等），对于次大面积PTE，若无禁忌证可考虑溶栓，但存在争议；对于血压和右心室运动功能均正常的病例，不宜溶栓。溶栓应尽可能在PTE确诊的前提下慎重进行，对有明确溶栓指征的病例宜尽早开始溶栓。溶栓的时间窗一般为14天以内，但若近期有新发PTE征象可适当延长。

（2）禁忌证：绝对禁忌证为近期自发性颅内出血和活动性内出血。相对禁忌证包括近期大手术、分娩、胃肠道出血、严重创伤、难于控制的重度高血压、糖尿病出血性视网膜病变、严重肝肾功能不全等。对于致命性大面积PTE，上述绝对禁忌证亦应被视为相对禁忌证。

（3）常用的溶栓药物：能通过激活纤维蛋白溶酶原，使其变为纤维蛋白溶酶。

1）尿激酶（UK）：①药理作用，从新鲜尿液或人胚胎肾组织中提取的一种特殊蛋白分解酶，可直接促进无活性纤溶酶原变为有活性纤溶酶，水解组成血栓的纤维蛋白。②用法用量，负荷量4 400 IU/kg，静注10分钟，再以2 200 IU/（kg·h）持续静滴12小时；或以20 000 IU/kg剂量，持续静滴2小时。

2）链激酶（SK）：①药理作用，从β-溶血性链球菌培养液中提纯精制而成，能促进体内纤溶系统的活性，使纤维蛋白溶酶原变为活性的纤溶酶，导致血栓的内部崩解和表面溶解。②用法用量，负荷量250 000 IU，静注30分钟，随后以100 000 IU/h持续静滴24小时。因为链激酶具有抗原性，用药前需肌注地塞米松或苯海拉明，以防止过敏反应。用药后可用低分子右旋糖酐续滴，预防新的血栓形成。链激酶6个月内不宜再次使用。

3）重组组织型纤溶酶原激活剂（rt－PA）：①药理作用，此药存在于血管内皮等各种组织，能由人体正常细胞培养获得，作为一种重要的糖蛋白成分，特异性强，能选择性地激活血栓部位的纤维酶原，使其转化为纤溶酶，使血栓迅速溶解。②用法用量，用灭菌注射用水把 rt－PA 50～100 mg 溶解为 1 mg/mL 的浓度，持续静脉滴注 2 小时。

（4）后续治疗：rt－PA 注射溶栓结束后，应继续使用肝素。用尿激酶或链激酶溶栓治疗后，应每 2～4 小时测定一次凝血酶原时间（PT）或活化部分凝血活酶时间（APTT），当其水平降至正常值的 2 倍时，即应启动规范的肝素治疗。

3. *抗凝治疗*　为 PTE 和 DVT 的基本治疗方法，可以有效地防止血栓再形成和复发，为机体发挥自身的纤溶机制溶解血栓创造条件。抗凝血药物主要有普通肝素、低分子肝素和华法林。抗血小板药物的抗凝作用不能满足 PTE 或 DVT 的抗凝要求。抗凝治疗的禁忌证包括活动性出血、凝血功能障碍、未予控制的严重高血压等。

（1）肝素：包括普通肝素和低分子肝素。普通肝素首剂负荷量 80 IU/kg 或 3 000～5 000 IU 静注，继以 18 IU/（kg · h）持续静滴，根据活化部分凝血活酶时间（APTT）调整剂量，使 APTT 尽快达到并维持于正常值的 1.5～2.5 倍。肝素亦可用皮下注射方式给药。低分子肝素根据体重给药，每天 1～2 次皮下注射，无须监测 APTT 和调整剂量。一般肝素或低分子肝素需使用 5 天，直至临床情况平稳。大面积 PTE 或髂股静脉血栓者需延长至 10 天或更久。

（2）华法林：在肝素开始应用后第 1～3 天加用华法林口服，初始剂量为 3.0～5.0 mg。由于华法林完全发挥作用需数天，因此在连续 2 天测定的国际标准化比率（INR）达到 2.0～3.0 时，或凝血酶原时间（PT）延长至正常值的1.5～2.5 倍时，方可停用肝素，单独口服华法林治疗，并根据 INR 或 PT 调节华法林的剂量。一般口服华法林的疗程至少为 3～6 个月。若危险因素短期可消除，如口服雌激素或临时制动，持续抗凝治疗 3 个月即可；对于来源不明的栓子首发病例，至少治疗 6 个月；对复发性 VTE、并发肺心病或危险因素长期存在者，应延长抗凝治疗时间至 12 个月或以上，甚至终生抗凝。育龄妇女服用华法林者需注意避孕，计划怀孕的妇女或孕妇，应在妊娠前 3 个月与最后 6 周禁用华法林，改用肝素或低分子肝素治疗。产后和哺乳期妇女可服用华法林。

临床上常用的抗凝针剂

4. *肺动脉血栓摘除术*　风险大，病死率高，需要较高的技术条件，仅适用于经积极的内科治疗无效的紧急情况，如致命性肺动脉主干或主要分支堵塞的大面积 PTE，或有溶栓禁忌证者。

5. *肺动脉导管碎解和抽吸血栓*　用导管碎解和抽吸肺动脉内巨大血栓，同时还可进行局部小剂量溶栓。适应证为肺动脉主干或主要分支的大面积 PTE，并存在以下情况者：溶栓和抗凝治疗禁忌；经溶栓或积极的内科治疗无效；缺乏手术条件。

6. *放置腔静脉滤器*　为防止下肢深静脉大块血栓再次脱落阻塞肺动脉，可考虑放置下腔静脉滤器。对于上肢 DVT 病例，还可应用上腔静脉滤器。置入滤器后如无禁忌证，宜长期口服华法林抗凝，定期复查滤器上有无血栓形成。

7. *CTEPH 的治疗* 若阻塞部位处于手术可及的肺动脉近端，可考虑行肺动脉血栓内膜剥脱术；口服华法林 3.0～5.0 mg/d，根据 INR 调整剂量，保持 INR 为 2.0～3.0；反复出现下肢深静脉血栓脱落者，可放置下腔静脉滤器。

8. *肺栓塞的治疗* 需要呼吸科、心内科、介入科等多学科共同协作，其起病快，病情重，病死率高，故肺栓塞应急预案的建立尤为关键。

肺栓塞应急预案

【护理诊断/问题】

1. *疼痛* 与肺梗死或心肌缺血等有关。

2. *恐惧* 与突发的严重呼吸困难、胸痛有关。

3. *出血* 与溶栓及抗凝治疗有关。

4. *潜在并发症* 重要脏器缺氧性损伤、出血、再栓塞。

【护理措施】

1. *生活起居* ①急性期：一般在充分抗凝的前提下卧床时间为 2～3 周，患者绝对卧床，下肢 DVT 患肢避免活动，并严禁挤压、按摩，以防静脉血栓脱落而发生再次栓塞。避免下肢过度屈曲，避免便秘、咳嗽等增加腹腔压力而影响下肢静脉血液回流因素。②恢复期：需预防下肢血栓形成，如患者仍需卧床，下肢须进行适当的活动或被动关节活动，穿抗栓袜或气压袜，不在腿下放置垫子或枕头，以免加重循环障碍。

2. *病情观察* ①呼吸状态：严密监测患者的呼吸、肺部体征、血氧饱和度及动脉血气分析的变化，如呼吸加速、浅表，动脉血氧饱和度降低等表现，提示呼吸功能受损、机体缺氧。②循环状态：较大的肺动脉栓塞可导致左心室充盈压降低、心排血量减少，因此需严密监测心率、血压和静脉压的改变。如患者出现颈静脉充盈度增高、肝大、肝颈静脉回流征阳性、下肢水肿及静脉压升高等提示肺动脉栓塞导致的右心功能不全。③心电活动：肺动脉栓塞可导致心电图的改变，当监测到心电图的动态改变时，有利于肺栓塞的诊断。严重缺氧的患者可导致心动过速和心律失常，需严密监测患者的心电图改变。溶栓治疗后如出现胸前导联 T 波倒置加深可能是溶栓成功、右心室负荷减轻、急性右心扩张好转的反应。④意识状态：患者如出现烦躁不安、嗜睡、意识模糊、定向力障碍等，提示脑缺氧。⑤观察下肢深静脉血栓形成的征象：测量双下肢腿围，观察下肢深静脉血栓形成的征象，测量点于距髌骨上缘 15 cm 处和距髌骨下缘 10 cm 处，如双侧下肢周径差超过 1 cm，应引起重视，可行下肢超声检查，及时发现下肢深静脉血栓；备好溶栓药和急救物品及药品，如除颤仪、鱼精蛋白等，保证急救用品处于备用状态。

3. *用药护理* 遵医嘱正确及时给予抗凝及溶栓制剂，监测疗效及不良反应。

(1)肝素或低分子肝素：应用前应测定基础 APTT、PT 及血常规。普通肝素使用期间需定时测定 APTT，以便指导肝素剂量的调整。肝素治疗的不良反应包括血小板减少症(HIT)和出血。HIT 的发生率较低，当使用时间少于 7 天时，发生率 $<1\%$，且很少在使用 2 周后发生，但一旦发生，常比较严重，因此需复查血小板计数，时间为治疗的第 3～5天、第 7～10 天和第 14 天。若出现血小板计数 $<100\times10^9/L$，或血小板迅速或持续降低达 30% 以上，应停用肝素。观察患者有无出血倾向，如牙龈出血、皮肤瘀斑、眼底

出血或消化道出血等情况。

（2）华法林：治疗期间需定期测定 INR，在未达到治疗浓度时需每天测定，达到治疗水平时每周测 2～3 次，测 2 周，以后延长到每周 1 次或更长。华法林的主要并发症是出血。华法林所致出血可以用维生素 K 拮抗。华法林有可能引起血管性紫癜，导致皮肤坏死，多发生于治疗的前几周，需注意观察。

（3）溶栓制剂：抗凝治疗过程中，如患者符合溶栓治疗条件，应按医嘱给予溶栓制剂。溶栓治疗的主要并发症为出血。最严重的是颅内出血，发生率为 1%～2%，发生者近半数死亡，最常见的出血部位为血管穿刺处。溶栓治疗：①用药前应充分评估出血的危险性，必要时应配血，做好输血准备。溶栓前宜留置外周静脉套管针，以方便溶栓中取血监测，避免反复穿刺血管，静脉穿刺部位压迫止血需加大力量并延长压迫时间。②溶栓后，如 APTT 降至低于正常值的 1.5 倍时方可采用肝素抗凝。③严密监测用药疗效及反应：如皮肤青紫、血管穿刺处出血较多、腹部或背部疼痛、血尿、严重头痛、神志改变等提示出血征象。④严密监测血压，如血压过高，需及时报告医生进行适当处理。

4. 对症护理

（1）给氧：患者有呼吸困难时，应立即根据缺氧严重程度选择合适的给氧方式和吸入氧浓度进行氧疗。

（2）右心功能不全的护理：如患者右心功能不全，需遵医嘱给予强心药，调整液体出入量，限制水钠摄入，并按肺源性心脏病进行护理。

（3）低排血量和低血压的护理：患者心排血量减少导致低血压甚至休克时，应按医嘱给予静脉输液和升压药物，注意记录液体出入量。当患者同时伴有右心功能不全时，需平衡低血压需输液和心功能不全需限制液体量二者之间的矛盾。

5. 饮食护理　给予营养丰富、低盐、低钠、清淡易消化饮食，少食多餐。少食速溶性易发酸食物，以免引起腹胀。

6. 心理护理　加强与患者的沟通，告知其治疗的方法与目的，调整患者的情绪，增加患者的安全感，消除其对疾病的恐惧。

【健康教育】

早期发现，早期预防是疾病治疗的关键。

肺血栓栓塞症的健康教育

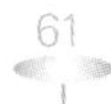

第十一节　慢性肺源性心脏病

预习案例

朱某，男，47 岁，自诉淋雨受凉后不慎感冒，目前感觉胸部疼痛，咳嗽、痰多，气喘，伴随呼吸困难等症状。患者既往有慢性阻塞性肺疾病病史，长期规律使用沙丁胺醇、盐酸氨溴索、甲泼尼龙等药物。入院后，除针对治疗慢性阻塞性肺疾病外，积极控制感染，改善肺、心功能，目前症状已好转。

思考

为什么关于该患者的治疗要以治疗原发疾病为基础？

慢性肺源性心脏病（cor pulmonale）简称慢性肺心病，是由肺组织、肺血管或胸廓的慢性病变引起的肺组织结构和（或）功能异常，肺循环阻力增多，最终导致肺动脉高压和右心室肥大，伴或不伴右心衰竭的一类心脏病。

微课–慢性肺源性心脏病

慢性肺心病在我国是常见病、多发病，具有高流行性、高患病率、高病死率和高费用的“四高”特点，是成人患病和死亡的重要原因之一。

【病因与发病机制】

按原发病的部位不同，慢性肺心病的病因可分为支气管与肺部疾病、胸廓运动障碍性疾病和肺血管疾病。

【临床表现】

慢性肺源性心脏病的病因与发病机制

1. 肺、心功能代偿期（包括缓解期）

（1）症状：此期主要是慢性阻塞性肺疾病的表现，有慢性咳嗽、咳痰、气急、喘息，活动后可感心悸、呼吸困难、乏力和劳动耐力下降等。

（2）体征：可有不同程度的发绀；肺部偶闻及干湿啰音；心浊音界不易叩出，心音遥远，肺动脉瓣区第二心音亢进，剑突下出现心脏搏动或三尖瓣区出现收缩期杂音，提示有右心室肥厚、扩大。

2. 肺、心功能失代偿期（包括急性加重期）

（1）呼吸衰竭症状：常有头痛、白天嗜睡、夜间兴奋，甚至出现表情淡漠、神志恍惚、谵妄、抽搐等肺性脑病的表现。肺性脑病是肺心病死亡的首要原因。

体征：明显发绀，球结膜充血、水肿、颅内压增高。

（2）心力衰竭症状：主要表现为右心衰竭，患者心悸、气短加重，乏力、上腹痛、食欲不振、少尿。

（3）体征：可有发绀，由于静脉压明显升高，颈静脉怒张，肝肿大且有压痛，肝－颈静脉回流征阳性，常有下肢水肿及腹腔积液。心率明显增快，剑突下可闻及收缩期杂音，三尖瓣区可闻及舒张期奔马律。

3. 并发症　肺性脑病、酸碱失衡及电解质紊乱、心律失常、休克、消化道出血和弥散性血管内凝血。

【医学检查】

1. 胸部X线片检查　有肺动脉高压征和右心室增大，皆为诊断慢性肺心病的主要依据。

2. 心电图检查　主要表现为右心室肥大及肺型P波。

3. 血气分析　肺心病肺功能失代偿期可出现低氧血症或合并高碳酸血症，当 PaO_2 < 8.0 kPa(60 mmHg)、$PaCO_2$ > 6.6 kPa(50 mmHg)，表示有呼吸衰竭。H^+ 浓度可正常或升高，碱中毒时可以降低。

4. 血液检查　红细胞及血红蛋白可升高。

5. 其他肺功能检查　对早期或缓解期肺心病有意义。痰细菌学检查对急性加重期肺心病可以指导抗生素的选用。

【诊断要点】

1. 诊断　早期患者多无自觉症状，随着病情进展出现运动后呼吸困难、疲乏、胸痛、晕厥、咯血、水肿等症状。伴有颈静脉波动，肺动脉瓣听诊区第二心音亢进、分裂，三尖瓣区反流性杂音，肝大、腹腔积液等。有心电图、胸部X线片等实验室检查特征，可作出诊断。

2. 鉴别诊断　通过胸部X线片、心电图、肺功能测定及放射性核素肺通气/灌注扫描，排除非实质性疾病、肺静脉高压性疾病、先天性心脏病及肺栓塞。

【治疗要点】

1. 急性加重期

(1)控制感染：参考痰菌培养及药物敏感试验选择抗生素。在还没有培养结果前，根据感染的环境及痰涂片革兰染色选用抗生素。院外感染以革兰阳性菌占多数；院内感染则以革兰阴性菌为主。或选用二者兼顾的抗生素。常用的有青霉素类、氨基糖苷类、喹诺酮类及头孢类抗生素。原则上选用窄谱抗生素为主，选用广谱抗生素时必须注意可能继发的真菌感染。

(2)氧疗：保持呼吸道通畅，纠正缺氧和二氧化碳潴留，予低浓度、低流量持续给氧，24小时不间断吸氧。

(3)控制心力衰竭：肺心病心力衰竭的治疗与其他心脏病心力衰竭的治疗有其不同之处，因为肺心病患者一般在积极控制感染，改善呼吸功能后心力衰竭便能得到改善。患者尿量增多，浮肿消退，肿大的肝缩小、压痛消失，不需加用利尿药，但对治疗后无效的较重患者可适当选用利尿、强心或血管扩张药。①利尿药：有减少血容量、减轻右心负荷、消除浮肿的作用。以缓慢、小量、间歇为原则，根据病情可选用氢氯噻嗪、氨苯蝶啶、呋塞米等。②强心药：肺心患者由于慢性缺氧及感染，对洋地黄类药物耐受性很低，疗效较差，且易发生心律失常，这与处理一般心力衰竭有所不同。以选用剂量小、作用快、排泄快药物为原则，一般约为常规剂量的1/2或2/3。例如：毒毛花苷K 0.125～0.25 mg，或毛花苷丙0.2～0.4 mg加于10%葡萄糖溶液内缓慢滴注。应用指征：感染已被控制，呼吸功能已改善，用利尿药不能取得良好的疗效而反复水肿的心力衰竭患者；以右心衰竭为主要表现而无明显急性感染的患者；合并急性左心衰竭的患者。③血管扩张药的应用：血管扩张药可扩张肺动脉，减轻心脏前、后负荷，降低心肌耗氧量，增加心肌收缩力，对部分顽固性心力衰竭有一定效果。有研究认为钙离子拮抗药、中药川芎嗪等有一定降低肺动脉压效果而无不良反应，长期应用的疗效还在研究中。

(4)控制心律失常：一般心律失常经过治疗肺心病的感染、缺氧后可自行消失。如果持续存在可根据心律失常的类型选用药物。

(5)抗凝治疗：为防止肺微小动脉原位血栓形成，可采用肝素。

2. 缓解期　原则上是采用中西医结合方法，积极治疗原发病，减少或避免急性加重期的发生，增强机体免疫功能，家庭氧疗，逐渐使心、肺功能得到部分或全部恢复。

【护理诊断/问题】

1. 活动无耐力　与心肺功能减退或缺氧有关。

2. 气体交换受损　与低氧血症、二氧化碳潴留、肺血管阻力增加有关。

3. 清理呼吸道无效　与呼吸道感染、痰液过多而黏稠有关。

4. 体液过多　与心脏负荷增加、心肌收缩力下降、心排血量减少有关。

5. 睡眠形态紊乱　与呼吸困难、不能平卧、环境刺激有关

6. 潜在并发症　肺性脑病、电解质紊乱、心律失常、休克、消化道出血、酸碱失衡。

【护理措施】

1. 生活起居　心肺功能失代偿期患者应绝对卧床休息，采取舒适体位，如半卧位或坐位，以减少机体耗氧量，促进心肺功能恢复，减慢心率和减轻呼吸困难。代偿期以量力而行、循序渐进为原则。限制探视，减少不良环境刺激，保证充足的睡眠和休息。卧床患者应协助其定时翻身、更换姿势，并保持舒适体位。

2. 病情观察　①常规监测：观察患者的生命体征、咳嗽、咳痰、喘息、呼吸困难及发绀情况及其严重程度；定期监测有关检查结果，如血气分析、血清电解质等；②患者如出现心悸、胸闷、腹胀、尿量减少、下肢水肿、体重及出入量的改变等，考虑为心力衰竭；如头痛、烦躁不安、白天嗜睡及夜间失眠、意识障碍、神志改变、抽搐、球结膜水肿等考虑为肺性脑病。

3. 对症护理

(1)咳嗽、咳痰的护理：鼓励患者咳嗽，给予拍背，促进痰液排出，改善肺泡通气。

(2)氧疗的护理：经鼻导管持续低流量、低浓度给氧，氧流量 1 ~2 L/min，浓度为 25% ~29%，必要时可通过面罩或呼吸机给氧。注意防止高浓度吸氧抑制呼吸中枢，加重 CO_2潴留，导致肺性脑病。

(3)体液过多的护理：根据病情严密控制输液量和输液速度，准确记录 24 小时出入量。注意观察全身水肿情况、宜限制水、盐摄入，可抬高下肢消肿。

4. 用药护理　按医嘱给予抗菌、平喘、祛痰、利尿、强心等药物治疗，注意观察药物疗效及不良反应。①重症患者慎用镇静药、麻醉药、催眠药，以免抑制呼吸功能和咳嗽反射，诱发或加重肺性脑病；②应用呼吸兴奋药者，严密观察药物疗效，保持呼吸道通畅，如出现心悸、呕吐、震颤、惊厥等症状，立即通知医生；③利尿药的应用除个别情况

下需用强力快速作用制剂外，一般要遵循间歇、小量交替使用缓慢制剂的原则，应用后注意观察及预防低钾、低氯性碱中毒；利尿药应尽可能在白天使用，避免夜间因排尿频繁而影响睡眠；④使用洋地黄药物时，应询问有无洋地黄用药史，遵医嘱准确用药，注意观察药物毒性反应；用药前应注意纠正缺氧，防治低钾血症，以免发生药物毒性反应；低氧血症、感染等均可使心率增快，故不宜以心率作为衡量强心药的应用和疗效考核指征；⑤应用血管扩张药时，注意观察患者心率、血压情况及其不良反应；⑥使用抗生素时，注意观察感染控制的效果、有无继发性感染。

5. *饮食护理*　给予高蛋白、高纤维素、易消化清淡饮食，防止便秘、腹胀而加重呼吸困难。热量应至少每日 125 kJ/kg(30 kcal/kg)，其中蛋白质每日 1.0～1.5 g/kg，碳水化合物不宜过高(一般≤60%)，以减少 CO_2的生成量。避免含糖高的食物，以免引起痰液黏稠。少食多餐，减少用餐时的疲劳。有水肿患者应注意限制水、钠盐摄入量，钠盐＜3 g/d，水分＞1 500 mL/d。

6. *心理护理*　多引导和安慰患者，让患者了解疾病过程，提高应对能力，增强自信心，消除顾虑，缓解压力。鼓励家属关心与支持患者。

慢性肺源性心脏病的健康教育

【健康教育】

指导患者了解疾病发生、发展的相关知识，积极防治原发病，避免和治疗导致病情加重的诱因，可减少反复发作的次数。

第十二节　胸膜疾病

预习案例

魏某，男，75 岁，自诉于 3 个月前自觉受凉后出现咳嗽、咳少量白色痰，无胸闷、胸痛、发热、寒战等不适，未予特殊处理。后症状逐渐加重，出现轻度胸闷，夜间咳痰量增多。门诊 CT 检查示：右肺中叶团块影伴钙化，右肺中叶不张，右侧大量胸腔积液伴右肺下叶膨胀不全。为进一步治疗，以“右肺阴影伴大量胸腔积液”收入院就诊。

思考

胸腔内的积液是如何形成的？

一、胸腔积液

胸膜腔是位于肺和胸壁之间的一个潜在的腔隙。在正常情况下脏层胸膜和壁层胸膜表面上有一层很薄的液体，为3～15 mL，在呼吸运动时起润滑作用。胸膜腔和其中的液体并非处于静止状态，据测定，胸腔积液的交换量约为0.15 mL/(kg·h)，胸膜腔内液体自毛细血管的静脉再吸收，其余的液体由淋巴系统回收至血液，滤过与吸收处于动态平衡。任何因素使胸膜腔内液体形成过快或吸收过缓，即产生胸腔积液(简称胸水)。

微课–胸腔积液

【胸腔积液产生和吸收的机制】

健康人胸膜腔为负压(呼吸时平均为－0.5 kPa，即－5 cmH_2O)，胸腔积液中含蛋白质，具有胶体渗透压(0.8 kPa，即8 cmH_2O)。胸腔积液的积聚与消散还与胸膜毛细血管中渗透压、静水压有密切关系。壁层胸膜由体循环供血，毛细血管静水压高(3 kPa，即30 cmH_2O)；脏层胸膜由肺循环供血，静水压低(1.1 kPa，即11 cmH_2O)。体循环与肺循环血管中胶体渗透压相同(3.4 kPa，即34 cmH_2O)。结果是液体由壁层胸膜进入胸膜腔，并从脏层胸膜以相等速度被吸收。

胸腔积液的病因与发病机制

【病因与发病机制】

胸膜腔内液体持续滤过与吸收处于动态平衡，由于全身或局部病变破坏了此种动态平衡，致使胸膜腔内液体形成过快或吸收过缓，即产生胸腔积液。

【临床表现】

1. 症状　取决于积液量和原发疾病。积液量为0.3～0.5 L时症状多不明显。

(1)呼吸困难：是最常见的症状，多伴有胸痛和咳嗽。呼吸困难与胸廓顺应性下降，患侧膈肌受压，纵隔移位，肺容量下降刺激神经反射有关。

(2)胸痛：多为单侧锐痛，随呼吸或咳嗽加重，可向肩、颈或腹部放射。随着胸腔积液量的增加胸痛可缓解，但可出现胸闷气促。恶性胸腔积液者多为隐痛。

(3)病因不同其伴随症状有所差别。结核性胸膜炎多见于青年人，胸腔积液的渗出类型是渗出液，临床症状以发热、咳嗽、盗汗、胸痛、气促等为主；恶性胸腔积液多见于中年以上患者，一般无发热，胸腔积液的渗出类型是渗出液，临床症状以胸痛、呼吸困难、进行性消瘦等为主；炎性积液多为渗出液，临床症状以发热、咳嗽、咳痰、胸痛等具有急性炎性反应类型者为主。心功能不全所致胸腔积液为漏出液，临床症状以胸闷、气短、呼吸困难及心力衰竭为主。肝脓肿伴右侧胸腔积液可为反应性胸膜炎，亦可为脓胸，多有发热和肝区疼痛。

2. 体征　与积液量有关。少量积液时，可无明显体征，或可触及胸膜摩擦感，或可闻及胸膜摩擦音。中量至大量积液时，患侧胸廓饱满，触觉语颤减弱，局部叩诊浊音，呼吸音减低或消失。可伴有气管、纵隔向健侧移位。肺外疾病如胰腺炎和类风湿关节炎等，引起的胸腔积液多有原发病的体征。

【医学检查】

1. 诊断性胸腔穿刺和胸腔积液检查　胸腔穿刺抽出积液行下列检查，对明确积液性质及病因诊断均非常重要(表1－7)。

(1)外观：胸腔积液通常分为漏出液和渗出液，明确漏出液、渗出液性质，是确定胸腔积液病因的基础。漏出液清澈透明，静置不凝固，比重<1.016。渗出液多呈草黄色，稍混浊，易有凝块，比重>1.018。厌氧菌感染胸腔积液常有臭味。血性胸腔积液呈不同程度的洗肉水样或静脉血样，多见于肿瘤、结核和肺栓塞；乳状胸腔积液多为乳糜胸；巧克力色胸腔积液提示阿米巴肝脓肿破溃入胸腔；黑色胸腔积液可能有曲霉感染。

表1-7　胸膜腔漏出液与渗出液的鉴别

类别	漏出液	渗出液
胸腔积液外观	清亮透明	微浊
比重	<1.016	>1.018
蛋白定性	(-)	(+)
蛋白定量	<30 g/L	>30 g/L
胸腔积液蛋白/血清蛋白	<0.5	>0.5
胸腔积液乳酸脱氢酶(LDH)	<200 U/L	>200 U/L
胸腔积液 LDH/血清 LDH	<0.6	>0.6
胸腔积液细胞计数	<300 个/mL，以淋巴细胞和间皮细胞为主	>500 个/mL

(2)细胞：胸腔积液进行细胞学检查也有助于病因诊断(表1-8)。胸膜炎症时，胸腔积液中可见各种炎症细胞及增生与退化的间皮细胞。漏出液细胞数常少于100×10^6/L，以淋巴细胞和间皮细胞为主。渗出液白细胞常多于500×10^6/L。脓胸时白细胞多达10 000$\times10^6$/L以上。中性粒细胞增多提示急性炎症；淋巴细胞为主时多为结核性或癌性；酸性粒细胞增多见于寄生虫感染或结缔组织病等。胸腔积液中红细胞在5×10^9/L以上，可呈淡红色，多由恶性肿瘤、结核病等引起。胸腔穿刺损伤血管也可引起血性胸腔积液，应注意鉴别。红细胞超过100×10^9/L时提示创伤、肿瘤或肺梗死。血细胞比容>外周血血细胞比容50%以上时为血胸。恶性胸腔积液中有40%~90%可查到恶性肿瘤细胞。

表1-8　胸腔积液的细胞学检查的临床诊断意义

细胞类型	临床意义
白细胞>500×10^6/L	提示渗出液；若多达10 000$\times10^6$/L，应考虑为脓胸
中性粒细胞为主	多提示为急性炎症，可见于肺炎、肺栓塞和胰腺炎
单核细胞为主	提示慢性炎症
淋巴细胞为主	多为结核性或恶性胸腔积液
嗜酸粒细胞为主	寄生虫感染或结缔组织病，也可见于真菌感染，如组织胞浆菌病
嗜碱粒细胞为主	很少见，提示白血病
红细胞>5×10^6/L	多由恶性肿瘤或结核所致，又称血性胸腔积液
红细胞>100×10^6/L	见于创伤、肿瘤或肺梗死，又称血胸
间皮细胞	漏出液可见，结核性胸腔积液中常<1%

(3)pH：正常胸腔积液 pH 接近 7.6。pH 降低可见于不同原因的胸腔积液、脓胸、类风湿性积液等；如 pH <7.0 者仅见于脓胸、食管破裂所致胸腔积液。结核性和恶性积液 pH 也可降低。

(4)病原体：病原体胸腔积液涂片查找细菌及培养，有助于病原诊断。

(5)蛋白质：渗出液的蛋白含量较高(>30 g/L)，胸腔积液/血清蛋白比值大于0.5，黏蛋白试验(Rivalta 试验)阳性。漏出液蛋白含量较低(<30 g/L)，以清蛋白为主，胸腔积液/血清蛋白比值小于0.5，黏蛋白试验阴性。

(6)类脂：胸导管破裂时，脂蛋白电泳可显示乳糜微粒，甘油三酯含量 >1.24 mmol/L，胆固醇不高。乳糜胸的胸腔积液呈乳状混浊，离心后不沉淀，苏丹Ⅲ染成红色。假性乳糜胸的胸腔积液呈淡黄或暗褐色，含有胆固醇结晶及大量退变细胞(红细胞、淋巴细胞)，胆固醇多大于5.18 mmol/L，甘油三酯含量正常。

(7)葡萄糖：漏出液与大多数渗出液葡萄糖含量正常；而脓胸、系统性红斑狼疮、类风湿关节炎、结核和恶性胸腔积液中含量可 <3.3 mmol/L。若胸膜病变范围较广，使葡萄糖及酸性代谢物难以透过胸膜，葡萄糖和 pH 均较低，提示肿瘤广泛浸润。

(8)酶：渗出液乳酸脱氢酶(LDH)含量增高，大于 200 U/L，且胸腔积液/血清 LDH 比值大于0.6。LDH 活性是反映胸膜炎症程度的指标，其值越高，表明炎症越明显。LDH >500 U/L 常提示为恶性肿瘤或胸腔积液已并发细菌感染。胸腔积液淀粉酶升高可见于急性胰腺炎、恶性肿瘤等。结核性胸腔积液中腺苷酸脱氨酶(ADA)多高于 45 U/L。

(9)免疫学检查：风湿热、细菌性肺炎、结核病、癌症等所伴胸腔积液中类风湿因子滴定度在 1∶160 以上。结缔组织病(类风湿关节炎、系统性红斑狼疮)胸腔积液中补体减少，系统性红斑狼疮的胸腔积液中狼疮细胞比血中更易发现。

(10)肿瘤标志物：癌胚抗原(CEA)在恶性胸腔积液中早期即可升高，且比血清更显著。若胸腔积液 CEA >20 μg/L 或胸腔积液/血清 CEA >1，常提示为恶性胸腔积液。

2. 超声检查　可鉴别胸腔积液、胸膜增厚、液气胸等。对包裹性积液可提供较准确的定位诊断，有助于胸腔穿刺抽液。

3. 影像学检查　0.3 ~0.5 L 积液胸部 X 线片下仅见肋膈角变钝；中量积液时呈外高内低圆弧形阴影；大量积液时患侧胸腔全为致密阴影，常仅肺尖透亮，纵隔推向健侧。积液时常遮盖肺内原发病灶。CT 检查能根据胸腔积液的不同密度提示判断为渗出液、血液或脓液，还可显示纵隔，气管旁淋巴结、肺内肿块及胸膜间皮瘤和胸内转移性肿瘤。

4. 胸膜活组织检查　分为胸膜针刺活组织检查和开胸胸膜活组织检查。胸膜针刺活组织检查适用于任何未明确病因的渗出性胸膜炎、胸膜增厚病因不明者，通常用于恶性疾病和结核诊断。胸膜活组织检查可直视发现可疑病灶，并能选择性进行活组织检查，故特异性和敏感性均高于其他任何检查方法，但此项检查创伤较大，手术风险高。

5. 胸腔镜检查　广泛用于胸膜恶性肿瘤和结核性胸膜炎诊断。

6. 支气管镜检查　胸腔积液合并肺部异常或咯血需行气管镜检查。

【诊断要点】

诊断要点包括症状与体征、影像学检查。

(1)症状与体征：患者可表现为不同程度的气憋、胸闷和呼吸困难患侧胸廓饱满，呼吸运动减弱，积液区触诊语颤减弱或消失，叩诊为实音，呼吸音和语音传导减弱或消失。积液上方可发现语颤增强，叩诊浊音和闻及管状呼吸音，气管和纵隔向健侧移位。

(2)影像学检查：胸部X线片检查可见大片致密阴影，CT检查表现为肺外周与胸壁呈平行的弧形、新月形或半月形影，密度均匀，呈液性密度。B超可确定积液的部位、深度和大致定量。

【治疗要点】

1. 结核性胸膜炎　①一般治疗：对症治疗、休息和营养支持。②抽液治疗：原则上应尽快抽尽胸腔内积液或肋间插细管引流。大量胸腔积液者每周抽液2～3次，直至胸腔积液完全消失。首次抽液不要超过700 mL，以后每次抽液量不应超过1 000 mL。一般情况下，抽胸腔积液后，胸腔内可注入链激酶等防止胸膜粘连，不必注入抗结核药物。③抗结核治疗详见第五章。④糖皮质激素：有全身毒性症状严重、大量胸腔积液者，在抗结核药物治疗的同时，可尝试加用泼尼松30 mg/d，分3次口服。待体温正常、全身毒性症状减轻、胸腔积液量明显减少时，即应逐渐减量以至停用。停药速度不宜过快，否则易出现反跳现象，一般疗程为4～6周。

2. 类肺炎性胸腔积液和脓胸　前者一般积液量少，经有效的抗生素治疗后可吸收，积液多者应胸腔穿刺抽液，胸腔积液pH <7.2应肋间插管引流。脓胸治疗原则是控制感染、引流胸腔积液及促使肺复张，恢复肺功能。①抗菌药物：要足量，体温恢复正常后再持续用药2周以上，防止脓胸复发，急性期联合抗厌氧菌的药物，全身及胸腔内给药。②引流：是脓胸最基本的治疗方法，反复抽脓或闭式引流。可用2%碳酸氢钠或0.9%氯化钠溶液反复冲洗胸腔，然后注入适量抗生素及链激酶，使脓液变稀便于引流。对有支气管胸膜瘘者不宜冲洗胸腔，以免引起细菌播散。③支持治疗：纠正水电解质紊乱及维持酸碱平衡。

3. 恶性胸腔积液　包括原发病和胸腔积液的治疗。①去除胸腔积液：胸腔积液多为晚期恶性肿瘤常见并发症，其胸腔积液生长迅速，常因大量胸腔积液的压迫引起严重呼吸困难，甚至导致死亡。常需反复胸腔穿刺抽液，必要时可用细管作胸腔内插管进行持续闭式引流。②减缓胸腔积液的产生：因反复抽液可使蛋白丢失太多，效果不理想。可选择化学性胸膜固定术，在抽吸胸腔积液或胸腔插管引流后，胸腔内注入博来霉素、顺铂、丝裂霉素等抗肿瘤药物，或胸膜粘连剂，如滑石粉等，可减缓胸腔积液的产生。也可胸腔内注入生物免疫调节剂，白介素-2、干扰素等。③外科治疗：对插管引流后肺仍不复张者，可行胸-腹腔分流术或胸膜切除术。

胸腔引流瓶

【护理诊断/问题】

1. 气体交换受损　与大量胸腔积液压迫使肺不能充分复张，气体交换面积减少有关。

2. 疼痛：胸痛　与胸膜摩擦和胸腔穿刺术有关。

3. 体温过高　与细菌感染等因素有关。

4. 营养失调：低于机体需要量　与胸膜炎、胸腔积液引起高热、消耗状态有关。

【护理措施】

1. 生活起居　协助患者取半卧位或患侧卧位，半卧位有利于呼吸，患侧卧位有利于缓解疼痛。大量胸腔积液致呼吸困难或发热者，应卧床休息。待体温恢复正常及胸腔积液抽吸或吸收后，鼓励患者逐渐下床运动，增加肺活量，以防肺失去功能。胸腔积液消失后继续休养 2 ~3 个月，避免疲劳。

2. 病情观察　注意观察患者胸痛及呼吸困难的程度、体温的变化；监测动脉血气分析；对胸腔穿刺抽液后患者，应密切观察其呼吸、脉搏、血压的变化，注意穿刺部位有无渗血或液体渗出。

3. 用药护理　遵医嘱给予止痛药，及时针对性给予抗生素防止感染。

4. 对症处理　呼吸困难时注意保持呼吸道通畅，给予低、中流量持续吸氧，鼓励排痰；胸痛时协助患者患侧卧位，必要时用宽胶布固定胸壁，以减少胸廓的活动幅度，减轻疼痛；胸腔抽液或引流的护理，措施详见本章第十五节“胸腔穿刺术”；胸膜炎患者在恢复期，每日进行缓慢腹式呼吸，以减少胸膜粘连的发生，提高通气量。

5. 饮食护理　食用富含粗纤维、高热量、高蛋白的食物，避免暴饮暴食，忌食生冷食物。

6. 心理护理　理解患者，尽量解答患者提出的问题，耐心向患者解释病情，消除其悲观、焦虑的情绪，配合治疗。

【健康教育】

积极防治原发病是预防胸膜疾病的关键。

胸腔积液的健康教育

预习案例

邹某，女，34 岁，自诉于 1 天前无明显诱因出现右侧胸痛不适，无明显咳嗽、咳痰、气促，无发热、寒战。查胸部 CT 示右侧气胸。遂以“右侧自发性气胸”收入我科，于局部麻醉下行右侧胸腔闭式引流术，引流出大量气泡。目前患者症状已缓解。

思考

气胸的形成有哪些病因？

二、自发性气胸

胸膜腔由胸膜壁层和脏层构成，是不含空气的密闭的潜在性腔隙。任何原因使胸膜破损，空气进入胸膜腔，称为气胸。气胸可分为自发性、外伤性和医源性 3 类，自发性气胸是因肺部疾病使肺组织和脏层胸膜破裂，或者靠近肺表面的肺大疱、细小气泡自行破裂，肺和支气管内空气逸入胸膜腔所导致，可分成原发性和继发性，前者发生在无基础肺疾病的健康人，以青年男性多见；后者常发生在有基础肺疾病的患者，如慢性阻塞性肺疾病(COPD)、肺气肿合并肺大疱、肺结核等，中老年人多见。医源性气胸由诊断和治疗操作所致，如经胸壁肺活组织检查、胸腔穿刺和中心静脉置管、呼吸机造成的肺气压伤等。外伤性气胸是胸膜腔直接与体外相通，由胸壁直接或间接损伤所致。其中以自发性气胸最为常见，本节主要叙述自发性气胸。

【病因与发病机制】

胸膜腔为脏层和壁层之间的密闭腔隙。正常时两层胸膜紧贴，腔内有少量浆液起润滑作用。胸内压为负压，其作用是保持肺脏膨胀状态，有利于气血交换；吸引静脉血回心，有利于心脏充盈。气胸时，因失去了负压对肺的牵引作用，甚至因正压对肺产生压迫，使肺失去膨胀能力，表现为肺容积缩小、肺活量减低、最大通气量降低的限制性通气功能障碍。由于肺容积缩小，初期血流量并不减少，产生通气/血流比例下降，导致动静脉分流，出现低氧血症。大量气胸时，由于失去负压吸引静脉血回心，甚至胸膜腔内正压对血管和心脏的压迫，使心脏充盈减少，心搏出量降低，引起心率加快、血压降低，甚至休克。张力性气胸可引起纵隔移位，致循环障碍，甚至出现窒息死亡。

自发性气胸的病因与发病机制

【临床表现】

气胸的临床症状与气体进入胸腔的速度、胸膜腔内积气量、肺部基础疾病及肺功能状态有关。主要的临床表现有突发胸痛、胸闷、气急，严重者可出现休克。

1. 症状　起病前部分患者可能有持重物、屏气、剧烈体力活动等诱因，但多数患者在正常活动或安静休息时发生，偶有在睡眠中发病者，典型表现为急骤起病。①胸痛：患侧突发胸痛、针刺样或刀割样，持续时间短暂，继之刺激性干咳、胸闷和呼吸困难，患者多喜健侧卧位以减轻呼吸困难。②呼吸困难：张力性气胸时胸膜腔内压骤然升高，肺被压缩，纵隔移位，常迅速出现剧烈胸痛、严重呼吸困难、挣扎坐起、冷汗、脉速、发绀、烦躁不安、心律失常，甚至发生意识障碍、呼吸衰竭、休克。③咳嗽：有刺激性咳嗽，因气体刺激胸膜所致。

2. 体征　取决于积气量的多少和是否伴有胸腔积液。少量气胸体征不明显，尤其在肺气肿患者更难确定，听诊呼吸音减弱具有重要意义。大量气胸时，气管向健侧移位，患侧胸部隆起，肋间隙增宽，呼吸运动与语颤减弱，叩诊呈过清音或鼓音，心或肝浊音界缩小或消失，听诊呼吸音减弱或消失。液气胸时，胸内有振水声。左侧少量气胸或并发纵隔气肿时，有时可在左心缘处闻及与心搏一致的气泡破裂音，称 Hamman 征。如有皮下气肿，皮下出现握雪感。血气胸如失血量过多，可使血压下降，甚至发生失血性休克。

为了便于临床观察和处理，根据临床表现把自发性气胸分成稳定型和不稳定型，符合下列所有表现者为稳定型，否则为不稳定型：呼吸频率 <24 次/min；心率 60～120 次/min；血压正常；呼吸室内空气时 $SaO_2>90\%$；两次呼吸间说话成句。

【医学检查】

1. 胸部X线片检查　是诊断气胸、判断疗效的重要方法，可以显示肺脏萎缩的程度，肺内病变情况及有无胸膜粘连、胸腔积液和纵隔移位等。气胸典型胸部X线片表现为气胸线（被压缩肺边缘呈外凸弧形线状阴影），线外透亮度增强，无肺纹理，线内为压缩的肺组织。大量气胸时，肺脏向肺门回缩，外缘呈弧形或分叶状，应注意与中央型肺癌相鉴别。

气胸容量的大小可依据胸部X线片判断。侧胸壁至肺边缘的距离为1 cm时，约占单侧胸腔容量的25%左右，2 cm时约50%。故从侧胸壁与肺边缘的距离≥2 cm为大量气胸，<2 cm为小量气胸。如从肺尖气胸线至胸腔顶部估计气胸大小，距离≥3 cm为大量气胸，<3 cm为小量气胸。

2. 肺功能测定　急性气胸，肺萎陷>20%时，肺活量、肺容量下降，呈限制性通气障碍。

3. 血气分析　可有不同程度的低氧血症。

【诊断要点】

1. 诊断　根据有突发的一侧胸痛、刺激性干咳和呼吸困难等症状，可考虑发生气胸；体检有胸腔积气体征；胸部X线片有气胸征象即可诊断。自发性气胸应注意与、支气管哮喘、阻塞性肺气肿等鉴别。

2. 鉴别诊断　急性心肌梗死患者亦有突然发生的胸痛、胸闷、甚至呼吸困难、休克等临床表现，但此类患者常有高血压、动脉粥样硬化、冠心病病史。支气管哮喘和阻塞性肺气肿的患者有呼吸困难，但肺气肿呼吸困难是长期缓慢加重的，支气管哮喘患者有多年哮喘反复发作病史。此类呼吸困难突然加重且有胸痛，则可能发生了气胸。

【治疗要点】

治疗原则在于根据气胸的不同类型适当进行排气，以解除胸腔积气对呼吸、循环所生成的障碍，使肺尽早复张，恢复功能，同时也要治疗并发症和原发病。

1. 保守治疗　适用于稳定型小量闭合性气胸。经鼻导管或面罩吸入10 L/min的高浓度氧，可加快胸腔内气体的吸收。酌情予镇静、镇痛等药物。并重视基础疾病的治疗。COPD合并气胸者应注意积极控制肺部感染、解除气道痉挛等。如患者年龄偏大，并有肺基础疾病如COPD，其胸膜破裂口愈合慢，呼吸困难等症状严重，即使气胸量较小，原则上不主张采取保守治疗。

2. 排气疗法　根据症状、体征、胸部X线片所见以有胸内测压结果，判断是何种类型气胸，采用不同方法。①胸腔穿刺抽气：加速肺复张，迅速缓解症状，适用于小量气胸，呼吸困难较轻，心肺功能尚好的闭合性气胸患者。措施详见本章第十五节“胸腔穿刺术”。张力性气胸病情危急，为避免发生严重并发症，应迅速解除胸腔内正压。紧急时亦需立即胸腔穿刺排气，可用粗针头迅速刺入胸膜腔以达到暂时减压的目的。亦可用粗注射针头，在其尾部扎上橡皮指套，指套末端剪一小裂缝，插入胸腔做临时排气。②胸腔闭式引流：适用于不稳定型气胸，交通性或张力性气胸，反复发生气胸，肺压缩程度较重、呼吸困难明显的患者。无论其气胸容量多少，均应尽早行胸腔闭式引流。措施详见本章第十五节“胸腔穿刺术”。

3. 化学性胸膜固定术　由于气胸复发率高，为了预防复发，可胸腔内注入硬化剂，产生无菌性胸膜炎症，使脏层和壁层胸膜粘连从而消灭胸膜腔间隙。常用硬化剂有多西环素、滑石粉等。成功率高，主要不良反应为胸痛、发热，滑石粉可引起急性呼吸窘迫综合征，应用时应予注意。

4. 手术治疗　经内科治疗无效的气胸可为手术适应证，主要适应于长期气胸、血气胸、双侧气胸、复发性气胸、张力性气胸引流失败者、胸膜增厚致肺膨胀不全或影像学有多发性肺大疱者。手术治疗成功率高，复发率低。

【护理诊断/问题】

1. 低效性呼吸型态　与胸膜腔内积气压迫肺脏导致的限制性通气功能障碍有关。

2. 胸痛　与脏层胸膜破裂、引流管置入有关。

3. 活动无耐力　与肺萎陷、疼痛有关。

4. 焦虑　与呼吸困难、胸痛、胸腔穿刺或胸腔闭式引流术或气胸复发有关。

5. 潜在并发症　纵隔气肿、皮下气肿、血气胸、脓气胸、呼吸衰竭等。

【护理措施】

1. 生活起居　保证患者良好休息与睡眠；协助患者采取舒适的体位；急性自发性气胸患者应绝对卧床休息，避免用力、屏气、咳嗽等增加胸腔内压的活动。血压平稳者可取半卧位，以利于呼吸、咳嗽排痰及胸腔引流。卧床期间，协助患者每2小时翻身一次。如有胸腔引流管，翻身时应注意防止引流管脱落。教会患者床上活动的方法，如变换体位或活动时，用手固定好胸腔引流管，避免其移动而刺激胸膜引起疼痛。

2. 病情观察　在保守治疗过程中需密切监测病情改变，尤其在气胸发生后24～48小时内。严密观察呼吸频率、节律、深度及呼吸困难的表现和血氧饱和度的变化，必要时监测动脉血气。观察胸痛、干咳、呼吸困难等症状变化，如患者突然出现烦躁不安、呼吸困难及发绀加重，应立即通知医生。观察肺部体征的变化，大量抽气或放置胸腔引流管后，如呼吸困难缓解后再次出现胸闷，并伴有顽固性咳嗽、患侧肺部湿性啰音，应考虑复张性肺水肿的可能，立即报告医生并协助处理。

3. 用药护理　咳嗽剧烈者，遵医嘱给予止咳药，禁用可待因等中枢性镇咳药，以防咳嗽反射受抑制，痰液不易咳出，造成感染，甚至呼吸抑制，发生窒息。患者疼痛剧烈时，按医嘱给予止痛药，及时评价止痛效果，必要时使用镇静药。

4. 对症护理

(1)吸氧：根据患者缺氧的严重程度选择适当的吸氧方式、吸氧浓度及氧流量，保证患者 $SaO_2>90\%$。若有纵隔气肿，可给予高浓度吸氧，增加纵隔内氧浓度，有利于气肿消散。

(2)排气疗法的护理：协助医生做好胸腔抽气或胸腔闭式引流的准备和配合工作，使肺尽早复张，减轻呼吸困难症状。措施详见本章第十五节“呼吸系统常用诊疗技术与护理”。

5. 饮食护理　给予富含蛋白质、富含维生素、高热量、低脂肪、易消化的食物，避免进食刺激性食物。保持大便通畅，避免用力排便。

6. 心理护理　向患者介绍气胸的相关知识，解释检查和操作的目的和效果，关注患者的心理感受，及时给予安慰和陪伴。

自发性气胸的健康教育

【健康教育】

指导患者了解疾病的发生与治疗方法，积极防治原发病，避免诱发因素，可有效减少疾病的发生。

第十三节　睡眠呼吸暂停低通气综合征

预习案例

刘某，男，54 岁，因近期夜间打鼾，憋醒数次，醒后心慌、胸闷，白天常烦躁、头晕、记忆力差入院。入院后查：T 36.5℃，P 70 次/min，R 19 次/min，BP 148/96 mmHg。神志清醒，体型肥胖，颈部粗短。自诉 21 年前开始出现睡眠过程中打鼾，近 5 年来加重。

思考

(1) 典型症状有哪些？

(2) 如何进行健康宣教？

睡眠呼吸暂停低通气综合征（sleep apnea hypopnea syndrome，SAHS）是指多种原因导致睡眠状态下反复出现呼吸暂停和（或）低通气，引起低氧血症、高碳酸血症，从而使机体发生一系列病理生理改变的临床综合征。性别、年龄和肥胖男性常见，男女比例为 2∶1～3∶1。妇女绝经期后，发病与男性接近。

睡眠呼吸暂停是指睡眠过程中口鼻呼吸气流完全停止 10 秒以上。低通气是指睡眠过程中呼吸气流强度（幅度）较基础水平降低≥30% 并伴有动脉血氧饱和度较基础水平下降≥4%；或呼吸气流强度（幅度）较基础水平降低≥50% 并伴有动脉血氧饱和度较基础水平下降≥3% 或微醒觉；睡眠呼吸暂停低通气指数（apnea hypopnea index，AHI）指每小时睡眠时间内呼吸暂停加上低通气的次数。

睡眠呼吸暂停低通气综合征是指每晚 7 小时睡眠中，呼吸暂停反复发作 30 次以上或睡眠呼吸暂停低通气指数≥5 次/小时。根据睡眠过程中呼吸暂停时胸腹运动情况，临床将睡眠呼吸暂停综合征分为阻塞型、中枢型和混合型，其中以阻塞型最常见。阻塞型指呼吸暂停时胸腹运动仍存在；中枢型指呼吸暂停时胸腹运动同时消失；混合型指一次呼吸暂停过程中前半部分具有中枢型特点，后半部分具有阻塞型特点。

【病因与发病机制】

阻塞型睡眠呼吸暂停低通气综合征(obstructive sleep apnea hypopnea syndrome, OSAHS)是最常见的睡眠呼吸疾病，其发病机制与睡眠状态下上气道软组织、肌肉的塌陷性增加相关，具有家族聚集性及遗传倾向。中枢性睡眠呼吸暂停综合征(central sleep apnea hypopnea syndrome, CSAHS)，其发病机制主要与呼吸中枢抑制，调控能力失调有关。

睡眠呼吸暂停低通气综合征的发病机制

【临床表现】

1. 症状

(1)白天表现：嗜睡为最常见症状，可有晨起头痛、头晕、疲倦、乏力，精神行为异常(注意力不集中、精细操作能力下降、记忆力和判断力下降)，个性变化(烦躁、易激动、焦虑)及性功能减退等。

(2)夜间表现：①打鼾是主要症状，鼾声不规律，常常是鼾声－气流停止－喘气－鼾声交替出现。夜间或晨起口干为夜间打鼾的可靠征象。②反复出现呼吸暂停，又多因喘气、憋醒或响亮的鼾声而终止。③呼吸暂停后憋醒、突然坐起，感觉心悸、胸闷或心前区不适。④多动不安，频繁翻身，多汗。⑤夜尿增多，部分患者有遗尿，主要表现在老年人及重症患者。⑥睡眠行为异常，表现为恐惧、惊叫等。

2. 体征　CSAHS可有原发病相应体征，OSAHS患者可有以下体征：肥胖(体重指数BMI >28)，颈围 >40 cm，鼻甲肥大，鼻中隔偏曲，下颌短小、后缩，腭垂、扁桃体和腺样体及舌体大。

3. 并发症　睡眠时反复发作的呼吸暂停及低通气可引起低氧血症和二氧化碳潴留，导致肾素血管紧张素系统及儿茶酚胺和内皮素等活性物质水平升高，引起血管收缩，神经体液调节功能紊乱，出现血流动力学和血液流变学改变，导致多种组织器官缺血缺氧而致功能损害。全身器官损害常以心血管系统异常表现为首发症状和体征，可为高血压、冠心病的独立危险因素。

【医学检查】

1. 血液检查　病史长、低氧血症严重者，红细胞计数和血红蛋白可有不同程度增加。

2. 动脉血气分析　病情严重或已并发肺心病、呼吸衰竭者，可有低氧血症、高碳酸血症和呼吸性酸中毒。

3. 胸部X线片检查　并发肺动脉高压、高血压、冠心病时，可有心影增大、肺动脉段突出等表现。

4. 肺功能检查　病情严重有肺心病、呼吸衰竭时，有不同程度的通气功能障碍。

5. 心电图　有高血压、冠心病时，出现心室肥大、心肌缺血或心律失常等变化。

6. 多导睡眠图　SAHS病情分度：根据AHI和夜间SaO_2将SAHS分为轻、中、重度(表1－9)。其中以AHI为主要判断标准，夜间最低SaO_2作为参考。

表 1-9 睡眠呼吸暂停综合征的病情分级

病情分度	AHI(次/小时)	夜间最低 SaO_2(%)
轻度	5~15	85~90
中度	15~30	80~85
重度	>30	<80

【诊断要点】

1. 诊断　根据患者睡眠时打鼾伴呼吸暂停、白天嗜睡、身体肥胖、颈围粗等可作临床初步诊断。多导睡眠图(polysomnography, PSG)监测是诊断 SAHS 的“金标准”, PSG 监测 AHI≥5 次/小时且伴有白天嗜睡等症状者可确诊。

2. 鉴别诊断

(1)单纯性鼾症：睡眠时鼾声明显，均匀规律，日间可有嗜睡疲劳，睡眠时低氧血症不明显，PSG 检查 AHI 小于 5 次/小时。

(2)上气道阻力综合征：上气道阻力增加，夜间微觉醒>10 次/小时，睡眠时鼾声可有或无，日间可有疲倦嗜睡，睡眠时无呼吸暂停及低氧血症，PSG 检查呈现反复 α 醒觉波。

(3)发作性睡病：青少年多发，表现为发作性猝倒、白天过度嗜睡、睡眠幻觉和睡眠瘫痪，主要症状、年龄、家族史及 PSG 检测结果鉴别时应注意询问。

【治疗要点】

消除睡眠结构紊乱及睡眠低氧，改善临床症状，提高生活质量是其治疗目的。阻塞型睡眠呼吸暂停低通气综合征的治疗方法如下。

1. 药物治疗　目前尚无有效的药物治疗。纠正引起 OSAHS 或使之加重的基础疾病，如应用甲状腺素治疗甲状腺功能减低，停用镇静催眠药物及其他可引起或加重 OSAHS 的药物等。呼吸兴奋药主要增加呼吸中枢的驱动力，改善呼吸暂停和低氧血症。常用药物有阿米三嗪(50 mg, 2~3 次/天)，乙酰唑胺(125~250 mg, 3~4 次/天)和茶碱(100~200 mg, 2~3 次/天)等。

2. 氧疗　可纠正低氧血症，对继发充血性心力衰竭者，可降低呼吸暂停和低通气的次数。

3. 气道内正压通气治疗

(1)经鼻持续气道正压通气(nasal-continuous positive airway pressure, nasal-CPAP)最为常用，是治疗中度、重度 OSAHS 的首选方法。CPAP 向气道内持续正压通气：可使患者功能残气量增加，减少上气道阻力，通过刺激 气道感受器增加上呼吸道肌张力，防止睡眠时上气道塌陷。适用于以下情况：AHI≥15 次/小时者；AHI<15 次/小时，但白天嗜睡等症状明显者；手术治疗失败或复发者；不能耐受其他方法治疗者。禁忌证：昏迷、肺大疱、咯血、气胸、血压不稳定者。

(2)双水平气道正压通气(bi-level positive airway pressure, BiPAP)在吸气和呼气相分别给予不同送气压力，患者吸气时，送气压力较高，自然呼气时，送气压力较低，即保持气道开放，又更符合呼吸生理过程。其疗效和耐受性可优于 CPAP，但价格贵，较难普及。

(3)自动调压智能(Auto－CPAP)呼吸机，能根据患者夜间气道阻塞程度的不同，送气压力随时变化。其疗效和耐受性可优于CPAP，但价格贵，较难普及。

4.口腔矫治器　是目前常用的一种下颌前移器，通过前移下颌位置，使舌根部及舌骨前移，上气道扩大。优点是简单、温和、费用低。缺点是治疗效果受矫正器性能及不同患者的耐受情况影响。

5.手术治疗　目前常用手术包括腭垂软腭咽成形术(uvulopalatopharyngoplasty，UPPP)、鼻手术、激光辅助咽成形术、低温射频消融咽成形术、正颌手术。其中UPPP为目前最常用的手术方法，适用于口咽部狭窄，且AHI＜20次/小时者。短期疗效尚好，术后复发较常见(50%～70%)。

6.积极治疗原发病　如治疗神经系统疾病、充血性心力衰竭等。合并高血压者应注意控制血压，合并冠心病者予扩冠治疗及其他对症治疗。

【护理诊断/问题】

1.气体交换受损　与气道阻塞、呼吸暂停有关。

2.睡眠型态紊乱　与呼吸暂停有关。

3.知识缺乏　与缺乏疾病防治知识有关。

【护理措施】

1.生活起居　休息与活动提供安静、舒适、温湿度适宜的环境，以利于睡眠。协助患者取舒适体位，可取侧卧位或半坐卧位。因平卧位时，软腭及舌根由于重力作用下塌，易阻塞气道，加重打鼾。合理安排治疗护理活动，尽量勿打扰患者睡眠。切忌使用镇静安眠药等中枢神经系统抑制药，以免导致睡眠窒息。

2.病情观察　①常规观察：密切观察患者入睡后有无打鼾、呼吸暂停、憋气、发绀等症状，若呼吸暂停时间过长，应及时叫醒患者，以免因窒息缺氧导致猝死，此外应加强零点后巡视。②并发症观察：应注意腭垂软腭咽成形术术后鼾声消失并不意味着呼吸暂停和低氧血症改善，无鼾声的呼吸暂停更危险。警惕发生脑血管病，睡前、晨起测血压，发现血压变化，及时通知医生。③危急重症观察：患者在午夜至清晨这段时间，最易发生心律失常，应作持续心电监护。床旁应备压舌板、舌钳、气管切开包、氧气、呼吸器等抢救物品，以便在病情严重时，配合医生采取抢救措施。有条件者应给予血氧饱和度监测仪持续监护，以便观察缺氧情况，掌握处理时机。有手术指征者，积极完善术前准备。

3.对症护理　①氧疗护理：用鼻面罩持续正压气道通气治疗阻塞性睡眠呼吸暂停，面罩应严密罩住鼻，闭住嘴，与治疗仪作同步呼吸，防止气流从口漏出，对不具备CPAP呼吸机治疗条件者宜采取夜间持续吸氧，检查氧气吸入连接装置连接状态、管道是否通畅、湿化瓶内无菌蒸馏水的量。观察氧气流量、浓度、氧疗效果。注意有无口鼻黏膜干燥、憋气、局部压迫、结膜炎和皮肤过敏等不良反应，可通过选择合适的鼻面罩和加用湿化装置来减轻不适症状。②气管切开与护理(详见基础护理气管切开护理)。

4.饮食护理　控制体重、戒烟酒，过度肥胖而导致SAHS的患者建议减肥，制定合理的营养食谱，控制体重。应督促患者戒烟酒，乙醇能抑制呼吸，吸烟可使呼吸道黏膜抵抗力下降，引起肺血管收缩，加重肺动脉高压，降低肺功能。

5. 心理护理　SAHS 的患者均有不同程度的焦虑情绪，不敢入睡或睡眠时易做噩梦，护士应主动与他们交谈，了解产生焦虑的因素，采取相应护理措施。

睡眠呼吸暂停低通气综合征的健康教育

【健康教育】

根据病情向患者和家属提供相应指导，主要包括疾病知识，指导患者了解 SAHS 相关知识并认识到其危害性；戒烟酒，肥胖者控制体重。

第十四节　呼吸衰竭和急性呼吸窘迫综合征

预习案例

李某，男，68 岁，因 4 天前出现咳嗽、咳痰、呼吸困难、肢体无力、心慌而入院。入院后查：T 38.5℃，P 107 次/min，R 27 次/min，BP 150/95 mmHg。血气分析：pH 7.2，PaO_2 50 mmHg，$PaCO_2$ 68 mmHg。神志清醒，口唇发绀，双肺可闻及干湿啰音。女儿代诉患者有吸烟史 30 年，5 年前已戒烟，近 9 年反复咳嗽咳痰。

思考

(1) 患者发生了什么？

(2) 主要治疗要点有哪些？

一、呼吸衰竭

呼吸衰竭(respiratory failure)是指由肺内外各种原因引起的肺通气和(或)换气功能严重障碍，以致在静息状态下亦无法进行有效的气体交换，导致低氧血症伴(或不伴)有高碳酸血症，从而引起一系列相应的病理生理改变和相应临床表现的综合征。确诊需依赖于动脉血气分析：在海平面大气压、静息状态、呼吸空气条件下，排除心内解剖分流和原发于心排血量降低等情况后，动脉血氧分压(PaO_2) < 60 mmHg，伴或不伴二氧化碳分压($PaCO_2$) > 50 mmHg，即可诊断为呼吸衰竭。

微课-呼吸衰竭

呼吸衰竭按动脉血气分析分类，可分为Ⅰ型呼吸衰竭，即缺氧性呼吸衰竭，PaO_2 < 60 mmHg，$PaCO_2$降低或正常是其血气分析特点；Ⅱ型呼吸衰竭，即高碳酸性呼吸衰竭，PaO_2 < 60 mmHg，伴有 $PaCO_2$ > 50 mmHg 是其血气分析特点，临床上Ⅱ型呼吸衰竭还可

见于氧疗后 PaO_2 >60 mmHg，$PaCO_2$仍高于正常水平。按发病急缓分类，可分为急性呼吸衰竭和慢性呼吸衰竭。按发病机制分类，可分为泵衰竭（由驱动或制约呼吸运动的神经、肌肉及胸廓功能障碍引起，表现为Ⅱ型呼吸衰竭）和肺衰竭（由肺组织、气道阻塞和肺血管病变引起换气功能障碍，表现为Ⅰ型呼吸衰竭，但严重的气道阻塞性疾病表现为Ⅱ型呼吸衰竭）。

【病因与发病机制】

外呼吸（即肺通气和肺换气）、气体运输和内呼吸为完整呼吸过程三环节，参与外呼吸任一环节的严重病变均可导致呼吸衰竭。各种病因通过引起肺泡通气不足、弥散障碍、肺泡通气/血流比例失调及肺内动－静脉解剖分流增加和氧耗量增加的机制，使肺通气和（或）换气过程发生障碍，导致呼吸衰竭。

（一）急性呼吸衰竭

呼吸衰竭的发病机制

急性呼吸衰竭是指呼吸功能原正常，因突发的致病因素，如急性气道阻塞、创伤等，使肺通气和（或）肺换气功能迅速出现严重障碍，在短时间内引起呼吸衰竭。因机体无法很快代偿，若不及时抢救，会危及患者生命。例如：①严重的呼吸系统感染、急性呼吸道阻塞性疾病、重度哮喘、各种原因导致的肺水肿、肺 血管疾病、胸廓外伤或自发性气胸等导致肺通气和（或）肺换气障碍；②急性颅内感染、颅脑外伤、脑血管疾病等直接或间接抑制呼吸中枢；③脊髓灰质炎、重症肌无力、有机磷中毒及颈椎外伤等损伤神经－肌肉传导系统，引起通气不足。

【临床表现】

1. 症状　①呼吸困难是最早出现的呼吸衰竭症状。多数患者有明显的呼吸困难，表现为频率、节律和幅度的改变。②发绀，当血氧饱和度低于90%时，可在口唇、甲床等部位出现，是缺氧的典型表现。③精神神经症状，急性缺氧可出现精神错乱、躁狂、抽搐、昏迷等。④循环系统表现，多数患者可出现心动过速，严重的低氧血症、酸中毒也可引起周围循环衰竭、血压下降、心律失常等。

2. 体征　病情加重时辅助呼吸肌参与呼吸运动，可出现“三凹征”。若合并急性二氧化碳潴留，可出现神志淡漠、嗜睡、扑翼样震颤等，甚至引起呼吸骤停。

3. 并发症　消化和泌尿系统，由于胃肠黏膜屏障功能损伤，可导致胃肠道黏膜充血糜烂或应激性溃疡，引起上消化道出血。严重的急性呼吸衰竭可引起肝肾功能损害，可出现丙氨酸氨基转移酶和血尿素氮升高，部分患者还出现尿蛋白、红细胞尿和管型尿。

【医学检查】

1. 动脉血气分析　对判断呼吸衰竭和酸碱失衡的严重程度及治疗都有重要意义。pH 可反映机体的代偿情况，有助于鉴别急性或慢性呼吸衰竭。

2. 肺功能检测　尽管某些重症患者肺功能检测受到限制，但是通过肺功能检测可判定通气功能障碍的性质及是否合并有换气功能障碍，并可对通气和换气功能障碍的严重程度进行判定。

3. 影像学检查　包括胸部 X 线片、胸部 CT 和放射性核素、肺血管造影等。

4. 纤维支气管镜　对于明确大气道的情况和病理学检查有重要意义。

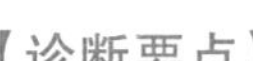

【诊断要点】

急性呼吸衰竭多有突发病史，有呼吸困难、发绀等表现，精神症状比慢性呼吸衰竭明显，结合动脉血气分析等检查诊断并不困难。

【治疗要点】

急性呼吸衰竭的病程因病因不同而异，危急者可呼吸骤停，须立即现场复苏急救。急性呼吸衰竭的治疗原则：首先保持呼吸道通畅，吸氧并维持使肺泡通气，其次为明确病因，治疗原发病，严密监测病情的发展。

1. 保持呼吸道通畅　原则与慢性呼吸衰竭相似。

2. 氧疗　氧疗是改善缺氧的重要手段。常用的吸氧方式为鼻导管或鼻塞给氧，必要时行机械通气。

3. 正压机械通气与体外膜式氧合　正压机械通气即采用有创或无创正压呼吸机来改善通气和(或)换气功能。体外膜式氧合(ECMO)为体外生命支持技术中的一种，将患者静脉血引出体外后通过氧合器进行充分气体交换，随后再输入体内，可部分或全部替代心肺功能，是呼吸衰竭的终极呼吸支持方式。

4. 病因治疗　急性呼吸衰竭多有突发病因，针对病因治疗是治疗急性呼吸衰竭的根本所在。

5. 药物治疗　呼吸兴奋药多沙普仑(doxapram)是改善通气的一类传统药物，主要用于中枢抑制、通气不足引起的呼吸衰竭，对慢性阻塞性肺疾病并发呼吸衰竭及镇静催眠药过量引起的呼吸抑制效果显著。

6. 其他　同慢性呼吸衰竭。

【护理诊断/问题】

1. 气体交换受损　与通气不足、肺内分流增加、通气/血流失调和弥散障碍有关。

2. 清理呼吸道无效　与分泌物增加、意识障碍、人工气道、呼吸肌及支配其神经功能障碍。

3. 知识缺乏　与缺乏疾病防治知识有关。

4. 潜在并发症　肺性脑病、消化道出血、心力衰竭、休克等。

【护理措施】

详见慢性呼吸衰竭护理部分。

【健康教育】

详见慢性呼吸衰竭部分。

(二)慢性呼吸衰竭

慢性呼吸衰竭多由支气管－肺部疾病引起，如COPD(最常见)、严重肺结核、肺间质纤维化、肺尘埃沉着病等。胸廓和神经肌肉病变如胸廓畸形、外伤、胸部手术、脊髓病变等，亦可导致慢性呼吸衰竭。早期机体经代偿适应，生理功能和代谢发生障碍和紊乱的程度较轻，即使有低氧血症或合并高碳酸血症，此时仍然具备一定的生活活动能力，动脉血气分析结果中pH正常。

【临床表现】

慢性呼吸衰竭的临床表现与急性呼吸衰竭相似，但也有不同，表现在以下几个方面。

1. 症状　①精神神经症状，伴随 CO_2潴留，$PaCO_2$升高，慢性呼吸衰竭可表现为先兴奋后抑制现象。轻度二氧化碳潴留表现为兴奋症状，如多汗、烦躁、白天嗜睡、夜间失眠等，为避免 CO_2潴留加重，诱发肺性脑病，此时应忌用镇静或催眠药；二氧化碳潴留加重对中枢神经系统的抑制作用，出现如神志淡漠、肌肉震颤、间歇抽搐、昏睡、昏迷等二氧化碳麻醉现象，称"肺性脑病"。②循环系统症状，二氧化碳潴留可引起外周体表静脉充盈，出现皮肤红润、湿暖多汗、球结膜充血水肿、血压升高、心搏量增多而致脉搏洪大等。晚期由于严重缺氧、酸中毒引起心肌损害，出现周围循环衰竭、血压下降、心律失常、心脏骤停。

2. 体征　呼吸困难是最早、最突出症状。慢性阻塞性肺部疾病引起的呼吸衰竭早期表现为呼吸费力伴呼气延长，严重时表现为呼吸浅快。严重肺心病并发二氧化碳潴留以致发生二氧化碳麻醉时，患者可由快速呼吸转为浅慢呼吸或潮式呼吸。

【医学检查】

1. 动脉血气分析　诊断标准参见急性呼吸衰竭。

2. 影像学检查　胸部 X 线片、胸部 CT 可协助呼吸衰竭的病因诊断。

3. 其他检查　肺功能检查有助于判断原发病的种类和严重程度；尿中可见红细胞、蛋白及管型等；合并感染时血白细胞总数及中性粒细胞增多；可有低血钾、低血钠、高血钾、低血氯等。

【诊断要点】

除原发疾病和低氧血症导致的临床表现外，呼吸衰竭的诊断主要依靠动脉血气分析。

【治疗要点】

治疗原则是在保持呼吸道通畅前提下，纠正缺氧和二氧化碳潴留及酸碱失衡所致的代谢功能紊乱，防止多器官功能受损，积极治疗原发病、消除诱因，预防并发症，与急性呼吸衰竭基本一致。

1. 保持呼吸道通畅　对任何类型的呼吸衰竭，最基本、最重要的治疗措施是建立通畅气道。若气道发生急性完全性阻塞，则会发生窒息。保持气道通畅的方法主要：①昏迷患者取仰卧位，头后仰，托起下颌并将口打开；②清除气道内分泌物及异物；③缓解支气管痉挛使用支气管舒张药，必要时给予糖皮质激素；④建立人工气道。以上方法无效时，可采用简易人工气道、气管插管及气管切开建立人工气道。

2. 氧疗　①吸氧原则及吸氧浓度原则是保证 PaO_2迅速提高到 60 mmHg 或血氧饱和度达 90% 以上的前提下，尽量减低吸氧浓度，避免出现氧中毒。Ⅰ型呼吸衰竭给予较高浓度（ >35% ）的氧，Ⅱ型呼吸衰竭则应给予低浓度低流量（ <35% ，1 ~ 2 L/min）持续吸氧。吸入氧浓度与氧流量的关系：吸入氧浓度（%）=21 +4 × 氧流量（L/min）。②吸氧装置：鼻导管或鼻塞吸氧适用于轻度呼吸衰竭的患者。优点为简单、方便，不影响患者咳痰、进食。缺点为氧浓度不恒定，易受患者呼吸的影响；面罩吸氧包括简单面罩、带储气囊无重复呼吸面罩和文丘里（Venturi）面罩。优点为吸氧浓度相对稳定，不受呼吸频率和潮气量的影响，可按需调节，对于鼻黏膜刺激小，缺点为在一定程度上影响患者咳痰、进食。

3. 机械通气　对上述治疗措施仍不能有效改善症状者，可考虑机械通气（见本章第十五节）。

4. 药物治疗

（1）增加通气量、改善二氧化碳潴留：呼吸兴奋药在保持气道通畅的前提下，合理应用呼吸兴奋药。主要适用于以中枢抑制为主、通气量不足引起的呼吸衰竭，如服用安眠药抑制呼吸、呼吸睡眠暂停低通气综合征等。对于脑缺氧、脑水肿未纠正而出现频繁抽搐者慎用；对神经传导系统和呼吸肌病变及肺换气功能障碍引起的呼吸衰竭患者不宜使用。常用药物有尼可刹米和洛贝林，近年来取而代之的有多沙普仑（doxapram），阿米三嗪（almitrine）。

（2）纠正酸碱平衡失调和电解质紊乱：呼吸性酸中毒通过增加肺泡通气量纠正呼吸性酸中毒；呼吸性酸中毒合并代谢性酸中毒应提高通气量以纠正二氧化碳潴留，并治疗代谢性酸中毒的病因；呼吸性酸中毒合并代谢性碱中毒在纠正呼吸性酸中毒时，通常给予盐酸精氨酸和补充氯化钾，防止因二氧化碳排出过快和医源性因素引起的碱中毒；呼吸性碱中毒合并代谢性碱中毒慢性呼吸衰竭患者机械通气，在短期内排出过多二氧化碳，机体碳酸氢盐绝对量增多所致。措施是迅速降低通气量，强调预防为主，严格控制通气量和二氧化碳的下降速度。

（3）抗感染治疗：呼吸道感染最常见的诱因是呼吸衰竭。人工气道机械通气和免疫功能低下的患者易反复发生感染。呼吸衰竭患者在保持呼吸道引流通畅的条件下，根据痰菌培养及其药敏试验，选择有效的药物控制呼吸道感染。

（4）合理使用利尿药：在呼吸衰竭时，在无电解质紊乱情况时使用利尿药，并及时补充氯化钾、氯化钠，以防发生碱中毒。

5. 病因治疗　引起急性呼吸衰竭的原发疾病多种多样，针对不同病因采取适当的治疗措施十分必要，也是治疗呼吸衰竭的根本所在。

6. 营养支持　呼吸衰竭患者治疗时常规给鼻饲高蛋白、高脂肪和低碳水化合物，以及多种维生素和微量元素的饮食，必要时行静脉高营养治疗。

【护理诊断/问题】

呼吸疾病与中医传统技术

1. 气体交换受损　与通气不足、肺内分流增加、通气/血流失调和弥散障碍有关。

2. 清理呼吸道无效　与分泌物增加、意识障碍、人工气道、呼吸肌及支配其神经功能障碍有关。

3. 营养失调：低于机体需要量　与食欲缺乏、呼吸困难、人工气道及机体消耗增加有关。

4. 潜在并发症　呼吸机相关性肺炎、呼吸机相关性肺损伤。

【护理措施】

1. 生活起居　帮助患者取舒适体位，以利呼吸。严重呼吸困难的患者，嘱其绝对卧床休息。病情稳定、症状控制者，指导适当活动。

2. 病情观察　①常规观察：严密监测生命体征、意识、尿量变化，观察患者呼吸速率、深度、规律、胸腹起伏是否一致、呼吸费力程度。②并发症观察：观察患者有无缺氧和高碳酸血症的症状；有无消化道出血，及时做好抢救准备。严格记录 24 小时出入量，维持体液平衡。注意监测各项检查的变化情况，包括血气分析、电解质、痰液检查等。③危急重症观察：当病情变化快且严重时，应收入ICU进行严密监护。监测其呼吸情况、缺氧及二氧化碳潴留情况、循环情况、意识状况及精神状况、液体出入量、实验室检查结果等。

3. 用药护理　遵医嘱及时准确给药，注意观察疗效及不良反应。患者使用呼吸兴奋药时应保持呼吸道通畅，适当提高氧浓度吸入，静脉滴注时速度不宜过快，注意观察呼吸频率、节律、神志变化及动脉血气的变化，以便调节剂量。如出现恶心、呕吐、烦躁、面色潮红、皮肤瘙痒等现象，需减慢滴速。若经12小时未见效，或出现肌肉抽搐等严重不良反应时，应及时通知医生。

4. 对症护理　①观察氧疗的效果和症状改善情况，及时调整吸氧流量和浓度，防止发生氧中毒和二氧化碳麻醉。氧气的温湿度适宜，吸氧装置妥善固定，保证患者舒适。给氧过程中，若呼吸频率正常、心率减慢、发绀减轻、尿量增多、神志清醒、皮肤转暖，提示组织缺氧改善，氧疗有效。②机械通气的护理见本章第十五节“机械通气”。

5. 肺性脑病的护理　患者绝对卧床休息，有意识障碍者，予床栏及约束带进行安全保护，必要时专人护理；严密观察病情变化；持续低流量、低浓度给氧，氧流量1～2 L/min，浓度在25%～29%；遵医嘱用呼吸兴奋药，观察药物的疗效及不良反应。

6. 饮食护理　给予高蛋白、富含维生素、高纤维素饮食、低糖少食多餐的合理饮食，保证患者的营养。

7. 心理护理　患者因呼吸困难、预感病情危重常会出现紧张、焦虑等不良情绪，护士应加强巡视，了解其心理状况，给予针对性的安慰、解释。指导患者采取相应措施进行自我放松。

呼吸衰竭的健康教育

【健康教育】

患者的健康教育是提高患者自我护理能力，减缓肺功能恶化，提高患者生活质量的重要措施。

二、急性呼吸窘迫综合征

急性呼吸窘迫综合征(acute respiratory distress syndrome，ARDS)是急性肺损伤(acute lung injury，ALI)的严重阶段。急性肺损伤和急性呼吸窘迫综合征是由心源性以外的各种肺内、外因素导致的急性、进行性呼吸衰竭。临床主要表现为呼吸窘迫、顽固性低氧血症，肺部影像学表现为非均一性的渗出性病变。主要病理特征为肺微血管的高通透性所导致的高蛋白质渗出性肺水肿和透明膜形成，可伴有肺间质纤维化。病理生理改变以肺顺应性降低、肺内分流增加及通气/血流比例失调为主。

【病因与发病机制】

ARDS病因与发病机制尚不清楚，引起ARDS的危险因素可分为肺内因素和肺外因素两大类。除多种因素对肺部造成直接损伤外，还可激发机体发生系统性炎症反应综合征，导致一系列病理生理改变。

【临床表现】

急性呼吸窘迫综合征的病因与发病机制

1. 症状　ALI/ARDS 多于原发病起病后 72 小时内发生，一般不超过 7 天。除原发病表现外，最早出现的是呼吸加快，并进行性加重的呼吸困难、发绀，常伴有烦躁、焦虑、出汗等。呼吸困难的特点是呼吸深快、费力，患者常感到胸廓紧束、憋气，即呼吸窘迫，不能用常规吸氧改善，也不能用其他原发心肺疾病解释。

2. 体征　早期体征可无异常，或仅在双肺闻及少量细湿啰音，后期多可闻及水泡音，可有管状呼吸音。

【医学检查】

1. 胸部 X 线片　胸部 X 线片表现为快速多变的特点。早期可无异常或出现边缘模糊的肺纹理增多，继之出现斑片状并逐渐融合的大片状浸润阴影，大片阴影中可见支气管充气征。后期可出现肺间质纤维化改变。

2. 动脉血气分析　以 PaO_2降低、$PaCO_2$降低、pH 升高为典型表现。肺氧合功能指标包括肺泡－动脉氧分压差[$P_{(A-a)}O_2$]、肺内分流(Q_s/Q_t)、呼吸指数[$P_{(A-a)}O_2/PaO_2$]、氧合指数(PaO_2/FiO_2)等，其中以 PaO_2/FiO_2 最为常用，是诊断 ALI/ARDS 的必要条件，正常值为 400～500 mmHg，ARDS 时 $PaO_2/FiO_2 \leqslant 300$ mmHg。

3. 床旁肺功能监测　肺顺应性降低，无效腔通气比例增加，但无气流受限。

4. 血流动力学监测　通常仅用于与左心衰竭鉴别有困难时，一般肺毛细血管楔压(PCWP)＜12 mmHg，如大于 18 mmHg 支持左心衰竭诊断。

【诊断要点】

1. 诊断　根据 ARDS 柏林定义，满足如下 4 项条件方可诊断 ARDS。①明确诱因下 1 周内出现的急性或进展性呼吸困难。②胸部 X 线片/胸部 CT 显示双肺浸润影，不能完全用胸腔积液、肺叶/全肺不张和结节影解释。③呼吸衰竭不能完全用心力衰竭和液体负荷过重解释。如果临床没有危险因素，需要用客观检查(如超声心动图)来评价心源性肺水肿。④低氧血症，根据 PaO_2/FiO_2 确立 ARSD 诊断，并将其按严重程度分为轻度、中度和重度 3 种。

轻度：200 mmHg＜$PaO_2/FiO_2 \leqslant 300$ mmHg；

中度：100 mmHg＜$PaO_2/FiO_2 \leqslant 200$ mmHg；

重度：$PaO_2/FiO_2 \leqslant 100$ mmHg。

2. 鉴别诊断　以上 ARDS 诊断标准具有非特异性，诊断时必须将心源性肺水肿、大面积肺不张、弥漫性肺泡出血及高原肺水肿等排除。例如：心源性肺水肿患者咳粉红色泡沫样痰，卧位时呼吸困难加剧，肺底部可闻及湿啰音，强心、利尿等对其治疗效果较好。

【治疗要点】

治疗要点：改善肺氧合功能，纠正缺氧，防止并发症和治疗基础疾病为治疗目标。

1. 纠正缺氧

(1)氧疗面罩给氧，高浓度(＞50%)，使 $PaO_2 \geqslant 60$ mmHg 或 $SaO_2 \geqslant 90\%$。

(2)机械通气，由于 ARDS 患者的低氧血症难以常规吸氧改善，故多数患者需要及早应用机械通气，机械通气时要采用肺保护性通气。①呼气末正压：从低水平开始，先从 5 cmH_2O 逐渐增加到合适水平，一般为8～18 cmH_2O，以维持 $PaO_2>60$ mmHg 而 $FiO_2<60\%$。②小潮气量：通气量一般为 6～8 mL/kg，使吸气压控制在 30～35 cmH_2O 以下。③通气模式的选择：目前尚无统一标准，压力控制通气较常用，可保证气道吸气压低于预设水平，防止肺泡过度扩展引起呼吸机相关肺损伤。

2. 液体管理　需要以较低的循环血容量来维持有效血液循环，保持双肺相对“干”的状态。在血压稳定前提下，出入液量宜呈轻度负平衡。可适当使用利尿药以减轻肺水肿。必要时放置肺动脉导管监测 PCWP，指导液体管理。如需输血，应输入新鲜血液，避免输入库存血引起微血栓加重 ARDS。

3. 积极治疗原发病　原发病是 ARDS 发生和发展的最重要原因，必须积极治疗。

4. 营养支持与监护　ARDS 时机体处于高代谢状态，应补足营养。宜早期开始胃肠营养。患者应安置在 ICU，严密监测呼吸、循环和水、电解质、酸碱平衡等，以及时调整治疗方案。

5. 药物治疗　其他糖皮质激素、表面活性物质替代治疗、吸入一氧化氮等可能有一定效果，但目前证据不足，相关研究结果并不乐观。

【护理诊断/问题】

1. 气体交换受损　与通气不足、肺内分流增加、通气/血流失调和弥散障碍有关。

2. 焦虑　与呼吸窘迫、疾病危重及对环境和事态失去自主控制有关。

3. 睡眠剥夺　与 ICU 环境有关。

4. 自理缺陷　与严重缺氧、呼吸困难有关。

【护理措施】

1. 生活起居　协助患者取利于呼吸的体位，如半卧位或坐位，趴伏于床桌，可增加辅助呼吸机的效能，从而促进肺膨胀。患者需减少自理活动，卧床休息以减少体力消耗，降低耗氧量。

2. 病情观察　ARDS 患者需收住 ICU 进行严密监护。①常规观察：监测患者生命体征，观察呼吸频率、节律及深度，呼吸困难的程度和使用辅助呼吸肌呼吸情况；观察患者皮肤黏膜色泽，缺氧及 CO_2潴留情况，如有无发绀、球结膜水肿、肺部听诊有无异常呼吸音及啰音；观察患者痰液的颜色、黏稠度、量、气味及痰液的实验室检查结果；了解患者电解质及酸碱平衡情况，监测动脉血气分析及生化检查。②并发症观察：观察患者意识及神经精神状态，有无肺性脑病的表现；观察并记录液体出入量和每小时尿量，肺水肿患者应适当保持负平衡。③危急重症观察：发现患者病情恶化时需备齐抢救用品，及时配合抢救。

3. 用药护理　呼吸兴奋药静脉滴注速度不宜过快，使用过程中应保持呼吸道通畅，观察呼吸、神志及动脉血气的变化，出现恶心呕吐、面色潮红、烦躁、皮肤瘙痒时，需减缓滴注速递。遵医嘱使用抗生素，注意不良反应。

4. 对症护理　①保持呼吸道通畅，指导患者有效咳嗽、咳痰，协助每 1～2 小时翻身拍背，促进痰液流出，病情严重、痰液黏稠不易咳出时可行饮水、雾化吸入或口服祛痰药。②预防和控制呼吸相关感染，严格执行无菌操作，定时更换呼吸机管道或使用一次性呼吸机管道，定时给患者翻身、拍背、变换体位，及时吸痰。气管插管者，气囊充气要合适。③加强基础护理，每天2次口腔护理，预防口腔感染。

5. 饮食护理　给予高蛋白、富含维生素、高纤维素饮食、低糖少食多餐的合理饮食，保证患者的营养。

6. 心理护理　接受机械通气治疗期间，患者常出现紧张、恐惧等心理状况，此时应加强巡视、安慰、鼓励患者，解释应用呼吸机的重要性，帮助其树立战胜疾病的信心。提供一个安静、舒适的病房环境，保证患者得到充分的休息。

急性呼吸窘迫综合征的健康教育

【健康教育】

患者的健康教育是提高患者自我护理能力，减缓肺功能恶化，提高患者生活质量的重要措施。

第十五节　呼吸系统常用诊疗技术及护理

一、胸腔穿刺术

胸腔穿刺术是自胸腔内抽取积液或积气的操作。其目的是诊断性穿刺抽取胸腔液体，进行生物化学、细胞学、微生物和免疫学等诊断检查，或治疗性穿刺放出积液或积气以减轻大量胸腔积液、积气所致呼吸困难及循环障碍。脓胸或恶性胸腔积液抽液后还可通过胸腔给药进行治疗。

【适应证】

(1)外伤性血气胸。

(2)诊断性穿刺。

(3)胸腔积液、积气，脓胸。

【禁忌证】

(1)病情垂危者。

(2)有严重出血倾血，大咯血。

(3)严重肺结核及肺气肿者。

【操作过程】

1. 核对　住院号、床号、姓名。

2. 评估　患者的病情、穿刺部位的皮肤、精神及心理状态。

3. 准备

(1)胸腔穿刺术是一种有创性操作，术前应确认患者签署知情同意书。

(2)操作者规范着装、洗手。

(3)用物准备：无菌胸穿包、穿刺针、无菌手套、麻醉用药、注射用药、消毒用品，标本容器(常规、生化、细菌培养、病理)等。

4. *环境准备* 关闭门窗、必要时放置屏风。

5. *患者准备及指导* 向患者解释操作的目的、注意事项，告知操作程序、并发症和操作中可能出现的不适及配合方法；患者取坐位面向椅背，两前臂置于椅背上缘，头伏于前臂上，或取半坐卧位，前臂上举抱于枕部；若患者不能坐直，可以采用侧卧位，床头抬高30°。抽气时协助取半卧位。

6. *确定穿刺点* 抽取胸腔积液穿刺点为叩诊实音最明显处，或超声波检查定位，一般为肩胛下角线第7～9肋间，腋中线第6～7肋间（图1－7）。气胸抽气时患者取半卧位，取穿刺点为患侧锁骨中线第2肋间或肋前线第4～5肋间。

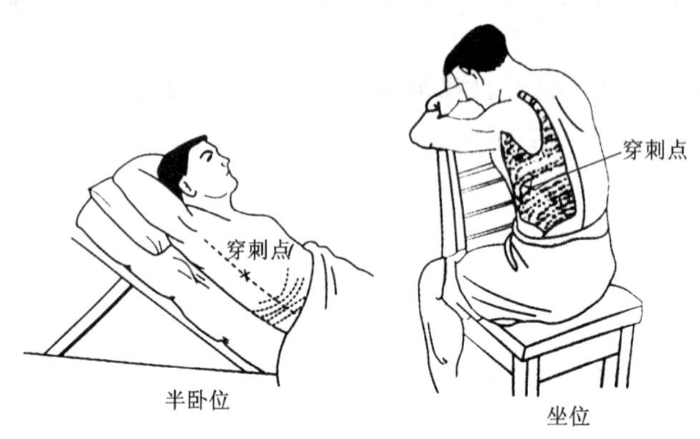

图1－7 胸腔穿刺患者的部位及体位

7. *抽液操作*

（1）常规消毒皮肤，戴无菌手套，覆盖消毒孔巾。

（2）用2%利多卡因在穿刺点自皮肤至胸膜壁层进行局部麻醉。

（3）选适当穿刺针在麻醉处肋上缘缓缓刺入，穿过壁层胸膜后，将50 mL注射器连接皮管，助手去除止血钳，术者用注射器抽取积液，吸满后，用止血钳再次夹闭胶管，然后取下注射器，防止空气进入胸腔。首次抽液量不宜超过700 mL，以后每次抽液量不应超过1 000 mL，速度不宜过快，以免引起纵隔移位。若为诊断，抽液50～100 mL即可，置入无菌试管，标本立即送检，防止细胞自溶。如治疗需要，抽液后可注入药物。

抽液过程中注意观察患者的反应，如患者出现头晕、面色苍白、出汗、心悸、胸部压迫感或剧痛、晕厥症状，或出现连续咳嗽、咳泡沫样痰、气短等现象时，应立即停止抽液，对症处理。抽液完毕拔出针头，覆盖无菌纱布，胶布固定，嘱静卧。胸膜腔内注入药物者要不断更换体位，使药物在体内均匀分布。

8. *记录* 做好各种用物的分类处置；洗手、记录。

9. *术后护理*

（1）记录穿刺的时间、抽液抽气量、胸腔积液的颜色及患者在术中的状态。

（2）监测患者穿刺后的反应，观察患者的脉搏和呼吸状况，注意有无血胸、气胸、肺水肿等并发症的发生。观察穿刺部位，如出现红、肿、热、痛，体温升高或液体溢出等及时通知医生。

(3)嘱患者静卧，24 小时后方可洗澡，以免穿刺部位感染。

(4)鼓励患者深呼吸，促进肺膨胀。

【注意事项】

(1)术前注意做好解释、说明，稳定患者情绪。

(2)操作中注意询问患者有无异常的感觉，密切观察患者的反应。

(3)严格无菌操作，预防感染。

(4)操作过程中患者应避免咳嗽、深呼吸及转动身体。若患者有咳嗽症状，操作前可遵医嘱在术前口服止咳药。

二、动脉血气分析与动脉血的采集

动脉血气分析能客观反映呼吸衰竭的性质和程度，是判断患者有无缺氧和二氧化碳潴留的可靠方法。

【适应证】

(1)急慢性呼吸衰竭及进行机械通气的患者。

(2)各种疾病、创伤或外伤手术发生呼吸衰竭者。

(3)心肺复苏患者。

【禁忌证】

无绝对禁忌证。有出血倾向的患者，谨慎应用。

【操作过程】

1. 核对　住院号、床号、姓名。

2. 评估　患者的病情、穿刺部位的皮肤。

3. 准备

(1)操作者规范着装、洗手、戴口罩。

(2)用物准备：2 mL 或 5 mL 无菌注射器、肝素钠适量、无菌软木塞或橡胶塞、静脉穿刺盘（若采用动脉采血器则无须肝素钠及木塞）。详细填写化验单，注明吸氧方法和计算氧浓度，呼吸机的参数及采血时间等。

4. 环境准备　关闭门窗、必要时放置屏风。

5. 患者准备及指导　向患者解释穿刺目的和注意事项，使患者在平静状态下接受穿刺；桡动脉、末梢动脉穿刺部位采血，以患者舒适、采血方便为宜；肱动脉穿刺部位采血，患者取坐位或平卧位；股动脉穿刺部位采血，患者取平卧位。吸痰后不宜立即采集血气分析的标本，应等吸痰后 20 分钟，体内血气和酸碱值恢复后，方可采集血气分析的标本。

6. 采集血气分析标本的操作

(1)常规消毒皮肤，戴无菌手套。

(2)用注射器抽取 1 250U/mL 肝素钠 0.5 mL，转动针栓使整个注射器内均匀附着肝素，弃去多余液体和注射器内残留气泡。

(3)选动脉穿刺部位，触摸动脉搏动最明显处，用碘伏消毒穿刺部位和术者左手示指和中指。

(4)用左手示指和中指固定动脉，右手持注射器于左手示指和中指间垂直刺入或与皮肤呈40°进针，穿刺成功则血液自动流入针管内，色鲜红，根据动脉血气分析仪器的不同，采集血液0.5～2 mL。抽血时尽量不拉针栓，若需拉也勿用力过猛，以免进入空气影响检测结果。

(5)取血后立即拔针，将针头斜面刺入橡皮塞内，以免空气进入，若注射器内有气泡，应立即尽快排出。将注射器轻轻转动，使血液与肝素充分混合，防止凝血。用无菌棉球压迫穿刺点5～10分钟，勿揉，以防止局部出血或形成血肿。如有凝血功能障碍或服用抗凝药、溶栓治疗的患者应延长压迫时间直至确定无出血方可松手离开。

(6)标本采集好后应立即送检，以免氧气逸失影响测定结果。

7.记录　做好各种用物的分类处置；洗手、记录。

【注意事项】

(1)操作前注意做好解释、说明，稳定患者情绪。

(2)操作中注意询问患者有无异常的感觉，密切观察患者的反应。

(3)严格无菌操作，预防感染。

三、纤维支气管镜检查

纤维支气管镜检查是利用光学纤维内镜对气管支气管管腔进行的检查。

【适应证】

1.诊断方面

(1)原因不明的咯血或痰中带血。

(2)原因不明或久治不愈的咳嗽，或原有的咳嗽性质发生变化。

(3)支气管阻塞，以及阻塞性肺炎或肺不张者。

(4)临床表现或胸部X线片检查、CT检查疑为肺癌者，如肺不张、肺内结节或肿块、阻塞性肺炎、肺炎吸收缓慢、同一部位反复发生肺炎、肺部弥漫性病变、肺门纵隔淋巴结肿大、气管支气管。

(5)痰中发现肿瘤细胞或可疑癌细胞者。

(6)不明原因的胸腔积液。

(7)不明原因的声音嘶哑、进行性加重者。

(8)诊断不明的支气管、肺部疾病或弥漫性肺部疾病，需经纤维支气管镜肺活组织检查、刷检或支气管肺泡灌洗，进行组织学、细胞学或细菌学检查者。

(9)肺或支气管感染性疾病的病因学诊断。

(10)胸科手术前明确病灶的部位和大小，以决定手术方式和范围。

(11)协助作选择性支气管造影。

(12)胸部外伤疑有气管、支气管裂伤或断裂。

(13)疑有食道、气管瘘的确诊。

2.治疗方面

(1)钳取气道异物。

(2)清除气道分泌物，包括痰栓、脓栓、血块等。

(3) 支气管肺泡灌洗，治疗肺部感染性疾病或煤尘肺等疾病。

(4) 支气管镜下止血，如灌洗冰盐水、注入凝血酶、巴曲亭等止血药。

(5) 治疗气管、支气管内膜结核。

(6) 经纤维支气管镜用激光、微波、冷冻、高频电刀等方法治疗气管、支气管良性及恶性肿瘤。

(7) 经支气管镜对肺癌患者行局部放化疗。

(8) 经支气管镜球囊扩张和（或）置入支架治疗气道狭窄。

(9) 引导气管插管，对插管困难者可通过支气管引导进行气管插管。

【禁忌证】

(1) 一般情况极差，体质十分虚弱不能耐受者。

(2) 肺功能严重损害，重度低氧血症，呼吸明显困难者。

(3) 严重心脏病，如心功能不全、冠心病不稳定型心绞痛和新近发生心肌梗死者，以及严重心律失常者；严重高血压患者，而一般高血压患者须在血压控制后慎重进行。

(4) 颈椎畸形或气管狭窄导致无法插入者。

(5) 哮喘严重发作。

(6) 主动脉瘤有破裂的危险者。

(7) 近期有上呼吸道感染及其他急性继发感染、高热患者。

(8) 出血、凝血功能异常者。

(9) 麻醉药过敏而无其他药代替者。

(10) 大咯血未停止者。

(11) 严重的上腔静脉阻塞综合征，因支气管镜检查易导致喉头水肿和严重出血。

(12) 颅内高压、精神失常者。

(13) 严重的肺动脉高压、尿毒症，活组织检查时可能发生严重的出血。

【操作步骤】

1. 核对　住院号、床号、姓名。

2. 评估　患者的病情、精神及心理状态。①详细询问患者的病史、体格检查，了解有无鼻息肉、鼻中隔偏曲及化脓性病灶。收集患者近期的胸部 X 线片（必要时行 CT 检查）、血气分析、心电图、肝功能、出血凝血时间、乙肝、丙肝、HIV 等资料，对疑有肺功能不全者可行肺功能、血气分析检查；②了解患者的药物过敏史；遵医嘱在术前 30 分钟可用少许镇静药（如地西泮 10 mg）和胆碱能受体阻断药（如阿托品 1 mg），使患者镇静和减少气管分泌的作用；咳嗽较剧烈者可用镇咳药。

3. 准备

(1) 纤维支气管镜检查为有创性操作，术前应确认患者签署知情同意书后，方可进行。

(2) 操作者规范着装、洗手。

4. 环境准备　关闭门窗、必要时放置屏风；纤维支气管镜检查室环境宽敞明亮、清洁干燥，如图 1－8 所示。

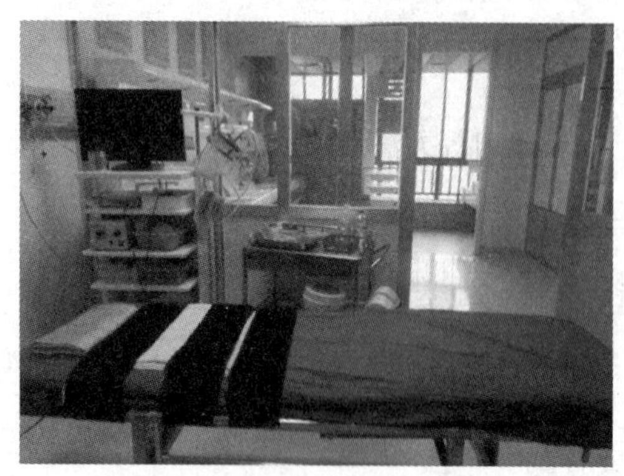

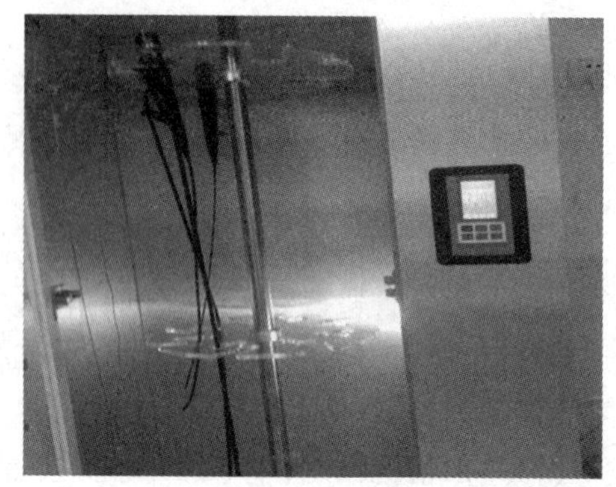

图1-8　纤维支气管镜检查室

5. 患者准备及指导　①向患者解释操作目的、程序、并发症和风险，操作中可能出现的不适及合作方法等。患者床旁备好氧气、吸引器、抢救药品以备急需。有些患者(如老年、轻度缺氧)可在鼻导管给氧下进行检查。②患者取仰卧位，也可取坐位或半卧位。③禁食、禁水4小时，以防误吸。④口腔有义齿者事先取出。

6. 纤维支气管镜操作

(1)局部麻醉：①2%利多卡因5 mL雾化吸入和喷雾鼻部、咽喉部局部麻醉；②插入纤维支气管镜过程中视情况可予气道内2%利多卡因局部麻醉，但总量不超过400 mg。

(2)插入途径：纤维支气管镜一般经鼻孔插入，若鼻孔太小，可通过口腔(用防牙口器)插入，气管切开患者可由气管切开处插入。

(3)检查顺序：按先健侧后患侧、自上而下的顺序逐段观察声门、气管、隆突、支气管等。

(4)标本采集：发现病变可在直视下用活检钳钳取和(或)细胞刷刷取标本送病理检查，或吸取支气管分泌物行细胞学或组织学检查。对不能直接观察到的周围性病变，可行X线透视引导或无X线透视引导的经纤维支气管镜获取标本行肺活组织检查。

7. 术后护理

(1)患者休息30分钟后无特殊情况返回病房。

(2)对咯血者应注意观察，避免窒息发生，术后半小时内应减少谈话，使声带得以休息，避免出现声音嘶哑和咽喉疼痛。

(3)术后2小时内禁食禁水，待麻醉作用消失，咳嗽和呕吐反射恢复后，进食前进行小口饮水试验，无呛咳再进食，给予温凉流质或半流质饮食。

(4)密切观察患者是否有发热、胸痛、气促、出血等情况，观察分泌物特征及颜色。

8. 并发症及护理

(1)喉、气管、支气管痉挛：大多发生于刚进镜时，多见于哮喘患者及插管不顺利、麻醉不充分等。对于哮喘患者应预先控制好病情。出现后嘱患者深呼吸、操作轻巧可自行缓解，或在拔出气管镜后可缓解；严重者应给予吸氧、糖皮质激素、氨茶碱、沙丁胺醇，必要时行气管插管或气管切开。

(2)缺氧：80%患者检查过程中动脉血氧分压平均下降10～20 mmHg，可给予吸氧或高频通气，严重者应退出纤维支气管镜暂停检查，并给予面罩辅助通气。

(3)气胸：多因活组织检查位置过深，钳至胸膜所致。发生时应给予密切观察，按自发性气胸处理。

(4)出血：是最常见的支气管镜活组织检查并发症，也是最常见的死亡原因。对有出血倾向的患者 在检查前预防用药或暂缓检查。腺癌患者易发生气道出血，应在操作中局部或全身用止血药，少量出血可用肾上腺素(1∶10 000)冰盐水、立止血等局部止血。出现大咯血立即侧卧，保持气道通畅，予以吸氧、补液、监测生命体征、全身用止血药或急诊手术，有窒息者行气管插管。

(5)呼吸抑制：与基础肺功能差和术前用药不当有关，CO_2潴留者慎用镇静药，可给予呼吸兴奋药或人工通气等处理。

(6)麻醉药过量或过敏：临床表现为胸闷、气促、心悸、面色苍白、喉头水肿、血压下降、心律失常、眩晕、麻木、抽搐、肌肉震颤、喉及支气管痉挛等，发生时立即终止麻醉药或检查，并吸氧保持呼吸道通畅，根据病情可予补液、抗过敏、抗休克、抗心律失常、气管插管、气管切开、人工心肺复苏等。

(7)感染：要注意纤维支气管镜及器械的清洗消毒和无菌操作，出现感染征象时按呼吸系统感染治疗。

(8)误吸：见于禁食时间不够、过度肥胖、产科患者、胃排空延迟患者等。或因咽喉部刺激引发呕吐。

(9)心血管系统并发症：心律失常、血压升高等。偶有发生心脏骤停者，多见于原有严重器质性心脏病，或麻醉不充分、强行气管插入时，应立即拔出纤维支气管镜，就地施行人工心肺复苏 。

(10)其他：低血糖、纵隔气肿。

【注意事项】

(1)术中注意观察患者呼吸、心率、血氧饱和度，注意缺氧、呼吸抑制等情况，麻醉不足或分泌物过多出现喉、支气管痉挛通气障碍，以及缺氧引起的心律失常。

(2)每次检查完毕，应对纤维支气管镜进行彻底冲洗及严格的消毒，并定期做细菌培养。

学习测验

第二章 循环系统疾病患者的护理

循环系统疾病患者的护理PPT

学习目标

识记：心力衰竭、心律失常、冠心病、原发性高血压、心肌病、心包疾病、心脏瓣膜病、心内膜炎的概念及临床表现。

理解：循环系统的组织结构和功能；心力衰竭、心律失常、冠心病、原发性高血压、心肌病、心包疾病、心脏瓣膜病、心内膜炎的病因与发病机制；循环系统疾病的医学检查、诊断要点、鉴别诊断及治疗要点。

运用：循环系统疾病常见症状体征的护理；心力衰竭、心律失常、冠心病、原发性高血压、心肌病、心包疾病、心脏瓣膜病、心内膜炎的常见护理诊断/问题、护理措施及健康教育；心脏骤停及心脏性猝死的抢救流程；心肺复苏术的操作流程；冠状动脉造影术的护理。

心血管疾病严重危害人们的身体健康，具有高病死率和高致残率。近 30 年来我国人群心血管病的病死率、发病率和患病率总体呈上升趋势，且发病年龄提前，主要是冠心病、卒中和周围血管病。2015 年我国城市和农村心血管病病死率分别为 264.84/10 万和 298.42/10 万；心血管病死因构成比分别为 42.61% 和 45.01%。根据《中国心血管病报告 2016》，目前主要心血管疾病患者数为 2.9 亿，其中高血压 2.7 亿、卒中 1 300 万、冠心病 1 100万。心血管病已成为我国最重要的公共卫生问题之一。如何应对和遏止我国心血管病的上升趋势，并做好心血管循环系统疾病的预防、治疗和护理显得至关重要。

本章重点叙述心力衰竭、心律失常、心脏瓣膜病、冠状动脉粥样硬化性心脏病、原发性高血压、心肌病、感染性心内膜炎等患者的临床表现、护理评估、护理诊断和护理措施。

第一节　概述

一、循环系统的结构功能与疾病的关系

循环系统是分布于全身各部位的连续封闭管道系统，包括心血管系统和淋巴系统。心血管系统内循环流动的是血液，以心脏为中心，通过血管与各器官和组织相连，主要为全身组织器官运输血液，将氧气、营养物质和激素等供给组织，并将组织代谢废物运出。淋巴系统内流动的是淋巴液，淋巴液沿着一系列的淋巴管道向心流动，最终汇入静脉。血液循环过程中，各种结构发生器质性改变都可能引起各种疾病。

循环系统的解剖与生理

二、医学检查

（一）血液检查

血液检查包括血常规、电解质、血糖、心肌坏死标记物、肝肾功能、血培养等。

（二）心电图检查

心电图检查包括常规心电图、24 小时动态心电图、心电图运动负荷试验等。

1. *常规心电图*　主要分析心率、节律、传导时间、波形的振幅和形态，了解是否存在心律失常、心肌缺血、心肌梗死等。

2. *动态心电图*　可连续记录 24 ~ 72 小时心电信号，可提高对非持续性心律失常的检出率，如阵发性心房颤动。对于诊断各种心律失常、晕厥原因、起搏器工作情况等有重要参考价值。

3. *运动负荷试验*　通过一定量的运动增加心脏负荷和心肌耗氧量，而诱发心肌缺血，表现出心电图改变的试验方法，可用于早期冠心病的诊断和心功能的评价。运动试验应在医生监护下进行，试验中需要密切观察患者的反应，防止意外事件的发生。一旦发生不良反应，应立即终止试验。运动试验结束后应注意观察血压、心率和心电图变化至少 10 分钟，直到恢复运动前的状态才可离开。目前常采用平板运动试验或踏车运动实验，平板运动试验是让患者在类似跑步机的平板上走动，根据所选择的运动方案，仪器自动调整平板的速度及坡度以调节运动负荷量，直到患者心率达到次极量负荷水平，分析运动前、中、后的心电图变化以判断结果。踏车运动试验是在装有功率计的踏车上做运动，以蹬踏的速度和阻力调节运动负荷大小，记录运动前、中、后的心电图变化来判断。这种方法的主要优点是可以根据受试者的个人情况，达到各自的次极量负荷。

（三）影像学检查

1. *超声心动图*　超声心动图包括 M 型超声心动图、二维超声心动图、多普勒超声心动图、经食管超声心动图等。二维超声心动图是在各种心脏超声检查技术上应用最广泛和最基本的检查，它能实时显示心脏的结构和运动状态。多普勒超声中的彩色多普勒血

流显像可分析血流发生的时间、方向、流速及性质。超声心动图也可观察心脏瓣膜的形态和活动度、瓣口面积，分辨瓣膜及心房血栓等。

2. X 线片检查　X 线片检查可显示心脏大血管的外形、位置和轮廓等。肺循环影像有助于诊断先天性心脏病、肺动脉高压、肺淤血和肺水肿。二尖瓣型心脏常见于二尖瓣狭窄，主动脉型心脏常见于高血压、主动脉瓣关闭不全，普遍增大型心脏常见于全心衰竭、心肌炎、心包积液。

3. 核医学检查　核医学检查包括心肌灌注显像、心血池显像、心肌代谢显像等。可以定量分析心肌灌注、心肌存活和心脏功能。主要用于评价心肌缺血的范围和严重程度，了解冠状动脉血流和侧支循环情况，检测存活心肌等。

4. 侵入性检查　侵入性检查包括心导管检查、心脏电生理检查、腔内成像技术等。心导管检查术和经皮穿刺血管造影技术是在 X 线透视下，将特制的导管送入右心、左心系统或分支血管内，测量不同部位的血流动力学、血氧饱和度，心排血量等。也可注射造影剂，显示心脏和血管图像等。选择性冠脉造影是目前诊断“冠心病”的金标准。

三、循环系统疾病常见症状、体征的护理

（一）心源性呼吸困难

心源性呼吸困难是指各种心血管疾病发生心功能不全时，患者自觉呼吸时空气不足、呼吸费力，客观上出现呼吸频率、节律和深浅度异常，严重者出现口唇发绀、张口呼吸、鼻翼煽动、端坐呼吸等。心源性呼吸困难按严重程度不同，可表现为不同程度的呼吸困难。①劳力性呼吸困难：为左心衰最早出现的症状，因运动使回心血量增加，左心房压力升高，加重肺淤血。②端坐呼吸：当肺淤血达到一定程度时，患者不能平卧，因为平卧时回心血量增加，横膈上抬，坐位时症状好转。③夜间阵发性呼吸困难：患者入睡后突然因憋气而惊醒，而被迫采取坐位，大多数患者端坐休息后可自行缓解。④急性肺水肿：患者呼吸深快，重者可有哮鸣音、称之为“心源性哮喘”。患者出现气喘加重、窒息感或惊恐不安、咳粉红色泡沫痰、发绀、肺部可闻及哮鸣音和湿啰音，提示发生急性肺水肿，是左心衰最严重的表现。

【护理评估】

1. 病史　了解患者的既往史、评估患者呼吸困难发生的特点，吸气或呼气时困难、持续时间、表现形式、严重程度、平卧是否能缓解或是否随体位变化，是否有胸痛、咳嗽、咳痰、乏力等伴随症状。

2. 身体状况　评估患者的面容与神志、呼吸频率、节律及深度。心脏有无扩大、心率、心律、血压脉搏。听诊有无心音的改变、双肺有无湿啰音或哮鸣音等。观察有无颈静脉怒张、端坐呼吸和发绀等表现。

3. 医学检查　评估血氧饱和度、血气分析，判断患者缺氧的程度及酸碱平衡状况。胸部 X 线片检查有无心影改变、胸腔积液或心包积液、肺门及其附近有无充血或肺水肿征象。

【护理诊断/问题】

1. 气体交换受损　与肺淤血和(或)肺水肿有关。

2. *活动无耐力* 与呼吸困难所致机体缺氧状态、能量不足有关。

【护理措施】

1. *生活起居* 应保持病室安静、整洁，通风透气，利于患者休息。患者衣着宽松，减轻憋闷感。呼吸困难明显者以卧床休息为主，减轻心脏负荷。对于端坐呼吸的患者给予床上小桌和背后靠枕，提高患者的舒适度，缓解呼吸困难，并加床栏，防止坠床。

2. *病情观察* 严密观察并记录呼吸节律、频率及深度的变化。根据患者的呼吸情况，给予适当体位和氧气吸入。有明确缺氧表现如 $SaO_2 < 90\%$ 或 $PaO_2 < 60$ mmHg，急性肺水肿，睡眠性潮式呼吸或合并夜间低通气、睡眠呼吸暂停等患者，需给予持续吸氧。氧疗方法包括鼻导管吸氧、面罩吸氧、无创正压通气吸氧等。同时监测血氧饱和度、动脉血气分析，观察缺氧情况和类型，若病情加重或血氧饱和度下降明显，应及时报告医生，备好抢救物品，配合抢救。劳力性呼吸困难者应嘱患者减少活动量，以不引起症状为度，尽量避免呼吸困难反复发作。

3. *用药护理* 遵医嘱给予强心、利尿、扩血管、解痉平喘等药物，观察疗效及不良反应。心源性呼吸困难的患者常需要血管扩张药，以减少心脏负荷。在应用血管扩张药时应密切监测血压变化，一般随血压下降，症状会逐渐好转，若心功能极差，血压下降也可能是血管扩张药作用，因此当血压降至接近正常时应减慢静脉注射速度，并密切观察病情变化。心源性呼吸困难的患者静脉输液时应注意速度，一般以 20～30 滴/min 为宜，速度过快易导致心力衰竭加重或诱发急性肺水肿。

4. *对症护理* 合并呼吸道感染，如患者咳嗽、咳黄色黏痰，遵医嘱给予抗生素治疗，并监测体温变化。发生心功能不全时，需要对患者进行强心治疗，随着心功能好转，呼吸困难会逐渐减轻。严重的呼吸困难又可导致心功能不全进一步加重，引发心源性休克，如发现患者血压下降、四肢发凉、发绀、尿少等情况，应及时通知医生，进行抢救。在应用利尿药治疗时，应注意观察尿量，24 小时出入量，并随时观察电解质变化，如患者出现腹胀、恶心、心率加快等低血钾的表现，应给以补钾治疗。根据患者呼吸困难的类型和程度采取适当的体位休息。中度呼吸困难患者睡眠时将头背部垫高，以减少回心血量。中度、重度呼吸困难可适当限制活动，平卧位出现胸闷、憋气、呼吸困难时，应协助患者坐起，后背予靠枕，必要时双下肢下垂。

5. *饮食护理* 患者的饮食应给予高蛋白质、高热量为宜。心力衰竭的患者，适当限制钠盐的摄入量。

6. *心理护理* 呼吸困难患者常因影响日常生活及睡眠而心情烦躁、焦虑。医务人员应与家属稳定其情绪，以降低交感神经兴奋性，减少心肌氧耗，减轻呼吸困难。

（二）心源性水肿

心源性水肿是指由于心功能不全或心功能障碍引起体循环静脉淤血，致使液体在机体组织间隙过多积聚。最常见的原因为右心衰竭或全心衰竭。其特征是水肿逐渐形成，首先表现为尿量减少，体重增加，之后水肿逐渐形成，于身体最低垂部位开始，一般首先出现下肢凹陷性水肿，以踝部最为明显，逐渐发展为全身性水肿，常为对称性、凹陷性。发病机制主要是有效循环血量不足，肾血流量减少，肾小球滤过率降低，水钠潴留和静脉淤血，体静脉压增高，毛细血管静水压增高，组织液回流吸收减少所致。

【护理评估】

1. *病史* 询问患者既往病史、目前的用药史，包括用药名称及用药时间等。水肿出现的时间、部位、发展速度，每天的饮食饮水情况、钠盐摄入量、尿量等。

2. *身体状况* 查看水肿的部位、范围、程度，是否为凹陷性水肿，最先起源于哪个部位，水肿部位皮肤是否完整。观察生命体征、测量体重、腹围、检查是否有颈静脉怒张、有无胸腔积液、腹腔积液征，近期的体重变化如何。水肿是否随体位变化，对患者日常生活的影响。

3. *医学检查* 血清清蛋白和血电解质检查，评估有无低蛋白血症及电解质紊乱。

【护理诊断/问题】

1. *体液过多* 与右心衰竭致体循环淤血有关。

2. *有皮肤完整性受损的危险* 与局部皮肤长期受压、水肿部位细胞营养不良有关。

【护理措施】

1. *生活起居* 保持病室安静、整洁，适合患者休息。轻度水肿者应限制活动，重度水肿者应卧床休息，下肢水肿时应抬高下肢，伴胸腔积液或腹腔积液者宜采取半卧位，定时协助或指导患者变换体位，防止压疮。同时保持床单清洁平整，嘱患者穿柔软、宽松的衣服。

2. *病情观察* 记录24小时出入量，若患者尿量 < 30 mL/h，应报告医生。有腹腔积液者应每天测量腹围，并监测体重，测量体重需要定时定体重计，时间安排在患者晨起排尿后、早餐前最适宜。询问患者有无食欲减退、恶心、腹部不适，注意颈静脉充盈程度、肝脏大小、水肿消退情况等，以判断病情进展及疗效。注意观察水肿部位、肛周及骶尾部、脚踝等受压处皮肤有无发红、起水泡等现象。用手指按压水肿部位5秒后放开，观察凹陷平复的速度以判断水肿程度。

3. *用药护理* 遵医嘱应用强心、利尿药，观察并记录疗效和不良反应，遵医嘱定期监测血电解质的变化。

4. *对症护理* 心力衰竭进行性加重的患者需限制水的摄入，24小时饮水量不应超过800 mL，以白天饮用为宜，以免引起夜尿增多，影响晚上睡眠。严重水肿且利尿药疗效不佳者，每日进液量控制在前一日尿量加500 mL左右。输液时应控制静脉输液量和滴速，一般不超过30滴/min。严重水肿者可使用气垫床，对于骶骨、脚踝部等容易发生压疮部位，建议用软枕或水袋以减轻局部压力。保持会阴部清洁干燥，会阴部水肿的男患者可用托带支托阴囊部。用热水袋保暖时水温不宜太高，以免烫伤。

5. *饮食护理* 给予低钠、高蛋白、少产气饮食，少量多餐。根据患者的心功能情况，适当限制钠盐摄入，每天食盐摄入量在5 g以下为宜。低蛋白血症者可静脉补充白蛋白，或增加营养摄入。使用排钾利尿药的患者，应适当补充含钾丰富的食物，如香蕉、深色蔬菜、瓜果、红枣、蘑菇等。

6. *心理护理* 应鼓励患者保持良好积极的心态、充足的睡眠，避免抑郁、焦虑、愤怒等负性情绪，学会倾诉和自我心理调适。

（三）心悸

心悸（palpitation）是一种自觉心跳加强，伴有心前区不适感或心慌感。心悸可为生理性和病理性。生理性常见于正常人、吸烟、饮酒、剧烈运动或情绪激动时，以及应用某些药物如肾上腺素类、阿托品、氨茶碱等亦可引起心悸。病理性主要见于各种器质性心血管疾病如主动脉瓣关闭不全、二尖瓣关闭不全、甲状腺功能亢进症、高热、贫血等。心悸的常见病因有心律失常，如心房颤动、心房扑动、心动过速、心动过缓、期前收缩等。心悸严重程度与病情不一定呈正比，初次突发的心悸较明显。临床表现为自觉心跳心慌，并有善惊易恐、坐卧不安等。

【护理评估】

1. *病史*　询问患者既往病史、目前合并症、有无心脏病、贫血等病史，有无诱发因素，如体力活动、情绪激动、服药、饮酒等。观察患者心悸发作的频率、性质、持续时间和程度，有无心前区疼痛、头晕头痛、疲劳乏力、意识丧失等伴随症状。评估患者有无焦虑、恐惧等负性情绪。

2. *身体状况*　评估患者发生心悸时脉搏、心律、呼吸、血压的变化。应重点检查心脏有无病理性体征，如有无心脏杂音、心脏增大等，有无血压增高、脉压增大等心脏以外的心脏病体征；评估患者的精神状态、体温、有无贫血、多汗等身体状况。

3. *医学检查*　行血液检查、心电图、动态心电图检查，了解有无心律失常。

【护理诊断/问题】

焦虑　与心悸发作时心前区不适、胸闷有关。

【护理措施】

1. *生活起居*　环境温湿度适宜，避免噪音的干扰，心悸发作时患者应卧床休息，避免劳累，保持情绪稳定，避免情绪过分激动。戒烟限酒，不宜喝咖啡、浓茶等。

2. *病情观察*　心律失常引起的心悸，一般无危险性，应积极治疗原发病，必要时动态监测血压和心电图。对于严重心律失常引起心悸的患者，可发生猝死，嘱患者卧床休息并持续心电图监测，若出现发热、呼吸困难、胸痛等应该及时告知医生，对症处理。

3. *用药护理*　嘱患者遵医嘱正确服用抗心律失常的药物，了解药物的疗效和不良反应，按时按量服用，不能随意增减药物剂量、停药等。

4. 对症护理　心悸引起呼吸急促患者给予一定的氧气吸入。喘息不能平卧者，应采取半卧位，后背以靠枕垫高，有心功能不全者，输液速度不宜过快，以免加重心功能不全。

5. *饮食护理*　进食富含营养的食物，保证足够的营养，有水肿者，饮食宜适当限制钠盐摄入，并控制摄入水量。

6. *心理护理*　鼓励患者充分表达自己的感受，患者要学会自我调节，可以通过朋友交流、散步、看书等方式缓解，给予患者心理支持。

（四）胸痛

胸痛是一种常见而又可能危及生命的病症，造成胸痛的原因复杂多样，包括急性冠脉综合征、急性心肌梗死、主动脉夹层、肺栓塞、气胸、心包炎、心包填塞和食管破裂等。心绞痛与急性心肌梗死的疼痛常位于胸骨后或心前区。食管疾病、纵隔肿瘤的疼痛也位于胸骨后。自发性气胸、急性胸膜炎等常呈患侧的剧烈胸痛。经确诊后根据病因针对性给予治疗。疼痛的特点见表2－1。

表 2-1 常见胸痛特点的比较

病因	特点
心绞痛	多位于胸骨后，常于用力或精神紧张时诱发，呈阵发性，持续 3~5 分钟，休息或含服硝酸甘油多可缓解
急性心肌梗死	呈持续性压榨性剧痛，含服硝酸甘油仍不能缓解，可放射至颈部、下颌、肩部等，伴有恶心、呼吸困难、血压等改变
急性心包炎	位于心前区，呈刺痛，疼痛可因呼吸或咳嗽而加剧，持续时间较长
急性主动脉夹层	骤然发生的剧烈胸痛、性质为刀割样或撕裂样剧痛、可伴有面色苍白、大汗等休克表现
心血管神经症	可出现心前区针刺样疼痛，但位置不固定，伴神经衰弱症状，常因运动反而好转

（五）心源性晕厥

心源性晕厥（cardiac syncope）是由于心排血量突然减少、中断引发的急性脑缺血缺氧所致的短暂意识丧失，常伴有肌张力丧失而不能维持一定的体位。一般心脏供血暂停 3 秒以上即可发生近乎晕厥，5 秒以上可发生晕厥，超过 10 秒可出现抽搐或阿－斯综合征。阿－斯综合征即心源性脑缺血综合征，是指严重的、致命性的缓慢或快速心律失常，使心排血量在短时间内锐减，导致严重脑缺血缺氧、神志丧失和晕厥等症状。常表现为突然晕厥，轻者有眩晕、意识障碍，重者可出现意识丧失，伴有抽搐及大小便失禁、面色苍白、鼾声及喘息性呼吸等。该综合征与体位变化无关，常由于心率突然严重过速或过缓引起晕厥。心律失常是心源性晕厥常见原因，其次是心排血受阻如主动脉瓣狭窄、肥厚型梗阻性心肌病、肺动脉瓣狭窄、原发性肺动脉高压等。

第二节　心力衰竭

预习案例

李某，男，70 岁，高血压病史 5 年，2 个月前出现睡眠中胸闷，气促，坐起后症状可缓解，当时无其他不适，故未引起重视。近 2 周胸闷气促加重，爬 2 层楼梯就出现气喘、头晕等不适，遂来医院就诊。住院第 2 天，患者突发气促，呼吸困难，端坐呼吸伴大汗淋漓，烦躁不安，P 145 次/min，R 35 次/min，听诊两肺布满湿啰音。

思考

(1) 考虑患者的入院诊断是什么？

(2) 患者在住院期间发生了什么病情变化？

(3) 如何治疗和护理？

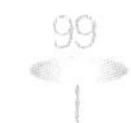

心力衰竭(heart failure，HF)是各种心脏结构或功能性疾病导致心室充盈和(或)射血功能受损，心排血量不能满足机体组织代谢需要，以肺循环和(或)体循环淤血，器官、组织、血液灌注不足为临床表现的一组综合征。主要表现为呼吸困难、体力活动受限和体液潴留。心力衰竭并不是一个独立的疾病，而是心脏疾病发展的终末阶段。其中绝大多数的心力衰竭都是以左心衰竭开始的，即首先表现为肺循环淤血。心力衰竭按部位分为左心衰、右心衰和全心衰；按发病缓急分为急性和慢性心力衰竭；按生理功能分为收缩性和舒张性心力衰竭。

微课-心力衰竭（一）

微课-心力衰竭（二）

一、慢性心力衰竭

慢性心力衰竭(chronic heart failure，CHF)是各种病因所致心血管疾病的终末期表现，是一种复杂的临床综合征，主要特点是呼吸困难、水肿、乏力，但上述表现并非同时出现。以左心衰竭较为常见，冠心病和高血压是慢性心力衰竭的主要病因。

【病因与发病机制】

CHF 的基本病因包括原发性心肌损害和心脏长期容量和(或)压力负荷过重导致心肌功能由代偿最终发展为失代偿两大类。心力衰竭是心脏不能或仅在提高充盈压后方能泵出组织代谢所需相应血量的一种病理生理状态。心力衰竭时最重要的病理生理变化可归纳为以下 3 个机制，分别为 Frank－Starling 机制、神经体液机制和心室重塑。

心力衰竭的病因与发病机制

【分期与分级】

1. 心力衰竭分期

A 期(前心力衰竭阶段)：存在高危因素，但无心脏结构或功能异常，也无心力衰竭症状和(或)体征。

B 期(前临床心力衰竭阶段)：无心力衰竭症状和(或)体征，但已发展为结构性心脏病，如左心室肥厚、无症状瓣膜性心脏病等。

C 期(临床心力衰竭阶段)：已有结构性心脏病，既往或目前有心力衰竭症状和(或)体征。

D 期(难治性终末期心力衰竭阶段)：经规范严格的内科治疗后，休息时仍有症状，常伴心源性恶病质，需反复住院。

2. 心力衰竭的分级

(1)美国纽约心脏病学会(NYHA)心功能分级方法：

Ⅰ级：心脏病患者日常活动量不受限制，一般活动不引起疲乏、心悸、呼吸困难等。

Ⅱ级：心脏病患者体力活动受到轻度的限制，休息时无自觉症状，一般活动下可出现心力衰竭症状。

Ⅲ级：心脏病患者体力活动明显限制，小于平时一般活动即引起心力衰竭症状。

Ⅳ级：心脏病患者不能从事任何体力活动。休息状态下也出现心力衰竭症状，活动后加重。

(2)6 分钟步行试验：简单易行，评价心力衰竭严重程度和疗效。要求患者在平直走廊尽快行走，测定 6 分钟步行距离，距离 <150 米为重度心力衰竭；150～450 米为中度心力衰竭，>450 米为轻度心力衰竭。

【临床表现】

临床上左心衰竭较为常见，尤其是左心衰竭后继发右心衰竭而致的全心衰竭。

1. 左心衰竭

(1)症状：以肺循环淤血及心排血量降低为主，表现的症状为以下几点。①不同程度的呼吸困难：劳力性呼吸困难、端坐呼吸、夜间阵发性呼吸困难、急性肺水肿。劳力性呼吸困难是左心衰最早出现的症状，因运动使回心血量增加，左心房压力升高，加重肺淤血。当肺淤血达到一定程度，患者无法平卧，以端坐位时方可好转。当肺淤血持续恶化，双肺布满湿啰音，可闻及哮鸣音，称为“心源性哮喘”，为急性肺水肿，是左心衰呼吸困难最严重的表现。②咳嗽咳痰、咯血：以白色浆液性泡沫状痰较常见，偶见痰中带血丝，急性左心衰可出现咳粉红色泡沫样痰。③因组织灌注不足引起的疲倦乏力、运动耐力减低、头晕等。④少尿及肾功能损害，由于肾血流减少导致。

(2)体征：由于肺毛细血管压增高，液体渗出到肺泡而出现湿性啰音。随着病情加重，肺部湿性啰音可从肺底部逐渐发展到全肺。一般均有心脏扩大与相对性二尖瓣关闭不全的反流性杂音、肺动脉瓣区第二心音亢进及舒张期奔马律。

2. 右心衰竭

(1)症状：以体循环淤血为主，最常表现为消化道症状，是右心衰竭最常见的症状，如腹胀、食欲不佳、恶心呕吐等。其次是劳力性呼吸困难。

(2)体征：表现为始于身体低垂部位的对称性凹陷性水肿。也可表现为胸腔积液，以双侧多见，单侧者以右侧多见，可能与右侧膈下肝淤血有关。其次是颈静脉征，表现为颈静脉搏动增强、充盈怒张，是右心衰竭时的主要体征，更具特征性的是肝脏肿大，肝颈静脉反流征阳性。

3. 全心衰竭　左心衰竭继发右心衰竭而形成全心衰竭。右心衰竭时右心排血量减少，因此阵发性呼吸困难等肺淤血症状反而有所减轻。扩张型心肌病等表现为左右心室衰竭者，肺淤血症状较轻，左心衰竭的表现主要为心排血量减少的相关症状和体征。

【医学检查】

1. 血液检查　①利钠肽：推荐用于心力衰竭筛查、诊断和鉴别诊断、病情严重程度及预后评估。出院前的利钠肽检测有助于评估心力衰竭患者出院后的心血管事件风险。BNP <100 ng/L、NT－proBNP <300 ng/L 时通常可排除急性心力衰竭。BNP <35ng/L、NT－proBNP <125 ng/L 时通常可排除慢性心力衰竭，但其敏感度和特异度较急性心力衰竭低。经住院治疗后利钠肽水平无下降的心力衰竭患者预后差。多种心血管疾病如心力衰竭、急性冠状动脉综合征、左心室肥厚、心房颤动、心肌炎等和非心血管疾病，如高

龄、肾功能不全、肺动脉高压、肺栓塞等均会导致利钠肽水平增高，尤其是心房颤动、高龄和肾功能不全患者。脑啡肽酶抑制药使BNP降解减少，而NT－proBNP不受影响。临床工作中应注意结合患者的病史进行分析。②肌钙蛋白：是心肌受损比较有特异性和敏感性的标志物。在严重心力衰竭或心力衰竭失代偿期等患者可轻微升高，心力衰竭患者检测肌钙蛋白更重要的是明确是否存在急性冠脉综合征。

2. *超声心动图*　可了解心脏的结构和功能、心瓣膜状况，是否存在心包病变、急性心肌梗死、室壁运动失调、左心室射血分数（LVEF）。以收缩末及舒张末的容量差计算的LVEF是心力衰竭的诊断指标，方便实用。正常的LVEF＞50％。

3. *胸部X线片检查*　可反映肺淤血情况，是确诊左心衰竭肺水肿的主要依据，并有助于心力衰竭与肺部疾病的鉴别。

【诊断要点】

1. *诊断*　心力衰竭的诊断和评估依赖于病史、体格检查、实验室检查、心脏影像学检查和功能检查，综合病因、症状和体征，左心衰竭引发不同程度的呼吸困难，右心衰竭引起的颈静脉怒张、肝大、水肿等。先根据病史、体格检查、心电图、胸部X线片判断有无心力衰竭的可能性。利钠肽是心力衰竭诊断、患者管理、临床实践风险评估中的重要指标，临床较常用脑利钠肽及N端脑利钠肽。肌钙蛋白在严重心力衰竭或心力衰竭失代偿期等患者可轻微升高，心力衰竭患者检测肌钙蛋白更重要的是明确是否存在急性冠脉综合征。超声心动图LVEF是收缩性心力衰竭的诊断指标，方便实用。

2. *鉴别诊断*　严重左心衰竭患者常出现“心源性哮喘”，应与支气管哮喘相鉴别。心包积液、缩窄性心包炎也可引起颈静脉怒张、肝脏肿大、下肢水肿等表现，应根据病史、心脏及周围血管体征进行鉴别。

【治疗要点】

1. *一般治疗*

（1）生活方式管理：①患者教育，建立健康的生活方式，避免诱因，最常见诱因为感染，特别是呼吸道感染，药物治疗期间需规范服药等；②饮食管理，减少钠盐摄入，防止体内水钠潴留；③体重管理，能反映患者体液潴留情况及利尿药疗效，帮助指导调整治疗方案；④休息与活动，急性期或病情不稳定者应限制体力活动，卧床休息，以降低心脏负荷，但需要注意长期卧床易发生深静脉血栓甚至肺栓塞，也容易导致肌肉萎缩、坠积性肺炎、褥疮，因此，在病情稳定的情况下，鼓励患者在床边小坐、行走等逐步增加有氧运动。

（2）病因治疗：控制高血压、糖尿病等危险因素，使用抗血小板药物和他汀类调脂药物进行冠心病二级预防，消除诱因，对呼吸道感染患者，应积极进行抗感染治疗。

2. *药物治疗*

（1）利尿药：利尿药消除水钠潴留，能有效缓解心力衰竭患者的呼吸困难及水肿，改善运动耐量，原则上在慢性心力衰竭急性发作和明显体液潴留时应用。利尿药包括袢利尿药（呋塞米）、噻嗪类利尿药（氢氯噻嗪）和保钾利尿药（螺内酯等）。根据患者淤血症状和体征、血压及肾功能选择起始剂量，根据患者对利尿药的反应调整剂量，以体重每天减轻0.5～1.0 kg为宜。一旦症状缓解、病情控制，即以最小有效剂量长期维持，并根据液体潴留的情况随时调整剂量。每天体重的变化是最可靠的监测指标，可教会患者根据病情需要(症状、水肿、体重变化)调整剂量。利尿药开始应用或增加剂量1~2周后，应复查血钾和肾功能。电解质紊乱是利尿药长期使用最常见的不良反应，特别是低血钾或高血钾均可导致严重后果，应注意监测。血钾3.0~3.5 mmol/L可给予口服补钾治疗，而对于血钾<3.0 mmol/L应采取口服和静脉结合补钾，必要时经深静脉补钾。

(2)肾素-血管紧张素-醛固酮系统(RAAS)抑制药：血管紧张素转换酶抑制药(ACEI)如卡托普利、贝那普利等，通过抑制血管紧张素转换酶，减少血管紧张素生成；并通过抑制缓激肽降解而增强缓激肽活性及缓激肽介导的前列腺素生成，发挥扩血管作用，改善血流动力学；通过降低心力衰竭患者神经-体液代偿机制的不利影响，改善心室重塑，可缓解症状，延缓心力衰竭进展。ACEI应尽早使用，从小剂量开始，逐渐递增，每隔2周剂量倍增1次，直至达到最大耐受剂量或目标剂量，调整到最佳剂量后长期维持，避免突然停药。开始用药后1~2周内需要监测肾功能与血钾，后定期复查。当ACEI引起干咳不耐受，可改为血管紧张素受体拮抗药(ARB)如氯沙坦、厄贝沙坦等抑制药。醛固酮受体拮抗药，如螺内酯，可抑制心血管重塑、肾素抑制药等。

(3)β受体拮抗药：美托洛尔、卡维地洛等可减轻症状、改善患者预后、降低病死率和住院率。因β受体阻滞药的负性肌力作用可能诱发和加重心力衰竭，治疗心力衰竭的生物学效应需持续用药2~3个月才逐渐产生，故起始剂量须小，每隔2~4周可加倍剂量，逐渐达到指南推荐的目标剂量或最大可耐受剂量，并长期使用。静息心率降至60次/min左右的剂量为β受体阻滞药应用的目标剂量或最大耐受剂量。用药剂量及过程需注意个体化，并且要密切观察心率、血压、体重、呼吸困难、淤血的症状及体征，避免突然停药，致临床症状恶化。当患者有液体潴留时，需同时使用利尿药。

(4)正性肌力药：①洋地黄类药物如地高辛，洋地黄类药物通过抑制Na^+/K^+-ATP酶，产生正性肌力作用，增强副交感神经活性，减慢房室传导。研究显示使用地高辛可改善心力衰竭患者的症状和运动耐量。洋地黄的临床应用：伴有快速心房颤动/心房扑动的收缩性心力衰竭是应用洋地黄的最佳指征，包括扩张型心肌病、二尖瓣或主动脉瓣病变、陈旧性心肌梗死及高血压心脏病所致慢性心力衰竭。洋地黄在肾功能不全、低体重或其他药物作用下，如胺碘酮、维拉帕米及奎尼丁，可引起中毒，需要特别注意。洋地黄中毒最重要的表现为各类心律失常，常见为室性期前收缩，多表现为二联律、非阵发性交界区心动过速、心房颤动及房室传导阻滞等。快速房性心律失常伴传导阻滞是洋地黄中毒的特征性表现，发生洋地黄中毒后应立即停药。单发性室性期前收缩、一度房室传导阻滞等停药后常自行消失；对快速性心律失常者，如血钾浓度低则可用静脉补钾，如血钾不低可用利多卡因或苯妥英钠。一般禁用电复律，易导致室颤。②非洋地黄类药物，主要有β受体兴奋药，如多巴胺和多巴酚丁胺是常用的药物。其次是磷酸二酯酶抑制药：米力农、氨力农等，可增强心肌收缩力。

3. 非药物治疗　如心脏再同步化治疗、左室辅助装置、心脏移植等。

【护理诊断/问题】

1. 气体交换受损　与左心衰竭致肺淤血、肺水肿和呼吸困难有关。

2. 活动无耐力　与心排血量下降、血氧供应不足有关。

3. 体液过多　与右心衰竭导致体静脉淤血、水钠潴留、低蛋白血症有关。

4. 潜在并发症　洋地黄中毒。

【护理措施】

1. 生活起居　保持病室安静，空气清新，维持适当的温湿度，避免诱发因素。病情严重患者建议卧床休息，一般患者可取平卧位，对严重的心功能不全者应取半卧位或端坐位，降低心脏负担。但长期卧床易发生静脉血栓甚至肺栓塞，同时使消化功能降低，肌肉萎缩，当患者病情缓解可进行适当的运动。

2. 病情观察　①常规观察：对于心力衰竭严重患者，应持续心电监护，密切观察患者的呼吸、脉搏、心率、心律等生命体征变化，并遵照医嘱给予药物治疗。②并发症观察：A. 洋地黄中毒，快速房性心律失常伴传导阻滞为洋地黄中毒的特征表现。洋地黄中毒不仅可以引起心电图 ST－T 改变，也可能导致胃肠道反应如食欲下降、恶心、呕吐，以及中枢神经系统的症状，如头痛、倦怠、视力模糊等。B. 预防洋地黄中毒，应明确影响洋地黄中毒的因素，观察洋地黄中毒的表现，洋地黄中毒最重要的表现是各类心律失常，最常见为室性期前收缩，多表现为二联律。其他为房性期前收缩、心房颤动及房室传导阻滞。C. 洋地黄中毒的处理，立即停用洋地黄；低血钾者可口服或静脉补钾，停用排钾利尿药；纠正心律失常，例如，快速性心律失常可用利多卡因或苯妥英钠，一般禁用电复律，因其易导致心室颤动。有传导阻滞及缓慢性心律失常者可用阿托品 0.5～1.0 mg皮下或静脉注射或安置临时心脏起搏器。③危急重症观察：一旦发生急性心力衰竭，应立即进行抢救，给予端坐位、高流量吸氧，持续心电监护、血氧饱和度监测。开放 2 条静脉通道，遵医嘱给予镇静、利尿、扩血管等治疗，并动态测定 BNP/NT－proBNP，有助于指导急性心力衰竭的治疗，治疗后其水平仍高居不下者，提示预后差，应加强治疗，治疗后其水平降低且幅度 >30%，提示治疗有效，预后好。

3. 用药护理　①血管紧张素转换酶抑制药：主要不良反应包括干咳、低血压和头晕等，用药期间注意监测血压。出现不能耐受的咳嗽应告知医生，考虑换药。②利尿药：需要注意出现低钾血症，表现为乏力、腹胀等，服用排钾利尿药需注意补钾，外周静脉补钾液体浓度不能超过 0.3%。根据患者对利尿药的反应调整剂量，体重每天减轻 0.5～1.0 kg为宜，每天体重的变化是最可靠的监测指标。可教会患者根据病情需要（症状、水肿、体重变化）调整剂量。利尿药开始应用或增加剂量 1～2 周后，应复查血钾和肾功能。③洋地黄：A. 老年人、心肌缺血缺氧、低钾血症、低镁血症、肾功能减退等情况对洋地黄较敏感，使用时应严密观察患者用药后的反应。B. 与奎尼丁、胺碘酮、维拉帕米、阿司匹林等药物合用，可增加中毒机会，在给药前应询问有无上述药物及洋地黄用药史。C. 严格按时按医嘱给药，给药前测量脉搏，当脉搏 <60 次/min 或节律不规则应立即暂停服药并告诉医生。D. 如果一次漏服口服药，下一次不能补服；用毛花苷丙或毒毛花苷时务必稀释后静注，并同时监测心率、心律及心电图变化，记录给药时间。E. 必要时监测血清地高辛浓度。

4. 对症护理　呼吸困难的患者可采用半卧位或端坐位，并持续吸氧，若患者病情较轻，可给予低流量吸氧；若患者为严重呼吸困难，则需实施面罩吸氧，保证氧气充足。密切关注患者的生命体征变化，采用强心苷药物时，要注意心率、血压的变化，发现异常立即停药处理。药物治疗时要控制滴速，滴速以15～30滴/min。根据患者的心功能情况，详细记录患者尿量变化，同时记录24小时出入量，若尿量＜30 mL，需通知医生。有腹腔积液的患者需要监测腹围、体重变化。对于病情较为严重的患者要卧床休养，必要时进入CCU治疗，长期卧床容易发生压疮，需定时指导或协助患者翻身，每日擦洗身体，保持皮肤干燥，按摩下肢，预防下肢深静脉血栓。

5.饮食护理　对于NYHA心功能Ⅲ～Ⅳ级心力衰竭患者，限制钠＜3 g/d有助于控制淤血症状和体征。心力衰竭急性发作伴容量负荷过重的患者，要限制钠摄入＜2 g/d。但轻度或稳定期心力衰竭患者一般不主张严格限制钠摄入。轻中度症状患者常规不限制液体，对于严重低钠血症（血钠＜130 mmol/L），患者水摄入量应＜2 L/d。心力衰竭患者宜低脂饮食，吸烟患者应戒烟，肥胖患者应减轻体重。严重心力衰竭伴明显消瘦（心脏恶病质）者，应给予营养支持。餐后清洁患者口腔，用0.9%氯化钠溶液漱口，避免出现口腔溃疡等并发症。

6.心理护理　心力衰竭患者通常带有焦虑、紧张等负面情绪，这不仅会加重疾病，而且还会导致患者抵触治疗。护士要积极与患者沟通，帮助患者解决遇到的问题。可采用积极暗示法，并结合成功的案例来提升患者的治疗信心，使患者配合护理。

【健康教育】

健康教育的主要内容包括疾病知识介绍，注意监测体重和出入量，以及血压、心率等，戒烟限酒，限钠限水，低脂饮食，出院后按时随访，遵医嘱服药，并学会症状自我评估和处理，同时进行适当运动，保持心情愉悦。

心力衰竭的健康教育

中国心力衰竭诊断和治疗指南2018

二、急性心力衰竭

急性心力衰竭（acute heart failure，AHF）是指心力衰竭急性发作和（或）加重的一种临床综合征，临床以急性左心衰较为常见，表现为左心功能异常导致心肌收缩力降低、心脏负荷加重、心排血量骤降、肺循环压力升高，周围循环阻力增加，引起急性肺淤血、肺水肿并伴有组织灌注不足和心源性休克的一种临床综合征。

【临床表现】

1.症状　急性心力衰竭的临床表现是以肺淤血、体循环淤血及组织器官低灌注为特征的各种症状及体征。呼吸困难是最主要的表现，根据病情的严重程度表现为劳力性呼吸困难、端坐呼吸、夜间阵发性呼吸困难、急性肺水肿。患者突发严重呼吸困难，呼吸频率可达30～50次/min，端坐呼吸，伴频繁咳嗽，咳粉红色泡沫状痰，发绀、面色苍白、极度烦躁、大汗淋漓。发病开始可出现一过性高血压，病情加重不缓解者，血压持续下降甚至休克，极重者可因脑缺氧而神志模糊。

2.体征　体查可发现心脏增大、舒张早期或中期奔马律、听诊肺部可闻及两肺布满哮鸣音和湿啰音，心尖部第一心音减弱，频率快。体循环淤血时可出现颈静脉充盈、肝颈静脉回流征阳性、下肢水肿、肝肿大等。

【诊断要点】

1. 诊断　根据基础心血管疾病、诱因、临床表现及各种检查(心电图、胸部X线片检查、超声心动图和BNP/NT－proBNP)，可作出急性心力衰竭的诊断，并做临床评估包括病情的分级、严重程度和预后。

2. 鉴别诊断　需与急性肺栓塞、急性呼吸衰竭等相鉴别。

【医学检查】

1. 血液检查　利钠肽有助于急性心力衰竭诊断和鉴别诊断。所有急性呼吸困难和疑诊急性心力衰竭患者均推荐检测BNP/NT－proBNP水平，心力衰竭时BNP/NT－proBNP水平升高。其次是检测心肌受损的特异性和敏感性均较高的标志物——心肌肌钙蛋白。怀疑并存感染的患者，可检测降钙素原水平，用以指导抗生素治疗。

2. 超声心动图　对血流动力学不稳定的急性心力衰竭患者，推荐立即进行超声心动图检查；对心脏结构和功能不明确，或临床怀疑从既往检查以来可能有变化的患者，推荐在48小时进行超声心动图检查。

3. 胸部X线片检查　可显示肺淤血和肺水肿情况，肺水肿时表现为蝶形肺门、严重肺水肿时为弥漫性的大片阴影。

4. 动脉血气分析　视临床情况而定，不能通过指脉氧仪监测氧合情况、需要明确酸碱状态和动脉CO_2分压情况时可进行检测，尤其是伴有急性肺水肿或有COPD者。

【治疗要点与护理】

急性左心衰是缺氧和严重呼吸困难的致命威胁，一旦发生急性左心衰须尽快处理。

1. 一般处理

(1)体位：协助患者取端坐位或半卧位，双腿下垂，减少静脉回流，降低心脏负荷。

(2)吸氧：当血氧饱和度$<90\%$或动脉血氧分压<60 mmHg时应给予氧疗。①鼻导管吸氧，低氧流量(1～2 L/min)开始，若无CO_2潴留，可采用高流量给氧(6～8 L/min)；②面罩吸氧，适用于伴呼吸性碱中毒的患者。

(3)开放静脉通道：迅速开放2条静脉通道，做好救治准备，遵医嘱使用药物。

(4)镇静：阿片类药物如吗啡可缓解焦虑和呼吸困难，减少躁动带来的额外心脏负担，急性肺水肿患者需谨慎使用，并密切观察疗效和呼吸抑制的不良反应。伴明显和持续低血压、休克、意识障碍、COPD等患者禁忌使用。苯二氮䓬类药物是较为安全的抗焦虑药和镇静药。

2. 药物治疗

(1)利尿药：有液体潴留证据的急性心力衰竭患者均应使用利尿药，首选静脉袢利尿药，如呋塞米、托拉塞米、布美他尼，应及早应用。既往没有接受过利尿药治疗的患者，宜先静脉注射呋塞米20～40 mg(或等剂量其他袢利尿药)。肺淤血、体循环淤血及水肿明显者应严格限制饮水量和静脉输液速度。

(2)血管扩张药：使用过程需要密切关注收缩压，收缩压>90 mmHg的患者可使用，尤其适用于伴有高血压的急性心力衰竭患者；收缩压<90 mmHg或症状性低血压患者，禁忌使用。硝酸酯类药物：适用于急性心力衰竭合并高血压、冠心病、心肌缺血、二

尖瓣反流的患者。硝普钠：适用于严重心力衰竭、后负荷增加及伴肺淤血或肺水肿的患者，特别是高血压危象、急性主动脉瓣反流、急性二尖瓣反流和急性室间隔穿孔合并急性心力衰竭等，需要快速减轻后负荷的疾病。

（3）氨茶碱：解除支气管痉挛，增强心肌收缩力。

（4）洋地黄类药物：可轻度增加心排血量、降低左心室充盈压和改善症状。主要适应证是心房颤动伴快速心室率（心率 >110 次/min）的急性心力衰竭患者。使用剂量为毛花苷丙 0.2 ~0.4 mg 缓慢静脉注射，2 ~4 小时后可再用 0.2 mg。急性心肌梗死后 24 小时内应尽量避免使用。

3. 容量管理　对于肺淤血、体循环淤血及水肿明显者，应严格限制饮水量和静脉输液速度。无明显低血容量因素，如大出血、严重脱水、大汗淋漓等患者，每天摄入液体量一般宜在 1 500 mL 以内，不要超过 2 000 mL。

4. 病情观察　给予持续心电监护、血氧饱和度监测，密切关注和记录生命体征变化，观察患者意识、精神状态、肺部湿啰音和哮鸣音的变化，记录 24 小时出入量，并做好交接班。

第三节　心律失常

预习案例

刘某，男，78 岁，感到心慌不适，自觉心律不齐且心率较快。入院心电图显示 P 波消失，代之以小而不规则的基线搏动，测心率 135 次/min，脉搏 128 次/min。

思考

（1）请问这个患者是哪种心律失常？

（2）该患者应如何治疗和护理？

正常人心脏搏动的冲动起源于窦房结，并以一定的顺序和频率传至心房和心室，协调心脏各部位同时收缩、形成一次心脏搏动。心律失常（cardiac arrhythmia）指由于窦房结激动异常或激动产生于窦房结以外，心脏活动的频率、节律、起源部位、传导速度或激动次序发生异常。依据心律失常发生部位和发生机制、发生心律失常时心率快慢可将心律失常分类如下。

微课–心律失常（一）

1. 按冲动形成异常分类

（1）窦性心律失常：窦性心动过速；窦性心动过缓；窦性心律不齐；窦性停搏。

（2）异位心律失常：

1）被动性异位心律：房性逸搏及房性逸搏心律；交界区逸搏及交界区逸搏心律；室性逸搏及室性逸搏心律。

2)主动性异位心律：期前收缩(房性、房室交界区性、室性)；心动过速(房性、房室交界区性、房室折返性、室性)；心房扑动、心房颤动；心室扑动、心室颤动。

微课–心律失常（二）

2. 按冲动传导异常分类

(1)生理性：干扰及干扰性房室分离。

(2)病理性：

1)心脏传导阻滞：窦房传导阻滞；房内传导阻滞；房室传导阻滞(一度、二度和三度房室阻滞)；束支或分支阻滞(左、右束支及分支传导阻滞)或室内阻滞。

2)折返性心律：阵发性心动过速(常见房室结折返、房室折返和心室内折返)。

(3)房室间传导途径异常：预激综合征。

【病因与发病机制】

遗传性心律失常的病因多为基因突变所致，如长QT综合征、短QT综合征等。后天获得性心律失常多见于各种器质性心脏病，如冠心病、心肌病、心肌炎和风湿性心脏病等，尤其在发生心力衰竭或急性心肌梗死时，更容易发生心律失常。其他病因尚有电解质紊乱、内分泌失调、使用麻醉药、低温、胸腔或心脏等大手术、中枢神经系统疾病等，也有部分心律失常病因不明。

心律失常的病因与发病机制

心律失常的发生机制包括冲动形成异常和(或)冲动传导异常。冲动形成异常包括自律性异常和触发活动。冲动传导异常包括折返激动、传导阻滞和异常传导等。

一、窦性心律失常

正常窦性心律起源于窦房结的冲动，成人频率为60～100次/min。窦性心律的心电图显示P波在Ⅰ、Ⅱ、aVF导联直立，aVR倒置，PR间期0.12～0.20秒。窦性心律失常是窦房结冲动形成过快、过慢或不规则或冲动传导障碍所致。

(一)窦性心动过速

正常成人窦性心律频率超过100次/min，即为窦性心动过速，频率大多在100～150次/min(图2－1)。窦性心动过速可见于健康人吸烟、饮茶、情绪激动时，也见于某些病理状态，如发热、甲状腺功能亢进、急性心肌梗死、充血性心力衰竭、休克及应用阿托品、肾上腺素等药物时。

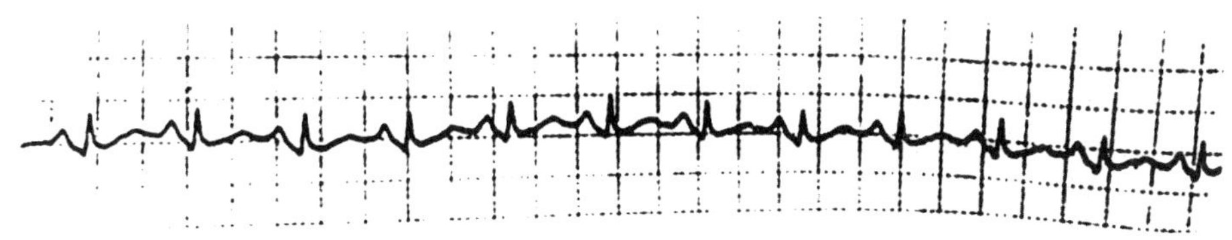

图2－1　窦性心动过速

【临床表现】

在绝大多数患者中，窦性心动过速可无症状，但也有患者诉心悸、出汗、头昏、眼花、乏力，或有原发疾病的表现。

【治疗要点】

治疗原则：一是消除诱因并治疗原发病，二是对症处理。在大多数情况下，窦性心动过速会在治疗基础病因后改善或消失，如充血性心力衰竭引起的窦性心动过速，应用洋地黄制剂、利尿药和血管扩张药等。如果窦性心动过速患者存在疑似容量不足相关的低血压或休克体征、感染相关的脓毒症体征，或是其他疑似疾病（如缺氧、心肌缺血、心力衰竭等）相关的急性临床恶化，需住院接受评估和治疗。治疗一般针对基础病因，必要时单用或联合应用β受体阻滞药、非二氢吡啶类钙通道阻滞药（如地尔硫䓬）。若药物无效而症状显著者可考虑导管消融术，以改良窦房结功能。

（二）窦性心动过缓

窦性心律的频率低于60次/min，称为窦性心动过缓（图2－2）。可见于健康的成年人、运动员及睡眠状态。其他原因包括病态窦房结综合征、严重缺氧、颅内疾病、应用拟胆碱药物及洋地黄等药物。

【临床表现】

在绝大多数患者中，窦性心动过缓的症状轻重不一，多以心率缓慢所致心、脑、肾等脏器血供不足症状为主。轻者乏力、头晕、记忆力差、反应迟钝等，严重者可有晕厥或阿－斯综合征发作。当存在共存疾病（如心绞痛和心力衰竭）时，原有心脏病症状可加重。也可发生与心率缓慢本身相关的症状，包括头晕目眩、晕厥，以及心绞痛或心力衰竭加重。

【治疗要点】

无症状的窦性心动过缓通常无须治疗。如因心率过慢，出现心排血量不足、血流动力学不稳定有症状患者，可应用阿托品或异丙肾上腺素等药物，可提高心率。对器质性心脏病伴发窦性心动过缓又合并窦性停搏或较持久且反复发作的窦房传导阻滞患者，应考虑人工心脏起搏器治疗。

（三）窦性停搏

窦性停搏，又称窦性静止，是指窦房结在一个或多个心动周期中不产生冲动，以致不能激动心房或整个心脏。病因可能是窦房结的缺血、炎症、浸润或纤维化病变，迷走神经张力过高，睡眠呼吸暂停，某些抗心律失常药物和其他药物，如洋地黄类药物、乙酰胆碱等药物。

【临床表现】

窦性停搏的临床症状轻重不一，轻者可无症状或偶尔出现心搏暂停，严重者窦房结活动长时间停顿，心脏活动依靠下级起搏点维持。如同时有下级起搏点功能低下，过长时间的窦性停搏（>3秒）且无逸搏发生时，则出现头晕，近乎晕厥、短暂晕厥，甚至阿－斯综合征发作。

【医学检查】

心电图表现为在较正常PP间期显著长的间期内无P波发生，或P波与QRS波均不出现，长的 PP 间期与基本的窦性 PP 间期无倍数关系。长时间的窦性停搏后，下级的潜在起搏点，如房室交界处或心室，可发出单个逸搏或逸搏性心律控制心室(图 2 - 2)。

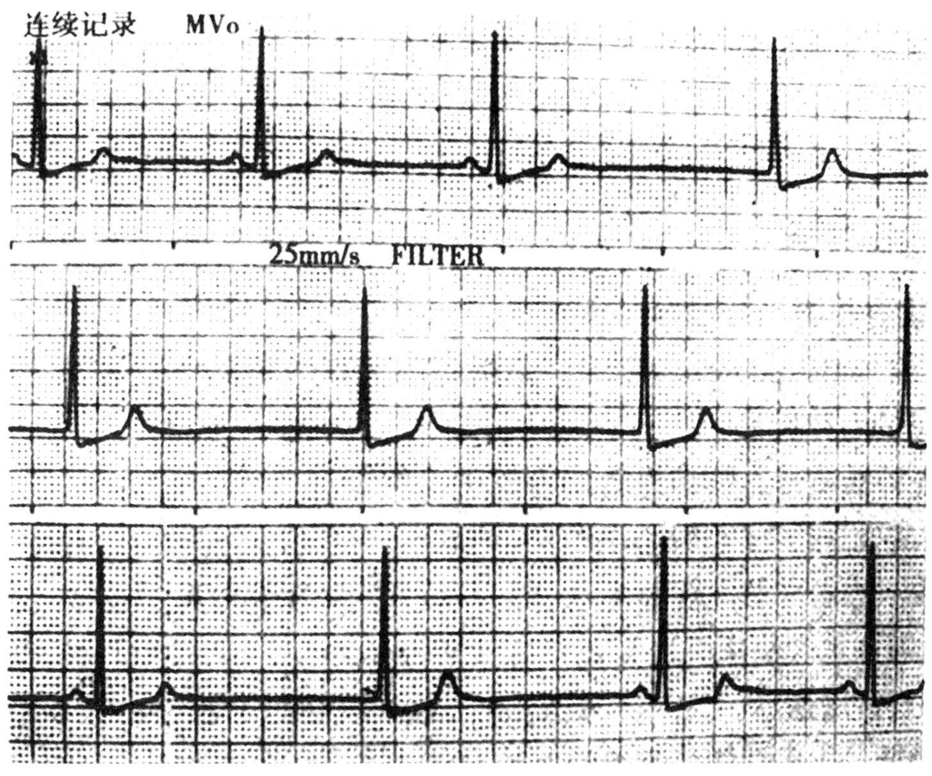

图 2 - 2 窦性心动过缓，窦性停搏，房室交界性逸搏与心律

【治疗要点】

对症治疗，窦性停搏时间较短时可无症状，时间较长时可发生昏厥，应及时抢救。治疗窦性停搏的原发病，同时应用提高心率的药物，对发作昏厥者可安装人工心脏起搏器。

(四)窦房传导阻滞

窦房传导阻滞(sinoatrial block，SAB)简称窦房阻滞，是由于窦房结周围阻滞发生病变，导致窦房结冲动传导至心房的时间延长或阻滞，导致心房心室停搏。病因多见于器质性心脏病患者，冠心病是最常见的病因，约占 40%，因心肌缺血导致窦房结周围器质性损害。

【临床表现】

SAB 患者通常无症状，也可有轻度心悸、乏力感及“漏跳”，心脏听诊可发现心律不齐、心动过缓、“漏跳”(长间歇)，如窦房传导阻滞反复发作或持续时间较长时，可出现晕厥、低血压、阿 - 斯综合征等并发症。

【医学检查】

心电图检查：SAB 根据心电图特点分为一度、二度及三度窦房传导阻滞。一度窦房传导阻滞表现为窦房传导时间延长，由于体表心电图不能显示窦房结电活动，因而无法确立一度窦房传导阻滞的诊断。二度窦房传导阻滞分为两种类型：莫氏Ⅰ型即文氏阻滞，表现为 PP 间期进行性缩短，直至出现一次长 PP 间期，该长 PP 间期短于基本 PP 间期的 2 倍；莫氏Ⅱ型阻滞的长 PP 间期为基本 PP 间期的整倍数。三度窦房传导阻滞表现为窦性 P 波消失，与窦性停搏鉴别存在一定困难。

【治疗要点】

积极治疗原发病、及时控制和消除诱因是预防和治疗 SAB 的关键。对持续时间短且无症状者可进行密切观察，定期随访，不需要特殊治疗，多数患者可恢复正常。对反复持续发作或症状明显者，可应用阿托品，也可口服麻黄碱或异丙肾上腺素。严重病例可将异丙肾上腺素加于 5% 葡萄糖中缓慢静脉滴注。对发生晕厥、阿 – 斯综合征且药物治疗无效者应及时植入人工心脏起搏器。

（五）病态窦房结综合征

病态窦房结综合征（sick sinus syndrome，SSS），是由于窦房结及其周围组织病变或衰老引起窦房结起搏功能和（或）传导功能减退或出现障碍，从而产生多种心律失常和临床症状。常见病因为心肌病、冠心病、纤维化与脂肪浸润、硬化与退行性变，亦见于结缔组织病、代谢或浸润性疾病，也有不少病例病因不明。

【临床表现】

患者表现出心动过缓引起的脑、心供血不足的症状，尤其是脑供血不足引起的症状为主，如乏力、头晕目眩、心悸、失眠、反应迟钝或胸部不适等。症状通常呈间歇性，发作频率和严重程度逐渐加重，但部分患者可能在初诊时就表现为严重而持久的症状。有慢 – 快综合征的患者还会有心悸和（或）心率过快引起的其他症状。合并心脏病变的患者可能有胸部不适或劳力性呼吸困难，这与心率较慢及其导致的心输出量下降有关。极少数情况下，SSS 可能无症状，通过常规心电图或动态心电图监测发现。

【医学检查】

心电图检查主要表现包括以下几点：①非药物引起的持续而显著的窦性心动过缓（50 次/min 以下）；②窦性停搏或窦性静止；③窦房阻滞与房室阻滞并存；④心动过缓与房性快速型心律失常（心房扑动、心房颤动或房性心动过速）交替发作，称为心动过缓 – 心动过速综合征，简称慢 – 快综合征。

经食管或直接心房调搏检测窦房结功能是诊断病窦综合征较可靠的诊断方法，特别是结合药物阻滞自主神经系统的影响，可提高检查的敏感性。

【治疗要点】

应针对病因，积极治疗原发病。无症状者定期随访，密切观察病情。心律缓慢显著或伴有自觉症状者可试用阿托品、异丙肾上腺素以提高心率，慎用或停用各种抑制窦房结功能的药物。慢 – 快综合征及有明显脑血供不足症状、症状性心动过缓的患者宜安装人工心脏起搏器。慢 – 快综合征患者合并心房扑动或心房颤动容易并发血栓栓塞，应考虑抗栓治疗。

二、房性心律失常

（一）房性期前收缩

房性期前收缩（premature atrial beats）是指起源于窦房结以外心房任何部位的心房激动，是临床上常见的心律失常。

【临床表现】

患者可能无症状，也可能引起“漏搏”感或心悸等症状。期前收缩次数过多时患者会自觉“心跳很乱”，可有胸闷、心前区不适、头昏、乏力、脉搏有间歇等。此外，期前收缩的症状与患者的精神状态有一定的关系，部分患者是对期前收缩不正确的理解和恐惧、焦虑等情绪所致。

【医学检查】

心电图表现：①P 波提前发生，与窦性 P 波形态各异；②PR 间期 >120 毫秒；③QRS 波群呈室上性，部分可有室内差异性传导；④房性期前收缩发生不完全性代偿间歇居多（图 2－3）。

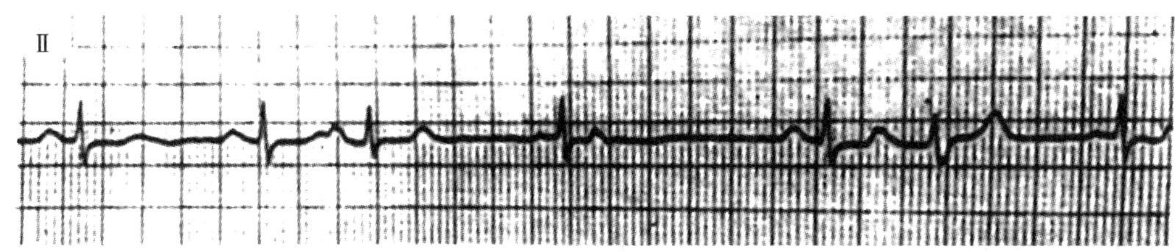

图 2－3 房性期前收缩

【治疗要点】

房性期前收缩无症状者通常无须治疗，应告知患者避免或尽量减少潜在诱发因素（如吸烟、饮酒、情绪激动等）。有明显症状或因房性期前收缩触发室上性心动过速时可应用普罗帕酮或 β 受体阻滞药。

（二）心房扑动

心房扑动（atrial flutter）是介于房性心动过速和心房颤动之间的快速心律失常，患者多伴有器质性心脏病。

【临床表现】

临床症状取决于心室率的快慢、心室率变化的急骤程度及心脏的状态。当心室率不快时，患者可无症状；当出现极快的心室率，可出现心悸、乏力、头晕目眩、轻度呼吸急促，可诱发心绞痛与心力衰竭。心房扑动患者也可产生心房血栓，进而引起栓塞。

【医学检查】

心电图显示，P 波消失，代之以规律的锯齿扑动波（简称 F 波），扑动波之间的等电线消失，频率为 250～350 次/min。心室率规则与否取决于房室传导比例是否恒定，当心房率为 300 次/min，未经药物治疗时，心室率通常为 150 次/min（2∶1 房室传导）。房室传导比例固定时，室律规则，否则不规则。房室比例为2∶1 和4∶1 多见，有时2∶1 与4∶1 交替。QRS 波形态正常，出现室内差异传导、原先有束支传导阻滞或经房室旁路下传时，可增宽或形态异常(图 2 –4)。

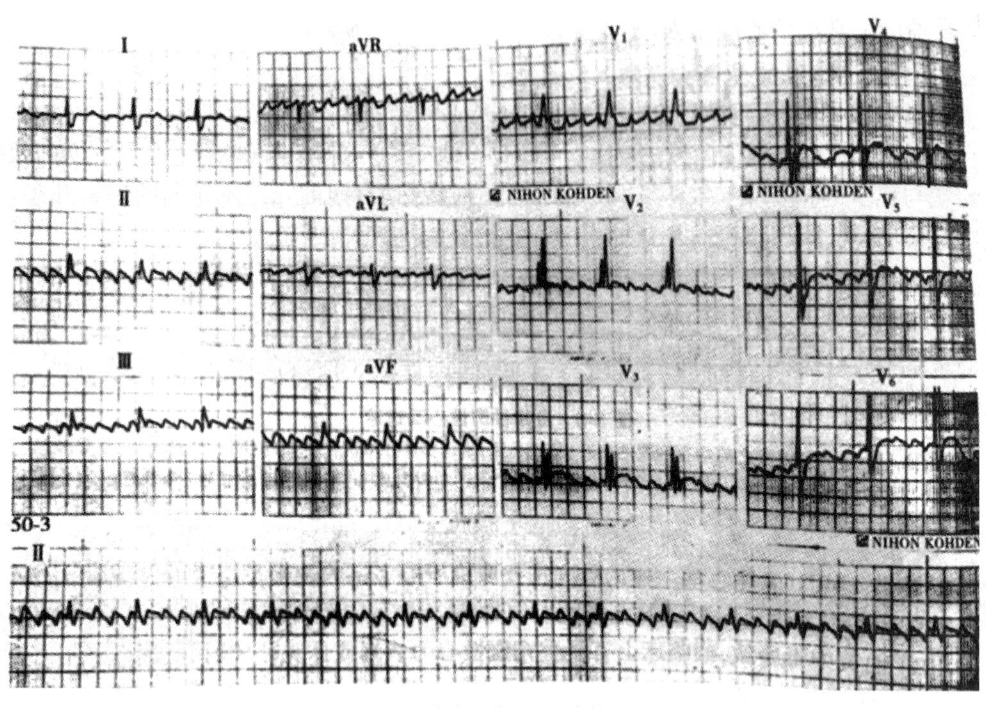

图 2 –4　心房扑动

【治疗要点】

1. *药物治疗*　减慢心室率的药物有 β 受体拮抗药、钙通道阻滞药或洋地黄制剂(地高辛、毛花苷丙)。当需要采用药物复律治疗时，可选择伊布利特，但禁用于严重器质性心脏病、窦房结功能障碍和 QT 间期延长者；若存在心室预激，则应采用静脉给予伊布利特或普鲁卡因胺治疗存在快速心室率的心房扑动患者。

2. *非药物治疗*　直流电复律是终止心房扑动最有效的方法，很低的电能(<50J)就能转复为窦性心律。食道调搏也是有效的方法，尤其适用于服用大量洋地黄制剂的患者。对于症状明显或血流动力学不稳定的心房扑动，可选择射频消融术根治。

3. *抗凝治疗*　持续心房扑动发生血栓风险较高，需给予抗凝治疗。

(三)心房颤动

心房颤动(atrial fibrillation, AF)简称心房颤动，是指规则有序的心房电活动丧失，代之以快速无序的颤动波，是严重的心房电活动紊乱。心房颤动主要分为 5 类，见表 2 –2。

表 2－2 心房颤动的临床分类

名称	临床特点
首诊心房颤动	首次确诊（首次发作或首次发现）
阵发性心房颤动	持续时间≤7 天，（常≤48 小时），心房颤动能自行终止
持续性心房颤动	持续时间＞7 天，非自限性
长期持续性心房颤动	持续时间≥1 年，患者有转复愿望
永久性心房颤动	持续时间＞1 年，不能终止或终止后又复发，无转复愿望

【临床表现】

1. 症状　心房颤动症状的轻重受心室率快慢的影响。心室率超过 150 次/min，可发生心绞痛与心力衰竭。心室率不快时，可无症状。心房颤动容易并发体循环栓塞，栓子主要来自左心房的左心耳，因左心房失去节律性收缩、血液瘀滞所致，当血栓脱落并游离到脑部血管容易发生脑卒中。非瓣膜性心房颤动发生脑卒中的风险是无心房颤动的 5～7 倍。

2. 体征　心脏听诊第一心音强度变化不定，心律极不规则。当心室率过快时，因为许多心室搏动过弱以致未能开启主动脉瓣，或因动脉血压波太小，未能传导至外周动脉，从而发生脉搏短绌。

【医学检查】

1. 心电图检查　①P 波消失，代之以小而不规则的基线搏动，形态不一，振幅不等，简称 f 波，频率为 350～600 次/min；②心室率快而不规则，多为 120～180 次/min，节律绝对不整齐，心音强弱不等，脉搏短绌；③QRS 波形态通常正常，当心律过快，发生室内差异性传导，可增宽变形（图 2－5）。

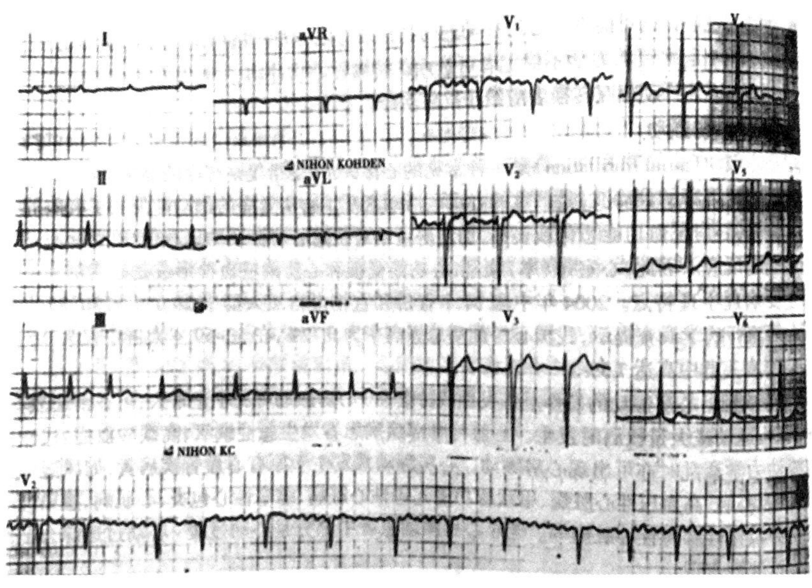

图 2－5 心房颤动

2. *超声检查* 了解心房内有无附壁血栓、左心室射血分数、心脏瓣膜情况等，有无合并风湿性二尖瓣狭窄等。

3. *血液检查* 检查凝血功能、血常规、肝肾功能等，以评估患者的出血风险，对高血栓风险患者予以抗凝治疗。

【诊断要点】

根据临床症状和体征可初步诊断心房颤动，但确诊需要心电图检查，简单易行；对于心房颤动短暂发作难以捕捉的患者，如阵发性心房颤动，需要进行24小时动态心电图等检查。

【治疗要点】

1. *抗凝治疗* 心房颤动患者发生栓塞的风险较高。$CHADS_2$和CHA_2DS_2－VASc评分是最常用的两种非瓣膜病心房颤动患者脑卒中风险的预测模型，对心房颤动患者进行风险分层，见表2－3。$CHADS_2$评分简单易行，CHA_2DS_2－VASc评分在原来$CHADS_2$评分为0分的低危患者中细化分层，区分真正低危及部分中高危患者。CHA_2DS_2－VASc评分的主要目的是找出真正的低危患者。目前推荐采用CHA_2DS_2－VASc评分系统进行脑卒中风险进行评估，CHA_2DS_2－VASc ≥ 2分推荐抗凝治疗。评分为1分，根据获益与风险衡量，可考虑采用口服抗凝药。若评分为0分，无须使用抗凝及抗血小板药物。抗凝治疗前也需要进行出血风险评估，常采用HAS－BLED评分，见表2－4。

表2－3 $CHADS_2$和CHA_2DS_2－VASc脑卒中风险评分系统

危险因素	$CHADS_2$(分)	CHA_2DS_2－VASc(分)
慢性心力衰竭/左心室功能障碍(C)	1	1
高血压(H)	1	1
年龄≥75岁(A)	1	2
糖尿病(D)	1	1
脑卒中/短暂性脑缺血发作/血栓栓塞病史(S)	2	2
血管疾病(V)	-	1
年龄65～74岁(A)	-	1
性别(女性，Sc)	-	1
最高分	6	9

表2－4 HAS－BLED出血风险评分系统

危险因素	计分(分)
高血压(H)	1
肝、肾功能异常(各1分，A)	1或2
脑卒中(S)	2
出血(B)	1
INR值易波动(L)	1
老年(年龄>65岁，E)	1
药物或嗜酒(各1分，D)	1或2
最高分	9

据2016年欧洲心脏病学会心房颤动指南及2017年我国卒中预防规范，对于非瓣膜病心房颤动患者可用华法林或新型口服抗凝药，优先推荐NOACs。瓣膜性心房颤动患者应采用华法林抗凝，见表2－5。服用华法林的心房颤动患者，国际标准化比值(INR)应维持在2.0～3.0，才能安全且有效地预防脑卒中发生。

表2－5　不同非维生素K拮抗药口服抗凝药的药代动力学

项目	达比加群酯	利伐沙班	阿哌沙班	艾多沙班
生物利用度	3%～7%	单独服用66%，与食同服增加	50%	62%
非肾脏/肾脏清除率	20%/80%	65%/35%	73%/27%	50%/50%
清除半衰期	12～17 h	5～9 h(青年)；11～13 h(老年)	12 h	10～14 h
进食对吸收的影响	无影响	增加39%	无影响	增加6%～22%
推荐与食同服	否	必须	否	否
亚洲种族	增加25%	无影响	无影响	无影响
胃肠耐受性	消化不良	正常	正常	正常

2. 转复并维持窦性心律　将心房颤动转为窦性心律的方法包括药物复律、电复律及射频消融术。胺碘酮是目前常用的维持窦性心律的药物，特别适用于合并器质性心脏病的患者。中成药如稳心颗粒或参松养心胶囊对维持窦性心律亦有一定效果。药物复律无效时，可改为电复律。对于症状明显、药物治疗无效的阵发性心房颤动；病史较短、药物治疗无效且无明显器质性心脏病的症状性持续性心房颤动；存在心力衰竭LVEF降低和(或)心力衰竭的症状性心房颤动患者，可行导管消融治疗。

3. 控制心室率　控制心室率的药物包括β受体拮抗药、钙通道阻滞药或地高辛，联合应用时需要注意禁忌证。对无症状的患者，且左心室收缩功能正常，控制静息心室率<110次/min；对于症状明显或合并器质性心脏病的患者，需根据具体情况决定。对于心室率较慢的心房颤动患者，最长RR间歇>5秒或症状明显患者，可考虑植入起搏器治疗。

三、房室交界性心律失常

(一)房室交界区性期前收缩

冲动起源于房室交界区称为房室交界区性期前收缩(premature atrioventricular junctional beats)，简称交界性期前收缩，可前向或逆向传导，分别提前产生QRS波和逆行P波，QRS波群形态通常正常，当发生室内差异性传导，QRS波群形态可发生改变。逆行P波可发生于QRS波群之前、之中或之后。主要表现为心悸、心慌、有间歇，如期前收缩次数过多时患者自觉心跳很乱，可出现胸闷、心前区不适、头昏、乏力等。交界性期前收缩通常无须治疗。症状明显者需要积极治疗原发病，消除期前收缩的原因，如纠正电解质紊乱，改善心肌供血，改善心脏功能等。保持乐观心情，积极锻炼，戒烟限酒。

（二）房室结折返性心动过速

房室结折返性心动过速（atrioventricular nodal reentrant tachycardia, AVNRT）是一种规则的室上性心动过速（supraventricular tachycardia, SVT），是由于房室结和周围组织内形成了折返环。因其突发突止，故被归为阵发性室上性心动过速，简称室上速。大多数心电图表现为 QRS 波形态正常、RR 间期规则的快速心律。大部分室上速由折返机制引起，折返可发生于窦房结、房室结与心房，分别称为窦房折返性心动过速、房室结内折返性心动过速与心房折返性心动过速。

【病因】

可见于任何年龄，小儿以 5 ~6 岁多见，成人常发于 40 岁以前，中青年多见，男女发病率相似。多见于无器质性心脏病患者，也可以是药物或病变所致。

【临床表现】

AVNRT 心律失常呈阵发性，所以症状往往突发突止，最常见为心悸、头晕目眩和呼吸困难。若发作时，心室率过快导致心排血量与脑血流量锐减，或心动过速猝然终止，窦房结未能及时恢复自律性导致心搏停顿，均可发生晕厥。典型 AVNRT 时，由于心房激动与心室激动同步发生，所以心房收缩时三尖瓣处于关闭状态，导致静脉压呈现节律性骤升，可以引起颈部重击感。听诊心尖区第一心音强度恒定，心律绝对规则。

【医学检查】

心电图检查：心率 150 ~250 次/min，节律规则；QRS 波形态与时限均正常，但发生室内差异性传导或原有束支传导阻滞时，QRS 波形态可发生改变；P 波为逆行性（Ⅱ、Ⅲ、aVF 导联倒置），常埋藏于 QRS 波内或位于其终末部分，P 波与 QRS 波保持固定关系；起始突然，通常由一个房性期前收缩触发，其下传的 PR 间期显著延长，随之引起心动过速发作（图 2 -6）。

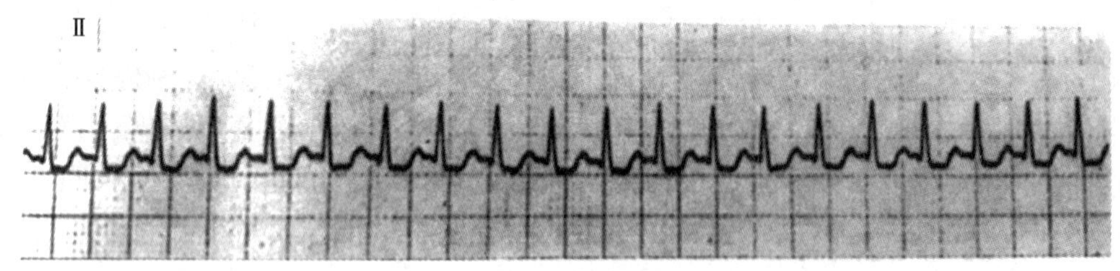

图 2 -6　阵发性室上性心动过速

【治疗要点】

1. 急性发作期

（1）迷走神经刺激：行颈动脉窦按摩（患者取仰卧位，先行右侧，每次 5 ~10 秒，无效再按摩左侧，不可以双侧同时按摩）、Valsalva 动作（深吸气后屏气、再用力作呼气动作）、咽刺激诱导恶心、将面部浸没于冰水内等方法可使心动过速终止。刺激迷走神经是安全、容易实施且有效的一线治疗。对血流动力学稳定且能有效实施迷走神经刺激的

AVNRT 患者，我们推荐的初始治疗是至少进行 1 次或 2 次标准 Valsalva 动作。多次尝试失败，应选择药物治疗或直流电复律。

（2）药物治疗：是终止心动过速最常用且有效的方法，首选治疗药物为腺苷，起效迅速，不良反应为胸部压迫感、呼吸困难、面部潮红、窦性心动过缓、房室传导阻滞等。静脉给予腺苷时，患者应取仰卧位，同时监测心电图和血压。由于其半衰期短于 6 秒，不良反应即使发生亦很快消失。如患者合并心力衰竭、低血压或为宽 QRS 波心动过速，尚未明确室上性心动过速的诊断时，不宜选用钙通道阻滞药，宜选用腺苷静注。如果迷走神经刺激和腺苷均无效，可静脉给予非二氢吡啶类钙通道阻滞药（如维拉帕米和地尔硫䓬）或静脉给予 β 受体阻滞药（如美托洛尔、艾司洛尔）来终止 AVNRT。

（3）直流电复律：当患者出现严重心绞痛、低血压、充血性心力衰竭表现时，应立即电复律。急性发作以上治疗无效亦应施行电复律。但应注意，已应用洋地黄者不应接受电复律治疗。

2. 预防复发　是否需要给予患者长期药物预防，取决于发作频繁程度及发作的严重性。药物的选择可依据临床经验或心内电生理试验结果。洋地黄、长效钙通道阻滞药或 β 受体拮抗药可供首先选用。导管消融技术已十分成熟，安全、有效且能根治心动过速，应优先考虑应用。

（三）预激综合征

预激综合征（preexcitation syndrome）是指心房部分激动由正常房室传导系统以外的先天性附加通道（旁路）下传，提早兴奋心室的一部分或全部，引起心室部分心肌提前激动，导致以异常心电生理和（或）伴发多种快速型心律失常为特征的一种综合征。在房室传导组织以外，还存在一些由异常的心肌纤维组成的肌束，即旁道，是发生预激的解剖学基础，最常见的是房室旁道。房室折返性心动过速是预激综合征最常伴发的快速型心律失常。

【病因与发病机制】

预激综合征患者大多无其他心脏异常的征象，常于体检心电图或发作时被发现，以男性居多。先天性心血管病如三尖瓣下移畸形、二尖瓣脱垂与心肌病等可并发预激综合征。

【临床表现】

单纯预激综合征无症状。具有预激心电图表现者，快速型心律失常的发生率为 1.8%，并随年龄增长而增加。其中大约 80% 的快速型心律失常发作为房室折返性心动过速，其次是并发心房颤动和心房扑动时，心室率多在 200 次/min 左右，除心悸等不适外尚可发生休克、心力衰竭等症状。

【医学检查】

心电图检查房室旁路典型预激的心电图表现：窦性心搏的 PR 间期 <0.12 秒；部分导联的 QRS 波 >0.12 秒，QRS 波起始部分粗钝，终末部分正常；ST－T 波呈继发性改变，与 QRS 波方向相反（图 2－7）。

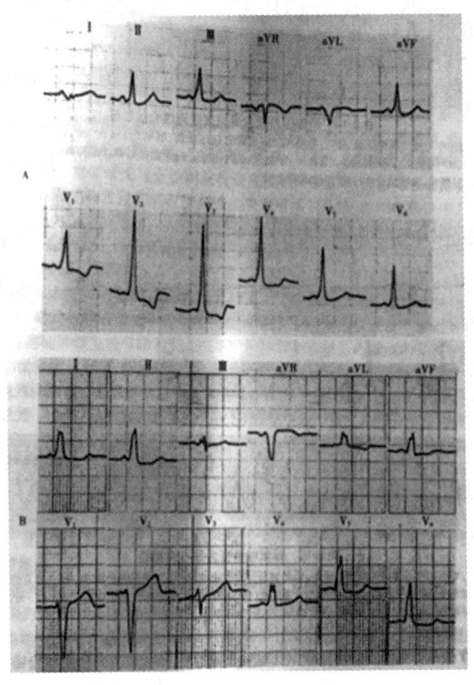

图 2－7　预激综合征

【治疗要点】

对未曾心动过速发作或症状较轻的预激综合征患者的治疗，目前仍存在争议。如心动过速发作频繁伴有明显症状，应给予药物或射频消融术，导管消融旁路可根治预激综合征。对于心动过速发作频繁或伴发心房颤动或心房扑动的预激综合征患者，应尽早行导管消融治疗。暂时无条件消融者，可选用β受体阻滞药、维拉帕米、普罗帕酮或胺碘酮等来预防心动过速的复发。利多卡因、普鲁卡因胺、普罗帕酮与胺碘酮减慢旁路的传导，可使心室率减慢，或使合并心房颤动和心房扑动的患者转复为窦性心律。

四、室性心律失常

（一）室性期前收缩

室性期前收缩（premature ventricular beats）称室早，是指希氏束分叉以下异位起搏点提前产生的心室激动，是最常见的心律失常之一。发生于广泛的人群中，包括无结构性心脏病患者和有任何类型心脏病患者，正常人也可发生室性期前收缩，且随着年龄的增长而增加。室性期前收缩常见于高血压、冠心病、心肌病、风湿性心脏病与二尖瓣脱垂患者。

【病因与发病机制】

心肌受到机械、电、化学性刺激如心肌炎、缺血、缺氧、麻醉和手术均可发生室早，诱发室性期前收缩还可能是低钾、低镁、过量烟酒等。洋地黄、奎尼丁、三环类抗抑郁药中毒发生严重心律失常之前常先有室性期前收缩出现。发病机制主要包括折返，正常自律性增加或异常自律性，可能由电解质异常或急性缺血所致，并且可由儿茶酚胺增强；后除极导致触发活动。

【临床表现】

绝大多数患者基本无症状，部分患者会有心悸、心跳或“停跳”感，类似电梯快速升降的失重感或代偿间歇后有力的心脏搏动，可伴有头晕、乏力、胸闷等症状。严重器质性心脏疾病者，长时间频发室性期前收缩可产生心力衰竭、心绞痛或低血压等。无特异性症状且症状的轻重与发生频率无直接相关。

【医学检查】

心电图表现：提前发生宽大畸形的 QRS 波群，时限 >0.12 秒，ST 段与 T 波的方向与 QRS 主波方向相反；室性期前收缩与其前面的窦性搏动之间期（称为配对间期）恒定；室性期前收缩后可见一完全性代偿间歇（图 2－8）。

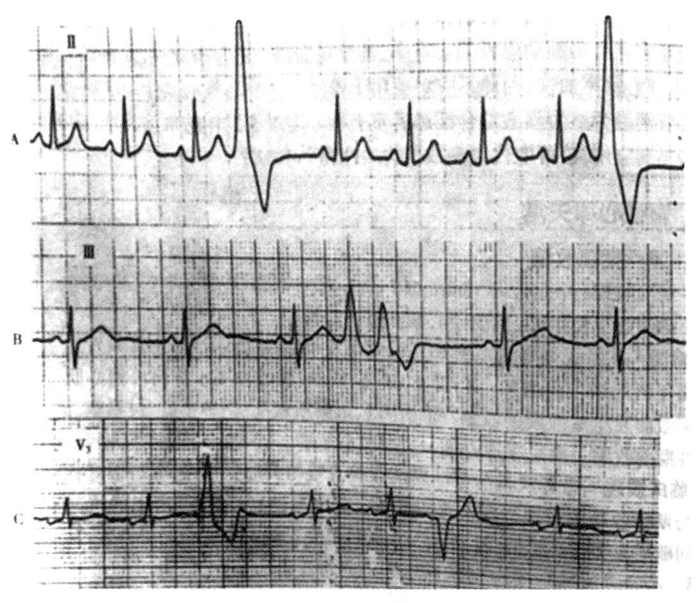

图 2－8　室性期前收缩

室性期前收缩的类型：室性期前收缩可孤立或规律出现。二联律指每个窦性搏动后跟随一个室性期前收缩；三联律指每两个窦性搏动后出现一个室性期前收缩，如此类推。若室性期前收缩恰巧插入两个窦性搏动之间，不产生室性期前收缩后停顿，称为间位性室性期前收缩。连续发生两个室性期前收缩称为成对室性期前收缩；同一导联内，室性期前收缩形态相同者为单形性室性期前收缩，形态不同者称多形性或多源性室性期前收缩。

【治疗要点】

对于频发患者，应针对可能存在的基础结构性心脏病进行诊断性评估，无明显症状患者，无须药物治疗。发现有基础结构性心脏病或症状明显患者通常应根据其具体疾病接受药物治疗，治疗以消除症状为目的，可选用β受体拮抗药，如美西律、普罗帕酮，中成药如参松养心胶囊、稳心颗粒等减轻症状。若合并急性心肌梗死首选再灌注治疗，不主张预防性应用抗心律失常药物。对于β受体阻滞药或钙通道阻滞药治疗后症状未改善的症状性患者，其他可供选择的治疗包括抗心律失常药物或射频导管消融术。

(二)室性心动过速

室性心动过速(ventricular tachycardia)简称室速，是起源于希氏束分支以下的特殊传导系统或心室肌的连续3个及3个以上的异位心搏。这是一种严重的心律失常，常发生于各种器质性心脏病，可以导致心室扑动及心室颤动而引起死亡。根据持续时间，室性心动过速分为持续性室性心动过速(持续时间大于30秒，需药物或电复律方能终止)及非持续性室性心动过速(持续时间小于30秒，能自行终止)。

【临床表现】

症状的类型和强度因室速的频率和持续时间及是否存在显著共存疾病而不同，症状包括心悸、胸痛、呼吸急促、晕厥等，发病比较突然。非持续性室性心动过速的患者通常无症状，仅在体检或24小时动态心电图中发现；持续性室速可出现低血压、少尿、晕厥、气促等症状，伴有明显的血流动力学障碍与心肌缺血。

【医学检查】

心电图检查：连续出现3个或以上的室性期前收缩；心室率为100~250次/min，心律规则或不规则；心房独立活动与QRS波无固定关系，形成房室分离；心室夺获与室性融合波，表现为P波之后，提前出现正常的QRS波(图2-9)。

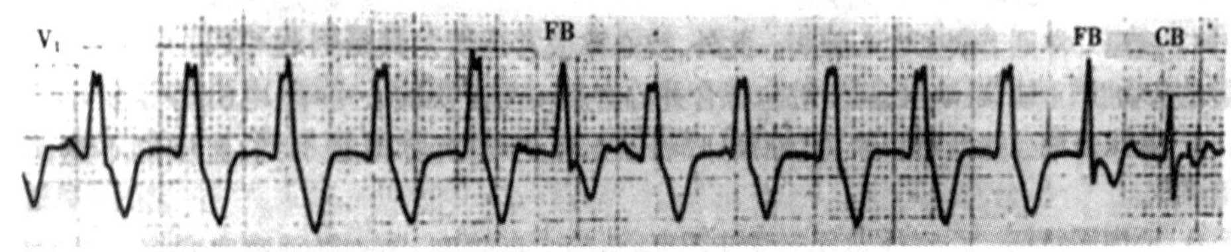

图2-9 室性心动过速

【治疗要点】

1. 终止室速发作　终止持续性室性心动过速首选的方法是立即静脉注射抗心律失常药物。静脉注射利多卡因或普鲁卡因胺，同时静脉持续滴注，其他药物治疗无效时，可选用胺碘酮静脉注射或改用直流电复律。若患者已发生低血压、休克、心绞痛等症状，应马上电复律。洋地黄中毒引起的室速，不宜选择电复律，应给予药物治疗。持续性室速病情稳定的患者，可应用超速起搏终止室速。但应注意有时会加快心率，使室速恶化转为室扑或室颤。

2. 预防复发　寻找和治疗诱因，如缺血、低血压及低血钾、充血性心力衰竭等。窦性心动过缓或房室传导阻滞时，心室率慢，易发生室性心动过速，可给予阿托品治疗，或应用人工心脏起搏。如果室速频繁发作，且不能被电复律有效控制时，可选择静脉应用胺碘酮。经完全血运重建和最佳药物治疗后，仍反复发生室速或电风暴的患者，可植

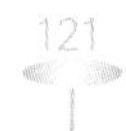

入心律转复除颤器。

（三）心室扑动和心室颤动

心室扑动（ventricular flutter）和心室颤动（ventricular fibrillation）是严重的异位心律，心室丧失有效的整体收缩能力，被各部心肌快而不协调的颤动所替代。常见于缺血性心脏病，均属于致命性心律失常。心室扑动是心室颤动的前奏，而心室颤动是导致心源性猝死的常见心律失常，也是临终前循环衰竭的心律改变。

【临床表现】

意识丧失、抽搐、呼吸停顿甚至死亡、听诊心音消失、脉搏消失、无法测量血压。

【医学检查】

心电图表现：心室扑动时，心电图呈连续而规则、宽大畸形的 QRS 波，频率 150～300次/min，P 波消失。心室颤动时无法分辨 QRS 波群、ST 段和 T 波，QRS－T 波完全消失，代之以形态大小不等、频率不规则的颤动波，波形、振幅与频率均极不规则，持续时间较短。需要及时抢救，否则一般心电活动在数分钟内迅速消失。急性心肌梗死的原发性心室颤动，可由于舒张早期的室性期前收缩落在 T 波上触发室速（R－on－T），演变为心室颤动（图 2－10）。

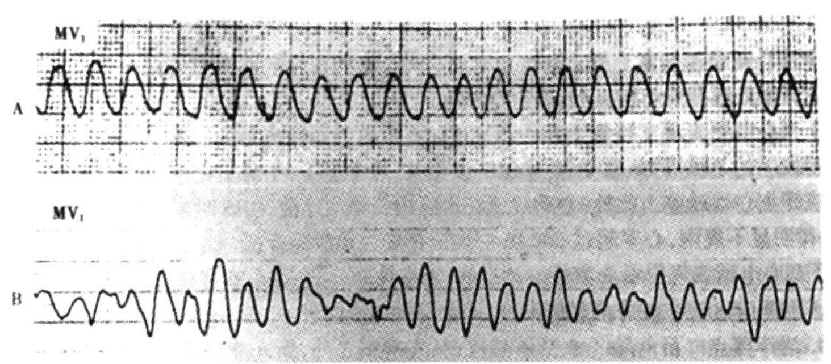

图 2－10　室扑和室颤

【治疗要点】

1. 紧急处理原则

（1）一旦患者发生心室扑动或心室颤动，心脏骤停时，第一发现者应立即给予非同步直流电除颤，这是目前消除心室颤动及恢复心搏较为可靠且有效的方法。若身边无除颤器应首先于心前区捶击 2～3 下，捶击心脏不复跳，立即进行胸外心脏按压。

（2）电击除颤 2 次不成功者，可给予静脉注射托西溴苄胺、利多卡因、盐酸肾上腺素使室颤波增高，再重复电击除颤，重复电击一般不超过 4 次。除颤成功后以利多卡因静脉滴注维持 48 小时以上。在抢救治疗的同时，还应注意纠正酸碱平衡失调和电解质紊乱。

2. 采取其他各种复苏措施　参见本章的“心脏骤停与心脏性猝死”。

五、心脏传导阻滞

心脏传导阻滞是由解剖或机能失常造成的永久性或暂时性冲动传导障碍，心脏传导系统的任何部位传导都可能发生减慢或阻滞，传导阻滞按发生的部位可分为窦房传导阻滞、房内传导阻滞、房室传导阻滞和室内传导阻滞，其中最常见的是房室传导阻滞。按传导的严重程度分为三度，一度传导阻滞的传导时间延长，但冲动全部传导；二度传导阻滞分为莫氏Ⅰ型和Ⅱ型，Ⅰ型阻滞为传导时间进行性延长，甚至一次冲动不能传导，Ⅱ型阻滞表现为间歇出现的传导阻滞；三度为完全性传导阻滞，此时全部冲动不能传导。本节内容重点讲解最常见的房室传导阻滞。

心房激动向心室传导延迟或完全不能传至心室称为房室传导阻滞（atrioventricular block，AVB）。房室传导过程中，任何部位包括心房内、房室结、房室束及束支－浦肯野系统的传导障碍都能引起房室传导阻滞。

【病因与发病机制】

正常人或运动员可出现一度或二度Ⅰ型房室阻滞，与迷走神经张力增高有关，常发生在夜间。病理情况下，如急性心肌梗死、冠状动脉痉挛、病毒性心肌炎、心肌病、急性风湿热、先天性心血管病、原发性高血压、心脏手术、电解质紊乱、药物中毒等也会导致房室传导阻滞。

【临床表现】

一度房室传导阻滞患者通常无症状。二度房室传导阻滞可引起心搏脱漏和心悸，也可无症状。三度房室传导阻滞的症状与心室率的快慢、伴随病变相关，患者会表现出某种程度的乏力和（或）呼吸困难。这些症状是由心排血量减少导致，症状包括疲倦、乏力、头晕、心绞痛，如并发心力衰竭时会有胸闷、气促及活动受限。房室传导阻滞时心室率过慢会出现脑缺血引起的一系列症状，患者可出现暂时性意识丧失，甚至抽搐，称为 Adams－Stokes 综合征，严重者可发生猝死。

【医学检查】

房室传导阻滞按传导障碍发生的部位、程度不同可分为以下 3 种。其心电图特征分别如下。

（1）一度房室传导阻滞：每个心房冲动都能传导至心室，但 P－R 间期延长，超过 0.2 秒，QRS 波形态与时限均正常（图 2－11）。

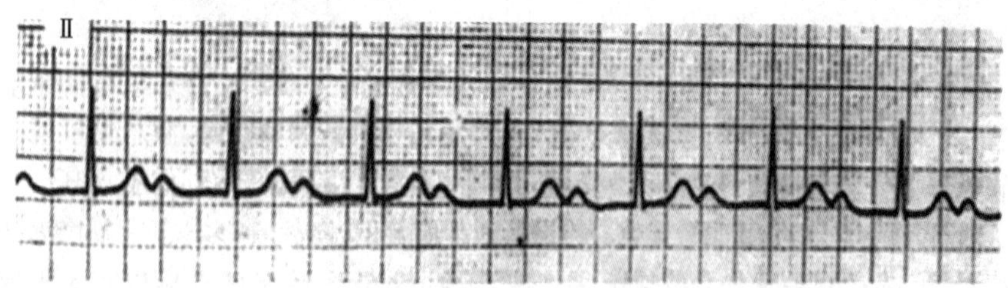

图 2－11　一度房室传导阻滞

（2）二度房室传导阻滞：即有部分心房激动不能传到心室，引起心室漏搏，为不完全性房室传导阻滞。阻滞部位在房室结或房室束，可分为以下 2 型。①二度Ⅰ型房室传导阻滞：又称文氏阻滞。P 波规律出现，P－R 间期逐步延长至出现 P 波阻滞，脱漏 1 个

QRS 波，QRS 波正常，阻滞位于房室结，最常见的房室传导比例为 3∶2 或 5∶4。二度Ⅰ型房室传导阻滞很少发展为三度房室传导阻滞。②二度Ⅱ型房室传导阻滞：心房冲动传导突然阻滞，PR 间期恒定不变，部分 P 波后无 QRS 波，若 QRS 波正常，阻滞可能位于房室结内；当 QRS 波增宽，形态异常时，阻滞位于希氏束 - 浦肯野系统。在二度房室传导阻滞中，连续 2 个或者 2 个以上的 P 波不能下传到心室时常称为高度房室传导阻滞（图 2 - 12）。

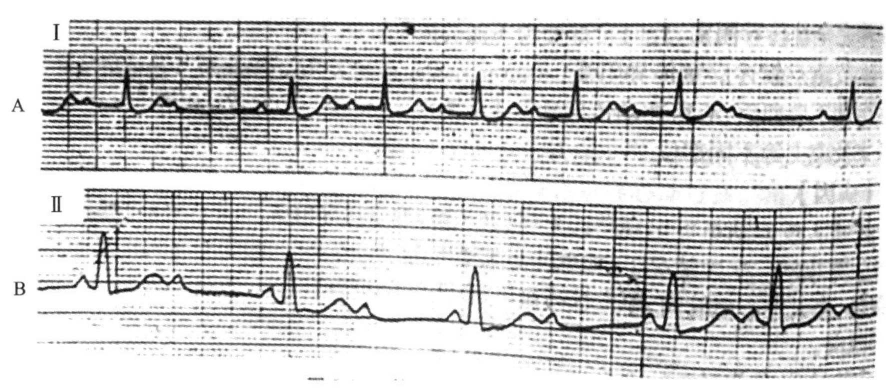

图 2 - 12　二度房室传导阻滞

（3）Ⅲ度房室传导阻滞：心房冲动都不能传至心室，心房（P 波）和心室（QRS 波群）活动相互独立，互不相关；心房率快于心室率，心房冲动来自窦房结或异位心房节律；心室起搏点通常在阻滞部位下方（图 2 - 13）。

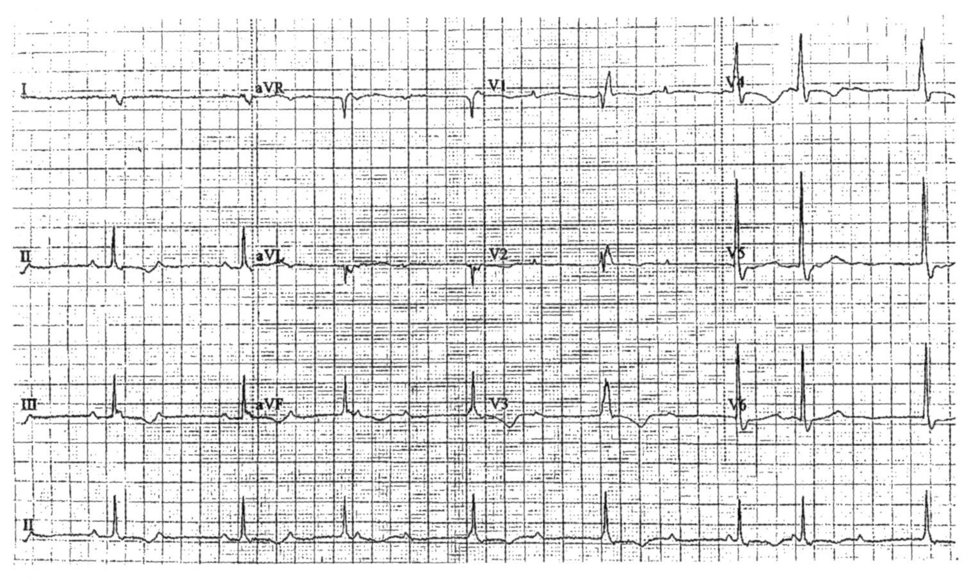

图 2 - 13　三度房室传导阻滞

【治疗要点】

根据患者病因，积极针对性治疗。心室率不是很慢的一度与二度Ⅰ型房室传导阻滞者，可密切观察患者病情变化，无须特殊治疗。若心室率过慢，伴有明显症状如晕厥、意识丧失、甚至阿－斯综合征患者，应给予起搏器治疗，以免发生长时间心脏骤停，导致生命危险。阻滞位于房室结的患者可使用阿托品，可静脉注射阿托品0.5～2.0 mg。异丙肾上腺素适用于任何部位的房室传导阻滞，可静脉滴入异丙肾上腺素1～4 μg/min；但应用于急性心肌梗死患者时需要十分慎重，因可能导致严重的室性心律失常。

六、心律失常患者的护理

【护理诊断/问题】

1. 活动无耐力　与心律失常导致心悸或心排血量减少有关。

2. 有受伤的危险　与心律失常引起的头晕、晕厥有关。

3. 焦虑　与心律失常反复发作、疗效欠佳有关。

4. 潜在并发症　心力衰竭、脑栓塞、猝死。

【护理措施】

1. 生活起居　保持病房温湿度适宜，温度为18℃～22℃，湿度50%～65%。严格控制室内的噪音，保证患者能够安静地卧床休养，减少患者的心肌氧耗，避免突然的高音刺激心脏。心律失常频繁发作，伴有头晕、晕厥或曾有跌倒病史者应卧床休息，嘱患者避免单独外出，防止意外。

2. 病情观察

(1)常规观察：每天监测血压、脉搏、呼吸等生命体征，当患者发生胸闷、心悸、呼吸困难等不适时采取高枕卧位、半卧位或其他舒适体位，尽量避免左侧卧位，因左侧卧位时患者常能感觉到心脏的搏动而使不适感加重。

(2)并发症观察：①血栓栓塞，心房颤动，尤其是持续性或永久性心房颤动患者，容易并发脑卒中，需要关注患者的抗凝情况，当发生急性脑卒中时，需立即处理，护士需配合医生进行紧急手术和给予抗凝溶栓治疗。②猝死，对病情不稳定患者，应持续心电监护，严密监测心电图、生命体征、血氧饱和度变化。发现室上性心动过速、室速、持续性心房颤动、窦性停搏、三度房室传导阻滞等严重心律失常时，立即报告医生。对高危患者，应留置静脉导管，备好抗心律失常药物及其他抢救药品、除颤仪、临时起搏器等。一旦发生猝死立即配合抢救，详见本章“心脏骤停与心脏性猝死”。

(3)危急重症观察：病重患者给予持续心电监测，定时巡视，以便及时发现恶性心律失常。如发生室颤时立即给予电除颤，并积极进行抢救。对有症状的心动过缓患者，尤其是重度房室传导阻滞发生在希氏束以下时，立即行起搏治疗。

3. 用药护理　严格遵医嘱按时按量给予抗心律失常药物(表2－6)，静脉注射时速度宜慢（腺苷除外），静滴药物时尽量用输液泵调节速度。①胺碘酮：常用于心房颤动或心房扑动以控制心室率，静脉用药易引起静脉炎，应选择大血管，配制药物浓度不要过高，严密观察穿刺局部情况，谨防药物外渗。观察患者意识和生命体征，必要时监测心电图，注意用药前、用药中及用药后的心率、心律、PR间期、QT间期等的变化，以判断疗效和有无不良反应。肺纤维化是其较严重的不良反应，需关注。②洋地黄：老年人、心肌缺血缺氧、低钾血症、低镁血症、肾功能减退等情况对洋地黄较敏感，使用时应严密观察患者用药后的反应。其次是与奎尼丁、胺碘酮、维拉帕米、阿司匹林等药物合用，可增加中毒机会，在给药前应询问用药史。给药前测量脉搏，当脉搏 <60 次/min 或节律不规则应立即暂停服药并告诉医生。③抗凝药（华法林、达比加群酯和利伐沙班等新型口服抗凝药）：华法林需规律监测国际标准化比值，且需维持在 2.0～3.0。新型口服抗凝药无须监测凝血功能，但需注意肾功能，最好每年检查一次肾功能。利伐沙班必须与食物同服，可提高 39% 的生物利用度。抗凝治疗期间注意出血，华法林可用维生素 K 逆转抗凝作用。对于新型口服抗凝药，如果是小出血，可以延迟或暂停 1 次药物，观察出血情况，确定以后是否继续服用，注意是否同时应用具有相互作用的药物。发生非致命性大出血，应立即采用压迫止血或外科止血，补充血容量，必要时给予补充红细胞、血小板或新鲜血浆。发生危及生命的大出血，除上述措施外，可考虑给予凝血酶原复合物浓缩剂，或应用 NOACs 逆转剂。

表 2－6　常见心律失常药物的适应证和不良反应

药物	适应证	不良反应
利多卡因	急性室性心律失常，如室性早搏、室性心动过速及心室颤动	神经：视神经炎、眩晕及不同程度的意识障碍 心脏：大剂量引起窦房结抑制、房室传导阻滞、心脏停顿 过敏：皮疹及水肿
胺碘酮	心房扑动与心房颤动、室性心律失常（QT 间期延长的多形性室速除外），特别适用于器质性心脏病、心肌梗死后伴心功能不全的心律失常	眼部：光过敏，角膜色素沉着；胃肠道反应 甲状腺：甲亢或甲减 肝脏：转氨酶升高 心脏：很少发生，偶尔心动过缓、室速 其他：静脉炎
奎尼丁	心房扑动与心房颤动，房性与室性期前收缩；房室结内折返性心动过速，预激综合征	胃肠道：恶心、呕吐、腹泻等，较常见 心脏：窦性停搏、房室传导阻滞、QT 间期延长与尖端扭转性室速 其他：晕厥、低血压、皮疹等
β 受体阻滞药	心房扑动/心房颤动；窦性心动过速；症状性期前收缩；室性心动过速等	神经：乏力头晕、精神抑郁 心脏：心动过缓、心力衰竭、心绞痛患者突然撤药引起症状加重 其他：加剧哮喘与 COPD；糖尿病患者可能导致低血糖
美西律	特别适用于 QT 间期延长的室性快速型心律失常者；常用于小儿先天性心脏病与室性心律失常	心脏：低血压（发生在静脉注射时）、心动过缓 其他：恶心、呕吐、运动失调、震颤、皮疹

续表 2-6

药物	适应证	不良反应
普罗帕酮	室上性心动过速；室性期前收缩；室速	胃肠道：口干、味觉障碍、恶心、呕吐等胃肠道不适 神经：头痛、眩晕 心脏：窦房结抑制、房室阻滞、加重心力衰竭
腺苷	房室结折返或利用房室结的房室折返性心动过速的首选药物；心力衰竭、严重低血压者及新生儿等	胸部：呼吸困难，胸部压迫感，通常持续短于1分钟 心脏：短暂的窦性停搏、室性期前收缩或短阵室速
毛花苷丙	心力衰竭，控制心房扑动或心房颤动心室率，尤其适合心功能不全合并快速型心房扑动或心房颤动的控制	心脏：房室传导阻滞、室性心律失常 胃肠道：恶心、呕吐等消化道症状 眼部：视物模糊、黄绿视等视神经系统症状

4. *对症护理*　对病情较重的心律失常者，应持续心电监护，严密监测生命体征、心电图、血氧饱和度变化。安放监护电极前注意清洁皮肤，用乙醇棉球去除油脂，电极放置部位应避开胸骨右缘及心前区，以免影响做心电图和紧急电复律。当电极片松动时随时更换，观察有无皮肤发红、瘙痒等过敏反应。每小时记录生命体征，当出现严重心律失常如室速、室颤、三度房室传导阻滞等，需要立即进行抢救。伴呼吸困难、发绀等缺氧表现时，给予低或高流量氧气吸入。

5. *饮食护理*　对于心功能不全的患者，评估患者的症状、体征及辅助检查结果，判断患者液体潴留情况，控制钠盐摄入：每天的钠盐摄入限制在 5 g/d 以下。

6. *心理护理*　精神情志的正常与否与心律失常的发生密切相关，情绪过分激动或抑郁均可诱发心律失常，护士需教育患者要正确乐观看待疾病，避免喜怒忧思等精神刺激。需做特殊检查及治疗，如电击复律、射频消融等，术前做好解释工作，消除患者顾虑。

【健康教育】

向患者讲解心律失常的原因及常见诱发因素，所用药物的名称、剂量、用法、作用等，教会患者及家属测量脉搏，并加强运动康复教育，告知复诊时间，建立出院随访制度，及时了解患者出院后的情况。

心律失常的健康教育

非瓣膜病心房颤动患者
新型口服抗凝药的应用中国专家共识

第四节　冠状动脉粥样硬化性心脏病

预习案例

李某，男，49 岁，公务员。1 小时前劳作时突然出现胸痛，部位为心前区，向左上臂放射，呈剧烈压榨性紧缩感闷痛，休息后有所缓解。入院后查：T 37.1℃，P 110 次/min，R 21 次/min，BP 120/80 mmHg。神志清醒，面色苍白，出汗，表情紧张。

思考

(1) 典型症状有哪些？

(2) 为明确诊断，应该进一步行哪些检查？

(3) 如何进行护理？

(4) 出院时，应为患者进行哪些健康教育？

冠状动脉粥样硬化性心脏病(coronary atherosclerotic heart disease)指冠状动脉粥样硬化引起血管管腔狭窄、阻塞和(或)因冠状动脉功能性改变(痉挛)，导致心肌缺血缺氧或坏死而引起的心脏病，简称冠状动脉性心脏病(coronary heart disease，CHD)，也称缺血性心脏病(ischemic heart disease)。

微课–冠状动脉粥样硬化性心脏病

冠心病是严重危害人类健康的常见病，多发生在 40 岁以后，男性多于女性，以脑力劳动者为多。临床表现轻重不等，轻者可无症状，重者可导致猝死。

【病因与发病机制】

冠状动脉粥样硬化性心脏病的病因尚未完全清楚，大量的研究表明本病是多因素作用所致冠状动脉粥样硬化，这些因素也称为危险因素。

冠状动脉

【临床分型】

由于病理解剖和病理生理变化的不同，冠状动脉粥样硬化性心脏病有不同的临床表型。1979 年世界卫生组织(WHO)将冠心病分为 5 型：无症状性心肌缺血；心绞痛；心肌梗死；缺血性心肌病；猝死。

近年临床医学专家趋于将其分为急性冠脉综合征和慢性冠状动脉病两大类。前者包括不稳定型心绞痛、非 ST 段抬高性心肌梗死、ST 段抬高性心肌梗死和冠心病猝死；后者包括

冠心病的病因与发病机制

稳定型心绞痛、冠脉正常的心绞痛、无症状性心肌缺血和缺血性心力衰竭。本节主要介绍稳定型心绞痛、不稳定型心绞痛、心肌梗死。

一、稳定型心绞痛

稳定型心绞痛(stable angina pectoris)也称劳力性心绞痛，是在冠状动脉固定性严重狭窄基础上由于心肌负荷的增加引起心肌急剧的、暂时的缺血缺氧的临床综合征，可伴心功能障碍，但无心肌坏死。稳定型心绞痛胸痛发作间隔时间长，每次发作诱因、部位、持续时间、程度相近，一般持续 3 ~ 5 分钟，休息或舌下含服硝酸甘油后症状缓解或消失。

【病因与发病机制】

1. 病因　基本病因是冠状动脉粥样硬化。

2. 发病机制　由于冠状动脉粥样硬化使管腔狭窄或痉挛，在劳累、情绪激动、饱餐、寒冷、吸烟、心力衰竭、休克、性行为等情况下心肌耗氧量急剧增加时，狭窄的冠状动脉不能通过增加血流来满足心肌需氧量的增加，从而造成暂时性心肌缺血缺氧而发生心绞痛。

【临床表现】

1. 症状　发作性胸痛是心绞痛的主要症状。

2. 体征　心绞痛发作时可见面色苍白、皮肤发冷或出汗、血压升高、心率增快，有时可闻及第四或第三心音奔马律，可有暂时性心尖部收缩期杂音。

【医学检查】

1. 心电图　心电图是发现心肌缺血、诊断心绞痛最常用的检查方法。稳定型心绞痛患者静息心电图(ECG)一般是正常的，最常见的异常是 ST - T 改变，包括 ST 段压低(水平型或下斜型)、T 波低平或倒置。心绞痛发作时 95% 的患者可出现暂时性心肌缺血引起的 ST 段压低(>0.1 mV)，有时出现 T 波倒置，症状缓解后 ST - T 改变可恢复正常。动态变化的 ST - T 对诊断心绞痛的参考价值较大。运动负荷试验心电图及 24 小时动态心电图可显著提高缺血性心电图改变的检出率。

2. 冠状动脉造影　选择性冠状动脉造影可以准确地反映冠状动脉狭窄的程度和部位，是目前诊断冠状动脉病变并指导治疗方案的最常用方法。

3. 胸部 X 线片检查　可无异常发现或见主动脉增宽、心影增大、肺充血等。

4. 其他检查　放射性核素检查对心肌缺血诊断极有价值。近年来发展迅速的多排螺旋 CT 冠状动脉造影使诊断的准确性得到很大提高。

【诊断要点】

1. 诊断　根据典型心绞痛特点，结合年龄和存在的冠心病危险因素，排除其他原因所致的心绞痛，一般即可诊断。诊断仍有困难者，可考虑行运动心电图、冠状动脉造影等。

心绞痛严重程度分级：加拿大心血管病学会(CCS)把心绞痛严重程度分为 4 级(表 2 -7)。

表2-7　稳定型心绞痛的严重程度分级

分级	分级标准
Ⅰ级	一般体力活动(如步行或上楼)不受限，仅在强、快或持续用力时发生心绞痛
Ⅱ级	体力活动轻度受限。快步、饭后、寒冷或顶风逆行、情绪激动时发作心绞痛。一般情况下平地步行200米以上或常速登一层楼以上能诱发心绞痛
Ⅲ级	日常体力活动明显受限，一般情况下平地步行200米，或以常速登楼一层引起心绞痛
Ⅳ级	轻微活动或休息时均可发生心绞痛

2.鉴别诊断　心绞痛要与心肌梗死进行鉴别。心绞痛的诱因、疼痛部位、持续时间、发作频率基本稳定，心肌梗死不稳定。通过心电图特点和心肌坏死标志物基本可以鉴别。

【治疗要点】

1.发作时的治疗

(1)休息：发作时应立即休息，一般停止活动后症状即可消除。

(2)药物治疗：心绞痛发作时宜选用作用较快的硝酸酯制剂，同时可应用镇静药。①硝酸甘油0.5 mg舌下含服，1~2分钟内显效，约30分钟后作用消失；②硝酸异山梨酯5~10 mg舌下含服，2~5分钟显效，作用维持2~3小时。

2.缓解期的治疗

(1)药物治疗：①抗血小板药物，尽早使用抗血小板药物，可防止血栓形成，如阿司匹林、氯吡格雷、血小板糖蛋白等，但应观察胃肠道出血和过敏反应。②调血脂药物，常选用他汀类、贝特类，如洛伐他汀、辛伐他汀、诺贝特等药物可促使粥样斑块稳定、降低血小板黏附。③硝酸酯制剂，缓解期宜服用长效硝酸酯制剂，以预防心绞痛的发生。常用药物有硝酸异山梨酯、5-单硝酸异山梨酯、长效硝酸甘油；2%硝酸甘油油膏或橡皮膏贴片于胸前、上臂皮肤而缓慢吸收，可用于预防夜间心绞痛发作。④β受体阻滞药，该药可以与硝酸甘油联合使用，可减低冠心病患者，特别是急性心肌梗死患者的发病率和病死率，常用药物有普萘洛尔、美托洛尔、阿替洛尔等。⑤钙拮抗药：常用药物有维拉帕米、硝苯地平缓释制剂、地尔硫䓬等。⑥其他：中医中药如复方丹参滴丸可活血化瘀、软化血管，针刺或穴位按摩等治疗也有一定的疗效。

(2)血管再通的治疗方法：经皮球囊冠状动脉成形术(PTCA)、冠状动脉内支架置入术、冠状动脉旁路移植术(coronary artery bypass graft，CABG)。详细的情况见本章人工心脏起搏及心血管介入性诊疗技术和护理。

(3)运动锻炼疗法：保持适当体力活动，但以不发生疼痛症状为度，一般不需要卧床休息。

二、不稳定型心绞痛

不稳定型心绞痛(unstable angina，UA)指介于稳定型心绞痛和急性心肌梗死之间的临床状态，包括除上述典型的稳定型劳力性心绞痛以外的缺血性胸痛，统称为不稳定型心绞痛。这类心绞痛患者有进展至心肌梗死的危险性，必须予以足够重视。

【病因与发病机制】

不稳定型心绞痛与稳定型劳力性心绞痛的差别主要在于冠状动脉内不稳定的粥样斑块继发病理改变，使局部的心肌血流量明显下降，导致缺血加重，虽然也可因劳力负荷诱发，但劳力负荷终止后胸痛并不缓解。

【临床表现】

不稳定型心绞痛的胸痛部位、性质与稳定型心绞痛相似，但具有以下特点之一：原有稳定型心绞痛在1个月内疼痛发作的频率增加、程度加重、时限延长、诱因发生改变，硝酸酯类药物缓解作用减弱。新近发生的较轻负荷即可诱发的心绞痛（病程在2个月内），且程度严重。静息状态或夜间发作心绞痛，常持续20分钟以上，发作时可有出汗、恶心、呕吐或呼吸困难等表现。

不稳定型心绞痛与非ST段抬高型心肌梗死，两者的区别主要是根据心肌坏死标志物的测定，不稳定型心绞痛心肌坏死标志物未超出正常范围。

【医学检查】

1. *心电图*　心电图不但可以协助诊断，还可以提供预后信息。大多数患者胸痛发作时有一过性ST段压低或抬高、T波低平或倒置。

2. *冠状动脉造影*　冠状动脉造影可直接发现狭窄的冠状动脉，能准确定位和提供详细的血管信息。

【治疗要点】

不稳定型心绞痛是严重、具有潜在危险的疾病，其治疗主要有两个目的：即刻缓解缺血和预防严重不良反应（即死亡或心肌梗死），其治疗包括抗缺血治疗和抗血栓治疗。

1. *一般治疗*　卧床休息，床旁24小时心电监护。呼吸困难、发绀者给予吸氧，维持血氧饱和度95%以上。如有必要应重复监测心肌坏死标志物，不论血脂增高与否均应及早应用他汀类药物。保持大便通畅，避免用力解大便，病情稳定后鼓励早期活动。

2. *抗心肌缺血治疗*　烦躁不安、剧烈疼痛者可给予硝酸甘油或硝酸异山梨酯含服或持续微量泵静滴，直至症状缓解或出现血压下降。另外，根据患者有无并发症等具体情况，选用钙拮抗药或β受体阻滞药等，注意逐渐减量而后停服，以免诱发冠状动脉痉挛。

3. *抗栓治疗*　不稳定型心绞痛患者应积极给予抗栓治疗而非溶栓治疗。抗栓治疗包括抗血小板和抗凝两部分。应尽早应用阿司匹林、氯吡格雷、肝素或低分子肝素以防止血栓形成，阻止病情进展为心肌梗死。

4. *血运重建治疗*　对保守治疗后仍有心绞痛复发和负荷试验阳性的患者进行冠状动脉造影，根据造影结果选用PCI。

不稳定型心绞痛经治疗后病情稳定，出院后应继续强调抗凝和调脂治疗以促使斑块稳定。缓解期进一步的检查及长期治疗方案与稳定型劳力性心绞痛相同。

【护理诊断/问题】

1. *胸痛*　与心肌缺血缺氧有关。

2. *活动无耐力*　与心肌氧的供需失调有关。

3. 潜在并发症　心肌梗死。

4. 焦虑　与担心疾病、害怕疼痛、诊断性检查和即将进行的手术有关。

【护理措施】

稳定型心绞痛与不稳定型心绞痛在护理方面有很多相似之处，所以，这里把稳定型心绞痛与不稳定型心绞痛的护理措施统一描述。

1. 生活起居

(1)休息与运动：鼓励患者进行适当的体育活动，做到劳逸结合。经常发作的患者，应避免重体力劳动，尽量避免单独外出，适当休息。

(2)保持大便通畅：由于便秘时患者用力排便可增加心肌耗氧量，诱发心绞痛，指导患者养成按时排便的习惯，防止便秘。

2. 病情观察　心绞痛发作时应观察胸痛的部位、性质、程度、持续时间，有无诱发因素。严密观察血压、心率、心律、脉搏、体温及心电图的变化，观察有无心律失常、急性心肌梗死的发生。不典型心绞痛发作时可能表现为牙痛、上腹痛等，为防止误诊，可先按心绞痛发作处理。

3. 用药护理　心绞痛发作时给予患者舌下含服硝酸甘油，用药后注意观察患者胸痛变化情况，如果服药后3～5分钟仍不缓解可重复使用。对于心绞痛发作频繁者，可遵医嘱予硝酸甘油静滴，但应控制滴速，并嘱患者及家属不可擅自调节滴速，以防低血压发生。部分患者用药后出现面部潮红、头部胀痛、头晕、心动过速、心悸等不适，应告知患者这是药物所产生的血管扩张作用导致的，以解除顾虑。

4. 对症护理　心绞痛发作时立即停止正在进行的活动，就地休息。安慰患者，解除紧张不安情绪，以减少心肌耗氧量。给予吸氧，保证患者血氧饱和度在95%以上。

5. 饮食护理　患者宜进食低盐、低脂、低糖、高蛋白、富含维生素饮食，多吃新鲜蔬菜、水果，戒烟酒，忌辛辣油炸食物及暴饮暴食，超重者须减体重。

心绞痛的健康教育

6. 心理护理　心绞痛发作时患者常感到焦虑，而焦虑能增强交感神经兴奋性，增加心肌耗氧量，加重心绞痛。因此应适当诱导，解除紧张焦虑情绪，训练身心放松，鼓励患者树立信心，积极配合治疗。

【健康教育】

指导患者了解疾病和引起胸痛的原因，避免心绞痛的诱发因素，按医嘱正确服药。进行生活指导，避免复发，发作时学会自救，及时复诊。

三、急性心肌梗死

微课-急性心肌梗死

急性心肌梗死(acute myocardial infarction，AMI)是指急性心肌缺血性坏死，在冠状动脉病变的基础上，发生冠状动脉血供急剧减少或中断，使相应的心肌出现严重且持久地急性缺血，从而导致心肌细胞死亡。临床上表现为持久的胸骨后剧烈疼痛、发热、白细胞计数及血清心肌坏死标记物增高和心电图进行性改变，可发生心律失常、心源性休克或心力衰竭，属急性冠脉综合征的严重类型。

在我国，近年来的数据表明其发病率在逐年升高，且50%的死亡发生在入院前、心肌梗死发病后的1小时内。

【病因与发病机制】

急性心肌梗死的病因与发病机制

AMI的基本病因是冠状动脉粥样硬化，不稳定性粥样斑块破溃，继而出现出血或管腔内血栓形成。

【临床表现】

与梗死的面积大小、部位、冠状动脉侧支血管情况密切有关。

1. 先兆　50%～81%的患者在发病前数天有乏力、胸部不适、活动时心悸、气急、烦躁、心绞痛等前驱症状，以初发型心绞痛和恶化型心绞痛最突出。心绞痛发作较以往频繁、程度较重、持续时间长，硝酸甘油疗效差，诱因不明显。疼痛时伴有恶心、呕吐、大汗和心动过速等。心电图示ST段一过性明显抬高或压低，T波倒置或增高，即不稳定型心绞痛，及时处理先兆症状可使部分患者避免发生心肌梗死。

2. 症状

(1)疼痛：为最早出现的突出症状。疼痛多发生于清晨或安静时，无明显诱因，疼痛部位和性质与心绞痛相同，疼痛程度较心绞痛更剧烈，休息和含服硝酸甘油不能缓解，患者常烦躁不安、出汗、恐惧或有濒死感。部分患者疼痛位于上腹部，易被误诊为急腹症。少数患者无疼痛，一开始即表现为休克和急性心力衰竭。心绞痛与心肌梗死胸痛特点的比较见表2－8。

表2－8　心绞痛与心肌梗死胸痛特点的比较

鉴别要点	心绞痛	心肌梗死
部位	胸骨体上段、中段之后，可波及心前区，有手掌大小范围。常放射至左肩、左臂内侧达无名手指或颈、咽和下颌部	相似，部分患者可向上腹部放射而被误诊为急腹症，或因疼痛向下颌、颈部、背部放射误诊为其他疾病
性质	常为压迫、发闷或紧缩感、烧灼感，一般不尖锐，偶伴濒死感，发作时患者常不自觉停止原来的活动	相似，但比心绞痛更剧烈，多伴有大汗、烦躁不安、恐惧及濒死感
诱因	发作常由体力劳动或情绪激动所激发，饱食、寒冷、吸烟、心动过速、休克等亦可诱发。疼痛多发生于劳力或情绪激动，而不是劳累之后	一般情况下无明显诱因，多发生于清晨，且常发生于安静时
持续时间	一般持续3～5分钟，也可持续15分钟，但一般不超过30分钟。数天或数周发作一次，也可一日内发作多次	持续时间长，可达数小时或数天
缓解方式	休息或含服硝酸甘油可缓解	休息或含服硝酸甘油不缓解

(2)全身症状：在疼痛发生后24～48小时一般会出现发热、心动过速、白细胞增多和血沉增快等全身症状，由坏死物质被吸收所致。体温可升高至38℃左右，很少超过39℃，持续约1周。

(3)胃肠道症状：疼痛剧烈时常伴恶心、呕吐、上腹胀痛，与迷走神经受坏死心肌刺激和心排血量降低、组织灌注不足等有关。

(4)心律失常：可见于75%～95%心肌梗死患者，多发生在起病1～2天，以24小时内多见，各种心律失常中以室性心律失常最多见，尤其是室性期前收缩。如室性期前收缩频发(每分钟5次以上)多源、成对出现、短阵室速或呈RonT现象的室性期前收缩常为心室颤动的先兆。室颤是急性心肌梗死早期，特别是入院前的主要死因。前壁心肌梗死易发生室性心律失常，下壁心肌梗死易发生房室传导阻滞及窦性心动过缓。

(5)低血压与休克：疼痛期间血压下降较常见，如疼痛缓解而收缩压仍低于80 mmHg，患者表现出烦躁不安、面色苍白、皮肤湿冷、脉细而快、大汗淋漓、尿少、神志迟钝，甚至晕厥等休克表现，一般多发生在起病后数小时至数日内，主要是心源性，为心肌广泛坏死，心排血量急剧下降所致，其次由神经反射周围血管扩张所致。

(6)心力衰竭：主要为急性左心衰，为心肌梗死后心脏舒缩力显著减弱或不协调所致。表现为在起病最初几天内或在疼痛休克好转阶段出现呼吸困难、咳嗽、发绀、烦躁等症状，重者可发生肺水肿，随后可发生颈静脉怒张、肝大、水肿等右心衰表现。右心室心肌梗死者可一开始就出现右心衰竭表现，伴血压下降。

3. 体征　心肌梗死初期，血压和心率可升高。后期由于心排出量减少，血压可下降、尿量减少，双肺可闻及啰音，持续数小时或几天。若发生心力衰竭，可出现肝脏肿大、水肿、颈静脉怒张。

4. 并发症

(1)乳头肌功能失调或断裂：总发生率达50%，造成二尖瓣脱垂或关闭不全，可引起心力衰竭。

(2)心脏破裂：少见，常在起病1周内出现，如为心室壁破裂，可致猝死，偶为室间隔破裂穿孔，可引起心力衰竭和休克。

(3)栓塞：发病率为1%～6%，起病后1～2周出现，如为左心室附壁血栓脱落所致，可引起脑、肾、脾或四肢等动脉栓塞。由下肢静脉血栓脱落所致，则产生肺动脉栓塞。

(4)心室壁瘤：主要见于左心室，发生率为5%～20%，超声心动图可见心室局部有反常运动，心电图示ST段持续抬高。

(5)心肌梗死后综合征：发生率为10%，于心肌梗死后数周至数个月内出现，可反复发生，表现为心包炎、胸膜炎或肺炎，有发热、胸痛等症状，可能为机体对坏死组织的过敏反应。

【医学检查】

1. 心电图

(1)特征性改变：心肌梗死心电图分ST段抬高和非ST段抬高。非ST段抬高性心肌梗死(NSTEMI)心电图无病理性Q波，心肌缺血表现为S－T压低或T波倒置。典型的

ST 段抬高性心肌梗死(STEMI)心电图可出现特征性改变：ST 段抬高呈弓背向上型提示有心肌损伤；病理性 Q 波则提示有心肌坏死；T 波倒置。

(2)动态性改变(ST 段抬高性心肌梗死的心电图演变过程)：①起病数小时内可无异常或出现异常高大两肢不对称的 T 波，为超急性期改变。②数小时后，ST 段明显抬高，弓背向上，与直立的 T 波连接，形成单相曲线；数小时至 2 天内出现病理性 Q 波，同时 R 波减低，为急性期改变(图 2-14)。Q 波在 3~4 天内稳定不变，此后 70%~80% 永久存在。③若在心肌梗死早期不进行治疗干预，ST 段抬高可在数天至 2 周内逐渐回到基线水平，T 波逐渐平坦或倒置，为亚急性期改变。④数周至数个月后，T 波呈 V 形倒置，两支对称，波谷尖锐，为慢性期改变，T 波倒置永久存在或数个月至数年内逐渐恢复。

非 ST 段抬高性心肌梗死心电图演变过程则表现为先是普遍压低的 ST 段(除 aVR)，继而 T 波对称倒置加深的逐渐恢复，但始终不出现病理性 Q 波。

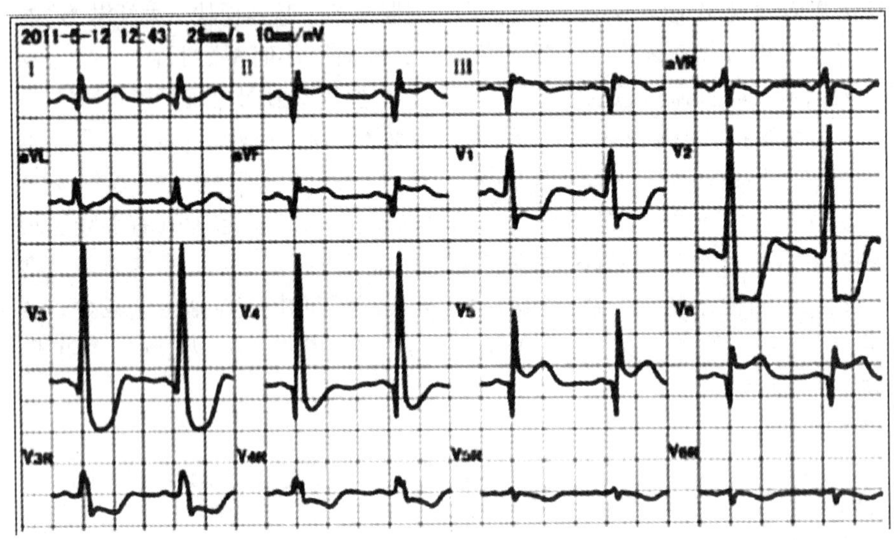

图 2-14 急性下壁心肌梗死心电图

(3)定位诊断：ST 段抬高性心肌梗死的定位和范围可根据出现特征性改变的导联数来判断(表 2-9)。

表 2-9 ST 段抬高性心肌梗死的心电图定位诊断

心梗部位	出现特征性改变的导联
前间壁心梗	V_1、V_2、V_3
局限前壁心梗	V_3、V_4、V_5
广泛前壁心梗	V_1 ~ V_5
下壁心梗	Ⅱ、Ⅲ、aVF
高侧壁心梗	Ⅰ、aVL、V_8
正后壁心梗	V_7、V_8

2. 血清心肌坏死标记物及心肌酶测定 对于怀疑为心肌梗死的患者，首要的检查是血清心肌坏死标记物及心肌酶测定：①肌红蛋白，肌红蛋白在心肌梗死后出现最早，也十分敏感，但特异性不是很强；②肌钙蛋白 I(cTnI)或 T(cTnT)，肌钙蛋白 I(cTnI)或 T(cTnT)出现稍延迟，而特异性很高；③肌酸激酶同工酶 CK－MB 升高，其增高的程度能较准确地反映梗死的范围，其高峰出现时间是否提前有助于判断溶栓治疗是否成功。

3. 超声心动图 二维和 M 型超声心动图有助于了解心室壁的运动和左心室功能，诊断室壁瘤和乳头肌功能失调等。

4. 放射性核素检查 可显示心肌梗死的部位与范围，观察左心室壁的运动和左心室射血分数，有助于判定心室的功能、诊断梗死后造成的室壁运动失调和心室壁瘤。

5. 选择性冠状动脉造影 冠状动脉造影可明确冠状动脉闭塞的部位，用于考虑介入治疗者。

【诊断要点】

1. 诊断 急性心肌梗死的诊断标准，必须至少具备下列 3 条标准中的 2 条。①缺血性胸痛的临床病史；②心电图的动态演变；③血清心肌坏死标志物浓度的动态改变。对老年患者，突然发生严重心律失常、休克、心力衰竭而原因未明，或突然发生较重而持久的胸闷或胸痛者，都应考虑 AMI 的可能并先按急性心肌梗死进行处理。

2. 鉴别诊断 急性心肌梗死尤其要与心绞痛相鉴别，主要从疼痛的诱因、持续时间、缓解因素、其他表现、心电图特点、心肌坏死标志物方面进行鉴别，或者行冠状动脉造影直接诊断。急性心肌梗死还需与急性肺动脉栓塞、主动脉夹层、急性心包炎、急腹症相鉴别。

【治疗要点】

对 ST 段抬高性急性心肌梗死，强调及早发现、及早入院，加强入院前的就地处理。治疗原则是尽早使心肌血液再灌注(到达医院后 30 分钟内开始溶栓或 90 分钟内开始介入治疗)，以挽救濒死的心肌，防止梗死面积扩大或缩小心肌缺血范围，保护和维持心脏功能，及时处理严重心律失常、泵衰竭和各种并发症，防止猝死。

(一)监护和一般治疗

1. 休息 患者未行再灌注治疗前应绝对卧床休息，保持环境安静，减少探视，减少不良刺激。若无并发症，24 小时内应鼓励患者在床上行被动运动；若无低血压，第 3 天在房内走动，梗死后第 4～5 天，逐步增加活动直至每天 3 次步行 100～150 米。

2. 吸氧 对有呼吸困难和血氧饱和度降低者，最初几日间断或持续鼻管或面罩吸氧 2～4 L/min。

3. 监测 急性期应住在冠心病监护室，进行心电图、血压、呼吸监测 3～5 天，必要时进行血流动力学监测，且除颤仪必须随时处于备用状态。

4. 阿司匹林 无禁忌证者给予口服水溶性阿司匹林或嚼服肠溶性阿司匹林，一般首次剂量达到 150～300 mg/天，3 日后 75～150 mg，每天 1 次长期服用。

5. 建立静脉通道 保持给药途径畅通。

（二）解除疼痛

再灌注治疗前可选用下列药物尽快解除疼痛，如哌替啶或吗啡、硝酸甘油等药物。严重者可用亚冬眠疗法（哌替啶与异丙嗪合用）。β 受体阻滞药在起病早期如无禁忌证可尽早应用，可以限制梗死面积，并缓解疼痛。

（三）再灌注心肌

在心肌梗死发病 3 ~6 小时内，最多不超过 12 小时，尽早使闭塞的冠状动脉再通，治疗 STEMI 最为关键的措施是使心肌得到再灌注，可挽救濒临坏死的心肌、缩小心肌坏死范围，减轻梗死后心肌重塑，改善预后。临床上常采用以下方法：

1. 介入治疗　介入治疗是经皮冠状动脉成形术及冠脉内支架植入术。

（1）适应证：2 个或 2 个以上相邻导联 ST 段抬高（胸导联≥0. 2 mV，肢体导联≥0. 1 mV），或病史提示急性心肌梗死伴左束支传导阻滞，起病时间 < 12 小时，年龄 <75 岁；ST 段显著抬高性心肌梗死患者年龄 >75 岁，经慎重权衡利弊仍可考虑；ST 段抬高性心肌梗死发病时间已达 12 ~24 小时，如仍有进行性缺血性胸痛、广泛 ST 段抬高者可考虑。

（2）禁忌证：既往发生过出血性脑卒中，6 个月内发生过缺血性脑卒中或脑血管事件；中枢神经系统受损、颅内肿瘤或畸形；近期（2 ~4 周）有活动性内脏出血（月经除外）；未排除主动脉夹层；严重而未控制的高血压（ >180/110 mmHg）或慢性严重高血压病史；目前正在使用治疗剂量的抗凝药或已知有出血倾向；近期（2 ~4周）有创伤史，包括头部外伤、创伤性心肺复苏或较长时间（ >10 分钟）的心肺复苏；近期（ <3 周）有外科大手术；近期（ <2 周）曾有在不能压迫部位的大血管行穿刺术。

2. 溶栓药物的应用　溶栓药物是以纤维蛋白溶酶原激活药激活血栓中纤维蛋白溶酶原，转变为纤维蛋白溶酶而溶解冠状动脉内的血栓。国内常用的有尿激酶（UK）、链激酶（SK）、重组组织型纤溶酶原激活药（rt - PA）。目前临床上主要应用 rt - PA，一般以 100 mg 在 90 分钟内静脉给予为宜：先静注 15 mg，继而 30 分钟内静滴 50 mg，其后 60 分钟内再静滴 35 mg。用 rt - PA 前先用肝素 5 000U 静脉注射，用 rt - PA 后继续以肝素每小时 700 ~1 000U 持续静脉滴注共 48 小时，以后改为皮下注射 7 500U 每 12 小时 1 次，连用 3 ~5 天。

判断溶栓是否有效的指征：心电图上抬高的 ST 段于 2 小时内回降 >50%；胸痛 2 小时内基本消失；2 小时内出现再灌注性心律失常；血清肌酸激酶同工酶（CK - MB）峰值提前出现（2 小时内）。冠脉内溶栓可根据冠脉造影直接判断。

3. 手术治疗　介入治疗失败或溶栓治疗无效有手术指征者，一般应在 6 ~8 小时内施行主动脉 - 冠状动脉旁路移植术。

（四）消除心律失常

心律失常必须及时消除，以免演变为严重心律失常甚至猝死。一旦发生室性期前收缩或室性心动过速，立即静注利多卡因 50 ~100 mg，必要时可重复使用。室性心律失常反复者可用胺碘酮治疗。发生心室颤动时，尽快采用非同步直流电复律（参见本章“心律失常”）。

（五）控制休克

应在血流动力学监测下，采用升压药、血管扩张药、补充血容量、纠正酸中毒、避免脑出血、保护肾功能等抗休克处理。

（六）治疗心力衰竭

治疗急性左心衰，主要以应用吗啡（或哌替啶）和利尿药为主，也可选用血管扩张药减轻左心室负荷。心肌梗死发生后24小时内不宜用洋地黄制剂，有右心室梗死的患者应慎用利尿药。

（七）其他治疗

1. *抗凝疗法* 在溶栓治疗后，梗死范围广、复发性梗死或有梗死先兆且无溶栓禁忌证者可用。先用肝素或低分子肝素，维持凝血时间在正常2倍左右，继而口服，抗凝药物有阿司匹林或氯吡格雷。

2. *极化液疗法* 用氯化钾1.5 g、胰岛素10U加入10%葡萄糖溶液500 mL内静滴，每天1次，7～14天为1个疗程，促使钾离子进入细胞内，恢复心肌细胞膜极化状态，改善心肌收缩功能，减少心律失常。

3. *受体阻滞药和钙拮抗药* 在起病早期如无禁忌证可尽早应用普萘洛尔、美托洛尔等受体阻滞药，尤其是前壁心肌梗死伴有交感神经功能亢进者，可防止梗死范围的扩大，改善预后，与钙通道阻滞药中的地尔硫䓬有类似效果。

4. *血管紧张素转换酶抑制药和血管紧张素受体阻滞药* ACEI中的卡托普利有助于改善恢复期心肌的重塑，降低心力衰竭的发生率，从而降低病死率。

【护理诊断/问题】

1. *胸痛* 与心肌缺血、缺氧、坏死有关。

2. *焦虑* 与担心疾病疼痛、活动受限及担心疾病预后和可能的手术有关。

3. *活动无耐力* 与心肌氧的供需失调有关。

4. *心排血量下降* 与心肌缺血引起心肌收缩力下降有关。

5. *有便秘的危险* 与进食少、活动少、不习惯床上排便有关。

【护理措施】

1. *生活起居*

（1）急性期12小时内绝对卧床休息，保持环境安静，减少探视，防止不良刺激。协助患者日常生活护理如洗漱、大小便。如无并发症，24小时可床上肢体活动，第3日床边走动，第4～5日病情稳定后应逐渐增加活动量，可促进侧支循环形成，防止深静脉血栓形成、便秘、肺部感染，防止肌力减退、甚至骨质疏松和关节挛缩。一般活动安排在下午，因为清晨易诱发心绞痛或心肌梗死，也不应在寒冷或高温环境中进行，避免在饱餐后、饮用咖啡或浓茶后进行，第一次下床活动要有医务人员在场。

（2）出现下列情况时应减少或停止活动：明显劳累；头痛、运动失调、虚脱、气短；胸痛、心悸、头晕、恶心、呕吐等；心肌梗死3周内活动时，心率变化超过20次/min或血压变化超过20 mmHg；心肌梗死6周内活动时，心率变化超过30次/min或血压变化超过30 mmHg；出现心律失常，如房性或室性心动过速、传导阻滞和频发期前收缩。

2. *病情观察*

(1)常规观察：严密监测心电图、血压、呼吸、神志、出入量、末梢循环情况，持续监测3～5天，备好各种急救药品，确保除颤仪处于备用状态。密切观察心率、心律、血压和心功能的变化，及时发现心律失常、休克、心力衰竭等。

(2)并发症观察：急性心肌梗死是心内科的危重急症，患者应尽快收入CCU进行治疗。①防治心律失常：急性期应严密心电监测，及时发现心率及心律的变化，在心肌梗死溶栓治疗后24小时内易发生再灌注性心律失常。发现频发室性期前收缩、成对出现或呈短阵室速、多源性或RonT现象的室性期前收缩及严重的房室传导阻滞时，应立即通知医生，遵医嘱使用利多卡因等药物，警惕室颤或心脏停搏发生。监测电解质和酸碱平衡状况，准备好急救药物和抢救设备如除颤仪、起搏器等，随时准备抢救。②防治心力衰竭：急性心肌梗死患者在起病最初几天，甚至在梗死演变期可发生心力衰竭，特别是急性左心衰，应严密观察患者有无呼吸困难、咳嗽、咳痰、少尿、颈静脉怒张、低血压、心率加快等，听诊肺部有无湿啰音。避免情绪激动、饱餐、用力排便等可加重心脏负担的因素。一旦发生心力衰竭，则按心力衰竭进行护理。

3. 用药护理

(1)止痛治疗的护理　遵医嘱给予吗啡或哌替啶止痛，注意有无呼吸抑制等不良反应。给予硝酸酯类药物时应随时监测血压的变化，维持收缩压在100 mmHg以上。

(2)溶栓治疗的护理　激活纤维蛋白原可引起严重的并发症，因此溶栓疗法应采取以下护理。①溶栓前准备：询问患者是否有脑血管病病史、活动性出血和出血倾向、严重而未控制的高血压、近期有大手术或外伤史等溶栓禁忌证；溶栓前先检查血常规、出凝血时间和血型；迅速建立静脉通道，遵医嘱应用溶栓药物。②观察不良反应：过敏反应表现为寒战、发热、皮疹等；低血压(收缩压低于90 mmHg)；出血，包括皮肤黏膜出血、血尿、便血、咯血、颅内出血等，一旦出血，应紧急处理。

4. 对症护理

(1)保持大便通畅：评估患者大便情况，如大便的次数、性状及排便难易程度，平时有无习惯性便秘，是否服用通便药物。指导患者采取通便措施，如合理饮食，及时增加富含纤维素的食物如水果、蔬菜的摄入，防止便秘；无糖尿病者每天清晨给予蜂蜜20 mL加温开水同饮；适当腹部按摩(按顺时针方向)以促进肠蠕动。一般在患者无腹泻的情况下常规应用缓泻药，并嘱患者一旦出现排便困难，应立即告知医务人员，使用开塞露或低压温水灌肠。

(2)吸氧：对呼吸困难明显和血氧饱和度降低者，最初几日持续或间断吸氧。

5. 饮食护理　进食低盐、低脂、低胆固醇、易消化饮食。急性期第1天可进流质或半流质饮食，2～3天后改为软食，多吃蔬菜和水果，少量多餐，不宜过饱，禁烟酒，避免浓茶和咖啡。

6. 心理护理　向患者及家属解释相关的知识和检查内容，疼痛发作时应有专人陪伴，鼓励患者表达内心感受，给予心理护理，缓解焦虑情绪。

【健康教育】

给予患者正确的指导，包括疾病知识指导、用药指导、生活指导及预后情况介绍。

急性心肌梗死的健康教育

冠心病的二级预防

Killip心功能分级

第五节　原发性高血压

预习案例

张某，男，56 岁。间断性头晕、头痛 9 年，视物模糊 1 天。2 年前因头晕测血压 155/100 mmHg，口服降压药 1 周后恢复正常，自行停药。后每次于劳累情绪激动时发生，血压波动于 140 ~ 160/90 ~ 100 mmHg。1 天前于劳累后再次出现头晕、头痛、视物模糊，自服降压药效果不佳来医院就诊。吸烟史 20 年，每天 20 支，母亲有高血压病史。入院后查：T 36.5℃，P 104 次/min，R 18 次/min，BP 160/110 mmHg。

思考

(1) 该患者主要表现是什么？

(2) 如何进行护理？

(3) 应为患者做哪些健康指导？

高血压是以体循环动脉血压持续升高为主要临床表现的心血管危险因素的综合征，可分为原发性高血压(primary hypertension)和继发性高血压(secondary hypertension)。高血压可损伤重要脏器，如心、脑、肾的结构与功能，最终导致这些器官功能衰竭，迄今仍是心血管疾病死亡的最主要危险因素。

微课-原发性高血压

目前，我国采用的血压分类和标准见表 2 - 10，高血压定义为未使用降压药物的情况下诊室收缩压 ≥140 mmHg 和(或)舒张压≥90 mmHg。根据血压升高水平，进一步将高血压分为 1 ~3 级。

表 2－10　血压的定义和分类(WHO/ISH，1999 年)

类别	收缩压(mmHg)		舒张压(mmHg)
正常血压	<120	和	<80
正常高值血压	120～139	和(或)	80～89
高血压			
1 级高血压(轻度)	140～159	和(或)	90～99
2 级高血压(中度)	160～179	和(或)	100～109
3 级高血压(重度)	>180	和(或)	>110
单纯收缩期高血压	>140	和	<90

注：当收缩压和舒张压分属于不同分级时，以较高的级别作为标准。以上标准适用于任何年龄的成年男性和女性

不同国家、地区或种族的高血压发病率和患病率不同，发达国家较发展中国家高，欧美等国家较亚洲国家高。高血压患病率、发病率及血压水平随年龄增加而升高，高血压在老年人中较常见，收缩期高血压多见。

我国自 20 世纪 50 年代以来进行了 4 次(1959 年，1979 年，1991 年，2000 年)较大规模的成人血压普查，高血压患病率分别为 5.11%、7.73%、13.58% 和 18.80%，总体呈明显上升趋势。然而依据 2002 年的调查，我国人群高血压知晓率(30.2%)、治疗率(24.7%)、控制率(6.1%)仍很低。我国高血压患病率和流行存在地区、城乡和民族差别，北方高于南方，华北和东北属于高发区；沿海高于内地；城市高于农村；高原少数民族地区患病率较高。高血压患病率在性别上差别不大，青年期男性稍高于女性，中年女性略高于男性。

高血压的病因与发病机制

【病因与发病机制】

原发性高血压是多因素、多环节、多阶段和个体差异较大的疾病，是遗传和环境交互作用的结果。

【病理生理】

血压主要决定于心排血量和体循环周围血管阻力，高血压病理生理作用的主要靶器官是心脏和血管，早期无明显病理改变，后期会导致重要靶器官如心、脑、肾组织缺血。

高血压的病理生理

【临床表现】

1. 症状　多数起病缓慢，早期多无症状，部分患者于体检时发现血压升高。常表现为头晕、头痛、疲劳、心悸等，呈轻度持续性，在紧张或劳累后加重，不一定与血压水平有关，多数症状可自行缓解。也可出现视力模糊、鼻出血等较重的症状。

2. 体征　体征一般较少。除血压升高外，检查重点项目是周围血管搏动征、血管杂音、心脏杂音等。颈部、上腹部脐两侧、腰部两侧肋脊角的血管杂音较常

见，应重视。心脏听诊可有主动脉瓣区第二心音亢进、收缩期杂音或收缩早期喀喇音。血压随季节、昼夜、情绪等因素有较大波动。冬季较夏季血压高，血压有明显昼夜波动，一般夜间血压较低，清晨起床活动后血压迅速升高，形成清晨血压高峰。

3. 高血压急症和亚急症

（1）高血压急症（hypertensive emergencies）是指原发性或继发性高血压患者，在某些诱因作用下，血压突然显著升高，一般高于180/120 mmHg，伴重要靶器官如心脏、脑、肾功能不全表现，包括高血压脑病、颅内出血（脑出血和蛛网膜下隙出血）、脑梗死、急性心力衰竭、主动脉夹层等。

（2）高血压亚急症（hypertensive urgencies）是指血压明显升高但不伴严重临床症状及进行性靶器官损害。患者可有头痛、胸闷、烦躁不安等症状。血压升高程度不是两者区别的标准，两者区别在于有无新近发生的急性进行性靶器官损害。

4. 并发症

（1）脑血管疾病：脑出血、脑血栓形成、腔隙性脑梗死、短暂性脑缺血发作。

（2）心力衰竭：左心室后负荷长期增高可使心室肥厚、扩大，最终导致心力衰竭。

（3）慢性肾衰竭：长期持久的血压升高可致进行性肾小球硬化，并加速肾动脉粥样硬化发生，出现蛋白尿、肾损害，晚期可有肾衰竭。

（4）主动脉夹层：血液渗入主动脉壁中层形成的夹层血肿，是猝死的病因之一，高血压是导致该病的重要因素。突发剧烈的胸痛常易误诊为急性心肌梗死。

【医学检查】

1. 基本项目　血液生化[血糖、总胆固醇、甘油三酯、肾功能、尿酸、血常规、尿液分析（蛋白、糖和尿沉渣镜检）]、心电图。

2. 推荐项目　24小时动态血压监测（ABPM）、超声心动图、颈动脉超声、餐后2小时血糖、血同型半胱氨酸、尿蛋白定量、眼底、胸部X线片、脉搏波传导速度及踝/臂血压指数。

【诊断要点】

1. 高血压诊断　高血压诊断主要依据诊室测量的血压值。首诊时要测量双上臂血压。如测量结果不同，取较高的数值，一般需测量非同日3次血压值，收缩压均≥140 mmHg或/和舒张压均≥90 mmHg，同时排除由其他疾病导致的继发性高血压。既往有高血压，正在使用降压药者，血压虽正常也诊断为高血压。

2. 高血压危险度分层　原发性高血压严重程度并不单纯与血压升高水平有关，必须结合患者的心血管疾病危险因素及合并的靶器官损害作全面评价，以指导治疗和判断预后。高血压患者分低危、中危、高危和极高危（表2－11）。

表 2-11　高血压患者心血管危险分层标准

其他危险因素和病史	血压(mmHg)		
	1 级 收缩压：140～159 或 舒张压：90～99	2 级 收缩压：160～179 或 舒张压：100～109	3 级 收缩压：≥180 或 舒张压：≥110
无	低危	中危	高危
1～2 个危险因素	中危	中危	极高危
≥3 个危险因素或靶器官损害	高危	高危	极高危
有并发症或合并糖尿病	极高危	极高危	极高危

3. 鉴别诊断　原发性高血压需与慢性肾脏疾病、嗜铬细胞瘤及原发性醛固酮增多症引起的高血压相鉴别。

对理想血压、正常血压及正常高值的重新界定

【治疗要点】

(一)目的与原则

目前高血压尚无根治方法，降压治疗的最终目的是减少高血压患者心、脑血管病的发病率和病死率。高血压治疗原则如下：

1. 改善生活行为　适用于所有高血压患者，包括使用降压药物治疗的患者。减轻体重；减少钠盐摄入；补充钙和钾盐；减少脂肪摄入，膳食中脂肪量应控制在总热量的25%以下；戒烟限酒；增加运动；减轻精神压力；必要时补充叶酸制剂。

2. 降压药治疗对象　①高血压 2 级及以上患者(≥160/100 mmHg)；②高血压合并糖尿病，或已有心、脑、肾靶器官损害和并发症患者；③血压持续升高 6 个月以上，生活行为改善后血压仍未有效控制者。从心血管危险分层的角度，高危和极高危患者必须使用降压药物强化治疗。

3. 血压控制目标　目前一般主张血压控制目标值 < 140/90 mmHg。高血压合并糖尿病或慢性肾脏病患者，血压控制目标值 < 130/80 mmHg。老年患者，收缩压控制在150 mmHg以下，若能耐受可降至 140 mmHg 以下。年轻、病程短的高血压患者，可较快达标。但老年人、病程较长或已有靶器官损坏或并发症者，应缓慢降压。

4. 多重心血管危险因素　协同控制性别、年龄、吸烟、血胆固醇水平、血肌酐水平、糖尿病和冠心病对心血管危险影响最明显。因此，须在控制某一种危险因素时，尽可能改善或不加重其他心血管危险因素。

(二)降压药物治疗

1. 基本原则

(1)小剂量开始：开始治疗时应采用较小剂量的有效治疗剂量，根据需要逐步增加剂量。

(2)优先选择长效制剂：尽可能每天给 1 次具有持续 24 小时降压作用的长效药物，

以控制夜间血压和晨峰血压，有效预防心脑血管并发症。

(3)联合用药：在低剂量单药治疗效果不满意时，可采用2种或2种以上药物治疗，以增强降压效果但不增加不良反应。

(4)个体化：根据患者具体情况、药物有效性和耐受性，兼顾其经济条件及个人意愿，选择合适的降压药。

2. 降压药物种类　目前常用降压药物可归纳为5大类，利尿药、β受体阻滞药、钙拮抗药(CCB)、血管紧张素转换酶抑制药(ACEI)和血管紧张素受体阻滞药(ARB)(表2－12)。

表2－12　常用降压药种类及不良反应

序号	种类	不良反应
1	利尿药	低血钾、乏力、尿量增多
2	β受体阻滞药	常见疲乏、胃肠功能不良。心动过缓、四肢发冷，突然停药可有反跳现象
3	钙通道阻滞药(CCB)	反跳性交感活性增强，引起心率增快、面部潮红、头痛、下肢水肿等
4	血管紧张素转换酶抑制药(ACEI)	最常见刺激性干咳，还有血管神经性水肿、低血压、高钾血症、皮疹等
5	血管紧张素受体拮抗药(ARB)	不良反应轻微且短暂，常见头晕、与剂量有关的直立性低血压、皮疹、血管神经性水肿、腹泻等

3. 有并发症和合并症的降压治疗

(1)脑血管病：已发生过脑卒中的患者无法耐受血压下降过快或过大，降压过程应缓慢、平稳，最好不减少脑血流量。可选择ARB、长效钙拮抗药、ACEI或利尿药。注意从单种药物小剂量开始，再缓慢递增剂量或联合治疗。

(2)冠心病：高血压合并稳定性心绞痛的患者尽可能选用长效制剂，减少血压波动。降压应选择β受体阻滞药和长效钙拮抗药；发生过心肌梗死的患者应选择ACEI和β受体阻滞药，预防心室重构。

(3)心力衰竭：高血压合并无症状左心室功能不全的降压治疗，应选择ACEI和β受体阻滞药，注意从小剂量开始；有心力衰竭症状的患者，应采用ACEI或ARB、利尿药和β受体阻滞药联合治疗。

(4)慢性肾衰竭：通常需要3种或3种以上降压药。但要注意ACEI或ARB在早期、中期能延缓肾功能恶化，在低血容量或病情晚期可能反而会使肾功能恶化。

(5)糖尿病：通常在改善生活行为基础上，需要2种以上降压药物联合治疗。常选择ARB或ACEI、长效钙拮抗药和小剂量利尿药。

4. 顽固性高血压治疗　约10%高血压患者，使用了3种以上合适剂量降压药联合治疗，血压仍未能达到目标水平，称顽固性或难治性高血压。常见原因有血压测量错误、降压方案不合理、药物干扰降血压、胰岛素抵抗、继发性高血压、睡眠呼吸暂停低通气综合征等。针对该类患者，首先要寻找原因，再针对具体原因进行治疗。

5. 高血压急症治疗

(1)迅速降低血压：选择适宜有效的降压药物静滴，进行无创血压监测。

(2)控制性降血压：短时间内血压急骤下降，可能使重要器官血流灌注明显减少，应采取逐步控制性降压。一般情况下，初始阶段(数分钟到1小时内)血压控制的目标为平均动脉压的降低幅度不超过治疗前水平的25%；在随后的2～6小时内将血压降至较安全的水平，一般为160/100 mmHg左右；若可耐受，临床情况稳定，在随后24～48小时逐步降至正常水平。同时针对不同的靶器官损害，进行相应的处理。

(3)降压药物选择：硝普钠为首选药，能同时扩张动脉与静脉，降低心脏前后负荷，降压效果迅速。硝酸甘油可扩张静脉和选择性扩张冠状动脉与大动脉，降低动脉压作用不及硝普钠。尼卡地平属于二氢吡啶类钙通道阻滞药，降压的同时还能改善脑血流量。

(4)避免使用的药物：不主张用利血平治疗高血压急症，治疗开始时不宜使用强力利尿药。

【护理诊断/问题】

1. 头痛　与血压升高有关。

2. 营养失调：高于机体需要量　与摄入过多、缺乏运动有关。

3. 活动无耐力　与长期血压高致心功能减退有关。

4. 知识缺乏　缺乏高血压病的预防、自我保健和用药知识。

5. 有受伤的危险　与头晕、视力模糊、意识改变或直立性低血压有关。

6. 潜在并发症　高血压急症、脑血管意外、心力衰竭、肾衰竭。

【护理措施】

1. 生活起居

(1)活动与休息：高血压患者应适当锻炼身体，避免过劳。但要注意安全，防止直立性低血压发生。①避免长时间站立，尤其在服药后最初几个小时；②改变姿势，特别是从卧位、坐位起立时，动作宜缓慢；③服药可选在安静休息时进行，服药后休息一段时间再下床活动；④睡前服药，夜间起床排尿时要慢；⑤避免用过热的水洗澡或蒸汽浴，不宜大量饮酒；⑥若发生直立性低血压，应平卧抬高下肢，促进下肢血液回流。

(2)避免受伤：患者要避免迅速改变体位；有头晕、眼花、耳鸣、视力模糊等症状时，嘱其卧床休息，在陪伴下外出或如厕；头晕伴恶心、呕吐者，呼叫器应放在其手边，痰盂放在其伸手可取之处；活动场所照明良好、病室内无障碍物、地面防滑等。

2. 病情观察　密切监测患者的血压变化，一旦发现血压急剧升高，立即通知医生。观察患者有无高血压急症的临床表现，如头晕、头痛、失眠多梦、恶心、呕吐等。

3. 用药护理　用降压药时，注意监测血压变化，谨防发生低血压。在联合用药、服首剂药物或加量时注意有无乏力、头晕、心悸、出汗、恶心、呕吐等症状。注意观察药物不良反应与禁忌证。

4. 对症护理　密切观察病情，一旦发生高血压急症立即处理。①绝对卧床休息，半卧位，避免搬动。意识不清时应加床栏；发生抽搐时解开患者衣领，用牙垫置于上、下磨牙间防止唇舌咬伤；保持周围安静，减少一切活动和不必要的刺激。②吸氧，4～5 L/min，高血压危象合并急性左心衰者应持续吸氧并于湿化瓶内加入30%～50%的乙醇。如呼吸道分泌物较多，患者呼吸功能较差，应用吸引器吸出。呕吐时头偏向一侧，防止误吸导致窒息。③立即建立静脉通道，遵医嘱使用降压药及时降低血压，解除血管痉挛状态。一般首选硝普钠，避光静脉给药，以微量泵控制注入速度，缓慢降血压。4～6小时更换1次，持续静脉滴注一般不超过72小时，以免发生硫氰酸盐中毒，严重肝、肾疾病患者应慎用。④严密观察患者生命体征、神志、瞳孔、尿量变化，观察有无肢体麻木、活动不灵、语言不清、嗜睡等情况。更换药物或改变给药速度时，降血压不宜过快或过低，应在一定时间内将血压降至安全范围。若出现出汗、不安、头痛、心悸、胸骨后疼痛等血管过度扩张现象，应立即停止给药。当患者出现剧烈头痛、恶心、呕吐时，考虑为脑水肿，应遵医嘱用20%甘露醇250 mL快速静脉滴注，也可遵医嘱使用地塞米松10～20 mg静脉注射，以消除脑水肿，对抽搐者，可遵医嘱静注地西泮(安定)或10%水合氯醛保留灌肠。

5. 饮食护理　限制钠盐摄入(<6 g/d)，减少水、钠潴留，减轻心脏负荷，降低外周阻力，降低血压，改善心功能。减轻患者体重，限制每日摄入总热量，以达到控制和减轻体重的目的。

6. 心理护理　高血压急救时，注意消除患者紧张恐惧心理，必要时遵医嘱使用镇静药。

高血压的健康教育

【健康教育】

根据患者病情向患者和家属进行多方面指导。

课程思政

原发性高血压，为现代医学名词，在中医古籍中并无记载，根据其临床特征和病因病机，可归纳为中医范畴中的“眩晕”“头痛”“中风”等，临床眩晕较多，最主要的治疗原则是血压达标。现今，越来越多的人意识到西药降压效果明显，但血压波动大，控制不平稳，眩晕、头痛等症状难以改善，中医药治疗具有独特的优势：中药、针灸、推拿、穴位贴敷、气功、药浴足浴、药枕等多种方法，在改善原发性高血压患者临床症状、提高生活质量上有着重要作用。“科学的发展观就是辩证的发展观”，中西互补，扬长避短，发挥中医诊疗优势是中医发展的必然趋势。

第六节　心肌病

预习案例

吴某，女，19 岁，学生。劳累性呼吸困难 4 周，加重 3 天。入院后查：T 38.5℃，P 106 次/min，R 26 次/min，BP 110/85 mmHg。端坐位、面色发绀、烦躁不安。两肺呼吸音粗，双肺底可闻及少量湿啰音，心界向两侧扩大。

思考

(1)该患者最可能是什么疾病？

(2)如何进行护理？

心肌疾病是由不同病因引起的心肌病变导致心肌机械和(或)心电功能障碍，常表现为心室肥厚或扩张。心肌病范畴不包括由其他心血管疾病继发的心肌病理性改变。目前心肌疾病分类如下：

(1)遗传性心肌病：肥厚型心肌病、右心室发育不良、左心室致密化不全、离子通道病。

(2)混合型心肌病：扩张型心肌病、限制型心肌病。

(3)获得性心肌病：感染性心肌病、心动过速性心肌病、心脏气球样变、围生期心肌病等。

微课–心肌疾病

一、扩张型心肌病

扩张型心肌病(dilated cardiomyopathy，DCM)是一类以左心室或双心室扩大伴收缩功能障碍为特征的心肌病。常并发心力衰竭、心律失常。我国好发于青中年男性，是临床心肌病最常见的一种类型，病死率较高。

扩张型心肌病的病因与发病机制

【病因与发病机制】

病因与发病机制不清，主要与遗传、病毒感染或损伤有关。

【临床表现】

1. 症状　起病缓慢，早期可无明显症状，主要表现为活动时呼吸困难和运动耐量下降，随着病情加重会出现气急甚至端坐呼吸等左心衰的症状，并逐渐出现食欲下降等右心衰的症状。严重时部分患者可发生栓塞或猝死。

2. 体征　主要体征为心脏明显扩大、心率快时呈奔马律，可见肺循环淤血的体征。

3. 并发症　常并发各种类型的心律失常。

【医学检查】

1. 胸部X线片检查　心影明显增大，心胸比>50%，肺淤血征。

2. 心电图　可见多种心律失常。此外尚有ST－T改变、低电压、R波减低，少数患者可见病理性Q波。

3. 超声心动图　心脏各腔均增大，左心室扩大早而显著，室壁运动减弱，LVEF明显下降，提示心肌收缩力明显下降；彩色血流多普勒显示二尖瓣、三尖瓣反流；左心室心尖部附壁血栓等。

4. 其他　心导管检查和心血管造影、放射性核素检查等均有助于诊断。

【诊断要点】

1. 诊断　心肌病缺乏特异性诊断指标。患者有心脏增大、充血性心力衰竭和心律失常的临床表现时，若超声心动图证实有心腔扩大与心脏搏动减弱，即应考虑心肌病的可能，但须排除各种病因明确的器质性心脏病后方可确诊。

2. 鉴别诊断　心肌病需与风湿性心脏瓣膜病相鉴别。

【治疗要点】

治疗原则是防治基础病因介导的心肌损害，控制心力衰竭和心律失常，预防栓塞和猝死，提高患者生活质量。

1. 病因治疗　对病因不明的DCM，应积极寻找任何可能的病因并给予积极治疗。免疫学治疗、骨髓干细胞移植、基因治疗等是目前正在探索的新疗法，有望防治DCM。

2. 控制心力衰竭　心力衰竭早期阶段积极地进行药物干预，使用β受体阻滞药、ACEI，减少心肌损伤和延缓病情，β受体阻滞药宜从小剂量开始，视病情调整用量。晚期心力衰竭患者较易发生洋地黄中毒，应慎用洋地黄。有适应证者可植入CRT。

3. 预防栓塞　栓塞是DCM的常见并发症，对心脏明显扩大、有心房颤动或深静脉血栓形成等存在栓塞风险且无禁忌证者，可口服阿司匹林，预防附壁血栓。已有附壁血栓和(或)发生栓塞者，须长期口服华法林抗凝治疗。

4. 预防猝死　针对性选择抗心律失常药物。控制诱发室性心律失常的可逆因素：纠正低钾低镁；选用ACEI和β受体阻滞药，改善神经激素功能紊乱；可用辅酶Q1，改善心肌代谢。严重心律失常，药物不能控制者，可置入心脏复律除颤器，预防猝死发生。

5. 中医中药治疗　生脉饮、真武汤等可改善DCM的心功能。黄芪有抗病毒、调节免疫作用，有助于改善症状和预后。

6. 手术治疗　对长期严重心力衰竭、内科治疗无效者，可考虑心脏移植。

二、肥厚型心肌病

肥厚型心肌病(hypertrophic cardiomyopathy，HCM)是一类由常染色体显性遗传造成的原发性心肌病，以心室壁非对称性肥厚、心室腔缩小、左心室血液充盈受阻为主要特征，主要表现为劳力性呼吸困难、胸痛、心悸、心律失常，严重者并发心力衰竭、心脏性猝死。我国HCM以男性多见，是青年人猝死的常见原因之一。临床上根据有无左心室流出道梗阻分梗阻型与非梗阻型。

【病因与发病机制】

1. 病因　HCM 多为家族性常染色体显性遗传。目前认为 HCM 主要由编码心肌肌小节收缩体系相关蛋白基因突变所致。

2. 发病机制　修饰基因及外界环境作用参与 HCM 的形成。还有研究认为儿茶酚胺代谢异常、细胞内钙调节机制异常、高血压等均可为发病的促进因子。

【临床表现】

不同类型患者的临床表现差异较大，半数可无症状或体征，尤其是非梗阻型患者。临床上梗阻型患者的表现较为突出。

1. 症状　主要症状有劳力性呼吸困难、胸痛、心悸、头晕及晕厥，尤其是梗阻型患者，上述症状可因起立或运动而诱发或加重，甚至发生猝死。但部分患者可完全无自觉症状，因猝死尸检时才被发现。

2. 体征　主要有心脏轻度增大。梗阻型患者在胸骨左缘第 3 ~ 4 肋间可闻及喷射性收缩期杂音，心尖部也常可闻及吹风样收缩期杂音。

3. 并发症　心律失常：HCM 患者易发生多形性室上性心律失常、室性心动过速、心室颤动，心房颤动、心房扑动等房性心律失常也多见。心脏性猝死：是青少年和运动员猝死的常见原因。

【医学检查】

1. 胸部 X 线片检查　心影增大多不明显，如有心力衰竭则心影明显增大。

2. 心电图　左心室肥大最常见，可有 ST – T 改变、深而不宽的病理性 Q 波。室内传导阻滞和室性心律失常亦常见。

3. 超声心动图　是主要的临床诊断手段。可见室间隔非对称性肥厚，间隔运动低下。少数病例显示心肌均匀肥厚或心尖部肥厚。彩色多普勒血流显像可判断 HCM 是否伴梗阻。

4. 其他　磁共振对诊断有重要价值，心导管检查及心血管造影有助于确诊。心内膜心肌活组织检查有助于诊断心肌细胞畸形肥大，排列紊乱。

【诊断要点】

1. 诊断　对临床或心电图表现类似冠心病的患者，且较年轻，诊断冠心病依据不足而又不能用其他心脏病来解释，应考虑 HCM 的可能。结合心电图、超声心动图及心导管检查可做出诊断。如有阳性家族史更有助于诊断。在临床诊断基础上应进一步进行基因表型确定和基因筛选，评估猝死高危因素。

2. 鉴别诊断　HCM 需与高血压引起的心脏肥厚、冠心病、先天性心脏病、主动脉瓣狭窄等相鉴别。

【治疗要点】

治疗以 β 受体阻滞药及钙拮抗药最常用，可减慢心率，降低心肌收缩力，减轻流出道梗阻。常用药物有美托洛尔或维拉帕米、地尔硫䓬。避免使用增强心肌收缩力的药物及减轻心脏负荷的药物，以免加重左心室流出道梗阻。对重症梗阻性肥厚型心肌病患者做无水乙醇化学消融术或植入 DDD 型起搏器，或外科手术切除肥厚的室间隔心肌。有些伴发左心室扩张和心力衰竭的肥厚型心肌病患者，按扩张型心肌病伴心力衰竭时的治

疗措施进行治疗。心房颤动者，推荐用华法林抗凝，避免栓子脱落引起栓塞。

三、限制型心肌病

限制型心肌病(restrictive cardiomyopathy，RCM)是以单侧或双侧心室充盈受限和舒张期容量减少为特征的心肌疾病。可见心内膜及心内膜下心肌纤维化，引起舒张期难于舒展及充盈受限，心脏舒张功能严重受损，而收缩功能保持正常或仅轻度异常。RCM 多发生于热带和温带，热带稍多于温带，我国仅有散发病例。各年龄组均可患病，男性患病率高于女性，男女之比约为 3∶1。

【病因与病理】

限制型心肌病的病因与发病机制至今仍不清楚，可能与多种因素有关，如非化脓性感染、体液免疫异常、过敏反应和营养代谢不良等。

【临床表现】

限制型心肌病的病因与病理

1. 症状

(1)一般表现：早期仅有发热、全身倦怠，后期多出现心力衰竭及体循环、肺循环栓塞表现。

(2)心室功能障碍表现：右心室或双心室病变者常以右心衰竭为主，表现酷似缩窄性心包炎。左心室病变者，因舒张受限，尤其在并存二尖瓣关闭不全时，可出现明显的呼吸困难等严重左心衰竭的表现及心绞痛。

2. 体征　常见的有颈静脉怒张、吸气时颈静脉压增高(Kussmaul 征)、肝大、腹腔积液、下肢或全身水肿，可出现栓塞或猝死；血压常偏低；可闻及第三心音奔马律。

【医学检查】

1. 心电图　非特异性 ST 段和 T 波改变，部分患者出现低电压和病理性 Q 波，可出现各种心律失常，心房颤动多见。

2. 胸部 X 线片　心影正常或轻度增大，可见肺淤血表现。

3. 超声心动图　心室腔缩小或正常，心房扩大，心室壁可增厚，可见附壁血栓形成，房室瓣可有增厚变形。

4. 心内膜心肌活组织检查　是确诊 RCM 的重要手段。可见心内膜增厚和心内膜下心肌纤维化。

【诊断要点】

1. 诊断　早期诊断较困难，对心力衰竭无心室扩大，而有心房扩大者应考虑 RCM。

2. 鉴别诊断　主要与缩窄性心包炎相鉴别，主要从心脏听诊、胸部 X 线片、超声心动图等方面鉴别。

【治疗要点】

(1)缺乏特异性治疗，主要以对症治疗为主，但效果较差。

(2)手术治疗：严重心内膜心肌纤维化者可行心内膜剥脱术，也可考虑心脏移植。

四、病毒性心肌炎

病毒性心肌炎(viral myocarditis)是指嗜心肌性病毒感染引起的，以心肌非特异性间质性炎症为主要病变。

【病因与发病机制】

1. 病因　多种病毒都可引起心肌炎，其中以柯萨奇病毒、孤儿(Echo)病毒、脊髓灰质炎病毒较常见，尤其是柯萨奇B组病毒感染占30%~50%。

2. 发病机制　发病机制包括病毒直接作用造成心肌损伤，T细胞及多种细胞因子和一氧化氮等介导的细胞免疫导致的心肌损伤和微血管损伤。这些变化均可引起心肌典型病变：心肌间质增生、水肿及充血，内有大量炎性细胞浸润等。

【临床表现】

1. 症状　临床症状取决于病变的广泛程度和严重性，轻者可无明显症状，重者可致猝死。

(1)病毒感染症状：约半数患者发病前1~3周有病毒感染前驱症状，如发热、全身倦怠感等"感冒"样症状或消化道症状。

(2)心脏受累症状：常表现为心悸、胸闷、呼吸困难等，严重者甚至出现阿-斯综合征、心源性休克、猝死。

2. 体征　可见与发热程度不相符的心动过速，各种心律失常，心尖部第一心音减弱，可出现第三心音或杂音，或有肺部湿啰音、颈静脉怒张、心脏扩大等心力衰竭体征。

【医学检查】

1. 血液生化检查　血沉增快、C反应蛋白增加。急性期或心肌炎活动期心肌肌酸激酶(CK-MB)、肌钙蛋白T、肌钙蛋白I增加。

2. 病原学检查　血清柯萨奇病毒IgM抗体滴度明显增高、外周血肠道病毒核酸阳性或肝炎病毒血清学检查阳性，心内膜心肌活组织检查有助于病原学诊断。

3. 胸部X线片检查　可见心影扩大或正常。

4. 心电图　常见ST-T改变和各型心律失常。严重心肌损害时可出现病理性Q波。

【诊断要点】

目前主要依据病毒前驱感染史、心脏受累症状、心肌损伤表现及病原学检查结果等综合分析，排除风湿性心肌炎、中毒性心肌炎等其他疾病而做出诊断，但确诊有赖于病毒抗原、病毒基因片段或病毒蛋白的检出。

【治疗要点】

1. 一般治疗　急性期应卧床休息，给予富含维生素和高蛋白质饮食。

2. 对症治疗　心力衰竭者给予利尿药和血管紧张素转换酶抑制药等。频发室性期前收缩或有快速性心律失常者，可选用抗心律失常药物；完全性房室传导阻滞者，可考虑使用临时性心脏起搏器。

3. 抗病毒治疗　近年来采用黄芪、牛磺酸、辅酶Q10等中西医结合治疗，有一定疗效。干扰素也具有抗病毒、调节免疫等作用。

五、心肌疾病患者的护理

【护理诊断/问题】

1. *胸痛*　与肥厚心肌耗氧量增加有关。

2. *活动无耐力*　与心肌受损、并发心律失常或心力衰竭有关。

3. *焦虑*　与疾病呈慢性过程、病情逐渐加重、生活方式被迫改变，担心疾病预后、学习和前途有关。

4. *有受伤的危险*　与梗阻性肥厚型心肌病所致头晕及晕厥有关。

5. *潜在并发症*　心力衰竭、栓塞、心律失常、猝死。

【护理措施】

1. *生活起居*　①急性期：在急性期常表现为急性左心衰、心绞痛，参见本章急性左心衰、心绞痛患者的护理。②临床缓解期：避免劳累、情绪激动，减少心肌耗氧。无并发症者急性期应卧床休息 1 个月，取右侧卧位，以免压迫心脏；重症病毒性心肌炎患者应卧床休息 3 个月以上，直至症状消失、血液学指标等恢复正常后方可逐渐增加活动量。协助患者满足生活需要，保持环境安静，限制探视，减少不必要的干扰，保证患者充分的休息和睡眠。病情稳定后，与患者及家属一起制定并实施每天活动计划。

2. *病情观察*　发作期注意观察疼痛的部位、性质、程度、持续时间、诱因与缓解方式的变化，注意血压、心律、心率及心电图的变化。病情稳定后，严密监测活动时心律、心率、血压变化，如果活动后出现胸闷、心悸、呼吸困难、心律失常等，立即停止活动。

3. *用药护理*　扩张型心肌病患者对洋地黄耐受性差，使用时尤应警惕发生中毒。肥厚型心肌病患者主要应用 β 受体阻滞药、钙拮抗药，改善心肌舒张功能。

4. *对症护理*　评估胸痛的部位、性质、程度、持续时间、诱因及缓解方式。胸痛发作时立即停止活动，安慰患者，解除紧张情绪，遵医嘱使用 β 受体阻断剂或钙拮抗药。避免诱因，戒烟戒酒。

5. *饮食护理*　病毒性心肌炎的患者进食高蛋白、富含维生素、清淡易消化饮食，尤其补充富含维生素 C 的食物，戒烟酒及刺激性食物。患者一旦发生心力衰竭，应注意低盐饮食。

6. *心理护理*　告知患者病毒性心肌炎的演变过程及预后，使其安心休养。及时给予鼓励，心理疏导，督促患者完成耐力范围内的活动量。

【健康教育】

健康教育的对象需包含患者及家属，主要包括疾病知识、用药知识、活动与休息、饮食等方面。

心肌病的健康教育

第七节　心脏瓣膜病

预习案例

李某女，39 岁。主诉：心悸、气短反复发作 8 年，加重半年，有时双下肢水肿，未经诊治，有风湿热病史 20 年。入院前一天，因“急性胃肠炎”进行静脉输液，当输液 3 小时，进液量约 1 000 mL 时，患者突然呼吸困难，心悸伴频繁咳嗽，咳白色泡沫痰，且痰中带血，不能平卧转由急诊来院。体查：T 37.5℃，R 30 次/min，BP 120/70 mmHg。明显发绀，大汗，端坐呼吸。双肺布满中小水泡音及哮鸣音，心率 130 次/min。

思考

(1)患者最可能的诊断是什么?

(2)如何对患者进行治疗和护理?

(3)如何对患者进行容量管理?

心脏瓣膜病是指心脏瓣膜存在结构和(或)功能异常，瓣膜的开放或关闭功能受损，改变了血流动力学，导致心房或心室结构或功能改变，出现心力衰竭、心律失常等临床表现。病变可累及一个瓣膜，或两个以上瓣膜同时或先后受累(联合瓣膜病)。瓣膜关闭不全(valvular insufficiency)是指心瓣膜关闭时不能完全闭合，使一部分血液返流。瓣膜关闭不全是由于瓣膜增厚、变硬、卷曲、缩短，或由于瓣膜破裂和穿孔，亦可因腱索增粗、缩短、与瓣膜粘连而引起。瓣膜狭窄(valvular stenosis)是指瓣膜口在开放时不能充分张开，造成血流通过障碍。主要由于瓣膜炎症修复过程中相邻瓣膜之间(近瓣联合处)互相粘连、瓣膜纤维性增厚、弹性减弱或丧失、瓣膜环硬化和缩窄等引起。

微课–心脏瓣膜病

心脏瓣膜病的常见病因包括炎症、黏液样变性、先天性畸形、缺血性坏死、创伤性等原因，其中风湿炎症导致的瓣膜损害称为风湿性心脏病。在我国瓣膜性心脏病仍以风湿性心脏病最为常见，风湿性心脏病患者中二尖瓣病变约占 70%。风湿热是心脏瓣膜病的主要病因，是由于 A 组 β 溶血性链球菌感染所导致，多为咽峡炎，其致病机制与继发于链球菌感染后异常免疫反应有关。

风湿热的诊断主要借助美国心脏病学会根据 Jones 标准修订的风湿热诊断标准。通过相关检查，包括咽喉拭子或快速链球菌抗原试验阳性、链球菌抗体效价升高，提示有链球菌感染。在确定链球菌感染的前提下，有两个主要表现或一个主要表现、两个次要表现，即可诊断急性风湿热。主要表现：①心脏炎；②多发性关节炎；③舞蹈病；④环形红斑。次要表现：①关节痛；②发热；③血沉和C反应蛋白等急性反应物增高；④PR间期延长。有下列3种情况可不必严格执行该诊断标准：①舞蹈病者；②隐匿发病或缓慢发展的心脏炎；③有风湿性疾病病史或现患风湿性心脏病，当再感染A组乙型溶血性链球菌时，有风湿热复发的高度危险者。

一、二尖瓣狭窄

二尖瓣狭窄（mitral stenosis）是A组β溶血性链球菌咽峡炎导致的一种反复发作的急性或慢性全身性结缔组织炎症。主要病因是风湿热，女性居多。急性风湿热后形成二尖瓣狭窄估计至少需要2年，通常需5年以上的时间，多次反复发作的急性风湿热比仅有一次发作出现瓣口狭窄的病理改变要早。多数患者在发病前10年内，基本无明显临床症状，因此风湿性二尖瓣狭窄一般在40～50岁发病。

【病因与发病机制】

正常成人二尖瓣口面积为4～6 cm^2，当瓣膜口面积缩小至1.5～2.0 cm^2为轻度狭窄，1.0～1.5 cm^2为中度狭窄，<1.0 cm^2为重度狭窄。正常的心室舒张期，左心房和左心室内压力几乎相等，二尖瓣狭窄时左心室充盈受损，左心房压升高，导致肺静脉和肺部毛细血管压力增大，肺部毛细血管扩张和瘀血，产生肺间质水肿。

【临床表现】

1. 症状

（1）呼吸困难：最常见也是最早期的症状，发生于多达70%的有症状患者中，症状在运动、情绪激动、妊娠、感染或快速性心房颤动时最易被诱发。

（2）咳嗽：多在夜间睡眠或劳动后出现，为干咳无痰或泡沫样痰。

（3）咯血：①大咯血，当左心房压力突然增高时，主要表现为薄壁和扩张的支气管静脉破裂导致的突然性出血；②痰中带血或血痰，夜间阵发性呼吸困难或支气管炎引起的剧烈咳嗽诱发的血丝痰；③肺梗死时咳胶冻状暗红色痰，为二尖瓣狭窄合并心力衰竭的晚期并发症；④急性肺水肿导致粉红色泡沫状痰等。

（4）血栓栓塞：为二尖瓣狭窄的严重并发症。发生栓塞者约80%有心房颤动，故合并心房颤动的患者需给予预防性抗凝治疗。

2. 体征　患者可出现“二尖瓣面容”，双颧绀红。听诊第一心音为拍击样，或出现隆隆样的心脏杂音。右心衰竭时可出现颈静脉怒张、肝颈静脉回流征阳性、肝脏肿大、双下肢水肿等。听诊心尖区舒张中晚期低调的隆隆样杂音为二尖瓣狭窄特征性的杂音，呈递增型，局限，左侧卧位明显。

3. 并发症

（1）心房颤动：为二尖瓣狭窄相对早期的，也是最常见的并发症，可能为患者就诊的首发症状。左心房压力增高致左心房扩大及房壁纤维化是心房颤动持续存在的病理基础。

（2）急性肺水肿：急性肺水肿为重度二尖瓣狭窄的严重并发症。表现为突然出现的重度呼吸困难和发绀，咳粉红色泡沫痰，呈端坐位，需要及时救治，否则可能致死。

（3）血栓栓塞：20%的患者可发生体循环栓塞，以脑栓塞最常见，约占2/3，亦可发生于四肢、脾、肾和肠系膜等动脉栓塞，栓子多来自左心房且患者常伴有心房颤动。

(4)右心衰竭：右心衰竭为晚期常见并发症。右心衰竭时，右心排出量减少致肺循环血量减少，肺淤血减轻，呼吸困难可有所减轻，发生急性肺水肿和大咯血的危险减少，但心排量减少，表现出右心衰竭的症状和体征。

【医学检查】

超声心动图是最敏感、可靠的方法，可提供房室大小、室壁厚度和运动、心室功能、肺动脉压、其他瓣膜异常和先天性畸形等信息。彩色多普勒血流显像可较准确地判断狭窄的严重程度。胸部X线片检查可显示肺静脉压增高导致肺淤血的迹象。心电图窦性心律者可见“二尖瓣型P波”(P波宽度 >0.12 秒，伴切迹)。食管超声有利于左心耳及左心房附壁血栓的检出。

【诊断要点】

结合病史、症状和超声检查帮助诊断。心尖区隆隆样舒张期杂音伴X线片或心电图示左心房增大，提示二尖瓣狭窄，超声心动图检查可明确诊断。

【治疗要点】

1. 一般治疗　接受预防性抗生素治疗，作为对风湿热的二级预防，如使用苄星青霉素。轻度二尖瓣狭窄无症状者无须特殊治疗，但避免重体力活动。症状明显者使用苄星青霉素120万U，每个月肌注一次。若患者存在呼吸困难，应减少体力活动，限制钠盐摄入，间断使用利尿药，当患者突然出现呼吸困难急剧加重时，应当及时就诊，否则可能危及生命。

2. 并发症的处理

(1)大量咯血：注意保持呼吸道通畅，并取坐位，使用镇静药及静脉使用利尿药，以降低肺动脉压。

(2)急性肺水肿：处理原则与急性左心衰所致的肺水肿相似。需注意以下2点：避免使用以扩张小动脉为主、减轻心脏后负荷的血管扩张药物，应选用扩张静脉系统、减轻心脏前负荷为主的硝酸酯类药物；正性肌力药物对二尖瓣狭窄的肺水肿无益，仅在心房颤动伴快速心室率时可静脉注射毛花苷丙，以减慢心室率。

(3)心房颤动：急性快速性心房颤动因心室率快，使舒张期充盈时间缩短，导致左心房压力急剧增加，同时心排血量减低，因而应立即控制心室率，争取恢复窦性心律，预防血栓栓塞。血流动力学稳定者，可先静脉注射洋地黄类药物如毛花苷丙注射液(西地兰)；如效果不满意，可静脉注射胺碘酮、普罗帕酮、地尔硫䓬或艾司洛尔；当血流动力学不稳定时，急性发作伴肺水肿、休克、心绞痛或昏厥时，应立即电复律。

(4)预防栓塞：二尖瓣狭窄合并心房颤动时，极易发生血栓栓塞、脑卒中等。若无禁忌，均应长期口服华法林抗凝，并定期监测国际标准化比值(INR)，以预防血栓形成及栓塞事件发生，尤其是脑卒中的发生。

3. 手术治疗　经皮球囊二尖瓣成形术，仅适用于二尖瓣狭窄患者。人工瓣膜置换术的适应证：严重瓣叶和瓣下结构钙化、畸形，不宜做经皮球囊二尖瓣成形术或分离术者；二尖瓣狭窄合并明显二尖瓣关闭不全者。需要注意的是，严重肺动脉高压增加手术风险，但非手术禁忌证。

二、二尖瓣关闭不全

当二尖瓣的瓣叶、瓣环、腱索、乳头肌等四部分的任何一个或多个部分发生结构异常或功能失调，均可导致二尖瓣关闭不全，当左心室收缩时，血液反向流入左心房。主要是风湿性心内膜炎的后果；其次可由感染性心内膜炎、二尖瓣黏液样变性等引起。

【病因与发病机制】

二尖瓣关闭不全时，在心收缩期，左心室一部分血液通过关闭不全的二尖瓣口反流到左心房内，左心房血容量增加，容量负荷增加，左心房压和肺毛细血管楔压急剧升高，从而导致肺淤血及急性肺水肿的发生，且左心室总的心搏量来不及代偿，前向心搏量及心排血量均明显减少。从肺静脉至左心房的血流与反流入左心房的血液汇聚一起，在舒张期充盈左心室，导致左心房和左心室容量负荷骤然增加，当左心室来不及代偿或左心室的急性扩张能力有限，从而引起左心室舒张末压迅速增加。

【临床表现】

1. 症状

(1)急性：轻度反流患者，可仅有轻微劳力性呼吸困难，当发生重度反流时(如乳头肌断裂)，可很快发生急性左心衰竭、急性肺水肿或心源性休克。

(2)慢性：症状轻重取决于二尖瓣反流的严重程度及关闭不全的进展速度、肺动脉压力水平、左心房和肺静脉压的高低等。如轻度二尖瓣关闭不全者可以长期无症状。程度较重或左心功能失代偿时，表现为疲乏无力、心悸、活动耐力下降等因心排出量减少的症状；同时因为肺静脉淤血导致程度不等的呼吸困难，包括劳力性呼吸困难、夜间阵发性呼吸困难及端坐呼吸，甚至肺水肿等。较重的二尖瓣关闭不全从开始罹患风湿热至出现二尖瓣关闭不全的症状一般超过20年，当发生心力衰竭时，则进展常较迅速。发展至晚期则出现肺动脉高压、右心衰竭，如腹胀、食欲缺乏、肝脏淤血肿大、腹腔积液等。

2. 体征

(1)急性：心尖区收缩期吹风样杂音是二尖瓣关闭不全的主要体征，可在心尖区闻及强度>3/6级的收缩期粗糙的吹风样杂音，当病变累及腱索、乳头肌时可出现乐音性杂音。心尖区抬举样搏动及全收缩期震颤。并发肺水肿，可出现双肺湿啰音等相应体征。

(2)慢性：心尖搏动增强，向左下移位。第一心音减弱、第二心音分裂，当严重反流时可出现低调第三心音。二尖瓣关闭不全的典型杂音为心尖区全收缩期吹风样杂音，杂音强度≥3/6级，可伴有收缩期震颤。

【医学检查】

1. 胸部X线片检查　轻度二尖瓣关闭不全者，无明显异常发现或左心房轻度增大不明显。严重者左心房、左心室明显增大，增大的左心房可推移和压迫食管，左心衰竭者可见肺淤血及肺间质水肿，也可见二尖瓣环和瓣膜钙化。

2. 心电图　轻度二尖瓣关闭不全者心电图可正常。严重者可有左心室肥厚和劳损。

3. 超声检查　彩色多普勒血流显像对诊断二尖瓣关闭不全的敏感性很高，可达100%，可半定量或定量诊断二尖瓣反流情况，若反流局限于二尖瓣环附近为轻度，达到左心房中部为中度，直达左心房顶部为重度。M 型超声心动图主要用于测量左心室超容量负荷改变，如左心房、左心室增大。二维超声心动图可显示二尖瓣装置的形态特征，如瓣叶或瓣叶下结构的增厚、缩短、钙化，赘生物、左心室扩大和室壁矛盾运动等，有助于明确病因。

【诊断要点】

根据病史、病因、结合临床表现及相关检查可明确诊断。如患者突发呼吸困难，听诊心尖区典型的收缩期杂音，X 线片提示心影不大但肺淤血较明显、需考虑急性二尖瓣关闭不全。慢性者，主要借助心尖区典型的收缩期吹风样杂音伴左心房和左心室扩大等检查。超声心动图可明确诊断急性及慢性二尖瓣关闭不全。

【治疗要点】

（一）内科治疗

1. 急性　治疗目标为减少反流量、降低肺静脉压、增加心排血量。急性二尖瓣重度反流时，可用硝普钠、硝酸甘油或酚妥拉明静脉滴注。洋地黄类药物宜用于出现心力衰竭的患者，对伴有心房颤动患者更有效。适当使用利尿药、血管扩张药，特别是减轻后负荷的血管扩张药，通过降低左心室射血阻力，可减少反流量，增加心排血量，从而产生有益的血流动力学作用。

2. 慢性　无症状患者无须治疗，但要按时随访，重点是预防链球菌感染与风湿活动引起感染性心内膜炎。当左心室明显增大或收缩功能不全、存在肺动脉高压时，不宜参加竞技类活动。根据临床症状酌情给予利尿、扩血管、强心治疗，合并心房颤动者给予抗凝治疗。

（二）手术治疗

二尖瓣关闭不全的根本性治疗措施是手术，最常用的有二尖瓣修补术和二尖瓣置换术。急性二尖瓣关闭不全应在药物控制症状的基础下，行紧急或择期手术。慢性二尖瓣关闭不全手术适应证：重度二尖瓣关闭不全伴 NYHA 心功能分级Ⅲ或Ⅳ级；NYHA 心功能分级Ⅱ级伴心脏大，左心室收缩末期容量指数 $>30\ mL/m^2$；重度二尖瓣关闭不全，患者虽无症状，但 LVEF 减低，左心室收缩及舒张末期内径增大，左心室收缩末期容量指数高达 $60\ mL/m^2$，也应考虑手术治疗。

三、主动脉瓣狭窄

主动脉瓣狭窄主要由风湿热的后遗症、先天性主动脉瓣结构异常或老年性主动脉瓣钙化所致。

【病因与发病机制】

主动脉狭窄主要包括先天性病变、退行性病变和炎症性病变三种病因，正常成人主动脉瓣口面积 $3\sim4\ cm^2$，当瓣口面积减少至正常 1/3 时，血流动力学改变不明显，当面积 $\leq1\ cm^2$，左心室和主动脉间的收缩期的压力差增大，致使左心室壁肥厚，顺应性下降，左心室壁松弛，长期左心房后负荷增加，常出现左心衰竭。主动脉瓣口狭窄导致左心室收缩压增高，左心室肥厚，心肌耗氧量增加，也会出现主动脉根部舒张压降低、左心室舒张末压增高压迫心内膜下血管，使冠状动脉血流灌注减少，从而出现如心肌缺血

缺氧和心绞痛等症状，以及脑供血不足症状如头晕、晕厥等。

【临床表现】

1. 症状　当瓣口面积≤1 cm^2时常出现呼吸困难、心绞痛和晕厥的典型三联征。劳力性呼吸困难为晚期患者常见的症状，随着病情发展出现阵发性呼吸困难、端坐呼吸、咳粉红色泡沫痰等肺水肿症状等。对于重度主动脉狭窄患者，心绞痛是最早出现的症状，常由运动诱发，休息后缓解，可能是由心肌肥厚，心肌需氧量增加及继发于冠状动脉过度受压所致的供氧减少，左心室收缩期室壁张力过高有关。晕厥见于15% ~30%有症状的患者，眩晕或晕厥常发生于劳动当时，与劳累有关。

2. 体征　心界正常或轻度向左扩大，心尖区可触及收缩期抬举。听诊第一心音正常。心脏典型杂音为：3/6 级以上粗糙而响亮的射流性杂音，呈递增 - 递减型，可向颈部传导，在胸骨右缘 1 ~2 肋间听诊最清楚。

【医学检查】

1. 胸部 X 线片检查　心影正常或左心室轻度增大，左心房可能轻度增大，升主动脉根部常见狭窄后扩张。在侧位透视下可见主动脉瓣膜钙化，晚期可有肺淤血征象。

2. 心电图　重度狭窄者有左心室肥厚伴 ST - T 改变和左心房增大。

3. 超声心动图　是明确诊断和判定狭窄程度的重要方法。超声心动图可见主动脉瓣瓣叶增厚、回声增强提示瓣膜钙化，瓣叶收缩期开放幅度减小（常 <15 mm），开放速度减慢。

【诊断要点】

心底部主动脉瓣区喷射性收缩期杂音、超声心动图检查证实主动脉瓣狭窄，可明确诊断。

【治疗要点】

1. 内科治疗　预防感染性心内膜炎，并定期随访，轻度狭窄不限制体力活动，中重度狭窄患者应避免剧烈体力活动，并每 6 ~12 个月复查 1 次。心力衰竭患者需慎用利尿药，出现心房颤动时，需及时采用药物或电复律等治疗。

2. 外科治疗　凡出现明显临床症状者，需要考虑手术治疗，可明显降低病死率。人工瓣膜置换术为治疗主动脉狭窄的主要方法，手术指征为重度狭窄伴心绞痛、晕厥或心力衰竭患者。主动脉瓣分离术适用于非钙化性先天性主动脉瓣严重狭窄的患者。经皮主动脉瓣球囊成形术临床应用范围局限，主要对象为高龄和心力衰竭等手术高危患者。

四、主动脉瓣关闭不全

主动脉瓣关闭不全主要是主动脉瓣膜本身和根部疾病所致。主动脉瓣关闭不全造成左心室收缩期向主动脉排血时，舒张期血液倒流入左心室，倒流的血量占左心室排出血量的 10% ~60% 甚至更多。

【病因与发病机制】

急性主动脉关闭不全病因主要包括以下几点：感染性心内膜炎；胸部创伤导致升主动脉根部、瓣叶支持结构和瓣叶破损或瓣叶脱垂；主动脉夹层导致主动脉瓣环扩大，被夹层血肿撕裂的瓣叶或瓣环导致功能受损；人工瓣膜撕裂等。

慢性主动脉关闭不全病因包括主动脉瓣本身病变和主动脉根部扩张。主动脉瓣本身病变包括以下几点：①风湿性心脏病，是主动脉瓣关闭不全的常见病因。②感染性心内膜炎，由于瓣叶支持结构和瓣叶破损或瓣叶脱垂。③退行性主动脉病变，老年性退行性钙化性主动脉狭窄中的75%合并关闭不全。④先天性畸形：瓣叶的穿孔、损坏，室间隔缺损伴主动脉瓣脱垂等。⑤主动脉瓣黏液性退行性病变，可致主动脉瓣变薄、脱垂。主动脉瓣本身病变，是由于扩张引起瓣环扩大，瓣叶舒张期不能对合，为相对关闭。

【临床表现】

1. 症状　慢性主动脉瓣关闭不全者较长时间，可长达20年以上无症状，随反流量增大，出现与心搏量增大有关的症状，如心悸、心前区不适、头颈部强烈动脉搏动感等。急性主动脉瓣关闭不全轻者可无症状，重者出现呼吸困难、大汗、甚至烦躁不安、神志模糊等。

2. 体征　慢性患者可表现出面色苍白，头随心搏摆动，第一心音减弱，主动脉瓣区舒张期杂音，为一高调递减型叹气样杂音，舒张早期出现，取坐位前倾时呼气末明显，向心尖区传导。可出现周围血管征，如点头征、水冲脉、股动脉枪击音和毛细血管搏动征，由于动脉收缩压增高、舒张压降低、脉压增宽导致。

急性患者可出现面色灰暗、唇甲发绀、脉搏细数、血压下降等休克表现。心尖搏动多正常、听诊第一心音减弱或消失，听诊肺部可闻及哮鸣音，或在肺底闻及细小水泡音，严重者双肺布满水泡音。周围血管征不明显。

【医学检查】

1. 胸部X线片检查　慢性主动脉瓣关闭不全患者的左心室明显向左下增大，心腰加深，升主动脉结扩张，表现出“主动脉型”心脏，即“靴形心”。

2. 超声检查　多普勒超声可探及主动脉瓣下方(左心室流出道)全舒张期反流，对诊断主动脉瓣反流具有较高的敏感度。

【诊断要点】

典型主动脉关闭不全的舒张期杂音伴周围血管征，可诊断为主动脉关闭不全。超声心电图可明确诊断。

【治疗要点】

慢性主动脉瓣关闭不全的患者可以许多年没有症状，无症状者无须内科治疗，但须按时复查，当患者出现心脏功能不全的症状时应积极手术治疗。左心室功能降低的患者需限制体力活动。左心室扩大但收缩功能正常者，可应用血管扩张药。在发生不可逆的左心室功能不全之前，并出现严重的主动脉关闭不全者需考虑手术治疗：①有症状和左心室功能不全者；②无症状伴左心室功能不全者，经系列无创检查显示持续或进行性左心室收缩末容量增加或静息射血分数降低者；③即使左心室功能正常者，但症状明显的患者。

急性主动脉瓣关闭不全的危险性更高，应尽早考虑人工瓣膜置换术或主动脉瓣修复术，如不及时手术治疗，常死于左心室衰竭。

五、心脏瓣膜病患者的护理

【护理诊断/问题】

1. 体温过高　与风湿活动、并发感染有关。

2. 活动无耐力　与心脏受损，心排血量下降，组织灌注不足等有关。

3. 有感染的危险　与机体抵抗力下降有关。

4. 潜在并发症　心力衰竭、心律失常、栓塞等。

5. 有出血的风险　与使用抗凝治疗有关。

【护理措施】

1. 生活起居　根据心功能情况合理安排活动与休息，预防便秘，避免屏气用力动作，以免加重心脏负担。协助生活护理，出汗多的患者应勤换衣裤、被褥，防止受凉。待病情好转后再逐渐增加活动。

2. 病情观察

(1)常规观察：定期测量生命体征，注意心率、心律变化及风湿性心脏病合并心房颤动患者脉搏短绌的变化。风湿性心瓣膜病可因风湿热的反复发作而加重，故应注意观察患者是否出现发热、关节疼痛、皮肤出现环形红斑、皮下结节等风湿活动的表现。注意观察患者的体温，若患者发热，说明有感染或风湿活动。

(2)并发症观察：积极预防和控制感染，避免劳累和情绪激动，以免发生心力衰竭。监测生命体征，评估患者有无呼吸困难、乏力、食欲减退、少尿等症状；检查有无肺部湿啰音、肝大、下肢水肿等体征，一旦发生心力衰竭，则按心力衰竭进行护理。

(3)危急重症观察：①栓塞，评估栓塞的危险因素，行超声心动图检查，注意有无心房及附壁血栓，结合心电图有无心房颤动，若确诊左房内有附壁血栓者应遵医嘱给予华法林或新型口服抗凝药进行抗凝治疗，以防造成栓塞。对病情稳定患者应鼓励并协助患者翻身、活动下肢、按摩及用温水泡脚或下床活动，防止下肢深静脉血栓形成。②出血，瓣膜置换患者需要抗凝治疗，需观察有无出血，如皮肤出血点、牙龈出血、严重出血如颅内出血、腹膜后血肿等。一旦发生出血，予检查凝血功能并调整用药，必要时给予输血等治疗。

3. 用药护理　遵医嘱给予抗生素及抗风湿药物治疗。苄星青霉素又称长效青霉素，使用前，需要询问患者及家属的青霉素过敏史，并行青霉素皮试。注射后注意观察过敏反应和注射局部的疼痛、压痛反应。阿司匹林可导致胃肠道反应、牙龈出血、血尿、柏油样便等不良反应，应饭后服药并观察有无出血。

4. 对症护理　呼吸困难患者给予持续吸氧，根据患者的呼吸困难程度，适当给予舒适体位，如半卧位或端坐位，有利于膈肌下降，缓解呼吸困难，并遵医嘱给予用药。出现胸痛时，给予心电图监测，以便及时发现异常的心律，必要时给予镇静止痛。胸闷、胸痛是瓣膜置换术后急性心肌梗死的首要症状，突然发生的低心排血量或室性心律失常考虑急性心肌梗死可能。发生低心排血量时遵医嘱准备行床边主动脉内球囊反搏。

5. 饮食护理　给予高热量、高蛋白、富含维生素、清淡易消化饮食，以促进机体恢复，心功能不全者给低盐饮食，并限制水分摄入。

6. 心理护理　关注患者的心理变化，对紧张焦虑的患者给予指导。育龄妇女要根据心功能情况在医生指导下控制好妊娠与分娩时机。病情较重不能妊娠与分娩者，做好思想工作。

【健康教育】

(1)向患者及家属说明心脏瓣膜病的病因、治疗方法，有手术适应证者，建议尽早手术，可显著提高患者的存活率，改善生活质量。

(2)协调好休息与活动，适当锻炼，避免重体力劳动和剧烈运动，加强营养，避免与上呼吸道感染的患者接触。如果发生感染，立即用药治疗。

(3)患者在拔牙、内镜检查、导尿术、人工流产、分娩等手术操作前，告诉医生自己有风湿性心脏病史，预防性地使用抗生素。

(4)坚持按医嘱服药，定期门诊复查，防止病情发展。加强心脏瓣膜病的预防治疗保健知识，提高患者的生存质量。

第八节　心包疾病

预习案例

吴某，男，45 岁，主诉胸痛 72 小时，呈持续性，并放射到左肩部，深呼吸和咳嗽时加重，活动后明显，有咳嗽咳痰，否认结核病史。体查：血压 122/71 mmHg，口唇无发绀，无颈静脉怒张，心脏听诊有摩擦音。

思考

(1)患者的诊断是什么?

(2)需要做哪些检查确诊?

(3)如何治疗和护理?

心包为双层囊袋结构。心包脏层为浆膜，与纤维壁层之间形成心包腔，心包腔内有 15～50 mL 浆膜液，主要起到润滑作用，减少心脏活动时与胸腔的摩擦。心包对心脏起到固定及屏障保护作用，能减缓心脏收缩对周围血管的冲击，防止因运动和血容量增加而导致心腔迅速扩张，也能阻止肺部和胸腔感染的扩散。心包疾病是由感染、自身免疫性疾病、代谢性疾病、尿毒症、外伤、肿瘤等引起的心包病理性改变。临床上可按病程分为急性、亚急性及慢性，按病因分为感染性、非感染性。

微课–心包疾病

一、急性心包炎

急性心包炎为心包脏层和壁层的急性炎症性疾病，临床特征包括胸痛、心包摩擦音和一系列异常心电图变化。病因较多，可来自心包本身疾病，也可为全身性疾病的一部分，临床上以结核性、非特异性、肿瘤者多见。

【病因与发病机制】

病因很多，部分病因不明，病毒感染为最常见病因，其他包括细菌、自身免疫病、肿瘤侵犯心包、尿毒症、急性心肌梗死后心包炎及心脏手术后等。经检查后仍无法明确病因，称为特发性急性心包炎。

根据病理变化，发生急性心包炎，心包壁层和脏层上可有纤维蛋白、白细胞及少许内皮细胞渗出。随着病情的发展，渗出液逐渐增多，当积液短时间内大量增多，心包腔内压增大，导致心室舒张期充盈受限，外周静脉压升高，导致心排血量减少，出现血压下降和急性心脏压塞等表现。

【临床表现】

1. *症状*　胸骨后、心前区疼痛为急性心包炎的特征，疼痛常放射到左肩、背部、颈部、左前臂。疼痛性质尖锐，常因咳嗽、深呼吸、体位变换而加重。心包疾病或其他病因累及心包，造成心包渗出和心包积液，当积液迅速或积液量达到一定程度时，可造成心脏排血量和回心血量明显下降而产生呼吸困难、水肿、面色苍白、烦躁不安等临床症状，即心脏压塞。

2. *体征*　心包摩擦音为急性心包炎典型的体征，且最具有诊断价值，心包摩擦音可持续数小时、数天甚至数周，呈抓刮样粗糙的高频音。在胸骨左缘第 3 ~4 肋间、胸骨下端、剑突区听诊最为明显。当积液过多，心尖搏动弱，叩诊心浊音界增大。

【医学检查】

1. *血液检查*　心包积液性质不同，会有不同检查结果差异。如感染性心包炎常有白细胞及中性粒细胞增多、血沉增快、C 反应蛋白浓度增加等炎症反应，自身免疫病可有免疫指标阳性。

2. *心电图*　大部分患者的心电图都有异常，主要表现为以下几点：①除 aVR 和 V_1 外所有导联的 ST 段呈弓背向下型抬高，T 波高；②数日后，ST 段回到基线，T 波减低变平，可于数周至数个月后恢复正常，也可长期存在；③常有窦性心动过速。

3. *胸部 X 线片*　可无异常发现，如成人心包积液液体量 $\geq$250 mL、儿童 $\geq$150 mL 时，X 线片可见心影增大。肺部无明显充血现象而心影明显增大提示有心包积液。

4. *超声心动图*　可确诊有无心包积液，有助于确诊急性心包炎，其次是判断积液量，协助判断临床血流动力学改变是否由心脏压塞所致。

5. *心包穿刺*　主要指征是心脏压塞，心包穿刺引流可以对积液性质和病因诊断提供帮助，可以对心包积液进行常规、生化、病原学(细菌、真菌等)、细胞学相关检查。

【诊断要点】

1. *诊断*　根据特征性的胸痛、心包摩擦音，特征性的心电图表现，新出现的或者加重的心包积液等症状体征可帮助诊断，超声心动图检查可以确诊并判断积液量。

2. *鉴别诊断*　应注意与有急性胸痛的某些疾病相鉴别，如急性心肌梗死、主动脉夹层、肺栓塞等。胸痛伴心电图 ST 段抬高者需要与急性心肌梗死相鉴别，有高血压史的胸痛患者需要除外主动脉夹层动脉瘤破裂，后者疼痛为撕裂样，程度较剧烈，多位于胸骨后或背部，可向下肢放射，超声心动图有助于诊断，增强 CT 有助于揭示破口所在位置。肺栓塞可以出现胸痛、胸闷甚至晕厥等表现，确诊需肺动脉 CTA 或肺动脉造影。

【治疗要点】

治疗要点包括对原发病的病因治疗、解除心脏压塞及对症治疗。结核性心包炎给予抗结核治疗，给予足够的剂量和较长的疗程，以促进渗液吸收，减少粘连。风湿性心包炎患者应加强抗风湿治疗。化脓性心包炎除选用足量对致病菌有效的抗生素治疗外，并反复进行心包穿刺抽脓或通过导管引流，还可向心包腔内注入抗菌药物。如疗效不佳，仍应尽早施行心包腔切开引流术，及时控制感染，防止发展为缩窄性心包炎。患者疼痛时给予非甾体抗炎药进行止痛治疗，如阿司匹林、布洛芬或吲哚美辛，必要时给予吗啡类药物。

二、心包积液及心脏压塞

各种病因导致的心包腔内液体增长，当积液迅速或积液量达到一定程度时，压迫心脏而限制心室舒张及血液充盈，引起心排血量和回心血量明显下降而产生一系列症状，即心脏压塞。

【病因与发病机制】

常见的原因有特发性心包炎、感染性心包炎、结核性心包积液、心脏和心包肿瘤、黏液性水肿、结缔组织病、胸部放射治疗后等。穿刺伤、心室破裂、心胸外科手术及介入操作造成的冠状动脉穿孔等可造成血性心包积液，迅速或大量心包积液可引起心脏压塞。

正常时心包腔平均压力接近于零或低于大气压，心包内少量积液一般不影响血流动力学。但如果心包积液迅速增多达 200 mL，使心包内压力急剧上升，即可引起心脏受压，导致心室舒张期充盈受阻，周围静脉压升高，使心排血量显著降低，血压下降，从而产生急性心脏压塞的临床表现。而慢性心包积液则由于心包逐渐伸展适应，积液量可达 2 000 mL。

【临床表现】

心脏压塞的临床特征为 Beck 三联征：低血压、心音低弱、颈静脉怒张。

1. 症状　呼吸困难是心包积液时最突出的症状，呼吸困难严重时，患者可呈端坐呼吸、全身冷汗、极度烦躁、面色苍白或发绀、神志不清，呈现休克或休克前状态。也可因压迫气管、食管而产生干咳、声音嘶哑及吞咽困难。

2. 体征　心尖搏动减弱，积液量大时可于左肩胛骨下出现浊音，听诊可闻及支气管呼吸音，称心包积液征（Ewart 征）。由于肺组织受压所致，大量心包积液可使收缩压降低，而舒张压变化不大，故脉压变小。依心脏压塞程度，脉搏细弱可出现奇脉，表现为桡动脉搏动呈吸气性显著减弱或消失、呼气时恢复。奇脉也可通过血压测量来诊断，即吸气时动脉收缩压较吸气前下降 10 mmHg 或更多。体循环淤血，静脉压增高，如颈静脉怒张、肝脏肿大、肝颈静脉回流征、腹腔积液及下肢水肿等。

3. 心脏压塞　短期内大量的心包积液可引起急性心脏压塞，表现为窦性心动过速、血压下降、脉压变小和静脉压明显升高。如果心排血量迅速下降，可引起急性循环衰竭和休克。如果液体积聚较慢，则出现亚急性或慢性心脏压塞，产生体循环静脉淤血征象，表现为颈静脉怒张，Kussmaul 征，即吸气时颈静脉充盈更明显。还可出现奇脉，表现为桡动脉搏动呈吸气性显著减弱或消失、呼气时恢复。奇脉也可通过血压测量来诊断，即吸气时动脉收缩压较吸气前下降 10 mmHg 或更多。

【诊断要点】

1. 诊断　可根据临床表现、实验室检查、心包穿刺液检查，结合查体发现颈静脉怒张、奇脉、心浊音界扩大、心音遥远等典型体征，应考虑此诊断，超声心动图见心包积液可确诊。

2. 鉴别诊断　与心力衰竭鉴别。根据心脏原有的基础疾病如冠心病、高血压、瓣膜病、先天性心脏病或心肌病等病史，体查可闻及肺部湿啰音，并根据心音、心脏杂音和有无心包摩擦音进行判断，心脏超声有助于明确诊断。

【医学检查】

1. 超声心动图检查　是诊断心脏压塞的首选检查方法。即使少量心包积液(50 ~ 100 mL)时亦能作出诊断。可用于心包积液定量、定位，并引导心包穿刺引流。整个心动周期可见脏层心包与壁层心包之间存在积液，大量时呈“游泳心”。

2. 胸部 X 线片检查　可发现心脏搏动减弱或消失，肺野清晰而心影显著增大。当心包积液量超过 250 mL 时，可见心影向两侧扩大；积液量超过 1 000 mL 时，心影普遍增大，正常轮廓消失，呈烧瓶样，且心影随体位而变化。

3. 心电图检查　对心脏压塞诊断缺乏特异性，心包积液时可见 QRS 波群电压降低，以肢体导联最为明显，少数患者可有 P 波、QRS 波和 T 波电交替，此与心脏跳动时左心室、右心室充盈量发生交替有关。

4. 心包穿刺检查　对心包积液进行常规、生化、细菌等细胞学检查，有助于了解积液性质和明确病因。

【治疗要点】

1. 降低心包腔压力　对所有血流动力学不稳定的急性心脏压塞，一旦确诊急性心脏压塞，应立即行心包穿刺术，迅速排除积液，并可插管至心包腔进行较长时间的持续引流，解除心脏压塞。对伴休克患者，需紧急扩容、升压治疗。

2. 改善血流动力学　针对原发病进行治疗同时应注意血流动力学情况，必要时快速静脉输注盐水，扩充血容量或使用正性肌力药。

三、缩窄性心包炎

缩窄性心包炎是由于心包慢性炎症导致心脏被致密增厚的纤维化或钙化心包所包围，使心室舒张期充盈受限而产生一系列循环障碍的疾病。

【病因与发病机制】

缩窄性心包炎继发于急性心包炎，在我国仍以结核性为最常见，其次为非特异性心包炎、化脓性或创伤性心包炎演变而来，少数与心包肿瘤等有关。也有部分患者其病因不明。

心包缩窄使心室舒张期扩张受阻，心室舒张期充盈减少，心搏量下降，血液循环障碍。心率增快以维持心排血量。同时上、下腔静脉回流受阻，出现静脉压升高、颈静脉怒张、肝大、下肢水肿等。吸气时周围静脉血液回流增多，已缩窄的心包使心室失去适应性扩张的能力，致静脉压增高，吸气时颈静脉扩张更明显，称 Kussmaul 征。

【临床表现】

1. 症状　心包缩窄形成时间长短不一，通常将急性心包炎发生后1年内演变为心包缩窄者称急性缩窄，1年以上者称慢性缩窄。常见症状为因心排血量降低和体循环淤血导致的一系列表现，如劳力性呼吸困难、疲乏、食欲不振、上腹胀满或疼痛、胸腹腔积液等。部分患者起病隐匿，早期无明显临床症状。

2. 体征　主要表现为静脉瘀血，即颈静脉怒张、肝大、腹腔积液、下肢水肿、心率增快，可见Kussmaul征。心脏体征：收缩期心尖负性搏动，叩诊心浊音界正常或扩大，心音减低，无杂音，胸骨左缘第3～4肋间可闻及心包叩击音。心律一般为窦性，有时可有心房颤动。

【医学检查】

胸部X线片检查可示心影偏小、正常或轻度增大成三角形或球形，左右心缘变直，主动脉弓小或难以辨认；上腔静脉常扩张，有时可见心包钙化。心电图有心动过速、QRS波群低电压、T波低平或倒置。超声心动图的典型表现为心包增厚、粘连，室壁活动减弱等。右心导管检查的特征性表现为肺毛细血管压力、肺动脉舒张压力、右心室舒张末期压力、右心房压力均升高且都在同一水平；右心房压力曲线表现出M或W波形，当右心室收缩压轻度升高，呈舒张早期下陷及高原形曲线。

【诊断要点】

1. 诊断　根据临床表现及实验室检查，典型缩窄性心包炎诊断并不困难。临床上常需与肝硬化、充血性心力衰竭及结核性腹膜炎相鉴别。限制型心肌病的临床表现和血流动力学改变与缩窄性心包炎相似，两者鉴别时需通过心内膜心肌活组织检查来诊断。

2. 鉴别诊断　当缩窄性心包炎以腹腔积液为主要表现时，应注意与肝硬化、结核性腹膜炎等相鉴别。

【治疗要点】

早期施行心包切除术以避免疾病恶化发展。通常在心包感染被控制、结核活动已静止时即应手术，并在术后连续用药1年。已知或疑为结核性缩窄性心包炎，术前应抗结核治疗1～4周，在心包切除术后应继续服药12个月。有学者认为术前应用洋地黄可减少心律失常和心力衰竭，降低病死率。对不能手术治疗者，主要是利尿和支持治疗。

四、心包疾病患者的护理

【护理诊断/问题】

1. 气体交换受损　与心包积液、肺淤血等有关。
2. 胸痛　与心包炎症有关。
3. 体液过多　与渗出性、缩窄性心包炎有关。
4. 活动无耐力　与心排血量减少有关。

【护理措施】

1. 生活起居　保持室内温湿度适宜，开窗通风，以免患者发生呼吸道感染。根据病情予前倾坐位或半坐卧位。患者应衣着宽松，以免妨碍胸廓运动。勿用力咳嗽、深呼吸或突然改变体位，以免加重疼痛。

2. 病情观察　①常规观察：观察生命体征变化，呼吸困难的程度，呼吸频率、呼吸节律的改变；心前区疼痛的性质、程度及有无放射，有无随呼吸或咳嗽而加重。定时测量体温并记录，观察热型。结核型心包炎可发生稽留热，常在午后或劳动后体温升高，入睡后出汗（盗汗），可进一步行结核菌培养。化脓性感染引起的心包炎多见于弛张热，可行血液检查。②并发症观察：关注血压变化，因为血压下降是急性心脏压塞的重要临床表现，也要注意有无面色苍白、大汗淋漓、烦躁不安、尿量减少等休克先兆症状，发现异常及时报告医生并积极处理。③危急重症观察（心脏压塞）：A. 立即给予吸氧，持续心电监护。建立两条静脉通道，遵医嘱给予输血或血管活性药物。B. 做好心包穿刺术的护理配合：操作前开放静脉通道，持续心电监测，准备好急救物品。术中配合：嘱患者勿剧烈咳嗽或深呼吸，穿刺过程中有任何不适应立即告知医务人员；严格无菌操作，抽液过程中随时夹闭胶管，防止空气进入心包腔；要缓慢抽液，密切观察生命体征、心电图等变化，如有异常，及时协助医生处理。C. 术后护理：注意观察穿刺部位，覆盖无菌纱布，用胶布固定；穿刺后 2 小时内继续心电监测，嘱患者卧床休息，密切观察生命体征。

3. 用药护理　根据病因使用不同的药物治疗，如结核性心包炎主要给予抗结核药物治疗；肿瘤性心包炎主要使用化疗药物；感染性心包炎主要使用抗生素。以上治疗均应遵医嘱及时准确给药，注意观察药物的疗效及不良反应，并向患者宣讲有关药物方面的知识，以及坚持长期治疗的重要性，使患者能配合治疗。应用利尿药期间，除注意观察利尿效果外，应经常观察有无低钠、低钾的临床表现，如恶心、乏力、腹胀、痉挛性肌痛等，必要时检测血钠、血钾水平。

4. 对症护理　评估疼痛情况，如患者疼痛部位、性质及其变化情况；遵医嘱及时给予止痛药；积极治疗原发病，遵医嘱及时给予抗感染、抗结核、抗肿瘤等治疗药物，并观察药物疗效及不良反应。发生高热时给予物理或药物降温。若出现水肿患者，下肢水肿予抬高下肢，出现腹腔积液，需要检测腹围、体重变化，家属应协助患者翻身，保持臀部皮肤干燥，预防压疮。

5. 饮食护理　提供高蛋白、高热量、富含维生素、适量粗纤维并适合患者口味的食物。结核、肿瘤引起的心包炎应增加营养的摄入。无法进食者，为保证能量需要，给予静脉补充氨基酸或脂肪乳。心功能不全或心脏压塞者，应注意控制液体总量的摄入，每日出入量应保持相对负平衡状态。

6. 心理护理　与患者积极交谈接触，给予帮助；同时讲解相关疾病知识及注意事项，介绍类似病例的抢救经过及康复情况，以稳定患者情绪，配合治疗，同时遵医嘱应用止痛药缓解疼痛，减轻患者的紧张、恐惧心理。

【健康教育】

心包疾病患者的健康教育应针对以下几个方面。①疾病知识指导：向患者介绍疾病相关治疗和预防知识。嘱患者加强营养，给予高热量、高蛋白、富含维生素饮食，有水肿时，减少钠盐摄入。注意休息，防止呼吸道感染。②用药指导：告诉患者坚持足疗程药物治疗的重要性，尤其是结核性心包炎，不可擅自停药；注意药物不良反应；定期随访检查肝肾功能。

心包疾病的健康教育

第九节　感染性心内膜炎

预习案例

李某，女，50 岁，2 周来患者出现不规则发热伴有明显乏力。入院后查：T 38.6℃，P 100 次/min，R 24 次/min，BP 130/70 mmHg。贫血貌，心律齐，第二心音减弱，胸骨左缘第 3 肋间有舒张期吹风样杂音，双侧结膜下有出血点，杵状指，足底有无痛性小出血点。以往除有轻度高血压外，再无有关心肺方面的症状，也未发现过明显杂音。2 年来有反复泌尿系感染病史。

思考

(1)典型症状和体征有哪些？

(2)如何护理此类患者？

感染性心内膜炎(infective endocarditis，IE)是指心脏内膜表面的微生物感染，伴赘生物形成。赘生物是血小板和纤维素组成的团块，含有大量微生物和少量炎症细胞。感染最常受累部位是瓣膜，也可发生在间隔缺损部位、腱索或心壁内膜。根据病程，可分为急性和亚急性；根据获得途径分为社区获得性、医疗相关性（包括院内感染及非院内感染)和经静脉吸毒者的 IE；根据瓣膜材质，可分为自体瓣膜 IE 和人工瓣膜 IE。

IE 年发病率为(3～10)例/10 万人，男女比例为 2∶1。近年来，人工瓣膜、老年退行性变、经静脉吸毒和器械相关性 IE 的比例增高。IE 病死率高，为 16%～25%；合并心力衰竭、脓肿或栓塞的早期病死率可高达 40%～75%。

一、自体瓣膜心内膜炎

【病因与发病机制】

急性 IE 主要由金黄色葡萄球菌引起，发病机制尚不清楚，病原菌来自身体其他部位活动性感染灶。亚急性 IE 至少占 2/3，大多由草绿色链球菌导致，发病与血流动力学因素、非细菌性血栓性心内膜炎、短暂性菌血症和细菌感染无菌性赘生物有关。

【临床表现】

1. 症状

(1)最常见的症状是发热。亚急性 IE 起病隐匿，多伴乏力、食欲缺乏和体重减轻等非特异性症状，可有弛张性低热，体温一般<39℃。急性 IE 有高热寒战，呈现暴发性败血症过程，突发心力衰竭者较常见。

(2)感染的非特异性症状，多见于亚急性 IE，如脾大、贫血等。

(3)部分患者有杵状指(趾)。

感染性心内膜炎的病因与发病机制

2. 体征

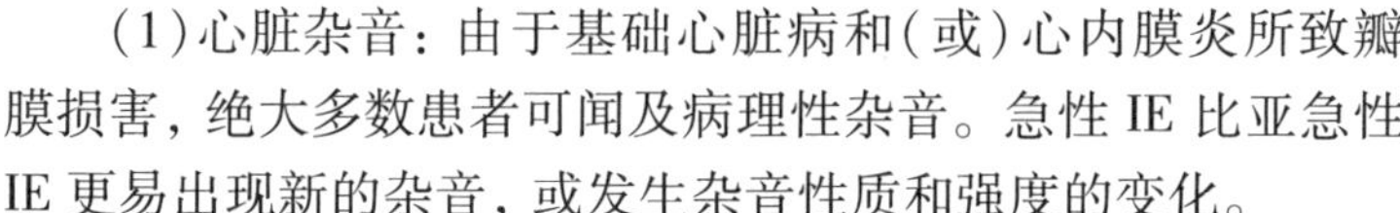

(1)心脏杂音：由于基础心脏病和(或)心内膜炎所致瓣膜损害，绝大多数患者可闻及病理性杂音。急性 IE 比亚急性 IE 更易出现新的杂音，或发生杂音性质和强度的变化。

(2)周围体征：近年少见，多为非特异性，包括以下几点。①瘀点，可出现于任何部位，多见于锁骨以上皮肤、口腔黏膜和睑结膜；②指(趾)甲下线状出血；③Roth 斑，为视网膜卵圆形出血斑，其中心呈白色；④Osler 结节，为指和趾垫出现的豌豆大的红或紫色痛性结节；⑤Janeway 损害，为手掌和足底处直径 1～4 mm 的无痛性出血红斑。

(3)动脉栓塞：可发生于机体任何部位。临床可见的体循环动脉栓塞部位包括脑、心脏、脾、肾、肠系膜和四肢。

3. 并发症

(1)心脏：最常见的并发症是心力衰竭，还有心肌脓肿、急性心肌梗死和化脓性心包炎等。

(2)细菌性动脉瘤：多见于亚急性 IE，受累动脉依次为近端主动脉、脑、内脏和四肢。

(3)迁移性脓肿：常见于急性 IE，多发生于肝、脾、骨髓和神经系统。

(4)神经系统：15%～30%患者可有神经受累的不同表现，包括脑栓塞、脑细菌性动脉瘤、脑出血、中毒性脑病、脑脓肿等。

(5)肾脏：大多数患者有肾损害，包括肾动脉栓塞和肾梗死、肾小球肾炎和肾脓肿等。

【医学检查】

1. 尿液　常见镜下血尿和轻度蛋白尿。肉眼血尿提示肾梗死。红细胞管型和大量蛋白尿提示弥漫性肾小球性肾炎。

2. 血液检查　亚急性 IE 常见正色素型正细胞性贫血，白细胞计数正常或轻度升高；急性 IE 常有白细胞计数增多和核左移。红细胞沉降率几乎均升高。大多数患者出现循环免疫复合物，部分患者有高丙种球蛋白血症。病程 6 周以上的亚急性患者中 50%类风湿因子试验阳性。血培养是菌血症和感染性心内膜炎诊断的最重要方法。近期未接受过抗生素治疗的患者血培养阳性率可高达 95%以上，已用过抗生素的患者，于停药2～7天后采血。

3. 超声心动图　如发现赘生物、瓣周并发症等支持心内膜炎的证据，可帮助确诊 IE。经胸超声检查可检出 50%～75%的赘生物；经食管超声可检出 <5 mm 的赘生物，敏感性可高达 95%以上。未发现赘生物时不能排除 IE，需密切结合临床。

4. 心电图　偶可见急性心肌梗死或房室、室内传导阻滞，后者提示主动脉瓣环或室间隔肿。

5. 胸部 X 线片检查　肺部多处小片状浸润阴影提示脓毒性肺栓塞所致肺炎。左心衰竭时有肺淤血或肺水肿征，主动脉细菌性动脉瘤可致主动脉增宽，细菌性动脉瘤有时需经血管造影诊断。

【诊断要点】

1. 诊断　血培养和超声心动图对 IE 的诊断有重要价值。IE 确诊标准：符合杜克(Duke)诊断标准的 2 项主要标准，或 1 项主要标准 +3 项次要标准，或 5 项次要标准。①主要标准：两次血培养阳性，且病原菌完全一致，为典型的感染性心内膜炎致病菌；超声心动图发现赘生物、脓肿或新的瓣膜关闭不全。②次要标准：基础心脏病或静脉滥用药物史；发热，体温≥38℃；血管现象(栓塞、细菌性动脉瘤、颅内出血、结膜瘀点及 Janeway 损害)；免疫反应(肾小球肾炎、Osler 结节、Roth 斑及类风湿因子阳性)；血培养阳性，但不符合主要标准；超声心动图发现符合感染性心内膜炎，但不符合主要标准。

2. 鉴别诊断　急性感染性心内膜炎，主要为败血症的临床表现，尤其在心脏无杂音时，IE 常被原发感染所掩盖，易于漏诊。对 1 周以上的发热，需注意心脏听诊是否有心音改变，皮肤出血点及栓塞现象，需与流行性感冒、急性关节炎、急性化脓性脑膜炎、急性肾盂肾炎等鉴别。

【治疗要点】

1. 药物治疗

(1)抗微生物药物治疗原则：①早期、大剂量、长疗程地应用杀菌性抗生素，以静脉给药方式为主，一般要达到体外有效杀菌浓度的 4~8 倍以上，疗程为 6~8 周。②根据药物敏感试验结果选择用药；病原微生物不明时，根据临床征象、体检及经验推测可能的病原菌。联合用药可增强杀菌能力，如青霉素、氨苄西林、万古霉素、庆大霉素或阿米卡星等联合使用。③IE 大多致病菌对青霉素敏感，可作为首选药物。急性 IE 选用针对金黄色葡萄球菌、链球菌和革兰阴性杆菌均有效的广谱抗生素，亚急性 IE 选用针对大多数链球菌的抗生素。

(2)葡萄球菌心内膜炎：①甲氧西林敏感葡萄球菌所致 IE，首选苯唑西林，初始治疗不需联合庆大霉素。青霉素类抗生素过敏患者可选用头孢唑林，β-内酰胺类过敏患者，可选万古霉素联合利福平。②耐甲氧西林葡萄球菌感染患者，宜选用万古霉素联合利福平。万古霉素治疗无效或不耐受的 IE 患者，选用达托霉素。③耐甲氧西林金黄色葡萄球菌所致 IE 采用万古霉素或达托霉素静脉滴注治疗。

(3)链球菌心内膜炎：①敏感株所致 IE 首选青霉素，1 200 万~1 600 万 U/d。②相对耐药菌株所致 IE，需增加青霉素剂量至 2 400 万 U/d，或头孢曲松联合庆大霉素。③耐药株所致 IE 给予万古霉素或替考拉宁联合庆大霉素。

(4)肠球菌心内膜炎：青霉素联合阿莫西林或氨苄西林，24 小时内持续或分 6 次静脉滴注，并联合氨基糖苷类抗生素。

(5)需氧革兰阴性杆菌心内膜炎：选用哌拉西林联合庆大霉素、妥布霉素，或头孢他啶联合氨基糖苷类。

2. 手术治疗　抗生素治疗无效、严重心内并发症者考虑手术治疗。

二、人工瓣膜和静脉药瘾者心内膜炎

1. 人工瓣膜心内膜炎　①人工瓣膜置换术后60天内发生者为早期人工瓣膜心内膜炎，60天后发生者为晚期人工瓣膜心内膜炎。除形成赘生物外，常发生人工瓣膜部分破裂、瓣周漏，瓣环周围组织和心肌脓肿，主动脉瓣最常受累。②诊断标准为术后发热、出现新杂音、脾大或周围栓塞征，血培养同一种细菌阳性结果至少2次。③药物治疗在自体瓣膜心内膜炎用药基础上，均联合庆大霉素，延长疗程为6～8周。有瓣膜再置换适应证者，早期手术。④预后不良难以治愈。

2. 静脉药瘾者心内膜炎　多见于年轻男性。致病菌最常见来源是皮肤，主要致病菌为金黄色葡萄球菌，其次是链球菌、革兰阴性杆菌和真菌，多累及正常心瓣膜。常见急性发病伴迁移性感染灶。

【护理诊断/问题】

1. 体温过高　与感染有关。

2. 急性意识障碍　与脑血管栓塞有关。

3. 焦虑　与发热、出现并发症、疗程长或病情反复有关。

4. 潜在并发症　栓塞、心力衰竭。

【护理措施】

1. 生活起居　①注意休息，尤其合并高热、心力衰竭、严重心律失常及严重贫血患者需要卧床休息，以减少心肌耗氧量、减轻心脏负担、减少栓塞机会。②注意口腔卫生，嘱患者饭前饭后漱口，重症患者每日行口腔护理2次，防止因高热和大量抗生素的应用而造成口腔感染。

2. 病情观察　①常规观察：每4～6小时测量一次体温并绘制体温曲线，判断病情进展及治疗效果；评估患者皮肤黏膜情况，有无瘀点、指(趾)甲下线状出血、Osler结节和Janeway损害及其消退情况。②并发观察：监测患者神志、瞳孔、肢体活动等，观察有无肺栓塞、肾栓塞、脑血管栓塞。③危急重症观察：注意患者有无呼吸困难、端坐呼吸、发绀、心悸及下肢水肿等。

3. 用药护理　遵医嘱严格按时、按量给药，抗生素药物现配现用，并注意观察用药效果。青霉素与氨基糖苷类抗生素有协同作用，但不能混合静脉注射，以防相互作用导致药效降低。长期大量应用杀菌抗生素，易致二重感染，注意观察有无腹泻等肠道菌群失调的症状，复查肝肾功能。静脉用药为主，且用药时间长，注意保护静脉，使用静脉留置针，避免多次穿刺，减少患者的痛苦。注意观察药物的不良反应和毒性反应，大剂量静脉滴注青霉素钾盐时，警惕高钾血症的发生，定期复查血钾浓度。避免静脉推注，以防脑脊液内浓度过高而发生神经毒性反应如肌阵挛、反向亢进、惊厥和昏迷等。

4. 对症护理　①正确采集血标本，告知患者及家属为提高血培养结果的准确率，采血量较多，需多次采血，必要时需暂停抗生素。急性患者在入院后立即采血，每隔1小时采血1次，共取3次血标本后，开始遵医嘱治疗。未经抗生素治疗的亚急性IE患者，在第一天每间隔1小时采血1次，共3次。如次日未见细菌生长，重复采血3次后，开始抗生素治疗；已用过抗生素的患者，停药2～7天后采血。IE为持续性菌血症，无须在体温升高时采血，每次采血 10～20 mL，同时作需氧和厌氧培养。②高热患者需卧床休息，可采用冰袋或温水擦浴等物理降温措施，并记录降温后的体温变化。出汗较多时可在衣服与皮肤之间垫柔软毛巾，便于潮湿后及时更换，增加舒适感，并防止因频繁更衣而致患者受凉。

5. 饮食护理　鼓励患者多饮水，给予高蛋白、高热量、富含维生素、清淡、易消化的半流质饮食或软食，以补充发热引起的机体消耗。有心力衰竭征象者按心力衰竭患者饮食进行指导。

6. 心理护理　理解关爱患者，多与患者沟通，鼓励其说出心理感受；耐心解释疾病的特点和治疗检查目的，解除患者的疑惑，观察患者治疗及护理后的反应，鼓励患者积极参与治疗，并争取家属的主动配合。

感染性心内膜炎的健康教育

【健康教育】

IE 患者的健康教育重在预防疾病和抗生素的用药指导。

第十节　心脏骤停与心脏性猝死

预习案例

杨某，女，57 岁，在街上出现胸部不适、压迫感，大汗、皮肤湿冷，突然晕倒，呼之不应，朋友掐其人中穴，无反应，呼叫 120。

思考

(1) 若你在现场，如何操作？

(2) 若你是 120 急救人员，到达现场后如何操作？

心脏骤停(cardiac arrest，CA)指心脏射血功能突然终止，导致全身血液循环中断、呼吸停止和意识丧失。心脏骤停发生后，由于脑血流突然中断，10 秒左右患者即可出现意识丧失，如在 4～6 分钟及时救治，患者存活概率较高，否则会造成生物学死亡。

心脏性猝死(sudden cardiac death，SCD)指急性症状发作后 1 小时内发生的、以意识突然丧失为特征的、由心脏原因引起的自然死亡。心脏骤停常为心脏性猝死的直接原因，《中国心血管病报告 2017》显示，我国每年因发生 SCD 死亡的人数可高达 54.4 万。

【病因与发病机制】

心脏性猝死最常见的病因是器质性心脏病，多见于冠心病，其次是心肌病。致命性快速型心律失常是导致心脏骤停及猝死最常见的机制，其次为严重缓慢性心律失常或心脏停搏，无脉性电活动和非心律失常性心脏性猝死较少见。

【临床表现】

心脏骤停的病因与发病机制

心脏性猝死的临床经过可分为4个时期：前驱期、终末事件期、心脏骤停和生物学死亡。

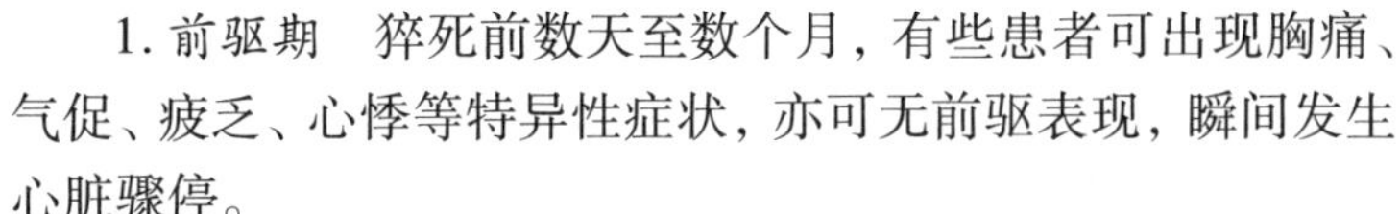

1. *前驱期*　猝死前数天至数个月，有些患者可出现胸痛、气促、疲乏、心悸等特异性症状，亦可无前驱表现，瞬间发生心脏骤停。

2. *终末事件期*　指心血管状态出现急剧变化到心脏骤停发生前的一段时间，从瞬间到持续1小时不等，典型表现包括严重胸痛、急性呼吸困难、突发心悸或眩晕等。

3. *心脏骤停*　心脏骤停后脑血流量急剧减少，可导致意识突然丧失，伴有局部或全身性抽搐。心脏骤停刚发生时脑中尚存少量含氧的血液，可短暂刺激呼吸中枢，呈叹息样或短促痉挛性呼吸，随后呼吸停止。面色苍白或发绀，瞳孔散大，大小便失禁。

4. *生物学死亡*　从心脏骤停至发生生物学死亡时间的长短取决于原发病的性质及心脏骤停至复苏开始的时间。心脏骤停发生后，大部分患者将在4～6分钟内开始发生不可逆脑损害，随后经数分钟过渡到生物学死亡。

【诊断要点】

若发现患者意识丧失、呼吸不规则或停止、大动脉搏动消失，应迅速作出心脏骤停的诊断，并给予抢救。

【心脏骤停的处理】

院外心脏骤停患者的生存率很低，抢救成功的关键是尽早进行心肺复苏（cardiopulmonary resuscitation，CPR）和复律治疗。心肺复苏又分为初级心肺复苏和高级心肺复苏，可按照以下流程进行。

1. *评估*

（1）确定环境安全，远离水、火及暴露的电线等。

（2）判断患者的反应，轻拍患者双肩（患者为成人和儿童）或足底（患者为婴儿），并对其大声呼叫。

（3）如无反应，快速判断患者有无呼吸和大动脉搏动，同时判断，时间不超过10秒。①判断呼吸的方法：看患者胸廓有无起伏；听患者有无呼吸音；感受患者有无呼吸气流。②判断大动脉搏动的方法：成人检查颈动脉，示指和中指并拢，从患者气管正中部位向旁边滑动2～3 cm，在胸锁乳突肌内侧轻触颈动脉搏动；儿童可检查其股动脉；婴儿检查其肱动脉或股动脉。

2. *启动应急反应系统（EMS）*　高声呼救，请求他人帮助。在不延缓实施心肺复苏的同时，设法启动EMS，院外即拨打120，院内呼叫其他医务人员。

3. *初级心肺复苏*　即为基础生命支持（basic life support，BLS），一旦诊断为心脏骤停，应立即实施。主要措施包括胸外按压、开放气道、人工呼吸和电除颤，前三者被简称为CAB三部曲。首先保持患者体位正确，去枕仰卧于坚固的平面上，施救者在患者一侧进行复苏。

（1）胸外按压（circulation，C）：是BLS中最重要的措施，是建立人工循环的主要方法。有效的胸外按压可产生60～80 mmHg的收缩期动脉峰压，通过胸外按压产生的血流能为大脑和心肌产生少量却至关重要的氧气和营养物质。①胸外按压的部位是胸骨的下半部，两乳头连线之间的胸骨处。②按压姿势：用一只手的掌根部放在胸部两乳头连线的中点处，另一手平行重叠压在手背上，两手手指交叉紧扣，手指尽量向上，避免触及胸壁和肋骨，减少按压时发生肋骨骨折的可能性。按压者双臂绷直，肘关节伸直，按压时以髋关节为支点，垂直向下按压。③成人按压深度为胸骨下陷 5～6 cm，儿童和婴儿的按压深度至少为胸部前后径的三分之一（儿童约 5 cm，婴儿约 4 cm）。④按压频率为 100～120 次/min，每次按压后让胸廓完全回弹，但手掌根部不能离开胸壁。⑤在胸外按压过程中尽量减少中断，即使出现中断时间也应控制在 10 秒内。⑥单人心肺复苏时，按压与通气比为 30∶2。

（2）开放气道（airway，A）：可采用仰头抬颏法和托颈法开放气道，取下松动的义齿，迅速清除患者口中异物和呕吐物，必要时使用吸引器。①仰头抬颏法，适用于没有头、颈部创伤者。方法是一手小鱼际置于患者前额用力下压使头后仰，另一手示指、中指抬起下颏，使下颌尖、耳垂的连线与地面垂直，以畅通气道。②托颈法，适用于疑似头、颈部创伤者。操作者站在患者头部，肘部可支撑在患者躺的平面上，双手分别放置在患者头部两侧，拇指放在下颏处，其余四指握紧下颌角，用力向前、向上托起下颌。

（3）人工呼吸（breathing，B）：确保气道通畅的同时，立即开始人工通气，气管内插管是建立人工通气的最好方法，若时间或条件不允许，采用口对口呼吸。方法为操作者一手的拇指和示指捏住患者鼻孔，吸一口气，用口唇把患者的口完全罩住，防止漏气，然后缓慢吹气 2 次，每次时间持续 1 秒以上，且可见胸廓抬起。一次吹气完毕，应立即与患者口部脱离，同时放松捏闭患者鼻部的手指，使气体能从患者鼻孔呼出。但口对口呼吸只是临时性抢救措施，应争取尽快进行气管内插管，以人工气囊挤压或呼吸机进行辅助呼吸和给氧，以快速纠正低氧血症。

（4）除颤（defibrillation，D）：心搏骤停时，最常见的心律失常是心室颤动（室颤）或无脉性室速，终止室颤和无脉性室速最迅速、有效的方法是除颤。除颤具有时间效应，提倡尽早实施电除颤，每延迟除颤 1 分钟，复苏成功率下降 7%～10%。若有除颤仪，先除颤后进行胸外按压，若没有则先行胸外按压，待拿到除颤设备后立即除颤。除颤时电极板位置：一般右侧电极板置于患者右锁骨下方，左电极板置于与左乳头齐平的左胸下外侧。使用自动体外除颤仪（AED）无须选择能量，使用除颤仪首次能量双相波一般为 120 J 或 150 J，单相波应选择 360 J，第二次及后续的除颤能量应相当，而且可考虑提高能量。

BLS医务人员成人心脏骤停流程图

4. 高级心肺复苏　即进一步生命支持（advanced cardiac life support，ACLS），是在基础生命支持的基础上，应用辅助设备、特殊技术等建立更为有效的通气和血运循环。

（1）纠正低氧血症：如果患者自主呼吸没有恢复，应尽早行气管插管，充分通气以纠正低氧血症。院外患者常用面罩、气囊等维持通气，院内患者可用球囊面罩或呼吸机通气，根据血气分析结果调整呼吸机参数。

（2）电除颤、复律和起搏治疗：心脏骤停时最常见的心律失常是心室颤动。胸外按压和人工呼吸很少能将心室颤动转为正常心律，终止心室颤动最有效的方法是电除颤。

提倡尽早实施电除颤，除颤仪到位后立即进行除颤。对有症状的心动过缓患者，尤其是重度房室传导阻滞发生在希氏束以下时，立即行起搏治疗。

(3)药物治疗：尽早开通静脉通道，给予急救药物。外周静脉常选用肘前静脉或颈外静脉，中心静脉可选用颈内静脉、锁骨下静脉和股静脉，尽量不用手部或下肢静脉。如果静脉穿刺无法完成，某些复苏药物可经气管给予。①肾上腺素是首选药，用法为1 mg静脉推注，每3～5分钟重复1次。②抗心律失常药物，胺碘酮的用法是首次300 mg，静脉推注，如无效，给予150 mg维持静脉滴注；若不能获得胺碘酮可用利多卡因代替，初始剂量1～1.5 mg/kg，3～5分钟内静脉推注，若无效可每3～5分钟重复1次，最大剂量不超过3 mg/kg。③严重低血压可以给予去甲肾上腺素、多巴胺、多巴酚丁胺，但不推荐与肾上腺素联合使用。④若患者为缓慢性心律失常，常用药物为阿托品，用法是第一剂0.5 mg静脉推注，每隔3～5分钟重复一次，最多3 mg。设法稳定自主心律，有条件者可实行临时人工心脏起搏。

ACLS心脏骤停流程图
2015美国心脏协会更新

(4)识别并纠正潜在病因：尽可能迅速明确引起心搏骤停的病因，以针对病因采取相应的治疗措施。

课程思政

方药在心脏骤停救治中的应用古已有之，古代医家主要使用温阳通阳、回阳救逆、芳香开窍之品，其次是使用辟邪解毒豁痰之品，讲究根据不同病情使用不同方药。除方药外，古代医家也早已尝试并运用急救穴位，施以按压与针灸治疗。在《针灸甲乙经》《千金翼方·卷第三十八·针灸下·卒死第八十三法》《医学入门·尸厥》中均有运用针灸救治与心脏骤停表现类似的病症的记载。其中百会穴居于巅顶，有续接阴阳，开窍启闭，回阳醒脑之功。人中穴，属于督脉，也是醒脑开窍、救治危急的要穴，古今文献多有记载。涌泉穴属肾经，肾为一身阴阳之根本，而心脏骤停乃阴阳离决之症，采用肾经井穴以开窍醒脑、续接阴阳，正当其用。“中国医药学是一个伟大的宝库，应当努力发掘，加以提高”，此为我国中医药及中西医结合工作指明了前进方向。

【复苏后治疗要点】

心肺复苏后患者的处理原则和措施包括维持有效的循环、呼吸与神经功能，尤其是脑复苏。

1. 维持有效的循环功能

(1)建立或维持静脉通道：如未建立静脉通道，应立即建立静脉通道，并确认静脉通道的通畅性。

(2)心电、血压监测：注意监测脉搏、心率和心律，及时识别心律失常。密切监测血压，收缩压<90 mmHg 时可静脉推注 0.9% 氯化钠溶液或乳酸林格氏液，或静脉滴注去甲肾上腺素、肾上腺素、多巴胺等。

2. 维持呼吸功能

(1)继续进行有效的人工通气、及时监测动脉血气分析结果、促进自主呼吸、注意防治肺部并发症。

(2)避免过度通气，维持呼气末 CO_2 分压 35～40 mmHg 或动脉 CO_2 分压 40～45 mmHg。

3. 脑复苏

(1)体位：应保持患者头部和上身抬高 10°～30°，减轻脑部静脉回流阻力，并防止患者头部扭转而压迫颈静脉。

(2)维持血压：维持正常或稍高于正常水平的血压，降低增高的颅内压，以保证良好的脑灌注。

(3)降温：复苏后体温增高可导致脑组织氧供需关系明显失衡，从而加重脑损伤，低温治疗是保护神经系统和心脏功能的最重要的治疗策略。常用物理降温法降温，如冰帽、冰袋或输注低温液体。体温降至 32℃～36℃ 为宜，至少 24 小时，应密切观察体温变化，积极采取降温退热措施。

(4)脱水：常选用 20% 甘露醇或 25% 山梨醇快速静脉滴注，可联合使用渗透性利尿药，如呋塞米，以减轻脑水肿，降低颅内压，有助于大脑功能恢复。呋塞米首次剂量为 20～40 mg，必要时增加至 100～200 mg，静注脱水治疗时，防止过度脱水，以免造成血容量不足，难以维持血压的稳定。

(5)促进早期脑血流灌注：如抗凝以疏通微循环，应用钙通道阻滞药解除脑血管痉挛。

(6)防治抽搐：应用冬眠药物，如双氢麦角碱 0.6 mg、异丙嗪 50 mg 稀释于 5% 葡萄糖溶液 100 mL 中静脉滴注。

(7)高压氧(HBO)治疗：通过增加血氧含量及弥散，提高脑组织氧分压，改善脑缺氧，降低颅内压，有条件者应尽早应用。

【护理诊断/问题】

1. 不能维持自主呼吸　与呼吸停止有关。

2. 有误吸的危险　与意识丧失有关。

【护理措施】

2015 AHA 心肺复苏及心血管急救指南更新

1. 生活起居　亚低温治疗的患者最好置于安静、空气新鲜的单间里，室温应控制在 20℃～25℃ 之间，以免因为室温过高而影响患者体温的下降和稳定。同时应定时进行室内空气消毒，净化室内空气，以减少感染发生率。

2. 病情观察　复苏后严密监测血压、脉搏、心率、心律、血容量、心肌收缩力及末梢循环；注意观察意识、瞳孔、肢体运动功能、预防癫痫发作；注意观察尿量，预防肾衰竭。亚低温治疗时，应注意颅内压的监测，严密观察意识、瞳孔、生命体征的变化，监测呼吸频率及节律、体温。患者出现呼吸深大、表浅、双吸气、点头样呼吸及潮式呼吸，是由于中枢缺氧性损害、呼吸系统不畅、肺部感染、代谢紊乱及脑水肿引起的呼吸功能不全；出现无自主呼吸是由于缺氧、脑水肿影响延髓呼吸中枢的结果；出现呼吸困难、面色发绀为呼吸系统阻塞症状，是由肺部感染所导致。

3. 用药护理　注意观察药物的效果和不良反应，如低体温治疗的氯丙嗪易引起便秘，应注意观察患者有无腹胀、便秘，必要时进行灌肠或使用缓泻剂。

4. 对症护理　保持呼吸道通畅，必要时吸痰，清除呼吸道分泌物；亚低温治疗的患者对外界的刺激反应差，容易出现各种并发症，应做好患者的皮肤、口腔、泌尿道的护理，勤翻身、拍背，必要时使用气垫床，以防止肺部感染、泌尿系统感染及压疮等发生。

5. 饮食护理　建议患者多吃富含维生素 C 的蔬菜水果和含纤维素多的食物，少吃胆固醇高和辛辣刺激性的食物，选择高蛋白质、易消化的食物如鱼、鸡肉、牛奶、大豆等。宜吃植物食用油如花生油、菜籽油、玉米油等，控制甜食，低盐饮食，用餐不宜过饱。预防大便秘结，以避免排便时腹压增加而诱发冠心病发作。

6. 心理护理　理解关爱患者，多与患者沟通，缓解患者的焦虑情绪。

【健康教育】

重视心脏性猝死早期出现的症状和体征，注意定期体检，戒烟限酒，控制体重，饮食规律，适当运动。认真做到早发现、早诊断、早治疗，就会取得较好的治疗效果，部分患者的生命是可以挽救的。

心脏骤停与猝死的健康教育

第十一节　循环系统常用诊疗技术及护理

一、人工心脏起搏

心脏起搏器简称起搏器(pacemaker)，是一种医用电子仪器，它用一定形式的脉冲电流经过导线和电极传递，并刺激心脏，使之激动和收缩，从而模拟正常心脏的冲动形成和传导，从而达到治疗由于某些心律失常所致的心脏功能障碍的目的，是治疗心律失常的重要方法之一。

【适应证】

(1)症状性心脏病变时功能不全。

(2)病态窦房结综合征或房室传导阻滞的心室率 <50 次/min，或间歇发生心室率 <40 次/min，或有长达 3 秒的 RR 间隔，虽无症状也应植入起搏器。

(3)窦房结功能障碍和(或)房室传导阻滞者，治疗必须采用减慢心率药物时，为保证适当心室率，应植入起搏器。

(4)慢性双分支或三分支阻滞伴二度Ⅱ型、高度或间歇性三度房室阻滞。

(5)心房颤动或心房扑动伴有心室率过缓或长间歇，大于 5 秒的 RR 间期。

【禁忌证】

(1)全身感染且未控制者。

(2)起搏器切口部位皮肤破损、局部化脓或严重的毛囊炎。

(3)严重肝肾功能不全或心功能不全。

(4)尚未纠正的电解质紊乱或酸碱失衡。

(5)出血性疾病。

(6)临时起搏器一般用于抢救，故无绝对禁忌证。

【起搏器的功能与类型】

1.起搏方式的选择

(1)VVI 方式：最基本的起搏方式。适用于以下情况：①普通的心率缓慢，心功能良好且无器质性心脏病；②间歇性的心室率缓慢及长 R - R 间隔。不适用于以下情况：①VVI起搏时血压下降 >20 mmHg；②心功能代偿不良；③已知有起搏器综合征，因 VVI 起搏干扰了房室顺序收缩及房室逆传导致心排血量下降等出现的相关症状。

(2)AAI 方式：AAI 方式简单、方便，且能保持房室顺序收缩，属生理性起搏，适用于房室传导功能正常的病窦综合征。不适用于以下情况：①房室传导障碍者；②慢性心房颤动。

(3)DDD 方式：是双腔起搏器中心房和心室起搏、感知功能最完整的方式，因此也称房室全能型。但不如单腔起搏器方便、经济，适用于房室传导阻滞伴或不伴窦房结功能障碍。当自身心率慢于起搏器的低限频率，导致心室传导功能障碍，则起搏器感知 P 波触发心室起搏(呈 VDD 工作方式)。不适宜应用者：持续性心房颤动、心房扑动。

(4)频率自适应(R)方式：通过感知体动、血 pH 判断机体心排血量需要，起搏器可自动调节起搏频率，以提高机体运动耐量，适用于需要从事中度至重度体力活动者。不适用于心率加快后心悸等症状加重，或诱发心力衰竭、心绞痛症状加重者。

最佳起搏方式选用原则：①窦房结功能障碍而房室传导功能正常者，最佳选择为 AAI 方式；②完全性房室传导阻滞而窦房结功能正常者，最佳选择为 VDD 方式；③窦房结功能和房室传导功能都有障碍者，最佳选择为 DDD 方式；④从事中度至重度体力活动者，考虑加用频率自适应功能。

起搏器可以在体外用程序控制器，改变其工作方式及工作参数。埋植起搏器后，可以根据机体的具体情况，制定一套最适合的工作方式和工作参数，使起搏器发挥最好的效能，并保持最长的使用寿限，有些情况下还可无创性地排除一些故障。程序控制功能的扩展，可使起搏器具有贮存资料、监测心律、施行电生理检查的功能。

2.起搏器的分类

(1)单腔起搏器：常见的有 VVI 起搏器和 AAI 起搏器。根据心室率或心房率的需要进行心室或心房适时的起搏。

(2)双腔起搏器：植入的两支电极导线常分别放置在右心耳(心房)和右心室心尖部或间隔部，进行房室顺序起搏。

(3)三腔起搏器：目前主要分为双房 + 右室三腔起搏器和右房 + 双室三腔心脏起搏。前者适用于房间传导阻滞合并阵发心房颤动者，后者适用于扩张型心肌病、顽固性心力衰竭。

【操作过程】

1.核对　住院号、床号、姓名。

2. 评估　患者的病情、起搏器放置部位的皮肤、精神及心理状态。

3. 准备

(1)人工心脏起搏治疗是一种有创性操作，术前应确认患者签署知情同意书。

(2)操作者规范着装、洗手。

(3)用物准备包括无菌穿刺包、起搏器、穿刺针、无菌手套、麻醉用药、注射用药、消毒用品等。

4. 环境准备　手术室环境宽敞明亮、清洁干燥，适用于无菌操作。

5. 患者准备及指导　①向患者解释操作的目的、注意事项，告知操作程序、并发症和操作中可能出现的不适及配合方法。②术前如有咳嗽，应通知医生，必要时给予止咳药；术中如有咳嗽，可指导患者进行深呼吸或及时告诉手术人员。③备皮，经股静脉临时起搏，备皮范围为会阴部及双侧腹股沟；植入式起搏备皮范围为左上胸部，包括颈部和腋下，备皮后注意局部皮肤清洁。④术前 4 小时禁食，不禁水，术前应用抗凝药者需停用至凝血酶原时间恢复正常。

6. 放置起搏器

(1)穿刺静脉　静脉途径一般选择头静脉、颈外静脉、颈内静脉和锁骨下静脉。

(2)电极的安放、测试和固定从手臂或锁骨下方的静脉将电极导线插入，在 X 线透视下，插入预定的心腔起搏位置。用手术刀做一个 5 cm 左右的横切口后分离皮下组织至胸大肌筋膜，做一囊袋。囊袋充分止血后植入起搏器，连接起搏器与电极。检查起搏器工作状况，若无异常逐层关闭切口，缝合皮肤，完成手术。

7. 记录　做好各种用物的分类处置；洗手，记录起搏器放置的时间、穿刺的部位、起搏器运作状态、心电图。

8. 术后护理

(1)术后 24 小时内卧床休息，嘱患者保持平卧位或略向左侧卧位 8～12 小时，患者平卧极度不适时，可抬高床头 30°～60°。卧床期间做好生活护理，预防压疮。术后第 1 次活动应动作缓慢，以防跌倒。

(2)术后描记心电图，并观察心律变化。观察有无腹壁肌肉抽动、心脏穿孔等表现；监测脉搏、心率、心律、心电变化及患者自觉症状，及时发现有无电极导线移位或起搏器起搏感知障碍，立即报告医生并协助处理。出院前常规行胸部 X 线片。

(3)穿刺部位护理：观察起搏器囊袋有无出血或血肿，观察伤口有无渗血、红肿，局部有无疼痛、皮肤变暗发紫、波动感等，及时发现出血、感染等并发症。监测体温变化，常规应用抗生素，预防感染术后早期保持敷料局部清洁干燥，若敷料被碰湿或脱落应及时更换。一般术后 7 天拆线，临时起搏器应每天换药 1 次。拆线后仍要保持局部皮肤清洁，不穿过紧的内衣，若术后出现局部红肿疼痛，甚至皮肤溃烂，若同时伴有发热等全身症状，则有感染可能，应及时到医院检查治疗。

(4)术后的活动：术后早期进行肢体功能锻炼有利于局部血液循环和切口愈合。一般在拆线后即可开始锻炼计划，早期切口可能会有轻微的疼痛，这属正常现象，在出院后仍应坚持。锻炼应循序渐进，逐渐加大幅度做手指爬墙、抬臂、扩胸等运动，直到手臂可举过头顶摸到对侧耳垂，尽早恢复正常肢体功能。避免患侧肢体做剧烈甩手动作、大幅度外展、患侧肩部负重。若肩部出现肌肉抽动，可能为导线脱离，应立即到医院检查。为防电极脱位勿用力咳嗽，如出现咳嗽症状，尽早用镇咳药。

【注意事项】

(1)术中严密监测心率、心律、呼吸及血压变化，发现异常及时通知医生，若有不适，及时告知。

(2)严格无菌操作，预防感染。

(3)操作过程中患者应避免咳嗽、深呼吸及转动身体。若患者有咳嗽症状，操作前可遵医嘱在术前口服止咳药。

(4)告知患者应避免强磁场和高电压的场所，如核磁共振、变电站等，一旦接触某种环境或电器后出现胸闷、头晕等不适，立即离开现场或不再使用该种电器，但家庭生活用电一般不会影响起搏器工作。平时将手机放置在至少远离起搏器 15 cm 的口袋内，用对侧拨打或接听电话。

二、心脏电复律

电复律是指短时间内给予适当强度的电流刺激心脏，使全部或大部分心肌细胞在瞬间同时除极，造成心脏短暂的电活动停止，然后由最高自律性的起搏点(通常为窦房结)重新主导心脏节律的治疗过程。

【适应证】

(1)恶性室性心律失常，如心室颤动和心室扑动是心脏电复律的绝对指征，医务人员应在心室颤动发生 1 ~3 分钟内行有效电除颤，间隔时间越短，除颤成功率越高。

(2)急性的快速异位心律失常如室性心动过速、经其他处理不能纠正，以及持续时间长且血流动力学不稳定的室上性心动过速。

(3)药物难以控制或血流动力学不稳定的持续性心房颤动或心房扑动、预激综合征引起的心室率过快的心房颤动。

【禁忌证】

(1)伴有高度或完全房室传导阻滞的快速性心律失常。

(2)伴有窦房结功能障碍。

(3)心腔内有血栓的心房颤动或心房扑动患者禁忌电复律，心房颤动持续时间未知且未应用抗凝治疗。

(4)病情危急且不稳定，如严重电解质紊乱、心功能不全。

(5)洋地黄中毒。

适应证和禁忌证都是相对的，在临床需全面评估患者的情况，权衡利弊。

【电复律种类与能量选择】

根据电极板的放置位置不同，分为体内电复律和体外电复律两种。早期为体内电复律，需要在开胸手术时进行，风险高，创伤大。自体外电复律法诞生以来，临床更多应用体外电复律。

根据电复律是否识别 R 波，分为同步与非同步电复律。同步电复律是指除颤仪放电与心电图的 R 波同步进行，即电流刺激落在心室肌的绝对不应期，从而避免在心室的易

损期放电导致室速或室颤，主要用于除心室颤动以外的快速型心律失常。除颤仪一般设有同步装置，通过心电图的R波控制发放电流，使放电时电流正好与ECG的R波同步。

非同步电复律则指在心动周期的任何时间都可放电，无须与R波同步，用于心室颤动。心室颤动与扑动时已无心动周期，ECG也无QRS波，宜立即采用直流电非同步电除颤，无须同步触发装置。成人使用单相波除颤能量为360 J。有时快速的室性心动过速或预激综合征合并快速心房颤动均有宽大的QRS波和T波，除颤仪在同步工作方式下无法识别QRS波而不放电，此时也可用低电能非同步电除颤，以免延误病情。

心室颤动的能量为200～360 J；心房颤动和室性心动过速在100～200 J；心房扑动所需能量一般较小，为50～100 J；室上性心动过速为100～150 J。

【操作过程】

1. 核对　住院号、床号、姓名。

2. 评估　患者的病情、胸前部位的皮肤、精神及心理状态。

3. 准备

(1)做好术前告知并应确认患者签署知情同意书。

(2)操作者规范着装、洗手。

(3)用物准备包括除颤仪、心电图机、心电监护仪、导电糊、无菌手套、注射用药、消毒用品、0.9%氯化钠溶液、心肺复苏所需的抢救设备和药品等。

4. 环境准备　手术室或病房环境宽敞明亮、清洁干燥，适用于无菌操作。

5. 患者准备及指导　①介绍电复律的大致过程、可能出现的并发症，消除其紧张、焦虑等不良情绪，使其积极配合治疗。②遵医嘱停用洋地黄类药物24～48小时，给予改善心功能、纠正低钾血症和酸中毒的药物。有心房颤动者复律前应进行抗凝治疗。③复律术前6小时禁食，并排空膀胱，取下假牙，清洁电击处皮肤。

6. 电复律操作

(1)患者平卧于绝缘的硬板床上，松开衣领，充分暴露患者前胸。

(2)开放静脉通道，测量术前血压，并做全导联心电图。

(3)清洁电击处的皮肤，连接好心电导联线，贴放心电监测电极片时注意避开除颤部位。

(4)连接电源，打开除颤仪开关，选择一个R波高耸的导联进行示波观察。选择“同步”按钮。

(5)遵医嘱使用麻醉药，至患者达到睫毛反射开始消失的理想麻醉状态后进行电复律。在两电极板上均匀涂满导电糊后，一电极板置于胸骨右缘第2～3肋间(心底部)，另一个电极板置于心尖部。两个电极板之间距离不小于10 cm。导电糊涂抹适量，电极板放置时要贴紧皮肤，并有一定压力，能使电极板和皮肤达到紧密接触，没有空隙即可。按充电按钮充电到所需功率，嘱任何人避免接触患者及病床，两电极板同时放电，并通过心电示波器观察病情。

(6)根据情况决定是否需要再次电复律。

7. 记录　做好各种用物的分类处置；洗手，记录电复律的时间、次数、电复律所用的能量、使用的药物。

8. 术后护理

(1)患者卧床休息并持续心电监护24小时，注意心律、心率、血氧饱和度等变化。

(2)密切观察病情变化，观察电击处皮肤有无灼伤、发红、水泡等并发症、每小时记录心率、血压、脉搏、心电图变化等。

(3)清醒后2小时内避免进食，以免恶心、呕吐。

(4)遵医嘱继续服用奎尼丁、洋地黄或其他抗心律失常药物以维持窦性心律。

【注意事项】

(1)操作中注意放电时旁人离开，避免触电。

(2)导电糊涂抹均匀适量，防止灼伤皮肤。

(3)心房颤动电复律后进行抗凝治疗，需要注意出血反应。

三、心导管检查术

心导管检查术是指从周围血管插入导管、送至心腔及大血管，进行心脏各腔室、瓣膜与血管的构造及功能检查，以明确诊断心脏和大血管病变的部位与性质、血流动力学改变等，为明确诊断和介入治疗提供依据。

【适应证】

(1)心绞痛经药物治疗效果不满意，或心肌梗死愈合后，仍有心绞痛，药物治疗效果不满意。

(2)心内电生理检查。

(3)了解室壁瘤大小与位置，决定手术指征。

(4)先天性心脏病，协助明确诊断。

(5)先天性冠状动脉畸形及其他冠状动脉疾病。

(6)冠状动脉疾病手术治疗后对手术效果的鉴定。

(7)梗死前心绞痛，可考虑紧急造影、紧急手术治疗。

(8)急性心肌梗死施行冠状动脉内溶栓治疗。

【禁忌证】

(1)对造影剂过敏。

(2)严重心力衰竭。

(3)严重心律失常。

(4)电解质紊乱，如血钾过低。

(5)感染性疾病，如败血症、活动期心肌炎、细菌性心内膜炎等。

【操作过程】

1. 核对　住院号、床号、姓名。

2. 评估　患者的病情、穿刺部位的皮肤、精神及心理状态。

3. 准备

(1)做好手术告知，介绍手术的方法和意义，并签署各种术前同意书。

(2)操作者规范着装、洗手。

(3)用物准备包括导管、穿刺包、心电监护仪、造影剂、无菌手套、注射用药、消毒用品、0.9%氯化钠溶液、必要的抢救设备和药品等。

4. 环境准备　手术室环境宽敞明亮、清洁干燥，适用于无菌操作。

5. 患者准备及指导　①介绍心导管检查术的大致过程、可能出现的并发症，消除其紧张、焦虑等不良情绪，使其积极配合治疗；②完善相关检查，做好手术部位的备皮和皮肤清洁工作；③术前不需禁食。

6. 检查过程

(1)穿刺血管：右心导管检查是将导管从周围静脉插入，送至上、下腔静脉、右心房、右心室及肺动脉等处；左心导管检查是将导管送至肺静脉、左心房、左心室及主动脉各部位。在插管过程中，可以观察导管的走行路径，以阐明各心腔及大血管间是否有畸形通道，分别记录各部位的压力曲线，采取各部位的血标本，测其血氧含量，计算心排血量及血流动力学指标。

(2)打造影剂：通过心导管将造影剂快速注入待观察心腔的局部，把造影剂随心脏收缩、血液播散的影像记录下来，以分析心脏血管系统某个部位的解剖和功能状况。

7. 记录　做好各种用物的分类处置；洗手，记录检查的时间、心脏各腔室、瓣膜与血管的构造及功能检查有无异常、使用的药物。

8. 术后护理

(1)观察患者的一般状态、生命体征及术后并发症，如出血、空气栓塞、感染、心脏压塞、心脏壁穿孔等。

(2)动脉穿刺患者在压迫止血30分钟后进行加压包扎，并以1 kg沙袋加压伤口6～8小时。静脉穿刺者肢体制动4～6小时。观察穿刺点有无出血与血肿，如有异常立即通知医生。

【注意事项】

(1)术中严密监测生命体征，维持静脉通道通畅，准确及时给药。

(2)术中注意观察患者意识，检查过程患者意识清醒，告知患者有不适时需及时与医务人员沟通。

(3)术后多喝水，以促进造影剂排泄。

四、经皮穿刺球囊二尖瓣成形术

经皮球囊二尖瓣成形术(PBMV)主要用于风湿性心脏病二尖瓣狭窄的患者，是缓解单纯二尖瓣狭窄的首选方法，与外科的二尖瓣闭式分离术效果相似，且相对安全、创伤小。

【适应证】

(1)有症状的中度、重度二尖瓣狭窄，瓣膜形态良好且无禁忌证。

(2)二尖瓣球囊扩张术后外科分离术后再狭窄。

【禁忌证】

(1)左心房血栓或半年内有体循环栓塞史。

(2)中度、重度二尖瓣反流。

(3)合并严重的主动脉瓣疾病、严重的器质性三尖瓣狭窄、严重的功能性三尖瓣反流合并瓣环扩大。

(4)严重瓣膜钙化或交界处钙化。

【操作过程】

1. 核对　住院号、床号、姓名。

2. 评估　患者的病情、穿刺部位的皮肤、精神及心理状态。

3. 准备

(1)做好手术告知，介绍手术的方法和意义，并签署各种术前同意书。

(2)操作者规范着装、洗手。

(3)用物准备：血管穿刺针、二尖瓣球囊导管、房间隔穿刺针、各种导丝、房间隔扩张器、压力监测仪、心电监护仪、无菌手套、注射用药、消毒用品、0.9%氯化钠溶液、必要的抢救设备和药品等。

4. 环境准备　手术室环境宽敞明亮、清洁干燥，适用于无菌操作。

5. 患者准备及指导　①介绍手术的大致过程、可能出现的并发症，使其积极配合治疗；②完善相关检查，做青霉素、普鲁卡因、碘过敏试验，询问患者及其家属有无过敏史；③做好相应手术部位的备皮，备皮范围是两侧腹股沟及会阴部皮肤，以备一侧穿刺失败，改用对侧；④心房颤动患者心室率控制为平均心室率≤100 次/min，并行食管超声检查确认是否存在血栓。

6. 心导管检查　常规消毒腹股沟区，局部麻醉下穿刺股动静脉，经股静脉行右心导管检查，测量多部位血氧饱和度、肺动脉压、肺毛细血管楔压等，必要时行右房造影，以观察三尖瓣环、左心房及主动脉根部相对解剖关系。经股动脉送入5F或6F猪尾导管行左心导管检查，测量左心室舒张末压，计算出二尖瓣跨瓣压差，并连续监测左心室压力。

7. 房间隔穿刺并送球囊　经股静脉送导丝至上腔静脉，撤出导丝，送入穿刺针，行房间隔穿刺。引钢丝送入二尖瓣球囊导管，使球囊中央嵌在二尖瓣环水平并迅速加压使球囊完全充盈，膨胀的球囊将粘连狭窄的二尖瓣交界部分离，充盈后立即回抽排空球囊。扩张后听心音及杂音改变，重测二尖瓣口压力阶差。撤出导管，压迫止血，加压包扎。

8. 记录　做好各种用物的分类处置；洗手，记录手术时间、手术效果、置入球囊情况、使用的药物。

9. 术后护理

(1)取平卧位休息，休息不好的患者给予适量镇静药。

(2)用沙袋压迫穿刺部位4～6小时并严格观察穿刺处有无渗血渗液，渗血渗液过多时，应予及时处理，并保持穿刺部位清洁无菌，限制穿刺侧肢体的活动。

(3)术后连续心电监护，监测心率、血氧、血压每小时1次，并做记录，72小时酌情而定。同时监测体温变化，可能由于导管对组织的刺激或病原体引起的感染导致发热，若有高热应积极采取物理或药物降温。

(4)术后重新测量各种血流动力学参数，如心搏量、肺嵌压、左心房压力等，了解球囊扩张的效果。

(5)密切观察有无并发症，如心脏压塞、急性肺水肿、血栓、栓塞等。

(6)饮食护理：术后患者活动受限，胃肠蠕动减弱，消化功能减低，需加强饮食护理，选择低脂、低胆固醇、易消化的膳食，避免刺激性食物，以减少便秘和腹胀。

【注意事项】

(1)术中密切观察患者的生命体征，注意患者有无输液反应、造影剂过敏等，发现情况及时处理。定时测量血流动力学参数，如心搏量、肺嵌压等。

(2)仔细观察术中可能发生的并发症：如有期前收缩、室性心律失常等，多系导管刺激所致，移动导管部位即可消失。

五、心导管射频消融术

射频消融术(radio frequency catheter ablation，RFCA)是指通过股静脉、股动脉或锁骨下静脉，将电极导管置于引起心律失常的病灶或异常传导路径区域内，通过释放射频电流，在小范围内产生较高温度，使局部心肌细胞变性坏死，以阻断折返环路或消除病灶，从而治疗心律失常的一种技术方法。射频能量是一种低电压高频(30 kHz ~ 1.5 MHz)的电能，转化为热能后局部可达到46℃ ~90℃。

【适应证】

(1)预激综合征合并心房颤动和快速心室率。

(2)房室折返性心动过速、房室结折返性心动过速、症状性局灶性房速。

(3)无器质性心脏病证据的室性心动过速呈反复发作性，或合并心动过速心肌病，或者血流动力学不稳定者。

(4)发作频繁、症状重、药物治疗不能满意控制的合并器质性心脏病的室速。

(5)发作频繁、心室率不易控制的心房扑动和心房颤动。

【禁忌证】

同心导管检查术。

【操作过程】

1. 核对　住院号、床号、姓名。

2. 评估　患者的病情、穿刺部位的皮肤、精神及心理状态。

3. 准备

(1)做好手术告知，介绍手术的方法和意义，并签署各种术前同意书。

(2)操作者规范着装、洗手，穿戴上无菌手术衣和手套。

(3)用物准备：各种导管、穿刺包、心电监护仪、三维标测系统、心电生理记录仪、无菌手套、注射用药、消毒用品、0.9%氯化钠溶液、必要的抢救设备和药品等。

4. 环境准备　导管室环境宽敞明亮、清洁干燥，适用于无菌操作。

5. 患者准备及指导　①介绍手术的大致过程，以解除思想顾虑和精神紧张，必要时手术前一晚遵医嘱给予口服镇静药，保证充足的睡眠；②完善术前相关检查：血常规、凝血功能、肝肾功能、心电图、胸部X线片、超声心动图等，心房颤动患者术前行超声检查确认无心房内血栓方可手术；③根据需要行双侧腹股沟及会阴部或上肢、锁骨下静脉等穿刺术区备皮及清洁皮肤；④穿刺股动脉者检查两侧足背动脉搏动情况并标记，以便于术中、术后对照观察；⑤指导患者衣着舒适，术前排空膀胱；⑥术前不需禁食，术前一餐饮食以六成饱为宜，可进食米饭、面条等，不宜喝牛奶、吃海鲜和油腻食物，以免术后卧床出现腹胀或腹泻。

6. 射频过程　患者躺在 X 线透视检查床上，正确连接监护仪、三维标测系统、心电生理记录仪等，铺无菌单覆盖患者身体。首先对穿刺部位的皮肤消毒，穿刺部位给予局部麻醉药进行局部麻醉；然后用穿刺针穿刺静脉/动脉血管，电生理检查导管通过血管进入心腔；电极导管将电信号传入和传出心脏。电极导管记录心脏不同部位的电活动，并发放微弱的电刺激来刺激心脏，以便诱发心律失常，然后医生通过导管找到心脏异常电活动的确切部位，再通过消融仪发送射频电流消融治疗，从而根治心律失常。

7. 记录　做好各种用物的分类处置；洗手，记录手术时间、穿刺的血管、射频术后心电图情况、使用的药物。

8. 术后护理

(1)描记心电图，以便于术前对比手术效果。并行心电监护监测病情，密切观察患者的血压、心率、血氧饱和度、体温等生命体征。

(2)穿刺部位的观察，严密观察穿刺伤口有无渗血、血肿和足背动脉搏动情况，比较两侧肢端的颜色、温度、感觉与运动功能情况。静脉穿刺者肢体制动 4 ~6 小时；动脉穿刺者压迫止血 30 分钟后进行加压包扎，以 1 kg 沙袋加压伤口 6 ~8 小时，肢体制动 24 小时。术后遵医嘱给予抗凝或胺碘酮等药物治疗，注意观察出血、心电图变化。

(3)并发症的观察：①血栓栓塞，是经导管消融术常见的一种严重并发症，多因血栓脱落、气体栓塞、消融所致的焦痂脱落所致。密切观察患者神志、呼吸、足背动脉搏动情况，及术侧肢体皮肤温度、颜色改变等，如有异常应及时报告医生处理。因此射频消融术后常需要抗凝治疗，在抗凝期间也要注意出血事件。②肺静脉狭窄，肺静脉狭窄常表现为频繁发作的咳嗽、胸痛、呼吸困难，经抗生素治疗无效。可通过肺静脉造影检查了解有无肺静脉狭窄。临床症状不明显者，可密切观察暂不需处理。③心脏压塞，心脏压塞是射频消融最严重的并发症，常发生在术中及术后 4 小时内，表现为突发呼吸困难、神志烦躁、意识功能障碍、血压迅速下降、心率减慢或增快。X 线片可见心影增大但搏动消失。护理人员发现后立即报告医生，遵医嘱给予止血、升压、快速补液、抗心律失常及心包穿刺等治疗。

【注意事项】

(1)术中神志清楚，需定时询问患者主观感受，如患者突然出现恶心、呕吐、胸闷、冷汗、血压下降、心率快等，应考虑心包压塞可能，须及时报告医生并协助处理。

(2)心房颤动射频消融术后需进行抗凝治疗，注意出血反应。

六、冠状动脉粥样硬化性心脏病的介入诊断及治疗技术

冠状动脉粥样硬化性心脏病的介入诊断与治疗技术主要包括冠状动脉造影术和经皮冠状动脉介入术。

(一)冠状动脉造影术

冠状动脉造影术(coronary angiography，CAG)是将心导管经股动脉或桡动脉送到主动脉根部，注入造影剂使冠状动脉及其分支显影的过程，是目前诊断冠心病的“金指

标”。冠脉造影可以评价冠状动脉血管的走行、数量和畸形；评估有无冠状动脉病变、病变的严重程度和病变范围；评价冠状动脉功能性的改变，包括冠状动脉的痉挛和有无侧支循环。

评价冠状动脉狭窄的程度一般选择心肌梗塞溶栓（thrombolysis in myocardial infarction，TIMI）试验分级标准，主要分为4级：①0级，无血流灌注，闭塞血管远端无血流；②Ⅰ级，造影剂部分通过，冠状动脉狭窄远端不能完全充盈；③Ⅱ级，冠状动脉狭窄远端可完全充盈，但冠脉显影和造影剂消除均比较慢；④Ⅲ级，冠状动脉远端造影剂完全且迅速充盈和消除，同正常冠状动脉血流。

【适应证】

(1)不明原因的胸痛，无创检查不能确诊。

(2)典型心绞痛发作，未能确诊但又无法排除冠心病者，尤其是有冠心病危险因素者。

(3)原因不明的心脏扩大、心律失常、心功能不全，怀疑有冠心病者。

(4)明确冠状动脉病变介入治疗术前或外科手术前的病变特征。

(5)经皮冠状动脉介入治疗或冠状动脉旁路移植术后复发心绞痛。

(6)心肌梗死后再发心绞痛或运动试验阳性者。

【禁忌证】

(1)对碘或造影剂过敏。

(2)有严重的心肺功能不全、肝、肾功能不全，不能耐受手术者。

(3)未控制的严重心律失常如室性心律失常。

(4)电解质紊乱。

(二)经皮冠状动脉介入术

经皮冠状动脉介入术（percutaneous coronary intervention，PCI）是经心导管技术疏通狭窄甚至闭塞的冠状动脉管腔，从而改善心肌血流灌注的方法。其主要包括有经皮冠状动脉腔内成形术（percutaneous transluminal coronary angioplasty，PTCA）、冠状动脉内支架置入术等。目前PTCA和支架置入术已成为治疗冠心病的重要手段，本节将两者合并进行叙写。

【适应证】

(1)稳定型心绞痛经药物治疗仍有症状，或经药物治疗后仍有较大范围心肌缺血的患者。

(2)不稳定型心绞痛经药物积极治疗后，仍有顽固性或反复发作的心绞痛，狭窄病变显著。

(3)急性心肌梗死：①直接PCI，发病12小时内（包括正后壁心肌梗死）或伴有新出现左束支传导阻滞的患者；伴严重急性心力衰竭或心源性休克（不受发病时间限制）；发病>12小时仍有缺血性胸痛或致命性心律失常；对就诊延迟（发病后12～48小时）但存在临床和（或）心电图缺血证据的患者直接行PCI术。②溶栓后PCI，建议所有患者溶栓后24小时内行PCI术；溶栓失败（溶栓后60分钟ST段下降<50%或仍有胸痛）行急诊补救性PCI术；溶栓后出现心源性休克或急性心力衰竭建议急诊行冠脉造影并对相关血

管行血运重建；溶栓成功后有再发缺血、危及生命的室性心律失常或有再次闭塞证据的患者，建议行急诊 PCI 术。

(4)主动脉－冠状动脉旁路移植术后复发心绞痛患者。

(5)行 PCI 术后冠状动脉或支架内再狭窄者。

【禁忌证】

禁忌证是相对的，当因冠脉原因危急患者生命时须急行 PCI，无须考虑禁忌证。

(1)无心肌缺血或心肌梗死症状和证据者。

(2)冠状动脉轻度狭窄(＜50%)或仅有痉挛者。

(3)严重出血，凝血功能障碍者。

(4)对造影剂过敏。

(5)恶病质或严重心功能不全、肺功能不全、肾功能不全等。

【操作过程】

1. 核对　住院号、床号、姓名。

2. 评估　患者的病情、穿刺部位的皮肤、精神及心理状态。

3. 准备

(1)做好手术告知，介绍手术的方法和意义，并签署各种术前同意书。

(2)操作者规范着装、洗手，穿戴上无菌手术衣和手套。

(3)用物准备：各种导管、穿刺包、心电监护仪、造影剂、无菌手套、注射用药、消毒用品、0.9%氯化钠溶液、必要的抢救设备和药品等。

4. 环境准备　手术室环境宽敞明亮、清洁干燥，适用于无菌操作。

5. 患者准备及指导　①向患者及家属介绍手术的方法和过程、做好心理护理，同时完善术前实验室检查、药物过敏试验。②做好双侧腹股沟、会阴部、上肢或锁骨下静脉等穿刺术区域的备皮工作，非手术侧上肢留置静脉套管针。③择期行 PCI 术者，术前 1 天(至少 6 小时前)服用氯吡格雷及阿司匹林，对于急诊行 PCI 术者，遵医嘱服用负荷量的氯吡格雷。④服用华法林或新型口服抗凝药的患者，术前需要停药。⑤拟行桡动脉穿刺者：术前行 Allen 实验，即同时按压桡动脉和尺动脉，嘱患者连续伸屈五指至掌面苍白时松开尺侧，如 10 秒内掌面颜色恢复正常，提示尺动脉功能良好，可行桡动脉介入治疗。

Allen试验(视频)

6. 介入术类型和过程

(1)冠状动脉造影：将心导管经股动脉、肱动脉或桡动脉穿刺，插入至主动脉根部，使导管顶端进入左右冠状动脉开口，注入造影剂使其显影。常用造影剂为 76% 泛影葡胺。

(2)经皮冠状动脉腔内成形术：是经股动脉或肱动脉穿刺，将带球囊的导管置入到冠状动脉的狭窄病变处，扩张球囊使狭窄的管腔扩大。

(3)冠状动脉内支架植入术：导管经动脉穿刺，送至冠状动脉狭窄部位，将不锈钢或合金材料制成的支架植入病变冠状动脉内，撑开狭窄的管壁，以保持管腔内血流畅通。

7. 记录　做好各种用物的分类处置；洗手，记录手术时间、穿刺的血管、冠脉造影的情况、置入支架部位和数量、使用的药物。

8. 术后护理

(1)描记12导联心电图，与术前对比，并持续心电监测24小时，严密观察有无心律失常、心肌缺血、心肌梗死等急性期并发症。

(2)经股动脉穿刺拔出鞘管后，需绝对卧床休息，鞘管拔出后术侧肢体弹力绷带“8”字加压包扎24小时，制动至少12小时，局部沙袋压迫6～8小时。经桡动脉穿刺者术后可立即拔出鞘管，穿刺点局部压迫4～6小时可去除加压弹力绷带，采用专门的桡动脉压迫装置进行止血，术侧肢体无须制动，患者痛苦相对较小，具体的压迫时间、充气量、放气间隔证据不统一，可根据患者的感受、手部肿胀、出血情况逐渐放气。一般术后压迫止血器每2～4小时后开始减压，气囊充气式压迫器每2小时抽气1～2 mL，螺旋式压迫器每2小时旋转按钮放松一圈。

(3)遵医嘱行抗血小板或抗凝治疗，以预防血栓形成和栓塞而致血管闭塞和急性心肌梗死等并发症。并注意观察有无出血倾向，观察皮肤黏膜有无出血点、牙龈出血、鼻出血等。

(4)并发症的观察与护理：PCI术的并发症主要有出血、急性冠状动脉闭塞、无复流等。股动脉穿刺并发症有穿刺点及腹膜后血肿、假性动脉瘤、动静脉瘘、动脉夹层和(或)闭塞等。桡动脉穿刺并发症有桡动脉术后闭塞、桡动脉痉挛、前臂血肿等。①急性冠状动脉闭塞：大多数发生在术中或离开导管室之前，也可发生在术后24小时，表现为血压下降、心律减慢。可能由主支血管夹层、壁内血肿、支架内血栓、斑块或嵴移位及支架结构被压迫等因素所致，上述情况均应及时处理或置入支架，尽快恢复冠状动脉血流。②无复流：推荐冠状动脉内注射替罗非班、钙通道阻滞药、硝酸酯类、硝普钠等药物，可能有助于预防或减轻无复流，稳定血流动力学。③出血：股动脉穿刺者术后采取正确的压迫止血方法，术侧肢体制动并保持伸直位，严密观察术区有无渗血或血肿，足部皮肤温度和搏动，趾端血运情况。经桡动脉穿刺者注意观察术区加压包扎是否有效，监测桡动脉搏动情况。少量局部出血或小血肿且无症状时，可不予处理。血肿较大、出血过多且血压下降时，应充分加压止血，并适当补液或输血。若PCI术后短时间内发生低血压(伴或不伴腹痛、局部血肿形成)，应怀疑腹膜后出血，必要时行超声或CT检查，并及时补充血容量。④假性动脉瘤和动静脉瘘：多在鞘管拔出后1～3天内形成，假性动脉瘤表现为穿刺局部出现搏动性肿块和收缩期杂音，多普勒超声可明确诊断，局部加压包扎，减少下肢活动，多可闭合。对不能压迫治愈的较大假性动脉瘤，可在超声指导下向瘤体内注射小剂量凝血酶治疗。动静脉瘘表现为局部连续性杂音。少部分可自行闭合，也可行局部压迫，但大的动静脉瘘常需外科修补术。⑤造影剂导致的急性肾损伤：使用造影剂会对肾脏有一定的影响，冠状动脉造影后，鼓励患者多饮水，以加速造影剂排泄，偶然会有寒战、皮疹等造影剂反应，罕见肾损害和严重过敏反应。⑥低血压：多为伤口局部加压后引起血管迷走反射所致。连续心电监护，密切观察心率、心律、血压和呼吸变化，一旦发现病情变化，立即进行处理。⑦心肌梗死：由病变处血栓形成导致血管急性闭塞所致。术后应观察患者有无胸闷、胸痛等不适，并注意监测心电图变化，必要时复查心肌坏死标志物，以明确诊断。

【注意事项】

(1)严密监测生命体征、心律、心率，重点监测导管定位、造影、球囊扩张时可能出现的再灌注心律失常及血压的变化，出现异常及时告知医生并配合处理。

(2)告知患者术中有心悸、胸闷等不适要及时告知医生。球囊扩张时可出现胸闷、心绞痛等症状，要安慰患者，给予解释，并给出相应的处理。

学习测验

第三章
消化系统疾病患者的护理

消化系统疾病患者的护理PPT

学习目标

识记：胃炎、消化性溃疡、胃癌、肠结核、炎症性肠病、脂肪性肝病、肝硬化、原发性肝癌、肝性脑病、急性胰腺炎、结核性腹膜炎、上消化道出血的概念及临床表现。

理解：消化系统的组织结构和功能；胃食管反流病、胃炎、消化性溃疡、胃癌、肠结核和结核性腹膜炎、炎症性肠病、脂肪性肝病、肝硬化、原发性肝癌、肝性脑病、急性胰腺炎、上消化道出血的病因与发病机制；消化系统疾病的医学检查、诊断要点、鉴别诊断及治疗要点。

运用：消化系统疾病常见症状体征的护理；胃食管反流病、胃炎、消化性溃疡、胃癌、肠结核和结核性腹膜炎、炎症性肠病、脂肪性肝病、肝硬化、原发性肝癌、肝性脑病、急性胰腺炎、上消化道出血的病因与发病机制；消化系统疾病的常见护理诊断/问题、护理措施及健康教育；胃酸分泌功能检查、腹腔穿刺术、十二指肠引流术、胃肠运动功能检查的护理；上消化道内镜检查、消化道内镜下治疗术、小肠镜检查术、胶囊内镜检查术的护理。

消化系统疾病是临床常见病和多发病，主要包括食管、胃、肠、肝、胆囊、胰腺、腹膜等器官的实质性或功能性疾病。消化系统疾病在我国慢性病发病率中居第三位，是我国城市居民住院治疗的第二位原因，胃肠炎、胆结石和胆囊炎、消化性溃疡位居我国居民慢性疾病患病率前十位，肝癌、胃癌、食管癌、结直肠癌和胰腺癌位居我国恶性肿瘤患者死亡的前十位。随着社会的发展和人们生活方式、饮食习惯的改变，我国消化系统疾病谱也在变化，以往较少见的一些疾病如脂肪肝、急慢性胰腺炎、胃食管反流病、炎症性肠病、直肠癌、胰腺癌等发病率在逐年增加。在诊疗技术方面，消化内镜技术的发展对诊断和治疗消化系统疾病起到了革命性改变。新一代人工肝支持系统及肝脏干细胞移植技术为肝衰竭患者的治疗带来了新的希望和选择。医学科技的发展促进了消化系统疾病的诊断和治疗手段，专科护理也得到了相应发展。

第一节 概述

一、消化系统的结构功能与疾病的关系

消化系统由消化道(包括口腔、咽、食管、胃、小肠和大肠等)、消化腺(包括唾液腺、肝、胰、胃腺、肠腺等)及腹膜、肠系膜、网膜等脏器组成。消化系统的主要功能是吸收、排泄、神经内分泌调节和免疫功能,包括食物的摄入、消化和营养物质的吸收,供应新陈代谢所需能量;排泄食物残渣、代谢终产物和有害物质,保证内环境稳定;分泌胃肠激素,调节消化器官的功能;胃肠道黏膜、免疫细胞、淋巴结和肝脏等共同组成的免疫屏障。

二、消化系统疾病的病因与常见病种

消化系统的解剖与生理

消化系统疾病种类繁杂,主要包括细菌、病毒或寄生虫感染、外伤、营养不良、吸收障碍、代谢紊乱、肿瘤、自身免疫、中毒、遗传和医源性因素等。按病变器官本系统常见疾病如下:

1. 食管疾病　食管炎、食管癌、胃食管反流、贲门失弛缓症、门静脉高压所致食管静脉曲张、食管裂孔疝等。

2. 胃十二指肠疾病　急、慢性胃炎、消化性溃疡、胃癌、功能性消化不良、十二指肠炎、十二指肠胃反流、胃神经官能症、胃黏膜脱垂、幽门梗阻、淋巴瘤、胃轻瘫等。

3. 肠道疾病　急性肠炎、十二指肠淤积综合征、肠结核、吸收不良综合征、克罗恩病、急性出血坏死性肠炎、溃疡性结肠炎、细菌性痢疾和阿米巴痢疾、血吸虫病、结肠息肉病、结肠癌、假梗阻预激综合征等。

4. 肝脏及胆道疾病　病毒性肝炎、肝脓肿、脂肪肝、肝硬化、肝癌、肝囊肿、肝寄生虫病、肝性脑病、肝衰竭、胆囊炎、胆结石、胆道蛔虫症、胆道息肉、肿瘤和化脓性胆管炎等。

5. 胰腺疾病　常见者有胰腺炎、胰腺癌等。

6. 腹膜、肠系膜　急慢性腹膜炎、肠系膜淋巴结炎和结核、腹膜转移癌等。

三、医学检查

(一)实验室检查

1. 粪便检查　粪便检查对胃肠道疾病是一种简便易行的诊断手段,必要时可行细菌检查或培养。粪便评估包括粪便的量、性状、颜色和气味。采集粪便标本时要求标本要新鲜,不能混有尿液,盛器应清洁干燥,行细菌检查时应用消毒容器盛接粪便,采集标本至无菌试管或培养器皿内送检。行隐血试验应素食 3 天后留取粪便标本。

2. 血液、尿液检查　①肝功能试验:血清酶学、血清总蛋白、清蛋白和球蛋白及其比值、凝血酶原时间等有助于肝胆疾病的诊断;②血液、尿液胆红素和尿胆原试验:有

助于黄疸的鉴别。③血沉：可反映炎症性肠病、肠结核或腹膜结核的活动性。④血清、尿液淀粉酶检测：用于急性胰腺炎的诊断。⑤各型肝炎病毒标志物的测定用于明确病毒性肝炎的类型。⑥肿瘤标志物的检测：如甲胎蛋白（AFP）用于诊断原发性肝细胞癌，癌胚抗原（CEA）、糖链抗原 19－9（CA19－9）等用于胃癌、结肠直肠癌和胰腺癌的诊断和疗效评估。

3. 十二指肠引流和腹腔积液检查　①对十二指肠及胆汁引流液进行显微镜和细菌学检查，有助于诊断胆道、肝脏、胰腺疾病；②腹腔积液常规检查：可初步判断腹腔积液是漏出性或渗出性，腹腔积液生化、细菌学及细胞学检查对于鉴别腹腔积液形成的原因是肝硬化、腹膜结核、腹内癌肿或腹腔细菌性感染等具有实用价值。

（二）其他检查

1. 脏器功能检查

（1）胃液分析：是用五肽促胃液素刺激胃酸分泌，以测定壁细胞的泌酸功能。胃酸分泌过高见于促胃液素瘤，故此试验常用于促胃液素瘤和消化性溃疡的鉴别。胃酸分泌减少见于胃癌、慢性胃炎尤其是 A 型胃炎。

（2）D－木糖试验、维生素 B_{12} 吸收试验、脂肪平衡试验、氢呼吸试验：用于测定小肠吸收功能。

（3）胰泌素和胰酶泌素刺激试验：可测试胰腺外分泌功能。

（4）胃肠运动功能检查　包括食管、胃、胆道、直肠等胃肠道内压力测定，食管下段、胃内 pH 测定或 24 小时持续监测，胃排空测定，对胃肠动力障碍性疾病具有诊断价值。

2. 内镜检查　应用内镜可直接观察黏膜的情况，且可拍照或摄像作永久记录，还可随时钳取组织进行活组织检查。内镜下逆行胰胆管造影术（endoscopic retrograde cholangiopancreatography，ERCP）对于胆道或胰腺疾病具有重要的意义。经内镜导入超声探头的超声内镜（endoscopic ultrasonography，EUS）检查，可显示黏膜下病变。胶囊内镜是受检者吞服胶囊大小的内镜，内镜在胃肠道进行拍摄并将图像通过无线电发送到体外接收器进行图像分析，对以往不易发现的小肠病变诊断有特殊价值。

3. 影像学检查

（1）胸部 X 线片检查：可显示腹腔积气、肠腔气液面、异位肠腔及结石阴影，为胃肠穿孔肠道梗阻、肝、胆和胰结石提供诊断依据。气钡双重对比造影，可检出息肉、肿瘤、憩室和溃疡性结肠炎等病变。

（2）小肠灌肠造影：可显示梗阻的原因和部位。胆囊造影、胰胆管造影、肠系膜动脉造影及下腔静脉造影可用以诊断胆囊、胆管及胰腺疾患、不明原因的肠道出血等疾病。

（3）超声检查：腹部 B 超可显示肝、脾、胰、胆囊等脏器的大小、肿瘤、脓肿、囊肿、结石等病变，以及腹腔内肿块、腹腔积液。应用超声内镜还可以显示胃肠肿瘤侵犯壁层组织深度、毗邻器官受累情况及淋巴结转移范围。

（4）计算机断层扫描（CT）检查和磁共振成像（MRI）：可显示各横断面的图像，为消化道疾病提供较精确的诊断。CT 扫描对消化系统占位性病变、弥漫性病变的诊断及消化道肿瘤的临床分期具有重要价值。MRI 能反映组织的结构，对占位性病变的定性诊断尤其有价值，可在身体的横断面、冠状面、矢状面和各不同斜面形成断层图像，对软组织分辨率高。

(5)正电子发射体层显像(PET)和放射性核素检查：PET可将生理过程形象化、数量化，反映的是生理功能，与CT和MRI互补，PET可提高消化系统肿瘤诊断的准确性。单光子发射计算机断层扫描(SPECT)等装置显示其在体内分布情况或记录其动态变化，以判断肝胰占位病变的性质和胃肠运动、吸收及排泄功能。

4. 活组织检查和脱落细胞检查　活组织检查和脱落细胞检查多用于消化系统癌瘤的诊断。胃黏膜活组织标本还可用于幽门螺杆菌的检测。肝穿刺活组织检查对诊断慢性肝病具有重要意义。临床上常用的取活组织进行病理检查的方法如下：①各种经皮穿刺，包括超声或CT引导下细针穿刺，对肝、胰或腹腔肿块取材；②在消化道内镜直视下，用活检针或活检钳，采取食管、胃、结肠、直肠黏膜的病变组织，或通过腹腔镜取肝、腹膜等组织；③外科手术时取材。脱落细胞检查是在内镜直视下冲洗或擦刷消化管腔黏膜，收集脱落细胞进行病理检查，亦或收集腹腔积液查找癌细胞等。

5. ^{13}C、^{14}C呼气试验　用以诊断幽门螺杆菌感染。

四、消化系统疾病患者常见症状、体征及护理

(一)恶心与呕吐

恶心与呕吐(nausea and vomiting)是消化系统疾病的常见症状。病因很多，常见的有胃源性呕吐和腹部病变引起的反射性呕吐。上消化道出血时呕吐物为咖啡色，若急性大出血可呈鲜红色；幽门梗阻时呕吐发生在餐后，量多，含酸性发酵宿食，且常于夜间发生；十二指肠乳头以下梗阻的呕吐物常含较多胆汁；低位肠梗阻时呕吐物可带粪臭味；急性胰腺炎呕吐频繁剧烈，吐出胃内容物可含有胆汁。呕吐频繁且量大者可引起水电解质紊乱、代谢性碱中毒；昏迷患者呕吐时易发生误吸、肺部感染、窒息；长期呕吐伴食欲减退者可致营养不良。

【护理评估】

1. 病史　询问恶心、呕吐发生的原因与诱因；发生时间、频率，与进食、药物、运动、情绪的关系及呕吐物的量、性状及气味；评估是否伴有腹痛、腹泻、发热等。呕吐是否与精神因素有关。

2. 身体状况　①全身情况：生命体征、神志、营养状况，有无脱水表现。②腹部检查：注意腹部的外形、有无胃型、肠型及胃肠蠕动波，有无压痛、反跳痛，肠鸣音有无亢进或减弱。

3. 医学检查　X线钡餐、胃镜、血糖、血尿素氮、呕吐物毒物分析或细菌培养等检查，水、电解质、酸碱检查。

【护理诊断/问题】

1. 有体液不足的危险　与大量呕吐导致失水有关。

2. 营养失调：低于机体需要量　与长期频繁呕吐和食物摄入量不足有关。

3. 活动无耐力　与长期呕吐导致水、电解质丢失有关。

4. 潜在并发症　窒息、肺部感染。

5. 焦虑　与频繁呕吐、不能进食有关。

【护理措施】

1. *生活起居* 患者呕吐时应帮助其坐起或侧卧，头偏向一侧，以免误吸。呕吐后给予漱口，更换被污染的衣物被褥，清除污物，开窗通风去除异味。告知患者坐起、站立时动作要缓慢，以免发生直立性低血压。

2. *病情观察* ①生命体征监测：定时测量和记录生命体征。②失水征象监测：准确测量和记录每天的出入量、体重、尿比重；观察患者有无出现脱水表现，如软弱无力、口渴、皮肤黏膜干燥和弹性减低、尿量减少、尿比重增高、烦躁、神志不清甚至昏迷等；血清电解质、酸碱平衡状态。

3. *用药护理* 指导患者正确用药，说明坚持长期服药的重要性，学会观察药效与不良反应。

4. *对症护理* 呕吐患者注意观察呕吐情况，记录呕吐的次数、呕吐物的颜色、性质量和、气味。及时给予口服补液，剧烈呕吐不能进食或严重水、电解质失衡时，需通过静脉输液给予纠正。呕吐严重者遵医嘱使用止吐药及其他治疗，促使患者逐步恢复正常饮食和体力。

5. *饮食护理* 积极补充水分和电解质口服补液时，应少量多次饮用。若口服补液仍未能达到所需补液量，遵医嘱静脉输液以恢复体液平衡。

6. *心理护理* 了解患者心理状态，帮助其消除紧张情绪，增加信心有利于缓解症状。应用放松技术：教会患者用深呼吸法及交谈、听音乐、阅读等方法转移注意力，减少呕吐的发生。

（二）腹痛

腹痛（abdominal pain）按起病急缓、病程长短分为急性与慢性腹痛。急性腹痛多由腹腔脏器的急性炎症、扭转或破裂，空腔脏器梗阻或扩张，腹腔内血管阻塞等引起。慢性腹痛常为腹腔脏器的慢性炎症、腹腔脏器包膜的张力增加、消化性溃疡、胃肠神经功能紊乱、肿瘤压迫及浸润等引起。腹痛可表现为隐痛、钝痛、灼痛、胀痛、刀割样痛、钻痛或绞痛等，可为持续性或阵发性疼痛，其部位、性质和程度常与疾病有关。

【护理评估】

1. *病史* 评估患者起病的急缓，疼痛部位、性质、程度、发生与持续的时间，有无牵涉痛及其部位。腹痛与进食、活动、体位等因素的关系；腹痛发生时有无伴随症状；有无精神紧张、焦虑不安等反应。

2. *身体状况*

（1）全身情况：生命体征、神志、神态、体位、营养状况，以及有关疾病的相应体征。

（2）腹部检查：注意腹部的外形、腹壁静脉、有无肠型及胃肠蠕动波；有无压痛及反跳痛，脏器触诊情况等。

（3）医学检查：根据不同病种选择相应的实验室检查。

【护理诊断】

1. *腹痛* 与腹腔脏器或腹外脏器的炎症、缺血、梗阻、溃疡、肿瘤或功能性疾病有关。

2. *焦虑* 与剧烈腹痛、反复或持续腹痛不易缓解有关。

【护理措施】

1. *起居护理*　急性剧烈腹痛患者应卧床休息，要加强巡视，随时了解和满足患者所需，做好生活护理。应协助患者取适当的体位减轻疼痛，从而减少疲劳感和体力消耗。

2. *病情观察*　观察并记录患者腹痛的部位、程度及性质，发作的时间、频率，持续时间，以及相关疾病的其他临床表现。

3. *对症护理*　①行为疗法：指导式想象（利用一个人对某特定事物的想象而达到特定的正向效果，如回忆一些有趣的往事可转移对疼痛的注意）、深呼吸、冥想、音乐疗法、生物反馈等。②局部热疗法：除急腹症外，对疼痛局部可应用热水袋进行热敷，从而解除肌肉痉挛而达到止痛效果。③针灸止痛：根据不同疾病疼痛部位选择针疗穴位。

4. *用药护理*　根据病情、疼痛性质和程度选择性给镇痛药。急性剧烈腹痛诊断未明时，不可随意使用镇痛药物，以免掩盖症状，延误病情。

5. *心理护理*　做好患者及家属的安慰工作，指导患者保持情绪稳定，避免紧张、恐惧、沮丧等不良因素的刺激。

（三）腹泻

正常人的排便习惯多为每天1次，有的人每天2～3次或每2～3天1次，只要粪便的性状正常，均属正常范围。腹泻（diarrhea）多由于肠道疾病引起，其他原因有药物、全身性疾病、过敏和心理因素等。发生机制为肠蠕动亢进、肠分泌增多或吸收障碍。

【护理评估】

1. *健康史*　评估诱因，如腹泻相关的疾病史、用药史、不洁饮食或精神紧张、焦虑等；大便的次数、量、颜色、性状和气味，有无使腹泻加重或缓解的因素，粪便中是否伴有黏液脓血；腹泻发生的持续时间、规律。

2. *身体评估*　急性严重腹泻时应观察患者的生命体征、神志、尿量、皮肤弹性等，注意有无水、电解质紊乱、酸碱失衡，血容量减少。慢性腹泻患者注意评估其营养状态，有无贫血、消瘦的体征。

3. *医学检查*　采集新鲜粪便标本行显微镜检查，必要时行细菌学检查。急性腹泻者检测血清电解质、酸碱平衡情况。

【护理诊断/问题】

1. *腹泻*　与疾病所致肠道功能紊乱有关。

2. *有体液不足的危险*　与大量腹泻所致体液丢失过多有关。

3. *营养失调：低于机体需要量*　与长期慢性腹泻有关。

4. *有皮肤完整性受损的危险*　与排便次数增多及排泄物对肛周皮肤的刺激有关。

【护理措施】

1. *生活起居*　卧床休息，肛门刺激较明显者，便后予温水坐浴或肛门热敷，保持肛门清洁、干燥。

2. *病情观察*　观察排便情况、伴随症状等。

3. *用药护理*　腹泻者按医嘱给予抗感染药物、止泻药及输液。应用止泻药时注意观察患者的排便情况，腹泻得到及时控制时停药。

4. *对症护理*　向患者解释情绪、运动与肠道活动的关系并做好肛周皮肤的护理。

5. *饮食护理* 腹泻者宜摄取营养丰富、低脂肪、易消化少纤维饮食，适当补充水分和食盐。

6. *心理护理* 慢性腹泻治疗效果不明显时，患者往往对预后感到担忧，应注意患者的心理状况评估，通过解释、鼓励达到让患者配合检查和治疗，稳定患者情绪的目的。

（四）便秘

便秘（constipation）是指排便次数减少，1 周内排便次数少于 3 次，排便困难，排便后有不尽感。常见于全身性疾病、身体虚弱、不良排便习惯、功能性便秘等情况，以及结肠、直肠、肛门疾病。引起便秘的常见因素：进食量过少或食物缺乏纤维素、水分，不足以刺激肠道的正常蠕动；结肠平滑肌张力减低和肠蠕动减弱；各种原因的肠梗阻；排便反射减弱或消失，腹肌、膈肌及盆肌张力减低；结肠痉挛缺乏驱动性蠕动等。根据病因可分为以下几种：①器质性便秘，即因肠腔狭窄或受压、肛周疾病、先天性巨结肠等所导致的便秘；②功能性便秘，即因饮食或纤维性食物摄入不足、滥用泻药或灌肠等所导致的便秘。

【护理评估】

1. *病史* 相关病史、用药史，进食量、活动量、精神、环境等；排便频率、性状、量；伴随症状：口臭、下腹饱胀感、失眠、烦躁及注意力不集中等。

2. *身体状况* 腹部肿块、胀痛、肠蠕动的次数；肛周脓肿、肛裂及痔疮。

3. *医学检查* 钡灌检查、结肠镜检查。

【护理诊断/问题】

1. *便秘* 与肠道疾病，饮食中粗纤维量过少有关。

2. *疼痛* 与粪便过于干硬，排便困难有关。

【护理措施】

1. *生活起居* 创造舒适、清洁、安静、隐蔽、无干扰的排便环境；指导患者养成定时排便的习惯；适度的运动，促进肠蠕动。

2. *病情观察* 观察排便频率、性状、颜色及伴随症状。急性便秘常有腹痛，腹胀、甚至恶心、呕吐等，慢性便秘常伴有口苦、下腹不适或头昏、头痛、疲乏等神经功能紊乱的症状。

3. *用药护理* 便秘患者不能滥用泻药，以免造成服药的依赖性、成瘾性、耐药性而导致胃肠功能紊乱，应在医生指导下正确选用。缓泻剂按其作用机理可分为以下 3 类：①容积性泻药，如硫酸镁、硫酸钠、白色合剂等；②刺激性泻药，如蓖麻油、果导、大黄等；③润滑性泻药，如甘油、液状石蜡、甘油栓、开塞露等。由于缓泻剂具有导泻作用和不良反应小等特点，故适用于年老体弱和儿童。

4. *对症护理* 粪便秘结使用软化剂无效者，可戴手套掏出粪块；出现肛裂情况时应保持肛周皮肤清洁，指导患者勿用力排便。

5. *饮食护理* 饮食宜清淡易消化，多进食含粗纤维较多的新鲜蔬菜，如芹菜、韭菜等食物，还可进食如糙米、玉米、大麦等杂粮，刺激肠壁，促使肠蠕动加快；多饮水，每天摄入量可到 3 000 mL，刺激排便，也可在睡前和晨起时饮 200 mL 冷开水，刺激肠蠕动，利于排便。

6. 心理护理　向患者解释情绪与排便的关系，告知过度紧张、焦虑、压抑、恼怒等不良情绪可导致肠道生理功能发生紊乱，应保持乐观的心情。

（五）呕血与黑便

呕血与黑便（hematemesis and melena）是上消化道出血的症状，以消化性溃疡引起者最常见，其次是食管或胃底静脉曲张破裂，再次为急性胃黏膜病变及胃癌。出血部位在幽门以下者可仅表现为黑便，在幽门以上者常兼有呕血。大量呕血与黑便可致周围循环衰竭，其程度与出血量和速度有关，短时间内大量出血未及时处理可危及生命。

（六）黄疸

黄疸（jaundice）是因血清中胆红素浓度增高，皮肤、黏膜和巩膜发黄的症状和体征。正常血清胆红素为 1.7～17.1 μmol/L，超过 34.2 μmol/L 即出现黄疸。当血清胆红素升高至 17.1～34.2 μmol/L，临床不易察觉，称隐性黄疸。黄疸常分为肝细胞性黄疸、胆汁淤滞性黄疸和溶血性黄疸。肝细胞性黄疸和胆汁淤滞性黄疸主要见于消化系统疾病，如肝炎、肝硬化、胆道阻塞；溶血性黄疸见于各种原因引起的溶血，如溶血性疾病、不同血型输血导致的溶血等。肝细胞性黄疸患者的皮肤、黏膜呈浅黄色至深金黄色，可有皮肤瘙痒，常伴乏力、食欲减退、肝区不适或疼痛等症状，重者可有出血倾向。胆汁淤滞性黄疸多较严重，皮肤呈暗黄色，完全梗阻者可为黄绿色或绿褐色，伴皮肤瘙痒及心动过缓。尿色加深如浓茶，粪便颜色变浅，完全梗阻者呈白陶土色。因胆汁淤滞致脂溶性维生素 K 吸收障碍，常有出血倾向。

课程思政

古代医家将身黄、目黄、小便黄为主症的疾病称为黄疸。其中目睛黄染尤为本病的主要特征。如《素问·平人气象论》篇说：“溺黄赤安卧者，黄疸……目黄者曰黄疸。”又《灵枢·论疾诊尺》篇说：“身痛面色微黄，齿垢黄，爪甲上黄，黄疸也。”黄疸的分类始自《金匮要略·黄疸病》，元代罗天益著《卫生宝鉴》则进一步把阳黄与阴黄辨证施治系统化，对临床实践指导意义较大，至今仍被人们所采用。《景岳全书·黄疸》篇提出了“胆黄”这一病名，认为“胆伤则胆气败，而胆液泄，故为此证”，初步认识到黄疸的发生与胆液外泄有关。对某些黄疸的传染性及严重性，在 18 世纪初叶沈金鳌著《沈氏尊生·黄疸》篇中就已有认识，他指出：“又有天行疫疠，以致发黄者，俗称之瘟黄，杀人最急。”实践出真知，古代医家从实践中总结了很多临证经验。

（七）吞咽困难

吞咽困难（dysphagia）多见于咽、食管及食管周围疾病如咽部脓肿、食管癌、胃食管反流病、贲门失弛缓症、风湿性疾病如系统性硬化症累及食管、神经系统疾病，以及纵隔肿瘤、主动脉瘤等压迫食管。按吞咽困难的部位可分为咽性吞咽困难和食管性吞咽困难。

(八)腹胀、嗳气、反酸、灼热感或烧心感与食欲不振

1. 腹胀(abdominal distention) 腹胀是一种腹部胀满、膨隆的不适感觉，可由胃肠道积食、积气或积粪、腹腔积液、气腹、腹腔内肿物、胃肠功能紊乱等引起，亦可由低钾血症等所致。

2. 嗳气(eructation) 嗳气是胃内气体自口腔溢出，常提示胃内气体较多。频繁嗳气可与精神因素、进食过急过快、吞咽动作过多等有关，也可见于胃食管反流病，胃、十二指肠或胆道疾病。

3. 反酸(acid regurgitation) 反酸是由于食管括约肌功能不全，致酸性胃内容物反流至口腔。多由胃食管反流病和消化性溃疡引起。

4. 灼热感或烧心感(heartburn) 灼热感或烧心感是一种胸骨后或剑突下的烧灼感，主要由于炎症或化学刺激作用于食管黏膜引起。烧心感常见于胃食管反流病、食管溃疡、幽门或十二指肠溃疡。

5. 食欲不振(anorexia) 食欲不振多见于消化系统疾病，也见于全身性或其他系统疾病如严重感染、肺结核、尿毒症、垂体功能减退等。

课程思政

中医对消化系统疾病有非常精辟的认识。古代医家对胃痛的病因病机有多方面的认识和总结，医家认为寒邪客胃、饮食伤胃、肝气犯胃、脾胃虚寒等都可造成胃脘痛。特别是很多医家观察到精神情绪刺激可造成胃痛等消化系统症状，并创立了千古名方柴胡疏肝散。这是古代医家对“形神一体观”认识的体现。

第二节 胃食管反流病

预习案例

张某，男，60 岁。反复进食梗阻 10 余年，胸骨后不适，伴反酸嗳气，服药后缓解。无呕血、黑便，无腹痛、腹泻，无吞咽困难。入院后查：T 37.1℃，P 78 次/min，R 21 次/min，BP 132/80 mmHg。神志清醒，体型肥胖，双肺叩诊清音，心脏无杂音。

思考

(1)典型症状有哪些?

(2)主要的护理诊断和护理措施有哪些?

胃食管反流病（gastroesophageal reflux disease，GERD）是指胃十二指肠内容物反流入食管引起烧心等症状，可导致咽喉、气道等食管邻近组织的损害。根据是否合并食管黏膜糜烂、溃疡，可分为反流性食管炎（reflux esophagitis，RE）及非糜烂性反流病（nonerosive reflux disease，NERD）。GERD 是一种常见病，在西方国家患病率为 10% ~ 20%，40 ~ 60 岁为高发年龄，男女发病无明显差异。我国 GERD 发病率低于西方，病情也相对较轻。

【病因与发病机制】

GERD 是由多种因素造成的食管下括约肌（lower esophageal sphincter，LES）功能障碍为主的胃食管动力障碍性疾病，直接损伤因素是反流物中胃酸、胃蛋白酶及胆汁等，其发病机制主要是抗反流防御机制减弱和反流物对食管黏膜攻击作用的结果。

【临床表现】

胃食管反流病的病因与发病机制

GERD 的临床表现多样，轻重不一，主要表现如下。

1. 症状

（1）食管症状：①典型症状，烧心和反流是 CERD 最常见和最典型的症状。反流是指胃内容物在无恶心和不用力的情况下涌入咽部或口腔的感觉，含酸味或仅为酸水时称反酸。烧心是指胸骨后或剑突下烧灼感，常由胸骨下段向上延伸。烧心和反流常在餐后 1 小时出现，卧位、弯腰或腹压增高时加重，部分患者烧心和反流症状可在夜间入睡时发生。②非典型症状，胸痛、吞咽困难或胸骨后异物感。胸痛主要发生于胸骨后，严重时可为剧烈刺痛，可放射到后背、胸部、肩部、颈部、耳后，有时酷似心绞痛。部分患者可出现吞咽困难或胸骨后异物感，呈间歇性，进食固体或液体食物时均可发生。由食管狭窄引起的吞咽困难可呈持续性或进行性加重。

（2）食管外症状：由反流物刺激或损伤食管以外的组织或器官引起，如咽喉炎、慢性咳嗽和哮喘。少部分患者即以咽喉炎、慢性咳嗽或哮喘为首发或主要表现。严重者可发生吸入性肺炎，甚至出现肺间质纤维化。

2. 体征　烧心或疼痛发生在胸骨后或剑突下，严重时可为剧烈刺痛，可放射到后背、胸部、肩部、颈后、耳后，卧位、弯腰或腹压增高时可加重，持续时间较长，常伴有胃灼热和反酸，发作时少量饮水或进食可暂时缓解。

3. 并发症　①上消化出血：食管黏膜糜烂及溃疡可以导致呕血和（或）黑便，伴有不同程度的缺铁性食血。②食管狭窄：食管炎反复发作致使纤维组织增生，最终导致瘢痕狭窄。③Barrett 食管：当在胃镜下呈均匀粉红色的正常食管黏膜被化生的柱状上皮替代后呈橘红色，称为 Barrett 食管，多发生于胃食管连接处的齿状线近端，可为环形、舌形或岛状，是食管腺癌的主要癌前病变，发病率较正常人高 10 ~ 20 倍。

【医学检查】

1. 胃镜　是诊断 RE 最准确的方法，并能判断 RE 的严重程度和有无并发症，结合活组织检查可与其他原因引起的食管炎和其他食管病变（如食管癌等）相鉴别。

2. 24 小时食管 pH 监测　监测患者 24 小时食管 pH，提供食管是否存在过度酸反流的客观证据，是诊断 GERD 的重要方法。

3. 食管X线钡餐　对诊断RE敏感性不高，对不愿接受或不能耐受胃镜检者，X线钡餐有助于排除食管癌等其他食管疾病。食管测压可测定LES的长度和部位、LES松弛压、食管体部压力及食管上段括约肌压力等，常作为辅助性诊断方法。

【诊断要点】

1. 诊断　如患者有典型的烧心和反酸症状，可初步诊断为GERD，胃镜检查发现有RE并能排除其他原因引起的食管病变，可诊断CERD；对有典型症状而内镜检查阴性者，监测24小时食管pH，如证实有食管过度酸反流，诊断成立；疑诊GERD而内镜检查阴性患者，可用质子泵抑制药(PPI)行试验性治疗(如奥美拉唑每次20 mg，每天2次，连用7～14天)，如有明显效果，GERD诊断一般可成立。对症状不典型患者，则要结合胃镜检查、24小时食管pH监测和试验性治疗进行综合分析来作出诊断。

2. 鉴别诊断　CERD需要与其他食管病(如感染性食管炎、嗜酸性粒细胞性食管炎、药物性食管炎、贲门失弛缓症、食管癌等)、消化性溃疡、胆道疾病等相鉴别。CERD引起的胸痛应与心源性胸痛及其他原因引起的非心源性胸痛进行鉴别。CERD还应与功能性疾病如功能性烧心、功能性消化不良等进行鉴别。

【治疗要点】

治疗目的在于控制症状、治愈食管炎、减少复发和防治并发症。

1. 一般治疗　改变生活方式与饮食习惯，戒烟戒酒，肥胖者应减肥。避免应用使LES压力下降的药物及引起胃排空延迟的药物。

2. 药物治疗

(1)促胃肠动力药：这类药物可通过增加LES压力、改善食管蠕动功能、促进胃排空，从而减少胃十二指肠内容物食管反流及减少其在食管的暴露时间。

(2)抑酸药：是目前治疗GERD的主要措施，能有效控制症状、治愈食管炎。①PPI：如奥美拉唑、兰索拉唑、雷贝拉唑等。抑酸作用最强，适用于症状重、有严重食管炎的患者。②H_2受体拮抗药(H_2RA)：如西咪替丁、雷尼替丁、法莫替丁等。H_2RA能减少24小时胃酸分泌的50%～70%，但不能有效抑制进食刺激引起的胃酸分泌，因此适用于轻度、中度患者。③抗酸药：如氢氧化铝、铝碳酸镁及其复方制剂等。仅用于症状轻、间歇发作的患者，作为临时缓解症状用。

(3)维持治疗：GERD具有慢性复发倾向，为减轻症状复发，防止复发引起的并发症，可选用PPI或H_2RA维持治疗。停药后很快复发且症状持续者，有食管炎并发症者，需要长期维持治疗。

(4)抗反流手术治疗：指胃底折叠术，目的是阻止胃内容物反流入食管。对需要长期使用大剂量PPI维持治疗者，确诊由反流引起严重呼吸道疾病及使用PPI疗效欠佳者，可考虑抗反流手术。

(5)并发症治疗：食管狭窄，除严重瘢痕性狭窄者需行手术切除外，绝大部分狭窄可行胃镜下食管扩张术，术后长期PPI维持治疗。Barrett食管，应用PPI长期维持治疗，定期随访，早期发现不典型增生，若出现重度不典型增生或早期食管癌应及时手术切除。

【护理诊断/问题】

1. 胸痛 与胃酸反流刺激食管黏膜有关。

2. 吞咽障碍 与反流引起食管狭窄有关。

3. 焦虑 与病程长、症状持续、生活质量受影响有关。

【护理措施】

1. 生活起居 病房清洁、温湿度适宜，取舒适的体位，患者可取患侧卧位或半卧位，以减轻腹壁紧张，减轻疼痛。

2. 病情观察 观察患者疼痛的性质、部位、程度、持续时间及伴随症状，及时发现和处理异常情况。

3. 用药护理 遵医嘱使用促胃肠动力药、抑酸药等，注意观察药物的疗效及不良反应。弱碱性抗酸药如氢氧化铝凝胶等，应在饭后1小时和睡前服用，避免与奶制品同时服用，不宜与酸性食物或饮料同用。服用氢氧化铝凝胶可引起磷缺乏症，表现为食欲不振、软弱无力，甚至骨质疏松。长期大量服用注意预防便秘、代谢性碱中毒和肾损害。H_2受体拮抗药应在餐中或餐后服用，静脉给药时速度宜慢，以防止发生低血压和心律失常；用药期间应注意监测肾功能，若出现不良反应，应及时协助医生进行处理。

4. 对症护理 ①帮助患者去除诱发或加重疼痛的因素：避免服用促进反流或刺激黏膜的药物如抗胆碱能药物、非甾体抗炎药等；避免进食降低LES压力的食物(脂肪、咖啡、巧克力、浓茶等)及高酸性食物(柠檬汁、番茄汁)，以免加重对黏膜的刺激；戒烟、戒酒；为改善平卧位食管的排空功能，餐后保持直立、睡眠时将床头抬高15~20 cm。②指导患者减轻疼痛：指导患者可取患侧卧位或半卧位，以减轻腹壁紧张，缓解疼痛。疼痛时尽量深呼吸，以腹式呼吸为主，减轻胸部压力刺激。因焦虑的情绪易引起疼痛加重，教会患者一些放松和转移注意力的技巧，如听音乐、看小说等，以稳定情绪。

5. 饮食护理 应选高蛋白、低脂、无刺激、易消化的食物，不宜过饱，少量多餐。

6. 心理护理 主动与患者沟通，减轻患者的焦虑，针对出现的负性情绪进行指导，鼓励患者坚持治疗。

【健康教育】

健康教育主要包括疾病知识指导和用药指导。

胃食管反流病的健康教育

第三节 胃炎

预习案例

姜某，女，45岁，企业员工。胃痛、胃胀、呃逆、胃酸10余年，2天前饮食不当后出现上腹部不适，伴食欲差口退，无腹泻、胸闷、胸痛，无发热、头痛。体查：精神可，神志清，皮肤巩膜无黄染，心肺无异常，腹平坦，全腹柔软，对称，上腹部压痛，无反跳痛。胃镜检查：胃黏膜水肿，红白相间，以白为主，黏膜萎缩，肠化生。

思考

(1)下一步应配合医生完善哪些辅助检查？

(2)主要的护理措施是什么？

胃炎(gastritis)是多种因素引起的胃黏膜炎性反应，可致胃黏膜屏障及胃腺结构受损，出现消化不良、中上腹疼痛、上消化道出血甚至癌变。根据临床发病的急缓及病程的长短，可分为急性胃炎和慢性胃炎。

一、急性胃炎

急性胃炎(acute gastritis)是由多种因素引起的胃黏膜急性炎症，胃镜下可见胃黏膜糜烂和出血，因此，亦称为糜烂性胃炎、出血性胃炎或急性胃黏膜病变。

【病因与发病机制】

引起急性胃炎的常见病因包括药物、应激、乙醇、创伤、物理因素、十二指肠-胃反流和胃黏膜血液循环障碍等。

【临床表现】

病因不同，临床表现也不同，患者常出现恶心、呕吐、食欲不振、上腹痛、腹胀等。重症患者可有呕血、黑便、脱水、酸中毒或休克，轻症者可无症状，仅在胃镜检查时发现。体检时上腹部可有不同程度的压痛。

急性胃炎的病因与发病机制

【医学检查】

1. 粪便检查　大便隐血试验可呈阳性。

2. 胃镜检查　具有确诊价值，一般应在急性大出血后24～48小时内进行。内镜下可见胃黏膜多发性糜烂、出血灶和浅表溃疡。

【诊断要点】

1. 诊断　有近期服用NSAIDs药物、大量饮酒、处于急性应激状态者，如发生呕血、黑便或其他临床表现，应考虑急性胃炎。确诊依靠胃镜检查。

2. 鉴别诊断

（1）消化性溃疡：消化性溃疡上腹部疼痛有节律性、周期性，病程长，不难和急性单纯性胃炎鉴别。合并上消化道出血时通过胃镜检查可确诊病因。

（2）急性胰腺炎：急性胃炎时上腹部疼痛伴恶心、呕吐，与急性胰腺炎相似。但急性胰腺炎上腹部疼痛剧烈且常向腰背部放射，甚至可引起休克。可伴恶心、呕吐，但呕吐后腹痛不缓解，而急性胃炎呕吐后腹痛常缓解，腹痛程度也轻。检查血淀粉酶和尿淀粉酶或腹部B超更易于鉴别。

（3）急性胆囊炎：急性胆囊炎时右上腹痛，莫菲氏征阳性，可伴黄疸。行腹部B超检查易于鉴别。

【治疗要点】

去除病因，积极治疗原发病和创伤，药物引起者应立即停止服用。常用抑制胃酸分泌药物如H_2RA、PPI及胃黏膜保护药促进胃黏膜修复和止血。

【护理诊断/问题】

1. 知识缺乏　缺乏有关疾病的病因及防治知识。

2. 营养失调：低于机体需要量　与消化不良、少量持续性出血有关。

3. 焦虑　与消化道出血及病情反复有关。

4. 潜在并发症　上消化道出血。

【护理措施】

1. 生活起居　病房环境宜安静、舒适，避免刺激。患者应多休息，减少活动，若症状严重时宜卧床休息，有大出血者绝对卧床。

2. 病情观察及对症护理　上消化道出血的护理措施参见本章第十三节。

3. 用药护理　禁用或慎用NSAIDs等对胃黏膜有刺激的药物，教会患者及家属正确使用抑酸药和胃黏膜保护药。

4. 饮食护理　予少渣、温凉半流质饮食，避免辛辣刺激性食物。大出血或伴恶心、呕吐频繁者暂禁食，少量出血者可服用牛奶、米汤等中和胃酸。病情缓解后逐步恢复正常饮食。

5. 心理护理　做好患者的心理疏导，解除其精神紧张，保证身心两方面得以充分休息。

急性胃炎的健康教育

【健康教育】

加强对患者及家属进行急性胃炎相关知识、预防方法和自我护理措施等方面的健康教育。

二、慢性胃炎

慢性胃炎（chronic gastritis）是由多种病因引起的胃黏膜慢性炎症。任何年龄均可发病，随年龄增长发病率逐渐增高。幽门螺杆菌（Hp）感染是最常见的病因。

我国目前采用国际上新悉尼系统（Update Sydney System）的慢性胃炎分类方法，将其分为非萎缩性、萎缩性、特殊类型三大类。慢性非萎缩性胃炎指胃黏膜层以淋巴细胞和浆细胞为主的慢性炎性细胞浸润的慢性胃炎，并不伴有胃黏膜萎缩性改变，主要由幽门螺杆菌感染引起。慢性萎缩性胃炎是指胃黏膜已发生了萎缩性改变的慢性胃炎。又可分为多灶性萎缩性胃炎（multifocal atrophic gastritis）和自身免疫性胃炎（autoimmune gastritis）两大类。特殊类型胃炎临床上较少见，如感染性胃炎、腐蚀性胃炎、嗜酸性粒细胞性胃炎等。

【病因与发病机制】

慢性胃炎的发病主要与幽门螺杆菌感染、十二指肠－胃反流、自身免疫、年龄因素和胃黏膜营养因子缺乏等密切相关。饮食和用药不当也可诱发慢性胃炎。

慢性胃炎的病因与发病机制

幽门螺杆菌感染
与胃肠道疾病的相关性

【病理表现】

慢性胃炎病理变化是胃黏膜损伤与修复的慢性过程，主要组织学表现为炎症、化生、萎缩和异型增生（也称不典型增生）。炎症局限在黏膜层，以淋巴细胞、浆细胞为主的慢性炎性细胞浸润。慢性炎症过程中，黏膜固有腺体破坏、数量减少，固有层纤维化，黏膜变薄，胃黏膜出现萎缩，并常伴肠化生。慢性胃炎进一步发展，胃上皮或化生的肠上皮在再生的过程中发生异常，形成异型增生。中等程度以上的不典型增生被认为是癌前病变。

【临床表现】

大多数患者无明显症状，有症状者主要表现为非特异性消化不良，如上腹不适、饱胀、钝痛、烧灼痛等，进食可加重或减轻。还可有恶心、食欲不振、反酸、嗳气等。自身免疫性胃炎可出现畏食、体重减轻，可伴恶性贫血。体征多不明显，有时出现上腹部轻压痛。

【医学检查】

1. 胃镜及活组织检查　是诊断慢性胃炎最可靠的方法。内镜下，非萎缩性胃炎可见红斑（点、片状或条状）和出血点或出血斑；萎缩性胃炎可见黏膜呈颗粒状，血管显露，色泽灰暗，皱襞细小。两种胃炎均可伴有糜烂、胆汁反流，取活组织检查以明确病变类型，并可检测幽门螺杆菌。

2. 幽门螺杆菌检测　可通过非侵入性（如^{13}C－或^{14}C－尿素呼气试验）或侵入性（快速尿素酶试验、胃黏膜组织切片染色镜检和细菌培养等）方法检测幽门螺杆菌。

3. 血清学检查　自身免疫性胃炎时患者血清促胃液素明显升高，抗壁细胞抗体和抗内因子抗体阳性，维生素 B_{12} 水平明显降低。

【诊断要点】

1. 诊断　胃镜及组织学检查是慢性胃炎诊断的关键。幽门螺杆菌检测有助于病因诊断。

2. 鉴别诊断

(1)胃癌：慢性胃炎之症状如食欲不振、上腹不适、贫血等少数胃窦胃炎的X线征与胃癌颇相似，需特别注意鉴别。绝大多数患者行纤维胃镜检查及活组织检查有助于鉴别。

(2)消化性溃疡：两者均有慢性上腹痛，但消化性溃疡以上腹部规律性、周期性疼痛为主，而慢性胃炎疼痛很少有规律性并以消化不良为主。鉴别依靠X线钡餐透视及胃镜检查。

(3)慢性胆道疾病：如慢性胆囊炎、胆石症常有慢性右上腹、腹胀、嗳气等消化不良的症状，易误诊为慢性胃炎。但该病胃肠检查无异常发现，胆囊造影及B超异常可最后确诊。

(4)其他：如肝炎、肝癌及胰腺疾病亦可因出现食欲不振、消化不良等症状而延误诊治，全面细微的体查及有关检查可防止误诊。

【治疗要点】

1. 病因治疗　①Hp相关胃炎：单独应用抗生素或PPI，不能有效根除Hp。常用的联合治疗方案：1种PPI+2种抗生素或1种铋剂+2种抗生素以根除Hp。疗程为7~14天。常用的PPI有埃索美拉唑、奥美拉唑、兰索拉唑、泮托拉唑、雷贝拉唑；铋剂有枸橼酸铋钾、果胶铋、次碳酸铋；抗生素则包括克拉霉素、阿莫西林、甲硝唑、替硝唑、呋喃唑酮、喹诺酮类抗生素等。②十二指肠-胃反流：可使用帮助消化、改善胃肠动力的药。③自身免疫：目前尚无特色治疗，可使用糖皮质激素。④胃黏膜营养因子缺乏：补充复合维生素，改善胃肠营养。

2. 对症治疗　使用抑酸药或胃黏膜保护药以抑制或中和胃酸、缓解症状、保护胃黏膜。恶性贫血者给予注射维生素B_{12}治疗。

3. 胃黏膜异型增生的治疗　异型增生是胃癌的癌前病变，应高度重视，需要定期随访。对药物不能逆转的中度、重度异型增生应予以预防性手术，可选择胃镜下黏膜剥离术或传统手术治疗。

【护理诊断/问题】

1. 腹痛　与胃黏膜的慢性炎症有关。

2. 营养失调：低于机体需要量　与厌食、消化吸收不良等有关。

3. 焦虑　与疾病反复发作、病程迁延及担心恶变有关。

【护理措施】

1. 生活起居　保持病房清洁、温湿度适宜，环境宜安静、舒适。患者注意休息，减少活动，症状严重时卧床休息。

2. 病情观察　观察患者的生命体征、精神心理及神志意识等情况。观察有无恶心、呕吐、嗳气、反酸等其他消化道症状，有无呕血、黑便、频繁呕吐等症状。定期监测体重及相关营养指标，如血红蛋白、血清清蛋白等。如出现上腹节律性变化或加剧，或者出现呕血、黑便时，应及时就医。

3. 用药护理　①胶体铋剂：最常用的是枸橼酸铋钾，因其在酸性环境中有效，故应餐前半小时服用。服药期间可使牙齿、舌苔染黑，粪便变黑，停药后可自行消失。少数患者有恶心、一过性血转氨酶升高，偶见急性肾衰竭。为避免铋在体内积蓄引起中毒，所以此药不宜长期服用。②PPI：奥美拉唑用药初期可引起头晕，应嘱患者避免开车或做其他注意力必须高度集中的工作。③硫糖铝：宜在进餐前 1 小时服药，主要不良反应为便秘，糖尿病患者慎用。④抗菌药物：阿莫西林服药前需询问患者有无青霉素过敏史，应用过程中注意有无迟发性过敏反应的出现；克拉霉素可致恶心、胃灼热、腹痛、腹泻、暂时性血清转氨酶升高，偶有药疹；甲硝唑可引起恶心、呕吐等胃肠道反应，应在餐后半小时服用；呋喃唑酮亦可引起恶心、呕吐、腹泻、头痛、皮疹、药物热、哮喘等，偶可出现溶血性贫血、多发性神经炎、黄疸等。

4. 对症护理　疼痛患者急性发作时应卧床休息，通过转移注意力来缓解疼痛。也可使用热敷、针灸等方法解除胃痉挛，减轻疼痛。病情缓解期，适当活动以增强抵抗力。

5. 饮食护理　给予高热量、高蛋白、富含维生素、易消化的饮食。患者应细嚼慢咽、少量多餐，养成良好的饮食习惯，避免进食粗糙、过冷、过热、辛辣食物。指导患者及家属改进烹饪技巧，增加食物的色、香、味，促进患者食欲，改善其营养状况。

慢性胃炎的健康教育

6. 心理护理　做好患者的心理疏导，解除其精神紧张，保证身心两方面得以充分休息。

【健康教育】

对患者及其家属进行慢性胃炎的疾病预防、管理及康复等方面知识的健康教育，遵医嘱服药或复诊。

第四节　消化性溃疡

预习案例

李某，男，38 岁。2 年前起反复中上腹部隐痛，常于饭后 3 ~4小时发作，有时半夜痛醒，进食或服药后疼痛可缓解。6 天前上腹部疼痛较前加重，进食不能缓解，昨晚排柏油样大便 4 次，每次约 250 g，入院诊治。体查：T 37.1℃，P 95 次/min，R 23 次/min，BP 105/65 mmHg，神志清，口唇无发绀，面色稍黄，皮肤无黄染或出血点，心肺无异常，腹软，中上腹有轻度压痛。

思考

(1)还需要配合医生做哪些检查？

(2)主要的护理诊断有哪些？

消化性溃疡(peptic ulcer，PU)是指胃肠道黏膜被自身消化而形成的溃疡，可发生在食管、胃、十二指肠、胃－空肠吻合口附近以及含有胃黏膜的Meckel憩室。以胃、十二指肠球部溃疡最为常见。任何年龄皆可发生，临床上十二指肠溃疡(duodenal ulcer，DU)发病率较胃溃疡(gastric ulcer，GU)高，DU好发于青壮年，GU多见于中老年，且发病年龄高峰较前者约推迟10年。男性患病率高于女性，但有地区差异，在胃癌高发区GU所占比例有所增加。PU好发于秋冬和冬春之交。

微课－消化性溃疡

【病因与发病机制】

正常情况下，胃、十二指肠黏膜的一系列完善且有效的防御及修复机制足以抵抗胃酸、胃蛋白酶等有害物质的侵袭，保持黏膜的完整。当这一机制受到某些因素的损害时，侵袭因素与黏膜自身防御－修复因素之间失去平衡，就可能发生溃疡。近年来研究表明，导致消化性溃疡的最常见的病因是幽门螺杆菌和非甾体抗炎药对胃、十二指肠黏膜屏障的损害。当过度的胃酸分泌远超黏膜的防御－修复能力，亦可导致溃疡的发生。

【病理表现】

DU好发于十二指肠球部，以前壁最为常见，直径多小于10 mm。GU好发于胃窦小弯和胃角，直径稍大，亦可见直径大于20 mm的巨大溃疡，多为单个，亦可多个。呈圆形或椭圆形，边缘光滑，底部洁净，由肉芽组织组成，上覆灰白、灰黄色纤维渗出物。浅者累及黏膜肌层，深者达肌层，甚至浆膜层。破溃到血管时引起出血，穿破浆膜层引起穿孔。胃的形态及黏膜结构见图3－1。

消化性溃疡的病因与发病机制

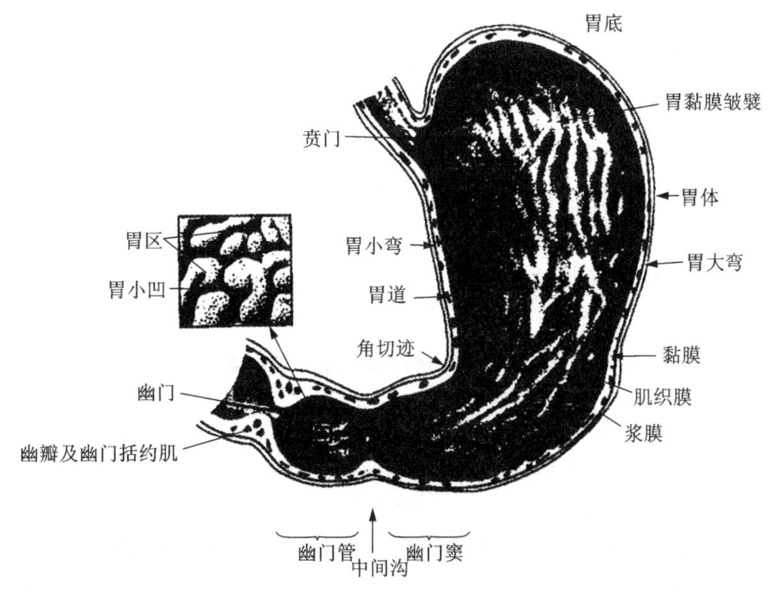

图3－1 胃的形态及黏膜结构

【临床表现】

消化性溃疡典型的临床特点：慢性病程，病史可达数年或10余年；周期性发作，发作与自发缓解相交替，有季节性，多在秋冬或冬春之交发病；发作时有节律性上腹痛；发作常与不良情绪刺激、情绪波动、饮食失调、过劳等因素有关。

1. 症状　上腹痛为主要症状，多位于中上腹，偏左或偏右，有典型的节律性，可为灼痛、钝痛、胀痛、剧痛或饥饿样感，与饮食有关。DU常在餐后2~4小时出现疼痛，进食或服用抗酸药后可缓解，故又称空腹痛，疼痛－进餐－缓解为其特点。GU多在餐后半小时~1小时出现疼痛，至下次进餐前自行消失，进餐－疼痛－缓解为特点。部分患者无上述典型疼痛，仅表现为上腹隐痛不适。

2. 体征　活动期溃疡上腹部剑突下有局限性轻压痛，缓解期无明显体征。

3. 特殊类型的消化性溃疡　①复合溃疡：胃、十二指肠同时存在溃疡。DU常先出现。幽门梗阻的发生率较高，占5%。②幽门管溃疡：较少见，症状与DU相似，胃酸分泌较高，主要表现为餐后立即出现较剧烈且无节律性的中上腹痛，呕吐多见，易发生幽门梗阻、出血和穿孔等并发症。③球后溃疡：指发生在十二指肠球部以下的溃疡。症状多为午夜痛及背部放射痛，仍具有DU的特点，并发大出血多见，药物治疗效果差。④巨大溃疡：指直径大于20 mm的溃疡。药物治疗效果差，愈合时间较长，易发生穿孔，应注意与恶性溃疡鉴别。⑤老年人溃疡：溃疡常较大，症状常不典型，疼痛一般没有规律，以食欲不振、恶心、呕吐、贫血、消瘦等为突出症状，易误诊为胃癌。⑥无症状溃疡：15%~35%的溃疡病患者无症状，老人多见。多因其他病做胃镜或胃肠钡餐检查时偶然发现，或出现并发症时被发现。NSAID引起的溃疡近半数无症状。

4. 并发症　①出血：是最常见的并发症，也是上消化道大出血最常见病因。发生率为15%~25%，DU较GU好发。②穿孔：溃疡病灶向深部发展穿透浆膜层则并发穿孔。临床上可分为急性、亚急性、慢性三种类型，见表3－1。③幽门梗阻：常见于DU或幽门管溃疡。表现为餐后上腹饱胀不适，疼痛加重，伴呕吐含发酵酸性宿食。严重时可继发失水和低氯低钾性碱中毒。体检可见胃型和蠕动波，空腹时胃内有震水声。④癌变：少数GU可发生癌变，癌变率1%，DU则极少见。多见于长期慢性胃溃疡史，年龄在45岁以上，溃疡顽固不愈者。若大便隐血持续阳性者，应高度怀疑。胃镜下取多点活组织检查做病理检查，必要时定期复查。

表3－1　消化性溃疡穿孔的分型

不同类型	临床特点
急性穿孔	最常见，多见于十二指肠前壁或胃前壁，穿孔后胃肠内容物渗入腹膜腔可导致急性弥漫性腹膜炎。
慢性穿孔	溃疡穿透并与邻近组织、器官粘连，穿孔时胃肠内容物不流入腹腔。
亚急性穿孔	临近后壁的穿孔或游离穿孔较小，只引起局限性腹膜炎。

【医学检查】

1. 胃镜检查　可直接观察溃疡部位、病变大小、性质，并可取活组织病理检查，对消化性溃疡有确诊价值。内镜下可见溃疡呈圆形或椭圆形，边缘光滑，底部覆盖灰黄或灰白色渗出物，周围黏膜可有充血、水肿，可见皱襞向溃疡集中。

2. X 线钡餐检查　适用于对胃镜检查有禁忌或不愿接受胃镜检查者。X 线直接征象是龛影，对溃疡有确诊价值。

消化内镜诊治进展

3. 幽门螺杆菌检测　幽门螺杆菌检测应作为常规检测项目。分侵入性和非侵入性两种。侵入性检测有快速尿素酶试验、组织学检查和幽门螺杆菌培养。非侵入性检测有^{13}C－和^{14}C－尿素呼气试验、血清学检测(定性检测血清抗幽门螺杆菌 IgG 抗体)。快速尿素酶试验因操作简便、费用低、能够快速得到结果，是首选方法；^{13}C－或^{14}C－尿素呼气试验因检测幽门螺杆菌感染的敏感性和特异性较高，可作为根除治疗后复查的首选方法。

4. 其他　胃液分析和血清胃泌素测定，仅用于怀疑胃泌素瘤时用。大便隐血试验阳性提示溃疡处于活动期，如 GU 患者持续阳性，应怀疑癌变可能。

【诊断要点】

1. 诊断　慢性病程、周期性发作的节律性上腹疼痛、且腹痛可为进食或抗酸药缓解，是消化性溃疡的重要临床诊断线索。但确诊需依赖胃镜，X 线钡餐检查发现龛影也有确诊价值。

2. 鉴别诊断

(1)其他引起慢性上腹痛的疾病：PU 诊断确立，但部分患者在 PU 愈合后还有症状或症状未缓解，应注意诱因是否已解除，是否合并有慢性肝胆胰疾病、功能性消化不良等。

(2)胃癌：胃镜发现胃溃疡时，应注意与恶性溃疡进行鉴别，典型胃癌溃疡形态多不规则，溃疡直径常大于 2 cm，溃疡边缘呈结节状，溃疡底部凹凸不平、覆污秽状苔。

(3)促胃液素瘤(Zollinger－Ellison syndrome，卓－艾综合征)：促胃液素瘤是一种胃肠胰神经内分泌肿瘤。促胃液素是由胃、上段小肠黏膜的 G 细胞分泌，具有促进胃酸分泌、细胞增殖和胃肠运动等作用。促胃液素瘤主要特征是多发溃疡、不典型部位、出现溃疡并发症、对正规抗溃疡药物疗效差，可出现腹泻，高胃酸分泌，血促胃液素水平升高等。促胃液素瘤通常体积较小，约 80% 位于“促胃液素瘤”三角区内，即胆囊与胆总管汇合点、十二指肠第二部分与第三部分交界处、胰腺颈部与体部交界处构成的三角区内，其他较少见的部位是胃、肝脏、骨骼、心脏、卵巢、淋巴结等。50% 以上的促胃液素瘤为恶性，部分患者发现时已经转移。临床疑诊时，检测血促胃液素水平、增强 CT 或磁共振扫描有利于发现肿瘤部位。PPI 可减少胃酸分泌、控制症状，应尽可能切除肿瘤。

【治疗要点】

治疗的目的是消除病因，控制症状，愈合溃疡，防止复发，防治并发症。

1. 药物治疗

(1) 抑制胃酸分泌的药物包括 H_2受体拮抗药(H_2RA)和质子泵抑制药(PPI)。H_2RA主要通过选择性竞争结合 H_2受体，减少壁细胞泌酸，常用药物有西咪替丁、雷尼替丁、法莫替丁等。PPI 作用于壁细胞胃酸分泌终末步骤中的关键酶 H^+-K^+-ATP 酶，使其不可逆失活，其抑酸作用较 H_2RA 强而持久，促进溃疡愈合的速度较快、溃疡愈合率较高，是根除幽门螺杆菌治疗方案中最常用的基础药物。

(2) 保护胃黏膜常用药物有硫糖铝、枸橼酸铋钾。硫糖铝已不作为治疗消化性溃疡的一线药物。枸橼酸铋钾可在溃疡面上形成一层保护膜，阻止胃酸、胃蛋白酶的侵袭，促进内源性前列腺素形成，同时兼有较强抑制幽门螺杆菌作用而用于根除幽门螺杆菌联合治疗中。因此药物蓄积可引起神经毒性，故此药不能长期服用。此外，米索前列醇亦有抑制胃酸分泌作用，常见不良反应为腹泻，可引起子宫收缩，孕妇禁用。

(3) 根除幽门螺杆菌：目前推荐以 PPI 或胶体铋为基础，加两种抗生素的三联治疗方案。常用抗生素有克拉霉素、阿莫西林、甲硝唑、替硝唑、四环素、左氧氟沙星等。其中，奥美拉唑加克拉霉素和阿莫西林或甲硝唑的方案根除率最高。疗程 7～14 天。根除治疗结束至少 4 周后复查幽门螺杆菌。

2. 外科手术　适用于大量出血内科治疗无效、急性穿孔、瘢痕性幽门梗阻、内科治疗无效的顽固性溃疡及疑有恶变者。

【护理诊断/问题】

1. 腹痛　与胃酸刺激溃疡面引起化学性炎症有关。

2. 营养失调：低于机体需要量　与疼痛导致摄入量减少及消化吸收障碍有关。

3. 潜在并发症　出血、穿孔、幽门梗阻、癌变。

4. 知识缺乏　缺乏有关消化性溃疡的病因及预防等知识。

【护理措施】

1. 生活起居　保持环境安静、舒适，避免刺激。患者应减少活动，注意休息，溃疡活动且症状较重者，应卧床休息几天或 1～2 周。

2. 病情观察　注意观察生命体征、疼痛的特点。观察有无并发症的先兆以及药物的不良反应。如患者出现四肢厥冷、脉速、血压下降、黑便、腹痛剧烈、呕吐，提示有出血、穿孔、幽门梗阻等并发症，应及时报告医生处理。

3. 用药护理　遵照医嘱给予患者药物治疗，注意观察药物的不良反应及疗效。①抗酸药：饭后 1 小时服用，并且避免与奶制品同时服用，不宜与酸性食物或饮料同用。胃黏膜保护药枸橼酸铋钾服用后口中可带氨味，可使舌、粪便染黑，少数患者有恶心感，偶见过敏反应，大剂量可致肾衰竭，并于 10 天内发作。②H_2RA：该类药物应在餐中或餐后服用。静脉给药时速度宜慢，以防止发生低血压和心律失常。用药期间应注意监测肾功能，若出现不良反应，应及时协助医生进行处理。长期大量使用不宜突然停用，以免反弹，使胃酸分泌突然增加。肝肾功能不全者慎用。③抗生素：阿莫西林为青霉素类药，偶可引起过敏性休克。青霉素过敏及皮试阳性者禁用。克拉霉素可致恶心、头痛、腹痛、腹泻、胃灼热，停药后可恢复。

4. 对症处理　患者疼痛发作时注意观察疼痛的规律和特点，并根据疼痛的不同特点进行指导。DU 表现为空腹痛或夜间痛，可嘱患者进食碱性食物或服用制酸药，亦可采用中医热敷或针灸止痛。

消化性溃疡护理的新模式

5. 饮食护理　溃疡活动期宜少量多餐、细嚼慢咽，有利于增加唾液分泌，起到稀释、中和胃酸的作用。选择质软、易消化、营养丰富、热量充足的食物，营养均衡，以面食为主或以软米饭、米粥代替。

6. 心理护理　做好患者的心理辅导，减轻或消除其紧张情绪，确保患者身体和心理都能得到良好的休息。

【健康教育】

向消化性溃疡患者及亲属进行疾病知识指导、用药指导和康复指导等方面的健康教育。

消化性溃疡的健康教育

第五节　胃癌

预习案例

刘某，男，58 岁。1 个月前无诱因下出现左上腹部阵发性隐痛并伴有嗳气，进食后疼痛加剧，按压后稍有缓解。无恶心、呕吐、发热。大便量少，小便正常。睡眠、精神尚可，食欲差，发病至今体重减轻 3 kg。既往有胃病史。体查：T 37℃，P 100 次/min，R 18 次/ min，BP 110/70 mmHg。慢性病容，神志清楚，颜面口唇无发绀，胸廓对称，两侧呼吸运动对称，律齐，无杂音。腹部可见胃型，无压痛、反跳痛，叩诊无移动性浊音，肝脾肋下未触及。

思考

(1) 未明确诊断，需要进行哪些医学检查?

(2) 对患者进行用药护理有哪些注意事项?

胃癌(gastric carcinoma)是指源于胃黏膜上皮细胞的恶性肿瘤，主要是胃腺癌。全球每年新诊断的恶性肿瘤病例数中，胃癌居第 4 位，其病死率居恶性肿瘤病死率的第 2 位。胃癌也是我国最常见的恶性肿瘤之一，其发病率在恶性肿瘤中居第 2 位，而在消化道肿瘤则位居第 1 位。男性发病率和病死率高于女性，55 ~ 70 岁为高发年龄段。

【病因与发病机制】

胃癌的发生是多因素参与的、进行性发展的过程，主要与遗传、环境、饮食、感染等因素有关。

胃癌的病因与发病机制

胃癌的病理表现

【临床表现】

1. 症状　胃癌缺少特异性临床症状，早期胃癌常症状不明显，部分患者可表现为消化不良。进展期胃癌最早出现的症状是上腹痛，开始仅有上腹饱胀不适感，餐后加重，而后出现腹部隐痛，偶呈溃疡样节律性疼痛，不能被药物或进食所缓解。此外可有厌食、乏力及体重减轻。发生并发症或转移时可出现一些特殊症状。并发幽门梗阻时，出现严重恶心、呕吐。贲门癌累及食管下段时可出现吞咽困难。溃疡型胃癌出血时可引起呕血或黑粪。肺转移时可引起咳嗽、呃逆、咯血，累及胸膜产生胸腔积液时可致呼吸困难；肝脏转移时可出现右上腹疼痛、黄疸或发热；侵及胰腺时可有背部放射性疼痛。

2. 体征　早期胃癌无明显体征，进展期可于上腹偏右处扪及肿块，可有压痛。肿瘤发生远处转移时可出现相应的体征，如肝转移时可出现肝大及黄疸，甚至出现腹腔积液。腹膜转移时可发生腹腔积液，出现移动性浊音。远处淋巴结转移时可摸到 Virchow 淋巴结，质硬而不能移动。肛门指检在直肠膀胱间凹陷可摸到肿块。并发 Krukenberg 瘤时阴道指检可扪及两侧卵巢肿大。其中，一些胃癌患者可出现伴癌综合征（paraneoplastic syndrome），包括反复发作性血栓静脉炎（Trousseau 征）、黑棘皮病（皮肤皱褶处有色素沉着，尤其在两腋）、皮肌炎、膜性肾病、微血管病性溶血性贫血等。

3. 并发症　可并发胃出血、贲门或幽门梗阻、穿孔等。

【医学检查】

1. 内镜检查　胃镜检查结合黏膜活组织检查，是目前最可靠的诊断手段。早期胃癌可表现为小的息肉样隆起或凹陷；也可呈平坦样，但黏膜粗糙、触之易出血，斑片状充血及糜烂。进展期胃癌在胃镜下可见肿瘤表面凹凸不平、渗血、溃烂、污秽苔。也可见深大的溃疡，边缘结节状隆起，无聚合皱襞，病变处无蠕动。当癌组织发生于胃黏膜之下，向四周弥漫浸润扩散并纤维化时，如累及胃窦，可造成局部狭窄；如累及全胃，则使整个胃壁增厚、变硬，称为皮革胃。

2. 超声胃镜检查　具有胃镜和超声的双重功能，有助于评价胃癌浸润胃壁的深度、判断胃周淋巴结转移情况。

3. 腹腔镜　有腹膜转移或腹腔内播散者，可考虑腹腔镜检查。

4. X 线钡餐检查　可发现胃内的溃疡及隆起型病灶，分别呈龛影或充盈缺损，但无法鉴别其性质。如有胃黏膜皱襞破坏、消失或中断，邻近黏膜僵直，蠕动消失，则胃癌可能性大。

5. 计算机断层扫描（CT）　CT 平扫及增强扫描有助于观察胃癌的病变范围、胃壁的浸润深度、与周围脏器的关系、有无淋巴结转移和远处转移。

6. 血常规检查　缺铁性贫血较常见，是长期失血所致，有时可见巨幼细胞性贫血。

7. 大便隐血试验　常呈持续阳性，有辅助诊断意义。

8. 血清肿瘤标志物检测　目前临床所用胃癌标志物主要有 CEA、CA19－9 等，但特异性均不强，联合检测可增加其灵敏性及特异性。

【诊断与鉴别诊断】

1. 诊断　确诊主要靠胃镜及胃黏膜病理活组织检查。早期诊断是根治胃癌的前提，对有中上腹疼痛、消化不良、呕血或黑粪者应及时做胃镜检查。有以下情况者需定期行胃镜检查：慢性萎缩性胃炎伴肠化或异型增生者；良性溃疡经正规治疗 2 个月无效；胃切除术后 10 年以上者。

2. 鉴别诊断

(1)胃平滑肌肉瘤：多见于老年人，瘤体呈球形或半球形，好发于胃底及胃体部。临床表现为上腹部疼痛、恶心、呕吐、食欲减退、消瘦、发热、上消化道出血等症状。X 线钡餐检查可见黏膜下型胃平滑肌肉瘤，呈半透明状，周围黏膜出现皱襞，一般与胃癌很容易鉴别。

(2)浅表性胃炎：常有食欲不振、胀满感，偶有恶心呕吐；常在劳累受寒或饮食不当时发作；不伴极度消瘦、神疲乏力等恶病质征象。胃镜或钡餐检查很容易与胃癌相鉴别。

(3)胃良性息肉：又称胃腺瘤，来源于胃黏膜上皮的良性肿瘤。以 60～70 岁多见，较小的腺瘤一般无明显症状，较大者可见上腹部饱胀不适，或隐痛、恶心，偶见黑便。

(4)胃溃疡：胃癌早期没有特殊症状，易与胃溃疡或慢性胃炎相混淆，应加以鉴别。特别是青年人，一般通过 X 线钡餐可鉴别，胃镜活组织检查可明确诊断。

(5)原发性恶性淋巴瘤：多见于青壮年。临床表现为腹部饱胀、疼痛、恶心等非特异性消化道症状，还可见贫血、消瘦、乏力等症状，胃镜下组织活组织检查有助于鉴别诊断。

(6)胃巨大皱襞症：好发于胃上部大小弯处，与浸润型胃癌相鉴别。胸部 X 线片检查可见胃黏膜呈环状或弯曲改变，而浸润型胃癌黏膜多为直线形增粗。另外，巨大皱襞症常伴有低蛋白血症，而浸润型胃癌可见恶液质。

(7)肥厚性胃窦炎：幽门螺旋杆菌感染病史，胃窦狭窄，蠕动消失。但黏膜正常多有环形皱襞，胃壁仍保持一定伸展性，而浸润型胃癌黏膜平坦或呈颗粒变形，胃壁僵硬，不扩张。

(8)胃平滑肌瘤：50 岁以下多见，其瘤体多单发，呈圆形或椭圆形，好发于胃窦及胃体部。

【治疗要点】

对胃癌的治疗应当采取多学科综合治疗(multidisciplinary team，MDT)模式，并有计划地应用手术、化疗、放疗和生物靶向等治疗手段，以达到根治或最大限度地控制肿瘤，延长患者生存期，改善生活质量的目的。

1. 内镜治疗　对于高或中分化、直径小于 2 cm、无溃疡、无淋巴结转移的早期胃癌，可行内镜下黏膜切除术或内镜黏膜下剥离术。

2. 手术治疗　早期胃癌患者，可选择胃部分切除术。进展期胃癌如无远处转移，尽可能根治性切除；伴有远处转移者或梗阻者，可行姑息性手术，保持消化道通畅。外科手术切除加区域淋巴结清扫是目前治疗进展期胃癌的主要手段。

中国早期胃癌筛查流程专家共识意见

3. *化学治疗* 尽管胃癌对化疗不够敏感，但化疗仍有一定作用。术前化疗可使肿瘤缩小，增加手术根治的机会；术中、术后辅助化疗以抑制癌细胞的扩散和杀伤残存的癌细胞，从而提高手术效果。

4. *其他治疗* 放射治疗、分子靶向治疗、中医中药治疗、介入治疗、光动力治疗和营养支持治疗等。

【护理诊断/问题】

1. *腹痛* 与癌细胞浸润有关。

2. *营养失调：低于机体需要量* 与胃癌造成食欲不振、吞咽困难、消化吸收障碍及药物不良反应有关。

3. *活动无耐力* 与疼痛、患者体力消耗有关。

4. *有感染的危险* 与营养不良、接受化疗后抵抗力下降有关。

5. *悲伤* 与患者知晓疾病的预后有关。

【护理措施】

1. *生活起居* 保持环境安静、舒适，避免刺激。患者注意休息，减少活动，症状严重时卧床休息。

2. *病情观察* 观察患者生命体征、意识的变化，注意评估疼痛的性质、部位，是否有恶心、呕吐、呕血、腹痛、腹胀、黑便等情况。观察化疗前后症状及体征改善情况。如出现剧烈腹痛和腹膜刺激征，考虑可能并发穿孔，应及时报告医生并协助医生进行相关检查或手术治疗。

3. *用药护理* ①遵医嘱使用化疗药物。具体用药护理参见第五章第四节“白血病”的护理。②药物止痛：目前常用的有非麻醉性镇痛药（阿司匹林、吲哚美辛、对乙酰氨基酚等），弱麻醉性镇痛药（可待因等），强麻醉性镇痛药（吗啡、哌替啶等），辅助性镇痛药（地西泮、氯硝西泮、氯丙嗪等）。镇痛药物使用时应遵循 WHO 推荐的三阶梯疗法，从弱到强，先选用非麻醉药，无效时依次加用弱麻醉性药、强麻醉性药物，并配以辅助性镇痛药，以达到最佳的镇痛效果。对于癌性疼痛，现临床上提倡按需给药原则，以有效控制疼痛。③患者自控镇痛（patient control analgesia，PCA）：是近年来发展的一种新技术，借助计算机化的注射泵，由患者自己控制的小剂量使用镇痛药的方法。注射泵经皮下、静脉、椎管内连续性输注止痛药，患者可自行间歇性给药。PCA 可根据患者需要，提供合适的止痛药物剂量、增减范围、间歇时间，从而做到个体化给药。并可在连续性输注中间隙性地增加药量，从而控制了患者的突发疼痛。克服了用药的不及时性，增加了患者自我照顾和对疼痛的自主控制能力。

4. *对症护理* ①并发症护理：如出现急性穿孔、大量出血等表现，应及时发现并协助医生做好相关检查或治疗。②预防感染：晚期胃癌患者抵抗力下降，加上化疗药物的应用，易发生感染，应加强临床护理，保持口腔、皮肤、肛门及外阴的清洁卫生。注意监测患者的体温和白细胞情况。

5. *饮食护理*　给予患者高热量、高蛋白、富含维生素、易消化的食物，注意营养支持和补充。鼓励患者进食，并选择喜欢的烹调方式来增加其食欲。对有吞咽困难者及不能进食的中、晚期患者，遵医嘱静脉输注高营养物质，以维持机体代谢需要。幽门梗阻时，可行胃肠减压，静脉补充液体和能量。

6. *心理护理*　患者知晓病情后，容易出现烦躁、焦虑、恐惧、抑郁甚至绝望等负性心理反应。护士应与患者建立有效的交流方式，细心倾听并引导患者诉说，指导患者以乐观心态对待疾病，积极配合治疗，并调动其家庭和社会支持，共同面对疾病。

胃癌的健康教育

【健康教育】

对胃癌患者及其亲属的健康教育包括疾病知识宣教、饮食指导、心理保健、用药指导和病情监测等多个方面。

第六节　肠结核和结核性腹膜炎

预习案例

张某，男，59 岁。20 天前无明显诱因出现左下腹痛腹胀，与进食无明显关系，多于夜间发作，发作次数较多，每次发作约数分钟。大便次数及量明显减少，色黄，伴有停止排气，曾呕吐胃内容物 1 次，无呕血黑便、反酸嗳气。肠镜示：混合痔；直肠炎；结肠未见新生物。病理示：小肠黏膜固有层、黏膜下层、肌层及浆膜层均见多个大小不宜的结核结节，复合小肠结核。

思考

(1) 该患者可能的临床诊断是?

(2) 对症护理主要有哪些措施?

肠结核(intestinal tuberculosis)和结核性腹膜炎(tuberculous peritonitis)都是感染结核分枝杆菌而导致的疾病，多见于中青年，女性较男性多见。肠结核是由于结核分枝杆菌侵犯肠道引起的慢性特异性感染，主要是由于人型结核分枝杆菌引起，多继发于肺结核。结核性腹膜炎是由于结核分枝杆菌侵犯腹膜引起的慢性弥漫性腹膜感染。近年来，随着人类免疫缺陷病毒感染率增高和免疫抑制药的广泛使用，导致部分人群免疫功能低下，导致该两种疾病的发病率有所增加。

一、肠结核

【病因与发病机制】

肠结核主要致病菌是结核分枝杆菌，主要感染途径是肠道，其发病是结核菌与人体相互作用的结果。

肠结核的病因与发病机制

肠结核的病理表现

【临床表现】

肠结核起病慢，病程长，多见于中青年，女性稍多于男性。早期症状常不典型，易被忽略。

1. 症状 ①腹痛：多为间歇性右下腹或脐周疼痛，痉挛性阵痛，常伴腹鸣，进食可诱发和加重，排便或肛门排气后有不同程度的缓解。并发肠梗阻时，可出现腹部绞痛、腹胀、肠鸣音亢进，并可见肠形与蠕动波。②排便习惯的改变：溃疡型肠结核主要表现为腹泻，每日2～4次，粪便呈糊状或稀水状，多不含脓血，不伴里急后重。病情严重时，腹泻次数可达数十次，此时粪便可含黏液、脓血。增生型肠结核以便秘为主要表现。③全身中毒症状和肠外结核表现：结核毒血症状多见于溃疡型肠结核，表现为长期不规则低热、盗汗、贫血、乏力、营养不良性水肿等症状，还可伴维生素缺乏和脂肪肝。增生型肠结核全身情况较好，无明显结核毒血症状。

2. 体征 患者呈慢性病面容，消瘦、贫血貌，精神倦怠。右下腹部触诊有压痛。增生型肠结核可于右下腹触及肿块，固定，质地中等，伴压痛。可有肠鸣音亢进，腹部可见肠型及蠕动波。溃疡型肠结核病变肠管与周围组织粘连时，同时有肠系膜淋巴结核时，也可有腹部包块。

3. 并发症 见于晚期患者，以肠梗阻及合并结核性腹膜炎多见，瘘管、腹腔脓肿、肠出血少见，偶见肠穿孔。

【医学检查】

1. 实验室检查 血沉明显增快，可作为评估结核病活动程度的指标之一。可见不同程度的贫血，无并发症时白细胞可正常，溃疡型肠结核的粪便多为糊状，镜下可见少量脓细胞和红细胞，隐血试验阳性。结核菌素试验强阳性或结核感染T细胞斑点实验(T-SPOT)阳性均有助于诊断。

2. X线钡剂造影 X线小肠钡剂造影检查对肠结核有重要诊断价值。X线表现主要为肠黏膜皱襞粗乱、增厚、溃疡灶。溃疡型肠结核造影时，钡剂在病灶上、下肠段均充盈良好，而病变肠段排空很快，充盈不佳，呈激惹状态，称X线钡剂跳跃征象。增生型肠结核造影时，可见肠黏膜呈结节状改变，肠腔变窄、肠段缩短变形、回肠和盲肠的正常角度消失。

3. 结肠镜　可观察病变的性质及范围，并可作活组织检查，为肠结核确诊提供可靠依据。

【诊断要点】

1. 诊断　如有以下情况应考虑肠结核：①青壮年有肠外结核表现，特别是肺结核。②临床上表现为腹痛、腹泻、便秘等消化道症状；右下腹压痛、腹块、原因不明的肠梗阻，伴发热、盗汗等表现。③X 线钡剂检查见小肠有跳跃征、溃疡、肠管变形、管腔狭窄，肠镜及活组织检查均发现结核征象。④结核菌素试验强阳性或 T－SPOT 阳性。⑤结肠镜检查发现主要位于回盲部的炎症、溃疡、炎症息肉或肠腔狭窄。对疑似患者，试行抗结核治疗，数周内(2～6 周)症状好转可作出临床诊断，对临床诊断有困难而又有手术指征者，行剖腹探查术，获取病理标本组织学检查而确诊。

2. 鉴别诊断

(1)克罗恩病：临床特点是一般无肠外结核，病程长，缓解与复发交替，可见接管、腹腔脓肿、肛周病变，病变多节段性分布，溃疡形状纵行、裂沟状，结核菌素试验阴性或阳性，抗结核治疗无明显改善，肠道病变无好转，抗酸杆菌染色阴性，无干酪性肉芽。鉴别困难者，可先行诊断性抗结核治疗；个别患者可合并两种疾病；有手术指征者可行手术探查和病理组织学检查。

(2)右侧结肠癌：右侧结肠癌比肠结核发病年龄大，一般无结核毒血症表现，结肠镜检查及活组织检查较易确诊。

(3)阿米巴病或血吸虫病性肉芽肿：既往有相应感染史，脓血便常见，粪便常规或孵化检查可发现有关病原体，结肠镜检查多有助于鉴别诊断，相应特效治疗有效。

(4)其他：应注意与肠恶性淋巴瘤、伤寒、肠放线菌病等鉴别。

【治疗要点】

肠结核治疗的目的是消除症状，改善全身情况，促进病灶愈合，防治并发症。强调早期治疗，因为肠结核早期病变是可逆的。

1. 药物治疗　抗结核化学药物治疗对结核病的控制起着决定性作用。抗结核化学药物的选择、用法、疗程等详见第一章第八节肺结核。

2. 对症治疗　腹痛可用抗胆碱药物；严重腹泻或摄入不足者应注意纠正水、电解质与酸碱平衡紊乱；对不全性肠梗阻者，需进行胃肠减压，以缓解症状。

3. 手术治疗　适应证：①完全性肠梗阻或部分性肠梗阻内科治疗无效者。②急性肠穿孔或慢性肠穿孔形成瘘管者。③肠道大出血经积极治疗无效者。④无法确诊需剖腹探查者。伴有活动性肺结核的溃疡型肠结核患者不宜行外科治疗，因该型肠结核病变广泛，不易全部切除，术后复发可能性大，且可导致结核播散。

【护理诊断/问题】

1. 腹痛　与结核菌侵犯肠道有关。

2. 腹泻　与溃疡型肠结核有关。

3. 营养失调：低于机体需要量　与细菌毒素作用、消化吸收功能障碍有关。

4. 有体液不足的危险　与频繁腹泻有关。

5. 知识缺乏　缺乏肠结核病的知识。

6. 焦虑　与长期低热、腹泻、腹痛有关。

【护理措施】

1. 生活起居　卧床休息，注意保暖，热敷腹部，以减弱肠道运动，减少排便次数。躁动不安者应采取防护措施，防止意外发生。

2. 病情观察　严密观察患者的生命体征、意识、出入水量。评估患者腹痛的部位、程度及性质，发作的时间、频率，持续时间，以及营养状况，有无结核毒血症状，腹泻或便秘有无好转。如患者腹痛突然加重，或出现便血、肠鸣音亢进等，考虑可能发生肠梗阻、肠穿孔或肠出血等并发症，应立刻报告医生并协助进行抢救措施。

3. 用药护理　见第一章第八节“肺结核”。

4. 对症护理　①疼痛患者应注意缓解疼痛。可采用非药物方法，如转移分散注意力、深呼吸、冥想、音乐疗法、生物反馈、局部热敷、针灸止痛等方法缓解疼痛。②镇痛药物：根据病情选用合适的镇痛药物，疼痛缓解后立即停用，以减少药物的不良反应及耐受性。同时观察药物的不良反应，如口干、恶心、呕吐、便秘和用药后的镇静状态。当急性剧烈腹痛未明确诊断时，不可随意使用镇痛药，以免掩盖症状，延误病情。③肛周皮肤因腹泻而造成的刺激，要用温水清洗，保持清洁、干燥，必要时抹上防护剂。③患者用过的餐具与要消毒处理，对开放性结核患者要采取隔离措施。

5. 饮食护理　饮食以高热量、高蛋白、富含维生素、少渣、易消化食物为主，每次进食温凉饮食，少食用生、冷、粗纤维及刺激性食物，多饮水。戒烟酒。发生肠梗阻时应禁食。重度营养不良的患者或因胃肠症状而妨碍进食者，可进行静脉营养治疗，以满足机体代谢需要。

6. 心理护理　患者注意保持良好心态，尽可能为患者提供更多的舒适。

肠结核的健康教育

【健康教育】

对肠结核患者及家属进行疾病相关预防知识的健康教育，早发现，早治疗，防复发。

二、结核性腹膜炎

结核性腹膜炎(tuberculous peritonitis)是由结核分枝杆菌(结核菌)引起的慢性弥漫性腹膜感染，是感染性腹膜炎中最常见的疾病。主要临床表现是发热、腹痛、腹胀、腹泻或便秘，以抗结核药治疗为主。

【病因与发病机制】

多数结核性腹膜炎是肠系膜淋巴结结核、肠结核、输卵管结核等腹腔脏器活动性结核病灶直接蔓延侵及腹膜引起。少数可由血行播散引起，常见的原发病灶有粟粒肺结核、关节、骨、睾丸结核，可伴有结核性多浆膜炎等。

【临床表现】

结核性腹膜炎因病理类型不同，病变活动性及机体反应性不一，临床表现可不同。多数起病缓慢，少数起病急骤，主要表现是急性腹痛、高热。极少数患者起病隐匿，无明显症状。

1. 症状 ①全身症状：常见为结核毒血症状，主要是发热和盗汗。以低热和中等热为最多，约1/3患者可出现弛张热，少数可呈稽留热。高热伴有明显毒血症者，主要见于渗出型、干酪型，或伴有粟粒型肺结核、干酪型肺炎等严重结核病的患者。②腹痛：多位于右下腹或脐周，间歇性发作，常表现为痉挛性阵痛，进餐后加重，排便或肛门有排气后缓解。若腹痛出现阵发性加剧，可考虑并发不完全性肠梗阻。③腹泻、便秘：腹泻常见，排便次数因病变严重程度和范围不同而异，一般每天2～4次，重者每天可达10余次。粪便呈糊状，一般不含脓血，不伴有里急后重。有时可出现腹泻与便秘交替出现。④腹胀：多数患者可出现不同程度的腹胀，主要由结核毒血症或腹膜炎伴有肠功能紊乱引起，也可因腹腔积液或肠梗阻所致。

2. 体征 ①全身状况：患者呈慢性病容，到后期出现明显的营养不良，表现为消瘦、水肿、苍白、口角炎、舌炎等。腹部压痛与反跳痛：多数患者出现腹部压痛，一般轻微，少数压痛明显，且有反跳痛，见干酪核。②腹壁柔韧感：是结核性腹膜炎的临床特征，由腹膜慢性炎症、增厚、粘连引起。③腹部包块：见于粘连型或干酪型，常由增厚的大网膜、肿大的肠系膜淋巴结、粘连成团的肠曲或干酪样坏死脓性物积聚而成。④腹腔积液：多出现少量至中量腹腔积液，腹腔积液超过1 000 mL时可出现移动性浊音。

3. 并发症 肠梗阻常见，多发生于粘连型。肠瘘一般多见于干酪型，往往同时伴有腹脓肿形成。

【医学检查】

1. 血常规、红细胞沉降率与结核菌素试验 部分患者出现轻度至中度贫血，多表现为正细胞正色素性贫血。白细胞计数大多正常，干酪型患者或腹腔结核病灶急性扩散时，白细胞计数增多。多数患者红细胞沉降率增快，可作为活动性病变的指标。

2. 腹腔积液检查 腹腔积液多是草黄色渗出液，少数是淡血色，偶见乳糜性，比重一般超过1.018，蛋白质含量在30 g/L以上，白细胞计数超过500×10^6/L，以淋巴细胞为主。

3. 腹部影像学检查 腹部X线平片检查有时出现钙化影，提示肠系膜淋巴结钙化。胃肠X线钡餐检查可发现肠粘连、肠结核、肠瘘、肠腔外肿块等征象，对结核性腹膜炎有辅助诊断价值。

4. 腹腔镜检查 此项检查一般适用于有游离腹腔积液的患者，禁用于腹膜有广泛粘连者。可见腹膜、网膜、内脏表现有散在或聚集的灰白色结节，浆膜浑浊粗糙，活组织检查有确诊价值。

【诊断要点】

1. 诊断 结核性腹膜炎的主要诊断依据：①中青年患者，有结核病史，同时伴有其他器官结核病证据；②不明原因发热达2周以上伴有腹痛、腹胀、腹腔积液、腹壁柔韧感或腹部包块；③腹腔穿刺有渗出性腹腔积液，普通细菌培养结果阴性；④结核菌素试验呈强阳性；⑤X线胃肠钡餐检查发现肠黏连等征象及腹部平片有肠梗阻或散在钙化点。

2. 鉴别诊断

(1)以腹腔积液为主要表现者：①腹腔恶性肿瘤包括腹膜转移癌、恶性淋巴瘤、腹膜间皮瘤等。如腹腔积液找到癌细胞，腹膜转移癌可确诊原发性肝癌或肝转移癌、恶性淋巴瘤在未有腹膜转移时，腹腔积液细胞学检查为阴性，此时主要依靠腹部超声、CT等检查寻找原发灶。②肝硬化腹腔积液：多为漏出液，且伴失代偿期肝硬化典型表现。合并感染（原发性细菌性腹膜炎）时腹腔积液可为渗出液性质，但腹腔积液细胞以多形核为主，腹腔积液普通细菌培养阳性。如腹腔积液白细胞计数升高但以淋巴细胞为主，普通细菌培养阴性，而有结核病史、接触史或伴有其他器官结核病灶，应注意肝硬化合并结核性腹膜炎的可能。③其他疾病引起的腹腔积液：如慢性胰源性腹腔积液、结缔组织病、Meigs综合征Budd -Chiari -综合征、缩窄性心包炎等。

（2）以腹块为主要表现者：可由腹块的部位性状与腹部肿瘤（肝癌、结肠癌、卵巢癌等）及克罗恩病等鉴别。必要时可开腹探查。

（3）以发热为主要表现者：需与引起长期发热的其他疾病鉴别。

（4）以急性腹痛为主要表现者：结核性腹膜炎可因干酪样坏死灶溃破而引起急性腹膜炎，或因肠梗阻而发生急性腹痛，需与其他可引起急腹症的病因鉴别。

【治疗要点】

治疗关键是及早给予规则、全程抗结核化学药物治疗，以达到早日康复、避免复发和防止并发症的发生。

1. 抗结核化学药物治疗　抗结核化学药物的选择、用法、疗程详见第一章第八节肺结核。在用药中应遵循以下原则：①一般渗出型患者，因腹腔积液及症状消失较快，患者容易自行停药，而导致复发，应强调全程规则治疗；②对粘连型或干酪型患者，由于大量纤维增生，药物不易进入病灶而达到治疗目的，应注意加强药物的联合应用，同时适当延长抗结核治疗的疗程。

2. 腹腔穿刺放液治疗　对大量腹腔积液者，应适当放腹腔积液以减轻症状。

3. 手术治疗　对经内科治疗未见好转的肠梗阻、肠穿孔及肠瘘均可行手术治疗。

【护理诊断/问题】

1. 腹痛　与腹膜炎症及伴有肠梗阻等并发症有关。

2. 排便异常：腹泻、便秘　与腹膜炎致肠功能紊乱有关。

3. 营养失调：低于机体需要量　与营养消耗过多和摄入减少、消化吸收障碍有关。

4. 潜在并发症　肠梗阻、肠穿孔等。

【护理措施】

1. 生活起居　提供安静、舒适的环境，让患者保持舒适的体位卧床休息，保证充足的睡眠，减少活动、放松精神，以降低机体代谢并减少毒素吸收。

2. 病情观察　密切观察患者生命体征、精神、意识，评估腹痛的部位、程度及性质，发作的时间、频率，持续时间，患者食欲及营养状况，腹泻或便秘有无好转。如患者腹痛突然加重、性质改变，或出现便血、肠鸣音亢进等，考虑可能发生肠梗阻、肠穿孔或肠出血等并发症，应立刻报告医生并协助做好抢救准备工作。

3. 用药护理　按医嘱早期、联合、适量、规律、全程给予抗结核药。同时注意观察药物的不良反应。具体见第一章第八节“肺结核”。

4. 对症护理　急性剧烈腹痛应卧床休息，取适当体位。慢性疼痛可采用行为疗法、局部热疗法、针灸止痛。遵医嘱根据病情、疼痛性质和程度选择性给予镇痛药。

5. 饮食护理　给予高热量、高蛋白、富含维生素、易消化的食物，如新鲜蔬菜、水果、鲜奶、豆制品及肉类等。

6. 心理护理　鼓励患者保持良好的心理状态，树立康复的信心。

结核性腹膜炎的健康教育

【健康教育】

教育患者应保持良好的心态，注意休息、营养，做到生活规律、劳逸结合。告知患者及亲属坚持抗结核治疗的重要性。

第七节　炎症性肠病

预习案例

邓某，男，34 岁。1 年前出现反复大便带血，以滴血为主，色鲜红，量较多，偶伴有分泌物流出，黄稠，无腥臭味，量少。无肛门内肿物脱出，伴肛门处疼痛，右下腹部偶有疼痛不适，大便每日 1 次，为不成形稀便。体查：T 38.1℃，P 74 次/min，R 24 次/ min，BP 120/65 mmHg。慢性病容，精神倦怠。消瘦，贫血貌。右下腹可触及包块，有压痛。

思考

(1) 该患者可能的临床诊断是？

(2) 主要的护理诊断是？

(3) 用药护理应注意什么？

炎症性肠病（inflammatory bowel disease，IBD）是一种多病因引起的、异常免疫介导的肠道慢性及复发性炎症，有终生复发倾向。包括溃疡性结肠炎（ulcerative colitis，UC）和克罗恩病（Crohn's disease，CD）。

【病因与发病机制】

炎症性肠病由多因素相互作用所致，肠道黏膜免疫系统异常反应所导致的炎症反应在其发病中起重要作用。

一、溃疡性结肠炎

炎症性肠病的病因与发病机制

溃疡性结肠炎是一种原因不明的直肠和结肠慢性非特异性炎性疾病，临床主要表现为腹痛、腹泻、黏液脓血便，轻重不等，反复发作。可发生在任何年龄，20～40 岁常见，男女发病率无明显差别。

【临床表现】

一般起病缓慢，少数起病急骤，偶见急性暴发起病。病程长，呈慢性经过，多表现为发作与缓解交替。部分患者在间歇期因感染、饮食失调、过度劳累、精神因素等诱发或加重。

溃疡性结肠炎的病理表现

1. 症状 ①消化系统表现：腹泻、黏液脓血便是最主要的表现，见于绝大多数患者。腹泻主要与炎症导致结肠黏膜对水、钠吸收障碍及结肠运动功能失常有关。黏液脓血便为IBD活动期的重要表现，是黏膜炎症渗出、黏膜糜烂及溃疡所致。便血程度和大便次数反映病情严重程度。轻症及缓解期者可无或仅有腹部不适，活动期有轻至中度腹痛，系左下腹或下腹部的阵痛，亦可全腹痛，有腹痛－便意－便后缓解的规律。其他可有恶心、呕吐、食欲不振、腹胀等表现。②全身表现：中、重型患者活动期有低热或中度发热，高热提示有严重感染、并发症或病情急性进展，重症患者可出现消瘦、贫血、水电解质紊乱、低蛋白血症等。③肠外表现：如外周关节炎、结节性红斑、口腔多发性溃疡、坏疽性脓皮病等，这些表现在结肠炎控制后可缓解或恢复。

2. 体征 轻、中型者仅有左下腹压痛，偶可触及痉挛的降结肠、乙状结肠，重者常有明显的压痛、反跳痛、鼓肠，伴肠鸣音亢进。

3. 并发症 ①中毒性巨结肠：约5%的重症UC患者可出现中毒性巨结肠，此时结肠病变广泛而严重，以横结肠最为严重。临床表现为病情急剧恶化，毒血症明显，有脱水与电解质平衡紊乱，出现鼓肠、腹部压痛，肠鸣音消失。血白细胞显著升高。X线腹部片可见结肠扩大，结肠袋形消失。低钾、钡剂灌肠、使用抗胆碱能药物或阿片类制剂是其诱发因素。本并发症易致急性肠穿孔，预后差。②直肠结肠癌变：多见于广泛性结肠炎、幼年起病而病程漫长者。病程 >20 年的患者患结肠癌的风险是正常人的 10～15 倍。③其他并发症有肠大出血、肠穿孔、肠梗阻。

【医学检查】

溃疡性结肠炎临床分型

1. 血液检查 红细胞和血红蛋白轻度下降，白细胞在活动期增多。血沉增快、C反应蛋白增多是活动期的标志。严重者血清清蛋白降低。粪便检查肉眼观察可见黏液、脓血，镜下可见大量红细胞、白细胞，急性发作期可见巨噬细胞。

2. 自身抗体检测 血中外周型抗中性粒细胞胞浆抗体（p－ANCA）和抗酿酒酵母抗体（ASCA）分别为UC和CD的相对特异性抗体，这两种抗体的检测阳性有助于UC和CD的诊断和鉴别诊断。

3. 结肠镜检查 是诊断IBM的重要手段之一。尽可能做全结肠及回肠末段检查，必要时取活组织检查。UC病变呈弥漫性、连续性分布，从直肠开始逆行向上发展。镜下可见黏膜充血、水肿、粗糙呈细颗粒状，有脓性分泌物附着，质脆易出血，血管模糊、紊乱；也可见弥漫性糜烂，多发性浅溃疡，散在或融合；亦可见假息肉，在慢性病程中结肠袋可出现变钝、变浅、甚至消失。

4. X线钡剂灌肠 可见黏膜粗乱、颗粒状改变；多发浅溃疡，表现为多发小龛影或小的充盈缺损；肠管缩短、肠袋消失，肠壁变硬呈铅管状。重型或暴发型不宜做此项检查，以免加重病情或诱发中毒性巨结肠。

【诊断要点】

1. 诊断　临床上具有持续或反复发作的腹泻和黏液脓血便、腹痛、里急后重，伴有（或不伴）不同程度的全身症状者，在排除细菌性痢疾、阿米巴痢疾、急性自限性肠炎、肠结核、缺血性肠炎、克罗恩病等基础上，结合胸部 X 线片检查所示征象，肠镜特点及黏膜活组织检查表现，可诊断此病。完整的诊断应包括其临床类型、临床严重程度、病变范围、病情分期及并发症。初发病例、临床表现、镜检不典型者，暂不诊断，随访 3 ~ 6 个月后，视病情变化再作诊断。

2. 鉴别诊断　IBM 组织病理改变无特异性，各种病因均可引起类似的肠道炎症改变，故只有在认真排除各种可能有关的病因后才能作出本病诊断。UC 需与下列疾病鉴别。

（1）感染性肠炎：各种细菌感染如志贺菌、沙门菌等，可引起腹泻、黏液脓血便、里急后重等症状，易与 UC 混淆。粪便检查进行致病菌培养可分离出致病菌，使用抗生素可治愈。

（2）阿米巴肠炎：主要侵犯右侧结肠，也可累及左侧结肠，结肠溃疡较深，边缘潜行，溃疡间的黏膜多正常。粪便或结肠镜取溃疡渗出物检查可找到溶组织阿米巴滋养体或包囊。血清抗阿米巴抗体阳性，抗阿米巴治疗有效。

（3）血吸虫病：一般有疫水接触史，常伴有肝脾肿大，粪便检查可发现血吸虫卵，孵化毛蚴阳性，结肠镜检查急性期可见黏膜黄褐色颗粒，活组织检查黏膜压片或组织病理检查可发现血吸虫卵。血清血吸虫抗体检测有助于鉴别。

（4）CD：结肠 CD 脓血便较少见，病变节段性分布，直肠受累少见，多有肠腔狭窄、呈偏心性，纵行溃疡、黏膜呈卵石样，病变间的黏膜正常，组织病理见裂隙状溃疡、非干酪性肉芽肿、黏膜下层淋巴细胞聚集。少数情况下，临床上会遇到两病一时难以鉴别者，此时可诊断为结肠炎分型待定。如手术切除全结肠后组织学检查仍不能鉴别者，则诊断为未定型结肠炎。

（5）大肠癌：多见于中年以后，直肠癌患者经直肠指检常可触到肿块，结肠镜及活组织检查可确诊。须注意 UC 也可发生结肠癌变。

（6）肠易激综合征：粪便可有黏液但无脓血，显微镜检查正常，隐血试验阴性，粪钙卫蛋白浓度正常。结肠镜检查无器质性病变证据。

（7）其他：需与其他感染性肠炎（如抗生素相关性肠炎、肠结核、真菌性肠炎等）、缺血性结肠炎、放射性肠炎、过敏性紫癜、胶原性结肠炎、结肠息肉病、结肠憩室炎以及 HIV 感染合并的结肠炎等鉴别。

【治疗要点】

治疗的目的是控制急性发作，缓解病情，减少复发，防治并发症。

1. 氨基水杨酸制剂　柳氮磺吡啶（SASP）是治疗 IBM 的常用药物，适用于轻、中度患者和重度患者经糖皮质激素治疗已缓解者。对停药后易复发者，可选最小剂量长期维持治疗，有效率在 80% 以上。不良反应与药物剂量有关，如头痛、恶心、呕吐、食欲差、可逆性男性不育等，餐后服药可减轻。部分患者可有过敏反应，出现皮疹、粒细胞减少、自身免疫性贫血、再生障碍性贫血等，因此服药期间必须定期复查血常规，如有问题立即停药，改用其他药物。

2. 糖皮质激素　适用于氨基水杨酸制剂疗效不佳的轻、中度患者，特别适用于重症及急性暴发者。病变局限在直肠、乙状结肠者，可用琥珀酸氢化可的松100 mg或地塞米松5 mg加0.9%氯化钠溶液100 mL，保留灌肠，每晚1次，缓解后改为口服。激素使用总疗程一般为半年，在减量过程中或停药后，给予氨基水杨酸制剂逐渐接替激素治疗。

3. 免疫抑制药　常用硫唑嘌呤、巯嘌呤，可试用于病情较重、病变范围较广、激素治疗不佳或依赖激素的慢性活动型病例，加用这类药物后可逐渐较少激素用量甚至停用。本类药物毒性大，主要导致白细胞减少等骨髓功能抑制，在用药中应严密监测，定期复查骨髓象。

4. 手术治疗　紧急手术指征包括并发大出血、肠穿孔、中毒性巨结肠内科治疗无效。择期手术指征包括并发结肠癌变；慢性持续性内科治疗无效且影响生活质量，用糖皮质激素可控制病情但激素不良反应太大不能耐受者。

【护理诊断/问题】

1. 腹痛　与肠道炎症、溃疡有关。

2. 腹泻　与炎症导致肠黏膜吸收障碍及肠管运动功能失常有关。

3. 营养失调：低于机体需要量　与长期腹泻及吸收障碍有关。

4. 有体液不足的危险　与频繁腹泻有关。

5. 焦虑　与频繁腹泻、疾病迁延不愈有关。

6. 潜在并发症　中毒性巨结肠、直肠结肠癌变、大出血。

【护理措施】

1. 生活起居　保持环境安静，为患者提供良好的进餐环境，避免刺激，增进患者食欲。

2. 病情观察　密切观察患者的生命体征、意识、精神、尿量等变化。评估腹痛的性质、部位、程度及影响因素。观察患者腹泻的量、次数、性状及有无发热、腹痛等伴随症状，并做好护理记录。注意有无脱水征象，如口干口渴、皮肤干燥、皮肤弹性差、尿量减少。监测水、电解质变化。监测血常规、粪便检查结果。如腹痛突然加重或性质突然改变，应考虑可能发生并发症。

3. 用药护理　遵医嘱给药，并注意观察药物的不良反应。服用柳氮磺吡啶后可有恶心、呕吐、粒细胞降低、再生障碍性贫血等不良反应，应餐后服用，服药期间定期复查血常规。服用糖皮质激素者，应注意激素的不良反应，不可随意停药，防止反弹现象；服用硫唑嘌呤可出现骨髓抑制，应监测白细胞计数。灌肠疗法是治疗IBM的有效方法之一，要做好解释，以取得患者的配合。

4. 对症护理　①疼痛护理：向患者解释疼痛的原因，告知其缓解疼痛的方法，如转移注意力、深呼吸、热敷、冥想、针灸等。如疼痛性质突然改变或加剧，应警惕是否发生大出血、肠梗阻、肠穿孔等并发症。②腹泻护理：注意保持肛周皮肤的清洁干燥，必要时给予防护剂。

5. 饮食护理　给患者提供良好的进餐环境，避免刺激，以增强食欲。食物以质软、少渣、易消化、足够热量为主，禁食生、冷、粗纤维及其他刺激性食物，禁忌食用乳制品。急性发作期患者给予流质或半流质饮食，病情严重者应禁食，遵医嘱给予静脉营养。

溃疡性结肠炎的健康教育

6. *心理护理*　IBM 一般迁延不愈、易复发，向患者及家属说明，以取得其配合。向患者解释情绪波动是 IBM 的诱因之一，鼓励其保持乐观心态，积极配合治疗。

【健康教育】

应对溃疡性结肠炎患者及其家属进行健康教育，包括生活指导、用药指导、自我观察与监测等多个方面。

二、克罗恩病

克罗恩病(Crohn's disease，CD)是一种肠道慢性肉芽肿性疾病，原因不明，病变多位于回肠末端和邻近结肠，但全消化道均可受累，病变呈节段性、跳跃性分布。临床上以腹泻、腹痛、腹部包块、瘘管形成和肠梗阻为特点。可伴发热以及关节、皮肤、眼、口、肝等肠外损害表现。CD 有可能终身复发。重症者可迁延不愈，预后不良。

【临床表现】

克罗恩病的病理表现

起病隐匿、缓慢，从发病至确诊常需要数个月至数年，且长短不等的活动期与缓解期交替，有终身复发倾向。少数急性起病，表现为急腹症，可误诊为急性阑尾炎或肠梗阻。主要临床表现是腹痛、腹泻、体重下降。

1. *症状*

(1)消化系统表现：①腹痛多位于右下腹或脐周，间歇性发作，常为痉挛性阵痛伴肠鸣音增加，是 CD 最常见的症状。常于进餐后加重，排气、排便后缓解。腹腔内脓肿形成时出现持续腹痛、明显压痛；肠穿孔时则出现全腹剧痛、腹肌紧张等表现。②腹泻亦为常见症状，主要由肠蠕动增加、继发性吸收不良、炎性渗出等引起。多为糊状，无黏液、脓血。早期腹泻呈间歇性，后转为持续性。③瘘管形成为 CD 的特征性表现之一，是与溃疡性结肠炎的鉴别依据。因透壁性炎性病变穿透肠壁全层至肠外临近组织或器官而形成。分内、外瘘，内瘘通向肠管、肠系膜、膀胱、输尿管、腹膜后等处；外瘘通向腹壁和肛周皮肤。④肛门、直肠周围病变可为 CD 的首发表现或突出表现，包括肛门直肠周围瘘管、脓肿形成及肛裂等病变。

(2)全身表现：①发热是常见的全身表现，少数患者以发热为主要表现，甚至较长时间不明原因发热后才出现消化道症状。发热的出现与肠道炎症活动及继发感染有关。间歇性低热或中度发热，少数人呈弛张高热伴毒血症。②营养障碍由食欲低下、消耗、慢性腹泻所致。表现为低蛋白血症、维生素缺乏、贫血、消瘦等。③肠外表现与溃疡性结肠炎类似，但发生率较高，以口腔黏膜溃疡、关节炎、皮肤结节性红斑及眼病多见。

2. *体征*　患者呈慢性病容，精神倦怠，消瘦，重者呈贫血貌。右下腹或肠周轻压痛，重者全腹显著压痛。10% ~20% 的患者腹部可触及包块，多位于右下腹与脐周。由肠粘连、肠壁增厚、肠系膜淋巴结肿大、内瘘或局部脓肿形成所引起。腹块固定多提示有内瘘形成。

克罗恩病的临床分型

3. 并发症　肠梗阻最常见，其次是腹腔内脓肿，偶可并发急性肠穿孔、大量便血。累及直肠或结肠者可发生癌变 。

【辅助检查】

1. 实验室检查　常见贫血，贫血程度与疾病严重程度平行。活动期白细胞升高，血沉加快，C 反应蛋白升高。粪便隐血试验呈阳性。血清清蛋白常降低，自身免疫学检查见溃疡性。

2. 影像学检查　全消化道和结肠气钡双重造影能了解末端回肠或其他小肠的病变和范围。其表现有胃肠道的炎性病变，呈节段性分布，单发或多发性不规则狭窄和扩张。X 线腹部平片可见肠袢扩张和肠外块影。腹部 CT、磁共振检查对确定是否有肠壁增厚及相互分割的肠袢、腹腔内脓肿等诊断有一定价值。腹部 B 超检查见不同程度的肠蠕动减弱、肠壁增厚与狭窄，近端腔扩张。

3. 结肠镜检查　可见黏膜水肿、充血，伴有线形、圆形溃疡，呈鹅卵石样改变，肠腔狭窄僵硬或炎性息肉样表现，病变呈跳跃式、对称式分布，病变之间黏膜正常。超声内镜检查有助于确定病变范围和深度。胶囊内镜适用于 CD 早期、无肠腔狭窄时，否则容易造成胶囊滞留。

4. 活组织检查　对诊断和鉴别诊断有重要价值。典型的病理组织学改变是非干酪样肉芽肿，可见裂隙状溃疡，固有膜和黏膜下层淋巴细胞聚集，黏膜下层增宽，淋巴管扩张及神经节炎等。

【诊断要点】

1. 诊断　对青壮年，有慢性反复发作右下腹痛、脐周痛、腹泻、腹块、发热，特别是伴有肠梗阻、肠瘘等表现，X 线片、肠镜发现炎性病变主要在回肠末端与邻近结肠，并且呈节段性、对称性分布，应考虑 CD。由于克罗恩病病变累及范围广，故需 X 线片和肠镜相互配合以提高诊断率。

2. 鉴别诊断　CD 需要与各种肠道感染性或非感染性炎症疾病以及肠道肿瘤鉴别；急性发作时须除外阑尾炎；慢性过程中常需与肠结核、肠淋巴瘤进行鉴别；病变仅累及结肠者应与 UC 进行鉴别。

（1）肠结核：临床特点是多伴有肠外结核，复发不多，接管、腹腔脓肿、肛周病变少见，病变常无节段性分布，溃疡形状环行、不规则，结核菌素试验强阳性，抗结核治疗症状改善，抗酸杆菌染色可阳性，可有干酪性肉芽。鉴别困难者，可先行诊断性抗结核治疗；个别患者可合并两种疾病；有手术指征者可行手术探查和病理组织学检查。

（2）肠淋巴瘤：临床表现为非特异性的胃肠道症状，如腹痛、腹部包块、体重下降、肠梗阻、消化道出血等较为多见，发热少见，与 CD 鉴别有一定困难。如胸部 X 线片检查见一肠段内广泛侵蚀、呈较大的指压痕或充盈缺损，超声或 CT 检查肠壁明显增厚、腹腔淋巴结肿大，有利于淋巴瘤的诊断。淋巴瘤一般进展较快。小肠镜下活组织检查或必要时手术探查可获病理确诊。

（3）UC：主要症状是脓血便，常累及直肠，病变连续性分布，较少引起肠腔狭窄，溃疡较浅，黏膜弥漫性充血水肿组织病理主要表现为固有膜全层弥漫性炎症。

(4)急性阑尾炎：腹泻少见，常有转移性右下腹痛，压痛限于麦氏点，血常规检查白细胞计数增多更为显著，可资鉴别，但有时需开腹探查才能明确诊断。

(5)其他：如血吸虫病、阿米巴肠炎、其他感染性肠炎(耶尔森菌、空肠弯曲菌、艰难梭菌等感染)、贝赫切特病、药物性肠病(如 NSAIDs 所致)、嗜酸性粒细胞性肠炎、缺血性肠炎、放射性肠炎、胶原性结肠炎、各种肠道恶性肿瘤以及各种原因引起的肠梗阻，在鉴别诊断中均需考虑。

【治疗要点】

CD 至今仍无法根治。治疗目的主要是控制病情，维持缓解，减少复发，防治并发症。

1. 氨基水杨酸制剂(SASP)　仅适用于病变局限于回肠末段及结肠的轻、中度患者。美沙拉嗪适用于轻度回结肠型及轻度结肠型患者。

2. 糖皮质激素　对控制病情活动有较好疗效。适用于各型中、重度患者，以及对氨基水杨酸无效的轻、中度患者及重度活动型患者。

3. 免疫抑制药　适用于对激素治疗无效或对激素依赖的患者。常用药有硫唑嘌呤或巯嘌呤，一般使用 3 个月后改为维持用药至 3 年或以上。此药可能有骨髓抑制，使用时需严密监测。

4. 抗菌药物　硝基咪唑类如甲硝唑对肛周病变有效；环丙沙星对瘘有效。

5. 生物制剂　英夫利昔单抗是一种抗 TNF－α 的人鼠嵌合体单克隆抗体，为促炎性细胞的拮抗药，对传统治疗无效的活动性病变有效，重复治疗可取得长期缓解。

6. 手术治疗　手术主要针对并发症，如完全性肠梗阻、瘘管与脓肿形成、急性穿孔或不能控制的大量出血等。手术方式主要是切除病变肠段。

【护理诊断/问题】

1. 腹痛　与炎症、肠痉挛、肠梗阻有关。

2. 营养失调：低于机体需要量　与慢性腹泻、慢性消耗等有关。

3. 体温过高　与肠道炎症活动及继发感染有关。

4. 有体液不足的危险　与肠道炎症致长期频繁腹泻有关。

5. 潜在并发症　肠梗阻、腹腔内脓肿、吸收不良综合征等。

6. 焦虑　与病情反复、迁延不愈有关。

【护理措施】

1. 生活起居　为患者营造安静舒适的环境，嘱患者注意休息，避免劳累。

2. 病情观察　严密观察患者的生命体征、腹痛的部位、性质、程度、持续时间及伴随症状的变化，及时发现、避免并发症的发生。如出现腹绞痛、腹部压痛及肠鸣音亢进或消失，考虑可能发生肠梗阻，应立即报告医生并协助进行抢救工作。

3. 用药护理　使用柳氮磺吡啶、激素、免疫抑制药时，告知患者药品名称、用法、用量及不良反应；SASP 可引起恶心、呕吐、过敏、皮疹、肾功能损害等，嘱患者大量饮水，定期检查尿液；免疫抑制药可导致骨髓抑制，若需要长期用药，则注意监测白细胞计数；某些抗菌药物如甲硝唑、喹诺酮类药物，长期应用可能会致头晕、恶心、呕吐等不良反应；激素和免疫抑制药可加重感染、溃疡、低钾、高血压、糖尿病等；指导患者注意个人卫生，观察病情变化。

4. *对症护理* ①疼痛的护理：观察腹痛的部位、性质、持续时间，腹部体征的变化，及时发现、避免并发症的发生；正确评估疼痛程度，并向患者解释疼痛的原因、规律，采取舒适体位、分散注意力等方法帮助患者缓解或消除疼痛。必要时遵医嘱使用镇静止痛药缓解疼痛。②高热的护理：高热时注意患者面色、呼吸、脉搏、血压、出汗等，退热时出汗较多，应及时更换衣、被、褥，做好皮肤护理。物理降温效果欠佳时，遵医嘱给予退热药。③皮肤的护理：腹泻次数多的患者，指导患者做好肛周的皮肤护理，清洁皮肤，保持干燥；如有发红，可涂抹10%鞣酸软膏保护。

5. *饮食护理* 给予高营养、低渣饮食，减少餐前治疗，合理安排进餐与治疗时间。病情严重者需静脉补充各种营养素，再逐渐过渡到口服饮食。

6. *心理护理* 向患者及家属讲解CD的特点及配合治疗的方法、注意事项，缓解患者负性情绪。当患者腹痛、腹泻时，护士应耐心倾听其主诉，稳定患者及亲属情绪，帮助患者建立信心。指导亲属在治疗、护理上密切配合，关心、体贴患者。

克罗恩病的健康教育

【健康教育】

克罗恩病的健康教育重点在于预防复发。

第八节　脂肪性肝病

预习案例

王某，男，39岁，因“乏力、食欲减退3个月”入院。体格检查：T 36.1℃，P 84次/min，R 18次/min，BP 138/85 mmHg，身高172 cm，体重80 kg。患者神志清楚，皮肤巩膜无黄染，无恶心、呕吐，无腹胀、腹痛、腹泻，无呕血、黑便，4天前乏力、食欲差等症状进一步加重而于医院门诊抽血查血生化，结果如下：ALT 180 U/L，AST 140 U/L，TBIL 25.57 U/L，DBIL 7.94 U/L，IDBIL 17.63 U/L。乙肝全套(－)，B超提示“脂肪肝Ⅲ度”。患者既往无高血压、糖尿病病史，否认传染病接触史，饮酒史15年，4两/天，吸烟20支/天。

思考

(1)该患者脂肪肝发病可能与什么有关？

(2)怎样做好患者的健康教育？

脂肪性肝病是各种原因引起的肝细胞内脂肪堆积过多的病变，是一种常见的肝脏病理改变，而非一种独立的疾病。其发病率在不断升高，可高达20%左右，且发病年龄日趋年轻化，目前我国脂肪性肝病已经成为危害人类健康的仅次于病毒性肝炎的第二大肝病。根据有无长期过量饮酒的病史可分为非酒精性脂肪性肝病和酒精性脂肪性肝病。

一、非酒精性脂肪性肝病

非酒精性脂肪性肝病（non - alcoholic fatty liver disease，NAFLD）是指除酒精和其他明确的肝损害因素所致的，以弥漫性肝细胞大泡性脂肪变性为主要特征的临床病理综合征，包括单纯性脂肪肝、非酒精性脂肪性肝炎及其相关肝硬化。随着肥胖及其相关代谢综合征全球化的流行趋势，NAFLD现已成为我国最常见的慢性肝病之一。

【病因与发病机制】

病因尚不明确，可能与代谢异常有关。

非酒精性脂肪性肝病的发病机制

【临床表现】

1. 症状　NAFLD起病隐匿，发病缓慢，大多无症状，少数患者可有乏力、轻度右上腹不适等非特异性症状。病情严重者可出现食欲不振、恶心、呕吐、黄疸等症状。

2. 体征　体检时部分患者可触及肝大。

【医学检查】

1. 血清学检查　肝功能基本正常，转氨酶和γ - 谷氨酰转肽酶（γ - GT）可有轻、中度升高，以丙氨酸氨基转移酶（ALT）升高为主。

2. 影像学检查　B型超声诊断NAFLD敏感性高，准确率高达70% ~80%，并可定量肝脂肪变程度；CT、MRI在与肝内占位性病变鉴别时价值较大。

3. 病理学检查　肝穿刺活组织检查是确诊NAFLD的主要方法，对NAFLD与肝内占位性病变鉴别及判断预后具有重要指导意义。

【诊断要点】

临床诊断标准：凡具备下列第1 ~5项及第6项或第7项中的任何一项者，即可诊断为NAFLD。①有肥胖、2型糖尿病、高脂血症等易患因素；②无长期饮酒史或饮酒所含乙醇量男性每周 <140 g，女性每周 <70 g；③排除病毒性肝炎、药物性肝病、肝豆状核变性、自身免疫性肝病、全胃肠外营养等可导致脂肪肝的特定疾病；④除原发病表现外，可有乏力、肝区隐痛、肝脾大等表现；⑤血清转氨酶或γ - GT、转铁蛋白升高；⑥符合脂肪性肝病的影像学检查的诊断标准；⑦符合脂肪性肝病的肝组织学病理改变的诊断标准。

【治疗要点】

治疗要点：主要针对不同病因和危险因素予以治疗，单纯性脂肪性肝病一般无须药物治疗，有合并症时可选择相应的药物治疗。

1. 病因治疗　针对原发病和危险因素予以治疗，如治疗糖尿病、高脂血症，对多数单纯性脂肪性肝病和脂肪性肝炎有效。

2. 药物治疗

(1)脂肪性肝炎可选用还原型谷胱甘肽、多烯磷脂酰胆碱、维生素 E 等，以减轻脂质过氧化。

(2)合并 2 型糖尿病的 NAFLD 患者可选用胰岛素受体增敏剂如噻唑烷二酮类、二甲双胍等药物。

(3)伴有血脂高的 NAFLD 可选用降血脂药物如他汀类、贝特类药物。

【护理诊断/问题】

1. 营养失调：高于机体需要量　与饮食失当、代谢紊乱、缺乏运动有关。

2. 焦虑　与病情进展、饮食受限有关。

3. 活动无耐力　与肥胖导致体力下降有关。

【护理措施】

1. 生活起居　指导患者合理安排工作，劳逸结合，勿久坐，增加有氧运动时间，但不宜在凌晨和深夜运动，以免扰乱人体生物节奏，合并糖尿病者应于饭后 1 小时进行锻炼。

2. 病情观察　①常规观察：血压、腹围、体重，计算体重指数(BMI)防止体重增加或下降过快。②并发观察：每半年监测血脂、血糖和肝功能及肝脏、胆囊和脾脏等上腹部 B 超检查 1 次，以尽早发现肝功能受损及糖代谢异常。

3. 用药护理　服用噻唑烷二酮类应观察有无水肿、体重增加，他汀类药物可出现肝功能损害等不良反应，应定期检查肝功能。

4. 对症护理　患者出现乏力时可增加休息时间，避免重体力劳动。

5. 饮食护理　调整饮食结构，以低糖低脂饮食为原则，避免食用高脂食物或甜食，多食用新鲜蔬菜、水果，以及富含纤维素、有利于降低血脂的食物，睡前不加餐，禁零食、戒烟戒酒。

6. 心理护理　鼓励患者多沟通交流，适当参加社交活动，增强治疗的信心。

非酒精性脂肪性肝病的健康教育

【健康教育】

指导患者做好疾病预防及管理，特别是注意膳食平衡及合理的运动锻炼。

二、酒精性肝病

酒精性肝病(alcoholic liver disease，ALD)是由于长期大量饮酒所致的慢性肝病。包括轻症酒精性肝病(MAI)、酒精性脂肪肝(AFL)、酒精性肝炎(AH)、酒精性肝纤维化(AHF)和酒精性肝硬化(AC)。ALD 在欧美国家多见，近年我国的发病率也有上升，部分地区成人的酒精性肝病患病率为 4% ~6% 。

【病因与发病机制】

ALD 的发病是多种因素综合作用的结果，其中包括乙醇的直接损伤、氧应激、缺氧、免疫损伤等因素。

【临床表现】

1. 症状　酒精性脂肪肝常无症状或症状轻微，一般与饮酒的量和嗜酒的时间长短有关。常发生在近期(数周至数个月)大量饮酒后,出现全身不适、乏力、食欲不振、恶心、呕吐症状。

酒精性肝病的病因与发病机制

2. 体征　可有右上腹不适或隐痛,肝脏有不同程度的肿大。

3. 并发症　慢性酒精性肝硬化,严重者可发生急性肝衰竭。

【医学检查】

1. 血清学检查　天门冬氨酸氨基转移酶(AST)、丙氨酸氨基转移酶(ALT)轻度升高,AST 比 ALT 升高更为明显是酒精性肝炎特征性的酶学改变,但 AST、ALT 值均很少大于 500 U/L。

2. 影像学检查　超声检查可见肝实质脂肪浸润的改变,多伴有肝脏体积增大,超声具有无辐射、无创伤、价格低廉等优点,是目前最常用的酒精性脂肪肝诊断方法。CT 平扫检查可准确显示肝脏形态改变及分辨密度变化。

3. 病理学检查　肝组织活组织检查是确定酒精性肝病的可靠方法,可作为判断其严重程度和预后的重要依据。

【诊断要点】

1. 诊断　饮酒史是诊断酒精性肝病的必备条件,应详细询问患者每日摄入酒量、酒的种类、持续饮酒时间等。可根据饮酒史、临床表现及有关医学检查进行分析,必要时可行肝穿刺活组织检查。

2. 鉴别诊断　ALD 应与非酒精性脂肪性肝病、病毒性肝炎、药物性肝损害、自身免疫性肝病等其他肝病及其他原因引起的肝硬化进行鉴别。

【治疗要点】

治疗要点:戒酒是治疗及预防 ALD 的重要措施,辅以营养支持及保护肝脏药物的使用,终末阶段行肝移植是最佳选择。

1. 营养支持　长期饮酒可导致营养不良及维生素缺乏,在戒酒的基础上应给予高热量、高蛋白、低脂饮食,并补充多种维生素。

2. 药物治疗　多烯磷脂酰胆碱可稳定肝窦内皮细胞膜和肝细胞膜,降低脂质过氧化,减轻肝细胞脂肪变性及其伴随的炎症和纤维化。美他多辛有助于改善乙醇中毒。糖皮质激素可缓解重症酒精性肝炎的症状,改善生化指标。其他药物,如 S－腺苷甲硫氨酸也有一定疗效。

3. 肝移植　在戒酒 3～6 个月,且无严重的其他脏器的乙醇性损害的基础上,病情严重的酒精性肝硬化患者可考虑肝移植。

【护理诊断/问题】

1. 自我健康管理无效　与长期大量饮酒有关。

2. 营养失调:低于机体需要量　与长期大量饮酒导致蛋白质和维生素摄入量不足有关。

3. 焦虑　与病情进展、强制戒酒有关。

【护理措施】

1. 生活起居　指导患者保持充足的休息与睡眠,出现皮肤瘙痒或水肿时,应穿宽松棉质的衣服，以减少对皮肤的摩擦，避免使用刺激性洗涤剂。

2. 病情观察　①常规观察：进行营养监测，观察患者进食情况，定期测量患者的体重，了解营养状况的变化。②并发观察：若患者出现黄疸、出血倾向等肝功能减退及肝硬化表现时应及时向医生反应。

3. 对症护理　乏力明显时应增加卧床休息时间；出现恶心、呕吐时应指导患者放松，避免误吸，吐毕及时漱口。

4. 用药护理　多烯磷脂酰胆碱应餐后用足量液体整粒吞服，偶可出现腹泻，应注意观察，必要时遵医嘱停药。

5. 饮食护理　严格戒酒，积极引导患者戒酒，遵循逐渐减量的原则，每天饮酒量以减少前一天的1/3为妥，在1～2周内完全戒断，以免发生乙醇戒断综合征。患者宜进低脂肪、清淡、富有营养、易消化的饮食为主，少食多餐，勿食生冷、辛辣刺激性食物，多吃瘦肉、鱼肉、牛奶及富含维生素的蔬菜和水果等。

酒精性肝病的健康教育

6. 心理护理　戒酒过程中，鼓励患者保持积极、乐观的心态，如出现恶心、出汗、情绪不安、暴躁、易怒等戒断症状时应适时对其进行心理疏导。鼓励家属对患者多加关心和照顾，帮助患者克服忧郁、疑虑、悲伤等负性情绪。

【健康教育】

戒酒及建立良好的饮食生活习惯是预防及治疗ALD的关键。

第九节　肝硬化

预习案例

郑某，男，50岁，因乏力、食欲减退2年，腹胀3个月，加重3天入院，体查：T 36.4℃，P 98次/min，R 22次/min，BP 140/90 mmHg，体重75 kg，神志清楚，肝病面容，皮肤黏膜黄染，双肺呼吸音清，律齐，无杂音，颈静脉无怒张，前胸及面颈部见数枚蜘蛛痣，腹部两侧膨隆呈蛙腹，见腹壁静脉曲张，腹围110 cm，移动性浊音阳性，双下肢轻度水肿。有“乙型病毒性肝炎”病史10年；否认长期饮酒史，否认有疫水疫区接触史。

思考

(1) 该患者处于肝硬化的哪一期？

(2) 患者目前最主要的护理问题有哪些？

肝硬化(liver cirrhosis)是由一种或多种原因引起的以肝组织弥漫性纤维化、假小叶和再生结节形成为特征的进行性慢性肝病。早期无明显特异性表现，后期则以肝功能减退和门脉高压为主要表现，并有多系统受累。

微课–肝硬化

【病因与发病机制】

引起肝硬化的病因有10余种，我国目前仍以乙型肝炎病毒(hepatitis B virus，HBV)为主；在各种致病因素作用下，肝脏经历慢性炎症、脂肪样变性、肝细胞减少、弥漫性纤维化及肝内外血管增殖，逐渐发展为肝硬化。

【临床表现】

肝硬化的病因与发病机制

肝硬化起病较隐匿，病程发展缓慢，可隐伏3～5年或更长时间。临床上将其分为肝功能代偿期与失代偿期，但两期分界并不明显或有重叠现象。

(一)代偿期

1. 症状 常表现为间歇性乏力、食欲减退、腹胀不适、上腹隐痛等较轻症状。肝功能检查正常或仅有轻度异常。

2. 体征 体查时可触及肝脏肿大，质偏硬，脾轻度至中度肿大。

(二)失代偿期

失代偿期主要表现为肝功能减退和门静脉高压，同时可伴全身多系统受累的表现。

1. 肝功能减退

(1)全身表现：精神不振，消瘦乏力，营养状况较差，皮肤干枯，面色黝黑无光泽(肝病面容)，部分患者有不规则低热，常提示病情活动或合并感染。

(2)消化系统表现：最常见症状为食欲减退，常伴进食后上腹不适、恶心、呕吐，稍进油腻食物即发生腹泻。肝细胞进行性或广泛性坏死时可出现黄疸，是肝功能严重减退的表现。

(3)出血和贫血：常有鼻腔、牙龈出血、皮肤紫癜、胃肠道出血、女性月经过多等，与肝脏合成凝血因子减少及脾功能亢进导致血小板减少有关。

(4)内分泌失调：①雌激素增多，雄激素减少。肝脏对雌激素灭活减少，高浓度的雌激素可通过反馈抑制垂体促性腺激素释放，从而引起雄激素分泌减少，女性可出现月经失调、闭经、不孕，男性常有毛发脱落、乳房发育、性功能减退等。雌激素增加还可使患者面部、颈、上胸、肩背和上肢等上腔静脉引流区域可出现蜘蛛痣，手掌大小鱼际和指端腹侧部位出现红斑，称为肝掌。②胰岛素增多。因肝脏对胰岛素灭活减少，致糖尿病患病率增加。肝功能严重减退时因肝糖原储备减少，易发生低血糖。③肾上腺皮质激素减少。由于肝功能减退合成胆固醇脂减少，致使肾上腺皮质激素合成不足，促皮质素释放因子受抑，促黑素细胞激素增加，导致患者面部和其他暴露部位的皮肤色素沉着、面色灰黄，晦暗无光，称肝病面容。

2. 门静脉高压 正常情况下，门静脉压力为5～10 mmHg，当门静脉压力持续>10 mmHg时称为门静脉高压。肝硬化时，门静脉阻力升高是导致门静脉压力增高的主要机制。门静脉高压的主要临床表现为脾大、侧支循环的建立和开放、腹腔积液。

(1)脾大是肝硬化门静脉高压较早出现的体征，门静脉压力增高致使脾脏血液回流受阻，脾脏逐渐肿大，多为轻、中度肿大，有时可为巨脾。随着脾脏的明显肿大，其清除衰老细胞的同时，对正常血细胞也产生破坏作用，此时即为脾功能亢进。上消化道大出血时，脾脏可暂时缩小，待出血停止并补足血容量后，脾脏即再度增大。

肝硬化门静脉高压的形成机制

(2)侧支循环的建立和开放是门静脉高压的特征性表现，正常情况下，门静脉系与腔静脉系之间的交通支很细小。当门静脉压力增高后，来自脾脏及消化器官的血流回心受阻，导致门静脉与腔静脉间建立起侧支循环(图 3－2)。其中以下 3 支最重要。①食管胃底静脉曲张：是由门静脉系的胃冠状静脉在食管下段与腔静脉系的食管静脉、奇静脉等吻合而成。曲张静脉破裂时出血量常常较大，可伴发休克并危及生命。②腹壁静脉曲张：是由脐静脉与脐旁静脉在门静脉高压时重新开放并增殖，与附脐静脉、腹壁静脉等连接而成，在腹壁与脐周可见以脐为中心向上及下腹壁延伸迂曲的静脉。③痔静脉曲张：是由门静脉系的直肠上静脉与下腔静脉系的直肠中、下静脉吻合而成，并扩张形成痔核，其破裂可引起便血。

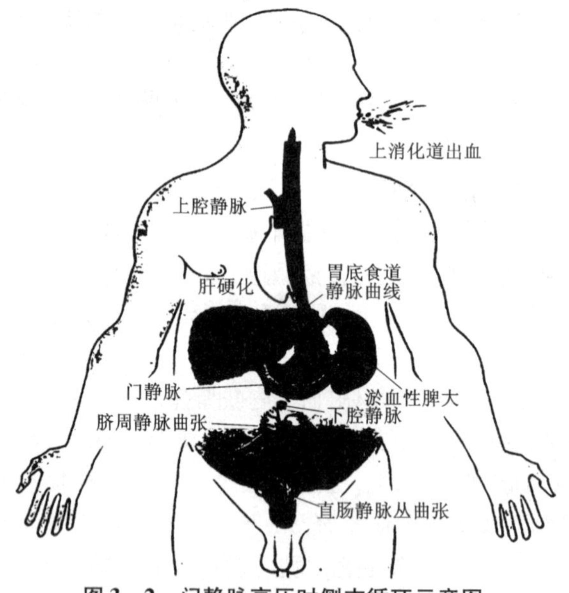

图 3－2　门静脉高压时侧支循环示意图

(3)腹腔积液是肝硬化失代偿最突出的表现，腹腔积液的形成与下列因素有关。①门静脉压力增高，腹腔内脏血管床静水压增高，组织液回收减少而漏入腹腔。②低蛋白血症，肝脏合成白蛋白能力下降而发生低蛋白血症，血浆胶体渗透压下降，使血管内液体进入组织间隙，在腹腔形成腹腔积液。③淋巴液生成过多，肝静脉回流受阻时，肝淋巴液生成增多，超过胸导管引流的能力，从而渗出至腹腔。④抗利尿激素及继发性醛固酮增多，由于肝功能减退时对醛固酮和抗利尿激素灭能作用减弱，而这两种激素可引起肾脏对钠、水的重吸收增加。⑤有效循环血容量不足，腹腔积液形成后，引起有效血容量不足，肾血流量减少，导致肾素－血管紧张素系统激活，肾小球滤过率降低，排钠和排尿量减少。腹腔积液出现后患者常感腹胀，以餐后明显，大量腹腔积液时腹部膨隆绷紧，甚至发生脐疝，腹腔积液使膈肌抬高，导致呼吸困难、心悸等表现。

3. 肝脏情况　早期肝脏肿大，表面光滑，质地中等；晚期肝脏缩小，表面不平，质地坚硬，一般无压痛。

（三）并发症

1. 上消化道出血　上消化道出血是肝硬化最常见的并发症，大多是由于食管胃底静脉曲张破裂出血所致，常在进食粗糙坚硬食物形成机械性损伤或咳嗽、负重等使腹内压突然升高时出血，表现为突然大量呕血和黑便，可导致出血性休克或诱发肝性脑病。

2. 感染　由于患者抵抗力下降、门静脉系与腔静脉系侧支循环开放等因素引起，如自发性细菌性腹膜炎、肺炎、胆道感染、革兰阴性杆菌败血症等。自发性细菌性腹膜炎（spontaneous bacterial peritonitis，SBP）是指腹腔内无脏器穿孔的腹膜急性细菌性感染，致病菌多为革兰阴性杆菌，临床表现为发热、腹痛、腹胀、腹膜刺激征、腹腔积液迅速增长或持续不减，少数病例发生中毒性休克、难治性腹腔积液或进行性肝衰竭。

3. 肝性脑病　是肝硬化患者晚期最严重的并发症，亦是最常见的死亡原因（详见本章第十一节“肝性脑病”）。

4. 原发性肝癌　当患者出现肝大、肝区疼痛、血性腹腔积液、无其他原因的发热时应考虑此病，并作进一步检查，（详见本章第十节“原发性肝癌”）。

5. 肝肾综合征　又称功能性肾衰竭，肾脏无明显器质性损害，是肝硬化晚期常见的严重并发症之一，表现为少尿或无尿、氮质血症、稀释性低钠血症和低尿钠，主要是由于有效循环血容量减少，肾血管收缩和肾内血液重新分布，导致肾皮质缺血和肾小球滤过率下降，髓质血流量增加、髓袢重吸收增加而引起。

6. 电解质和酸碱平衡紊乱　常见表现为低钠血症、低钾、低氯血症，是由于长期钠摄入不足、利尿或大量放腹腔积液、呕吐、腹泻和继发性醛固酮增多抗利尿激素增多等引起；最常见的酸碱平衡紊乱为呼吸性碱中毒或代谢性碱中毒，其次是呼吸性碱中毒合并代谢性碱中毒。

7. 肝肺综合征　严重肝病伴肺血管扩张和低氧血症称为肝肺综合征，临床表现为低氧血症和呼吸困难。是由于肺内血管扩张和动脉血氧合功能障碍导致，吸氧只能暂时缓解症状，但不能逆转病程。

8. 门静脉血栓形成　由于门静脉压力升高，造成门静脉及其属支向肝性血流减少和血流速度减慢，而致血小板堆积形成血栓。如局限性血栓可无临床症状，如血栓呈急性完全性梗阻，则表现为剧烈腹胀、腹痛、呕血、便血、休克，脾脏迅速增大、腹腔积液生成增加，常可诱发肝性脑病。

【医学检查】

1. 实验室检查

（1）血常规：失代偿期有不同程度的贫血，脾功能亢进时全血细胞均减少。

（2）尿常规：出现黄疸时尿中胆红素、尿胆原增加，失代偿期可见蛋白尿、血尿和管型尿。

（3）肝功能：代偿期正常或轻度异常，失代偿期多有异常。血清结合胆红素、总胆红素增高，胆固醇脂降低；转氨酶轻、中度增高，肝细胞受损时多以 ALT 增高较明显，但肝细胞严重坏死时 AST 高于 ALT；血清总蛋白可正常、降低或增高，但清蛋白降低，球蛋白增高，清蛋白/球蛋白比值降低或倒置；凝血酶原时间延长；透明质酸（HA）、Ⅲ型前胶原（PC－Ⅲ）、Ⅳ型胶原（Ⅳ－C）、层粘连蛋白（LN）升高可反映肝纤维化，但不能代表纤维沉积于肝组织的量。

（4）腹腔积液检查：检查内容包括腹腔积液的性质如颜色、比重、蛋白含量、细胞分类、腺苷脱氨酶（ADA）、血清和腹腔积液 LDH、细菌培养及内毒素测定等，还应测定血清－腹腔积液清蛋白梯度（SAAG），当 SAAG＞11 g/L 则提示门静脉高压。腹腔积液通常为漏出液，出现自发性细菌性腹膜炎、结核性腹膜炎或癌变时腹腔积液性质可发生相应变化。

（5）免疫功能检查：T 淋巴细胞数常低于正常，血清 IgG 显著增高，IgA、IgM 也可升高；可出现非特异性自身抗体如抗核抗体、抗平滑肌抗体等；病毒性肝炎肝硬化患者，病毒标记可呈阳性反应。

2. 内镜检查

（1）上消化道内镜检查：可观察食管、胃底静脉有无曲张及严重程度和范围。在上消化道出血时可查找出血的部位和原因，并行内镜下止血治疗。

（2）腹腔镜检查：可直接观察肝脾外形、表面、色泽等情况。

3. 影像学检查

（1）超声检查：可显示肝脾大小、门静脉高压、腹腔积液情况。肝脏早期增大，晚期萎缩，肝表面不光滑或凹凸不平，肝实质回声增强不均匀、肝静脉管腔狭窄、粗细不等。门静脉高压时可显示脾肿大、门静脉扩张和门腔侧支开放，部分患者还可探及腹腔积液。

（2）上消化道钡餐：可发现食管及胃底静脉曲张征象，食管静脉曲张呈虫蚀状或蚯蚓状充盈缺损，胃底静脉曲张呈菊花样缺损。

（3）CT 和 MRI 检查：可显示肝、脾、肝内门静脉、肝静脉、侧支血管形态改变、腹腔积液等。

4. 肝活组织检查　在 B 超引导下行肝穿刺活组织检查，可作为代偿期肝硬化诊断的金标准，有助于确定肝硬化的病理类型、炎症和纤维化程度，鉴别肝硬化、慢性肝炎与原发性肝癌，指导治疗和判断预后。

【诊断要点】

1. 诊断　肝硬化失代偿期的诊断主要根据有相关病史，如病毒性肝炎、长期酗酒、血吸虫病等；有较显著的症状、体征，如腹腔积液、食管静脉曲张、明显脾肿大，肝功能试验异常等，肝活组织检查见假小叶形成是诊断的金标准。代偿期的诊断不易得出，故对有相关病史的患者应长期随访，必要时肝穿刺活组织检查。

2. 鉴别诊断　①需与引起腹腔积液和腹部膨隆的疾病如结核性腹膜炎 、腹腔内肿瘤、巨大卵巢囊肿等鉴别。②需与肝大及肝脏结节性病变鉴别。

【治疗要点】

肝硬化的治疗是综合性的，主要在于早期发现和阻止病程进展，去除治疗各种导致肝硬化的病因，对于代偿期患者，以延缓肝功能减退为治疗目标；失代偿期患者，则以改善肝功能、治疗并发症为治疗目标。

1. 支持疗法　病情重、进食少、营养状况差的患者，可通过静脉补充葡萄糖、纠正水电解质平衡，酌情输注白蛋白或血浆。

2. 保护肝细胞　还原型谷胱甘肽、维生素等。秋水仙碱对肝储备功能尚好的代偿期肝硬化有一定疗效。避免滥用对肝脏有损害的药物。

3. 腹腔积液治疗

（1）限制钠和水的摄入是治疗肝硬化腹腔积液最基本的措施，氯化钠摄入宜＜2.0 g/d，入水量＜1 000 mL/d，如有低钠血症，则应限制在500 mL以内。

（2）利尿是治疗肝硬化腹腔积液使用最广泛的方法，常联合用药，即螺内酯与呋塞米，二者剂量比例约为10∶4，既可加强疗效，又可减少不良反应，利尿效果不满意时，酌情输注白蛋白，利尿速度不宜过快，以免诱发肝性脑病、肝肾综合征等。

（3）提高血浆胶体渗透压：对低蛋白血症患者，每周定期输注白蛋白或血浆，可通过提高胶体渗透压促进腹腔积液消退。

4. 难治性腹腔积液的治疗　当在限制钠摄入和使用大剂量利尿药时，腹腔积液仍不能缓解，治疗性腹腔穿刺术后迅速再发，即为难治性腹腔积液，可选择以下方法：

（1）大量放腹腔积液加输注白蛋白：一般每放腹腔积液1 000 mL，输注清蛋白8～10 g。适用于无并发症且肝代偿功能尚可、凝血功能正常的患者。此法可重复进行，消除腹腔积液的效果较好，但易诱发肝性脑病、肝肾综合征等并发症。

（2）自身腹腔积液浓缩回输：将抽出腹腔积液经浓缩处理（超滤或透析）后再经静脉回输，起到清除腹腔积液，保留蛋白，增加有效血容量的作用。注意不可回输有感染的腹腔积液或癌性腹腔积液，不良反应有发热、感染、DIC等。

（3）经颈静脉肝内门腔分流术：通过介入手段经颈静脉放置导管，建立肝静脉与肝内门静脉分支间的分流通道，以降低门静脉系统压力，减少腹腔积液生成。

（四）并发症治疗

1. 食管－胃底静脉曲张破裂出血

（1）急性出血治疗：见本章第十三节“上消化道出血”。

（2）食管－胃底静脉曲张破裂出血的预防。

2. 自发性细菌性腹膜炎　应早诊断、早治疗。选择对肠道革兰阴性菌有效、腹腔积液浓度高、肾毒性小的广谱抗生素。首选第三代头孢类抗生素静脉给药，足量、足疗程。

食管胃底静脉曲张破裂出血预防措施

3. 肝性脑病　详见本章第十一节。

4. 肝肾综合征　本征重在预防，应积极防治诱发因素如感染、上消化道出血、水电解质紊乱、大剂量利尿药等，避免使用肾毒性药物。

5. 肝肺综合征　吸氧及高压氧舱适用于轻型、早期患者，可以增加肺泡内氧浓度和压力，有助于氧弥散，但只能暂时改善症状，肝移植是唯一的根治方法。

（五）手术治疗

各种断流、分流术、脾切除术等可切断或减少曲张静脉的血流来源、降低门静脉压力和消除脾功能亢进。肝移植术是终末期肝硬化治疗的最佳选择。

【护理诊断/问题】

1. 体液过多　与肝功能减退、门静脉高压引起水钠潴留有关。

2. 营养失调：低于机体需要量　与肝功能减退、门静脉高压引起食欲不振、消化和吸收障碍有关。

3. 活动无耐力　与肝功能减退、大量腹腔积液有关。

4. 有皮肤完整性受损的危险　与水肿、皮肤瘙痒、长期卧床有关。

5. 潜在并发症　上消化道出血、肝性脑病、水电解质酸碱平衡紊乱。

【护理措施】

1. 生活起居　无明显的症状的代偿期患者，可适当参与较轻的工作，避免过度劳累；失代偿期的患者，以卧床休息为主，视病情适量活动，以不加重症状为度，以保证身心充分休息。大量腹腔积液者可取半卧位，使膈肌下降，减轻呼吸困难和心悸，下肢水肿者可抬高下肢，阴囊水肿者可用托带托起阴囊，以促进水肿消退。加强皮肤清洁护理，定时变换体位，保持床垫柔软平整，避免压伤或擦伤皮肤引起感染。

2. 病情观察　①常规观察：准确记录24小时出入水量，测量尿量、腹围、体重，观察水肿情况，皮肤黏膜、巩膜有无黄染等。②并发症观察：注意患者呕吐物、粪便的颜色，有无腹痛及体温升高，对进食量不足、呕吐、腹泻、长期应用利尿药、大量放腹腔积液的患者，应密切监测血清电解质和酸碱度的变化。③危急重症观察：患者如出现性格和行为改变等肝性脑病的先兆症状，应及时通知医生处理。

3. 用药护理　利尿药的不良反应主要为低钾血症及碱中毒，应注意维持水、电解质、酸碱平衡，利尿速度不宜过快，体重减轻每日一般不超过0.5 kg，有下肢水肿者每日体重减轻不超过1 kg。

4. 对症护理　腹腔穿刺放腹腔积液的护理。

(1)术前护理：测量体重、生命体征、腹围，排空膀胱以免误伤，并向患者说明注意事项，以取得配合。

(2)术中护理：监测生命体征，抽放腹腔积液速度不宜过快、过多，一般一次放液量不超过3 000 mL(首次不超过1 000 mL)，如腹腔积液流出不畅可稍微移动穿刺针或改变体位，如患者出现头晕、恶心、呼吸困难等不适或抽出血性腹腔积液应停止抽吸或放液。

(3)术后护理：术毕用无菌敷料覆盖穿刺部位，如有溢液可用明胶海绵处置，同时缚紧腹带，以免腹内压骤然下降。测量腹围、生命体征，并记录抽出腹腔积液的量、性质和颜色，腹腔积液培养接种应在床旁进行，每个培养瓶至少接种10 mL腹腔积液，标本及时送检。

5. 饮食护理　原则上宜进高热量、富含维生素、优质高蛋白、易消化饮食，严禁饮酒，限制钠和水摄入量，并根据病情变化随时调整。

(1)蛋白质：对于修复肝细胞和维持血清清蛋白正常水平非常重要，应保证其摄入量。蛋白质来源以豆制品、鸡蛋、牛奶、鱼、鸡肉、瘦猪肉为主。一般每日供给1.0～1.5 g/kg，血氨升高时应限制或禁食蛋白质，待好转后再逐渐摄入。

(2)维生素：维生素C直接参与肝脏的代谢，促进肝糖原合成，增加体内维生素C的浓度，促进肝细胞再生。日常食用新鲜蔬菜和水果。

(3)热量：充足的热量可减少对蛋白质的消耗，减轻肝脏负担，有利于组织蛋白的合成。每日食物热量以2500～2800 kcal较为适宜，每千克体重需热量35～40 kcal/d。

(4)钠和水的摄入：有腹腔积液者应限制钠的摄入，氯化钠1.2～2.0 g/d(钠500～800 mg/d)，进水量限制在1 000 mL/d左右。指导患者少食或不食含钠丰富的食物如腌制品、罐头等，若患者感到食物淡而无味，可适量添加柠檬汁、食醋等，以增进食欲。

(5)避免损伤曲张静脉：食管－胃底静脉曲张者应食肉末、菜泥、软食，进食应细嚼慢咽，切勿进食生硬、粗糙、冷烫及刺激性食物，如鱼刺、甲壳、糠皮、硬屑等，以防损伤曲张的静脉导致出血。

6. *心理护理*　肝硬化患者往往易产生焦虑、紧张的心理，随着病情的恶化、社会以及家庭角色的改变、沉重的经济负担，会产生自卑、情绪低落、抑郁等，严重者可影响疾病的治疗。因此，护理人员应加强与患者和家属的沟通，向患者耐心讲解肝硬化的相关知识，鼓励患者说出内心的感受和忧虑，给予安慰和鼓励，使患者更加积极地配合治疗。

肝硬化的健康教育

【健康教育】

对肝硬化患者进行合理的健康教育，使其自觉采纳有益于健康的行为，以延缓肝功能减退及并发症的发生，提高生活质量。

第十节　原发性肝癌

预习案例

梁某，男，56岁。自述右上腹疼痛伴体重下降1个月，加重1周。患者1个月前无明显诱因出现右上腹疼痛，为持续性钝痛，伴恶心、食欲不振，无肩背部放射痛，病程中无反酸、发热、呕吐、腹胀、腹泻等。1个月来体重下降“10余斤”。既往有“乙肝”病史10余年，无血吸虫疫水接触史，否认心脏病病史，无手术及外伤史，抽烟10年，每天20支左右，不饮酒。体查：T 37.4℃，P 80次/min，R 18次/min，BP 110/80 mmHg，神志清楚，面色灰暗，巩膜轻度黄染，双肺呼吸音清，未闻及干湿啰音。律齐，无杂音。腹平软，无压痛，肝肋下未触及，脾肋下2 cm，质软，无触痛，移动性浊音阳性。双下肢不肿。

思考

(1)该患者确诊需完善哪些检查？

(2)该疾病的发生与哪些因素有关？

原发性肝癌(primary carcinoma of the liver)是指发生在肝细胞或肝内胆管上皮细胞的恶性肿瘤，以下简称肝癌，是我国常见的恶性肿瘤之一。其发病率、病死率高，可发生于任何年龄，以40～60岁最常见，男女之比为3∶1。

【病因与发病机制】

肝癌的病因和发病机制尚未完全明确，根据高发区流行病学调查，可能与病毒性肝炎、肝硬化、黄曲霉毒素等多种因素有关。

【临床表现】

原发性肝癌的病因与发病机制

起病隐匿，早期无典型症状，出现临床症状而自行就诊患者则大多已进入中晚期。经甲胎蛋白普查，早期发现的无任何临床症状和体征，称为亚临床肝癌。

1. 症状

(1)肝区疼痛：是最常见的症状，大部分患者表现为右上腹呈持续性胀痛或钝痛，与癌肿生长、肝包膜受到牵拉有关；如肿瘤侵犯膈肌，疼痛可放射至右肩；若肝表面的癌结节包膜下出血或向腹腔破溃时，可突发剧烈腹痛，迅速从右上腹蔓延至全腹，甚至出现休克。

(2)消化道症状：可有食欲减退、腹胀、腹泻、恶心、呕吐等症状。

(3)全身症状：发热、乏力、贫血、腹腔积液、下肢水肿、皮下出血及恶病质。部分患者可有自发性低血糖、红细胞增多症、高血钙、高血脂等伴癌综合征的表现，与癌肿本身代谢异常引起的机体内分泌或代谢异常有关。

(4)转移灶症状：肿瘤转移至肺、骨、脑、淋巴结、胸腔等处，可产生相应的症状。

2. 体征

(1)肝大：肝脏呈进行性增大，表面凹凸不平，边缘钝而不整齐，质地坚硬，有不同程度的压痛，是最常见的特征性体征之一。

(2)黄疸：一般出现在肝癌晚期，多为阻塞性黄疸，少数为肝细胞性黄疸。

(3)肝硬化征象：肝癌伴有肝硬化门静脉高压者可表现为脾大、腹腔积液、静脉侧支循环形成等。

3. 并发症

(1)肝性脑病：为肝癌终末期的最严重并发症，约占肝癌死亡原因的1/3。

(2)上消化道出血：患者常伴有肝硬化、门静脉高压、食管胃底血管静脉曲张、小肠静脉淤血等一系列变化，血管容易破裂出血，另也有部分患者是因为肝功能障碍致凝血功能异常而广泛出血，约占肝癌死亡原因的15%。

(3)肝癌结节破裂出血：肿瘤逐渐增大、坏死或液化时可自发破裂，受到外界刺激也会发生破裂，如破裂局限在包膜内，则产生明显的局部疼痛，如穿透包膜则可引起腹膜刺激征，大量出血可致患者休克和死亡。

(4)继发感染：患者由于长期消耗或进行放射、化学治疗等导致白细胞减少，抵抗力减弱，易并发肺炎、自发性腹膜炎、肠道感染、压疮等。

【医学检查】

1. 癌肿标记物检测

(1)甲胎蛋白(alpha fetoprotein, AFP)测定：广泛应用于肝癌的普查、诊断、判断治疗效果及预测复发，是诊断肝细胞癌特异性的标志物，在排除慢性或活动性肝炎、肝硬化、睾丸或卵巢胚胎源性肿瘤以及妊娠等基础上，AFP > 400 ng/mL 为诊断肝癌的条件之一，其浓度通常与肝癌大小呈正相关，对 AFP 大于 200 ng/mL 持续 8 周以上或由低浓度逐渐升高不降者，应动态观察，结合影像学及肝功能变化对比分析。

(2)其他标志物：血清岩藻糖苷酶(AFu)、γ-谷氨酰转移酶同工酶Ⅱ($\gamma-GT_2$)、异常凝血酶原(DCP)等有助于 AFP 阴性肝癌的诊断和鉴别诊断。

2. 影像学检查

(1)超声：B 超检查是目前肝癌筛选的首选方法。能检出肝内直径 >1 cm 的占位性病变，结合 AFP 检测是早期诊断肝癌的主要方法。

(2)增强 CT/MRI：是诊断肝癌及确定治疗策略的重要手段之一，1 cm 左右肝癌的检出率可 >80%。

(3)数字减影血管造影(DSA)：选择性肝动脉行 DSA 是肝癌确诊时的一种重要补充手段。

3. 肝活组织检查　在 B 超或 CT 引导下穿刺癌结节行组织学检查，是确诊肝癌的可靠方法，但有针道转移或出血的风险，应酌情应用。

【诊断要点】

1. 诊断　出现不明原因的肝区疼痛、消瘦和进行性肝脏肿大者，尤其是具有肝硬化以及 HBV 和/或 HCV 感染(HBV 和/或 HCV 抗原阳性)病史的患者，应考虑肝癌的可能，满足下列三项中的任一项，即可诊断肝癌。而临床分期对治疗方法的选择及预后估计具有重要指导意义。①具有两种典型肝癌影像学(B 超、增强 CT、MRI 或选择性肝动脉造影)表现，病灶 >2 cm；②一项典型影像学肝癌表现，病灶 >2 cm，AFP >400 ng/mL；③肝脏活组织检查阳性。

2. 鉴别诊断

肝癌BCLC分期与临床治疗策略

(1)继发性肝癌：原发于呼吸道、胃肠道、乳房等处的癌灶常转移至肝，呈多发性结节，血清 AFP 检测一般为阴性。

(2)肝硬化结节：增强 CT/MRI 见病灶动脉期强化，诊断为肝癌；若无强化，则考虑为肝硬化结节。

(3)活动性病毒性肝炎：病毒性肝炎活动时血清 AFP 往往呈短期低浓度升高，应定期多次测定血清 AFP 和 ALT，或结合其他肝癌标志物进行分析。

(4)肝脓肿：临床表现为发热、肝区疼痛，超声检查可见脓肿的液性暗区。

【治疗要点】

肝癌应早发现、早诊断、早治疗，根据不同阶段进行个体化综合治疗。

1. 手术切除　是目前治疗肝癌最有效的方法之一，对诊断明确并有手术指征的患者应及早手术。肝癌手术切除后 5 年肿瘤复发转移率高达 40% ~70%，术后应密切随访，加强综合治疗。

2. 经导管动脉化疗栓塞术　是经皮穿刺股动脉，在X线透视下将导管插至肝固有动脉或其分支注射抗肿瘤药物和栓塞剂，常用栓塞剂有碘化油和明胶海绵碎片，现临床多用抗肿瘤药物和碘化油混合后注入肝动脉，发挥持久抗肿瘤的作用、阻断肿瘤的供血，使其发生坏死。是目前非手术治疗中晚期肝癌的常用方法，具有靶向性好、创伤小、可重复，患者容易接受。

3. 经皮穿刺瘤内注射无水乙醇　适用于直径≤3 cm肝癌的治疗，在B超或CT引导下，将无水乙醇注入肝癌组织内，使癌细胞脱水、变性、凝固性坏死，对直径<2 cm的肝癌效果确切。

4. 放射治疗　适用于肝门区肝癌的治疗，对于病灶较局限，肝功能较好的早期病例，如能耐受40Gy(4 000 rad)以上的放射剂量，疗效可显著提高。

5. 药物治疗　索拉非尼是唯一获得批准治疗晚期肝癌的分子靶向药物，常规推荐用法为400 mg，每天两次，应用时需注意对肝功能的影响。

6. 肝移植　是肝癌根治性治疗手段之一，尤其适用于处于失代偿期肝硬化、不适合手术切除的小肝癌患者。

【护理诊断/问题】

1. 慢性疼痛：肝区疼痛　与肿瘤增长迅速、肝包膜被牵拉或肝动脉栓塞术后产生栓塞后综合征有关。

2. 营养失调：低于机体的需要量　与恶性肿瘤导致机体的慢性消耗、化疗所致的胃肠道反应有关。

3. 预感性悲哀　与担心疾病预后不佳有关。

4. 有感染的危险　与肿瘤长期消耗致机体抵抗力减弱及化疗、放疗致白细胞减少有关。

5. 潜在并发症　癌结节破裂出血、肝性脑病、上消化道出血。

【护理措施】

1. 生活起居　保持生活作息规律，避免疲劳，大量腹腔积液、呼吸困难者协助取半卧位，做好口腔及皮肤护理，皮肤瘙痒者，剪平指甲，避免抓伤皮肤。

2. 病情观察　①常规观察：监测生命体征变化，观察疼痛的强度、性质、部位及伴随症状。②并发症观察：呕吐物及大便的颜色，尽早发现消化道出血、感染迹象等。③危急重症观察：如患者出现剧烈腹痛伴面色苍白、心慌、头晕等表现，应高度怀疑癌结节破裂，需紧急处理。注意患者有无性格和行为改变等肝性脑病的先兆症状。

3. 对症护理　认真倾听患者对疼痛的感受，协助患者取舒适卧位，按医嘱及时给予止痛药，遵循WHO推荐的按阶梯给药，观察止痛药的疗效及不良反应；教会患者一些放松和转移注意力的方法和技巧，如听音乐、交谈等，以减轻疼痛，稳定情绪。

4. 用药护理　肝动脉栓塞化疗患者的护理。

(1)术前护理：向患者及家属解释治疗的目的、方法和效果，使其积极配合手术。完善相关检查，如血常规、出凝血时间、肝肾功能、心电图等。术前一日行碘过敏试验和普鲁卡因过敏试验，备皮。术前6小时禁饮禁食，术前30分钟遵医嘱给予镇静药并监测血压。

(2)术中配合：准备好各种抢救物品和药物。严密观察患者的生命体征及血氧饱和度情况，随时询问患者的感受及反应，如注射造影剂时有无恶心、胸闷、心慌、皮疹等过敏症状，注射化疗药物后有无恶心、呕吐，一旦出现应及时处理。

(3)术后护理：①禁食2～3天，逐渐过渡到流质饮食，少量多餐，以减轻恶心、呕吐。②穿刺部位压迫止血15分钟后再加压包扎，沙袋压迫6小时，保持穿刺侧肢体伸直24小时，注意观察肢端血运情况、穿刺部位有无血肿及渗血。③由于肝动脉血供突然减少，可产生栓塞后综合征而出现腹痛、发热、恶心、呕吐，血清蛋白降低、肝功能异常等症状，应严密观察并做好相应护理，大部分患者于术后4～8小时体温升高，持续1周左右，是机体对坏死肿瘤组织重吸收的反应，高热者及时降温以减少机体消耗。④准确记录出入量，栓塞术后1周，常因肝缺血影响肝糖原储存和蛋白质的合成，应根据医嘱输注清蛋白，并补充葡萄糖溶液。

5. *饮食护理*　向患者和家属解释加强营养的重要性，鼓励患者进食高蛋白、富含维生素易消化食物，避免摄入高脂肪、高热量和刺激性食物，如有肝性脑病征兆，应减少蛋白质摄入。

6. *心理护理*　加强与患者及家属的沟通交流，避免不良因素刺激，及时动态地评估患者的心理变化，实施个性化、多样化、持续性的心理支持，以增强患者战胜疾病的信心。对极度绝望的患者应加强监控，避免其发生自杀等危险行为。

原发性肝癌的健康教育

【健康教育】

宣传和普及肝癌的预防知识，避免应用对肝脏有损害的药物，指导患者生活规律，定期随访。

第十一节　肝性脑病

预习案例

秦某，男，70岁。因意识不清1天由平车急送入院。体查：T 36.9℃，P 78次/min，R 14次/min，BP 136/76 mmHg。患者神志不清，双侧瞳孔等大等圆，直径3 mm，对光反射存在。既往有乙肝病史40余年，高血压病史10余年，糖尿病病史10余年，否认过敏史及家族遗传病史。

思考

(1)该患者意识不清的原因是什么？

(2)该疾病发生的诱因有哪些？

微课-肝性脑病

肝性脑病(hepatic encephalopathy, HE)过去称肝昏迷，是由急性、慢性肝功能严重障碍或各种门静脉-体循环分流(以下简称门-体分流)异常所致的、以代谢紊乱为基础、轻重程度不同的神经精神异常综合征。其主要临床表现是意识障碍、行为失常和昏迷。

【病因与发病机制】

各型肝硬化，特别是肝炎后肝硬化是引起肝性脑病最常见的原因。其发病常有明显的诱因，发病机制尚未完全明确，其中以氨中毒理论的研究最多。

【临床表现】

微视频-氨与肝性脑病

由于导致肝性脑病的基础疾病不同，其临床表现也比较复杂、多变，但也有其共性的表现，目前使用最广泛的是 West-Haven HE 分级标准，根据患者意识障碍程度、神经系统体征和脑电图改变，将肝性脑病的临床过程分为 5 期。

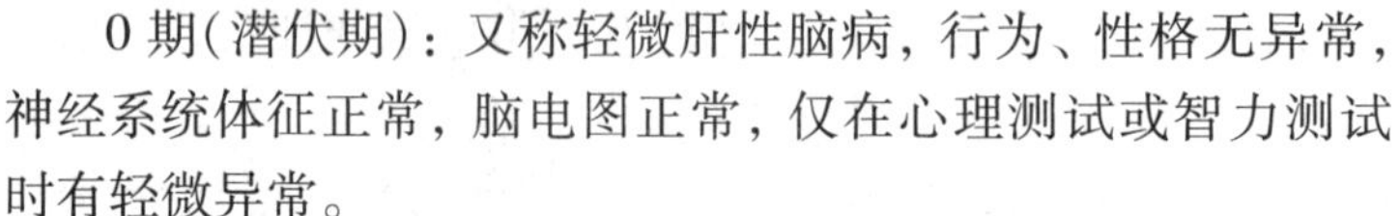

0 期(潜伏期)：又称轻微肝性脑病，行为、性格无异常，神经系统体征正常，脑电图正常，仅在心理测试或智力测试时有轻微异常。

肝性脑病的病因与发病机制

1 期(前驱期)：焦虑、欣快、抑郁、注意时间缩短、睡眠倒错等轻度精神异常，了解患者性格的亲属能觉察，患者可有扑翼样震颤，即嘱患者两臂平伸，肘关节固定，手掌向背侧伸展，手指分开时，可见手向外侧偏斜，掌指关节、腕关节甚至肘关节与肩关节出现急促而不规则地扑击样抖动。此期临床表现不明显，脑电图大部分正常。

2 期(昏迷前期)：明显的性格、行为改变(如衣冠不整或随地大小便)，嗜睡、淡漠、轻微的定向力异常(时间、定向)、计算能力下降，运动障碍、言语不清。扑翼样震颤易引出，腱反射亢进、肌张力增高、踝阵挛及 Babinski 征阳性等神经系统体征。脑电图有特异性改变。

3 期(昏睡期)：明显的定向力障碍，行为异常，昏睡，但可唤醒。各种神经系统体征持续存在或加重，肌张力增高，四肢被动运动常有抵抗力，锥体束征呈阳性。扑翼样震颤仍可引出，脑电图有异常波形。

4 期(昏迷期)：昏迷，对语音及外界刺激无反应。患者不能合作而无法引出扑翼样震颤。浅昏迷时，对疼痛等强刺激尚有反应，腱反射和肌张力仍亢进；深昏迷时，各种反射消失，肌张力降低。脑电图明显异常。

以上各期的分界常不分明，前后期临床可有重叠。如急性肝衰竭所致的肝性脑病很快进入昏迷甚至死亡，失代偿期肝硬化所致肝性脑病的临床分期比较明显，肝硬化终末期肝性脑病，起病缓慢，反复发作，患者逐渐转入昏迷至死亡。

【医学检查】

1. 血氨　血氨升高对肝性脑病的诊断有较高的价值，正常人空腹静脉血氨为 6～35 mmol/L，动脉血氨含量为静脉血的 0.5～2 倍。慢性肝性脑病尤其是门体分流性脑病患者多有血氨升高，但血氨升高水平与病情严重程度不完全一致，急性肝性脑病患者血氨可正常。

2. 脑电图检查 肝性脑病患者的脑电图表现为节律变慢，2～3 期患者表现为δ波或三相波，每秒4～7次；昏迷时表现为高波幅的δ波，每秒少于4次。脑电图的改变特异性不强，尿毒症、呼吸衰竭、低血糖亦可有类似改变。

3. 心理智能测验 对诊断轻微肝性脑病最有价值，一般将木块图试验、数字连接试验及数字符号试验(DST)联合应用，适用于轻微肝性脑病。但易受年龄、教育程度的影响。

4. 影像学检查 急性肝性脑病患者行头部 CT 或 MRI 检查时可发现脑水肿、慢性肝性脑病患者则可发现不同程度的脑萎缩。

轻微型肝性脑病DST测试表

【诊断要点】

1. 诊断 主要诊断依据：有引起 HE 的基础疾病，严重肝病和/或广泛门体侧支循环分流；有临床可识别的神经精神症状及体征；排除其他导致神经精神异常的疾病，如代谢性脑病、中毒性脑病、神经系统疾病(如颅内出血颅内感染及颅内占位)、精神疾病等情况；有引起 HE 的诱因，如感染、上消化道出血、大量放腹腔积液等；血氨升高；心理智能测验、诱发电位及临界视觉闪烁频率异常。

2. 鉴别诊断 应与低血糖、糖尿病酮症酸中毒、尿毒症、脑血管意外、脑部感染和镇静药过量等鉴别。

【治疗要点】

治疗要点：目前尚无特效的治疗方法，去除引发 HE 的诱因、维护肝脏功能、促进氨代谢清除及调节神经递质。

1. 识别及消除诱因 感染是最常见的诱发因素，应极寻找感染源，应尽早开始经验性抗菌药物治疗；合并上消化道出血者应尽快止血并清除肠道积血；避免过度利尿及大量放腹腔积液，纠正电解质紊乱；防治便秘，慎用麻醉、止痛、安眠、镇静等药物。

2. 减少肠内氮源性毒物的生成与吸收 ①禁食蛋白质：HE 一旦发生，数日内禁食蛋白质，以碳水化合物为主要食物，保证热量和维生素的供给。②灌肠或导泻：用0.9%氯化钠溶液或弱酸性溶液灌肠，口服或鼻饲25%硫酸镁30～60 mL导泻，以清除肠内积食、积血或其他含氮物质。③抑制肠道细菌的生长：常用的口服抗生素有新霉素、利福昔明、甲硝唑等，可抑制肠道产尿素酶细菌。④乳果糖：口服后在小肠内不被吸收，但可被结肠细菌分解成乳酸和醋酸，使肠道内 pH 下降，从而可阻断氨的吸收，乳果糖还可通过保留水分，增加粪便体积，发挥导泻作用，缓解便秘。常用剂量为每次口服15～30 mL，2～3次/天(根据患者反应调整剂量)，以每天2～3次软便为宜，必要时可配合保留灌肠治疗。不能耐受者可应用乳梨醇等其他药物。⑤微生态制剂：包括益生菌、益生元和合生元等，可以促进对宿主有益的细菌株的生长，并抑制有害菌群如尿素酶菌的繁殖，改善肠上皮细胞的营养状态、降低肠黏膜通透性，减少细菌易位等。

3. 加速氨的代谢 目前最常用的降氨药物为L-鸟氨酸-L-天冬氨酸，能促进体内的尿素循环(鸟氨酸循环)而降低血氨。当谷氨酸钠、谷氨酸钾、精氨酸等疗效不确切时，根据病情需要选用降氨药物。

4. 调节神经递质　①GABA/BZ 复合受体拮抗药：氟马西尼是 BZ 受体拮抗药，通过抑制 GABA/BZ 复合受体发挥作用，对 3 期、4 期患者具有促醒作用。②减少或拮抗假性神经递质：支链氨基酸制剂可以竞争性抑制芳香族氨基酸进入大脑，减少假性神经递质的形成。

5. 其他　肝衰竭合并 HE 在内科治疗基础上可采取人工肝治疗，对于难控制的顽固性的 HE 伴肝衰竭者，有条件时应优先考虑肝移植。

【护理诊断/问题】

1. 意识障碍　与血氨增高干扰脑的能量代谢引起大脑功能抑制有关。

2. 营养失调：低于机体的需要量　与肝功能减退导致消化吸收功能下降及限制蛋白质摄入有关。

3. 有皮肤黏膜完整性受损的危险　与黄疸导致皮肤瘙痒、长期卧床有关。

4. 有受伤的危险　与疾病造成患者精神异常、神志改变有关。

【护理措施】

1. 生活起居　以卧床休息为主，安置患者于重症监护室，保持室内空气新鲜，环境安静，限制探视。

2. 病情观察　①常规观察：监测并记录生命体征，观察原发病表现如腹腔积液、黄疸情况。②并发症观察：注意患者性格、行为，意识、神志及精神状态，有无思维及认知的改变、扑翼样震颤、肌张力增高等 HE 征象，定期复查血氨、肝肾功能、电解质。③危急重症观察：如患者出现意识障碍，应定期通过刺激或唤醒等方法评估严重程度。

3. 用药护理　服用新霉素不宜超过 1 个月，长期服用可出现听力损害或肾损害，用药期间监测听力和肾功能；乳果糖在肠内产气较多，可引起腹绞痛、腹胀、恶心、呕吐及电解质紊乱等，应从小剂量开始使用；用谷氨酸钾和谷氨酸钠时，谷氨酸钾、谷氨酸钠比例应根据血清钾、钠浓度和病情而定，患者尿少时少用钾剂，腹腔积液和水肿明显时慎用钠剂；大量输注葡萄糖的过程中，应警惕低钾血症、脑水肿和心力衰竭。维生素 B_6 可使多巴在外周神经处转为多巴胺，影响多巴进入脑组织，减少中枢神经系统的正常传导递质，故尽量勿用。

4. 对症护理

(1) 昏迷：患者取仰卧位头略偏向一侧，以防舌后坠阻塞呼吸道，保持患者呼吸道通畅，深昏迷者气管切开后应做好排痰护理，保证氧气供给；做好口腔、眼部和皮肤及小便护理，防止感染；保持大便通畅，可用 0.9% 氯化钠溶液或弱酸性液体灌肠，忌用碱性液体；定时进行肢体被动运动及翻身拍背，以免发生压疮、静脉血栓或肌肉萎缩、坠积性肺炎等。

(2) 兴奋、烦躁不安或抽搐：防止伤人及自残，取下活动性义齿，加用床档，必要时使用约束带及戴棉质手套，防止舌咬伤、坠床、撞伤及抓伤。

5. 饮食护理　急性期限制蛋白质的摄入，以高热量、富含维生素、低脂的饮食为主，保证每天热量供应 5 ~ 6.7MJ，可给予蜂蜜、果汁、葡萄糖、稀饭等。昏迷患者鼻饲 25% 葡萄糖液供给热量，当胃排空不良时改用静脉滴注 25% 葡萄糖溶液。神志清醒后，可逐步增加蛋白质饮食，以植物蛋白为宜，每天 20 g，以后每 3 ~ 5 天增加 10 g，短期内不能

超过 50 g/d。每日摄入液体量在 2 500 mL 左右，伴腹腔积液者应控制在 1 000 mL 以内。

6. 心理护理　随着病情的发展，患者可对治疗失去信心，出现焦虑、紧张等心理问题，可进一步加重肝脏负担，因此应密切注意其心理状态，注意鉴别患者的心理问题与疾病所致精神障碍的表现，鼓励患者树立战胜疾病的信心；此外，与家属建立良好的关系，让其了解 HE 的特点，共同制定切实可行的照顾计划。

【健康教育】

指导患者及家属避免常见的诱发因素，识别肝性脑病的先兆症状，一旦病情发生变化及时就诊。

肝性脑病的健康教育

第十二节　急性胰腺炎

预习案例

刘某，男，32 岁。因腹痛 5 天，加重 3 天入院。5 天前患者饮酒后出现上腹痛，为持续性绞痛，向后背部放射，伴频繁恶心呕吐，呕吐物为胃内容物和胆汁，在当地医院给予补液、抗感染、抑酸对症支持治疗，病情略有好转。3 天前进油腻饮食后病情再次加重，腹痛不能解，逐渐蔓延至全腹，恶心呕吐加重，肛门停止排气排便，尿量少，色黄，伴烦躁不安，皮肤湿冷，急来就诊。体查：神志淡漠，T 38.7℃，P 110 次/min，R 21 次/min，BP 80/50 mmHg，双肺呼吸音清，律齐，无杂音，全腹膨隆，腹肌紧张，明显压痛、反跳痛，肠鸣音消失，移动性浊音阳性，既往无结核、肝炎、冠心病、肿瘤病史，否认胆石症，无传染病接触史。

思考

(1) 该患者确诊需完善哪些检查？

(2) 该患者 3 天前病情加重的原因可能是什么？

(3) 患者目前最主要的护理问题什么？

急性胰腺炎(acute pancreatitis，AP)是指多种病因导致胰酶被激活，继以胰腺组织局部炎症反应，可伴或不伴有其他器官功能改变。临床上以急性上腹痛及血淀粉酶或脂肪酶升高为特点，大多患者的病程呈自限性，少数可伴发多器官功能障碍及胰腺局部并发症。

【病因与发病机制】

引起急性胰腺炎的病因较多，存在地区差异，胆道疾病为我国最常见的病因。

【临床表现】

急性胰腺炎的病因与病理

急性胰腺炎的临床表现与病理类型及治疗是否及时等因素有关。病情轻者以胰腺水肿为主，预后良好，称为轻症急性胰腺炎。严重者常继发腹膜炎、休克及多器官功能障碍等并发症，病死率高，称为重症急性胰腺炎。介于轻、重症急性胰腺炎之间称之为中度重症急性胰腺炎，患者的器官功能障碍常在48小时可内恢复。

1. 症状

（1）腹痛：为首发症状及主要表现，大多在酗酒或暴饮暴食后突然发生。疼痛常位于中左上腹甚至全腹，剧烈而持续，呈钝痛、钻痛、绞痛或刀割样痛，部分患者疼痛向背部放射，弯腰抱膝体位可减轻疼痛。极少数年老体弱患者腹痛极轻或无痛。

（2）恶心、呕吐及腹胀：发病初期可出现反射性恶心、呕吐、腹胀，呕吐物为胃内容物，可混有胆汁，吐完后腹胀和疼痛不能缓解，晚期由于出现麻痹性肠梗阻，呕吐物多为粪样。

（3）发热：由于胰腺大量炎性渗出，大多患者有中度以上发热，持续3～5天。若持续发热1周以上伴有白细胞升高，多提示可能有胰腺坏死、胰腺脓肿或胆道炎症等发生。

（4）水、电解质及酸碱平衡紊乱：由于频繁呕吐或麻痹性肠梗阻，患者多有轻重不等的水、电解质及酸碱失衡。急性出血坏死型胰腺炎，发病后数小时至10余小时即可呈现严重的脱水现象，导致无尿或少尿。

（5）低血压或休克：见于重症胰腺炎，患者在短时间内出现休克，甚至猝死。与有效循环血容量不足、胰腺坏死释放心肌抑制因子使心肌收缩不良、并发感染和消化道出血等有关。

2. 体征

（1）轻症急性胰腺炎：仅为腹部轻压痛，多无腹肌紧张和反跳痛，与腹痛程度不甚相符，可伴有腹胀和肠鸣音减弱。

（2）重症急性胰腺炎：可出现腹膜刺激征，伴有麻痹性肠梗阻时腹胀明显，肠鸣音减弱或消失，大量炎性腹腔积液时移动性浊音阳性，部分患者由于胰酶或坏死组织液沿腹膜后间隙渗到腹壁下，致两侧腰部皮肤呈暗灰蓝色，称Grey－Turner征，或脐周围皮肤出现青紫，称Cullen征。

3. 并发症

（1）局部并发症：①胰腺脓肿，通常发生在急性胰腺炎发作2周后，患者表现为高热伴中毒症状，腹痛加重，可扪及上腹部包块。②假性囊肿，多在起病3～4周后形成，体检常可扪及上腹部包块，大的囊肿可压迫邻近组织产生相应症状。

（2）全身并发症：重症急性胰腺炎常伴发不同程度的多器官功能衰竭。多在数天后出现，如急性呼吸窘迫综合征、急性肾损伤、心力衰竭、消化道出血、胰性脑病、DIC、败血症、糖尿病等，病死率极高。

【医学检查】

1. 淀粉酶　是诊断急性胰腺炎最常用的指标，血清淀粉酶一般在起病后 2 ~ 12 小时开始升高，48 小时开始下降，持续 3 ~ 5 天，其超过正常值 3 倍即可诊断 AP，但其活性的高低与病情轻重不呈相关性。尿淀粉酶升高较晚，在发病后 12 ~ 14 小时开始升高，持续1 ~ 2 周，受患者尿量的影响。

AP多器官功能障碍的症状、体征及相应的病理生理改变

2. 血清脂肪酶　常在病后 24 ~ 72 小时开始升高，持续 7 ~ 10天，对病后就诊较晚的急性胰腺炎患者有诊断价值，且特异性较高。

3. 白细胞计数　多有白细胞增多及中性粒细胞核左移。

4. C 反应蛋白(CRP)　发病后 72 小时内 CRP > 150 mg/L，提示胰腺组织坏死可能。

5. 其他生化检查　血糖常升高，持续空腹血糖 > 11.2 mmol/L(无糖尿病史)提示胰腺坏死。可伴有血钙降低，若 < 2 mmol/L 则为预后不良。此外，可有血清 AST、LDH 增加，血清清白降低等。

6. 影像学检查　B 超可见胰腺肿大，胰内及胰周围回声异常，可作为初筛检查。腹部 X 线平片可见“哨兵襻”和“结肠切割征”为胰腺炎的间接指征，还可发现肠麻痹或麻痹性肠梗阻。CT 显像对急性胰腺炎的严重程度附近器官是否受累可提供帮助。

【诊断要点】

1. 诊断　有胆道疾病、酗酒、暴饮暴食等病史，具备下列 3 条中任意 2 条：①急性、持续中上腹痛。②血淀粉酶或脂肪酶大于正常值上限 3 倍。③急性胰腺炎的典型影像学改变。此诊断一般应在患者就诊后 48 小时内明确。

重症急性胰腺炎除具备以上诊断标准外，还具有局部并发症(胰腺坏死、假性囊肿、脓肿)和(或)器官衰竭等。

2. 鉴别诊断　急性胰腺炎常需与消化性溃疡、胆石症、急性肠梗阻等鉴别。此类急腹症，血淀粉酶及脂肪酶亦可升高，但大多低于正常值的 2 倍。

【治疗要点】

大多轻症急性胰腺炎可采用非手术疗法，经 3 ~ 5 天积极治疗多可治愈；重症急性胰腺炎，尤其合并感染者则需采用手术疗法；胆源性胰腺炎大多需要手术治疗，以解除病因。

1. 轻症急性胰腺炎

(1)药物治疗：①抑酸治疗，给予 H_2受体拮抗药或质子泵抑制药可抑制胃酸分泌而间接抑制胰腺分泌。②腹痛剧烈者可予哌替啶，但禁用吗啡，以免引起 Oddi 括约肌痉挛而加重病情。③适当补充血容量，维持水、电解质和酸碱平衡。

(2)禁食及胃肠减压：可减少胃酸及胰液分泌，以减轻腹痛和腹胀。

2. 重症急性胰腺炎　除上述治疗措施外，还包括以下措施。

(1)药物治疗：①充分补充血容量，补液量宜控制在 3500 ~ 4000 mL/d，由于胰腺大量渗液，蛋白丢失，应补充清蛋白，才能有效维持脏器功能，注意纠正酸碱及电解质紊乱。②生长抑素，是机体重要的抗炎多肽，急性胰腺炎时，循环及肠黏膜生长抑素水平显著降低，胰腺及全身炎症反应可因此加重，生长抑素250 μg/h或奥曲肽25 μg/h持续静脉滴注。③抗生素，疑诊或确定胰腺感染时，应选择针对革兰阴性菌和厌氧菌的、能透过血胰屏障的抗生素，如第三代头孢菌素＋抗厌氧菌类、喹诺酮＋抗厌氧菌类等。

(2)营养支持：早期采用全胃肠外营养，如无肠梗阻，应尽早过渡到肠内营养，以改善胃肠黏膜屏障，减轻炎症反应，防治细菌移位。

3. 并发症的处理　当患者出现急性肺损伤、呼吸窘迫时，应及时给予正压机械通气，并根据病情调整补液量，适当使用利尿药；出现难以纠正的急性肾功能不全时，可行连续性血液净化；不能自行吸收的胰腺假性囊肿可经皮穿刺引流、内镜引流等；胰腺脓肿在充分抗生素治疗后，脓肿不能吸收者，可行腹腔引流或灌洗或施行坏死组织清除和引流手术。

4. 其他治疗　内镜下Oddi括约肌切开取石、减压术等；芒硝、大黄、黄芪等中药对急性胰腺炎有一定疗效。

【护理诊断/问题】

1. 急性疼痛：腹痛　与胰腺及其周围组织炎症、水肿或出血、坏死有关。

2. 有体液不足的危险　与呕吐、禁食、胃肠减压、出血、腹腔渗出有关。

3. 体温过高　与胰腺炎症、坏死及继发感染等有关。

4. 潜在并发症　休克、急性肾损伤、急性呼吸窘迫综合征、败血症等。

5. 焦虑/恐惧　与腹痛剧烈、病情进展急骤和担心预后有关。

【护理措施】

1. 生活起居　重症急性胰腺炎需绝对卧床休息，适当进行床上运动，鼓励患者翻身，防止因剧痛辗转不安而坠床。卧床期间做好口腔、皮肤、大小便等生活护理。

2. 病情观察　①常规观察：严密监测患者生命体征、神志、尿量、皮肤黏膜色泽、弹性，呕吐物或胃肠减压引流液的量、颜色及性质；准确记录24小时出入量，为补充液体提供依据。②并发症观察：若疼痛持续存在且伴有高热，则应考虑是否并发胰腺脓肿，若出现疼痛剧烈，腹肌紧张、压痛、反跳痛明显，提示并发腹膜炎，应及时报告医生处理。③危急重症观察：及时察觉多器官功能衰竭的早期表现如呼吸急促、脉搏细速、尿量减少等。

3. 用药护理　保持静脉通道通畅，禁食患者每天液体输入量需在3 000 mL以上，以及时补充丢失的液体和电解质，纠正酸碱失衡。根据患者脱水程度、血压、心功能状况、尿量等调节输液速度；若循环衰竭症状不见好转或有心力衰竭，按医嘱给予升压药物或强心药。

4. 对症护理　协助患者采取舒适的体位，如弯腰、屈膝仰卧以减轻疼痛，剧烈腹痛者遵医嘱给予哌替啶等止痛药，防止成瘾，观察用药前后患者疼痛有无减轻或发生性质改变等。

5. 饮食护理　向患者及家属说明禁食、禁饮的目的，轻症胰腺炎禁食3～5天并胃肠减压，口渴者可含漱或湿润口唇，当腹痛减轻、发热消退、血淀粉酶正常后，可先进少量清淡流质；重型急性胰腺炎禁食时间更长，早期一般给予肠外营养支持，如无肠梗阻，可早期进行鼻孔肠管输注营养液，以补充营养并增强肠道黏膜屏障功能，病情缓解后逐步过渡到正常进食。

6. *心理护理* AP因发病急，疼痛剧烈，患者往往紧张、恐惧，可给患者介绍减轻腹痛的方法及疾病的有关知识，如松弛疗法、皮肤刺激疗法，以减轻疼痛，消除患者的焦虑或恐惧。

急性胰腺炎的健康教育

【健康教育】

向患者介绍AP的诱因及养成良好生活方式的重要性。

第十三节 上消化道出血

预习案例

林某，男，49岁。因上胀痛，伴黑色大便1天入院。2小时前因饭后活动，出现呕吐胃内容物及咖啡色血样物2次，量约1 000 mL，黑便2次，量约50 mL。伴反酸、头晕、心慌、口干。体查：患者意识模糊，T 36.2℃，P 108次/min，R 20次/min，BP 85/55 mmHg，双肺呼吸音清，律齐，无杂音，腹部轻压痛，无反跳痛及肌紧张，肝肋下未及。既往无高血压、胃炎病史，无肝病史，无药物过敏史及外伤、大手术史。门诊血常规检查：WBC 7.5×10^{9}/L，HGB 87 g/L，RBC 2.86×10^{12}/L，HCT 26.8%。

思考

(1)引起该患者出血的原因可能是什么？

(2)该患者目前最主要的护理问题什么？

上消化道出血(upper gastrointestinal bleeding，UGIB)系指屈氏韧带以上的消化道出血，包括食管、胃、十二指肠、胆管和胰管等病变引起的出血，以及胃、空肠吻合术后的空肠病变出血。大量出血是指数小时内失血量超出1 000 mL或占循环血容量的20%。主要临床表现为是呕血和(或)黑粪，常伴有血容量减少引起的急性周围循环衰竭，甚至失血性休克而危及患者生命，是临床常见的急症。

微课-上消化道出血

【病因与发病机制】

临床上最常见的病因是消化性溃疡、食管-胃底静脉曲张破裂、急性糜烂出血性胃炎、胃癌。其他疾病亦可导致的上消化道出血。

【临床表现】

上消化道出血的临床表现取决于出血部位、性质、出血量及速度，并与患者循环功能的代偿能力、心、肝、肾功能等有关。

上消化道出血的病因

1. 呕血与黑便　是上消化道出血的特征性表现。出血量少则可无呕血，出血部位在幽门以上、出血量大者常有呕血，出血速度慢者呕血多呈咖啡色，短时间内出血量大，血液未与胃酸充分混合即呕出，则为鲜红色或有血凝块。出血量在50 mL以上即可出现柏油样黑粪，黏稠而发亮，是血红蛋白铁与硫化物起作用而变成硫化铁所致。当出血量大且速度快时，血液在肠内推进快，粪便表现暗红色甚至鲜红色，需与下消化道出血鉴别。少数患者就诊时仅有低血容量性周围循环衰竭症状，而无呕血或黑便，需注意避免漏诊。

2. 失血性周围循环衰竭　出血量大、出血速度快时，由于循环血容量迅速减少而致周围循环衰竭，患者可有心悸、头昏、出汗、口渴、乏力或突然起立发生晕厥、心率加快、血压下降等一系列症状。严重者可出现烦躁不安或神志不清、面色苍白、四肢湿冷、口唇发绀、呼吸增快、心率加快至120次/min以上、收缩压降至80 mmHg以下、脉压缩小等休克表现。

3. 贫血和血象改变　上消化道急性大量出血后3～4小时均会出现急性失血性贫血。失血后，组织液渗入血管内使血液稀释，一般需3～4小时及以上才出现血细胞比容、血红蛋白浓度与红细胞计数的变化，24～72小时血液稀释到最大限度。贫血程度除取决于失血量外，还和出血后液体平衡状况、出血前有无贫血基础等因素有关。出血2～5小时后，白细胞计数轻至中度升高，出血停止后2～3天才恢复正常水平。但肝硬化伴有脾亢进的患者，白细胞计数可不增多。出血24小时内网织红细胞计数即见增多，出血停止后逐渐降至正常。

4. 发热　上消化道大量出血后，部分患者24小时内出现低热，体温一般不超过38.5℃，持续3～5天后降至正常，可能与循环衰竭影响体温调节中枢功能有关。

5. 氮质血症　消化道大量出血后，由于大量血液蛋白质的消化产物在肠道被吸收，血中尿素氮浓度可发生暂时增高，称为肠源性氮质血症。一般于出血后数小时血尿素氮开始上升，24～48小时可达高峰，但多不超过14.3 mmol/L(40 mg/dL)，3～4天后降至正常。大量出血后可使肾血流量和肾小球滤过率减少，导致氮质潴留，血尿素氮的增高是肾前性因素所致。

【医学检查】

1. 实验室检查　测定血红蛋白浓度、红细胞计数、红细胞比容、血小板计数、网织红细胞计数、肝肾功能及大便隐血试验等有助于估计失血量、动态观察是否有活动性出血及判断治疗效果。

2. 胃镜检查　是目前明确上消化道出血病因、部位的首选方法，它不仅能直视病变、取活组织检查，还可对出血病灶进行止血治疗。主张在出血后24～48小时内进行检查可极大地提高出血病因诊断的准确性，称急诊胃镜检查。在急诊胃镜前应该先补充血容量纠正休克，如出现大量活动性出血，可先插胃管抽吸胃内积血，并用0.9%氯化钠溶液灌洗，以免积血影响病灶的观察。

3. 胶囊内镜　对小肠病变诊断阳性率在60% ~70%，在出血活动期或静止期均可进行。

4. 其他检查　选择性腹腔动脉造影、放射性核素扫描等检查，主要适用于不明原因的消化道出血。X 线钡剂造影对明确病因亦有价值，但在急性消化道出血期间不宜选择。

【诊断要点】

1. 诊断　有上消化道出血的临床表现：呕血、黑便、失血性周围循环衰竭等；有血红蛋白浓度、红细胞计数及红细胞比容下降的实验室证据，呕吐物或黑便隐血试验呈强阳性；有引起上消化道出血的原发病，排除口、鼻、咽喉部出血及食物或药物引起的黑便。

2. 鉴别诊断　应与下消化道出血相鉴别。

【治疗要点】

上消化道大量出血病情急、变化快，严重者可危及生命，应迅速补充血容量、控制休克，采取有效止血措施，同时积极进行病因诊断和治疗。

上消化道出血与下消化道出血的鉴别

（一）积极补充血容量

尽快建立有效的静脉输液通道，快速补充血容量。可先输平衡液、葡萄糖盐水、低分子右旋糖酐或其他血浆代用品暂时代替输血。立即查血型和配血，存在以下情况需紧急输血：收缩压 <90 mmHg，或较基础收缩压降低幅度 >30 mmHg；心率增快（心率 >120 次/min）；血红蛋白 <70 g/L 或血细胞比容 <25%。一般输浓缩红细胞，当出现严重活动性大出血应考虑输全血，以使血红蛋白升高至 70 g/L 左右为宜。应注意避免因输液、输血过快、过多导致肺水肿，原有心脏病或老年患者必要时可根据中心静脉压调节输入液体量。

（二）止血措施

1. 非曲张静脉上消化道大出血

(1) 药物治疗：①抑制胃酸分泌，血小板聚集及血浆凝血功能所诱导的止血作用需在 pH > 6.0 时才能有效发挥，抑制胃酸分泌可提高胃内 pH，能促进止血。常应用 H_2受体拮抗药或质子泵抑制药，大出血时应选用后者，并应早期静脉给药。②去甲肾上腺液，8 mg/100 mL去甲肾上腺 0.9% 氯化钠溶液，分次口服或由胃管注入，每次100 ~200 mL，30 ~60分钟 1 次，可使胃内血管收缩而起到止血作用，老年患者慎用。

(2) 内镜治疗：内镜如发现有活动性出血或暴露血管的溃疡应进行内镜止血，治疗方法包括机械压迫止血、激光光凝、高频电凝、微波、热探头止血、止血夹机械止血、局部药物喷洒、硬化剂治疗、组织黏合剂使用等。

(3) 介入治疗：内镜治疗不成功时，可通过血管介入栓塞胃十二指肠动脉，上消化道各供血动脉之间侧支循环丰富，栓塞后组织坏死风险较低。

(4) 手术治疗：经内科积极治疗仍大量出血不止危及患者生命时，须不失时机行手术治疗。

2. 食管 – 胃底静脉曲张破裂大出血

(1) 药物治疗：①生长抑素，可抑制胃泌素、胃酸、胃蛋白酶的分泌，明显减少内脏器官的血流量，特别是奇静脉血流量，以降低食管胃底静脉的压力。目前临床上常用的有施他宁、奥曲肽等，首剂 250 μg 静脉快速滴注或缓慢推注，继以 250 μg/h 静脉滴注（或泵入），疗程为 5 天。②血管加压素：通过对内脏血管的收缩作用，以减少门脉血流量，降低门脉压，以 0.2U/min 持续静脉滴注，以后视病情调整速度，可同时使用硝酸甘油，既可减少血管加压素引起的不良反应，还有协同降低门静脉压的作用。

（2）三（四）腔二囊管压迫止血：利用柔软的气囊压力，直接压迫出血的曲张静脉，达到止血目的，在药物止血无效的紧急情况下，该方法是最佳的选择（严重冠心病、高血压、心功能不全者慎用），可以争取时间准备其他治疗措施（具体使用方法见本节护理措施）。

（3）内镜治疗：内镜直视下注射硬化剂或组织粘合剂至曲张的静脉（前者用于食管曲张静脉、后者用于胃底曲张静脉），或用皮圈套扎曲张静脉，不仅能达到止血目的，而且可有效防止早期再出血，是目前治疗食管－胃底静脉曲张破裂出血的重要手段。

（4）手术治疗：大出血患者在以上治疗效果不佳时，可行经颈静脉肝内门体静脉分流术、经皮经肝胃冠状静脉栓塞术、门奇静脉断流术等，肝硬化终末期有条件的患者可行肝移植。

【护理诊断/问题】

1. 潜在并发症　血容量不足。

2. 有窒息的危险　与血液或分泌物返流，误吸入气管有关。

3. 恐惧　与上消化道大量出血，生命受到威胁有关。

【护理措施】

1. 生活起居　少量出血者应卧床休息，大量出血者绝对卧床，协助患者取舒适体位，变换体位时动作宜缓慢，尽量在床上排便，以免排便时或便后站立发生晕厥。做好日常生活护理，呕吐后及时协助漱口或口腔护理，排便次数多者应加强肛周皮肤护理。注意保暖。

2. 病情观察

（1）严密监测周围循环情况：有无心率增快，体位改变时心率增快是否 >10 次/min，必要时行心电监护；有无血压降低、脉压变小，体位改变时血压下降幅度是否 > 15 mmHg；准确记录出入量，疑有休克者应留置尿管，每小时记录尿量 1 次，保持尿量 > 30 mL/h；观察精神和意识状态、体温改变、皮肤温度色泽、颈静脉充盈情况，必要时测量中心静脉压。

（2）出血量的估计：出血量在 5～10 mL 之间，大便颜色不变，但隐血试验为阳性；出血量 50～70 mL 及以上可出现黑便；当胃内储积血液量达250～300 mL可引起呕血；一次出血量不超过 400 mL 时，因轻度的血容量减少可由组织液与脾储血所补充，并不引起全身症状；当患者出现心慌、冷汗、眩晕、眼花、乏力、心悸、口渴等症状时，表示急性出血在 400～500 mL 及以上；如出现晕厥、四肢厥冷、烦躁不安、血压下降等征象时，提示失血量在 1 000 mL 以上。由于出血大部分存积于胃肠道，未能及时排出体外，且呕血黑便常混有胃内容物及粪便，故临床上常常根据患者的脉搏、血压、血红蛋白的改变、临床表现及休克指数来估计患者的出血量，并将其分为轻度、中度、重度。

(3)判断继续或再出血：如患者出现以下情况，提示有活动性出血或再次出血。①呕血次数增多，呕吐物转为鲜红色，胃管内抽出有较多新鲜血；黑便次数增多，大便转为稀便或暗红色，或伴有肠鸣音亢进。②经充分补液输血后周围循环衰竭未见明显改善，或虽暂时好转而又恶化，中心静脉压仍有波动，稍微稳定又再下降。③血常规检查显示血红蛋白浓度、红细胞计数与血细胞比容继续下降，网织红细胞计数持续升高。④在补液与尿量足够的情况下，血尿素氮持续或再次升高。⑤门脉高压伴脾肿大的患者，出血后脾脏可暂时缩小，如持续未见恢复肿大，提示消化道出血在继续，需立即报告，积极处理。

上消化道出血严重程度分级

3. 用药护理　血管加压素常见不良反应有腹痛、血压升高、心律失常、心绞痛等，严重者可发生心肌梗死等，故有冠状动脉粥样硬化性心脏病、高血压、孕妇忌用，滴注速度应缓慢、准确，并严密观察止血效果及不良反应，严防药物外渗。肝病患者忌用吗啡、巴比妥类等。

4. 对症护理

(1)大量呕血时，患者宜采用侧卧位或仰卧位，抬高下肢，头侧向一边，避免窒息或误吸，保持呼吸道通畅，吸氧。迅速建立两条静脉通道，准确实施输液、输血、各种止血治疗等抢救措施。输液速度开始宜快，必要时测定中心静脉压作为调整输液量的依据，避免输液、输血过快引发急性肺水肿(老年人及心肺功能不全者尤应注意)。肝病患者宜输新鲜血液，以防诱发肝性脑病。同时备好其他急救物品及药品。

(2)三(四)腔二囊管压迫止血的护理：①置管前，仔细检查管道，确保通畅并做好标记；检查气囊有无漏气，并抽尽气囊内气体；做好心理疏导，避免精神紧张。②置管时，协助患者摆放体位，行鼻腔、咽部的麻醉，在插管至65㎝时抽取胃液，以检查是否在胃内。插管成功后向胃囊内注气150～200 mL，封闭管口向外牵拉，使胃囊压迫胃底部曲张的静脉，如未能止血，继而向食管囊注气约100 mL，并封闭管口，使气囊压迫食管下端的曲张静脉；管外段以绷带连接0.5 kg沙袋持续牵引。③置管期间，嘱患者勿吞咽唾液，床旁备碗盘、纸巾，及时清除口鼻分泌物；定期抽吸胃管及食管，观察出血是否停止，做好记录；定时测量气囊内压力，防止压力不足而不能止血或压力过高导致局部缺血坏死，每12～24小时放松牵引，气囊放气15～30分钟；食管囊及胃囊可因充气不足或漏气而上移，阻塞喉部而引起窒息，应严密观察，尤其是昏迷患者有无突发呼吸困难，一旦发生应立即抽出囊内气体迅速拔管。④拔管，气囊压迫一般以3～4天为限，继续出血者适当延长。出血停止后，放松牵引及放出囊内气体，观察24小时，未再出血可考虑拔管；拔管前口服液体石蜡20～30 mL，缓慢拔出。

5. 饮食护理　①急性大量出血并伴恶心、呕吐和休克状态下应暂时禁饮禁食。小量出血可进少量温凉流质。②非静脉曲张破裂上消化道大出血患者，出血停止后12～24小时即可进食清淡、温凉、无刺激流质食物，以后根据病情从半流质饮食过渡至正常饮食。③胃底、食管静脉曲张破裂大出血患者，止血后1～3天后可进高热量、富含维生素、无渣流质，留置三腔二囊管者，出血停止24小时后可由胃管内注入流质饮食；合并肝性脑病的患者，应给予无蛋白质饮食，有腹腔积液者，应限制钠盐。

6. *心理护理* 紧张、恐惧等不良心理可加重出血，影响病情转归，大出血期间应经常巡视病房，陪伴安慰患者，使其保持情绪稳定，避免不良刺激，呕血、黑便后及时清除血迹、污物。耐心解释各项检查及治疗目的，以减轻患者及家属的疑虑。

上消化道出血的健康教育

【健康教育】

指导患者保持良好的生活习惯，能尽早识别上消化道出血并进行简单处理。

第十四节 消化系统疾病常见诊疗技术的护理

一、胃酸分泌功能检查

胃酸分泌功能检查是收集患者空腹及应用刺激剂后胃液标本，测定胃液量及相关成分。检查项目包括基础胃酸排泌量(basic acid output，BAO)、最大胃酸排泌量(maximal acid output，MAO)和高峰胃酸排泌量(peak acid output，PAO)。

【适应证】

(1)辅助诊断胃泌素瘤、消化性溃疡、慢性萎缩性胃炎、胃癌等疾病。

(2)胃大部切除术和迷走神经切除术前，估计手术的预期效果，或术后判定迷走神经切除是否完全。

(3)用于制酸剂、抗胃液素等药物的疗效评价。

【禁忌证】

(1)食管肿瘤、狭窄或重度静脉曲张者，上消化道出血止血不足2周者。

(2)心肺功能不全、支气管哮喘发作者及鼻咽部有急性感染者。

【操作过程】

(1)取坐位或半卧位，取下活动性义齿，胸前铺治疗巾。

(2)术者戴无菌手套，检查胃管并标记插入长度。润滑胃管表面将前端送入口腔内(或一侧鼻腔)，当插至14～16 cm处时，嘱患者做吞咽动作，顺势将胃管插入胃内。当胃管插至50 cm(经口腔插入)或56 cm(经鼻腔插入)标记处时，管末端用注射器抽吸，以证明胃管在胃腔内。如未能抽出胃液，可改变患者体位或插管深度后再予抽吸。固定胃管。

(3)留取胃液将空腹胃液全部抽出，标记为“0”，记录总量，取10 mL送检，以测定总酸度。以30～50 mmHg负压持续抽吸1小时，采集胃液量，测定BAO。

(4)五肽促胃液素6 μg/kg，肌内注射后，每15分钟抽尽胃液1次，每次各留取10 mL送检，标记标本号次，共抽吸胃液标本4次，以计算刺激后MAO和PAO。

(5)结果分析：基础胃液量为10～100 mL，BAO 3.9±1.98 mmol/h(一般不超过

5 mmol/h)，pH 0.8～1.8；MAO 为使用五肽促胃液素后 4 次胃液量的总和，正常约为 3～23 mmol/h，女性略低；PAO 是在测定 MAO 中取 2 次最高值之和乘以 2，正常约为 20.26 ±8.77 mmol/h。

【注意事项】

(1)检查前向患者详细说明检查的意义及方法，抽胃液前 24～48 小时停用影响胃液分泌的药物。检查前一晚禁食，检查当日晨空腹。

(2)抽胃液完毕拔除胃管后，协助患者漱口，并嘱患者卧床休息，不适缓解后可进食，观察患者有无恶心、呕血、黑便等现象，如有异常及时协助医生处理。

二、腹腔穿刺术

腹腔穿刺术(abdominocentesis)是通过穿刺针或导管直接从腹前壁刺入腹膜腔抽取腹腔积液，用以协助诊断和治疗疾病的一项技术。

【适应证】

(1)抽取腹腔积液进行各种实验室检查，以寻找病因。

(2)大量腹腔积液引起严重胸闷、气喘的患者，适量抽放腹腔积液以缓解症状。

(3)腹腔内注射药物或行人工气腹作为诊断和治疗的手段。

【禁忌证】

(1)严重肠胀气、妊娠患者。

(2)因既往手术或严重导致腹腔内广泛粘连者。

(3)有肝性脑病先兆者，禁忌腹腔穿刺放腹腔积液。

【操作方法】

(1)协助患者坐在靠椅上，或平卧、半卧、稍左侧卧位。

(2)选择穿刺点常选择左下腹部脐与髂前上棘连线中外 1/3 交点处，或取脐与耻骨联合中点上 1 cm，偏左或右 1.5 cm 处，或侧卧位脐水平线与腋前线或腋中线的交点。对少量或包裹性腹腔积液，应在 B 超定位下进行穿刺。

(3)穿刺部位常规消毒两遍，范围为以穿刺点为中心的直径 15 cm，戴无菌手套，铺洞巾，自皮肤至腹膜壁层用 2% 利多卡因逐层局部浸润麻醉。

(4)左手固定穿刺部位皮肤，右手持针经麻醉处逐步刺入腹壁，待感到针尖抵抗突然消失时，表示针尖已穿过腹膜壁层，可行抽取腹腔积液和引流腹腔积液，并留样送检。诊断性穿刺可选用 7 号针头进行穿刺，直接用无菌的 20 mL 或 50 mL 注射器抽取腹腔积液。大量放液时可用针尾连接橡皮管的 8 号或 9 号针头，在放液的过程中，用血管钳固定针头并夹持橡皮管。

(5)放液结束后拔出穿刺针，穿刺部位盖上无菌纱布，如有腹腔积液渗漏时，可用蝶形胶布或涂上火棉胶封闭。大量抽放腹腔积液者用多头绷带包扎腹部。

(6)记录腹腔积液量、颜色和性质，及时送检。

【注意事项】

(1)术前向患者解释穿刺的目的、方法及配合要点，一旦出现不适立即告知术者。

(2)检查前嘱患者排尿，以免穿刺时损伤膀胱。大量抽放腹腔积液者应测量腹围、脉搏、血压和腹部体征，以观察病情变化。

(3)穿刺放液过程中应密切观察患者有无头晕、恶心、心悸、气短、面色苍白等，一旦出现立即停止操作，并对症处理。注意腹腔放液速度不宜过快，以防腹压骤然降低，内脏血管扩张发生血压下降甚至休克等现象。

(4)术后嘱患者卧床休息 8～12 小时，观察血压、脉搏、呼吸、神志等变化，注意患者有无腹部压痛、反跳痛和腹肌紧张，并再次测量腹围，以观察腹腔积液消长情况。保持穿刺部位干燥，如有渗液、渗血应及时报告及处理。

附：腹腔持续引流术

腹腔持续引流是在腹腔内置一引流管，将腹腔积液持续引流到体外的一种外引流术。一般使用中心静脉导管作为引流管。

【适应证】

难治性腹腔积液。

【禁忌证】

同腹腔穿刺术。

【操作方法】

(1)患者体位、穿刺点选择和穿刺部位的消毒麻醉同腹腔穿刺术。

(2)术者固定穿刺部位皮肤，将穿刺针经麻醉处逐步刺入腹腔，见液体回流时放入导丝，拔出穿刺针后扩皮，置入导管 15～20 cm，见液体流出后拔出导丝，将导管外连接输液接头，再用注射器针筒连接一次性引流袋，使之形成一封闭的引流装置，用无菌敷贴固定导管。

(3)调节引流袋调节器，控制引流速度为 60～100 滴/min，使腹腔积液缓慢流出，每天引流 1 次，引流量≤2 000 mL。

(4)引流结束后，分离引流袋，0.9%氯化钠溶液正压封管，无菌纱布包裹导管出口处，固定于腹壁。腹腔内无液体引出，即可拔除导管，局部穿刺处皮肤以无菌纱布覆盖。

【注意事项】

(1)术前向患者解释持续引流的目的、方法及操作中可能出现的不适，以减轻患者紧张情绪。术前排空尿液，以免穿刺时损伤膀胱。

(2)放腹腔积液的护理：严格无菌操作；严密观察患者生命体征的变化，避免引流过快过多使腹内压骤降而导致休克；观察并记录腹腔积液的颜色、性状和量；引流不畅时，检查导管是否扭曲，或协助患者改变体位以保证引流通畅；引流结束后用腹带加压包扎。

(3)导管护理：①置管成功后，在导管上注明置管时间和置入的深度；严密观察导管有无脱出、折叠。②指导患者在翻身、起床、穿脱衣服时注意保护导管，防止牵拉导管导致脱出。③注意观察穿刺处有无感染等，无菌敷贴每周更换 2 次，若出现伤口渗液或敷贴被污染应及时消毒更换。

(4)引流期间加强营养支持；遵医嘱静脉输注白蛋白、血浆等。

三、十二指肠引流术

十二指肠引流术(duodenal drainage)是用十二指肠引流管将十二指肠液及胆汁引出

体外的方法，以协助诊断治疗肝、胆、胰系统疾病。

【适应证】

(1)疑有胆系炎症、结石、肿瘤、梗阻等疾病。

(2)疑有肝胆寄生虫病者，如华支睾吸虫(肝吸虫)、胆道蛔虫等。

(3)不宜手术的胆道严重感染者，可通过胆汁引流达到治疗目的。

(4)疑有胰腺病变者，检测胰腺外分泌功能。

【禁忌证】

(1)重度食管静脉曲张、食管狭窄、食管肿瘤者。

(2)近期有上消化道出血，胆囊炎、胰腺炎的急性期。

(3)溃疡病出血止血未满2周者为相对禁忌证。

(4)严重高血压、心力衰竭、主动脉瘤、晚期妊娠者。

【操作过程】

(1)指导患者用3%过氧化氢溶液或朵贝液漱口，取坐位，胸前铺治疗巾。

(2)术者戴无菌手套，检查引流管，并润滑引流管前端，从口腔缓缓插入50～55 cm，证实引流管确在胃内后，抽出全部胃内容物，注入32℃～35℃的0.9%氯化钠溶液50 mL。

(3)协助患者取右侧卧位，将臀部垫高，每1～2分钟将引流管向下送约1 cm，需30～60分钟达十二指肠，当引流管第二标记线(55 cm)到达门齿后，继续下送时经常抽取少量液体观察，如液体呈现淡黄色、较清澈、黏稠，酚红试纸测试呈红色时，表明管端已进入十二指肠内，否则提示引流管仍盘于胃内，应往外拔出少许再如前法缓缓进入。确认引流管进入十二指肠后(约75 cm)，即固定引流管，管外端置于床面水平以下，液体自然流出，此液称为D液(即十二指肠液)。

(4)十二指肠液引流完毕，将50 mL预温的33%硫酸镁溶液自管中缓慢注入，使胆道口括约肌松弛。用血管钳夹闭引流管外口，5～10分钟后松开血管钳，并用注射器抽吸，即流出液体，之后因虹吸作用，液体可自行流出。弃去硫酸镁溶液，当橙黄或淡黄色的胆总管胆液(A胆液)开始流出，留取10 mL；继之流出来自胆囊的稍黏稠的棕黄、棕褐色液体为B胆液，30～75 mL，留标本；最后流出来自肝内胆管的稀薄淡黄色液体为C胆液，留标本，将标记好的A、B、C瓶标本及时送检。若注入硫酸镁后无胆汁流出，可再注入50 mL，若仍无胆汁流出，表明胆管痉挛或梗阻；如操作引流管3小时仍不能进入十二指肠，应停做或改期再做。

【注意事项】

(1)术前向患者解释检查的目的、操作方法，检查前3天进低脂饮食，检查前禁饮食12小时。

(2)拔管后，帮助患者漱口、洗脸。若有不适时暂时禁食，待不适缓解后再进食；观察有无呕血、黑便等消化道出血现象，一旦发现应积极进行处理。

四、胃肠运动功能检查

胃肠运动功能检查是通过对食管、胃、小肠、结肠和直肠肛门运动功能检查及Oddi

括约肌和胆囊功能检查，证实胃肠道有无动力和感觉异常，协助临床诊断和给予合理的治疗。其中食管测压、胃排空试验等对诊断胃肠动力障碍性疾病，具有重要意义。

（一）食管测压

食管测压是将测压导管置于食管中，测压管上的压力感受器可反映食管上括约肌（UES）、食管下括约肌（LES）、食管体部的压力水平，从而了解静息时与吞咽时食管的压力水平，是目前反映食管动力最直观的方法。

【适应证】

(1)反流性食管炎。

(2)不明原因的吞咽困难和胸痛患者。

(3)食管 pH 检测前食管下括约肌电极定位。

(4)胃折叠术术前食管动力状态评估。

(5)食管运动功能紊乱。

(6)评估药物和手术治疗的疗效。

【禁忌证】

(1)鼻咽部或食管梗阻、食管巨大憩室。

(2)对迷走神经刺激耐受者。

【操作方法】

(1)将测压导管插入胃内后，缓慢牵拉测压导管。观察电脑屏幕上压力图形变化，当近端通道进入食管下括约肌（LES）区后，即可见此通道压力上升。继续外拉导管，至此通道离开 LES 区时，即见压力降至基线以下，以此可计算 LES 功能区长度(2 ~4 cm)。

(2)测压导管远端通道离开 LES 区后，再外拉导管 3 cm，此时 4 个通道分别位于 LES 上 3 cm、8 cm、13 cm、18 cm。嘱患者做吞咽动作，记录食管体部蠕动幅度、传播速度与方向。

(3)测压通道进入上食管括约肌（UES）可测得另外一般高压区，此即为 UES 压力。

【注意事项】

(1)术前向患者讲解检查的目的、方法，如何配合及测压导管可能带来的不适，使患者消除紧张心理。

(2)检查前 3 天内停用影响食管动力的药物，检查前至少禁食 8 小时。

(3)术后密切观察患者有无吞咽困难、反流，餐后避免立即平卧休息，睡前 1 ~2 小时不再进食；有明显胸痛、胸骨后烧灼感者，给予床头抬高 10 ~30 cm 或半卧位，减轻疼痛不适，防止反流物吸入肺内。或遵医嘱酌情予以药物治疗。

（二）胃排空试验

胃排空试验是口服不被胃黏膜吸收或吸附的显像剂后，经胃蠕动排入肠道，从胃内放射性下降可算出胃排空时间以了解胃的运动功能。主要有不透 X 线标志物法、放射性核素显像法、超声法等。

【适应证】

(1)疑诊胃排空异常者。

(2)协助诊断胃动力障碍性疾病。

【禁忌证】

(1)幽门梗阻者。

(2)对显像剂有反应者。

【操作方法】

1. 核素胃排空法

(1)试餐及标记：常用的试餐有鸡蛋、面、牛奶等。用放射性核素 99Tcm - SC 或 99Tcm - DTPA 气溶胶分别标记鸡蛋和牛奶。5 分钟内全部吃完试验餐，并以 1 帧/5min 的速度采集 2 小时，用 ROI 技术算出食物胃半排空时间。

(2)胃排空试验方法：餐后第一小时内每 15 分钟及第二小时内每 30 分钟进行胃区 γ 照相，可以延续到餐后 150 分钟。测定每次 γ 计数，做出胃排空曲线。

2. 不透 X 线钡条法　用 0.2 cm × 1 cm 钡条作为标志物测定胃排空功能。随试餐分次吞服 20 个标志物，进食后分别于第 1、2、4、6 小时透视记录胃内钡条数量并摄仰卧位腹部平片，5 小时后口服 40% 硫酸镁 10 mL。计算胃对不透 X 线标志物的排除率，排除率≥50% 为正常。

【注意事项】

(1)术前向患者讲解检查的目的、方法，如何配合及可能出现的不适，使患者消除紧张情绪。

(2)检查前至少 1 周内停用影响胃肠动力的药物。检查前禁食 8 ~ 12 小时。

(3)检查完毕指导患者多饮水促进显像剂的代谢和排出。

五、上消化道内镜检查

上消化道内镜检查是将带有光源可弯曲的纤维内镜，经口腔送入食管和胃腔内，对食管、胃、十二指肠进行检查，亦称胃镜检查，是应用最广的内镜检查。通过此检查可直接观察食管、胃、十二指肠炎症、溃疡或肿瘤等的部位、大小、范围及性质，并可行组织学或细胞学的病理检查。

【适应证】

(1)原因不明的上消化道出血，需明确诊断及镜下止血。

(2)有吞咽困难、上腹部饱胀、呕吐等明显消化道症状，但病因不明者。

(3)疑有上消化道肿瘤，但 X 线钡餐检查不能确诊者。

(4)需要随访观察的病变，如慢性萎缩性胃炎、胃溃疡、胃手术后等。

(5)需行食管及胃内异物取除、止血、食管静脉曲张的硬化剂注射与结扎等内镜下治疗者。

【禁忌证】

(1)严重心肺疾病，如严重心律失常、心力衰竭、严重呼吸功能不全及支气管哮喘发作等。休克、昏迷等危重状态。

(2)急性食管、胃、十二指肠穿孔，腐蚀性食管炎、胃炎的急性期。

(3)严重咽喉部疾病、巨大食管憩室、主动脉瘤及严重的颈胸段脊柱畸形等。

(4)神志不清、精神失常不能配合检查者。

【操作过程】

(1)检查前5～10分钟，用2%的利多卡因喷雾喷咽部2～3次，或将盐酸利多卡因胶浆(成人一次常用量10 g)含于咽喉部片刻后慢慢咽下。

(2)协助患者取左侧卧位，双腿屈曲，头垫低枕，松开领口及腰带。有活动性假牙者取下，嘱患者张口咬住牙垫，口边置弯盘。

(3)术者将胃镜自上而下依次插入并检查食管、胃、十二指肠。胃镜插入过程中，协助患者保持头部位置不动，当胃镜插入15 cm到达咽喉部时，嘱患者做吞咽动作，但不可将唾液咽下以免呛咳，让唾液流入弯盘或用吸管吸出。如患者出现恶心不适，嘱患者深呼吸，肌肉放松。检查过程中密切观察患者脉搏、呼吸、血氧饱和度等情况，出现异常时立即停止检查并做相应处理。协助术者摄影、活组织检查及细胞学取材，将钳取的病灶组织，放入95%乙醇溶液中固定，及时送检。

【注意事项】

(1)术前向患者仔细介绍检查的目的、方法、如何配合及可能出现的不适，使患者消除紧张情绪。过度紧张者，可于检查前遵医嘱给予地西泮5～10 mg肌内注射或静脉注射。

(2)检查前禁食8小时，有幽门梗阻者，在检查前2～3天进食流质，检查前一晚需洗胃。

(3)术后需待咽喉部麻醉作用消退后方能进食，若活组织检查者则需2小时后始能进食温凉流质饮食，以减少对胃黏膜创伤面的摩擦。

(4)少数患者术后出现咽痛、咽喉部异物感，嘱患者不要用力咳嗽，以免损伤咽喉部黏膜，可用淡盐水含漱或用喉片。若有腹胀，可进行按摩，促进排气。注意观察有无活动性出血及消化道穿孔征象，如呕血、便血、腹痛等，一旦发现及时进行对症处理。

(5)对内镜及有关器械彻底清洁、消毒，妥善保管，避免交叉感染。

六、消化道内镜下治疗术

(一)内镜下食管－胃底静脉曲张治疗术

内镜下食管－胃底静脉曲张治疗术有内镜下静脉曲张硬化治疗(endoscopic varicose vein sclerotherapy，EVS)、内镜下静脉曲张结扎术(endoscopic varicose vein ligation，EVL)、内镜下组织黏合剂注射治疗、内镜下联合治疗等。大部分属于急诊手术，用于治疗食管胃底静脉曲张出血。

【适应证】

(1)急性食管胃底静脉曲张破裂出血者。

(2)重度食管胃底静脉曲张出血，且全身状况不能耐受外科手术者。

(3)门静脉分流术或脾切除术等术后静脉曲张再发或再出血者。

(4)有出血倾向者的预防性治疗。

【禁忌证】

(1)有上消化道内镜检查禁忌。

(2)未纠正的失血性休克。

(3)伴有严重肝、肾功能障碍、大量腹腔积液患者，未控制的肝性脑病。

【操作过程】

1. 内镜下静脉曲张硬化治疗

(1)患者体位、内镜插入方法同胃镜检查。

(2)用2%利多卡因喷雾局部麻醉咽部后，插入内镜达十二指肠球部，在胃镜顺序退出时，观察并记录出血病变部位和(或)静脉曲张的程度和范围。

(3)操作者经内镜活组织检查孔道送入可伸缩的注射针，在出血的近处静脉内注射硬化剂，对未找到活动性出血处，可在齿状线上方2 cm左右的曲张静脉内注射硬化剂，可使静脉曲张产生化学炎症、内膜破坏面黏连、管腔血栓形成和闭塞，以及周围黏膜凝固坏死和纤维化，从而防止静脉曲张破裂出血。常用的硬化剂有1%乙氧硬化醇、5%鱼肝油酸钠等。每点注射硬化剂3～10 mL为宜，亦可根据静脉曲张程度酌情增减，总量不超过40 mL。每次1～4点，注射完后内镜观察，确保无活动出血时退镜。此治疗方法可重复进行，每次间隔时间约1周，直至静脉曲张消失或基本消失。

2. 内镜下静脉曲张结扎术

(1)患者体位及插镜方法同胃镜检查。

(2)协助操作者将安装好套扎器的胃镜送入食管或胃内确定套扎部位。套扎器由以下几部分组成：外罩，接于内镜末端；内环，为可滑入外罩的小圆圈，其内有一缺口用于连接操作钢丝；装线圆锥，与内环连接；操作钢丝。

(3)确定结扎部位及顺序，一般在距切牙30 cm范围内多次结扎，将外罩对准套扎部位，持续负压吸引将曲张静脉吸入外罩腔内，拉动操作钢丝橡皮圈即脱落扎于病变基底部，此时可见被套扎静脉局部呈紫色息肉状，数天后可自行脱落，不影响食管壁肌层，不会导致食管腔狭窄。套扎治疗可反复进行，一般间隔时间为2周，有利于病灶的修复。

【注意事项】

(1)术前向患者解释治疗目的、方法和注意事项，取得配合。

(2)术前常规禁食8小时。检查血常规、出凝血时间。监测患者全身情况和生命体征，建立静脉通道。准备足量的新鲜血以备用。术前30分钟酌情给予镇静药及解痉药。

(3)术中注意严密监测患者的生命体征，如有异常通知医生。当患者恶心、呕吐症状明显时，嘱其深呼吸，保持呼吸道通畅，防止呕吐的血液或胃内容物误吸入呼吸道导致窒息或吸入性肺炎。

(4)术后禁食24～48小时，并遵医嘱静脉补液。开始进温凉流质，3天后改为无渣半流饮食。指导患者安静卧床休息，避免咳嗽、用力排便等使腹压增高的诱因。严密监测生命体征变化，观察有无呕血、便血和并发症的发生。

(5)适量应用抗生素预防感染，酌情应用降门脉压药物。

(二)内镜下黏膜切除术

内镜下黏膜切除术(endoscopic mucosal resection，EMR)是指内镜下将病变黏膜完整切除的手术，通过大块切除部分黏膜(深度可达黏膜下组织)诊治黏膜病变，属于择期诊断性或根治性手术。

【适应证】

(1)消化道的黏膜病变常规活组织检查后未确诊者。

(2)直径小于2 cm的黏膜下肿。

(3)消化道广基型良性息肉、癌前病变、早期癌及部分源于黏膜下层和黏膜肌层的肿瘤。

【禁忌证】

(1)有胃镜和肠镜检查禁忌证。

(2)内镜下病变有明确黏膜下浸润征象者。

【操作过程】

1. 患者体位及插镜方法　同胃镜和肠镜检查。

2. 常用的切除方法

(1)透明帽法：内镜头端安装与之匹配的透明塑料帽，圈套器置于透明帽前端凹槽内，透明帽对准所切除病变，将其吸引至透明帽内，收紧圈套器电切病变黏膜，然后将病变黏膜送病理检查。

(2)黏膜下注射切除法：用内镜注射针在病灶基部边缘黏膜下分点注射高渗0.9%氯化钠溶液或肾上腺素盐水(1∶10 000)，使之与黏膜下层分离并充分隆起，应用高频圈套器切除病变黏膜，网篮回收标本送病理检查。

(3)套扎器法：内镜头端安装的套扎器对准所切除病变，用橡皮圈套扎病变呈亚蒂样息肉，切除包括橡皮圈在内的病变黏膜，将其送病理检查。也可用尼龙绳代替套扎。

(4)分片切除法：适用于病灶较大不能一次圈套切除或凹陷性病变注射后隆起不明显者。可先切除主要病灶，后切除周围小病灶。

【注意事项】

(1)术前向患者讲解治疗目的、方法和过程和注意事项，取得配合。进行血常规、出凝血时间检查，必要时完善心肺功能检查。

(2)经胃镜治疗者术前6～8小时禁饮食，经肠镜治疗者的肠道准备，同结肠镜检查术。

(3)术中严密观察患者的神志、呼吸、血压、心率、血氧饱和度等情况，如有异常立即报告医生处理。

(4)术后患者至少平卧6小时。黏膜切除术后易并发出血、穿孔、溃疡面经久不愈等，应重点观察患者大便颜色、次数及血压情况，出现腹痛、腹胀、黑便、呕血等情况应及时报告医生处理。遵医嘱按时使抗生素及止血药物。

(5)术后6小时内禁饮食，如无明显腹痛及出血现象可逐渐给予温凉流质饮食，1周内给予半流质饮食，并逐渐过渡到普通饮食。

七、小肠镜检查术

小肠镜检查术是经口、经肛或经口和经肛对接的方式进镜，完成全小肠无盲区式检查，以观察肠道情况、进行组织活组织检查、治疗。目前应用于临床的有双气囊电子小肠镜(DBE)、单气囊电子小肠镜(SBE)、螺旋管小肠镜。下面主要介绍应用较多的双气囊电子小肠镜。

【适应证】

(1)不明原因消化道出血、腹痛、贫血、消瘦、发热等，疑诊小肠病变者。

(2)胃肠道改道手术后出血、梗阻等并发症者；小肠不完全梗阻。

(3)已确诊小肠疾病的随访；吸收不良综合征患者评估。

(4)普通全结肠镜无法完成的全结肠检查。

【禁忌证】

(1)消化道穿孔、严重肠炎等有出血、穿孔高度危险性者。

(2)完全或不完全性小肠梗阻不能完成肠道准备者。

(3)严重心、肺、肾、肝及精神病患者，高血压未能有效控制者。

(4)其他上消化道内镜检查禁忌者。

【操作过程】

双气囊小肠镜可分为经口进镜和经肛门进镜。根据小肠可疑病变部位的不同来决定，经口进镜可抵达回肠中下段，经肛门进镜可达空肠中上段，这样交叉进镜可对整个小肠进行完全、彻底的检查。

1. *经口进镜方法* 患者取左侧卧位，类同胃镜检查操作，将小肠镜插入胃内腔后，少量注气、胃腔略扩张后再进镜，当内镜头端进入至十二指肠水平段后，先将小肠镜的内镜气囊充气，再将外套管沿镜身滑插至内镜前部，将外套管气囊充气，此时内镜、外套管与肠壁已相对固定，缓慢拉直内镜和外套管，缩短肠管。接着将内镜气囊放气，缓慢循腔向深部插入小肠镜，直至无法继续进镜，再依次将内镜气囊充气，使其与肠壁相对固定，并同时释放外套管气囊，外套管沿镜身前滑，如此重复上述充气、放气、推进外套管和向后牵拉操作，直至到达病灶。

2. *经肛门进镜操作方法* 与经口途径相同。

【注意事项】

(1)术前向患者讲解检查目的、方法、注意事项，解除其顾虑，取得配合。

(2)经口进镜者术前禁食8小时，经肛进镜者行全肠道清洁(同结肠镜检查)。

(3)术前30分钟适当镇静，并建立静脉通道，以备术中用药。

(4)检查过程中严密观察患者的反应及生命体征，如有异常及时报告医生。

(5)检查完毕待患者无不适后护送回病房。注意观察患者生命体征及腹部体征，如出现剧烈腹痛、心率增快、血压下降、大便次数增多且呈暗红色等提示并发出血、穿孔等并发症，应及时报告处理。腹胀明显者可行腹部环形按摩。

(6)术后3天内进少渣饮食，如行息肉摘除、止血治疗者应给予流食饮食并注意休息避免剧烈运动。

(7)做好内镜的消毒工作，妥善保管，避免交叉感染。

八、胶囊内镜检查术

胶囊内镜(capsule endoscopy)全称“智能胶囊消化道内镜系统”。受检者通过口服内置摄像与信号传输装置的智能胶囊，借助消化道蠕动使之在消化道内运动并拍摄图像，利用体外的图像记录仪和影像工作站，了解受检者的整个消化道情况，从而对其病情做出诊断。

【适应证】

(1)原因不明的消化道出血。

(2)原因不明的缺铁性贫血。

(3)疑有小肠肿瘤、多发性息肉及克罗恩病者。

(4)检测非甾体类抗炎药相关性小肠黏膜损害。

(5)疑似或难以控制的吸收不良综合征。

【禁忌证】

(1)已知或怀疑胃肠道梗阻、狭窄、瘘管及胃肠动力障碍者。

(2)心脏起搏器或其他电子仪器植入者。

(3)有严重吞咽困难者。

(4)妊娠妇女。

(5)无手术条件或拒绝接受任何外科手术者。

【操作过程】

(1)按照天线分布图给受检者穿戴好图像记录仪，打开图像记录仪电源并连接至工作站(计算机)。确定胶囊工作正常后。嘱患者用50～100 mL水吞服胶囊。待胶囊进入小肠后，可以让患者携带记录仪及充电器离开。

(2)在胶囊电池耗尽时或胶囊经回盲瓣进入结肠(小肠胶囊内镜)或自肛门排出体外(结肠胶囊内镜)后将数据记录仪从患者身上取下，并连接到工作站进行图像资料分析。

【注意事项】

(1)术前向患者讲解胶囊内镜的构造和应用原理、安全可靠性、检查目的和配合方法，以消除其恐惧心理。

(2)检查前2天勿做钡餐或钡灌肠检查，以免钡剂残留影响检查结果。检查前1天进无渣饮食。检查前8小时禁食、禁饮，体毛较多时需备皮。

(3)检查期间每15分钟检查一次图像记录仪上闪烁的指示灯，以确定检查设备的正常运行。患者避免剧烈运动及进入强磁场区域，以防图像信号受到干扰。

(4)服用胶囊2小时后可饮清水，4小时后可以进少许清淡食物。如出现腹痛、恶心、呕吐或低血糖等情况，应及时报告医生处理。一般胶囊内镜在胃肠道内8～72小时后随粪便排出体外，若72小时仍不能确定胶囊内镜是否还在体内，应告知医生，必要时行胸部X线片检查。

九、结肠镜检查术

结肠镜检查术是经肛门将肠镜循腔插入回盲部，从黏膜侧观察结肠病变，同时还可对部分肠道病变进行治疗的检查方法。

【适应证】

(1)原因不明的慢性腹泻、大便隐血持续阳性、便血及下腹疼痛者。

(2)钡剂灌肠有可疑病变需进一步明确诊断者。

(3)需行止血及结肠息肉摘除等治疗者。

(4)结肠癌、息肉术前诊断、术后随访观察。

【禁忌证】

(1)严重心肺功能不全、休克、极度衰弱及不合作者。

(2)腹主动脉瘤、急性弥漫性腹膜炎、腹腔慢性炎症至腹腔内广泛粘连者。

(3)肛门、直肠严重狭窄者。

(4)急性重度结肠炎，如重症痢疾、溃疡性结肠炎等。

(5)严重腹腔积液、妊娠妇女。

【操作过程】

(1)协助患者左侧卧位，屈膝并放松腹部，常规肛门指诊，除外肛门狭窄和直肠肿瘤等。

(2)镜端涂上润滑剂，将镜端侧面斜贴肛门一侧，轻按使镜端滑入直肠内，向肠内少量注气并寻找肠腔走向，循腔进镜。在进镜过程中可合适地变动体位，防止结袢，并随时调整、保持内镜轴不呈多余弯曲的状态(取直)，边推进并在旋转镜身、感知镜身阻力来源的情况下对内镜进行反复的回拉，以使肠管短缩于镜身上，如患者出现腹胀不适，可嘱其作缓慢深呼吸，如面色、呼吸、脉搏等异常应随时停止插镜。

(3)协助摄像及取活组织行细胞学检查，检查结束退镜抽气。

【注意事项】

(1)术前向患者讲解检查的目的、方法、检查过程中可能出现的不适，解除其顾虑，取得配合。

(2)术前3日开始进流质饮食或少渣、半流质饮食，检查前1天进流质饮食，检查晨空腹。术前给予清洁肠道。常用清洁肠道的方法：①聚乙二醇(PEG)具有很高的分子质量，在肠道内既不被水解也不被吸收，因而在肠液内产生高渗透压，形成渗透性腹泻，将PEG 20～30 g溶入2 000～3 000 mL水中，于术前4小时口服。②20%甘露醇500 mL和5%的葡萄糖0.9%氯化钠溶液1 000 mL混合液于检查前4小时口服，导致渗透性腹泻，但甘露醇在肠内被细菌分解可产生甲烷和氢，不宜作为结肠息肉电切术术前肠道准备。③50%硫酸镁5～60 mL口服，同时在20分钟内饮水1 000～1 500 mL。

(3)检查结束后，患者稍事休息，应观察15～30分钟再离开检查室。术后注意观察患者腹胀、腹痛及排便情况。腹胀明显者，可行内镜下排气；观察粪便颜色，腹痛明显或排血便者应留院继续观察。如发生剧烈腹痛、腹胀、心率增快、血压下降、大便次数增多呈黑色，提示并发肠出血、肠穿孔，应及时报告医生。

(4)作好肛门清洁。术后3天进少渣饮食。如行息肉摘除、止血治疗者，应给予半流质饮食和适当休息3～4天。

(5)作好内镜的消毒工作，妥善保管，避免交叉感染。

十、肝穿刺活组织检查术

肝穿刺活组织检查术(liver biopsy)简称肝活组织检查，是通过肝脏穿刺吸取活体组织行病理学检查，以明确肝脏疾病的诊断，或了解肝病演变过程、观察治疗效果以及判断预后。

【适应证】

(1)原因不明的肝大、肝功能异常、黄疸及门静脉高压者。

(2)肝脏实质性占位的鉴别。

(3)代谢性疾病如脂肪肝、淀粉样变性、血色病等的诊断。

【禁忌证】

(1)全身情况衰竭及不配合者。

(2)严重凝血功能障碍、贫血者。

(3)高度梗阻性黄疸、大量腹腔积液者。

(4)肝血管瘤、肝包虫病、肝周围化脓性感染者。

【操作方法】

(1)协助患者取仰卧位，身体右侧靠近床沿，并将右手置于枕后。

(2)确定穿刺点，一般在右侧腋前线第 8 ~9 肋间肝实音处穿刺。若疑诊肝癌、肝脓肿，应在 B 超定位下穿刺。

(3)常规消毒穿刺部位，戴无菌手套，铺无菌巾。以 2% 利多卡因由皮肤到肝被膜行局部麻醉。

(4)根据穿刺目的，选择 12 或 16 号快速穿刺针，活组织检查时可用较粗的穿刺针。取 1 支 10 ~20 mL 注射器，吸取 3 ~5 mL 无菌 0.9% 氯化钠溶液后与穿刺针连接。

(5)先用穿刺锥在穿刺点皮肤上刺孔，由此孔将穿刺针沿肋骨上缘与胸壁垂直方向刺入 0.5 ~1.0 cm，然后推注注射器内的液体 0.5 ~1.0 mL，冲出可能存留在穿刺针内的组织，以免针头堵塞。然后将注射器抽吸成负压状态并保持，同时嘱患者深吸气末屏气，迅速将针刺入肝内(穿刺深度不超过 6 cm)，立即进行抽吸，吸取标本后，立即拔出穿刺针。穿刺部位用无菌纱布按压 5 ~10 分钟，无出血后再用胶布固定，用多头腹带束紧 12 小时，并用小沙袋压 4 小时。

(6)推动注射器用 0.9% 氯化钠溶液从针内冲出肝组织，制成玻片，或注入 95% 乙醇或 4% 甲醛固定液中送检。

【注意事项】

(1)术前了解患者的出凝血时间，血小板计数及凝血酶原时间等检查结果，行胸部 X 线片检查，观察有无胸膜增厚、肺气肿等。

(2)向患者解释穿刺的目的、手术过程，消除紧张情绪。训练其屏息呼吸，以利术中配合，指导练习床上大小便，以免术后卧床期间发生尿潴留。情绪紧张者术前遵医嘱使用小剂量镇静药，穿刺前测量血压、脉搏。

学习测验

(3)术后 24 小时内绝对卧床休息，监测血压、脉搏每 30 分钟一次，连续测量 4 次无异常后，改为每小时 1 次，如有脉搏细速、血压下降、烦躁、面色苍白、出冷汗等内出血征象，应立即通知医生紧急处理。加强巡视，满足患者需求。

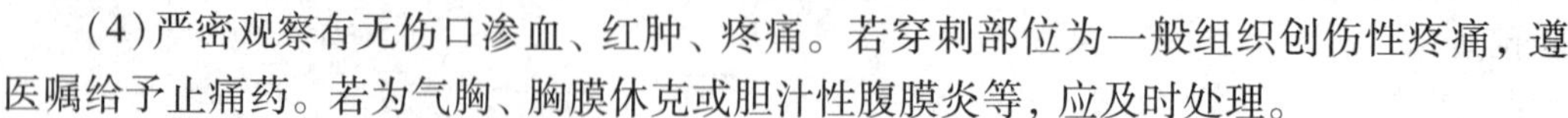

(4)严密观察有无伤口渗血、红肿、疼痛。若穿刺部位为一般组织创伤性疼痛，遵医嘱给予止痛药。若为气胸、胸膜休克或胆汁性腹膜炎等，应及时处理。

第四章

泌尿系统疾病患者的护理

泌尿系统疾病患者的护理PPT

学习目标

识记：急性肾小球肾炎、急进性肾小球肾炎、慢性肾小球肾炎、肾病综合征、尿路感染、急性肾损伤和慢性肾衰竭的概念及临床表现。

理解：泌尿系统的组织结构和功能；急性肾小球肾炎、急进性肾小球肾炎、慢性肾小球肾炎、肾病综合征、尿路感染、急性肾损伤和慢性肾衰竭的病因与发病机制；泌尿系统疾病的医学检查、诊断要点、鉴别诊断及治疗要点。

运用：泌尿系统疾病常见症状体征的护理；急性肾小球肾炎、急进性肾小球肾炎、慢性肾小球肾炎、肾病综合征、尿路感染、急性肾损伤和慢性肾衰竭的常见护理诊断/问题、护理措施及健康教育；血液透析、腹膜透析的护理；肾脏穿刺术的护理。

泌尿系统疾病主要为肾脏疾病。慢性肾脏病（chronic kidney disease，CKD）具有患病率高、知晓率低、预后差和医疗费用高等特点，是继心脑血管疾病、糖尿病和恶性肿瘤之后，又一严重危害人类健康的疾病。2017 年上海慢性肾脏病早发现及规范化诊治与示范项目专家组统计，CKD 患病率逐年上升，全球一般人群患病率已高达 14.3%，我国横断面流行病学研究显示，18 岁以上人群 CKD 患病率为 10.8%。随着我国人口老龄化、糖尿病和高血压病等疾病的发病率逐年增高，CKD 发病率也呈现不断上升之势。因此做好泌尿系统疾病的预防、诊治、护理和延缓慢性肾脏病的进展具有非常重要的意义。

本章重点叙述肾小球肾炎、肾病综合征、尿路感染、急性肾损伤、慢性肾衰竭等患者的护理评估、常见护理诊断、护理目标、护理措施和护理评价。

第一节　概述

一、泌尿系统的结构功能与疾病的关系

泌尿系统由肾脏、输尿管、膀胱、尿道及相关的血管、神经等组成。其中肾脏是人体重要的生命器官，其主要功能是生成尿液，排泄代谢产物及调节水、电解质和酸碱平衡，以维持机体内环境的稳定。此外，肾脏还具有重要的内分泌功能。

二、医学检查

泌尿系统的解剖和生理

(一)实验室检查

1. 尿液检查　①尿液一般检查：尿量、颜色、性状、气味、酸碱度及比重等。②尿液化学检查：蛋白质、葡萄糖等。③尿显微镜检查：细胞、管型等。④尿沉渣定量检查和尿细菌学检查等。

尿常规检查可用任何时间段的新鲜尿液，但最好是清晨第1次排出的尿液，因晨尿在膀胱内存留时间长，各种成分被浓缩，有利于尿液有形成分的检出，且又无食物因素的干扰。尿液一般检查标本通常不加防腐剂。采集后应1小时内送检。如不能及时送检，可在2℃～8℃冷藏，但也必须在6小时内完成检验。蛋白定量试验应留取24小时尿标本，并加甲苯防腐。

2. 肾功能检查

(1)肾小球滤过功能：临床常用内生肌酐清除率(endogenous creatinine clearance rate，Ccr)来表示肾小球的滤过功能。在控制饮食、排除外源性肌酐来源的前提下，Ccr能可靠地反映肾小球的滤过功能，是判断肾小球滤过功能损害的敏感指标。Ccr测定前，要求患者连续3天低蛋白饮食(蛋白质 <40 g/d)，禁食鱼、肉，禁饮咖啡、茶，避免剧烈运动。第4天留取24小时尿液，并在同一天采集患者的血标本，测定血肌酐、尿肌酐值。

临床上也常用血尿素氮(blood urea nitrogen，BUN)和血肌酐(serum creatinine，Scr)值来判断肾小球的滤过功能，但两者均在肾功能严重损害时才明显升高，故不能作为早期诊断指标。血尿素氮还易受肾外因素的影响，如高蛋白饮食、高分解状态、上消化道大出血等，其特异性不如血肌酐，但血尿素氮增高的程度与病情严重程度成正比，故对肾衰竭诊断有特殊价值。

(2)肾小管功能测定包括近端和远端肾小管功能测定。检查近端肾小管功能，常用尿 β_2 －微球蛋白测定。检查远端小管功能常采用尿浓缩稀释试验和尿渗量(尿渗透压)测定。

1) β_2 －微球蛋白测定：β_2 －微球蛋白为体内有核细胞产生的低分子量蛋白，自肾小球滤过后，被近端肾小管重吸收和分解代谢。近端肾小管功能障碍时，尿中 β_2 －微球蛋

白排泄增多，称为肾小管蛋白尿。

2）尿浓缩稀释试验：在日常或特定的饮食条件下，通过测定尿量及其比重，以判断肾单位远端（髓袢、远端小管、集合管）对水平衡的调节能力。常用方法有昼夜尿比重试验（又称莫氏试验）和3小时尿比重试验。莫氏试验要求患者保持正常饮食，但每餐食物中含水量不宜超过600 mL，除三餐外不再进食。3小时尿比重试验患者仅需保持日常饮食和活动即可。早期浓缩功能不佳多表现为夜尿量增多。

3）尿渗量测定：尿渗量和尿比重均反映尿中溶质的含量，但尿蛋白、葡萄糖等对尿比重的影响较尿渗量大，故在判断肾浓缩稀释功能上，测定尿渗量较尿比重更有意义。尿渗量测定：晚餐后禁饮水8～12小时，留取晨尿100 mL（不加防腐剂），同时采集肝素抗凝静脉血用于检查血浆渗量。尿渗量/血浆渗量的比值降低，说明肾浓缩功能受损；尿渗量/血浆渗量的比值等于或接近1，说明肾浓缩功能接近完全丧失。

3. 免疫学检查　许多原发性肾脏疾病与免疫炎症反应有关，故免疫学检查有助于疾病类型及病因的判断。常用的检查项目包括血清补体成分测定、血清抗链球菌溶血素“O”的测定。血清抗链球菌溶血素“O”滴度增高对急性肾小球肾炎的诊断有重要价值。

（二）其他检查

1. 肾穿刺活组织检查　可确定肾脏病的病理类型、受损程度、并指导治疗和估计疗效。

2. 影像学检查　可了解泌尿系统器官的形态、位置、功能及有无占位性病变。常用的检查项目包括泌尿系统X线平片，静脉肾盂造影（intravenous pyelography，IVP）及逆行肾盂造影（retrograde pyelography）、肾血管造影、膀胱镜检查、B超、CT、磁共振成像等。尿路器械操作应注意无菌操作，避免引起尿路感染。

静脉肾盂造影和逆行肾盂造影检查前2～3天患者应予少渣饮食，避免摄入豆类等产气食物；检查前一晚开水冲服番泻叶以清洁肠道，如仍不见效，则在检查当日清晨行清洁灌肠；检查当日清晨禁食，造影前12小时禁饮水。另外，检查前应做碘过敏试验。造影后嘱患者多饮水，以促进残留在体内的造影剂尽快排出，减少对肾脏的毒性作用。

三、泌尿系统疾病常见症状体征的护理

（一）肾源性水肿

肾源性水肿（renal edema）是由肾脏疾病引起过多的液体积聚在人体组织间隙所致的组织肿胀，是肾小球疾病最常见的临床表现。

肾源性水肿分为两大类：①肾炎性水肿，主要是由于GFR下降，而肾小管的重吸收功能正常造成“球－管失衡”和肾小球滤过分数（肾小球滤过率/肾血浆流量）下降，引起水钠潴留产生。同时，毛细血管通透性增高可进一步加重水肿。由于水钠潴留，血容量扩张，患者血压常升高。肾炎性水肿多从眼睑、颜面部开始，重者可波及全身，指压凹陷不明显。②肾病性水肿，主要是由于大量蛋白尿造成血浆蛋白过低所致。此外，部分患者因有效血容量减少，激活了肾素－血管紧张素－醛固酮系统，抗利尿激素分泌增多，进一步加重水肿。肾病性水肿一般较严重，多从下肢开始，常为全身性、体位性和凹陷性，可无高血压及循环淤血表现。

【护理评估】

1. 病史　①原因或诱因：询问患者有无水肿；水肿发生的诱因及原因、时间、部位；水肿的特点、程度，以及随时间的进展情况，有无出现全身性水肿。②症状：询问患者有无出现尿量减少、头晕、乏力、呼吸困难、心跳加快、腹胀等。

2. 身体状况　观察患者的精神状况、生命体征、尿量、体重的改变。有无眼睑和面部浮肿、下肢水肿、外阴水肿等；有无肺部啰音、胸腔积液征、心包摩擦音；腹部有无膨隆、有无移动性浊音等。

3. 医学检查　尿常规检查，尿蛋白定性和定量；血清电解质有无异常；肾功能的指标，如 Ccr、BUN、Scr、浓缩与稀释试验有无异常。

【常用护理诊断/问题】

1. 体液过多　与肾小球滤过率下降致水、钠潴留，大量蛋白尿致血清清蛋白浓度下降有关。

2. 有皮肤完整性受损的危险　与皮肤水肿、营养不良有关。

【护理措施】

1. 生活起居　严重水肿的患者应卧床休息，以增加肾血流量和尿量，缓解水钠潴留。下肢明显水肿者，卧床休息时可抬高下肢，以增加静脉回流，减轻水肿。阴囊水肿者可用吊带托起。水肿减轻后，患者可起床活动，但应避免劳累。

2. 病情观察　记录 24 小时液体出入量，监测尿量的变化；定期测量患者的体重；观察水肿消长情况，有无胸腔、腹腔、心包积液的表现；有无急性左心衰竭的表现；有无高血压脑病的表现；同时密切监测尿常规、肾小球滤过率、血尿素氮、血肌酐、血浆蛋白、血清电解质等变化。观察皮肤有无红肿、破损、化脓等情况发生。

3. 用药护理　遵医嘱使用利尿药、糖皮质激素和细胞毒药物，观察药物的疗效及可能出现的不良反应。①利尿药：长期使用可出现电解质紊乱如低钾、低钠、低氯性碱中毒。呋塞米等强效利尿药具有耳毒性，可引起耳鸣、眩晕、听力丧失，应避免与链霉素等氨基糖苷类抗生素同时使用。②糖皮质激素：不良反应包括诱发或加重感染、消化性溃疡、水钠潴留、高血压、精神症状、医源性皮质醇增多症、类固醇性糖尿病、骨质疏松、股骨头无菌性坏死等，在治疗过程中应注意对其不良反应的观察和防治。使用激素时，应特别注意告知患者及家属不可擅自加量、减量及停药。③环磷酰胺的主要不良反应包括骨髓抑制、肝损害、出血性膀胱炎、胃肠道反应、脱发及性腺损害等。用环磷酰胺（CTX）当天多饮水、适当水化以及尽量上午用药，可减少出血性膀胱炎的发生。常规在用药前、用药后第 1 天、第 3 天、第 7 天及第 14 天监测血常规和肝功能，有助于及时发现和预防骨髓抑制及肝损害的发生。

4. 对症护理　水肿较严重的患者应避免着紧身的衣服；卧床休息时宜抬高下肢，增加静脉回流，以减轻水肿，嘱患者经常变换体位，对年老体弱者可协助翻身，用软垫支撑受压部位；对阴囊水肿者，可用吊带托起；协助患者做好全身皮肤黏膜的清洁，嘱患者注意保护好水肿的皮肤，如清洗时勿过分用力，避免损伤皮肤，避免撞伤、跌伤等；气温低需使用热水袋时，嘱患者应特别小心，避免烫伤皮肤；严重水肿者应避免肌内注射，可采用静脉途径保证药物准确及时地输入。静脉穿刺拔针后，用无菌干棉球按压穿刺部位，防止液体从针口渗漏，严格无菌操作。

5. 饮食护理　①钠盐：限制钠的摄入，予以少盐饮食，每天 2 ~ 3 g 为宜。②液体：液体入量视水肿程度和尿量而定。若每天尿量小于 500 mL 或有严重水肿者需限制水的摄入，每天液体入量不应超过前一天 24 小时尿量加上 500 mL。液体入量包括饮食、饮水、服药、输液等各种形式或途径进入体内的水分。③蛋白质：肾功能正常者不需限制蛋白质入量，为 0.8 ~ 1.0 g/(kg・d)，以优质蛋白为主。优质蛋白质指富含必需氨基酸的动物蛋白如牛奶、鸡蛋、鱼肉等，但不宜给予高蛋白饮食，因为高蛋白饮食可致尿蛋白增多而加重病情。有氮质血症者应限制蛋白质摄入，为 0.6 ~ 0.8 g/(kg・d)，慢性肾衰竭患者需根据 GFR 来调节蛋白质摄入量。④热量：补充足够的热量以免引起负氮平衡，尤其低蛋白饮食的患者，每天摄入热量不应低于 126 kJ/(kg・d)，即 30 kcal/(kg・d)。⑤其他：注意补充各种维生素。

6. 心理护理　由于病程较长、反复发作，患者多出现焦虑、悲观、恐惧等消极情绪，应当加强与患者的交流，做好疾病相关知识的指导，鼓励其正确对待疾病，树立战胜疾病的信心。

(二)尿路刺激征

尿路刺激征(urinary irritation symptoms)指膀胱颈和膀胱三角区受到炎症或机械刺激而引起的尿频、尿急、尿痛，可伴有排尿不尽感及下腹坠痛。尿路刺激征常由尿路感染所致，也可见于泌尿系结石、结核、肿瘤和前列腺炎等。

【护理评估】

1. 病史　询问患者每天排尿次数、每次排尿间隔时间及尿量；询问患者排尿时是否伴有疼痛，疼痛的程度、起止时间，有无发热、腰痛等伴随症状；询问患者出现膀胱刺激征的原因及诱因；有无泌尿系统畸形、前列腺增生、妇科炎症、结核病等相关病史；询问检查、治疗过程，用药史等；患者是否出现焦虑、烦躁等心理反应。

2. 身体状况　观察患者的营养状况，体温有无升高。肾区有无压痛、叩击痛，输尿管行程有无压痛点，尿道口有无红肿等。

3. 医学检查　尿常规检查的结果，如有无出现白细胞尿(脓尿)、血尿等；尿细菌镜检和定量培养结果，是否为有意义的细菌尿。

【护理诊断/问题】

排尿障碍：尿频、尿急、尿痛　与尿路感染所致的膀胱激惹有关。

【护理措施】

1. 生活起居　环境清洁、安静、光线柔和，维持合适的温度和湿度，使患者能充分休息。嘱患者于急性发作期间注意休息。在无禁忌证的情形下，应嘱患者尽量多饮水、勤排尿，以达到不断冲洗尿路的目的，减少细菌在尿路停留的时间。指导患者做好个人卫生，增加会阴清洗次数，减少肠道细菌对尿路的感染机会。女患者月经期间尤应注意会阴部的清洁。

2. 病情观察　观察患者膀胱刺激征发作的特点及程度，注意监测患者的实验室检查结果，观察实施护理措施后症状有无缓解。

3. 用药护理　遵医嘱使用抗生素，注意观察药物的治疗反应及有无出现不良反应，嘱患者按时、按量、按疗程服药，勿随意停药以达到彻底治疗的目的。口服碳酸氢钠可碱化尿液，减轻尿路刺激征。此外，尿路刺激征明显者可予以阿托品、普鲁苯辛等抗胆碱能药物对症治疗。

4. 对症护理　指导患者进行膀胱区热敷或按摩，以缓解疼痛。对高热、头痛及腰痛者给予退热镇痛药。

5. 饮食护理　饮食宜清淡、营养丰富、易消化，避免进食辛辣刺激性食物，以免加重尿路刺激症状。注意补充水分，尤其是高热者，同时做好患者的口腔护理。

6. 心理护理　讲解疾病的原因、临床表现、治疗及预后相关知识，提高患者对疾病的认知。指导患者从事一些感兴趣的活动，如听轻音乐、欣赏小说、看电视或聊天等，以分散患者的注意力，减轻焦虑，缓解尿路刺激征。

课程思政

《内经》称水肿为“水”。《灵枢·水胀》对其症状进行了详细描述：“水始起也，目窠上微肿……以手按其腹，随手而起，如裹水之状，此其候也。”《素问·水热穴论篇》认为其发病原因为外感风邪，病本于肾。《金匮要略》中称水肿为“水气”，又按五脏发病机制及其证候分为心水、肝水、肺水、脾水、肾水。说明古代医家已经认识到水肿的形成除与肾脏有关外，也与其他脏器相关。《金匮要略·水气病》指出：“诸有水者，腰以下肿，当利小便；腰以上肿，当发汗乃愈。”这充分体现了我国古代医学的辨证论治思想。西医学中由肾脏病变、心脏病变等原因引起的水肿，皆可结合古人智慧，辨证论治。

（三）肾性高血压

肾脏疾病常伴有高血压，称肾性高血压。肾性高血压按病因可分为肾实质性高血压和肾血管性高血压。前者是肾性高血压的常见原因，主要由急性或慢性肾小球肾炎、慢性肾盂肾炎、慢性肾衰竭等肾实质性疾病引起。后者占5% ~15%，主要由肾动脉狭窄或堵塞引起，高血压程度较重，易进展为急进性高血压。

肾性高血压按发生机制又可分为容量依赖型高血压和肾素依赖型高血压两类。前者是因水钠潴留引起，用利尿药或限制水钠摄入可明显降低血压；后者是由于肾素－血管紧张素－醛固酮系统被激活引起，过度利尿常使血压更加升高，而应用血管紧张素转换酶抑制药、血管紧张素Ⅱ受体拮抗药和钙通道阻滞药可使血压下降。肾实质性高血压中，80%以上为容量依赖型，仅10%左右为肾素依赖型，尚有部分病例同时存在两种因素。

（四）尿异常

1. 尿量异常　正常人每天平均尿量约1 500 mL，尿量的多少取决于肾小球滤过率和肾小管重吸收量。

（1）少尿和无尿：少尿指每天尿量少于400 mL，若每天尿量少于100 mL称为无尿。

少尿可因肾前性（如心排血量减少、血容量不足等）、肾性（如急、慢性肾衰竭）以及肾后性（如尿路梗阻等）因素引起。

（2）多尿：指每天尿量大于 2 500 mL。多尿分为肾性和非肾性两类。肾性多尿见于各种原因所致的肾小管功能不全；非肾性多尿见于糖尿病、尿崩症和溶质性利尿等。

（3）夜尿增多：指夜间尿量超过白天尿量或夜间尿量超过 750 mL。持续的夜尿增多，且尿比重低而固定，提示肾小管浓缩功能减退。

2. 蛋白尿　每日尿蛋白定量超过 150 mg 或尿蛋白/肌酐比率 >200 mg/g，尿蛋白质定性试验呈阳性反应，称为蛋白尿。蛋白尿按发生机制，可分为 5 类：

（1）肾小球性蛋白尿：是最常见的一种蛋白尿，由于肾小球滤过膜通透性增加或所带负电荷改变，导致原尿中蛋白量超过肾小管重吸收能力。此种蛋白尿以分子量较小的清蛋白为主，一般 >2 g/d。

（2）肾小管性蛋白尿：正常肾小球可以滤过一些较清蛋白分子量小的蛋白质，几乎被肾小管完全吸收。当肾小管重吸收功能下降时，β_2微球蛋白、溶菌酶等小分子蛋白质随尿排出增多，但一般 <2 g/d，常见于肾小管病变，以及其他引起肾间质损害的病变。

（3）混合性蛋白尿：为肾脏病变同时累及肾小球及肾小管而产生的蛋白尿，尿中所含的蛋白成分具有上述两种蛋白尿的特点。见于各种肾小球疾病的后期，肾小球和肾小管均受损而引起。

（4）溢出性蛋白尿：某些肾外疾病引起的血中异常蛋白质如血红蛋白、免疫球蛋白轻链等增加，经肾小球滤过后不能被肾小管全部重吸收，见于多发性骨髓瘤、巨球蛋白血症、血管内溶血等。

（5）生理性蛋白尿：无器质性病变，为一过性蛋白尿，常因剧烈运动、高热、急性疾病、充血性心力衰竭或直立性体位所致，蛋白尿程度较轻，一般 <1 g/d。

3. 血尿　是指尿液中红细胞 >3 个/HP，离心尿红细胞 >5 个/HP，或 12 小时尿 Addis 计数 >50 万个，血尿可由各种泌尿系统疾病引起，如肾小球肾炎、泌尿系结石、结核、肿瘤、血管病变、先天畸形等。临床上常将血尿按病因分为肾小球源性血尿和非肾小球源性血尿。新鲜尿沉渣相差显微镜检查示：肾小球源性血尿尿中红细胞大小形态不一，出现畸形红细胞，常伴有红细胞管型、蛋白尿等。非肾小球源性血尿系来自肾小球以外的病变，如尿路感染、结石、肿瘤、畸形等，红细胞大小形态均一。

4. 白细胞尿、脓尿和菌尿　新鲜离心尿液每个高倍视野白细胞超过 5 个或 1 小时新鲜尿液白细胞数超过 40 万或 12 小时尿中超过 100 万，称为白细胞尿。因蜕变的白细胞称脓细胞，故亦称脓尿。尿中白细胞明显增多常见于泌尿系统感染。肾小球肾炎等疾病也可出现轻度白细胞尿。菌尿是指中段尿涂片镜检，每个高倍视野均可见细菌，或培养菌落计数超过 10^5个/mL，可作出泌尿系统感染的诊断。

5. 管型尿　尿中管型是由蛋白质、细胞或其碎片在肾小管内形成，可分为细胞管型、颗粒管型、透明管型、蜡样管型等。正常人尿中偶见透明及颗粒管型。若 12 小时尿沉渣计数管型超过 5 000 个，或镜检出现其他类型管型时，称为管型尿。白细胞管型是诊断肾盂肾炎或间质性肾炎的重要依据，上皮细胞管型可见于急性肾小管坏死，红细胞管型提示急性肾小球肾炎。

（五）肾区痛

当肾盂、输尿管内张力增高或包膜受牵拉时，可发生肾区痛，表现为肾区胀痛或隐痛。体检时表现为肾区压痛和叩击痛。肾区痛多见于肾脏或附近组织的炎症，或肾肿瘤、积液等引起肾体积增大，牵拉肾包膜。

肾绞痛是一种特殊的肾区痛，主要由输尿管内结石、血块等移行所致，疼痛常突然发作，可向下腹外阴及大腿内侧部位放射。

第二节　肾小球疾病概述

肾小球疾病是一组临床表现相似（如水肿、血尿、蛋白尿、高血压），但病因、发病机制、病理改变、病程和预后不尽相同，且主要侵犯双侧肾小球的疾病，分为原发性、继发性和遗传性。原发性肾小球疾病是指仅局限肾脏本身发生的疾病，原因尚未确定；继发性肾小球疾病是指全身性疾病（如系统性红斑狼疮、糖尿病等）中的肾损害；遗传性肾小球疾病为遗传变异基因所致的肾小球疾病，如 Alport 综合征等。原发性肾小球疾病占肾小球疾病的绝大多数，是引起慢性肾衰竭的主要病因。本节主要介绍原发性肾小球疾病。

【发病机制】

多数肾小球疾病是免疫介导性炎症疾病。免疫机制是肾小球疾病的始发机制，在疾病进程中也有非免疫非炎症因素参与，最终导致肾小球损伤和出现临床症状。

【原发性肾小球疾病的分类】

肾小球疾病的发病机制

目前常用的分类方法包括临床分型和病理分型。

1. 原发性肾小球疾病的临床分型　肾小球疾病的临床分型可根据临床表现分为肾炎综合征和肾病综合征。肾炎综合征以肾小球源性血尿为主要表现，常伴有蛋白尿，但也可以为单纯血尿，可有水肿和高血压。肾病综合征以大量蛋白尿和低蛋白血症为主要表现，常有水肿和高脂血症。

（1）急性肾小球肾炎（acute glomerulonephritis）。

（2）急进性肾小球肾炎（rapidly progressive glomerulonephritis）。

（3）慢性肾小球肾炎（chronic glomerulonephritis）。

（4）无症状性血尿和（或）蛋白尿（asymptomatic hematuria and/or proteinuria），又称为隐匿性肾小球肾炎。

（5）肾病综合征（nephrotic syndrome）。

2. 原发性肾小球疾病的病理分型　根据肾小球疾病的基本病变性质和病变范围分为以下几种类型。

（1）轻微肾小球病变（minor glomerular abnormalities），包括微小病变型肾病（minimal change disease，MCD）。

（2）局灶节段性肾小球病变（focal segmental lesions），包括局灶节段性肾小球硬化

(focal segmental glomerulosclerosis，FSGS)和局灶性肾小球肾炎(focal glomerulonephritis)。

(3)弥漫性肾小球肾炎(diffuse glomerulonephritis)：

1)膜性肾病(membranous nephropathy)。

2)增生性肾炎(proliferative glomerulonephritis)：系膜增生性肾小球肾炎(mesangial proliferative glomerulonephritis)；毛细血管内增生性肾小球肾炎(endocapillary proliferative glomerulonephritis)；系膜毛细血管性肾小球肾炎(mesangiocapillary glomerulonephritis)；新月体和坏死性肾小球肾炎(crescentic and necrotizing glomerulonephritis)。

3)硬化性肾小球肾炎(sclerosing glomerulonephritis)。

(4)未分类的肾小球肾炎(unclassified glomerulonephritis)。

肾小球疾病的临床分型与病理类型存在着一定的联系，但并无肯定的对应关系，亦即一种病理类型可呈多种临床表现，而一种临床表现又可来自多种病理类型。肾活组织检查是确定肾小球疾病病理类型和病变程度的必要手段，而正确的病理诊断又必须和临床紧密结合。

第三节　肾小球肾炎

预习案例

庄某，男，10 岁，2 周前曾患脓疱疮，4 天前无明显诱因出现眼睑浮肿，尿量减少，每天约 600 mL，伴有血尿，无气促，胸闷等。入院后查：T 37.5℃，P 86 次/min，R 18 次/min，BP 150/70 mmHg，神志清楚，眼睑及下肢浮肿，呈非凹陷性，双肺无啰音，步行入院。尿常规：尿蛋白 + +，RBC 5 个/HP，WBC 3 ~ 5 个/HP。血液检查：RBC 和 Hb 正常，ASO 500U、CH50 及 C3 减少。诊断：急性肾小球肾炎。

思考

(1)该患者典型症状有哪些？

(2)该患者目前主要的护理诊断有哪些？

(3)针对患者目前存在的护理问题，应采取哪些护理措施？

一、急性肾小球肾炎

微课-肾小球肾炎

急性肾小球肾炎(acute glomerulonephritis，AGN)简称急性肾炎，是一组起病急，以血尿、蛋白尿、水肿和高血压为主要表现，可伴有一过性肾功能不全的疾病。多见于链球菌感染后，其他细菌、病毒和寄生虫感染后也可引起。本节主要介绍链球菌感染后急性肾炎。

【病因与发病机制】

AGN 常发生于 β－溶血性链球菌“致肾炎菌株”引起的上呼吸道感染（如急性扁桃体炎、咽炎）、猩红热、皮肤感染（脓疱疮）后，感染导致机体产生免疫反应而引起双侧肾脏弥漫性的炎症反应。

AGN 病理类型为毛细血管内增生性肾小球肾炎。病变呈弥漫性，以肾小球内皮细胞及系膜细胞增生为主，肾小管病变不明显。

【临床表现】

AGN 好发于儿童，男性居多。发病前常有前驱感染，潜伏期为 1～3 周（平均 10 天左右），相当于机体产生初次免疫应答所需的时间。呼吸道感染的潜伏期较皮肤感染的潜伏期短。AGN 起病较急，病情轻重不一，轻者仅尿常规及血清补体 C3 异常，重者可出现急性肾损伤。AGN 大多预后良好，常在数个月内临床自愈。典型者呈急性肾炎综合征表现：

1. 尿异常　几乎所有患者均有肾小球源性血尿，约 30% 出现肉眼血尿，且常为首发症状和患者就诊原因。可伴有轻度、中度蛋白尿，少数（＜20%）为大量蛋白尿，达到肾病综合征水平。尿量减少，大部分患者起病时尿量常降至 400～700 mL/d，1～2 周后逐渐增多。

2. 水肿　常为首发症状，见于 80% 以上的患者。多表现为晨起眼睑水肿，面部肿胀感，呈“肾炎面容”，可伴有双下肢轻度凹陷性水肿，严重者出现全身性水肿、胸腔积液和腹腔积液。

3. 高血压　约 80% 患者出现一过性轻、中度高血压，常与其水钠潴留有关，经利尿后血压恢复正常。少数出现严重高血压，甚至高血压脑病。

4. 肾功能异常　部分患者起病早期可因尿量减少，出现一过性轻度氮质血症。常于 1～2 周后尿量增加，肾功能于利尿后数日恢复正常，极少数出现急性肾衰竭。

5. 并发症

（1）心力衰竭：以老年患者多见。起病后 1～2 周内发生，但也可为首发症状，其发生与水钠潴留、循环血量过多有关。

（2）高血压脑病：以儿童多见，多发生于疾病早期。

（3）急性肾损伤：极少见，为急性肾小球肾炎死亡的主要原因，但多数可逆。

【医学检查】

1. 尿液检查　均有镜下血尿，呈多形性红细胞，尿沉渣中还可有红细胞管型、颗粒管型及少量上皮细胞及白细胞。尿蛋白多为＋～＋＋，20% 左右可有大量蛋白尿（尿蛋白定性＋＋＋～＋＋＋＋，24 小时尿蛋白定量 >3.5 g）。

2. 免疫学检查　血清补体 C3 及总补体发病初期均下降，于 8 周内恢复正常，对 AGN 的诊断意义很大。血清抗链球菌溶血素“O”滴度可增高，提示近期内曾有过链球菌感染。

3. 肾功能检查　肾小球滤过率下降，血尿素氮、血肌酐升高。

【诊断要点】

1. 诊断　链球菌感染后1～3周，出现血尿、蛋白尿、水肿、高血压等肾炎综合征典型表现；C3降低(8周内恢复)；病理类型为毛细血管内增生性肾小球肾炎。

2. 鉴别诊断

(1)其他病原体感染后的急性肾炎：应寻找其他病原菌感染的证据，病毒感染后常不伴血清补体降低，少有水肿和高血压，肾功能一般正常，临床过程自限。

(2)IgA肾病：部分患者有前驱感染，通常在感染后数小时至数日内出现肉眼血尿，部分患者血清IgA升高，血清C3一般正常，病情无自愈倾向。

【治疗要点】

AGN为自限性疾病，以对症治疗为主。饮食及降压治疗为基础治疗方案，部分患者可应用免疫抑制药治疗。

1. 一般治疗　急性期应卧床休息，待肉眼血尿消失、水肿消退、血压恢复正常后逐渐增加活动量。限制水钠摄入，根据病情予以特殊的饮食治疗。

2. 对症治疗　利尿治疗可消除水肿，降低血压，通常利尿治疗有效。利尿后高血压控制不满意时，可加用其他降压药物(如血管紧张素转换酶抑制药、钙通道阻滞药)。

3. 控制感染灶　以往主张病初使用青霉素或其他抗生素10～14天，但其必要性存在争议。对于反复发作的慢性扁桃体炎，待肾炎病情稳定后，可作扁桃体摘除，术前、术后2周需注射青霉素。

4. 透析治疗　少数发生急性肾损伤且有透析指征患者，应予短期透析治疗以帮助患者度过危险期。由于AGN具有自愈倾向，肾功能多可逐渐恢复，一般不需要长期透析治疗。

【护理诊断/问题】

1. 体液过多　与肾小球滤过率下降导致水钠潴留有关。

2. 有皮肤完整性受损的危险　与皮肤水肿、机体抵抗力降低有关。

3. 潜在并发症　急性左心衰竭、高血压脑病、急性肾损伤。

【护理措施】

1. 生活起居　急性期患者应绝对卧床休息2～3周，以增加肾血流量和尿量，改善肾功能，减少血尿、蛋白尿。对症状比较明显者，嘱其卧床休息4～6周，待水肿消退、肉眼血尿消失、血压平稳、尿常规及其他检查基本正常后，方可逐步增加活动量。病情稳定后可做一些轻体力活动，避免劳累和剧烈活动，坚持1～2年，待完全康复后才能恢复正常的体力劳动。

2. 病情观察　参见本章第一节“肾源性水肿”的护理。

3. 用药护理　遵医嘱给予利尿药、降压药及抗生素治疗，并观察药物疗效及不良反应。少尿时慎用保钾利尿药和血管紧张素转换酶抑制药，以防诱发高钾血症。

4. 对症护理　参见本章第一节“肾源性水肿”的护理。

5. 饮食护理　①限盐：急性期应严格限制盐的摄入，以减轻水肿和心脏负担，对于严重水肿、高血压或心力衰竭者，更应严格控制。一般每日进盐应低于3 g。当病情好转，血压下降，水肿消退，尿蛋白减少后，即可由低盐饮食逐步转为正常饮食，防止长期低钠饮食及应用利尿药引起水、电解质紊乱或其他并发症。②限水：除限制钠盐外，也应限制水和钾的摄入，尤其尿量明显减少者。③蛋白质：肾功能正常时，给予正常量的蛋白质摄入1.0 g/(kg·d)；但当出现氮质血症时，应限制蛋白质的摄入，以优质动物蛋白为主，如牛奶、鸡蛋、鱼等含必需氨基酸的蛋白质。另外，饮食应注意足够的热量和维生素。

6. 心理护理　由于急性肾炎患者大多对疾病和治疗的认识欠佳，容易出现情绪焦躁、恐惧、甚至沮丧的情况，此时医务人员应有良好的耐心，关心患者，深入浅出地为患者解答各种问题，介绍同种病已痊愈患者的范例，鼓励家属给予患者关爱和鼓励，消除患者的紧张恐惧情绪，帮助患者的恢复。

【健康教育】

急性肾小球肾炎患者应注意预防感染，勿用具有肾毒性的药物，避免劳累，定期随访，监测病情。

急性肾炎的健康教育

二、急进性肾小球肾炎

预习案例

李某，男，15岁。4天前无明显诱因逐渐出现少尿，入院后查：T 36.5℃，P 89次/min，R 20次/min，BP 130/60 mmHg。颜面轻度浮肿，睑结膜轻度苍白，双肺呼吸音粗，无明显的啰音，心率为89次/min，律齐，腹软，全腹无明显的压痛及反跳痛，肝脾肋下未触及，双下肢无明显水肿。血肌酐为542 μmol/L，ALB 29.3 g/L，Hb 71 g/L，抗GBM抗体(+)。尿常规：蛋白+++、隐血++，免疫球蛋白、补体正常。临床诊断：急进性肾小球肾炎，抗GBM病。

思考

(1)该患者如何治疗？

(2)该患者目前主要的护理诊断有哪些？

(3)针对患者目前存在的护理问题，应采取哪些护理措施？

急进性肾小球肾炎（rapidly progressive glomerulonephritis，RPGN）简称急进性肾炎，是以急性肾炎综合征、肾功能急剧恶化以及多在早期发生急性肾损伤为临床特征的一组肾小球疾病。病理特点为肾小球腔内广泛新月体形成，故又称为新月体性肾小球肾炎。

【病因与发病机制】

根据免疫病理表现不同可分为3型。Ⅰ型为抗肾小球基底膜（GBM）型，系抗肾小球基底膜抗体与肾小球基底膜抗原结合，激活补体而致病。Ⅱ型为免疫复合物型，系循环免疫复合物沉积或原位免疫复合物种植于肾小球，激活补体而致病。Ⅲ型为少免疫复合物型，肾小球内无或仅微量免疫球蛋白沉积，其发生可能与肾微血管炎有关。半数以上RPGN患者有上呼吸道感染的前驱病史，以Ⅱ型多见。RPGN病理类型为新月体性肾小球肾炎。

【临床表现】

急进性肾炎的发病机制

我国急进性肾炎以Ⅱ型为主，Ⅰ型、Ⅲ型少见。Ⅰ型多见于青中年；Ⅱ型和Ⅲ型多见于中老年，男性较女性多见。RPGN起病较急，发病前可有上呼吸道感染史。临床表现类似于急性肾炎，可有尿量减少、血尿、蛋白尿、水肿和高血压。但随病情进展可迅速出现少尿或无尿，肾功能急剧下降，多在数周至半年内发展为尿毒症，常伴中度贫血。Ⅱ型常伴肾病综合征。Ⅲ型常有发热、乏力、体重下降等系统性血管炎的表现。

【医学检查】

1. 尿液检查　常为肉眼血尿，镜下可见大量多形性红细胞、白细胞和红细胞管型。尿蛋白常呈阳性，程度+～++++不等。

2. 肾功能检查　内生肌酐清除率下降，血肌酐、血尿素氮进行性升高。

3. 免疫学检查　Ⅱ型可有血循环免疫复合物阳性，血清补体C3降低；Ⅰ型可有血清肾小球基底膜抗体阳性；Ⅲ型常有ANCA阳性。

4. B超检查　半数患者双侧肾脏增大。

5. 肾活组织检查　有利于确诊，可估计病变程度、病程阶段、治疗有效的可能性，有助于制订治疗方案和估计预后。肾小囊腔内可见新月体的形成。

【诊断要点】

1. 诊断　根据急性起病、病程进展迅速、少尿或无尿、血尿、蛋白尿和进行性肾功能损害等典型临床表现，可作出初步诊断。肾活组织检查显示50%以上肾小球有新月体形成，在排除继发因素后可确诊。

2. 鉴别诊断

（1）急性肾小管坏死：常有明确的肾缺血（如休克、脱水）和中毒（如肾毒性抗生素）等诱因，实验室检查以肾小管损害为主（尿钠增加、低比重尿及低渗透压尿）。

（2）原发性肾小球疾病：重症急性肾炎或重症膜增生性肾炎也可发生急性肾损伤，但肾脏病理不一定为新月体肾炎，肾活组织检查可明确诊断。

【治疗要点】

应及时明确病因诊断和免疫病理分型，尽早开始强化免疫抑药治疗。

1. 糖皮质激素联合细胞毒药物　适用于Ⅱ型、Ⅲ型急进性肾小球肾炎，对Ⅰ型疗效较差。首选甲泼尼龙0.5～1.0 g溶于5%葡萄糖中静滴，每天或隔天1次，3次为一疗程，两疗程间隔3～5天，1～3个疗程。之后改为口服糖皮质激素[泼尼松1 mg/(kg·d)，6～8周后渐减]及细胞毒药物[环磷酰胺口服2～3 mg/(kg·d)，或静脉滴注每个月0.6～0.8 g，累积量一般不超过8 g]。

2. 血浆置换疗法　主要用于Ⅰ型急进性肾小球肾炎，且需早期施行，血清肌酐已明显升高者获益不大；也用于已发生急性肾损伤的Ⅲ型急进性肾小球肾炎；对于存在威胁生命的肺出血者应首选血浆置换疗法。血浆置换疗法是采用血浆置换机分离患者的血浆和血细胞，弃去血浆后，以等量正常人血浆或血清清蛋白与患者血细胞一起重新输入体内，每天或隔天1次，每次置换2～4 L，直至血清抗体(如抗GBM抗体、ANCA)转阴或病情好转，一般需置换10次左右。此疗法需同时联合泼尼松及细胞毒药物口服治疗，方法同前。

3. 替代疗法　急性肾损伤符合透析指征的患者应及时行透析治疗。对强化治疗无效的终末期肾衰竭的患者，应予以长期维持性透析治疗或在病情稳定半年后做肾移植。

4. 对症治疗　利尿、降压、抗感染和纠正水、电解质、酸碱平衡紊乱等。

【护理诊断/问题】

1. 潜在并发症　急性肾损伤。

2. 体液过多　与肾小球滤过率下降、大剂量激素治疗导致水钠潴留有关。

3. 有感染的危险　与激素、细胞毒药物的应用，血浆置换、大量蛋白尿致机体抵抗力下降有关。

4. 恐惧　与病情进展快、预后差有关。

【护理措施】

1. 生活起居　卧床休息至病情初步缓解时，方可下床活动，并逐步增加活动量。即使无任何临床表现，也不宜进行较重的体力劳动，病程3个月内不适合参加体育活动。

2. 病情观察　密切观察病情，及时识别急性肾损伤的发生。监测内容：①尿量，若尿量迅速减少或出现无尿，提示可能发生了急性肾损伤；②血清肌酐和尿素氮，急性肾损伤时可出现血肌酐、血尿素氮快速地进行性升高；③血清电解质，重点观察有无高钾血症，急性肾损伤常可出现血钾升高，可诱发各种心律失常，甚至心脏骤停；④其他，有无食欲明显减退、恶心、呕吐；有无气促、端坐呼吸等。

3. 用药护理　严格遵医嘱用药，密切观察激素、免疫抑制药、利尿药的疗效和不良反应。对于肾脏疾病患者，使用糖皮质激素后应特别注意有无发生水钠潴留、血压升高和继发感染，这些不良反应可加重肾损害，导致病情恶化。此外，大剂量激素冲击疗法可明显抑制机体的防御能力，必要时需对患者实施保护性隔离，防止继发感染。糖皮质激素、利尿药、环磷酰胺的不良反应观察具体参见本章第一节“肾源性水肿”的护理。

4. 对症护理　包括加强口腔和皮肤的清洁卫生，保持空气清新。探视人员及医务人员进入病室须戴口罩，按照无菌技术要求进行各项操作，以预防医源性感染的发生。

5. 饮食护理　低盐、优质低蛋白饮食。少尿者应限制摄入水量。

6. 心理护理　对急性肾损伤患者，应给予适当的心理护理，解释各种疑问，恰当解释病情，用成功的病例鼓励患者。

【健康教育】

急进性肾小球肾炎的健康教育应重点关注疾病的各种诱因。部分患者的发病与上呼吸道感染、吸烟或接触某些有机化学溶剂、碳氢化合物有关，故应注意保暖，避免受凉、感冒，戒烟，减少接触二手烟、有机化学溶剂和碳氢化物的机会。

急进性肾炎的健康教育

三、慢性肾小球肾炎

预习案例

刘某，男，30岁。1年前患者无诱因出现颜面部水肿，以晨起明显，伴双下肢轻度水肿、尿少、乏力、食欲不振。曾到医院检查，发现血压高(150/95 mmHg)，尿蛋白+～++，间断服用中药，病情时好时差。1周前感冒后咽痛，水肿加重，尿少，尿色较红，无尿频、尿急和尿痛。入院后查：T 36.8℃，P 80次/min，R 18次/min，BP 160/100 mmHg，双眼睑水肿，咽稍充血，心肺正常，腹平软，肝脾肋下未触及，移动性浊音阴性，下肢轻度凹陷性水肿。Hb112 g/L，尿蛋白++，尿WBC 0～1个/HP，尿RBC 10～20个/HP，24小时尿蛋白定量2.0 g；BUN 8.3 mmol/L，Scr 156 μmol/L，ALB 36 g/L。目前诊断：慢性肾炎。

思考

(1)分析该病例的临床特点。

(2)该患者目前主要的护理诊断有哪些？

(3)为延缓并发症的发生，如何对患者实施健康教育？

慢性肾小球肾炎(chronic glomerulonephritis，CGN)简称慢性肾炎，是指起病隐匿，病情迁延，病变进展缓慢，最终将发展成慢性肾衰竭的肾小球疾病。主要临床表现为蛋白尿、血尿、水肿、高血压、肾功能损害。由于病理类型的不同，疾病表现可多样化。

【病因与发病机制】

慢性肾炎的病因、发病机制和病理类型不尽相同，但起始因素多为免疫介导炎症。此外，高血压、大量蛋白尿、高血脂等非免疫非炎症因素也起到重要作用。

【临床表现】

CGN多数起病缓慢、隐匿，以青中年男性居多，临床表现多样。

1.蛋白尿　蛋白质是CGN必有的表现，尿蛋白定量常在1～3 g/d。长期尿中丢失蛋白，可导致低蛋白血症和机体抵抗力下降，容易并发感染，尤其以泌尿道和呼吸道感染多见。

2. 血尿　多为镜下血尿，也可见肉眼血尿。

慢性肾炎的病因与发病机制

3. 水肿　早期水肿时有时无，且多为眼睑和(或)下肢轻中度水肿，晚期持续存在。

4. 高血压　肾功能不全时可出现高血压，肾衰竭时绝大多数患者有高血压。长期高血压可引起心脏扩大、心律失常等，严重者出现心力衰竭和高血压脑病。

5. 肾功能损害　呈慢性进行性损害。随病情的发展可逐渐出现夜尿增多，肾功能减退，最后发展为慢性肾衰竭。进展的速度主要与病理类型有关。当在应激状态(如感染、劳累、妊娠、肾毒性药物的应用等)时，肾功能可急剧恶化，如能及时去除这些因素，肾功能仍可在一定程度上恢复。

【医学检查】

1. 尿液检查　尿蛋白 + ~ + + +，定量 1 ~ 3 g/24 h。尿中可有多形性红细胞 + ~ + +，颗粒管型等。肾浓缩功能异常时可出现尿比重偏低。

2. 血液检查　肾功能不全的患者可有 GFR 下降，BUN、Scr 增高。红细胞数量及血红蛋白含量下降，部分患者可有血脂升高，血浆蛋白降低。另外，血清补体 C3 始终正常，或持续降低 8 周以上。

3. B 超检查　双肾可有结构紊乱、缩小等改变。

4. 肾活组织检查　可确定病理类型。

【诊断要点】

1. 诊断　凡尿化验异常(蛋白尿、血尿)、伴或不伴水肿及高血压病史持续 3 个月以上，无论有无肾功能损害，在排除继发性和遗传性肾小球肾炎后，临床上可诊断为慢性肾炎。

2. 鉴别诊断

(1)继发性肾小球疾病：如狼疮肾炎、过敏性紫癜肾炎、糖尿病肾病等，依据相应的病史、临床表现及特异性实验室检查，一般不难鉴别。

(2)感染后急性肾炎：有前驱感染并以急性发作起病的慢性肾炎需与此病相鉴别。两者的潜伏期不同，血清 C3 的动态变化有助鉴别；此外，疾病的转归不同，慢性肾炎无自愈倾向，呈慢性进展，可资鉴别。

【治疗要点】

慢性肾炎的治疗应以防止或延缓肾功能进行性恶化、改善或缓解临床症状及防治心脑血管并发症为主要目的。

1. 限制食物中蛋白及磷的摄入量　肾功能不全患者应限制蛋白及磷的入量，根据肾功能的状况给予优质低蛋白饮食[0.6 ~ 1.0 g/(kg · d)]，同时控制饮食中磷的摄入。在进食低蛋白饮食时，应适当增加碳水化合物的摄入以满足机体生理代谢所需要的热量，防止负氮平衡。在低蛋白饮食 2 周后可使用必需氨基酸或 α - 酮酸[0.1 ~ 0.2 g/(kg · d)]。

2. 积极控制高血压和减少尿蛋白　高血压和蛋白尿是加速肾小球硬化、促进肾功能恶化的重要因素，积极控制高血压和减少尿蛋白是两个重要环节。①高血压的治疗目标：尿蛋白≥1 g/d，血压控制在125/75 mmHg以下；尿蛋白<1 g/d，血压可放宽到130/80 mmHg以下。尿蛋白的治疗目标则是争取减少至<1 g/d。②主要的降压措施：如果是由于水钠潴留引起的容量依赖性高血压，应限制盐的摄入（<6 g/d），可选用噻嗪类利尿药，如治疗无效应改用袢利尿药，但一般不宜过多、长期使用。ACEI和ARB类除具有降压作用外，还有减少尿蛋白和延缓肾功能恶化的作用，是治疗肾性高血压和（或）减少蛋白尿的首选药物。应用剂量要高于常规的降压剂量。治疗肾功能不全患者时要防止高血钾，当血肌酐>264 μmol/L时应严密观察。

3. 抗血小板解聚药　应用大剂量双嘧达莫（300～400 mg/d），或小剂量阿司匹林（40～300 mg/d）有抗血小板聚集的作用，对系膜毛细血管性肾小球肾炎有一定降尿蛋白作用。

4. 糖皮质激素和细胞毒药物　可根据疾病的情况选择激素和细胞毒药物。

5. 避免加重肾损害的因素　如应避免劳累、感染、妊娠及应用肾毒性药物如氨基糖苷类抗生素等。

【护理诊断/问题】

1. 体液过多　与肾小球滤过率下降导致水钠潴留等因素有关。

2. 营养失调：低于机体需要量　与低蛋白饮食、长期蛋白尿致蛋白丢失过多有关。

3. 焦虑　与疾病反复发作、预后不良有关。

4. 潜在并发症　慢性肾衰竭。

【护理措施】

1. 生活起居　急性发作期及高血压、水肿严重伴有肾功能不全者，绝对卧床休息，病情好转后可逐渐增加活动量。

2. 病情观察　密切观察患者的水肿分布、部位、程度、特点及消长等。观察患者是否出现胸腔积液、腹腔积液等全身水肿的征象，定期测量体重。观察患者有无精神和神经系统方面的变化，如出现头痛、精神萎靡、意识恍惚、抽搐等时，应考虑到尿毒症脑病的可能，及时给予治疗。观察并记录进食情况，监测血红蛋白浓度和血清清蛋白浓度。

3. 用药护理　在遵医嘱应用利尿药时，应注意观察利尿药的效果、不良反应，是否出现电解质紊乱、高凝状态或加重高脂血症等。使用血管紧张转换酶抑制药的患者，要注意监测高钾血症。

4. 对症护理　严格记录24小时的出入量，尤其是尿量的变化情况，按医嘱定期留尿送检。做好皮肤护理以预防感染。

5. 饮食护理　慢性肾炎患者肾功能减退时，应予以优质低蛋白饮食[0.6～0.8 g/(kg·d)]，适当增加碳水化合物的摄入。控制磷的摄入，同时注意补充多种维生素及锌元素。

6. 心理护理　由于病程较长、反复发作，患者多出现焦虑、悲观、恐惧等消极情绪，应当加强与患者的交流，做好疾病相关知识的指导，鼓励其正确对待疾病，树立战胜疾病的信心。

【健康教育】

慢性肾小球肾炎主要为免疫介导炎症，避免诱因至关重要。

慢性肾炎的健康教育

IgA肾病

第四节　肾病综合征

预习案例

刘某，女，30 岁。1 周前患者无明显诱因出现颜面部及双下肢水肿，呈凹陷性，无尿频、尿急、尿痛及肉眼血尿，门诊以“肾病综合征”收住院。入院后查：BP 130/80 mmHg，眼睑高度水肿，心肺部体查无异常，腹软，无压痛及反跳痛，移动性浊音阳性，双下肢中度水肿。尿蛋白 + + +，血清清蛋白25 g/L，总蛋白 52 g/L；总胆固醇 6.5 mmol/L，甘油三酯 1.82 mmol/L，低密度脂蛋白 3.96 mmol/L，高密度脂蛋白 0.87 mmol/L；尿蛋白 8.7 g/24 h；泌尿系 B 超未见异常。

思考

(1) 该患者的病情特点是什么？

(2) 该患者最主要的治疗措施是什么？

(3) 该患者目前主要的护理诊断/问题有哪些？

肾病综合征（nephrotic syndrome，NS）指由各种肾脏疾病所致的，以大量蛋白尿（尿蛋白 >3.5 g/d）、低蛋白血症（血清清蛋白 <30 g/L）、水肿、高脂血症为临床表现的一组综合征。

微课-肾病综合征

【病因与发病机制】

肾病综合征根据病因不同，可分为原发性和继发性。原发性肾病综合征的发病机制为免疫介导性炎症所致的肾损害。原发性肾病综合征的主要病理类型有微小病变型肾病、系膜增生性肾小球肾炎、局灶节段性肾小球硬化、膜性肾病、系膜毛细血管性肾小球肾炎。

【临床表现】

1. 大量蛋白尿　典型病例可有大量选择性蛋白尿。其发生机制为肾小球滤过膜的屏障受损，尤其是电荷屏障受损，肾小球滤过膜对血浆蛋白(多以清蛋白为主)的通透性增高，致使原尿中蛋白含量增多，当超过肾小管的重吸收量时，形成大量蛋白尿。

肾病综合征的病因与发病机制

2. 低蛋白血症　主要为大量白蛋白从尿中丢失所致。肝脏代偿性合成白蛋白不足、胃肠黏膜水肿致蛋白质吸收减少等因素可进一步加重低蛋白血症。除血清清蛋白降低外，血中免疫球蛋白和补体成分、抗凝及纤溶因子、金属结合蛋白等其他蛋白成分也可减少。尤其是肾小球病理损伤严重，大量蛋白尿和非选择性蛋白尿时更为显著。

3. 水肿　水肿是肾病综合征最突出的体征，其发生与低蛋白血症所致血浆胶体渗透压明显下降有关。严重水肿者可出现胸腔积液、腹腔积液和心包积液。

4. 高脂血症　肾病综合征常伴有高脂血症。其中以高胆固醇血症最为常见；甘油三酯、低密度脂蛋白(LDL)、极低密度脂蛋白(VLDL)和脂蛋白(α)也常可增加。其发生与低蛋白血症刺激肝脏代偿性增加脂蛋白合成以及脂蛋白分解减少有关。

5. 并发症

(1)感染：为肾病综合征常见的并发症，也是导致 NS 复发和疗效不佳的主要原因，其发生与蛋白质营养不良、免疫功能紊乱及应用肾上腺糖皮质激素治疗有关。常见感染部位顺序为呼吸道、泌尿道、皮肤。

(2)血栓、栓塞：由于有效血容量减少，血液浓缩及高脂血症使血液黏稠度增加。此外，因某些蛋白质自尿中丢失，以及肝脏代偿性合成蛋白质增加，引起机体凝血、抗凝和纤溶系统失衡；加之强效利尿药和糖皮质激素的应用均进一步加重高凝状态。因此 NS 易发生血栓、栓塞并发症，其中肾静脉血栓最为多见。血栓和栓塞并发症是直接影响肾病综合征治疗效果和预后的重要原因。

(3)急性肾损伤：因水肿导致有效循环血容量减少，肾血流量下降，可诱发肾前性氮质血症，经扩容、利尿治疗后多可恢复。少数可发展为肾实质性急性肾损伤，表现为无明显诱因出现少尿、无尿，经扩容、利尿无效，其发生机制可能是肾间质高度水肿压迫肾小管及大量蛋白管型阻塞肾小管，导致肾小管高压，引起肾小球滤过率骤减。

(4)其他：长期高脂血症易引起动脉硬化、冠心病等心血管并发症；长期大量蛋白尿导致严重的蛋白质营养不良，儿童生长发育迟缓；金属结合蛋白及维生素 D 结合蛋白丢失可致体内铁、锌、铜缺乏，以及钙、磷代谢障碍。

【医学检查】

1. 尿液检查　尿蛋白定性一般为 + + + ~ + + + +，尿蛋白定量超过 3.5 g。可有红细胞管型、颗粒管型等。

2. 血液检查　血清清蛋白低于 30 g/L，血中总胆固醇、甘油三酯、低及极低密度脂蛋白均可增高，血 IgG 可降低。

3. 肾功能检查　内生肌酐清除率正常或降低，血肌酐、尿素氮可正常或升高。

4. B 超检查　双肾正常或缩小。

5. 肾活组织病理检查　可明确肾小球病变的病理类型，指导治疗及判断预后。

【诊断要点】

1. 诊断　根据大量蛋白尿、低蛋白血症、高脂血症、水肿等临床表现，排除继发性肾病综合征即可确立诊断，其中蛋白尿 >3.5 g/d、血清清蛋白 <30 g/L 为诊断的必要条件。肾病综合征的病理类型有赖于肾活组织病理检查。

2. 鉴别诊断

肾病综合征病情严重程度评估

(1) 乙型肝炎病毒相关性肾炎：多见于儿童及青少年，临床主要表现为蛋白尿或肾病综合征，常见的病理类型为膜性肾病，其次为系膜毛细血管性肾小球肾炎等。主要诊断依据包括以下几点：①血清乙型肝炎病毒抗原阳性；②有肾小球肾炎临床表现，并除外其他继发性肾小球肾炎；③肾活组织检查组织中找到乙型肝炎病毒抗原。我国为乙型肝炎高发区，对有乙型肝炎患者，儿童及青少年蛋白尿或肾病综合征患者，尤其是膜性肾病，应认真鉴别和排除。

(2) 狼疮肾炎：以育龄期女性多见，常有发热、皮疹、关节痛等多系统受损表现，血清抗核抗体、抗 dsDNA 抗体、抗 Sm 抗体阳性，补体 C3 下降，肾活组织检查免疫病理呈“满堂亮”。

【治疗要点】

1. 一般治疗　卧床休息至水肿消退，但长期卧床会增加血栓形成机会，故应保持适当的床上及床旁活动。肾病综合征缓解后，可逐步增加活动量。给予高热量、低脂、富含维生素、低盐及富含可溶性纤维的饮食。肾功能良好者给予正常量的优质蛋白，肾功能减退者给予优质低蛋白。

2. 对症治疗

(1) 利尿消肿：肾病综合征患者利尿原则是不宜过快过猛，以免血容量不足，加重血液高黏滞倾向，诱发血栓、栓塞并发症，一般以每天体重下降 0.5 ~1.0 kg 为宜。

多数患者经使用糖皮质激素和限水、限钠后可达到利尿消肿目的。经上述治疗水肿不能消退者可用利尿药，包括以下几类：①噻嗪类利尿药，常用氢氯噻嗪 25 mg，每天 3 次。②保钾利尿药，常用氨苯蝶啶 50 mg 或螺内酯 20 mg，每天 3 次，与噻嗪类利尿药合用可提高利尿效果，减少钾代谢紊乱。③袢利尿药，常用呋塞米，20 ~120 mg/d。④渗透性利尿药，通过提高血浆胶体渗透压，使组织中水分重吸收入血，同时在肾小管腔内形成高渗状态，减少水、钠的重吸收而达到利尿目的。可选择低分子右旋糖酐等。但少尿者应慎用渗透性利尿药，因其易与蛋白一起形成管型，阻塞肾小管。⑤提高血浆胶体渗透压，静脉输注白蛋白，提高胶体渗透压，继而加用袢利尿药常有良好的利尿效果。但白蛋白的使用可能使蛋白尿加重，肾功能进一步减退。故应严格掌握适应证，对严重低蛋白血症、高度水肿而又少尿(尿量 <400 mL/d) 的 NS 患者，在必须利尿的情况下方可考虑使用，但也要避免过频过多。心力衰竭患者应慎用。

(2) 减少尿蛋白：持续大量蛋白尿可致肾小球高滤过，加重损伤，促进肾小球硬化，而减少尿蛋白可有效延缓肾功能恶化。应用血管紧张素转换酶抑制药或血管紧张素Ⅱ受体拮抗药，除可有效控制高血压外，还可通过降低肾小球内压和直接影响肾小球基底膜对大分子的通透性，有不依赖于降低全身血压的减少尿蛋白作用。

（3）降脂治疗：高脂血症可加速肾小球疾病的发展，增加心、脑血管病的发生率，因此，高脂血症者应给予降脂治疗。

3. 抑制免疫与炎症反应　糖皮质激素和细胞毒药物仍然是治疗肾病综合征的主要药物，原则上应根据肾活组织检查病理结果选择治疗药物及确定疗程。

（1）糖皮质激素：通过抑制免疫炎症反应，抑制醛固酮和抗利尿激素分泌，影响肾小球基底膜通透性等综合作用而发挥其利尿、消除尿蛋白的作用。使用原则为“起始足量、缓慢减量、长期维持”。①起始足量：泼尼松 1 mg/（kg·d），口服 8 周，必要时可延长至 12 周。②缓慢减量：每 2～3 周减原用量的 10%，当减至 20 mg/d 时病情易复发，应更加缓慢减量。③长期维持：以最小剂量（10 mg/d）再维持半年左右。激素可采用全日量顿服，或在维持用药期间，两日量隔天 1 次顿服，以减轻激素的不良反应。水肿严重、有肝功能损害或泼尼松疗效不佳时，应更换为甲泼尼龙（等剂量）口服或静脉滴注。

（2）细胞毒药物：用于“激素依赖型（起始激素敏感，但激素减量至 20 mg/d 或停药后 2 周复发）”或“激素抵抗型（激素治疗 8 周未缓解）”肾病综合征，常与激素合用。环磷酰胺为最常用的药物，剂量为 2 mg/（kg·d），分 1～2 次口服；或 200 mg，隔日静脉注射，总量达 6～8 g 后停药。

（3）钙调神经蛋白抑制药：环孢素（cyclosporin A，CsA）属钙调神经蛋白抑制，能选择性抑制 T 辅助细胞及 T 细胞毒效应细胞而起作用，已作为二线药物。用于激素抵抗和细胞毒药物无效的难治性肾病综合征。常用量为 3～5 mg/（kg·d），分 2 次空腹口服，服药期间需监测并维持其血浓度谷值为 100～200 ng/mL。服药 2～3 个月后缓慢减量，疗程至少 1 年。停药后易复发，使其广泛应用受到限制。他克莫司（tacrolimus，FK506）也属钙调神经蛋白抑制药，但肾毒性不良反应小于环孢素。成人起始治疗剂量为 0.05 mg/（kg·d），血药浓度保持在 5～8ng/mL，疗程为 6～12 个月。

（4）吗替麦考酚酯（mycophenolate mofetil，MMF）在体内代谢为霉酚酸，后者为次黄嘌呤单核苷酸脱氢酶抑制药，抑制鸟嘌呤核苷酸的经典合成途径，故而选择性抑制 T、B 淋巴细胞增殖及抗体形成达到治疗目的。常用量为 1.5～2 g/d，分 2 次口服，共用 3～6 个月，减量维持半年。该药对部分难治性 NS 有效，尽管尚缺乏大宗病例的前瞻对照研究结果，但已受到重视。因其价格较高，目前仍作为二线用药。已有导致严重贫血和伴肾功能损伤者应用后出现严重感染的报道，应引起足够重视。

4. 并发症的防治　NS 的并发症是影响患者长期预后的重要因素，应积极防治。

（1）感染：一般不主张常规使用抗生素，但一旦发生感染，应选择敏感、强效及无肾毒性的抗生素进行治疗。

（2）血栓与栓塞：一般认为当血清清蛋白低于 20 g/L 时，提示存在高凝状态，应给予预防性抗凝治疗，如应用肝素。抗凝同时可辅以抗血小板药，如双嘧达莫或阿司匹林。一旦出现血栓或栓塞时，及早溶栓治疗。

（3）急性肾损伤：可给予利尿药及碱化尿液，必要时透析治疗。

5. 中医中药治疗　如雷公藤总苷，具有抑制免疫、抑制系膜细胞增生、改善滤过膜通透性的作用，可与激素及细胞毒药物联合应用。

【护理诊断/问题】

1. 体液过多　与低蛋白血症致血浆胶体渗透压下降等有关。

2. 营养失调：低于机体需要量　与大量蛋白尿、摄入减少及吸收障碍有关。

3. 有感染的危险　与机体抵抗力下降、应用激素和(或)免疫抑制药有关。

4. 有皮肤黏膜完整性受损的危险　与水肿、营养不良有关。

5. 焦虑　与NS病程长，易反复发作有关。

6. 潜在并发症　血栓形成、急性肾损伤、心脑血管并发症。

【护理措施】

1. 生活起居　重度水肿、低蛋白血症者应卧床休息。待水肿消失、一般情况好转后，可起床活动。

2. 病情观察　监测患者的生命体征和体重，详细记录24小时的出入量，特别是尿量变化；记录进食情况，评估饮食结构是否合理，热量是否充足。定期监测血清清蛋白、血红蛋白等指标，评估机体的营养状态；观察有无咳嗽、咳痰、肺部干湿啰音、尿路刺激征、皮肤红肿等感染征象。

3. 用药护理　长期应用利尿药可导致低血钠、低血钾的发生，应定期监测血电解质的变化；应用激素治疗时，应注意用药时间及使用原则，不可擅自减量或停用。环磷酰胺的不良反应包括骨髓抑制、肝损害、出血性膀胱炎、胃肠道反应、感染脱发及性腺损害等。用环磷酰胺当天多饮水，适当水化以及尽量上午用药，减少出血性膀胱炎的发生。环孢素的主要不良反应包括感染、肝肾毒性、高血压、手颤、高尿酸血症、多毛等。

4. 对症护理　告知患者预防感染的重要性；协助患者加强全身皮肤、口腔黏膜和会阴部护理，防止皮肤和黏膜损伤；指导其加强营养和休息，增强机体抵抗力；遇寒冷季节，注意保暖。

5. 饮食护理　一般给予正常量的优质蛋白[0.8～1.0 g/(kg·d)]，但当肾功能不全时，应根据肾小球滤过率调整蛋白质的摄入量；供给足够热量，每日每公斤体重126～147 kJ(30～35 kcal)。少食富含饱和脂肪酸(动物油脂)的饮食，多吃富含多聚不饱和脂肪酸(如植物油、鱼油)及富含可溶性纤维(如燕麦、豆类)的食物，以控制高脂血症。水肿时予以低盐饮食(钠<3 g/d)。注意维生素及铁、钙等的补充。

肾病综合征的健康教育

6. 心理护理　多与患者沟通交流，取得信任；给予疾病相关知识教育、心理辅导，减轻患者的负性情绪；邀请治疗效果好的病友，现身教育，以树立战胜疾病的信心。

【健康教育】

告诉患者NS需要长期坚持治疗，依从性好是患者预后的关键，应该定期到医院随诊，如出现病情变化及时就诊。指导患者不要偏信单方、偏方，特别不要偏信各种媒体不负责任的宣传，杜绝服用无确切疗效的中草药。

第五节 尿路感染

预习案例

王某，女，40 岁。3 个月前患者无明显诱因出现尿频、尿急、尿痛，伴耻骨上方不适，无发热、腰痛、肉眼血尿，于当地医院就诊，尿液检查提示白细胞高，镜下血尿，诊断为“尿路感染”，服用抗生素(氧氟沙星，0.4 g/d)后上述症状好转，但反复发作。既往有“输尿管结石”病史。入院后查：BP 130/80 mmHg，眼睑无水肿。咽部无红肿。双肺呼吸音清，心率 80 次/min、肾区无叩击痛，肋脊角及输尿管点无压痛，双下肢无水肿。医学检查：尿蛋白(±)，尿潜血(-)，WBC 30~40 个/HP；血常规及大便常规正常。

思考

(1)该病例有哪些临床特点？

(2)为明确诊断应做哪些医学检查？

(3)尿细菌定量培养标本有哪些要求？

尿路感染(urinary tract infection，UTI)简称尿感，是由于各种病原微生物感染所引起的尿路急性、慢性炎症。多见于育龄女性、老年人、免疫功能低下及尿路畸形者。根据感染发生的部位，可分为上尿路感染和下尿路感染，前者指肾盂肾炎，后者主要指膀胱炎。根据有无尿路结构或功能异常，又分为复杂性和非复杂性尿路感染。复杂性尿路感染指伴有尿路引流不畅、结石、畸形、膀胱输尿管反流等结构或功能异常，或在慢性肾实质性疾病的基础上发生的尿路感染；不伴有上述情况者称为非复杂性尿路感染。

微课-尿路感染

【病因与发病机制】

革兰阴性杆菌为尿路感染最常见致病菌，其中以大肠杆菌最常见，约占全部尿路感染的 85%；其次为克雷伯杆菌、变形杆菌等。5% ~15% 的尿路感染由革兰阳性细菌引起，主要是肠球菌和凝固酶阴性的葡萄球菌。主要的感染途径为上行感染。

尿路感染的病因与发病机制

【临床表现】

1. 膀胱炎　占尿感的 60% 以上。主要表现为尿频、尿急、尿痛，伴有耻骨上方不适。尿液常混浊，并有异味，约 30% 可出现血尿。一般无全身症状。

2. *急性肾盂肾炎*　临床表现因炎症程度不同而差异较大，多数起病急骤，表现如下：

(1)全身症状：常有寒战、高热，伴有头痛、全身酸痛、无力、食欲减退。

(2)泌尿系统表现：常有尿频、尿急、尿痛等膀胱刺激症状，多伴有腰痛或肾区不适，肋脊角压痛和(或)叩击痛。可有脓尿和血尿。部分患者可无明显的膀胱刺激征症状，而以全身症状为主，或表现为血尿伴低热和腰痛。

(3)并发症：

1)肾乳头坏死：常发生于严重的肾盂肾炎伴有糖尿病或尿路梗阻时。临床表现为寒战、高热、剧烈腰痛、血尿，如有坏死组织脱落从尿中排出，发生肾绞痛。

2)肾周围脓肿：常由严重的肾盂肾炎直接扩散而来，阻塞输尿管时多有尿路梗阻等易感因素。患者原有的临床表现加重，出现明显的单侧腰痛，向健侧弯腰时疼痛加剧。

3. *无症状性菌尿*　指患者有真性菌尿，而无尿路感染的症状。多见于老年人和孕妇，60岁以上老年人的发生率为10%，孕妇为7%。如不治疗，约20%无症状菌尿者可发生急性肾盂肾炎。

【医学检查】

1. *尿常规*　尿液常混浊，可有异味。尿中白细胞显著增加，出现白细胞管型提示肾盂肾炎；红细胞也增加，少数可有肉眼血尿；尿蛋白常为阴性或微量。

2. *血常规*　急性肾盂肾炎时血中白细胞增多，并有中性粒细胞核左移。

3. *尿细菌学检查*

(1)涂片细菌检查：尿涂片镜检细菌是一种快速诊断有意义细菌尿的方法。可采用未离新鲜中段尿沉渣涂片，如平均每个视野≥1个细菌，提示尿路感染。本法设备简单、操作方便，检出率达80%～90%，可初步确定是杆菌或球菌，对及时选择有效抗生素有重要参考价值。

(2)细菌培养：尿感的确诊必须依靠尿细菌定量培养。凡有真性菌尿者，均可诊断为尿路感染。真性菌尿的标准：清洁中段尿定量培养须$\geq 10^5$/mL；如临床上无尿感症状，则要求2次清洁中段尿定量培养均$\geq 10^5$/mL，且为同一菌种。此外，膀胱穿刺尿定性培养有细菌生长也提示真性菌尿。

4. *影像学检查*　尿感急性期不宜行IVP，可做B超检查确定有无结石、梗阻等。对于反复发作的尿路感染或急性尿路感染治疗7～10天无效的女性应行IVP，男性首次尿感亦应行IVP。IVP的目的是寻找能用外科手术纠正的易感因素。

【诊断要点】

有尿路感染的症状和体征，如尿路刺激征(尿频、尿痛、尿急)，耻骨上方疼痛和压痛，发热，腰部疼痛或叩击痛等，尿细菌培养菌落数均$>10^5$/mL，即可诊断尿路感染。对于留置导尿管的患者出现典型的尿路感染症状、体征，且无其他原因可以解释，尿标本细菌培养菌落计数$>10^3$/mL时，应考虑导管相关性尿路感染的诊断。

1. *尿路感染的定位诊断*

(1)根据临床表现定位：下尿路感染(膀胱炎)，常以尿路刺激征为突出表现，一般少有发热、腰痛等。上尿路感染(肾盂肾炎)常有发热、寒战、甚至出现毒血症症状，伴明显腰痛，输尿管点和(或)肋脊点压痛、肾区叩击痛等，伴或不伴尿路刺激征。

(2)根据实验室检查定位(出现下列情况提示上尿路感染)：膀胱冲洗后尿培养阳性；尿沉渣镜检有白细胞管型，并排除间质性肾炎、狼疮肾炎等疾病；有肾小管功能不全的表现。

2. 鉴别诊断　尿道综合征：常见于女性，患者有尿频、尿急、尿痛及排尿不适等尿路刺激症状，但多次检查均无真性细菌尿。部分可能由于逼尿肌与膀胱括约肌功能不协调、妇科或肛周疾病、神经焦虑等引起，也可能是衣原体等非细菌感染造成。

【治疗要点】

1. 一般治疗　急性期注意休息，多饮水，勤排尿。尿路感染反复发作者应积极寻找病因，及时去除诱发因素。

2. 抗感染治疗

(1)急性膀胱炎：

1)单剂量疗法：可选用磺胺甲基异噁唑 2.0 g、甲氧苄啶 0.4 g、碳酸氢钠 1.0 g，1次顿服(简称 STS 单剂)；氧氟沙星 0.4 g，一次顿服；阿莫西林 3.0 g，一次顿服。单剂量疗法易复发。

2)短疗程疗法：目前更推荐此法，与单剂量疗法相比，更加有效，耐药性并无增高；可减少复发，增加治愈率。可选择以下抗生素：磺胺类、喹诺酮类、半合成青霉素或头孢类等，任选一药，连用 3 天，约 90% 的患者可治愈。

3)7 天疗法：对于妊娠妇女、老年患者、糖尿病患者、机体免疫功能低下及男性患者不宜使用单剂量和短程疗法，应持续抗生素治疗 7 天。

在停服抗生素 7 天后，需进行尿细菌定量培养。若结果阴性表示急性细菌性膀胱炎已治愈；若仍为真性细菌尿，应继续予以抗生素治疗 2 周。

(2)急性肾盂肾炎：

1)病情较轻者：口服有效抗生素 10～14 天，可选用喹诺酮类(如氧氟沙星 0.2 g，2 次/天；环丙沙星 0.25 g，2 次/天)、半合成青霉素类(如阿莫西林 0.5 g，3 次/天)或头孢菌类(如头孢呋辛 0.25 g，2 次/天)等，一般用药 72 小时可显效，若无效则应根据药敏结果更改药物。治疗 14 天后，通常 90% 可治愈。如尿菌仍阳性，应参考药敏试验选用有效抗生素继续治疗 4～6 周。

2)严重感染全身中毒症状明显者：需住院治疗，应静脉用药。可选用氨苄西林 1.0～2.0 g，每 4 小时一次；头孢噻肟钠 2.0 g，每 8 小时一次；头孢曲松钠 1.0～2.0 g，每 12 小时一次；左氧氟沙星 0.2 g，每 12 小时一次。必要时联合用药。氨基糖苷类抗生素肾毒性大，应慎用。若治疗后病情好转，可于热退后继续用药 3 天，再改口服抗生素，完成 2 周疗程。治疗 72 小时无好转，应根据药敏结果更换抗生素，疗程不少于 2 周。经此治疗仍有持续发热者，应注意肾盂肾炎并发症。

(3)再发性尿路感染：

1)重新感染：治疗后症状消失，尿菌阴性，但在停药 2 周后再次出现真性细菌尿，菌株与上次不同，称为重新感染。重新感染提示患者的防御能力差，目前多用长程低剂量抑菌疗法，即每晚临睡前排尿后服用小剂量抗生素 1 次，如复方磺胺甲噁唑 1～2 片或

呋喃妥因 50～100 mg 或氧氟沙星 200 mg，每 7～10 天更换药物一次，疗程半年。

2）复发：治疗后症状消失，尿菌转阴后在 2 周内再次出现菌尿，菌株与上次相同，称为复发。对于复发性尿感，应积极寻找并去除易感因素如尿路梗阻等，按药敏选择强有力的杀菌性抗生素，疗程不少于 6 周。

（4）无症状细菌尿：是否治疗目前有争议，一般认为有下述情况应予治疗：妊娠期无症状性菌尿；学龄前儿童；曾出现有症状感染者；肾移植、尿路梗阻及其他尿路有复杂情况者。根据药敏结果选用有效抗生素，主张短疗程用药。

3. 疗效评定　①治愈：症状消失，尿菌阴性，疗程结束后第 2 周、第 6 周复查尿菌均为阴性。②治疗失败：治疗后尿菌仍阳性；或治疗后尿菌阴性，但第 2 周或第 6 周复查尿菌阳性，且为同一菌株。

【护理诊断/问题】

1. 排尿障碍：尿频、尿急、尿痛　与泌尿系统感染有关。

2. 体温过高　与急性肾盂肾炎有关。

【护理措施】

1. 生活起居　增加休息与睡眠时间，为患者提供一个安静、舒适的休息环境，加强生活护理。

2. 病情观察及对症护理　监测患者泌尿系统和全身的症状体征，做好腰部或肾区的检查，监测患者体温、脉搏、血压的变化，进行尿液的细菌学检查等。

3. 用药护理　按医嘱使用抗生素，向患者解释药物的作用、用法、疗程、注意事项。口服复方磺胺甲噁唑期间要注意多饮水，同时服用碳酸氢钠，以增强疗效、减少磺胺结晶的形成。

4. 对症护理　如患者高热持续不退或体温进一步升高，且出现腰痛加剧等，应考虑是否出现肾周脓肿、肾乳头坏死等并发症，并及时通知医生处理。

5. 饮食护理　给予清淡、营养丰富、易消化食物。高热者注意补充水分，同时做好口腔护理。

6. 心理护理　患者可能存在紧张、焦虑等不良情绪。护士应关注患者的心境变化，主动关心患者，耐心向其解释疾病基本情况和防治知识，进行必要的心理疏导，鼓励其多参加一些感兴趣的活动，以分散注意力，减轻疾病带来的不适。

【健康教育】

尿路感染健康教育重点在于指导患者做好外阴的卫生，消除引起细菌感染的各种诱因。

尿路感染的健康教育

课程思政

尿路感染的典型临床表现，即尿路刺激征，最早在阏《内经》中就有相关记载，《素问·六元正纪大论》称之为"淋闷"。《中藏经》《诸病源候论》《备急千金方》《外台秘要》等中医著作中，古代医者根据淋证病因的不同，将其分成不同的种类。目前临床上用得比较多的分类方法是分成气淋、血淋、热淋、膏淋、石淋、劳淋。"邪之所凑，其气必虚"，这说明中医很早已经认识到正气是决定发病的关键，邪气之所以能侵袭人体致病，必是正气虚弱；同时，也认识到情志对人体健康的影响，所以提出增强体质，舒畅情志，消除外邪入侵等是预防淋证发病和病情反复的关键。这与现代医学提出的健康包括身体健康、心理健康和社会健康的观点相契合。

第六节　急性肾损伤

预习案例

刘某，男，48 岁，2 天前进食鱼胆后，患者突然出现尿量明显减少，24 小时尿量为 250 ~ 300 mL，伴有呼吸困难、心悸、恶心、呕吐、口鼻出血等症状。急诊诊断为"急性肾损伤"。入院后查：BP 169/100 mmHg，神志清楚、急性面容、精神差、双眼睑和双下肢轻度水肿。医学检查：血钾 6.3 mmol/L，BUN 30.6 mmol/L，Scr 870 μmol/L，凝血酶原时间 18.4 秒，凝血酶时间 26.1 秒，血红蛋白 100 g/L，尿蛋白（+ +），血 pH 7.20，HCO_3^- 15.6 mmol/L。

思考

(1)患者目前存在哪些护理诊断？

(2)针对患者目前存在的护理问题，应采取哪些护理措施？

(3)患者目前存在高钾血症，如何进行紧急处理？

急性肾损伤（acute kidney injury，AKI）以往称为急性肾衰竭（acute renal failure，ARF），是指由各种病因引起短时间内肾功能快速减退而出现的临床综合征，表现为肾小球滤过率（GFR）下降，伴有氮质产物如肌酐、尿素氮等潴留，水、电解质和酸碱平衡紊乱，重者出现多种系统并发症。AKI 的提出更强调对这一综合征早期诊断、早期治疗的重要性。AKI 是常见危重病症，涉及临床各科，发生率在综合医院为 3% ~10%，重症监护病房为 30% ~60%，危重 AKI 患者病死率高达 30% ~80%，存活患者约 50% 遗留

永久性肾功能减退，部分需终身透析，防治形势十分严峻。

【病因与发病机制】

AKI 病因多种，根据病因发生的解剖位置不同可分为三大类：肾前性、肾性、肾后性。肾前性 AKI 指各种原因引起肾实质血流灌注减少，导致 GFR 降低，约占 AKI 的 55%。肾性 AKI 指出现肾实质损伤，以肾缺血或肾毒性物质或毒素导致的急性肾小管坏死(acute tubular necrosis，ATN)，最为常见，其中还包括急性间质性肾炎、肾小球疾病和肾血管疾病等，约占 AKI 的 40%。肾后性 AKI 源于急性尿路梗阻，梗阻可发生在从肾盂到尿道的尿路中任何部位，约占 AKI 的 5%。本节主要介绍急性肾小管坏死。

【临床表现】

急性肾损伤的病因与发病机制

急性肾小管坏死(ATN)是肾性 AKI 最常见的类型，典型临床病程可分为三期：起始期、维持期、恢复期。

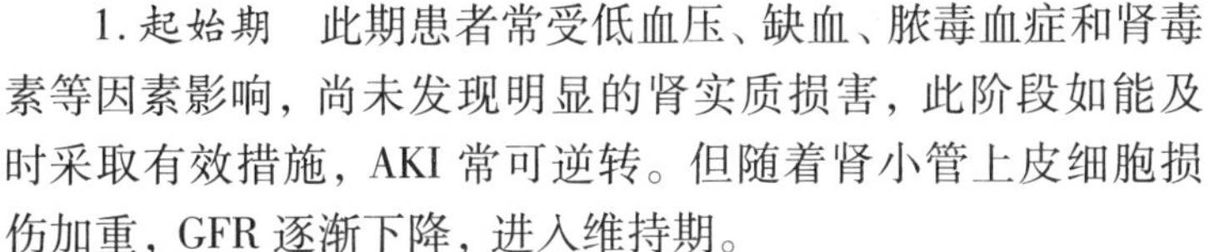

1. *起始期*　此期患者常受低血压、缺血、脓毒血症和肾毒素等因素影响，尚未发现明显的肾实质损害，此阶段如能及时采取有效措施，AKI 常可逆转。但随着肾小管上皮细胞损伤加重，GFR 逐渐下降，进入维持期。

2. *维持期*　又称少尿期。此期肾实质损伤已经发生。一般持续 7～14 天，也可短至几天或长至 4～6 周。GFR 维持在低水平，患者常出现少尿(＜400 mL/d)或无尿(＜100 mL/d)。但有些患者尿量在 400 mL/d 以上，称为非少尿型 AKI，其病情大多较轻，预后较好。无论尿量是否减少，随着肾功能减退，可出现一系列临床表现。

(1) AKI 的全身并发症：

1) 消化系统：食欲减退、恶心、呕吐、腹胀、腹泻等，严重者可出现消化道出血。

2) 呼吸系统：可出现呼吸困难、咳嗽、憋气等症状，主要与容量负荷过多导致的急性肺水肿和感染有关。

3) 循环系统：多因尿少和水钠潴留，出现高血压和心力衰竭、肺水肿表现；因毒素滞留、电解质紊乱、贫血及酸中毒，可引起各种心律失常及心肌病变。

4) 神经系统症状：出现意识障碍、躁动、谵妄、抽搐、昏迷等尿毒症脑病症状。

5) 血液系统症状：可有出血倾向及轻度贫血现象。

6) 感染：AKI 常见且严重的并发症。在 AKI 同时或疾病发展过程中还可合并多脏器功能障碍综合征，病死率很高。

(2) 水、电解质和酸碱平衡紊乱：

1) 水过多：见于水摄入量未严格控制，大量输液时，表现为稀释性低钠血症、高血压、心力衰竭、急性肺水肿和脑水肿等。

2) 代谢性酸中毒：因肾排酸能力降低，且合并高分解代谢状态，使酸性代谢产物明显增多。

3) 高钾血症：由于少尿期肾脏排钾减少、感染、代谢性酸中毒、组织分解过快导致高钾血症。在严重创伤、烧伤等所致的横纹肌溶解引起的 AKI，每日血钾上升 1.0～2.0 mmol/L。

4) 低钠血症：主要是由于水潴留引起稀释性低钠血症。

5）其他：可有低钙、高磷血症等，但远不如慢性肾衰竭明显。

3. 恢复期　从肾小管细胞再生、修复，至肾小管完整性恢复。GFR 逐渐恢复至正常或接近正常范围。少尿型患者开始出现利尿或多尿表现，在不使用利尿药的情况下，每日尿量可达 3 000～5 000 mL。常持续 1～3 周，继而逐渐恢复。与 GFR 相比，肾小管上皮细胞功能的恢复相对延迟，常需数个月后才能恢复正常。部分患者最终遗留不同程度的肾脏结构和功能损伤。

【医学检查】

1. 血液检查　可有轻度贫血、血肌酐和尿素氮进行性升高，血清钾浓度升高，血 pH 和碳酸氢根离子浓度降低。血钠正常或偏低，血钙浓度降低，血磷浓度升高。

2. 尿液检查　尿蛋白多为＋～＋＋，以小分子蛋白质为主。尿沉渣可见肾小管上皮细胞、上皮细胞管型、颗粒管型及少量红、白细胞等；尿比重降低且固定，多在 1.015 以下；尿渗透浓度低于 350 mOsm/kgH_2O，尿与血渗透浓度之比低于 1.1；尿钠增高，多在 20～60 mmol/L；滤过钠排泄分数（FE_{Na}）可反应肾脏排钠能力，ATN 时，$FE_{Na}>1\%$。FE_{Na}计算公式为：FE_{Na}＝（尿钠/血钠）/（尿肌酐/血清肌酐）×100%。

3. 影像学检查　首选尿路超声检查，以排除尿路梗阻。腹部 X 线平片有助于发现肾、输尿管和膀胱部位结石。CT 血管造影和磁共振血管造影可明确有无肾血管病变。

4. 肾活组织检查　是重要的诊断手段。在排除肾前性及肾后性原因后，对于没有明确致病原因（肾缺血或肾毒性）的肾性 AKI，如无禁忌证，应尽早行肾活组织检查。

【诊断要点】

1. 诊断　根据原发病因，肾小球滤过功能急性进行性减退，结合相应临床表现，实验室与影像学检查，一般不难作出诊断。

按照最新国际 AKI 临床实践指南，符合以下情况之一者即可临床诊断 AKI：①48 小时内 Scr 升高≥0.3 mg/dL（≥26.5 μmol/L）。②确认或推测 7 天内 Scr 较基础值升高≥50%。③尿量减少［<0.5 mL/（kg·h），持续≥6 小时］。根据血清肌酐和尿量进一步分期，见表 4－1。

表 4－1　急性肾损伤的分期

分期	血清肌酐标准	尿量标准
1 期	绝对值升高≥0.3 mg/dL（≥26.5 μmol/L） 或较基础值相对升高>50%，但<1 倍	<0.5 mL/（kg·h）（≥6 h，但<12 h）
2 期	相对升高多 1 倍，但<2 倍	<0.5 mL/（kg·h）（≥12 h，但<24 h）
3 期	升高至≥4.0 mg/dL（≥353.6 μmol/L）或相对升高≥2 倍； 或开始肾脏替代治疗； 或<18 岁患者估算肾小球滤过率下降至<35 mL/（min·1.73m^2）	<0.3 mL/（kg·h）（≥24 h） 或无尿≥12 h

2. 鉴别诊断　肾前性 AKI：肾前性 AKI 患者常有引起容量绝对不足或相对不足的原因，心动过速、全身性或直立性低血压、黏膜干燥、皮肤弹性差等临床表现，实验室检查可见血尿素氮/血清肌酐比值常 >20∶1（需排除胃肠道出血所致尿素产生增多、消瘦所致肌酐生成减少等），尿沉渣常无异常改变，尿液浓缩伴尿钠下降，肾衰竭指数常 <1，FE_{Na}常 < 1 % 。

【治疗要点】

AKI 治疗主要包括尽早识别并纠正可逆因素、维持内环境稳定、营养支持、防治并发症及肾脏替代治疗等方面。

1. 尽早纠正可逆病因　AKI 治疗首先要纠正可逆的病因，如各种严重外伤、心力衰竭、急性失血等，应积极扩容、处理血容量不足、休克和感染等。停用影响肾灌注或有肾毒性的药物。继发于肾小球肾炎、小血管炎的 AKI 常需应用糖皮质激素和（或）免疫抑制药治疗。存在尿路梗阻时，及时去除梗阻因素。

2. 维持体液平衡　每日大致进液量可按前一天尿量加 500 mL 计算。发热患者如果体重不增加则可增加进液量。透析治疗者进液量可适当放宽。

3. 饮食和营养治疗　补充营养以维持机体的营养状况和正常代谢，有助于损伤细胞的修复和再生，提高存活率。

4. 高钾血症的处理　当血钾超过 6 mmol/L，心电图表现为 T 波高尖、QRS 波增宽明显时，应予以紧急处理：①停用一切含钾药物和（或）食物。②对抗钾离子心肌毒性：10% 葡萄糖酸钙10 ~20 mL稀释后缓慢静注（≥5 分钟）。③转移钾至细胞内：葡萄糖与胰岛素合用促进糖原合成，使钾离子向细胞内转移[50% 葡萄糖 50 ~100 mL 或 10% 葡萄糖250 ~500 mL，加胰岛素 6 ~12U 静脉输注，葡萄糖与胰岛素比值为（4 ~6）：1]；伴代谢性酸中毒者补充碱剂，既可纠正酸中毒又可促进钾离子向细胞内流（5 % $NaHCO_3$ 250 mL静滴）。④清除钾：离子交换树脂（口服 1 ~2 小时起效，灌肠 4 ~6 小时起效，每 50 g 降钾树脂使血钾下降 0.5 ~10 mmol/L），利尿药（多使用袢利尿药，以增加尿量促进钾离子排泄），急诊透析[对内科治疗不能纠正的严重高钾血症（血钾 >6.5 mmol/L），应及时给予血液透析治疗]。

5. 纠正代谢性酸中毒　应及时处理，如 HCO_3^- 低于 15 mmol/L，予以 5% $NaHCO_3$100 ~250 mL 静滴。对严重酸中毒者应立即开始透析。

6. 控制感染　感染是 AKI 常见并发症，也是死亡的主要原因之一。应尽早使用抗生素。根据细菌培养和药物敏感试验选用对肾无毒或毒性低的药物，并按内生肌酐清除率调整用药剂量。

7. 肾脏替代治疗　严重高钾血症（ > 6.5 mmol/L）、代谢性酸中毒（pH <7.2）、容量负荷过重且对利尿药治疗无效者、心包炎、严重脑病等均是透析治疗的指征。对非高分解型、尿量不少的患者可试行内科保守治疗。重症患者倾向于早期进行透析治疗，其目的包括以下几点：对于容量负荷过重患者可尽早清除体内过多水分；清除尿毒症毒素；纠正高钾血症和代谢性酸中毒以稳定机体内环境；有助于液体、热量、蛋白质及其他营养物质的补充。

AKI 的透析治疗可选用腹膜透析（peritoneal dialysis，PD）、间歇性血液透析

(intermittent hemodialysis，IHD)或连续性肾脏替代治疗(continuous renal replacement therapy，CRRT)。PD适合于血流动力学不稳定的患者，但其透析效率低，在重症AKI患者中很少采用。IHD的优点是代谢废物的清除率高、治疗时间短，但易引起心血管功能不稳定和症状性低血压，且治疗中需要使用抗凝药，对有出血倾向的患者会增加治疗的风险。CRRT对血流动力学影响较小，适用于多器官衰竭患者，但需注意加强监护及肝素用量。

8. 恢复期治疗　AKI恢复早期肾小球滤过功能尚未完全恢复，肾小管浓缩功能较差，每日尿量较多，治疗重点仍为维持水、电解质和酸碱平衡，控制氮质血症，治疗原发病和防治各种并发症。已进行透析患者应维持透析，直至血肌酐和尿素氮降至接近正常，后期肾功能恢复，尿量正常，一般无须特殊处理，定期随访肾功能，避免肾毒性药物的使用。

【护理诊断/问题】

1. 体液过多　与CRF下降致水钠潴留、水摄入控制不严引起的容量过多有关。

2. 潜在并发症　水、电解质和酸碱平衡失调。

3. 营养失调：低于机体需要量　与患者食欲减退、限制蛋白质摄入、透析和原发疾病等因素有关。

4. 有感染的危险　与机体抵抗力降低及透析等侵入性操作有关。

【护理措施】

1. 生活起居　应卧床休息，减轻肾脏负担；因肾小管功能的恢复时间达1~2年，应注意休息，避免劳累；注意个人的清洁卫生。

2. 病情观察及对症护理

(1)严密观察患者有无体液过多的表现：皮肤黏膜有无水肿；每日监测体重，若体重每天增加0.5 kg以上，提示补液过多；血清钠浓度若偏低且无失盐，提示体液潴留；正常中心静脉压为6~10 cmH_2O(0.59~0.98 kPa)，若高于12 cmH_2O(1.17 kPa)，提示体液过多；胸部X线片若显示肺充血征象，提示体液潴留；出现心率快、呼吸急促和血压增高，如无感染征象，应怀疑体液过多。

(2)监测营养状况：监测反映机体营养状况的指标是否改善，如血清清蛋白等。

(3)预防感染：密切观察有无感染征象，如发热、肺部感染症状等。

3. 用药护理　在治疗急性肾损伤的高钾血症时，常用10%葡萄糖酸钙治疗，用药过程中静注不能过快(不少于5分钟)，并防止药液渗漏到皮下组织，引起局部组织坏死。

4. 对症护理　监测血清钾、钠、钙等电解质的变化，如发现异常及时通知医生处理；密切观察有无高钾血症的征象，如脉律不齐、肌无力、心电图改变等。预防高钾血症的措施还包括积极预防和控制感染、及时纠正代谢性酸中毒、禁止输入库存血等；限制钠盐；密切观察有无低钙血症的征象，如手指麻木、易激惹、腱反射亢进、抽搐等。如发生低钙血症，可摄入含钙高的食物如牛奶，并可遵医嘱使用活性维生素D_3及钙剂等。

5. 饮食护理　对于能进食的患者，给予优质蛋白饮食，蛋白质的摄入量应限制为0.8 g/(kg·d)，并适量补充必需氨基酸。对有高分解代谢、营养不良或接受透析的患者，蛋白质摄入量可适当放宽。给予充足热量，每天供给35 kcal/kg(147kJ/kg)热量，其

中 2/3 由碳水化合物提供，1/3 由脂类提供，以减少机体蛋白质分解。尽可能减少钾、钠、氯的摄入量。不能经口进食者可用鼻饲或肠外营养。

6. 心理护理　主动与患者沟通，了解其心理变化，针对出现的矛盾心境进行指导，鼓励患者，积极配合治疗，促进疾病的康复。

【健康教育】

急性肾损伤的健康教育非常重要，早期的治疗可保全肾脏功能，应从以下几方面着手：预防指导、生活指导、心理指导及出院指导。

急性肾损伤的健康教育

第七节　慢性肾衰竭

预习案例

李某，男，55 岁，患者 10 年前因双下肢浮肿，在当地医院就诊，被诊断为慢性肾炎，间断服用利尿药、降压及护肾等药物，具体不详，病情反复。近 10 天来无明显诱因出现双下肢明显浮肿，门诊以“慢性肾衰竭”收住院。入院后查：BP 170/100 mmHg，P 88 次/min，双眼睑、双下肢中度水肿。贫血貌，心肺(－)，腹软，无压痛及反跳痛，移动性浊音阴性。医学检查：血肌酐 660 μmol/L，尿素氮 27 mmol/L，血尿酸 598 mmol/L，内生肌酐清除率 15 mL/min，血红蛋白 76 g/L，尿常规：尿蛋白＋＋＋，潜血＋，血钾 5.94 mmol/L。双肾 B 超示：双肾缩小，双肾皮质变薄，集合系统回声紊乱。

思考

(1) 该患者贫血的原因是什么？

(2) 该患者为 CKD 几期？应如何给患者进行饮食指导？

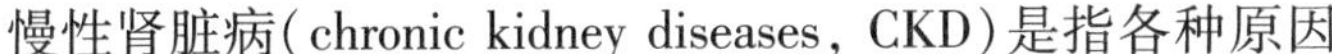

慢性肾衰竭(chronic renal failure，CRF)简称慢性肾衰，指各种原发性或继发性慢性肾脏病进行性进展引起肾小球滤过率(glomerular filtration rate，GFR)下降和肾功能损害，出现以代谢产物潴留，水、电解质和酸碱平衡紊乱和全身各系统症状为主要表现的临床综合征。

微课-慢性肾衰竭

慢性肾脏病(chronic kidney diseases，CKD)是指各种原因

引起的肾脏结构或功能异常≥3 个月，包括出现肾脏损伤标志(白蛋白尿、尿沉渣异常、肾小管相关病变、组织学检查异常及影像学检查异常)或有肾移植病史，伴或不伴有 GFR 下降；或不明原因的 GFR 下降[GFR<60 mL/(min·1.73m^2)]≥3 个月。CKD 概念的提出强调了疾病早期识别和防治的重要性。

【病因与发病机制】

在发达国家，糖尿病肾病、高血压肾小动脉硬化已成为 CRF 的主要病因；包括中国在内的发展中国家，这两种疾病在 CRF 各种病因中仍位居原发性肾小球肾炎之后，但近年也有明显增高趋势。

CRF 的发病机制尚未完全明确。

慢性肾衰竭的病因与发病机制

尿毒症毒素

【临床表现】

目前国际公认的慢性肾脏病分期，依据肾脏病预后质量倡议(K/DOQI)制定的指南分为 1～5 期，见表 4－2。CKD 囊括了疾病的整个过程，即 CKD 1 期至 CKD 5 期，部分 CKD 在疾病进展过程中 GFR 可逐渐下降，进展至 CRF。CRF 则代表 CKD 中 GFR 下降至失代偿期的那一部分群体，主要为 CKD 4～5 期。

表 4－2　慢性肾脏病分期及治疗计划

分期	特征	GFR[mL/(min·1.73m^2)]	防治目标－措施
1	GFR 正常或升高	≥90	CKD 病因诊治，缓解症状；保护肾功能
2	GFR 轻度降低	60～89	评估、延缓 CKD 进展；降低 CVD(心血管病)风险
3a	GFR 轻到中度降低	45～59	延缓 CKD 进展
3b	GFR 中到重度降低	30～44	评估、治疗并发症
4	GFR 重度降低	15～29	综合治疗；肾脏替代治疗准备
5	终末期肾脏病(ESRD)	<15 或透析	适时肾脏替代治疗

慢性肾脏病起病缓慢，早期(CKD 1～3 期)患者常无明显临床症状或仅有乏力、夜尿增多等症状。当发展至残余肾单位无法代偿满足机体最低需求时，才出现明显症状。尿毒症时出现全身多个系统的功能紊乱。

1. 水、电解质和酸碱平衡失调　可出现水肿或脱水、高钠血症或低钠血症、高钾血症或低钾血症、低钙血症、高磷血症、代谢性酸中毒等。

2. 蛋白质、糖类和脂肪代谢障碍　可表现为蛋白质代谢产物蓄积（如氮质血症）、血清清蛋白水平降低、糖耐量减低、高甘油三酯血症和高胆固醇血症。

3. 各系统症状体征

（1）心血管系统表现：心血管病变是慢性肾衰竭患者的主要表现之一，亦是最常见的死因，尤其是进入尿毒症期，病死率进一步增高。①高血压和左心室肥厚：大部分患者存在不同程度的高血压，多是水钠潴留、肾素－血管紧张素增高及某些舒张血管因子不足所致。高血压可引起动脉硬化、左心室肥厚和心力衰竭。②心力衰竭：是尿毒症患者最常见的死亡原因。其原因大多与水钠潴留及高血压有关，部分患者亦与尿毒症性心肌病有关。③尿毒症性心肌病：指尿毒症毒素所致的特异性心肌功能障碍。表现为左心室肥厚和舒张功能下降、心脏扩大、充血性心力衰竭、持续性心动过速、心律失常等。可能与代谢废物潴留和贫血等因素有关。④心包炎：主要与尿毒症毒素、水电解质紊乱、感染、出血等因素有关。可分为尿毒症性心包炎和透析相关性心包炎；前者已较少见，后者的临床表现与一般心包炎相似，唯心包积液多为血性。轻者可无症状，重者可有心音低钝、遥远，少数情况下还可有心脏压塞。⑤血管钙化和动脉粥样硬化：由于高磷血症、钙分布异常和“血管保护性蛋白”（如胎球蛋白 A）缺乏而引起的血管钙化，在慢性肾衰竭心血管病变中起着重要作用。动脉粥样硬化往往进展迅速，血液透析患者的病变程度较非透析患者为重。除冠状动脉外，脑动脉和全身周围动脉亦可发生动脉粥样硬化和钙化。

（2）呼吸系统表现：常表现为气促；若发生酸中毒，可表现为深而长的呼吸。体液过多、心功能不全可引起肺水肿或胸腔积液。由尿毒症毒素诱发的肺泡毛细血管渗透性增加、肺充血，可引起“尿毒症肺水肿”，此时肺部 X 线检查可出现“蝴蝶翼”征。

（3）消化系统表现：消化系统症状通常是 CKD 最早的表现。主要表现有食欲缺乏、恶心、呕吐、口腔有尿味。消化道出血也较常见，发生率比正常人明显增高，多是胃黏膜糜烂或消化性溃疡所致。

（4）血液系统表现：①贫血，几乎所有患者均有轻至中度贫血，且多为正细胞、正色素性贫血。导致贫血的主要原因是肾脏促红细胞生成素生成减少所致，故称为肾性贫血。引起贫血的其他原因包括铁摄入不足、叶酸缺乏、营养不良、红细胞寿命缩短、慢性失血、感染等。②出血倾向，常表现为皮下出血、鼻出血、月经过多等。出血倾向与血小板功能障碍以及凝血因子减少等有关。③白细胞异常，CRF 患者中性粒细胞趋化、吞噬和杀菌的能力减弱，因而容易发生感染。部分患者白细胞减少。

（5）神经肌肉系统表现：神经系统异常包括中枢和周围神经病变。中枢神经系统异常称为尿毒症脑病，早期常有疲乏、失眠、注意力不集中等，其后会出现性格改变、抑郁、记忆力下降、判断力降低。周围神经病变也很常见，以感觉神经障碍为著，最常见的是肢端袜套样分布的感觉丧失，也可出现肢体麻木、疼痛，深反射消失、肌无力等。

（6）皮肤表现：常见皮肤瘙痒，与继发甲状旁腺功能亢进等有关。患者因贫血出现面色苍白或色素沉着异常呈黄褐色，为“尿毒症”面容。

（7）肾性骨营养不良症：指慢性肾衰竭时出现的骨矿化和代谢异常，简称肾性骨病。包括高转化性骨病、低转化性骨病和混合性骨病，以高转化性骨病最多见。典型表现为骨痛、行走不便和自发性骨折。早期诊断主要靠骨活组织检查。肾性骨病的发生与活性维生素 D_3 不足、继发性甲状旁腺功能亢进等有关(图4-1)。

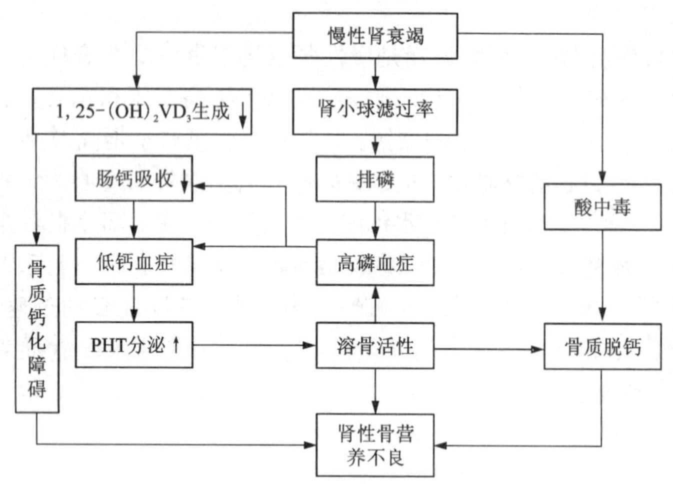

图4-1 肾性骨病的发生机制

(8)内分泌失调：CRF 患者的血浆活性维生素 D_3、EPO 降低。性激素紊乱可有雌激素、雄激素水平下降，泌乳素、黄体生成素水平升高。女性可出现闭经、不孕，男性患者可表现阳痿、不育等。

(9)免疫系统：CKD 患者常伴有感染，其发生与机体免疫功能低下、白细胞功能异常、淋巴细胞和单核细胞功能障碍等有关。以肺部和尿路感染常见，血透患者易发生动静脉瘘感染、肝炎病毒感染等。

【医学检查】

1. 血常规　红细胞计数下降，血红蛋白浓度降低，白细胞计数可升高或降低。

2. 尿液检查　夜尿增多，尿渗透压下降。尿沉渣中有红细胞、白细胞、颗粒管型、蜡样管型等。

3. 肾功能检查　内生肌酐清除率降低，血肌酐增高。

4. 血生化检查　血清清蛋白降低，血钙降低、血磷升高、血 PTH 升高，血钠和血钾可增高或降低，可有代谢性酸中毒。

5. 影像学检查　B 超或 X 线片示双肾缩小，肾皮质变薄。

【诊断要点】

1. 诊断　根据病史，临床表现，GFR 下降，血肌酐、血尿素氮升高，影像学检查示双肾缩小，即可做出诊断。应进一步针对病因、GFR 和蛋白尿程度进行分级。

2. 鉴别诊断　急性肾损伤：在患者病史欠详细时，可借助影像学检查(如B超，CT等)或肾图检查结果进行分析，如双肾明显缩小(糖尿病肾病、肾脏淀粉样变性、多囊肾、双肾多发囊肿等疾病肾脏往往不缩小)，或肾图提示慢性病变，则支持慢性肾衰竭的诊断。

【治疗要点】

1. 早、中期慢性肾衰竭的防治对策　早期诊断，积极有效治疗原发疾病，避免和纠正造成肾功能进展、恶化的危险因素，是慢性肾衰竭防治的基础，也是保护肾功能和延缓慢性肾脏病进展的关键。患者血压、血糖、尿蛋白定量、血肌酐上升幅度、GFR 下降幅度等指标，都应当控制在“理想范围”（表 4－3）。

表 4－3　CKD－CRF 患者血压、蛋白尿、血糖、HbAlc、GFR 或 Scr 变化的治疗目标

项目	目标
血压	
CKD 1～4 期（尿白蛋白/肌酐≥30 mg/g）	<130/80 mmHg
CKD 5 期（尿白蛋白/肌酐 <30 mg/g）	<140/90 mmHg
血糖（糖尿病患者）	空腹 5.0～7.2 mmol/L，睡前 6.1～8.3 mmol/L
HbAlc（糖尿病患者）	<7%
蛋白尿	<0.5 g/24 h
GFR 下降速度	<4 mL/（min・year）
Scr 升高速度	<50 μmol/（L・year）

2. CRF 营养治疗　见本节饮食护理部分。

3. CRF 及其并发症的药物治疗

（1）纠正水、电解质和酸碱平衡失调：

1）水、钠平衡失调：水肿者应限制盐和水的摄入，补液不宜过多过快。有明显水肿、高血压时，可使用袢利尿药，已透析者应加强超滤。严重水钠潴留、急性左心衰竭者，应尽早透析治疗。

2）高钾血症：尿毒症患者易发生高钾血症，应定期监测血钾，高钾血症的防治同急性肾损伤。

3）钙、磷代谢失调和肾性骨营养不良：CKD 4～5 期者，应限制磷的摄入并使用磷结合药，如进餐时口服碳酸钙 2 g，每天 3 次，既可减少肠道内磷的吸收，又有利于纠正酸中毒，也可使用醋酸钙。司维拉姆、碳酸镧为不含钙的磷结合药，能在降低血磷水平的同时不增加动脉钙化的风险。肾性骨病者血钙低、继发性甲状旁腺功能亢进明显时，可口服骨化三醇，同时监测血钙、磷、全段甲状旁腺激素（iPTH）浓度。未透析者 iPTH 应维持于 35～110 pg/mL，透析者维持于 150～300 pg/mL。

4）代谢性酸中毒：一般口服碳酸氢钠 3～6 g/d 纠正，严重者静脉补碱。若经过积极补碱仍不能纠正，应及时透析治疗。

（2）高血压的治疗：ACEI、ARB、钙通道阻滞药、袢利尿药、β 受体阻断药、血管扩张药等均可应用，以 ACEI、ARB、钙通道阻滞药的应用较为广泛。透析前 CRF 患者的血压应 <130/80 mmHg，但维持性透析患者血压一般不超过 140/90 mmHg。

（3）贫血的治疗：血红蛋白 <100 g/L 时可给予促红细胞刺激药治疗，常用重组人类红细胞生成素（rHuEPO），2 000～3 000 U/次，每周 2～3 次，皮下注射，治疗靶目标为

Hb110～120 g/L。治疗期间，应同时静脉补充铁剂(如硫酸亚铁、蔗糖铁)、叶酸、B族维生素等。rHuEPO的应用使绝大多数患者无须输血，仅严重贫血者予输血。

(4)控制感染：抗生素的选择和应用，与一般感染相同，唯剂量要调整。在疗效相近的情况下，选用肾毒性最小的药物。

(5)高脂血症的治疗：治疗原则与一般高血脂者相同，应积极治疗，可使用他汀类或贝特类药物。

(6)口服吸附疗法或导泻疗法：口服氧化淀粉、活性炭制剂、大黄制剂或甘露醇，可促进尿毒症毒素由肠道排出，缓解尿毒症症状，这些疗法主要应用于透析前的CRF患者。

4. *肾脏替代治疗*　对于CKD 4期以上或预计6个月内需要接受透析治疗的患者，建议进行肾脏替代治疗准备。肾脏替代治疗时机目前尚不确定。通常对于非糖尿病肾病患者，当GFR <10 mL/min并有明显尿毒症症状和体征，则应进行肾脏替代治疗。对糖尿病肾病患者，可适当提前至GFR <15 mL/min时安排肾脏替代治疗。肾脏替代治疗包括血液透析、腹膜透析和肾脏移植。血液透析和腹膜透析疗效相近，各有优缺点，临床上可互为补充。透析疗法仅可部分替代肾脏的排泄功能(对小分子溶质的清除，仅相当于正常肾脏的10%～15%)，但不能代替肾脏内分泌和代谢功能，开始透析患者仍需积极纠正肾性高血压、肾性贫血等。肾移植是目前最佳的肾脏替代疗法，成功的肾移植可恢复正常的肾功能(包括内分泌和代谢功能)。

【护理诊断/问题】

1. *营养失调：低于机体需要量*　与长期肾脏排出蛋白及限制蛋白质摄入有关。

2. *潜在并发症*　水、电解质、酸碱平衡失调和贫血。

3. *有皮肤完整性受损的危险*　与皮肤水肿、瘙痒、凝血功能异常、机体抵抗力下降有关。

4. *有感染的危险*　与机体免疫功能低下有关。

【护理措施】

1. *生活起居*　病情较重或有心力衰竭者，应绝对卧床休息，并提供安静的休息环境，协助患者做好各项生活护理；能起床活动的患者，则应鼓励其适当活动，如室内活动、完成力所能及的生活自理活动等；活动时有人陪伴，以无心慌、气喘、疲乏为宜；贫血严重者应卧床休息，并告知患者坐起、下床时动作宜缓慢；有出血倾向者活动时应注意安全，避免皮肤黏膜受损；长期卧床患者应指导或协助其进行主动或被动运动，如屈曲肢体、按摩四肢肌肉等，避免发生静脉血栓形成或肌肉萎缩。

2. *病情观察*

(1)肾功能和营养状况的监测：定期监测血尿素氮、血肌酐、血清清蛋白、血红蛋白等指标的变化。

(2)观察皮肤情况：皮肤的颜色、弹性、湿度及有无水肿、瘙痒，检查受压部位有无发红、水疱、感染、脱屑等。水肿的部位、时间、范围、程度及特点。

(3)观察活动的耐受程度：观察患者活动时有无疲劳、胸痛、呼吸困难、头晕等，掌握患者对活动的耐受情况，及时指导患者控制适当的活动量。

(4)观察感染征象：如有无体温升高、寒战、疲乏无力、食欲下降、咳嗽、咳脓性痰、尿路刺激征、白细胞增多等。准确留取各种标本，如痰液、尿液、血液等，进行检查。

3. 用药护理　积极纠正患者的贫血，如遵医嘱用促红细胞生成素，观察用药后反应，如头痛、高血压、癫痫发作等，定期查血红蛋白和血细胞比容等。遵医嘱用降压药、强心药等。

4. 对症护理

(1)皮肤的一般护理：避免皮肤过于干燥，应以中性肥皂和沐浴液进行皮肤清洁，洗后涂上润肤药，以免皮肤瘙痒。必要时，按医嘱给予抗组胺类药物和止痒药，如炉甘石洗剂。

(2)水肿的护理：如患者有水肿，具体护理措施参见本章第一节“肾源性水肿”。

(3)预防感染：病室定期通风并进行空气消毒，改善患者的营养状况，严格无菌操作，加强生活护理，尤其是口腔及会阴部皮肤的卫生。教导患者尽量避免去公共场所。皮肤瘙痒时可遵医嘱用止痒药，避免用力搔抓。卧床患者应定期翻身，指导有效的咳痰技巧。

5. 饮食护理

(1)蛋白质的质和量：CRF 患者应限制蛋白质的摄入，且饮食中 50% 以上的蛋白质为优质蛋白，如鸡蛋、牛奶、瘦肉等，由于植物蛋白中含非必需氨基酸多，因此应尽量减少摄入，如花生、豆类及其制品。一般认为摄入 0.6～0.8 g/(kg·d)的蛋白质可维持患者的氮平衡。具体摄入量应根据患者的 GFR 来调整。①非糖尿病肾病患者：当 GFR≥60 mL/(min·1.73m^2)时，蛋白质摄入量为 0.8 g/(kg·d)。当 GFR＜60 mL/(min·1.73m^2)时，蛋白质摄入量为 0.6 g/(kg·d)。当 GFR＜25 mL/(min·1.73m^2)时，蛋白质摄入量为0.4 g/(kg·d)。②糖尿病肾病患者：从出现蛋白尿起，蛋白质摄入量应控制在0.8 g/(kg·d)，当出现 GFR 下降后，蛋白质摄入量减至 0.6 g/(kg·d)。

(2)热量：供给患者充足的热量，以减少体内蛋白质的消耗。每日供应热量 125.6～146.5 kJ/kg(30～35 kcal/kg)，主要由碳水化合物供给。可选用热量高蛋白质含量低的食物，如麦淀粉、藕粉、薯类、粉丝等。同时供给富含维生素 C、B 族维生素的食物。

(3)低磷饮食：磷摄入量一般为＜600 mg/d；对严重高磷血症患者，给予磷结合药。注意监测血磷、血钙的变化，尽量不进食含磷高的食物，如向日葵籽、热奶油、啤酒、巧克力等。

(4)必需氨基酸疗法的护理：如有条件，患者在低蛋白饮食 0.4～0.6 g/(kg·d)的基础上，可同时补充适量的必需氨基酸或 α－酮酸，α－酮酸能与氨基(NH_2)生成必需氨基酸，有利于尿素氮的再利用和改善蛋白营养状况；同时 α－酮酸制剂中含有钙盐，对纠正钙磷代谢紊乱、减轻继发性甲状旁腺亢进症也有一定疗效。对静脉用药者应注意输入的速度，避免引起恶心、呕吐。切勿在氨基酸内加入其他药物，以免引起不良反应。

(5)改善食欲：提供色、香、味俱佳的食物，少量多餐，刺激患者的食欲；注意进食的环境要清洁、舒适；慢性肾衰竭患者胃肠道症状较明显，口中常有尿味，应加强口腔护理，以增进食欲。

慢性肾衰竭的健康教育

6. 心理护理　多与患者沟通交流，了解其心理状态，减轻其压力，树立战胜疾病的信心；陪伴患者并尽可能使其感到舒适。

【健康教育】

慢性肾衰竭的健康教育包括疾病预防指导、疾病知识指导、饮食指导、病情监测指导、治疗指导。

第八节　泌尿系统常用诊疗技术及护理

一、血液透析

血液透析(hemodialysis，HD)简称血透。血透是将患者的血液与透析液分别引入透析器内半透膜(透析膜)两侧，利用膜平衡原理，经弥散、对流等作用，达到清除代谢产物及毒性物质，纠正水、电解质及酸碱平衡紊乱的一种治疗方法。

【血液透析原理】

(1)弥散溶质的清除主要依靠弥散，即溶质依靠半透膜两侧溶液浓度差，从浓度高的一侧向浓度低的一侧移动。

(2)对流溶质清除的另一种方式是对流，即依据膜两侧压力梯度，水分和小于膜截留分子量的溶质从压力高侧向压力低侧移动。在普通血透中弥散起主要作用，血液滤过时，对流起重要作用。

【透析装置】

透析装置主要包括透析器、透析液、透析机与供水系统等(图 4－2)。

1. 透析器　又称“人工肾”，是血液透析溶质交换的场所，由半透膜和支撑材料构成。目前最常用的透析器为空心纤维型，透析液与血液由空心纤维的管壁隔开，血液从空心纤维的管内通过，透析液在管外流动，管壁为人工合成的半透膜。透析膜是透析器的关键部分，膜的面积、厚度、孔径大小及血流量和透析液流量等影响透析的疗效。目前常用的透析膜有醋酸纤维膜、血仿膜、聚砜膜、聚丙烯腈膜等。

2. 透析液　透析液含 Na^+、K^+、Cl^-、Ca^{2+}、Mg^{2+}、碱基及葡萄糖等，其渗透压与细胞外液相似。根据其含碱基的不同，透析液分醋酸盐透析液和碳酸氢盐透析液，目前临床较多使用碳酸氢盐透析液，其成分包括以下几种：①钠，是细胞外液的作用阳离子，对维持血浆渗透压和血容量起重要作用，透析液的钠浓度一般为 130～140 mmol/L。②钾：透析液中的钾浓度一般为 0～4 mmol/L。③钙，透析液钙的含量略高于血液中的游离钙浓度，一般为 1.5～12.0 mmol/L。④镁，透析液中镁的浓度为 0.6～1 mmol/L，略低于正常血清镁浓度。⑤碳酸氢盐或醋酸盐，透析液中其浓度为 32～38 mmol/L。⑥葡萄糖，可提高透析液的渗透压，用于常规透析的一般患者或机体营养较差者，但目前更主张采用无糖透析液。

3. 透析机　是保证透析正常运行的关键之一。理想的透析机应保证患者的安全，同时便于医务人员操作和监控。因此，透析机必须具备如下功能：能按一定比例稀释浓缩的透析液；具有对透析液进行加温及控制温度变化的功能；具有对透析液流量控制的装置；具有按透析液负压实现预定脱水量的功能或容量超滤控制装置；具有维持体外循环的血泵及肝素泵；监护上述功能参数的功能。

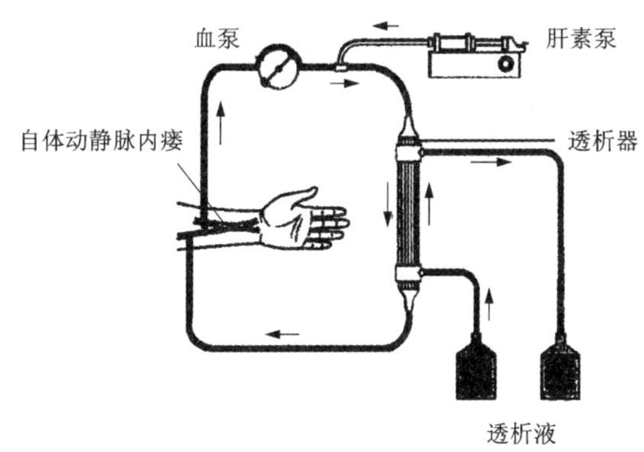

图4－2 血液透析示意图

4. 供水系统 主要是水处理系统。目前最好的透析用水是反渗水，无离子、无有机物、无细菌，用于稀释浓缩透析液，并能减少透析患者的远期并发症。自来水必须通过过滤、活性炭吸附、反渗机及消毒装置等处理，才能成为透析用水。

【适应证】

(1)终末期肾病：透析指征包括非糖尿病肾病 eGFR < 10 mL/(min · 1.73m^2)；糖尿病肾病 eGFR < 15 mL/(min · 1.73m^2)。当有以下情况时，可酌情提前开始透析治疗：发生严重并发症，经药物治疗不能有效控制者，如容量过多(包括急性心力衰竭、急性肺水肿迹象、顽固性高血压)、高钾血症(如血钾达 6.0 mmol/L 以上或心电图疑有高血钾图形)、代谢性酸中毒、高磷血症等。

(2)急性肾损伤。

(3)药物或毒物中毒。

(4)严重水、电解质和酸碱平衡紊乱。

【禁忌证】

无绝对禁忌证，但下列情况应慎用。

(1)颅内出血或颅内压增高。

(2)药物难以纠正的严重休克。

(3)严重心肌病变并有难治性心力衰竭。

(4)活动性出血。

(5)精神障碍不合作者。

【血管通道】

又称血液通路，指将血液从人体内引出至透析器，经透析后再返回到体内的通道。是保证透析能否进行和充分的关键性技术措施，常被患者和透析工作者称为“生命线”。

血管通道分临时性和永久性两类。临时性血管通道有中心静脉留置导管，最常用；直接穿刺，较常用；动－静脉外瘘，较少用。永久性血管通道主要是动－静脉内瘘。

1. 中心静脉留置导管　常用的血液透析用中心静脉留置导管有两个腔，静脉腔开口于导管前端，用于回血至患者体内，动脉腔开口由数个侧孔构成，用于将血液引至透析器。置管部位常选择颈内静脉、股静脉和锁骨下静脉。中心静脉留置导管的优点是置管术操作相对简单，可在床边完成，置管后可立即使用，提供的血流量充分。缺点是感染发生率高，使用时间相对较短。另有一类带隧道带涤轮套的中心静脉导管，皮下部分有 1～2 个涤纶套，待皮下组织长入涤轮套后，使导管固定于皮下，可形成防止感染的屏障，故留置时间较不带涤纶套的中心静脉导管明显延长，可作为一种相对长期的血管通道使用。

中心静脉留置导管的护理：保持局部皮肤清洁干燥，沐浴时避免导管出口处局部皮肤淋湿；注意观察有无感染征象，如发热，置管部位红、肿、热、痛；避免剧烈活动、牵拉等致导管脱出；此血管通道供透析专用，不可用于输液、输血、抽血等。

2. 自体动静脉内瘘　是血液透析患者最常用的永久性血管通道。内瘘成形术指经外科手术将表浅毗邻的动静脉做直接吻合，使静脉血管血流量增加、管壁动脉化，形成皮下动静脉内瘘。常选择桡动脉或肱动脉与头静脉或贵要静脉吻合。内瘘成熟至少需要 1 个月。一般在术后 2～3 个月开始使用。内瘘成熟的表现为吻合口血管有明显震颤或搏动，血管明显增粗，血管壁明显增厚且弹性良好，血管走行平直、表浅、粗细均匀且易穿刺。使用内瘘透析时，每次用两支穿刺针穿刺内瘘血管，内瘘吻合口一侧（距离吻合口 >3 cm）的穿刺针（动脉端）将血液引入透析器，外周血管或远离内瘘吻合口一侧的穿刺针（静脉端）将血液回输患者体内。内瘘的优点是感染的发生率低，使用时间长。缺点是手术后不能立即使用，等待内瘘成熟时间长，而且每次穿刺均需穿刺血管。由于经常穿刺血管，可发生皮下血肿、血栓、感染、动脉瘤和假性动脉瘤、瘘管远端肢体缺血、内瘘侧手部因静脉压增高致静脉回流障碍发生肿胀、充血性心力衰竭等。自体动静脉内瘘的护理如下：

（1）内瘘成形术前护理：慢性肾衰竭的患者在保守治疗期间，就应有意识地保护一侧上肢（多选择非惯用侧上肢）的静脉，避免在该侧静脉穿刺、静脉置管、锁骨下静脉置管或外周静脉置入中心静脉留置导管，以备日后用作动静脉内瘘。

（2）内瘘成形术后护理：抬高术侧上肢至 30°以上，以促进静脉回流，减轻肢体肿胀。密切监测血管杂音以判断内瘘血管是否通畅，观察手术部位有无渗血或血肿，吻合口远端的肢端有无苍白，发凉以及全身情况。

（3）内瘘成形术后早期功能锻炼：目的是促进内瘘早日成熟。具体方法为内瘘术后第 3 天开始，每天做握拳运动或手握橡皮握力圈，每天 3～4 次，每次 10～15 分钟。也可在吻合口上方近心端，请求加压至内瘘血管适度扩张充盈，同时进行握拳运动或握橡皮握力圈，1 分钟后解除压后，然后再次加压，如此循环练习，每次 10～15 分钟，每天 2～3 次。

（4）内瘘的保护：禁止在内瘘侧肢体测血压、抽血、静脉注射、输血或输液。透析结束后按穿刺部位 10 分钟以上，以彻底止血，也可用弹力带加压包扎止血。注意维持内瘘通畅。

【血透的抗凝方法】

肝素是目前血透治疗常用的抗凝剂，其在体内外均能延长凝血时间。其不良反应有出血倾向、脂类代谢异常、骨质疏松、过敏性反应及血小板减少等。血液透析时常使用以下几种抗凝方法：

1. 常规肝素化　即全身肝素化。该方法易于达到透析时的抗凝要求，适用于无出血倾向和无显著脂质代谢及骨代谢异常的患者。首次肝素剂量一般为0.3～0.5 mg/kg，于透析前10分钟从内瘘静脉端注入，透析过程中，用肝素泵持续注入5～10 mg/h，同时监测凝血时间，调整肝素用量，透析结束前60分钟停用肝素。

2. 小剂量肝素化　适用于出血或有出血风险的患者。首次肝素剂量一般为0.1～0.2 mg/kg，透析过程中，用肝素泵持续注入0.2 mg/h，直至透析结束。同时监测凝血时间，调整肝素用量。

3. 低分子量肝素抗凝　适用于有出血风险或有轻度出血危险的患者。透析开始时给予60～80U/kg静注，透析过程中无须追加剂量。

4. 无肝素透析　适用于有明显出血的患者。透析前先用肝素盐水(200 mL 0.9%氯化钠溶液+肝素50 mg)预冲透析器及管路20分钟，后用0.9%氯化钠溶液冲洗管路。透析时血流量>250 mL，并每隔15～30分钟用0.9%氯化钠溶液100～200 mL冲洗透析器及管路。

【血液透析的护理】

（一）透析前护理

1. 透析装置的准备　透析装备包括血液透析机、透析器、透析管路、透析液、透析供水系统。血液透析机可控制透析液流量及温度、脱水量、血液流量等，并具有体外循环的各种监护系统。护士应熟练掌握透析机的操作，且注意在开机后各项指标达到稳定后才能开始进行透析。透析器是物质交换的场所，最常用的是中空纤维型透析器。中空纤维是由人工合成的半透膜，空芯腔内供血液通过，外为透析液。

2. 透析药品、物品的准备　透析药品包括透析用药(0.9%氯化钠溶液、肝素、5%碳酸氢钠)、急救用药(高渗葡萄糖注射液、10%葡萄糖酸钙、地塞米松、肾上腺素等)。透析物品包括穿刺针、无菌治疗巾、碘伏和棉签等消毒物品、止血带、一次性手套等。

3. 患者的准备　主要是血管通道的准备，临时或短期血液透析患者可以选用临时中心静脉置管血管通道。需较长期血液透析患者应选用长期血管通道，如自体动静脉内瘘。使用动静脉内瘘时，需熟悉内瘘的穿刺和保护方法。如果患者肢体血管条件差，无法建立自体动静脉内瘘，可以建立移植血管通道，包括自体移植血管通道、同种异体移植血管通道、异种移植血管通道、人造移植血管通道等。设置患者干体重，干体重是指血液透析后患者体内过多的液体全部或绝大部分被清除时的体重。术前需测量患者的体重，一般情况下透析间期患者体重增长不超过5%或每日体重增长不超过1 kg。患者术前测量体重与干体重之差即为当次血液透析清除患者体内的液体量。

4. 心理护理　由于尿毒症患者及家属对血透疗法很陌生，容易产生恐惧，心理压力大，因此应向患者及家属介绍和解释血透的必要性、方法及注意事项，透析前应尽量消除患者的恐惧和紧张心理。

（二）透析中的护理

1. 开机自检

（1）检查透析机电源线连接是否正常。

（2）打开机器电源总开关。

（3）按照要求进行机器自检。

2. 血液透析器和管路的安装

（1）检查血液透析器及透析管路有无破损，外包装是否完好。

（2）查看有效日期及型号。

（3）安装管路时遵守无菌原则。安装顺序按照体外循环的血流方向依次安装。

3. 密闭式预冲

（1）启动透析机血泵80～100 mL/min，用0.9%氯化钠溶液排净透析管路和透析器（膜内）气体。0.9%氯化钠溶液流向为动脉端→透析器→静脉端。

（2）将泵速调至200～300 mL/min，连接透析液接头与透析器旁路，排净透析器（膜外）气体。

4. 建立体外循环　动静脉内瘘穿刺是为维持性血液透析患者建立血管通道的常用方法（图4－3）。

（1）检查血管通道：有无红肿、渗血、硬结，摸清血管走向和搏动强弱。

（2）选择穿刺点后，用碘伏消毒穿刺部位。

（3）根据血管的粗细和血流量要求等选择穿刺针大小。

（4）采用阶梯式或纽扣式等方法，以动脉端穿刺点距离动静脉内瘘口5 cm以上、动静脉穿刺点的距离8～10 cm为宜，固定穿刺针。根据医嘱推注首剂量肝素。

（5）透析管路连接患者动静脉端，逐渐调节血泵速度为200～250 mL/min。

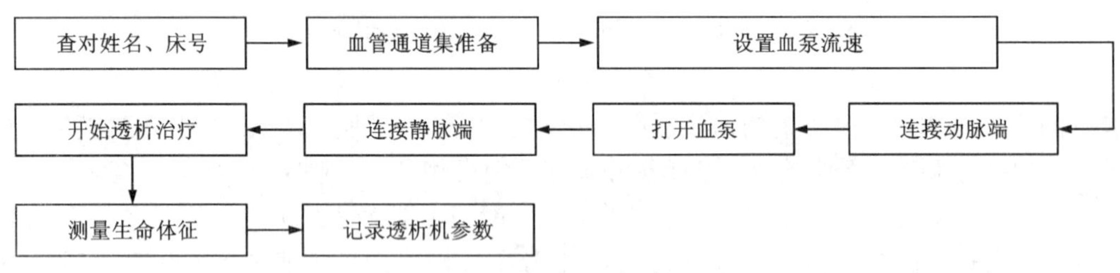

图4－3　体外循环操作流程图

5. 回血下机　推荐密闭式回血下机。

（1）调整血泵速度至50～100 mL/min。

（2）打开动脉端预冲测管，用0.9%氯化钠溶液将动脉侧管内的血液回流至动脉壶。

（3）关闭血泵，靠重力将动脉侧管近心端的血液会输至患者体内。

（4）夹闭动脉管路和动脉穿刺处管路。

（5）打开血泵，用0.9%氯化钠溶液全程回血。

（6）夹闭静脉管路和静脉穿刺处管路。

(7)拔针：首先拔出动脉内瘘针。再拔出静脉内瘘针，拔针后压迫穿刺处2～3分钟。用弹力绷带或胶布加压包扎动、静脉内瘘穿刺部位10～20分钟，压迫力度以触摸到动静脉内瘘有震颤为度。检查动、静脉内瘘穿刺部位无出血或渗血后松开包扎带。

(8)测量患者生命体征，并记录、签名。

(9)血液透析治疗结束后嘱患者平卧10～20分钟。

(10)听诊内瘘杂音良好。指导患者注意事项，送患者离开血液净化中心。

6. 血液透析常见并发症及处理

(1)低血压：透析中低血压指透析过程中收缩压下降 > 20 mmHg，平均动脉压下降10 mmHg以上，伴有低血压症状，如恶心、呕吐、胸闷、面色苍白、出冷汗、头晕、心悸，甚至一过性意识丧失等；是血液透析常见并发症之一。主要原因是超滤速度过快[0.35 mL/(kg · min)]、干体重过低、透析液钠浓度偏低等；也见于血液透析前服用降压药物、中重度贫血、自主神经功能障碍(如糖尿病神经病变患者)、心脏舒张功能障碍、心律失常等。紧急处理措施：立即减慢血流速度，停止超滤，协助患者平躺，抬高床尾，并给予吸氧；在血管通道输注0.9%氯化钠溶液、高渗葡萄糖溶液或白蛋白溶液等；监测血压变化，必要时遵医嘱使用升压药，若血压仍不回升，需停止透析。

(2)失衡综合征：指透析中或透析结束后不久出现的以神经精神症状为主的临床综合征。多发生于严重高尿素氮血症的患者接受透析治疗之初。轻者表现为头痛、恶心、呕吐、躁动；重者表现为抽搐、昏迷等。主要是由于血液透析使血液中的毒素浓度迅速下降，血浆渗透压降低，而由于血脑屏障使脑脊液中的毒素下降较慢，以致脑脊液的渗透压高于血液的渗透压，水分由血液进入脑脊液中形成脑水肿，导致颅内压升高。处理措施：轻者减慢血流速度、吸氧，静脉输注高渗葡萄糖溶液、高渗盐水；严重者立即终止透析，静滴甘露醇并进行相应抢救。血液透析失衡综合征引起的昏迷一般于24小时内好转。

(3)肌肉痉挛：多出现在透析中后期。主要表现为足部肌肉、腓肠肌痉挛性疼痛。常见原因包括低血压、低血容量及电解质紊乱(低钙血症、低镁血症、低钾血症等)、超滤速度过快、应用低钠透析液等。紧急处理措施：轻者暂停超滤即可缓解；重者需输注高渗葡萄糖液或高渗盐水。超滤设置要适量、正确，并将透析液钠浓度调至145 mmol/L或更高。对痉挛肌肉进行外力挤压按摩也有一定效果。

(4)透析器反应：因使用新透析器产生的一组症状，又称为首次使用综合征。表现为透析开始1小时内出现的皮肤瘙痒、荨麻疹、流涕、腹痛、胸痛、背痛等症状；重者可发生呼吸困难，甚至休克、死亡。主要与透析器生物相容性差引起的Ⅰ型或Ⅱ型变态反应有关。采用生物相容性好的透析器。处理措施：一般给予吸氧、抗组胺药物、止痛药物等对症处理后可缓解；如果明确为Ⅰ型变态反应，需立即停止透析，舍弃透析器和管路中的血液，并使用异丙嗪、糖皮质激素、肾上腺素等控制症状。

(5)其他：如心律失常、栓塞(如空气栓塞、血栓栓塞)、溶血、出血、透析器破膜、体外循环凝血等。

(三)透析后护理

(1)透析后注意穿刺点及内瘘的护理，防止感染及堵塞。

(2)测量体重，与患者预约下次血液透析的时间。

(3)饮食护理：血液透析患者的营养问题极为重要，营养状况直接影响患者的长期存活及生存质量的改善，因此要加强饮食指导，使患者合理调配饮食。①热量：透析患者能量供给一般为 146. 5kJ/(kg · d)，亦即 35 kcal/(kg · d)，其中碳水化合物占 60% ~65%，以多糖为主；脂肪占 35% ~40%。②蛋白质：摄入量为 1. 2 g/(kg · d)为宜，合并高分解状态的急性疾病时可增加至 1. 3 g/(kg · d)，其中 50% 以上为优质蛋白。③控制液体摄入：透析间期注意控制体重。每日入水量一般以前一天尿量加500 mL 计算。④限制钠、钾、磷的摄入：给予低盐饮食，食盐摄入一般控制在 2 ~3 g/d，严重高血压、水肿或水钠潴留、无尿时食盐摄入应 <2 g/d。慎食含钾高的食物，如蘑菇、海带、豆类、莲子、卷心菜、榨菜、香蕉、橘子等。磷的摄入量应控制在 800 ~1 000 mg/d，避免含磷高的食物，如全麦面包、动物内脏、坚果类、奶粉、乳酪、蛋黄、巧克力等。烹调前先将食物浸泡、过沸水后捞出，可去除食物中的部分钾和磷。⑤维生素和矿物质：透析时水溶性维生素严重丢失，需补充维生素 C、B 族维生素、叶酸等。透析患者每天钙摄入量应达到 2 000 mg，除膳食中的钙以外，一般要补充钙剂(碳酸钙或醋酸钙)和活性维生素 D_3。

二、腹膜透析

腹膜透析(peritoneal dialysis, PD)，简称腹透，指利用腹膜的半透膜特性，将适量透析液引入腹腔并停留一段时间，借助腹膜毛细血管内血液及腹腔内透析液中溶质浓度梯度和渗透梯度进行水和溶质交换，以清除蓄积的代谢产物，纠正水、电解质和酸碱平衡紊乱。常见的腹膜透析方式：持续非卧床腹膜透析(continuous ambulatory peritoneal dialysis, CAPD)、间歇性腹膜透析(intermittent peritoneal dialysis, IPD)、持续循环腹膜透析(continuous cycle peritoneal dialysis, CCPD)、夜间间歇性腹膜透析(nocturnal intermittent peritoneal dialysis, NIPD)、潮式腹膜透析(tidal peritoneal dialysis, TPD)和自动腹膜透析(automated peritoneal dialysis, APD)等。目前以持续非卧床腹膜透析在临床应用中最为广泛(图 4 -4)。

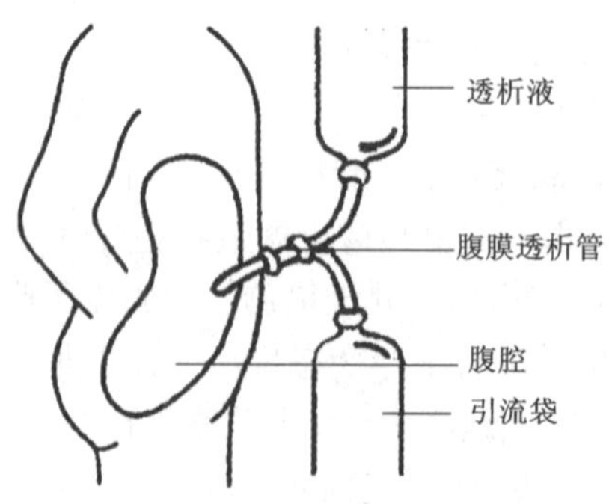

图 4 -4　腹膜透析示意图

【腹膜透析原理】

1. 弥散作用　腹膜是一种半透膜，膜两侧的浓度差使溶质从浓度高的一侧跨膜移动到浓度低的一侧，最终达到膜两侧浓度平衡。

2. 渗透超滤　由于腹透液具有高渗透性，与血液间形成渗透梯度，水分从血液移向腹膜透析液中，达到清除水分的目的。

【适应证和禁忌证】

1. 适应证　腹膜透析适用于多种原因导致的慢性肾衰竭治疗。下列情况优先考虑腹膜透析治疗：老年人、婴幼儿、儿童；原有心、脑血管疾病或心血管系统功能不稳定；血管条件差或反复血管造瘘失败；凝血功能障碍及有明显出血倾向者；残余肾功能较好；血液透析就诊不便等。

2. 禁忌证

(1)绝对禁忌证：腹膜广泛粘连或纤维化；腹壁广泛感染或严重烧伤或其他皮肤病；腹膜有严重缺损者。

(2)相对禁忌证：腹腔内有新鲜植入物者，或存在腹腔内脏外伤，或腹部大手术早期，或结肠造瘘或粪瘘；腹膜瘘；腹腔内恶性肿瘤；有进展性肺部疾患或复发性气胸，或严重肺部病变伴肺功能不全者；合并炎症性肠病或缺血性肠病，或反复发作的憩室炎患者；腹部皮肤有感染灶者；腹部存在机械缺陷者：如外科无法修补的腹部疝等；妊娠；严重的腰骶椎间盘疾病者。

【材料与物品】

1. 腹膜透析管　目前常用的是 Tenckhoff 管，由硅胶制成，表面光滑，全长为 32 ~ 40 cm，内径0.24 cm，外径 0.46 cm，两端各有一涤纶套，将管分为三段，即腹外段(长约 10 cm)、皮下隧道段(长约 7 cm)、腹内段(长约 15 cm)。腹内段置于腹膜内，导管末端最佳位置是膀胱(子宫)直肠陷窝，因此处为腹腔最低位，并由内涤纶套固定于腹膜外，外涤纶套固定于皮下隧道，距皮肤开口处 2 ~ 3 cm，当纤维组织长于涤纶套中，封闭隧道，这就形成两个屏障，防止感染和渗漏，并能起到良好的固定作用。腹部皮肤外段末端的钛接头与短管相连，短管另一端与腹透液相连。

2. 腹膜透析液　腹膜透析液主要由渗透剂、缓冲液、电解质组成。葡萄糖是目前临床最常用的渗透剂，浓度有 3 种(1.5%，2.5%，4.25%)，浓度越高则超滤作用越大，相同时间内清除水分越多，临床上根据患者液体潴留程度选择相应浓度腹膜透析液。新型腹膜透析液利用葡聚糖、氨基酸等作为渗透剂。

【腹膜透析的护理】

(一)透析前的护理

1. 物品准备　碘伏帽、夹子、腹膜透析液、巴士消毒液、胶布、弯盆、磅秤、输液架及治疗车。

2. 环境准备　环境清洁、舒适，光线充足，适合无菌操作，关闭门窗、风扇、空调。避免人员走动。

3. 操作者自身准备　着装规范、洗手、戴口罩。

4. 患者评估　患者病情、治疗目的、意识状态、生命体征及体位；患者对腹膜透析治疗的认知程度，对腹膜透析治疗的重要性及注意事项的了解程度；患者的心理状态及需求；患者的沟通、理解及合作能力；患者腹膜透析管道及管道出口情况。

5. 向患者做好解释　腹膜透析换液的目的和配合方法；换液前、中、后的注意事项；患者取卧位或坐位，以配合操作。

（二）透析中的护理

1. 检查　核对医嘱、患者姓名、住院号、透析单、腹膜透析方式，遵医嘱在透析液中添加药物，检查腹膜透析双联系统管路，核对透析液类别、温度、性质、有效期、浓度、用法及剂量等。

2. 核对　床旁核对患者信息；检查并取出腹膜透析双联系统管路。

3. 查看　协助患者取合适体位，取出并检查患者身上的导管情况，包括外接短管与钛接头的连接处是否紧密、短管是否处于夹闭状态、碘伏帽是否密合等。

4. 连接　五步接管法。一“抓”，拇指与示指抓住短管，管口略向下倾斜，手放平后固定不动；二“夹”，将双联系统管路接口处夹在小指与无名指之间，双联系统管路置于短管下方；三“拉”，将示指伸入接口拉环内用力向外拉开，注意避免污染；四“拧”，将短管上的碘伏帽拧开并弃去，保持管口无菌状态；五“接”，另一手从下方抓住双联系统管路接口处，将双联系统管路接口与短管连接，连接时注意短管口稍向下，拧紧双联系统管路与短管。

5. 引流　夹闭入液管道，将透析液袋口的绿色出口塞折断，悬挂透析液袋于输液架上，将引流袋放在低位，置于地面清洁盆内，打开短管旋钮开关，开始引流，引流完毕后关闭短管开关。引流过程中注意观察引流液颜色、量、透明度及患者的反应等。

6. 冲洗　松开入液管道夹子，充分预冲，观察透析液流入引流袋 5 秒后再夹闭出液管路。

7. 灌注　打开短管旋钮开关，开始灌注，注意灌注的速度及患者反应，灌注结束后关闭短管开关，夹闭入液管路。

8. 分离　撕开碘伏帽的外包装，将短管与双联系统管路分离，将碘伏帽与端管口拧紧。将拉环套在双联系统管路上，卸下夹子。

9. 测引流量、记录　测量废液重量，测得重量减去双联系统管路及袋子的重量，得出的数值记录在腹膜透析记录单上。

10. 常见并发症的观察和护理

（1）引流不畅：为常见并发症。原因为透析管的移位、受压、扭曲、纤维蛋白堵塞、大网膜的粘连、肠腔或腹腔内气体过多等。护理方法：轻压腹部、稍移动导管方向；改变患者体位；肝素或尿激酶注入透析管内，溶解纤维块；排空膀胱；服用导泻药或灌肠，促使肠排气；以上处理无效时重新手术置管。

（2）腹痛、腹胀：常见原因为腹透液的温度过高或过低、渗透压过高、腹透液流入或流出的速度过快、腹透管置入位置过深、腹膜炎。护理时应注意调节适宜的腹透液温度、渗透压，控制腹透液进出的速度，腹透管置入位置过深时应由置管医生对腹透管进行适当调整，积极治疗腹膜炎。

（3）腹膜炎：是腹膜透析的主要并发症。伤口感染、手术操作及透析液污染为主要原因，大部分的感染来自透析管道的皮肤出口处。用2 000 mL透析液连续腹腔冲洗3～4次，并在透析液中加入抗生素和肝素，严重感染时，全身应用抗生素，仍无效者应考虑拔管，改为血液透析。

(4)导管出口处感染和隧道感染：常见原因为腹透管出口处未保持清洁、干燥，腹透管腹外段反复、过度牵拉引起局部组织损伤。表现为导管出口周围发红、肿胀、疼痛，甚至伴有脓性分泌物，沿隧道移行处有压痛。处理方法：①指导患者正确进行出口处护理，每周更换敷料2次，用无刺激性溶液清洗。保证导管妥善固定，防止牵拉导管导致出口处摩擦。②定期评估出口处皮肤及周围组织的变化，注意是否出现红肿或压痛。③若仅出口处红肿、压痛，可在出口处涂抹百多邦软膏，同时增加更换敷料的次数，1次/2天。④若出口处有结痂，用0.9%氯化钠溶液进行软化，不可用力去除结痂。

(三)透析后的护理

1.腹透管道护理　要注意透析管道皮肤出口处的清洁卫生，防止感染。勿使腹膜透析管受压、扭曲，防止纤维蛋白堵塞管道等。

2.饮食护理　给予高热量、高生物效价优质蛋白、富含维生素、低钠饮食。由于腹膜透析可致体内大量蛋白质及其他营养成分丢失，故应通过饮食补充。患者蛋白质的摄入量为1.2～1.3 g/(kg·d)，其中50%以上为优质蛋白；热量摄入为147kJ/(kg·d)，即35 kcal/(kg·d)；水的摄入应根据每天出量而定，每天水分摄入量 = 500 mL + 前一天尿量 + 前一天腹透超滤量。

3.腹透技能指导　教会患者保持室内环境清洁，正确的洗手技术，操作时戴口罩，检查透析液有效期、葡萄糖含量、有无渗漏和杂质。教会患者夹闭管道或打开透析液时要无菌操作，使患者出院后能顺利进行自我家庭透析。

4.定期复诊　嘱患者定期化验血生化、检查肾功能，发现异常时及时到医院就诊。

附：其他血液净化技术

1.血液滤过　血液滤过(hemofiltration，HF)是一种血液净化技术。它模拟正常人肾小球的滤过原理，以对流的方式清除血液中的水分和尿毒症毒素。血液滤过是一种比血液透析更接近正常肾小球滤过生理的肾脏替代疗法，较血液透析具有血流动力学影响小、中分子物质清除率高的优点。血液滤过的治疗装置包括血液滤过器、置换液、血液滤过机。

血液滤过的适应证是急性肾损伤、慢性肾衰竭，尤其是伴有以下情况：常规透析不能控制的体液过多、高血压和心力衰竭；常规透析易发生低血压；高磷血症或有严重继发性甲状旁腺功能亢进；尿毒症神经病变等有明显中分子毒素积聚；多脏器衰竭及病情危重的患者。血液滤过的相对禁忌证同血液透析。

目前临床常用的是将血液透析和血液滤过两种治疗模式相结合的技术，称为血液透析滤过(hemodiafiltration，HDF)。该技术通过弥散和对流清除尿毒症毒素和多余水分，对中、小分子物质的清除率较血液透析和血液滤过更理想。

2.连续性肾脏替代治疗　连续性肾脏替代治疗(continuous renal replacement therapy，CRRT)又称为连续性血液净化，是一种每天连续24小时或接近24小时进行溶质、水分的缓慢、连续清除的治疗方法，以替代受损的肾脏功能。由于该疗法具有血流动力学稳定、溶质清除率高、补充液体和胃肠外营养不受限制及清除炎症介质和细胞因子等特点，应用范围已扩展至各种常见危重疾病的救治中。

CRRT 的适应证：急性肾损伤少尿期，或急性肾损伤伴多器官功能障碍综合征；慢性肾衰竭伴尿毒症脑病、心力衰竭、血流动力学不稳定；严重体液潴留，容量负荷过重的心力衰竭和急性肺水肿，心脏手术后；严重电解质紊乱、酸碱平衡失调；全身炎症反应综合征、多器官功能障碍综合征、脓毒血症或败血症性休克等。CRRT 无绝对禁忌证，但严重低血压、凝血功能障碍或严重活动性出血应慎用。

三、肾脏穿刺术

肾脏穿刺术，又称经皮肾活组织检查术，简称肾穿刺，是指经皮肤穿刺入肾脏取活体组织进行组织学检查。经皮肾穿刺是目前国内外应用最广泛的肾组织活组织检查方法，对明确肾脏病的病理类型、指导临床治疗、评估疗效和判断肾脏病预后具有无可替代的作用，见图 4－5。

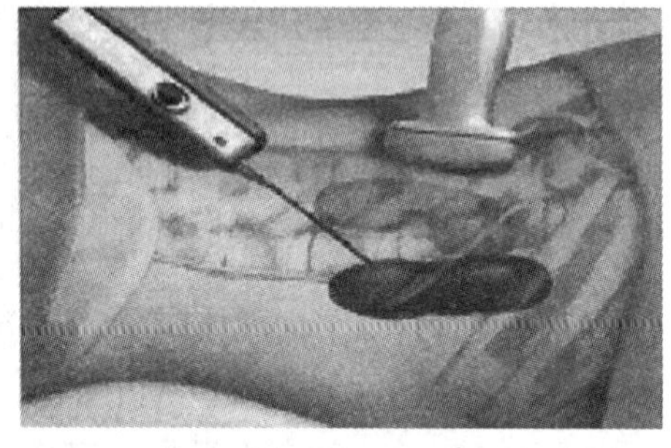

图 4－5　肾脏穿刺示意图

【适应证】

(1)原因不明的血尿、蛋白尿。

(2)急性、慢性肾小管间质性病变。

(3)肾病综合征。

(4)原因不明的急性肾损伤。

(5)判断肾移植是否排异。

(6)全身疾患累及肾脏，如系统性红斑狼疮、过敏性紫癜等。

【禁忌证】

1. 绝对禁忌证

(1)未控制的出血性疾病、重度高血压未纠正者。

(2)孤立肾。

(3)精神病或不配合操作者。

(4)萎缩肾。

2. 相对禁忌证

(1)活动性肾盂肾炎、肾结核、肾盂积水或积脓、肾脓肿或肾周脓肿。

(2)肾肿瘤或肾动脉瘤。

(3)多囊肾或肾脏大囊肿。

(4)肾脏位置过高(深吸气肾下极也不达十二肋下)或游走肾。

(5)慢性肾衰竭。

(6)过度肥胖。

(7)重度腹腔积液。

(8)其他：心功能衰竭、严重贫血、低血容量、妊娠或年迈者。

【操作过程】

1. 核对　住院号、床号、姓名。

2. 评估　患者有无出血性疾病病史或家族史。肾穿刺前停止血液透析 24 小时，停用抗凝药物。

3. 准备

(1)操作者准备：规范着装、洗手。

(2)用物准备：肾穿包(内有弯盘一个，活组织检查枪，穿刺针，钢尺，固定器，止血钳 2 把，棉球数个)，治疗巾 1 包，无菌手套 3 副，50 mL、5 mL 注射器各 1 个，血压计、听诊器各 1 个，2% 利多卡因 5 mL，0.9% 氯化钠溶液 100 mL，消毒导电糊，龙胆紫液及标本瓶(10% 福尔马林液)

(3)环境准备：关闭门窗、必要时放置屏风。

(4)患者准备：向患者解释肾穿刺操作过程、重要性、安全性及可能出现的并发症，消除其恐惧心理，签署知情同意书；训练患者吸气末屏气暂停呼吸 15 秒，指导患者练习床上排大小便；完成各项检查，包括 B 超检查、血常规、出血与凝血功能及肾功能，以了解有无贫血、出血倾向及肾功能水平；术前排空膀胱；定血型，备血。

4. 确定穿刺点　右肾下极。

5. 操作方法

(1)患者取俯卧位，双上肢分别置于头部两侧，头脸部贴床，腹下垫 10 cm 小枕。

(2)常规消毒皮肤，戴无菌手套，覆盖无菌治疗巾。

(3)B 超下定位于右肾下极，并测量出皮肤至肾囊被膜之间的距离，确认穿刺深度。用 2% 利多卡因在穿刺点做局部浸润麻醉至肾囊。穿刺针在穿刺点垂直刺入至肾囊达肾被膜，核实穿刺针随呼吸同步运动后，令患者屏气，将针刺入肾脏内 2 ~ 3 cm，快速拔出穿刺针，消毒穿刺点，无菌纱布覆盖，按压 5 分钟后，胶布固定并用沙袋按压局部。留取肾组织的病理标本，并及时送检。患者卧于平板车上，护送回病房。

6. 记录　做好各种用物的分类处置；洗手、记录。

7. 术后护理

(1)指导患者卧床 24 小时，前 6 小时必须仰卧于硬板床，腰部制动，不可翻身；如果 24 小时内无血尿、腰痛等情况可下床轻微活动。

(2)遵医嘱使用止血药。

(3)协助患者饮温开水；无水钠潴留或心力衰竭者，最初 4 ~ 6 小时予饮水 150 ~ 200 mL，12 小时可饮水至 1 500 mL。

(4)密切观察有无腹痛、腰痛及穿刺局部有无渗血、肿胀等。

(5)监测患者生命体征。

(6)密切观察尿色的变化，连续留取 3 次尿液以备医务人员观察和比较，必要时送检。

(7)穿刺点沙袋压迫。

(8)指导患者注意保持局部伤口清洁，注意休息，近期避免剧烈运动。

【注意事项】

(1)肾脏组织脆软，血运丰富，操作时宜轻巧准确。

(2)穿刺前后患者血压不宜太高，一般控制在18.7～12.8 kPa之间，过高时适当予以降压药，防止出血。

(3)操作中注意有无出血现象。

(4)严格无菌技术，防止感染。

学习测验

第五章

血液系统疾病患者的护理

血液系统疾病患者的护理PPT

学习目标

识记：贫血、白血病、特发性血小板减少性紫癜、过敏性紫癜、血友病、弥散性血管内凝血、淋巴瘤、多发性骨髓瘤的概念及临床表现。

理解：血液系统的组织结构和功能；贫血、白血病、特发性血小板减少性紫癜、过敏性紫癜、血友病、弥散性血管内凝血、淋巴瘤、多发性骨髓瘤的病因与发病机制；血液系统疾病的医学检查、诊断要点、鉴别诊断及治疗要点；骨髓穿刺的适应证、禁忌证及方法；造血干细胞移植的分类、适应证及方法。

运用：血液系统疾病常见症状体征的护理；贫血、白血病、特发性血小板减少性紫癜、过敏性紫癜、血友病、弥散性血管内凝血、淋巴瘤、多发性骨髓瘤的常见护理诊断/问题、护理措施及健康教育；骨髓穿刺术前准备、术中配合及术后护理；造血干细胞移植前准备、移植中护理及移植后护理。

血液系统主要由血液和造血组织、器官组成，血液系统疾病是指原发或主要累及血液和造血组织、器官的疾病，简称为血液病。血液病病种较多，包括红细胞疾病、白细胞疾病和出血性疾病，其共同的临床表现主要是骨髓、脾、淋巴结等器官的病理损害，表现为周围血细胞成分质和量的改变以及出血、凝血功能障碍。在配合新技术、新疗法的开展过程中，血液病的专科护理已得到很大的发展，包括各种预防和控制感染的护理、心理护理、饮食与营养指导、各种化疗及特殊药物的配置及应用、特殊治疗的导管和设备(如PICC、输液港)的使用和维护等，血液病的预防、治疗和护理效果都有了很大的提升，个别血液系统恶性疾病治愈率高达75%以上。

本章重点叙述贫血、出血性疾病、白血病、淋巴瘤、多发性骨髓瘤等患者的护理评估、常见护理诊断、护理目标、护理措施和护理评价。

第一节　概述

一、血液系统的结构功能与疾病的关系

血液系统由血液、造血器官及组织组成，有运输、维持内环境稳定、防御和保护以及调节体温的功能。

二、医学检查

血液系统的结构和功能

（一）实验室检查

1. 血常规检查　血常规检查是必不可少的检查项目之一，包括血细胞计数、血红蛋白测定、网织红细胞计数、血小板计数及血涂片细胞形态学检查。

（1）红细胞（Red blood cell，RBC）计数和血红蛋白（Hemoglobin，Hb）测定：正常成年人 RBC 计数男性为（4.0～5.5）$\times10^{12}$/L，女性为（3.5～5.0）$\times10^{12}$/L；正常成人 Hb 男性为 120～160 g/L，女性为 110～150 g/L。

（2）白细胞（White blood cell，WBC）计数及分类：正常成人为（4～10）$\times10^{9}$/L，WBC 计数 $>10\times10^{9}$/L 称白细胞增多，常见于急性感染、白血病等。WBC 计数 $<4\times10^{9}$/L 称白细胞减少，其中主要是中性粒细胞减少。当中性粒细胞绝对值 $<1.5\times10^{9}$/L 称粒细胞减少症，中性粒细胞对值 $<0.5\times10^{9}$/L 时称粒细胞缺乏症，常见于病毒感染、再生障碍性贫血、脾功能亢进、服用某些药物等。正常白细胞分类中若存在大量幼稚细胞，应警惕白血病或类白血病。

（3）网织红细胞计数：正常值成人为 0.2%～1.5%，其增减反映骨髓造血功能。网织红细胞增多，表示骨髓红细胞增生旺盛，见于溶血性贫血、急性失血性贫血；网织红细胞减少，表示骨髓造血功能低下，见于再生障碍性贫血。

（4）血小板（Platelet，PLT）计数：是出血性疾病必做的项目之一。正常值为（100～300）$\times10^{9}$/L，血小板计数 $<100\times10^{9}$/L 称血小板减少，常见于再生障碍性贫血、特发性血小板减少性紫癜、急性白血病等。血小板 $>400\times10^{9}$/L 称血小板增多，见于骨髓增生性疾病等。

（5）血涂片观察：虽然血细胞计数仪根据细胞大小、胞核、颗粒等参数可对常见的血细胞进行分类，但是目前仍难以替代有经验的血细胞形态学家的肉眼观察，不能辨认细胞形态的细微改变，因此若疑有血液病，仍需做血涂片检查。

2. 骨髓检查　骨髓检查主要用于了解骨髓造血细胞生成的质与量的变化，对多数血液病的临床诊断和鉴别诊断起决定性的作用。

（1）骨髓涂片：①骨髓的增生程度，按骨髓中有核细胞数量改变，分为增生极度活跃、明显活跃、活跃、减低和明显减低 5 个等级。②骨髓中各系列细胞及其各发育阶段细胞的比例，有助于各系列细胞增生程度的判断，粒、红比例（G∶E）为最常用的评价指

标。正常骨髓增生活跃；G∶E为2∶1～4∶1，粒、红两系增生良好，两系均可见少量原始细胞，以中晚幼阶段居多，各阶段为正常百分比。

(2)血细胞化学染色：通过对血细胞的各种生化成分、代谢产物的测定，了解血细胞的类型，对某些血液病的诊断和疗效评价有重大意义。

3. 止血、凝血功能检查

(1)毛细血管抵抗力试验(CRT)：又称毛细血管脆性试验或束臂试验。其方法是用血压计袖带置于上臂后充气，使血压维持在收缩压与舒张压之间，从而对毛细血管壁施以压力，持续8分钟放松袖带，5分钟记录前臂屈侧直径为5 cm圆周内的出血点数目。新出血点超过10个为阳性，表示毛细血管脆性增加，见于特发性血小板减少性紫癜、再生障碍性贫血、血小板无力症等。

(2)出血时间(BT)测定：正常值Duke法测定为1～3分钟，BT≥4分钟为延长，见于遗传性毛细血管扩张症、血小板减少性紫癜、血小板无力症及服用阿司匹林后。

(3)凝血时间(CT)测定：正常值试管法4～12分钟，CT≥12分钟为延长，常见于各型血友病、抗凝药物治疗等。

4. 其他血液病相关实验室检查　①溶血试验及血红蛋白电泳检测，以诊断各种溶血性贫血。②红细胞酶测定诊断红细胞酶缺陷情况。③血清铁蛋白及血清铁测定了解体内储存铁和铁代谢情况。④其他．血液免疫学检查等。

5. 影像学检查　主要包括超声、X线片、CT、MRI、PET、放射性核素等。通过针对肝脏、脾脏、淋巴系统和骨骼系统的各种显像扫描，以利于不同血液病的诊断、鉴别诊断和病情判断。

6. 免疫学、细胞遗传学及分子生物学检查　主要用于各种恶性血液病的临床诊断与分型。

三、血液系统疾病患者常见症状、体征及护理

(一)出血

血小板数目减少及其功能异常、毛细血管脆性或通透性增加、血浆中凝血因子缺乏以及循环血液中抗凝血物质增加，均可导致出血或出血倾向。出血常见于以下疾病：①血液系统疾病，再生障碍性贫血、急性白血病、特发性血小板减少性紫癜等。②非血液系统疾病或某些急性传染病，重症肝病、尿毒症、肾综合征出血热等。③其他，毒蛇咬伤等。出血的部位可遍及全身，以皮肤、牙龈、鼻腔出血最为多见，此外还可发生关节腔、肌肉和眼底出血，严重者可表现为内脏出血，甚至危及生命的颅内出血。

【护理评估】

1. 病史　出血的时间、部位、范围、出血量、持续时间、原因或诱因；伴随的症状与体征；有无内脏出血或颅内出血，以及严重程度；过敏史、职业史、感染史、手术史；药物、毒物或放射性物质接触史、月经孕产史及家族史；心理状况等。

2. 身体评估

(1)皮肤黏膜：皮肤是否出现出血点，直径大小，压之是否褪色，出血部位、范围、

分布如何；有无眼结膜、牙龈、鼻腔出血。

(2)深部出血：关节腔是否有肿胀、疼痛、畸形、功能障碍等。对突发头痛的患者要注意检查瞳孔大小、对光反射，有无脑膜刺激征，有无生命体征和意识的变化。

(3)是否有周围循环灌注不足的表现：如头晕、眼花、全身乏力、出冷汗、脉搏增快、血压下降等。

3. 辅助检查　有无血小板计数减少或功能异常、凝血因子缺乏或功能异常、血管壁功能异常等。

【护理诊断/问题】

1. 有受伤的危险：出血　与血小板计数减少或功能异常、凝血因子缺乏或功能异常、血管壁功能异常有关。

2. 恐惧　与出血量大、出血部位特殊及反复出血有关。

【护理措施】

1. 生活起居　为患者提供安静、整洁、舒适的环境，保持室内空气新鲜、洁净，维持适宜的室温和湿度；血小板低于 50×10^9/L 时应减少活动，增加卧床休息时间，防止身体受伤；血小板计数低于 20×10^9/L 时，可发生严重的自发性出血，特别是内脏出血，甚至颅内出血，因此应绝对卧床休息。保证充足睡眠，避免情绪激动。在患者发热、寒战、神志不清和虚弱时更应注意防护。

2. 病情观察　观察患者皮肤、黏膜有无损伤，有无内脏或颅内出血的症状和体征。皮肤、黏膜受损出血时，应注意出血的部位、出血量和时间；了解化验结果，如血红蛋白、血小板计数、出凝血时间、凝血因子情况、束臂试验。监测心率、血压、意识状态等。

3. 用药护理　止血药物，目前广泛应用于临床者有以下几类：

(1)收缩血管、增加毛细血管致密度、改善其通透性的药物：如卡巴克络(安络血)、曲克芦丁、酚磺乙胺(止血敏)、垂体后叶素、维生素 C 及糖皮质激素等。

(2)合成凝血相关成分所需的药物：如维生素 K 等。

(3)抗纤维蛋白溶解药物：如氨基己酸(EACA)、氨甲苯酸(PAMBA)等。

(4)重组活化因子Ⅶ(γFⅦa)：是一种新的凝血制剂，可直接或者与组织因子组成复合物，促使 FX 的活化与凝血酶的形成。

(5)其他：促进止血因子释放的药物如去氨加压素；促血小板生成药如血小板生成素；局部止血药物，如凝血酶、巴曲酶及吸收性明胶海绵等。

4. 对症护理

(1)鼻出血的预防及护理：指导患者勿用手挖鼻孔和用力擤鼻，鼻腔干燥时，可用棉签蘸少许石蜡油或抗生素软膏轻轻涂抹，防止干裂出血；少量出血时，可用棉球或明胶海绵填塞，无效时可用 1∶1 000 肾上腺素棉球填塞，局部冷敷；出血严重时，尤其是后鼻腔出血可用凡士林油纱布做后鼻孔填塞术，术后定时用无菌液状石蜡油滴入，以保持黏膜湿润，术后 3 天可轻轻取出油纱条；若仍出血，需更换油纱条再填塞；患者鼻腔填塞后，被迫张口呼吸，因此应加强口腔护理，保持口腔湿润，增加患者舒适感，同时可避免感染发生。

(2)口腔、牙龈出血的预防及护理：指导患者用软毛牙刷刷牙，忌用牙签剔牙；保持口腔清洁，定时用氯已定或0.9%氯化钠溶液漱口。牙龈渗血时，可用肾上腺素棉球或明胶海绵片贴敷牙龈，及时用0.9%氯化钠溶液、1%过氧化氢清除口腔内陈旧血块，以避免因口腔异味而影响患者的食欲和心情，鼓励患者进餐前后用该液体漱口。此外加强口腔护理，对预防感染有重要意义；鼓励患者进食清淡、少渣软食，以防口腔黏膜擦伤。

(3)关节腔出血或深部组织血肿的预防及护理：减少活动量，避免过度负重和创伤性运动。一旦出血，立即停止活动，卧床休息，抬高患肢、固定于功能位，给予冰袋冷敷或采取绷带压迫止血，测量血肿范围及带血敷料重量，以估算出血量。

(4)内脏出血的护理：消化道少量出血者，可进食温凉的流质饮食；大量出血应禁食，并建立静脉输液通道，做好配血和输血的准备，以保证液体和血液的输入。准确记录出入量。

(5)眼底及颅内出血的护理：眼底出血时，应减少活动，尽量让患者卧床休息，嘱患者不要揉擦眼睛，以免引起再出血。若患者突然视力模糊、头晕、头痛、呼吸急促、喷射性呕吐甚至昏迷，提示颅内出血的可能，应及时与医生联系，并协助处理：立即去枕平卧、头偏向一侧；随时吸出呕吐物或口腔分泌物，保持呼吸道通畅；吸氧；遵医嘱快速静脉滴注或推注20%甘露醇、50%葡萄糖溶液、地塞米松等，以降低颅内压；及时观察并记录患者的生命体征、意识状态、瞳孔及尿量的变化。

(6)成分输血或输注血浆制品的护理：有明显出血者，遵医嘱输注浓缩血小板悬液、新鲜血浆或抗血友病球蛋白浓缩剂等。输注前认真核对；血小板取回后应尽快输入；新鲜血浆最好于采集后6小时内输完；输注过程中观察有无输血反应，如溶血反应、过敏反应等。

5. *饮食护理*　进食营养丰富、易消化的软食或半流质软食，禁食过硬、粗糙的食物，以防消化道出血。多食用蔬菜水果，保持大便通畅，必要时用开塞露帮助排便，避免腹内压增高引起出血。

6. *心理护理*　关心同情患者，避免不良刺激的影响；耐心倾听及时沟通，给予必要的解释和疏导，增强患者战胜疾病的信心。

(二)发热

发热是继发感染最常见的症状，具有持续时间长、热型不一、一般抗生素较难控制的特点。主要原因是白细胞数量减少和功能缺陷、免疫抑制药的应用及贫血或营养不良等，导致机体抵抗力下降，继发感染是白血病患者最常见的死亡原因之一。常见于白血病、再生障碍性贫血、淋巴瘤等。感染部位多见于口腔黏膜、咽、扁桃体、肺部、泌尿道及肛周皮肤，严重时可发生败血症。

【护理评估】

1. *病史*　了解有无感染的诱因，如疲劳、受凉、感染性疾病的接触史等；有无感染及感染灶的表现，如发热、寒战、咽痛、咳嗽、局部皮肤红肿、膀胱刺激征、肛周疼痛、女性外阴瘙痒及异常分泌物等；评估用药史，有无长期应用广谱抗生素、激素及化疗药物。

2. 身体评估　观察患者生命体征，尤其注意是否有体温升高、脉搏增快；皮肤有无红肿溃烂，有无脓性分泌物；有无口腔溃疡，咽部和扁桃体是否充血、肿大，听诊肺部有无啰音，肛周有无红肿等。

3. 医学检查　血常规、尿常规及胸部 X 线片检查，感染部位分泌物、渗出物或排泄物的细菌涂片或培养及药敏试验等。

【护理诊断/问题】

1. 体温过高　与感染有关。

2. 有感染的危险　与中性粒细胞的减少、免疫功能下降有关。

【护理措施】

1. 饮食起居　饮食以高蛋白、高热量、富含维生素、易消化、无刺激为宜，保证营养的摄入，多饮水，每日 2 000 ~3 000 mL，必要时给予静脉营养支持。可遵医嘱适当选择能提高机体免疫功能作用的中药，如人参、黄芪、党参、枸杞等；也可选择其他制剂，如螺旋藻、茯苓多糖、香菇多糖等。

2. 病情观察　观察有无感染表现，特别注意体温变化；询问患者有无咽痛、咳嗽、咳痰、胸痛、尿痛以及肛周疼痛；了解患者痰液、尿液及大便的性质等；监测患者白细胞总数及分类结果，尿常规有无异常。若以上各项提示有感染的迹象，要及时通知医生。

3. 高热的护理　保证患者充分休息，维持室温为 20℃ ~24℃、湿度为 55% ~60%，每天早晚通风换气；高热患者可给予物理降温即冰帽、冰枕、温水擦浴等。有出血倾向者禁用乙醇擦浴，以防局部血管扩张，加重出血。必要时遵医嘱药物降温；注意降温后反应，出汗过多者及时擦干，随时更换透气、棉质衣服，保持皮肤和床单清洁、干燥，以防受凉。

4. 感染的预防

(1)呼吸道感染的预防：保持室内空气清新，定期使用消毒液擦拭室内家具、地面，并用紫外线或臭氧照射消毒，每周 2 ~3 次，每次 20 ~30 分钟。秋冬季节要注意保暖，防止受凉。限制探视人数及次数，避免到人群集中的地方或与上呼吸道感染的患者接触。严格执行各项无菌操作。

(2)口腔感染的预防：督促患者养成餐前/后、睡前、晨起用0.9%氯化钠溶液、氯己定、复方茶多酚含漱液(口灵)或复方硼砂含漱液(朵贝液)交替漱口的习惯。若口腔黏膜已发生溃疡，可增加漱口次数，并用维生素 E 或溃疡膜等局部涂敷。若并发真菌感染，宜加用2.5%制霉菌素或碳酸氢钠含漱。

(3)皮肤感染的预防：保持皮肤清洁、干燥，勤沐浴、更衣和更换床上用品。勤剪指甲，蚊虫蛰咬时应正确处理，避免抓伤皮肤。肌肉、静脉内等各种穿刺时，要严格无菌操作。女患者尤其要注意会阴部的清洁卫生，适当增加局部皮肤的清洗。

(4)肛周感染的预防：睡前、大便后用 1∶5 000 高锰酸钾溶液坐浴，每次 15 ~20 分钟。保持大便通畅，避免用力排便诱发肛裂，增加局部感染的概率。

第二节　贫血

预习案例

王某，女，45 岁，3 个月以来出现头晕 、乏力，活动后心悸、气促，尤其在提重物或上楼梯时明显加重，伴失眠、记忆减退，休息后稍有好转。近5 日因晕厥数次入院，经相关检查诊断为缺铁性贫血。患者有痛经史且经量较多，有内痔史 10 余年，常大便出血。

思考

(1)贫血的主要临床表现有哪些？

(2)缺铁性贫血口服补铁的原则？

贫血(anemia)是指人体外周血液单位容积中血红蛋白(Hb)量、红细胞(RBC)计数、红细胞比容低于同年龄、性别及同地区人群正常最低值的一组临床症状。贫血的严重程度判断中常以血红蛋白(Hb)浓度来代替。我国贫血的诊断标准为成年男性 Hb < 120 g/L，成年女性(非妊娠)Hb < 110 g/L，孕妇 Hb < 100 g/L。

1972 年 WHO 制定的诊断标准为在海平面地区 Hb 低于以下水平可诊断为贫血：6 个月 ~6 岁儿童 110 g/L，6 个月 ~ 14 岁儿童 120 g/L，成年男性 130 g/L，成年女性 120 g/L，孕妇 110 g/L。应注意的是，久居高原地区居民的血红蛋白正常值较海平面居民为高。

由于贫血不是一种独立的疾病。应积极寻找贫血的病因，针对贫血的不同病因进行治疗、护理，才能取得较好的治疗效果。

【分类】

贫血的分类有多种方式。例如：按贫血进展速度分急性贫血、慢性贫血；按红细胞形态分为大细胞性贫血、正常细胞性贫血和小细胞低色素性贫血；按血红蛋白浓度分轻度贫血、中度贫血、重度贫血和极重度贫血；按骨髓红系增生情况分增生不良性贫血和增生性贫血等。而依据发病机制和(或)病因的分类更能反映贫血的病理本质。综合了解贫血分类对临床治疗、疾病的预防及护理有一定的指导意义。

一、贫血概述

贫血的分类

【临床表现】

贫血的病理生理基础为血红蛋白含量减少导致血液携氧能力下降，引起全身各组织和器官缺氧与功能障碍，其症状与以下因素有关：贫血的病因(包括引起贫血的相关疾病)，贫血导致血液携氧能力下降的程度，贫血时血容量下降的程度，发生贫血的速度，机体对贫血的代偿和耐受能力。主要临床表现如下：

1. 一般情况　乏力是贫血最早和最常见的症状，也可出现低热。皮肤黏膜苍白是贫血最重要的体征，检查时以睑结膜、口唇、口腔黏膜、舌质、指甲及手掌部位为主。此外，也可出现皮肤黏膜粗糙、缺少光泽甚至形成溃疡。溶血性贫血可引起皮肤、黏膜黄染。

2. 呼吸、循环系统　活动后心悸、气短最为常见。轻度贫血，活动后有呼吸加快、加深并有心率增快，活动量愈大，症状愈明显。重度贫血时，休息时亦可出现心悸气促，脉压增大。重者可导致贫血性心力衰竭。

3. 消化系统　贫血时消化腺分泌减少导致消化功能减退、消化不良，出现食欲不振、恶心呕吐、腹胀、腹泻或便秘等症状。长期慢性溶血可合并胆道结石和脾大。缺铁性贫血可有吞咽异物感或异嗜症。巨幼细胞贫血或恶性贫血可引起腺体萎缩导致舌炎、舌萎缩、牛肉舌、镜面舌等。

4. 神经系统　脑组织缺血缺氧可致头痛、眩晕、萎靡、失眠、多梦、耳鸣、眼花、记忆力减退、注意力不集中。严重贫血可致晕厥。儿童缺铁性贫血时可哭闹不安、躁动甚至影响智力发育。

5. 泌尿系统　重症慢性贫血可出现夜尿增多、低比重尿和轻度蛋白尿；血管外溶血出现胆红素尿和高尿胆原尿；血管内溶血出现游离血红蛋白和含铁血黄素尿，重者甚至可发生游离血红蛋白堵塞肾小管，进而引起少尿、无尿、急性肾衰竭；急性重度失血性贫血可因有效循环血容量不足而引起少尿或无尿，持续时间过长可致肾功能不全。

6. 生殖内分泌系统　长期贫血会使睾丸的生精细胞缺血、坏死，影响睾酮的分泌，减弱男性特征；影响女性激素的分泌而导致月经异常。长期贫血会影响各内分泌腺体的功能和促红细胞生成素的分泌。

7. 免疫系统　红细胞减少会降低红细胞在抵御病原微生物感染过程中的调理素作用，红细胞膜上 C3 的减少会影响机体的非特异性免疫功能。

【医学检查】

实验室检查是诊断贫血的主要依据。一般检查有血常规、血涂片、网织红细胞计数等。任何不明原因的贫血都应做骨髓穿刺，必要时应做骨髓活组织检查；根据患者的不同情况选择病因检查项目：

1. 血液检查

(1)血红蛋白量、红细胞计数、红细胞比容：测定低于正常值，其中血红蛋白计数是确定贫血及判断贫血严重程度的可靠指标。

(2)周围血涂片检查：可直接观察红细胞大小形态、染色深浅。

(3)网织红细胞计数：在溶血性贫血时可增多，骨髓造血抑制时可减少。

2. 骨髓涂片检查　可观察骨髓的增生程度，分为增生性和增生不良性贫血。

3. 尿常规与肾功能检查　尿比重低，尿蛋白，血肌酐、尿素氮增高。

【诊断要点】

贫血的诊断包括贫血程度、类型及原因。贫血的原因诊断最为重要，是有效地治疗贫血的依据。诊断贫血的手段包括询问病史、体格检查及实验室检查。

1. *询问病史*　应详细询问贫血发生的时间、病程及症状，有无急性、慢性出血史、腹泻、黑便、酱油色尿史；妇女月经是否过多，营养状况及有无偏食习惯；有无化学毒物、放射性物质或特殊药物接触史；家族中有无类似的贫血患者及有无慢性炎症、感染、肝肾疾患等病史。

2. *体格检查*　仔细进行全身体格检查，注意皮肤、巩膜有无黄染，有无出血点，淋巴结、肝、脾是否肿大，心脏是否有杂音，肛门指检是否有指套染血等。

3. *实验室检查*　参照“医学检查”。

【治疗要点】

1. *病因治疗*　消除贫血的病因是治疗贫血的首要原则。如急性、慢性失血而致的贫血，在采取相应的治疗措施使失血停止后，贫血可以得到纠正。

2. *药物治疗*　根据不同的贫血原因采取不同的药物治疗。在贫血原因明确之前，不应随便用药。常用治疗贫血的药物有铁剂治疗缺铁性贫血；叶酸和维生素 B_{12} 治疗巨幼细胞贫血；糖皮质激素治疗自身免疫性溶血性贫血；雄激素及环孢菌素 A 治疗再生障碍性贫血；促红细胞生成素(EPO)纠正肾性贫血。

3. *输血*　输血能迅速减轻或纠正贫血，是贫血对症治疗的主要措施。输血可能发生严重的输血反应，因此，必须严格掌握输血的适应证。长期大量输血可由于铁负荷过重而出现继发性血色病的危险，故对某些难治性贫血应尽量采取少量多次输血。为了减轻输血对心血管系统的负荷和多次输血引起的输血反应，应该尽量使用红细胞成分输血。

4. *脾切除*　脾脏是破坏红细胞的主要场所。脾切除可使遗传性球形红细胞增多症及脾功能亢进患者的红细胞破坏减少，减轻贫血。对用皮质激素难以维持疗效的自身免疫性溶血性贫血患者，也有一定的疗效。

5. *造血干细胞移植*　造血干细胞移植是目前彻底治愈严重的再生障碍性贫血及某些白血病的唯一方法。

二、缺铁性贫血

缺铁性贫血(iron deficient anemia，IDA)是体内储存铁缺乏导致血红蛋白合成减少而引起的小细胞低色素性贫血。铁缺乏分为三个阶段：体内储存铁耗尽，继之红细胞内铁缺乏，最终引起缺铁性贫血。

缺铁性贫血是最常见的贫血，普遍存在于世界各国，各年龄段都可能发生。其发病率在经济不发达地区、婴幼儿及育龄妇女明显增高。

【铁代谢】

1. *铁的分布*　铁总量在正常成年男性为 50～55 mg/kg，女性为 35～40 mg/kg。其可分为两部分：其一为功能状态铁，包括血红蛋白铁(占体内铁的 67%)、肌红蛋白铁(占体内铁的 15%)、转铁蛋白铁(3～4 mg)、乳铁蛋白、酶和辅因子结合的铁；其二为储存铁(男性 1 000 mg，女性 300～400 mg)，包括铁蛋白和含铁血黄素。

2. *铁的来源与吸收*　正常人每天造血需 20～25 mg 铁，内源性铁主要来源于衰老破坏的红细胞。外源性铁来源于食物摄入，动物食品铁吸收率高，植物食品铁吸收率低。

铁吸收部位主要在十二指肠及空肠上段。

3. 铁的转运、利用、储存与排泄 吸收入血的二价铁经铜蓝蛋白氧化成三价铁，与转铁蛋白结合后转运到组织或通过幼红细胞膜转铁蛋白受体胞饮入细胞内，再与转铁蛋白分离并还原成二价铁，参与形成血红蛋白。多余的铁以铁蛋白和含铁血黄素形式储存于肝脏、脾脏、骨髓等器官的单核巨噬细胞系统。人体每天排铁不超过 1 mg，主要通过粪便排出，少量通过尿液、汗液排出，哺乳妇女还通过乳汁排出。

【病因与发病机制】

缺铁性贫血的发生与营养因素及慢性失血有主要相关性。

缺铁性贫血的病因与发病机制

【临床表现】

1. 原发病表现 如消化性溃疡、肿瘤或痔疮导致的黑便、血便或腹部不适；肠道寄生虫感染导致的腹痛或大便性状改变；妇女月经过多；肿瘤性疾病的消瘦；血管内溶血的血红蛋白尿等。

2. 贫血的一般表现 常见症状为乏力、易倦、头晕、头痛、眼花、耳鸣、心悸、气短、食欲差等；伴皮肤黏膜苍白、心率增快等。

3. 缺铁性贫血的特殊表现

(1)组织缺铁表现：皮肤干燥、皱缩；毛发干枯易脱落；指(趾)甲缺乏光泽、脆薄易裂，重者指(趾)甲变平，甚至凹陷呈勺状(匙状甲)；黏膜损害多表现为口腔炎、舌炎、舌乳头萎缩、口角皲裂、吞咽困难等。

(2)神经、精神系统异常：儿童表现较明显，如烦躁、易怒、注意力不集中、生长发育迟缓、体力下降等，少数出现异食癖。严重者可出现智力障碍。

【医学检查】

1. 血象 呈典型的小细胞低色素性贫血。平均红细胞体积(MCV)<80L，平均红细胞血红蛋白量(MCH)<27p，平均红细胞血红蛋白浓度(MCHC)<32%。血片中可见红细胞体积小、中央淡染区扩大。网织红细胞计数正常或轻度增多。白细胞和血小板计数可正常或减低，也有部分患者血小板计数升高。

2. 骨髓象 增生活跃或明显活跃，以红系中、晚幼红细胞为主。血红蛋白形成不良，呈“核老浆幼”现象。粒系、巨核系无明显异常。

3. 生化检查 血清铁<8.95 μmol/L，总铁结合力升高，>64.44 μmol/L；转铁蛋白饱和度降低，<15%。血清铁蛋白<12 μg/L。游离原卟啉(FEP)>0.9 μmol/L(全血)，锌原卟啉(ZPP)>0.96 μmol/L(全血)，FEP/Hb>4.5 μg/gHb，该结果表示血红素的合成有障碍，为诊断的一项较灵敏的指标。

4. 其他检查 为明确贫血的病因或原发病，尚需进行大便隐血试验、尿常规、胃肠X线片、胃镜及相应的生化、免疫学检查。

【诊断要点】

1. 诊断 主要查找导致铁缺乏的病因并结合临床表现以及辅助检查结果，作出诊断。

2. 鉴别诊断 与珠蛋白生成障碍性贫血、慢性病性贫血、铁粒幼细胞贫血等鉴别；

与其他小细胞低色素性贫血如地中海贫血，纯合子血红蛋白 E、C 病，铁粒幼细胞性贫血鉴别；与慢性病贫血、铅中毒等引起的小细胞性贫血进行鉴别。

【治疗要点】

1. 病因治疗　去除导致缺铁的病因，是治疗缺铁性贫血的关键环节。

2. 补充铁剂

(1)口服铁剂：补铁的首选方法，常用药物有琥珀酸亚铁、硫酸亚铁、富马酸亚铁等。口服铁剂有效的表现先是外周血网织红细胞增多，高峰在开始服药后 5～10 天，2 周后血红蛋白浓度上升，一般 2 个月左右恢复正常。铁剂治疗应在血红蛋白恢复正常后持续 4～6 个月，待铁蛋白正常后停药。

(2)注射补铁：不能耐受口服铁剂、肠道对铁剂吸收不良或病情需要迅速纠正贫血时，可肌内注射补充铁剂。右旋糖酐铁是最常用的注射铁剂，首次给药须用 0.5 mL 作为试验剂量，1 小时后无过敏反应可给足量治疗。注射用铁的总需量(mg) =(需达到的血红蛋白浓度 - 患者的血红蛋白浓度) ×0.33 × 患者体重(kg)。

3. 辅助治疗　加强营养，增加含铁丰富的食品，必要时静脉输血或红细胞悬液。

4. 中药治疗　主要药物为皂矾、山楂、陈皮、半夏、茯苓和甘草，不良反应少。

【护理诊断/问题】

1. 活动无耐力　与贫血引起的组织缺血、缺氧有关。

2. 营养失调低于机体需要量　与铁摄入不足、吸收不良及需要增加有关。

3. 知识缺乏　缺乏缺铁性贫血相关治疗和护理方面的知识。

【护理措施】

1. 生活起居　根据病情合理安排休息与活动。

2. 病情观察　观察患者的饮食习惯。注意观察患者的面色、口唇及甲床苍白程度，有无疲乏、心悸、气促、头晕等症状，评估其活动的耐受能力。及时监测红细胞、血红蛋白、红细胞比容、血清铁蛋白等指标，及时判断患者的病情及治疗效果。

3. 用药护理

(1)口服铁剂的护理：①口服铁剂易引起胃肠反应，如恶心，呕吐及胃部不适等，鼓励患者在饭后或餐中服用，若患者不能耐受可从小剂量开始。②因茶中鞣酸与铁结合成不易吸收物质，牛奶含磷高，避免与牛奶、茶、咖啡同时服用，可影响铁的吸收。此外，应避免同时服用抗酸药(碳酸钙和硫酸镁)以及 H_2受体拮抗药等，这些药物可抑制铁的吸收。③口服液体铁剂时须使用吸管，避免牙齿染黑。④由于铁与肠内硫化氢作用而生成黑色的硫化铁，服用铁剂期间，大便会变成黑色，应与患者做好解释，消除顾虑。⑤强调要按剂量、疗程服用，定期复查，保证疗效、补足储存铁的同时避免药物过量引起中毒。

(2)注射铁剂的护理：①告知患者注射铁剂时可发生不良反应，如皮肤局部肿痛、硬结形成、发黑及过敏反应等，过敏反应主要表现为面部潮红、恶心、头痛、肌肉关节痛、淋巴结炎及荨麻疹，严重者可发生过敏性休克。部分患者用药后可出现尿频、尿急等症状，应嘱其多饮水。②首次注射铁，需用 0.5 mL 试验剂量进行实验性用药，同时备好肾上腺素，过敏时急用。③采用深部肌内注射，不要在皮肤暴露部位注射，并经常更换注射部位，避免硬结形成。④抽取药液入空针后，需更换针头后注射。⑤可采用“Z”型注射法或留空气注射法，以免药液溢出。“Z”型注射法是指在注射前，将局部组织推开，针头以直角刺入缓慢注射，注射完毕，拔出针头，松开皮肤后，局部组织恢复原状，使针头路径形成“Z”型，有效地阻止药液外溢。

缺铁性贫血的健康教育

4. 饮食护理　食物是机体内铁的重要来源。鼓励患者进食高蛋白、富含维生素、高热量、富含铁丰富易消化食物（动物心、肝、肾、瘦肉、蛋黄、鱼、豆类、紫菜、海带及木耳等）。指导患者保持均衡饮食，避免偏食、挑食。消化不良者，应少量多餐，进食鱼、肉类、维生素 C 等可加强铁的吸收，而乳类、茶和咖啡等会抑制铁的吸收。

【健康教育】

健康教育的主要内容包括高危人群预防教育、疾病知识指导、用药指导等。

课程思政

中医有“治病当论药功，养病方可食补，药补不如食补”的说法。由此可见，膳食在中医养生中占有重要地位，平衡膳食是养生的根本。中国传统膳食结构强调“平衡膳食、辨证用膳”，提倡含不同营养成分食物的互补。《黄帝内经·素问》提出：“五谷宜为养，失豆则不良；五畜适为益，过则害非浅；五菜常为充，新鲜绿黄红……气味合则服，尤当忌偏独；饮食贵有节，切切勿使过。”强调了膳食均衡，粗细搭配，荤素适宜，也强调饮食需有节，不宜偏食或暴饮暴食。古代医家提出的膳食结构内涵丰富，离不开中华民族的农耕文化提供的充足的、可供选择的食物。正是中华民族几千年生态农业的成功实践，为“寓医于食”，即利用饮食养生保健，奠定了坚实的物质基础。

三、巨幼细胞贫血

巨幼细胞贫血（megaloblastic anemia，MA）是由于叶酸和（或）维生素 B_{12} 缺乏或某些药物影响核苷酸代谢导致细胞核脱氧核糖核酸（DNA）合成障碍所致的贫血。其特点是呈大红细胞性贫血，骨髓内出现巨幼红细胞、粒细胞及巨核细胞系列。在我国，巨幼细胞贫血以叶酸缺乏所致为主，维生素 B_{12} 缺乏者较少见。

【病因与发病机制】

巨幼细胞贫血的发病原因主要是叶酸和（或）维生素 B_{12} 缺乏导致血细胞发育之后，出现巨幼变而发生贫血。

【临床表现】

1. 血液系统　起病缓慢，常有面色苍白、乏力、耐力下降、头晕、心悸等贫血症状。

重者全血细胞减少，反复感染和出血。少数患者可出现轻度黄疸。

巨幼细胞贫血的病因与发病机制

2. 消化系统　口腔黏膜、舌乳头萎缩，舌面呈“牛肉样舌”，可伴舌痛。胃肠道黏膜萎缩可引起食欲不振、恶心、腹胀、腹泻或便秘。

3. 神经系统及精神症状　对称性远端肢体麻木、深感觉障碍；共济失调或步态不稳；味觉、嗅觉降低；视力下降、黑矇征；重者可有大小便失禁。叶酸缺乏者有易怒、妄想等精神症状。维生素 B_{12} 缺乏者有抑郁、失眠、记忆力下降、谵妄、幻觉、妄想甚至精神错乱、人格变态等。

【医学检查】

1. 血象　呈大细胞正色素性贫血，MCV、MCH 均增高，MCHC 正常。网织红细胞计数可正常。重者全血细胞减少。

2. 骨髓象　增生活跃或明显活跃。红系增生显著，胞体大，核大，核染色质疏松细致，胞浆较胞核成熟，呈“核幼浆老”；粒系也有巨幼变，成熟粒细胞多分叶；巨核细胞体积增大，分叶过多。骨髓铁染色常增加。

3. 血清维生素 B_{12}、叶酸及红细胞叶酸含量测定　血清维生素 B_{12} < 74 pmol/L (100 ng/mL)(维生素 B_{12}缺乏)。血清叶酸 <6.8 nmol/L(3 ng/mL)(叶酸缺乏)。红细胞叶酸不受短期内叶酸摄入的影响，能较准确地反映体内叶酸的储备量，红细胞叶酸 < 227nmol/L(100 ng/mL)时有叶酸缺乏。

4. 其他

(1)胃酸降低、内因子抗体及 Schilling 试验(测定放射性核素标记的维生素 B_{12}吸收情况)阳性(恶性贫血)。

(2)尿高半胱氨酸 24 小时排泄量增加(维生素 B_{12}缺乏)。

(3)血清间接胆红素可稍增高。

【诊断要点】

根据营养史或特殊用药史、贫血表现、消化道及神经系统症状、体征，结合特征性血象和骨髓象改变，以及血清叶酸及维生素 B_{12}水平测定等作出诊断。若无条件测血清叶酸和维生素 B_{12}水平，可予诊断性治疗，若叶酸或维生素 B_{12}治疗 1 周左右网织红细胞上升者，应考虑叶酸或维生素 B_{12}缺乏。

【治疗要点】

1. 原发病因的治疗　治疗基础疾病，去除病因。

2. 补充缺乏的营养物质

(1)叶酸缺乏：口服叶酸 5 ~ 10 mg，每天 3 次。用至贫血表现完全消失；如果同时有维生素 B_{12}缺乏，则需同时注射维生素 B_{12}，否则可加重神经系统损伤。

(2)维生素 B_{12}缺乏：维生素 B_{12}每次 500 μg，每周 2 次，无维生素 B_{12}吸收障碍者可口服维生素 B_{12}片剂 500 μg，每日 1 次，直至血象恢复正常。若有神经系统表现，治疗维持半年到 1 年；恶性贫血患者，需终身维持治疗。

【护理诊断/问题】

1. 营养失调：低于机体需要量　与叶酸、维生素 B_{12} 摄入不足、吸收不良及需要量增加有关。

2. 口腔黏膜改变　与贫血引起舌炎、口腔溃疡有关。

3. 感知改变　与维生素 B_{12} 缺乏引起神经系统损害有关。

【护理措施】

1. 生活起居　依据病情指导患者合理的休息与活动。

2. 病情观察　观察患者皮肤、黏膜的变化，有无食欲不振、腹胀、腹泻及神经精神症状。询问和观察患者的饮食习惯，了解引起贫血的原因。及时查看各项检查结果，注意血象的变化，对于白细胞减少的患者，注意观察有无感染征象。

3. 用药护理

(1)肌内注射维生素 B_{12} 偶有过敏反应，应注意观察。若出现过敏反应应立即停药，给予抗过敏治疗。

(2)可同时服用维生素 C，促进叶酸利用，提高疗效。

(3)注意观察药物疗效。用药后 1 ~2 天食欲好转，2 ~4 天网织红细胞增加，随后血红蛋白上升，一般治疗 1 ~2 个月后血象、骨髓象恢复正常。

(4)严重贫血患者补充维生素 B_{12} 和叶酸后，注意观察有无低血钾表现，必要时补钾。

(5)尽量避免使用影响叶酸和维生素 B_{12} 吸收的药物。

4. 对症护理　神经系统症状护理末梢神经炎、四肢麻木无力者，应注意保暖、避免受伤。共济失调者走路需有人陪伴。

5. 饮食护理　指导患者进食富含叶酸和维生素 B_{12} 的食物。向患者讲明均衡饮食的重要性。叶酸不耐热，指导患者正确的烹饪和营养调配方法。食欲下降、腹胀等消化道症状重者或胃肠吸收不好的患者应少量多餐，餐后适当运动，有利于消化吸收。有口炎者，饭前、饭后用朵贝尔液、0.9%氯化钠溶液漱口，进食温凉清淡软食，避免刺激口炎。

巨幼细胞贫血的健康教育

【健康教育】

巨幼细胞贫血的健康教育主要包括疾病知识及预防指导、用药指导。

四、再生障碍性贫血

再生障碍性贫血(aplastic anemia，AA)简称再障，是一种由不同病因和机制引起的骨髓造血功能衰竭综合征。主要表现为骨髓造血功能低下、全血细胞减少和进行性贫血、出血、感染。该病的年发病率在欧美为(0.47 ~1.37)/10 万人口，日本为(1.47 ~2.4)/10 万人口，我国为 0.74/10 万人口；可发生于各年龄段，老年人发病率较高，男、女无明显差别。

再障的分类方法较多。根据病因可分为先天性(遗传性)和后天性(获得性)。根据患者的病情轻重、血象、骨髓象及预后，可分为重型(SAA)和非重型(NSAA)。国内学者将 AA 分为重型再障－Ⅰ型（SAA－Ⅰ），重型再障－Ⅱ型（SAA－Ⅱ）。

【病因与发病机制】

再障的发病原因不明确，约一半以上患者找不到明确病因，发病机制也未完全阐明，可能与原发性和继发性造血干祖细胞（“种子”）缺陷、造血微环境（“土壤”）及免疫（“虫子”）异常 3 种机制相关。

微课–再生障碍性贫血

【临床表现】

再障的临床表现与全血细胞减少有关，主要为进行性贫血、出血、感染，但多无肝、脾、淋巴结肿大。

再生障碍性贫血的病因与发病机制

1. 非重型再障（NSAA） 起病和进展缓慢，病情较重型轻。

（1）出血及出血倾向：较轻，以皮肤、黏膜出血为主。出血较易控制。久治无效者可发生颅内出血。

（2）感染：高热比重型少见，感染相对容易控制，很少持续 1 周以上。上呼吸道感染常见，其次为牙龈炎、支气管炎、扁桃腺炎。常见感染菌种为革兰阴性杆菌和各类球菌。

（3）贫血：慢性过程，常见苍白、乏力、头昏、心悸、活动后气短等。输血后症状改善，但不持久。

2. 重型再障（SAA） 起病急、进展快、病情重；少数可由非重型进展而来。

（1）出血：均有不同程度的皮肤、黏膜及内脏出血。皮肤表现为瘀点或大片瘀斑，黏膜出血表现为口腔黏膜血疱，牙龈出血、鼻出血、眼结膜出血等。深部脏器出血时可见呕血、咯血、便血、阴道出血或月经量明显增加。颅内出血常危及患者的生命。

（2）感染：多数患者有发热，体温常在 39℃以上，以呼吸道感染为主，其次是消化道、泌尿生殖道、皮肤黏膜等感染。感染菌种以革兰阴性杆菌、金黄色葡萄球菌和真菌为主。常合并败血症。

（3）贫血：多呈进行性加重，苍白、乏力、头昏、心悸和气短等症状明显，甚至发生心力衰竭。

【医学检查】

1. 血象 全血细胞减少，SAA 呈重度正细胞正色素性贫血，网织红细胞百分数多在 0.005 以下，且 $<15\times10^9/L$；白细胞计数多 $<2\times10^9/L$，中性粒细胞绝对值 $<0.5\times10^9/L$，淋巴细胞比例明显增高；血小板计数 $<20\times10^9/L$。NSAA 也呈全血细胞减少，但达不到 SAA 的程度。

2. 骨髓象 是确诊再障的主要依据。SAA 多部位骨髓增生重度减低，粒、红系及巨核细胞明显减少且形态大致正常，淋巴细胞及非造血细胞比例明显增高，骨髓小粒皆空虚。NSAA 多部位骨髓增生减低，可见较多脂肪滴，粒、红系及巨核细胞减少，淋巴细胞及网状细胞、浆细胞比例增高，多数骨髓小粒空虚。骨髓活组织检查示造血组织均匀减少，脂肪组织和非造血细胞增加。

3. 发病机制及其他相关检查 外周血和骨髓细胞生物学及免疫学相关的检查，有助于再障发病机制的临床判断、指导选择治疗方案及估计预后。其中细胞免疫表型 $CD8^+$T 抑制细胞内 IFN－γ 的水平，并为再障复发的可靠预测指标之一。

【诊断要点】

诊断：全血细胞均减少，网织红细胞 <0.01%，淋巴细胞比例增高；一般无肝、脾肿大；骨髓多部位增生减低或重度减低，造血细胞减少，非造血细胞比例增高，骨髓小粒空虚；除外引起全血细胞减少的其他疾病，如 PNH、Fanconi 贫血、Evans 综合征、免疫相关性全血细胞减少等；一般抗贫血治疗无效，可初步作出临床诊断及分型。

【治疗要点】

1. 支持治疗

(1)保护措施：注意饮食及环境卫生，SAA 需要保护性隔离；避免诱发出血，防止外伤及剧烈活动；杜绝接触各类危险因素，禁用一切对骨髓有损害作用和抑制血小板功能的药物。

(2)对症治疗：

1)控制感染：对于感染性高热的患者，及时采用经验性广谱抗生素治疗，同时应反复多次采集患者的血液、可疑感染部位的分泌物、排泄物标本，进行细菌培养及药物敏感试验，并根据检查结果选择敏感的窄谱抗生素。对于严重感染患者，主张早期、足量、联合用药。对于长期应用广谱抗生素的患者，要注意观察有无真菌感染或肠道菌群失调，若发生真菌感染要同时进行抗真菌治疗。

2)控制出血：用促凝血药(止血药)如酚磺乙胺(止血敏)。女性子宫出血可肌注丙酸睾酮 100 mg；对于有内脏出血者(如消化道出血、颅内出血等)或血小板 $<20\times10^9$/L，有内脏出血倾向且并发感染者，可给予同血型浓缩血小板、新鲜冷冻血浆(FFP)输注，当任意供者的血小板输注无效时，可改输 HLA 配型相配的血小板。肝脏疾病如凝血因子缺乏者应给予纠正。

3)纠正贫血：血红蛋白 <60 g/L 且患者对贫血耐受较差时，可考虑输注浓缩红细胞。但多次输注 HLA 不匹配的血制品可能引起同种免疫，增加移植排斥的概率，从而影响以后造血干细胞移植的效果，因此要严格掌握输血指征，尽量减少输血的次数。有条件者于再障确诊后要及早进行 HLA 配型，这不但有利于寻找骨髓移植的供者，同时也有助于选择合适的献血员。

4)护肝治疗：再障常合并肝功能损害，应酌情选用护肝药物。

2. 针对不同发病机制的治疗

(1)免疫抑制治疗：

1)抗胸腺细胞球蛋白(ATG)和抗淋巴细胞球蛋白(ALG)：能抑制 T 淋巴细胞或非特异性自身免疫反应，主要用于 SAA 的治疗。因易引起过敏反应，故用药前需做过敏试验。静脉滴注 ATG 不宜过快，每日剂量应维持滴注 12～16 小时，用药过程中用糖皮质激素防治过敏反应和血清病。环孢素(CsA)与 ATG 或 ALG 合用可提高疗效，被认为是 SAA 非移植治疗的一线方案。

2)环孢素：适用于全部 AA，口服用药，常用剂量为6 mg/(kg・d)左右，治疗期间血药浓度维持在 150～250 μg/L，疗程 1 年以上。使用时应个体化，应参照患者造血功能和T细胞免疫恢复情况，药物不良反应(如肝肾功能损害、牙龈增生及消化道反应)，血药浓度等调整用药剂量和疗效。

3)其他：采用CD3单克隆抗体、吗替麦考酚酯(MMF)、环磷酰胺、甲泼尼龙等治疗SAA。

(2)促进骨髓造血：

1)雄激素：适用于全部AA，尤其是慢性再障的首选方案。其作用机制是刺激肾脏产生更多的红细胞生成素，并且直接作用于骨髓，从而促进红细胞生成。疗程及剂量应视药物的作用效果和不良反应(如男性化、肝功能损害等)调整。

2)造血生长因子：适用于全部AA，特别是SAA。单用无效，在免疫抑制治疗时或之后应用，多作为一种辅助性药物，有促进骨髓恢复的作用。常用药物有粒－单系集落刺激因子(GM－CSF)和粒系集落刺激因子(G－CSF)，疗程3个月以上为宜。

3)造血干细胞移植：包括骨髓移植、脐血输注及胎肝细胞输注等，主要用于SAA。移植对象最好是40岁以下、未接受输血、无感染及其他并发症者。

【护理诊断/问题】

1. 有感染的危险　与粒细胞减少有关。

2. 活动无耐力　与贫血有关。

3. 有损伤的危险　与出血及血小板减少有关。

4. 自我形象紊乱　与雄激素的不良反应有关。

【护理措施】

1. 生活起居　休息与活动保持环境安静，光线柔和，依据病情指导患者合理休息与活动。保持室内空气清新，物品清洁，定期消毒，注意保暖，防止受凉。避免到人群集中的地方或与上呼吸道感染的患者接触。督促患者养成餐前后、睡前、晨起用0.9%氯化钠溶液、氯己定、复方茶多酚含漱液(口灵)等交替漱口的习惯。指导患者保持皮肤清洁、干燥，勤沐浴、更衣和更换床上用品。勤剪指甲，避免抓伤皮肤。肌内注射、静脉穿刺时，要严格无菌操作。女患者尤其要注意会阴部的清洁卫生。保持大便通畅，避免用力排便诱发肛裂，增加局部感染的概率。

2. 病情观察　监测患者的白细胞、粒细胞计数，体温等。一旦出现发热，应仔细寻找感染灶，准确采集各种标本，进行细菌培养及药敏试验，了解各种检查结果并及时汇报医生。

3. 用药护理　遵医嘱正确应用抗生素、免疫抑制药、雄激素等。注意给药的时间和剂量要准确，以确保有效的血药浓度。

(1)抗生素：现配现用，以确保药效。注意药物之间的配伍禁忌，用药期间注意观察药物的不良反应，必要时采取相应的预防措施。

(2)对需要输注粒细胞悬液的患者，严格按成分输血的有关要求执行。

(3)雄激素：丙酸睾酮为油剂，不易吸收，局部注射常可形成硬块，甚至发生无菌性坏死。故应采取深部、缓慢、分层肌注。注射前要检查局部有无硬结，若有，可行局部理疗，以促进硬结的吸收及防止局部感染。注射部位应注意轮换。长期使用时要定期检查患者的肝功能。

(4)ATG 和 ALG：均为异种蛋白，要注意观察有无超敏反应(寒战、发热、多形性皮疹、高血压或低血压)、出血加重、血清病(如猩红热样皮疹、发热、关节痛、肌肉痛)及继发感染等。用药前应做皮肤过敏试验；加强病情观察，做好保护性隔离，预防出血和感染。用药期间要定期复查外周血象，了解血红蛋白、白细胞计数及网织红细胞计数的变化。

(5)环孢素(CsA)：用药期间，需配合医生监测患者的血药浓度、骨髓象、血象、T 细胞免疫学改变及药物不良反应(包括肝肾功能、牙龈增生及消化道反应)等，以调整用药剂量及疗程。

4. 饮食护理　鼓励患者多进食高蛋白、高热量、富含维生素的清淡食物，必要时遵医嘱静脉补充营养素，以满足机体需要，增强机体抵抗力。

5. 心理护理　与患者及家属建立相互信任的关系，解释药物应用的目的，可能出现的不良反应。在病情允许的情况下，鼓励患者适当增加户外活动，增强对外界的适应能力。同时鼓励其亲朋好友给予患者支持与帮助，增强其康复信心。

再生障碍性贫血的健康教育

【健康教育】

再生障碍性贫血的健康教育主要在于疾病的管理，包括疾病知识指导、药物治疗指导、饮食指导及心理指导。

五、溶血性贫血

溶血(hemolysis)是不同原因导致红细胞遭到破坏，寿命缩短而出现的贫血。骨髓具有正常造血 6～8 倍的代偿能力，当溶血超过骨髓的代偿能力而引起的贫血称溶血性贫血(hemolytic anemia，HA)；临床表现有贫血、黄疸、脾大、网织红细胞增多、骨髓中幼红细胞代偿性增生。当红细胞破坏增加而骨髓能够代偿时，可不出现贫血，称为溶血性疾病。

【临床分类】

HA 有多种临床分类方法，按发病和病情缓急可分为急性溶血和慢性溶血；按溶血的部位可分为血管外溶血和血管内溶血；按红细胞被破坏的原因可分为遗传性和获得性溶血；按发病机制可分为红细胞内结构异常或缺陷的溶血与红细胞外环境异常所指的溶血，前者主要与遗传因素有关，后者多由获得性因素引起，此分类体系在临床上较常用。

【病因与发病机制】

导致红细胞形态与内在结构或成分异常的各种原因，均有可能影响其生理特性与功能，使红细胞寿命缩短，发生溶血。

溶血性贫血的病因与发病机制

【临床表现】

1. 急性溶血　起病急骤，临床表现为突发寒战，严重的腰背与四肢酸痛、头痛、呕吐，随后高热、酱油样尿(血红蛋白尿)、黄疸等。患者多有明显贫血。严重者可出现周围循环衰竭、急性肾衰竭。

2. 慢性溶血　起病缓慢，症状较轻，有程度不一的贫血、黄疸、脾脏肿大等。长期高胆红素血症可并发胆石症和肝功能损害。少数患者可出现慢性、复发性及难愈性的双小腿中下部及外踝的皮肤溃疡。

在慢性溶血过程中，可因某些诱因，如感染（尤其是微小病毒B19感染）等导致溶血加重，发生溶血危象及再障危象。溶血危象见于急性溶血，表现为严重的腰背及四肢酸痛，伴头痛、呕吐、寒战，随后面色苍白和黄疸，更严重者有周围循环衰竭。由于溶血产物引起肾小管细胞坏死和管腔堵塞，最终导致急性肾衰竭。再障危象主要表现为短期内贫血急剧加重，网织红细胞由明显增多转变为极度减少或缺如，并伴有不同程度的白细胞及血小板减少，骨髓增生低下，为一过性再生障碍危象。HA预后良好，多数患者可于1~2周内自行恢复。慢性重症患者可有骨骼变形。

溶血性贫血是否出现黄疸取决于溶血的速度、严重程度和肝脏处理游离胆红素的能力。溶血所致的黄疸与血中游离胆红素增加有关，皮肤多呈柠檬色，不伴有皮肤瘙痒。

【医学检查】

1. 一般实验室检查　可确定是否为溶血。

（1）血象：外周血中红细胞数、血红蛋白值常有不同程度的减少；网织红细胞比例明显增高，甚至可见到有核红细胞。

（2）血胆红素测定：总胆红素增多，非结合胆红素含量增加，结合胆红素/总胆红素 <0.2。

（3）骨髓象：骨髓增生活跃，尤以红系增生为主，可见大量形态基本正常的幼稚红细胞，以中幼和晚幼红细胞为主，粒红比例可倒置。

（4）尿常规：急性溶血尿液颜色加深，可呈浓茶样或酱油色。急性溶血尿胆原呈强阳性，而胆红素阴性，为溶血性黄疸的特殊表现。

（5）大便常规：血管外溶血时粪胆原每日排出量达40~280 mg。

2. 血管内、外溶血的实验室筛检

（1）血清游离血红蛋白测定：血管内溶血时血清游离血红蛋白明显增多，溶血的实验室筛检 >40 mg/L。血管外溶血多正常。

（2）血清结合珠蛋白测定：血清结合珠蛋白是血液中的一组糖蛋白，在肝脏中产生。血管内溶血时，由于血清中的结合珠蛋白与游离血红蛋白结合，使含量 <0.5 g/L。溶血停止3~4天后，结合珠蛋白才恢复至原来水平。

（3）含铁血黄素尿试验：尿沉渣经铁染色后镜检，在脱落上皮细胞内发现含铁血黄素，阳性多见于慢性血管内溶血。若为急性血管内溶血，需经几天后含铁血黄素尿才出现阳性，并可持续一段时间。

3. 红细胞寿命或内在缺陷的检测　有助于判断溶血性贫血的病因。

（1）红细胞寿命测定：用放射性核素^{51}Cr标记红细胞的方法来测定红细胞的寿命，是诊断溶血最可靠的指标。可用于以下情况：①一般检查未能确定的早期轻症患者；②溶血严重程度的估计；③溶血原因的鉴别，如红细胞内缺陷、细胞外缺陷或两者均有之。正常红细胞半寿期为25~32天，溶血性贫血时常少于15天。

（2）红细胞脆性试验：用于检测红细胞膜缺陷。红细胞脆性与其面积/体积值呈负相关。

(3)酸溶血试验(Ham 试验)：有血红蛋白尿者均应作此项检查。阳性多见于阵发性睡眠性血红蛋白尿。

(4)抗人球蛋白试验(Coombs 试验)：主要用于自身免疫性溶血性贫血病的诊断与鉴别诊断。阳性者可考虑为温抗体型自身免疫性 HA，并进一步明确原因。阴性者考虑为 Coombs 试验阴性的温抗体型自身免疫性 HA 或非自身免疫性的其他类型溶血性贫血。

(5)血红蛋白电泳：用于检测珠蛋白生成异常。常用于地中海贫血的诊断与鉴别诊断。HbA_2增高考虑 β－轻型地中海贫血。

(6)高铁血红蛋白还原试验：主要用于葡萄糖－6－磷酸脱氢酶(G－6－PD)缺乏症的筛查或普查。G－6－PD 缺乏者的高铁血红蛋白还原值低于正常的75%以上。

(7)葡萄糖－6－磷酸脱氢酶(G－6－PD)活性测定：为诊断葡萄糖－6－磷酸脱氢酶缺乏症最可靠的指标。

【诊断要点】

临床上有贫血、黄疸、脾肿大或血红蛋白尿等溶血表现，结合实验室检查有红细胞破坏、骨髓幼红细胞增生活跃及红细胞寿命缩短，可考虑为溶血性贫血。询问病史有引起溶血的病因，则更支持诊断。通过红细胞内在缺陷的检测，可进一步确定为何种类型的溶血性贫血。

【治疗要点】

1. 病因治疗　积极治疗原发病，尽快去除诱因。

2. 肾上腺糖皮质激素及免疫抑制药　主要用于治疗免疫性溶血性贫血，糖皮质激素还可用于治疗阵发性睡眠性血红蛋白尿。常用的糖皮质激素有泼尼松、氢化可的松；免疫抑制药有环磷酰胺、环孢素、硫唑嘌呤等。因这类药物作用局限，不良反应多，应严格掌握适应证，避免滥用。

3. 脾切除　适用于血管外溶血。对遗传性球形红细胞增多症效果较好，贫血可能永久改善。对激素治疗无效或需大剂量维持的自身免疫性溶血性贫血，丙酮酸激酶缺乏症及部分地中海贫血，也可考虑切脾。

4. 输血　对贫血严重者，输血是起效最快的治疗方法，能暂时改善患者的一般情况。但对输血适应证要严格掌握。自身免疫性溶血性贫血和 PNH 患者可因输血而加重溶血，要严格掌握输血适应证，必要时使用洗涤红细胞。

5. 其他　适当补充铁、叶酸、蛋白质等造血物质。但补铁有可能加重 PNH 患者的溶血，要慎重。

【护理诊断/问题】

1. 活动无耐力　与贫血引起组织缺氧有关。

2. 知识缺乏　缺乏有关疾病的防治知识。

3. 潜在并发症　急性肾衰竭、休克、溶血危象、再生障碍性贫血危象。

4. 有感染的危险　与使用糖皮质激素和(或)免疫抑制药有关。

【护理措施】

1. 生活起居　溶血发作期间应减少活动或卧床休息；根据患者贫血的程度、溶血发生的速度，鼓励患者和家属参与活动计划的制定。指导患者循序渐进式活动，保证充足的睡眠，以防病情加重。

2. 病情观察　观察患者的神志、生命体征的变化，记录24小时出入量。注意皮肤黏膜温度、湿度、色泽的变化。注意贫血、黄疸和其他自觉症状有无加重，尿量、尿色有无改变，如有少尿或无尿应立即向医生汇报并配合处理。及时了解实验室检查结果。

3. 用药护理　按医嘱准确给药。有肝肾毒性的药物，应监测肝肾功能。

4. 对症护理

(1)给氧：贫血严重者给予氧气吸入，以改善组织缺氧症状。

(2)输血的护理：血液取回后应立即输注，不可加温或加入药物。输血前要认真核对配血单的床号、姓名、血型、Rh因子、血量及血液成分；输血过程中，严密观察有无不良反应。对免疫性溶血性贫血、阵发性睡眠性血红蛋白尿等患者，输血时更需严密观察，即使血型相符，也可能因输入补体或红细胞等而使贫血加重。因此，护士要密切观察，注意有无黄疸、贫血加重，监测生命体征，如有变化应立即向医生汇报。

5. 饮食护理　予富含营养、高蛋白、清淡、易消化的饮食。鼓励患者多饮水、勤排尿，以加速毒性物质的排出，避免食用可疑药物或食物。

【健康教育】

溶血性贫血的健康教育主要包括疾病的预防与处理、相关知识指导、疾病管理知识等。

溶血性贫血的健康教育

第三节　出血性疾病

一、概述

人体血管受到损伤时，血液可从血管内流出或渗出，此时，机体将通过一系列生理性反应使出血停止，即止血。因先天性或遗传性及获得性因素导致血管、血小板、凝血、抗凝及纤维蛋白溶解等止血机制的缺陷或异常而引起的以自发性出血或轻度微血管损伤后过度出血为特征的一组疾病，称为出血性疾病。

(一)病因与发病机制

出血性疾病的发病机制有3个方面因素：微血管的异常、血小板质或量的改变及凝血功能的障碍。

出血性疾病的病因与发病机制

(二)医学检查

出血性疾病的临床特点仅有相对的意义，大多数出血性疾病都需要经实验室检查才能确定诊断。实验室检查应根据筛选、确诊及特殊试验的顺序进行。

1. 筛选试验　出血筛选试验简单易行，可大体估计止血障碍的部位和机制。

(1)血管壁异常：毛细血管脆性试验、出血时间(BT)。

(2)血小板异常：血小板计数、血块回缩试验、毛细血管脆性试验及BT。

(3)凝血异常：活化部分凝血活酶时间(APTT)、凝血酶原时间(PT)、凝血酶时间

(TT)等。

常见出血性疾病的临床鉴别见表5－1。

表5－1　常见出血性疾病的临床鉴别

项目	血管性疾病	血小板疾病	凝血障碍性疾病
性别	女性多见	女性多见	80%～90%发生于男性
阳性家族史	较少见	罕见	多见
出生后脐带出血	罕见	罕见	常见
皮肤紫癜	常见	多见	罕见
皮肤大块瘀斑	罕见	多见	可见
血肿	罕见	可见	常见
关节腔出血	罕见	罕见	多见
内脏出血	偶见	常见	常见
眼底出血	罕见	常见	少见
月经过多	少见	多见	少见
手术或外伤后渗血不止	少见	可见	多见

2. *确诊试验*　出血过筛试验的敏感性与特异性较差，此外，某些出血性疾病的过筛试验结果正常，如因子XⅢ缺乏、纤溶抑制物缺乏和某些血管性出血疾病等。出血过筛试验异常还可能由于基础疾病或因素所致，在严重的肝功能损伤、尿毒症、口服抗凝药时，也可发生血管、血小板及凝血异常。在出血过筛试验异常且临床上怀疑有出血性疾病时，应进一步选择特殊的或更精确的实验检查以确定诊断。

(1)血管异常：血vWF、内皮素－1（ET－1)和TM测定等。

(2)血小板异常：血小板形态、数量，平均体积，血小板黏附、血小板聚集试验，PF3有效性测定，网织血小板、血小板相关抗体测定；血小板，颗粒膜蛋白(P选择素)、直接血小板抗原(GPⅡb/Ⅲa和Ⅰb/Ⅸ)单克隆抗体固相(MAIPA)测定及血栓烷B_2测定等。

(3)凝血功能异常：①凝血第一阶段，测定相关抗原及活性，如FⅫ、Ⅺ、Ⅹ、Ⅸ、Ⅷ、Ⅶ、Ⅴ及TF等。②凝血第二阶段，测定凝血酶原抗原与活性等。③凝血第三阶段，纤维蛋白原、异常纤维蛋白原、纤维蛋白单体、血(尿)纤维蛋白肽A（FPA)及FXⅢ抗原和活性测定等。

(4)抗凝异常：AT抗原及活性或凝血酶－抗凝血酶复合物(TAT)测定；FⅧ：C抗体测定；PC、PS及TM测定；狼疮抗凝物或心磷脂类抗体测定。

(5)纤溶异常：鱼精蛋白副凝(3P)试验测定；纤溶酶原测定；D－二聚体测定；血、尿FDP测定；t－PA、纤溶酶原激活物抑制物(PAI)及纤溶酶－抗纤溶酶复合物(PIC)等测定。

对某些特殊的、少见的出血性疾病和遗传性疾病可能还需要进行某些特殊检查，方可确定诊断，如蛋白质结构分析、氨基酸顺序测定及免疫病理学检查等。

一些常用的出血、凝血试验在出血性疾病诊断中的意义见表5－2。

表 5－2　常用的出血、凝血试验在出血性疾病诊断中的意义

项目	血管性疾病	血小板疾病	凝血异常性疾病		
			凝固异常	纤溶亢进	抗凝物增多
BT	±	±	±	－	－
CT	－	±	＋	＋	＋
毛细血管脆性试验	＋	±	－	－	－
血小板计数	－	±	－	－	－
血块收缩	－	＋	－	－	－
PT	－	－	±	－	±
APTT	－	－	＋	＋	＋
TT	－	－	±	＋	＋
PCT	－	－	＋	－	±
纤维蛋白原	－	－	±	＋	－
FDP	－	－	－	＋	－
纤溶酶原	－	－	－	＋	－

（三）诊断要点及步骤

患者的病史和临床表现常可提示出血的原因和诊断。

1．病史

（1）出血特征：包括出血发生的年龄、出血的急缓、主要部位、范围、持续时间、出血量、是否有出生时脐带出血及迟发性出血、是否出现同一部位反复出血等。

（2）出血诱因：是否为自发性，是否与手术、创伤接触或使用药物有关系等。

（3）基础疾病 如严重肝病及其他消化系统疾病、肾病、糖尿病及其他代谢性疾病、免疫性疾病及某些特殊感染等。

（4）家族史：父系、母系及近亲家族是否有类似疾病或出血病史。

（5）其他：饮食习惯、营养状况、职业性质及工作环境等。

2．体格检查

（1）出血体征：检查出血部位、范围，如皮肤黏膜瘀点、瘀斑的数目、大小及分布是否对称；有无鼻腔黏膜与牙龈出血；有无伤口渗血；关节有无肿胀、压痛、畸形其功能障碍，有无血肿等深部出血情况等。

（2）相关疾病体征：有无贫血，肝、脾、淋巴结肿大，黄疸，蜘蛛痣，腹腔积液，水肿等。关节畸形、皮肤表面异常扩张的毛细血管团等。

（3）一般体征：如生命体征、末梢循环状况与意识状态，对主诉头痛的患者，要注意检查瞳孔和脑膜刺激征等。

3．诊断步骤　按照以下原则逐层深入进行程序性诊断：先常见病、后少见病及罕见病、先易后难、先普通后特殊。①确定是否属于出血性疾病的范畴；②大致区分是血管异常、血小板异常，抑或为凝血功能障碍或其他疾病；③判断是属于数量异常还是质量缺陷；④通过病史、家系调查及某些特殊检查，初步确定为先天性、遗传性或获得性；⑤如是先天或遗传性疾病，则进行基因检测及其他分子生物学检测，以确定其病因的准确性质和发病机制。

（四）治疗要点

1. 病因防治

（1）防治基础疾病：控制感染，积极治疗肝病、胆道疾病、肾病，抑制异常免疫反应等。

（2）避免接触、使用可加重出血的物质及药物：如血管性血友病、血小板质量异常等，患者应避免使用扩张血管及抑制血小板聚集作用的药物，如阿司匹林、吲哚美辛（消炎痛）、噻氯匹定等。凝血障碍所致的疾病，如血友病等，应慎用抗凝药，如华法林、肝素等。过敏性紫癜应避免再次接触致敏物质，遗传性出血性疾病多采用预防措施，防止外伤，尽可能避免手术和深部肌内注射。必须手术时，术前做好充分准备，补充凝血因子，术中、术后密切观察出血情况。向患者讲述疾病常识及预防措施，使患者能主动预防出血，急性出血时，能及时处理。

2. 止血治疗

（1）补充血小板和（或）相关凝血因子：新鲜血浆或新鲜冷冻血浆含有除 TF、Ca^{2+} 以外的全部凝血因子，在紧急情况下，输入新鲜血浆或新鲜冷冻血浆是一种可靠的补充或替代疗法。另外，亦可根据病情予以补充如血小板悬液、冷沉淀物、纤维蛋白原、凝血酶原复合物等。

（2）止血药物：目前临床广泛应用的止血药有以下几类。①收缩血管、增加毛细血管致密度、改善其通透性的药物：如卡巴克络（安络血）、曲克芦丁（芦丁）、维生素 C、酚磺乙胺（止血敏）、垂体后叶素及糖皮质激素等。②合成凝血相关成分所需的药物：如维生素 K 等。③抗纤溶药物：对纤溶亢进者常用氨基己酸（EACA）、抑肽酶、氨甲苯酸（PAMBA）、氨甲环酸等药物。④促进止血因子释放的药物：如去氨加压素（1－脱氨－8－右旋精氨酸加压素，DDAVP）能促进血管内皮细胞释放 vWF，从而改善血小板黏附、聚集功能，并具有稳定血浆 F Ⅷ：C 和提高 F Ⅷ：C 水平的作用。⑤局部止血药物：如凝血酶、巴曲酶及吸收性明胶海绵等。⑥重组活化因子Ⅶ（rFⅦa）：rFⅦa 是一种新的凝血制剂。rFⅦa 直接或者与组织因子组成复合物促使 FX 的活化与凝血酶的形成。

（3）促血小板生成的药物：如目前已用于临床的药物包括血小板生成素（TPO）、白介素－11（IL－11）等，是多种细胞因子调节各阶段巨核细胞的增殖、分化和血小板的生成。

（4）局部处理：肌肉、关节腔明显出血，可用弹性绷带加压包扎、固定及手术结扎局部血管等。

3. 其他治疗

（1）基因治疗法：适用于某些先天遗传性出血性疾病，如血友病等，基因治疗有望为遗传性出血性疾病患者带来新的希望。

（2）抗凝及抗血小板药物：适用于某些消耗性出血性疾病，如 DIC、TTP 等，以肝素等抗凝治疗终止异常凝血过程，减少血小板和凝血因子的消耗，从而达到一定的止血作用。

(3)血浆置换：适用于重症 ITP、TTP 等，通过血浆置换疗法去除血浆中的抗体或相关手术治疗包括脾切除、清除血肿、关节成型及置换等。

(4)免疫治疗：对某些免疫因素相关的出血性疾病，如 ITP、有高滴度抗体的重型血友病 A 和血友病 B 等，可应用抗 CD20 单抗等免疫治疗。

(5)中医中药治疗：传统医学将出血性疾病称为“血证”。现代医学研究表明，中药中相当多的中药有止血作用，如蒲黄、柿子叶粉、血凝片等有收缩血管和降低血管通透性的作用；血余炭粗晶液、大黄等可增强血小板的功能；荆芥炭脂溶性提取液、血余炭粗晶液、赤石脂、党参注射液等有增强止血功能。

二、特发性血小板减少性紫癜

预习案例

患者，女，32 岁。主因反复、多次牙龈出血伴四肢瘀斑 1 个月余入院，体查：T 37.2℃，P 100 次/min，R 25 次/min，BP 110/70 mmHg，神志清楚，贫血貌，患者诉全身疲乏无力、不思饮食，月经量较平时有所增加，手臂、大腿内侧皮肤散在大小不一的青紫色瘀斑，血常规示红细胞、血红蛋白下降，血小板计数明显降低，拟行骨髓穿刺术。

思考

(1)ITP 的典型症状有哪些？

(2)急症如何处理？

特发性血小板减少性紫癜(idiopathic thrombocytopenic purpura，ITP)是一种复杂的多种机制共同参与的获得性自身免疫性疾病。该病的发生是由于患者对自身血小板抗原的免疫失耐受，产生体液免疫和细胞免疫介导的血小板过度破坏和血小板生成受抑制，出现血小板减少。临床上以自发性的广泛皮肤黏膜及内脏出血、血小板计数减少、骨髓巨核细胞发育、成熟障碍、血小板生存时间缩短、破坏加速及血小板膜糖蛋白特异性自身抗体出现等为特征。

微课-特发性血小板减少性紫癜

ITP 是最为常见的一种血小板减少性紫癜，发病率为(5～10)/10 万人口，60 岁以上老年人发病率为 60 岁以下人群的 2 倍。男女发病率无明显差异，育龄期女性的发病率高于同年龄段。

【病因与发病机制】

ITP 的病因迄今未明，发病机制如下：

(1)体液免疫和细胞免疫介导的血小板过度破坏：50%～70% 的 ITP 患者血浆和血

小板表面可检测到血小板膜糖蛋白特异性自身抗体。目前认为单核－巨噬细胞系统过度吞噬破坏自身抗体致敏的血小板是 ITP 发病的主要机制。

(2)体液免疫和细胞免疫介导的巨核细胞数量和质量异常：近年研究表明，自身抗体还可损伤巨核细胞或抑制巨核细胞释放血小板，造成 ITP 患者血小板生成不足，血小板生成不足是 ITP 发病的另一重要机制。

【临床表现】

1. 起病方式　急性型多见于儿童，起病前 1～2 周常有呼吸道感染史，起病急，有畏寒、发热。慢性型多见于 40 岁以下女性，可反复发作，持续数周到数年不等。

2. 出血倾向　多数出血症状较轻而局限，但常反复发生。可表现为皮肤、黏膜出血，如四肢皮肤散在瘀点、瘀斑、紫癜及外伤后不易止血等，鼻出血、牙龈出血也很常见。严重内脏出血较少见，但女性月经过多较常见，部分患者严重内脏出血甚至是唯一的临床症状。慢性型患者可因感染等因素导致病情骤然加重，出现广泛、严重的皮肤黏膜及内脏出血，也可因情绪激动而诱发致命的颅内出血。

3. 乏力　乏力是 ITP 的临床症状之一，部分患者表现得明显。

4. 血栓形成倾向　ITP 不仅是一种出血性疾病，也是一种血栓前疾病。

5. 其他　长期月经过多的患者可出现失血性贫血。病程半年以上者，部分可出现轻度脾肿大。

【医学检查】

1. 血象　可有程度不等的正常细胞性或小细胞低色素性贫血。少数患者可发现自身免疫性溶血的证据(Evans 综合征)。血小板数量减少。

2. 骨髓象　骨髓巨核细胞数量轻度增加或正常；巨核细胞出现发育成熟障碍，急性型者为显著，可表现为巨核细胞体积变小，胞浆内颗粒减少，幼稚巨核细胞比例增加；有血小板形成的巨核细胞显著减少($<30\%$)；红系及粒系、单核系正常。

3. 其他　血小板计数减少，平均体积偏大；束臂试验阳性，出血时间延长。

【诊断要点】

1. 诊断　反复出血或首次出现程度不等的皮肤、黏膜甚至内脏出血；至少 2 次化验血小板数量减少；脾不大；骨髓巨核细胞正常或增多，有成熟障碍；排除其他继发性血小板减少症。

2. 鉴别诊断　ITP 的确诊需排除继发性血小板减少症，如再生障碍性贫血、脾功能亢进、白血病、骨髓增生异常综合征、系统性红斑狼疮、药物性免疫性血小板减少等。

【治疗要点】

1. 一般治疗　出血严重者应注意卧床休息。血小板低于 $20\times10^9/L$ 者，应严格卧床，避免碰撞伤。依据病情需要应用止血药(详见本章第八节)。

2. 糖皮质激素　一般情况下为首选治疗，近期有效率约为 80%。剂量与用法：常用泼尼松 1 mg/(kg·d)，顿服或分次服用，病情严重者静脉滴注等效量地塞米松或甲泼尼龙，待病情好转后改口服。当血小板升至正常或接近正常后，1 个月内快速减至最小维持量 5～10 mg/d，无效者 4 周后停药。有效者持续时间为 3～6 个月。

3. 静脉输注丙种球蛋白　主要用于以下情况：ITP 的急症处理；不能耐受糖皮质激

素治疗或脾切除前准备；合并妊娠或分娩前。常用剂量为 400 mg/(kg·d)，连用 5 天；或 1.0 g/(kg·d)，连用 2 天。

4. 脾切除

(1)适应证：糖皮质激素治疗无效，病程迁延 6 个月以上；糖皮质激素治疗有效但维持量需大于 30 mg/d；不宜使用糖皮质激素者；^{51}Cr 扫描脾区放射指数增高。

(2)禁忌证：年龄小于 2 岁；妊娠期；不能耐受手术的其他疾病。脾切除治疗的有效率为 70%～90%，长期有效率为 40%～50%。脾切除无效者对糖皮质激素的需要量可减少。

5. 其他治疗

(1)抗 CD20 利妥昔单克隆抗体：抗 CD20 的人鼠嵌合抗体，375 mg/m^{2}静注，能有效清除体内 B 淋巴细胞，减少自身抗体生成。

(2)血小板生成药物：一般用于糖皮质激素治疗无效或难治性 ITP 患者。常用药物有重组人血小板生成素、罗米司亭等。

(3)长春新碱：是最常用的免疫抑制药。该药除具有免疫抑制作用外，还可能促进血小板生成及释放。每次 1 mg，静脉注射，每周 1 次，4～6 周为 1 个疗程，缓慢滴注疗效更佳。

(4)环孢素：主要用于难治性 ITP 患者的治疗。常用剂量为 5mg/(kg·d)，分次口服，维持量50～100 mg/d，可持续半年以上。

(5)硫唑嘌呤、环磷酰胺、霉酚酸酯等免疫抑制药，以及达那唑等。

6. 急症处理　血小板计数低于 $20\times10^9/L$ 者；出血严重、广泛者；疑有或已发生颅内出血者；近期将进行手术或分娩者。

(1)血小板输注：成人按每次 10～20U 给予，根据病情可反复使用(从 200 mL 循环血中单采所得的血小板为 1U 血小板)。有条件者尽可能使用单采血小板。

(2)静脉注射大剂量免疫球蛋白：一般剂量为 0.4 g/kg，静脉滴注，4～5 天为 1 个疗程。1 个月后可以重复使用。

(3)大剂量甲泼尼龙：一般剂量为 1 g/d，静脉注射 3～5 次为 1 个疗程，可通过有效抑制单核－巨噬细胞系统的吞噬效应而发挥治疗作用。

(4)血浆置换：每次置换 3 000 mL 血浆，3～5 日内连续置换 3 次以上，也有一定的疗效。可有效清除血浆中抗血小板抗体。

【护理诊断/问题】

1. 有损伤的危险　与血小板减少、血小板生存时间缩短及抗血小板抗体有关。

2. 有感染的危险　与糖皮质激素治疗有关。

3. 恐惧　与血小板过低随时有出血的危险有关。

4. 潜在并发症　颅内出血。

【护理措施】

1. 生活起居　避免剧烈活动，出血严重者应注意卧床休息。血小板低于 $20\times10^9/L$ 者，应严格卧床，避免碰撞伤。

2. 病情观察　密切观察患者的出血部位和出血量，有无生命体征及神志的变化等，监测血小板计数、出血 时间、抗血小板抗体等。一旦发现血小板计数小于 $20\times10^9/L$、有严重而广泛的出血、怀疑或已发生颅内出血者应及时通知医生，并积极配合抢救，做好相应护理。

3. 用药护理　正确使用各种药物，密切观察药物的不良反应并向患者做好解释工作，如长期服用糖皮质激素者可引起库欣综合征，胃肠道反应或出血，诱发或加重感染，指导患者餐后服药，自我观察粪便的颜色，积极采取有关措施预防各种感染；长春新碱可引起骨髓造血功能抑制、末梢神经炎；环磷酰胺可致出血性膀胱炎等。指导患者用药期间多饮水，定期检查血压、尿糖、白细胞分类计数，并观察药物的疗效。发现可疑药物不良反应，应及时配合医生处理。

4. 对症护理　详见本章第二节“贫血”。

5. 饮食护理　进食营养丰富、易消化的软食或半流质软食，禁食过硬、粗糙的食物，以防消化道出血。可多食用蔬菜、水果，以保持大便通畅，必要时用开塞露帮助排便，避免腹内压增高引起出血。

6. 心理护理　与患者和家属加强交流沟通，给予必要的解释疏导和安慰，消除其紧张恐惧心理，当患者出血突然加重时，护士应保持镇静，迅速通知医生并配合做好各种止血、救治工作，及时清除血迹，以免对患者造成不良刺激。

特发性血小板减少性紫癜的健康教育

【健康教育】

ITP 患者的健康教育是提高疗效、减少复发、提高患者生活质量的重要措施。

三、过敏性紫癜

预习案例

王某，男，8 岁，主因多次反复出现的四肢及臀部瘀点、瘀斑 3 天入院，体查：T 36.5℃，P 92 次/min，R 23 次/min，BP 110/70 mmHg，神志清楚，精神尚可，自述 2 周前患感冒，有发烧、咽痛，现已好转；近 3 天出现四肢及臀部皮肤瘀点、瘀斑，颜色为深红，压之不褪色，既往有青霉素过敏史。

思考

(1)过敏性紫癜的临床表现有哪些？

(2)其治疗和护理要点是什么？

过敏性紫癜(allergic purpura)是一种常见的血管变态反应性疾病，因机体对某些致敏物质产生变态反应，导致毛细血管脆性及通透性增加，血液外渗，产生皮肤、黏膜及某些器官出血，表现为皮肤瘀点或紫癜，可伴有腹痛、关节痛、便血、血尿。同时可伴发血管神经性水肿及荨麻疹等其他过敏表现，多为自限性。过敏性紫癜多见于儿童及青少年，男性发病略多于女性，以春、秋季发病居多。

【病因与发病机制】

目前认为过敏性紫癜是免疫因素介导的一种全身血管炎症。

【临床表现】

过敏性紫癜的病因与发病机制

大多数患者为急性起病，发病前1～3周有全身不适、低热、乏力等上呼吸道感染的表现，随之出现过敏性紫癜典型的临床表现。根据受累部位及临床表现的不同可分以下5种类型：

1. 单纯型(紫癜型) 为最常见的类型。主要临床表现：四肢皮肤瘀点、紫癜，尤其是下肢及臀部，常以下肢伸侧多见，躯干极少累及；分布呈对称性，可同时伴有皮肤水肿、荨麻疹。紫癜大小不等，以瘀点为多，初呈深红色，按之不褪色，可融合成片，形成瘀斑。严重者紫癜可融合成大血疱，中心呈出血性坏死。一般情况下，随着病程的进展渐变成紫色、黄褐色、淡黄色，经7～14日逐渐消退。

2. 腹型(Henoch型) 为最具潜在危险和最易误诊的类型。约见于1/3患者，多发生于皮肤紫癜出现1周内。除皮肤瘀点或紫癜外，最常见的表现为腹部阵发性绞痛，多见于脐周、下腹或全腹，可伴有如恶心、呕吐、呕血、腹泻及黏液便、便血，肠鸣音活跃或亢进，无明显腹肌紧张及反跳痛，严重者可发生脱水或并发消化道大出血而出现周围循环衰竭。部分患者在出现皮肤紫癜前就有腹肌紧张及明显压痛、肠鸣音亢进，常被误诊为外科急腹症。幼儿可因肠壁水肿、蠕动增强等而致肠套叠。

3. 关节型 除皮肤紫癜外，关节部位血管受累常可出现关节肿胀、疼痛、压痛及功能障碍。多发生于膝、踝、肘、腕关节，呈游走性、反复性发作，经数日而愈，无后遗症或关节畸形。

4. 肾型 是病情最为严重且预后相对较差的一种类型。多见于成年患者，在皮肤紫癜发生后1周左右出现血尿或伴蛋白尿及管型尿，单纯蛋白尿少见。偶尔可见浮肿、高血压及肾功能不全等表现。多数患者在3～4周内恢复，少数病例因反复发作而演变为慢性肾炎或肾病综合征，甚至尿毒症。

5. 混合型 皮肤紫癜合并上述两种以上临床表现。

6. 其他 少数过敏性紫癜患者还可累及眼部、颅脑及脑膜血管而出现视神经萎缩、虹膜炎、视网膜 出血、水肿及中枢神经系统相关症状、体征。

【医学检查】

1. 毛细血管脆性试验 一半以上患者阳性，可见毛细血管扩张、扭曲及渗出性炎症反应。

2. 尿常规 肾型或混合型可见血尿、蛋白尿、管型尿。

3. 血小板计数、功能及凝血相关检查 除BT可延长外，其他均为正常。

4. 肾功能 肾型及合并肾型表现的混合型，可有不同程度的肾功能受损。

【诊断要点】

1. 诊断

(1)发病前1～3周有低热、咽痛、全身乏力等表现或上呼吸道感染史。

(2)典型的四肢皮肤瘀点、紫癜，可伴腹痛、关节肿痛及血尿的表现。

(3)血小板计数、功能及凝血相关检查正常，束臂试验阳性。

(4)排除其他原因所致的血管炎及紫癜。

2. 鉴别诊断　过敏性紫癜需与下列疾病进行鉴别：遗传性出血性毛细血管扩张症；血小板减少性紫癜；单纯性紫癜；肾小球肾炎；系统性红斑狼疮；风湿性关节炎；外科急腹症等。由于过敏性紫癜的特殊临床表现及绝大多数实验室检查正常，鉴别一般无困难。

【治疗要点】

1. 病因防治　防治感染，清除局部病灶(如扁桃体炎)等，驱除肠道寄生虫，避免接触致敏的食物及药物等。

2. 一般治疗

(1)抗组胺类药：盐酸异丙嗪、氯苯那敏(扑尔敏)、阿司咪唑(息斯敏)、去氯羟嗪(克敏嗪)及静脉注射钙剂等。

(2)改善血管通透性药物：如维生素C、曲克芦丁、卡巴克络等。大剂量维生素C(5～10 g/d)静脉注射疗效较好，连续用药5～7天。

3. 糖皮质激素　糖皮质激素有抑制抗原抗体反应、减轻炎症渗出、改善血管通透性等作用，糖皮质激素对腹型及关节型疗效较好，对紫癜型及肾型疗效不明显。常用泼尼松30 mg/d，顿服或分次口服。重症者可用氢化可的松100～200 mg/d，或地塞米松5～15 mg/d，静脉滴注，症状减轻后改口服。疗程一般不超过30天，肾型患者可酌情延长。

4. 对症治疗　腹痛较重者可皮下注射解痉药；关节痛可酌情用止痛药；呕吐严重者可用止吐药；伴有呕血、血便者，按消化道出血的常规进行处理：禁食、制酸、止血，必要时输血。

5. 其他　如上述治疗效果不佳或近期内反复发作者，可酌情使用以下方法：①免疫抑制药，如硫唑嘌呤、环磷酰胺等；②抗凝疗法，适用于肾型患者，特别是肾病综合征为主要表现者；③中医中药，以凉血、解毒、活血化瘀为主，适用于慢性反复发作或肾型患者的辅助治疗。

【护理诊断/问题】

1. 出血　与血管壁的通透性和脆性增加有关。

2. 腹痛、关节痛　与局部的过敏性血管炎性病变有关。

3. 生活自理能力受限　与出血及关节活动障碍有关。

4. 有感染的危险　与糖皮质激素治疗有关。

5. 潜在并发症　慢性肾炎、肾病综合征、慢性肾衰竭。

6. 知识缺乏　缺乏有关病因预防的知识。

【护理措施】

1. 生活起居　卧床休息有助于症状的缓解，加快症状的消失；而坐立行走等活动可使病情加重或复发，因此发作期患者应卧床休息，避免过早或过多活动。

2. 饮食护理　避免进食过敏性食物如鱼、虾、蟹、蛋、乳等，可选择清淡、少刺激、易消化的普食、软食或半流食。如有消化道出血，则按消化道出血的饮食给予指导。

3. 病情监测　①观察紫癜的形状、数量、分布及消退情况。了解有无水肿，新发出血、肾损害、尿量尿色的变化，关节活动障碍等表现。②观察腹部疼痛的部位、性质、严重程度及其持续时间，有无伴随症状，注意有无腹壁肌紧张、压痛和反跳痛、局部包块及肠鸣音的变化。局部有包块，特别是小儿要警惕肠套叠。③过敏性紫癜的患者典型的腹痛多表现为突发脐周或下腹部阵发性绞痛，无明显肌紧张和反跳痛；若肠鸣音活跃或亢进，多提示肠道渗出增加或有出血，要注意监测血压及脉搏的变化；观察粪便性质与颜色。④对于主诉为关节痛的患者，应评估受累关节的部位、数目、局部有无红肿、压痛与功能等。

4. 对症护理　协助患者取舒适体位，如腹痛者宜取屈膝平卧位等；关节痛者要注意局部关节的制动和保暖；可给予湿冷敷止痛，必要时可遵医嘱使用解痉药或抗炎止痛药；紫癜型的患者，勿抓挠、刺激皮肤；腹型的患者消化道出血严重时暂禁食。

5. 用药护理　遵医嘱正确、规律给药，注意药物疗效及不良反应的观察。用药前向患者做好解释工作，以取得患者的充分理解和配合。做好配血与输血的各项护理。

6. 心理护理　与患者及家属建立良好的信任关系；注意观察患者的情绪和行为表现，鼓励患者说出所关注的问题并给予及时有效的心理疏导；鼓励患者进行力所能及的自我护理；鼓励患者积极向上，争取社会、家庭支持系统的帮助，减少孤独感，增强康复的信心，积极配合治疗。

过敏性紫癜的健康教育

【健康教育】

过敏性紫癜的健康教育是提高疗效、减少复发、提高患者生活质量的重要措施。

四、血友病

预习案例

郝某，14岁，学生。2年前因手指被割破后流血不止，以后经常鼻出血，关节青紫肿痛，活动受限。近半个月来，左眼球红肿高突，视力减退，肘、膝关节肿大，步履困难。经某医院确诊为血友病，因无特殊治疗，故前来求治。查体：患者体质情况良好，精神苦闷，行走不便，迈步困难，面部左侧有大片青紫，鼻孔流血用纱布填塞。左眼上下睑淤血呈青紫色，上睑肿胀，左眼球高突约10 mm，瞳孔极度散大，对光反应迟钝，结膜下出血。上方眶部位可触及一块较大的硬结。结膜水肿，角膜中央深层混浊，下方角膜也混浊。有家族史。

思考

(1)血友病的遗传规律是什么？

(2)局部出血应如何处理？

血友病(hemophilia)是一组因遗传性凝血活酶生成障碍导致的出血性疾病，通常分为血友病A和血友病B，其共同特点为终身性自发性或轻微创伤后出血不止，形成血肿

及关节出血，其中以血友病 A 最为常见。血友病的发病率为(5～10)/10 万，婴儿发生率约 1/5 000。我国血友病等级信息管理系统数据显示，国内血友病 A 患者约占 85%，血友病 B 约占 12%。

【病因与发病机制】

血友病 A 和血友病 B 均为典型的性染色体(X 染色体)连锁隐性遗传性疾病，其遗传规律见图 5－2。

【临床表现】

血友病的病因与发病机制

1. 出血　出血是血友病患者最主要的临床表现。出血的程度与血友病类型及相关因子缺乏程度有关。根据出血程度与血浆因子活性水平，可将血友病 A 分为 3 型：①重型，FⅧ：C活性小于健康人的1%；②中型，FⅧ：C 活性为健康人的 1%～5%；③轻型，FⅧ：C 活性为健康人的 6%～30%。

血友病的出血多为自发性出血、轻微外伤(包括碰撞、切割、针刺、注射、运动性扭伤或拉伤等)或小手术后(如拔牙、扁桃体切除)持久出血，且具备下列特征：①生来俱有，伴随终身，罕有出生时脐带出血；②常表现为皮下软组织或深部肌肉内血肿；③负重关节如膝、踝关节等反复出血甚为突出，可伴骨质疏松、关节骨化及相应肌肉萎缩(血友病关节)。重症患者可发生呕血、咯血，甚至颅内出血。皮肤紫癜极罕见。

2. 血肿压迫症状和体征　血肿形成致周围神经受压可出现局部疼痛、麻木及肌肉萎缩；压迫血管可致相应供血部位缺血性坏死或淤血、水肿；口腔底部、咽后壁、喉及颈部出血可引起呼吸困难甚至窒息；压迫输尿管致排尿障碍。

【医学检查】

1. 筛选试验　出血时间、凝血酶原时间、血小板计数、血小板聚集功能正常，活化部分凝血活酶时间(APTT)延长，但 APTT 不能鉴别血友病的类型。

2. 确诊试验　FⅧ活性测定辅以 FⅧ：Ag 测定和 FⅨ活性测辅以 FⅨ：Ag 测定可以确诊血友病 A 和血友病 B，同时根据结果对血友病进行临床分型；同时应行 vWF：Ag 测定(血友病患者正常)，可与血管性血友病鉴别。

3. 基因诊断试验　主要用于携带者检测和产前诊断。产前诊断可在妊娠第 10 周左右进行绒毛膜活组织检查确定胎儿的性别及通过胎儿的 DNA 检测致病基因；在妊娠的第 16 周左右行羊水穿刺。

【诊断要点】

1. 诊断

(1) 血友病 A：①临床表现，男性患者，有或无家族史，有家族史者符合 X 连锁隐性遗传规律；关节、肌肉、深部组织自发性出血，或发生于轻度损伤、小型手术后，易引起血肿及关节畸形。②医学检查，出血时间、血小板计数及 PT 正常或延长；APTT 重型明显延长；FⅧ：C 水平明显低下；vWF：Ag 正常。

(2) 血友病 B：①临床表现，基本同血友病 A，但程度较轻。②医学检查，出血时间、血小板计数及 PT 正常；APTT 重型延长，轻型可正常；FⅨ抗原及活性减低或缺乏。

2. 鉴别诊断　血友病根据 vWF：Ag 测定可与血管性血友病鉴别；根据血小板形态可

与巨血小板综合征鉴别。

【治疗要点】

1. 局部出血的处理　皮肤表面的出血，可采用局部压迫止血法；鼻黏膜出血，可用凝血酶、巴曲酶、止血海绵等药物加压或堵塞止血；出血较多的伤口或拔牙后出血不止时，可用含相关凝血因子的粘贴物覆盖伤口或创面；局部深层组织血肿和关节腔出血，早期采取冷敷或绷带加压止血，抬高患肢固定、制动。肌肉出血常为自限性，一般不主张行血肿穿刺，以防感染。

2. 替代疗法　替代疗法是防治血友病出血的最重要措施，即补充缺失的凝血因子。主要制剂有基因重组的纯化 FⅧ、FⅧ浓缩制剂、新鲜冰冻血浆、冷沉淀物（FⅧ含量可较血浆高 5～10 倍）及凝血酶原复合物等。血友病患者反复输注血液制品后会产生 FⅧ或 FⅨ抑制物，主要通过免疫抑制治疗及旁路治疗来改善出血。

3. 药物治疗

（1）去氨加压素（DDAVP）：是一种人工合成的抗利尿激素类物质，可促进内皮细胞释放储存的 vWF 和 FⅧ。常用剂量为 0.3 μg/kg，每 12 小时 1 次，用 0.9% 氯化钠溶液 30～50 mL 稀释后快速滴入。

（2）抗纤溶药物：可保护已形成的血凝块不被溶解而发挥止血作用。常用的有氨基己酸和氨甲环酸等。但有肾功能不全、泌尿系统出血和休克时慎用或禁用纤溶抑制品。

4. 外科治疗　有关节出血者应在替代治疗的同时，进行固定及理疗等处理。对反复关节出血而致关节强直及畸形的患者，术前应充分评估凝血因子缺乏程度，可在补充足量 FⅧ：C 或 FⅨ的前提下，行关节成形或人工关节置换术。

5. 基因疗法　将 FⅧ及 FⅨ及 FM 合成的正常基因，通过载体以直接或间接的方式转导入患者体内的方法，纠正血友病的基因缺陷，从而生成足够的 FⅧ或 FⅨ。

【护理诊断/问题】

1. 有受伤的危险：出血　与凝血因子缺乏有关。

2. 疼痛　与深部组织血肿或关节腔出血有关。

3. 自理受限　与关节功能障碍有关。

4. 知识缺乏　缺乏疾病自我管理知识。

5. 恐惧　与害怕出血不止危及生命有关。

6. 焦虑　与终身性出血倾向、担心丧失劳动能力有关。

7. 有失用综合征的危险　与反复多次关节腔出血有关。

【护理措施】

1. 生活起居　发作期患者均应增加卧床休息时间，避免过早或过多的行走性活动。

2. 病情观察　①常规观察：监测患者出血情况的变化，皮肤瘀点或紫癜的分布有无增多或消退；观察患者有无血肿压迫症状，如有无呼吸困难及头痛，有无浮肿及尿量、尿色的变化等。②并发症观察：观察有无红、肿、热、痛及功能障碍；特别注意关节有无纤维强直、畸形等功能丧失的状况。③急危重症观察：密切观察患者的自觉症状、各部位出血的量和临床表现，一旦发现血肿压迫呼吸道引起窒息或出现颅内出血时，要及时抢救。

3. *对症护理*　出血时给予局部冷敷，固定出血关节，禁止受压；加压包扎；同时注意抬高患肢。

（1）配合抢救：为避免血肿压迫呼吸道而引起窒息，应协助患者取侧卧位或把头偏向一侧，必要时用吸引器将血吸出，并且做好气管插管或切开的准备。一旦出现颅内出血，则遵医嘱立即输注凝血因子，并做好其他抢救工作。

（2）正确输注各种凝血因子制品：凝血因子取回后，要立即输注。输注冷冻血浆或冷沉淀物者，输注前应将冷冻血浆或冷沉淀物置于37°C温水（水浴箱）中解冻融化，并以患者病情可耐受的速度快速输入。输注过程中密切观察有无输血反应。

4. *用药护理*　快速静注DDAVP可出现心率加快、颜面潮红、血压升高、少尿及头痛等不良反应，要密切观察，必要时遵医嘱对症处理。

5. *饮食护理*　进食清淡、无刺激性、易消化的饮食，避免接触和使用加重出血的物质及药物，如阿司匹林、吲哚美辛、噻氯匹定等抗血小板药物；华法林、肝素等抗凝血药慎用。

6. *心理护理*　首先要和患者及家属建立良好的信任关系，充分调动患者及家属的主观能动性，使其积极配合治疗和康复。提供有关血友病社会团体的信息，鼓励患者及家属积极参与社团活动，通过医患、护患、患患之间的信息交流，相互支持，共同应对血友病给患者和家庭带来的痛苦和不适。

血友病的健康教育

【健康教育】

血友病的健康教育主要包括预防疾病、管理疾病、康复指导。

五、弥散性血管内凝血

预习案例

患者，男，36岁。主因咽痛3周，发热伴出血1周入院，体查：T 39℃，P 88次/min，R 20次/min，BP 80/50 mmHg，贫血貌，神志清楚，有鼻出血（量不多），皮肤有散在出血点和瘀斑，胸骨有轻度压痛，骨髓检查示急性早幼粒细胞白血病。化验结果：全血细胞减少，PLT $< 50 \times 10^9$/L，PT延长，纤维蛋白原降低，FDP增高，3P试验阳性。

思考

（1）DIC的诊断要点有哪些？

（2）抗凝疗法的适应证和禁忌证各有哪些？

弥散性血管内凝血（disseminated intravascular coagulation，DIC）是在许多疾病的基础上，凝血及纤溶系统被激活，以致全身微血栓形成，凝血因子被大量消耗并继发纤溶亢进，引起全身出血及微循环衰竭的一种临床综合征。

【病因与发病机制】

严重感染是诱发 DIC 的主要因素之一，此外还有恶性肿瘤、手术及创伤、病理产科及严重中毒或免疫反应等，导致组织和血管内皮损伤，血小板活化，纤溶系统激活，从而引起 DIC 的发生。

【临床表现】

弥漫性血管内凝血的病因与发病机制

DIC 的临床表现可因原发病、DIC 类型、分期的不同而有较大差异。

1. 出血倾向　特点为自发性、多发性出血，部位可遍及全身，多见于皮肤、黏膜、伤口及穿刺部位，其次为某些内脏出血，严重者可发生颅内出血。

2. 休克或微循环衰竭　为一过性或持续性血压下降，早期即可出现肾、肺、大脑等器官功能不全。患者常表现为四肢皮肤湿冷、发绀、少尿或无尿、呼吸困难及神志改变等。休克程度与出血量常不成比例。顽固性休克是 DIC 病情严重、预后不良的征兆。

3. 微血管栓塞　可发生在浅层的皮肤、消化道黏膜的微血管，临床上少见局部坏死和溃疡。由于深部器官微血栓导致的器官功能衰竭在临床上却更为常见，可表现为顽固性休克、呼吸衰竭、肾衰竭、意识障碍、颅内高压等。

4. 微血管病性溶血　表现为进行性贫血，贫血程度与出血量不成比例，偶见皮肤、巩膜黄染。

5. 其他　原发病的临床表现。

【诊断要点】

1. 临床表现

(1)存在易诱发 DIC 的基础疾病。

(2)有下列 2 项以上临床表现：严重或多发性出血倾向；不能用原发病解释的微循环衰竭或休克；多发性微血管栓塞的症状、体征；抗凝治疗有效。

2. 辅助检查

(1)需同时具备下列 3 项以上异常：血小板 $<100\times10^9/L$ 或进行性下降；血浆纤维蛋白原含量 <1.5 g/L 或进行性下降；3P 试验阳性或血浆 FDP >20 mg/L；凝血酶原时间呈动态变化、缩短或延长 3 秒以上，或 APTT 缩短或延长 10 秒以上。

(2)国际血栓和止血协会(ISTH)标准：该标准应用简单易行的检测项目(包括血小板计数、凝血酶原时间、纤维蛋白原浓度、纤维蛋白相关标记物)对 DIC 进行积分，较为规范和标准。

【治疗要点】

DIC和TTP的鉴别

积极治疗原发病、去除诱因，如控制感染、治疗肿瘤、病理产科及外伤处理、纠正缺氧、缺血及酸中毒等。

1. 药物治疗

(1)抗凝治疗：抗凝治疗是终止 DIC 病理过程、减轻器官功能损伤、重建凝血－抗凝平衡的重要措施。DIC 的抗凝治疗应在有效治疗基础疾病的前提下，与凝血因子的补充同步进行。使用方法：肝素治疗，急性 DIC 每日肝素钠 10 000～30 000U/d，一般 12 500U/d 左右，静脉滴注，每 6 小时用量不超过 5 000U，根据病情可连续使用3～5 天。也可选用低分子肝素，通常剂量为 75～150 IUAXa(抗活化因子 X 国际单位)/(kg·d)，一次或分两次皮下注射，连用 3～5 天。肝素使用期间常用 APTT 监护，正常值为(40±5)秒，肝素治疗使其延长 60%～100% 为最佳剂量。如用凝血时间(CT)作为肝素使用的血液学监测指标，则 CT 不宜超过 30 分钟。肝素过量可用鱼精蛋白中和，鱼精蛋白 1 mg 可中和肝素 100U。

(2)适应证：DIC 早期(高凝期)；血小板及凝血因子呈进行性下降，微血管栓塞表现明显的患者；消耗性低凝期但病因短期内不能去除者，在补充凝血因子情况下使用。

(3)禁忌证：手术后或损失创面未经良好止血者；近期有大咯血或有大量出血的活动性消化性溃疡；蛇毒所致 DIC；DIC 晚期，患者有多种凝血因子缺乏及明显纤溶亢进。

2. *替代治疗*　适用于有明显血小板或凝血因子减少证据，已进行病因及抗凝治疗，DIC 未能得到良好控制，有明显出血者。

(1)新鲜冷冻血浆等血液制品：每次 10～15 mL/kg。

(2)血小板悬液：未出血患者血小板计数低于 20×10^9/L，疑有危及生命或其他颅内出血的患者，血小板计数 $<50\times10^9$/L，需紧急输入血小板悬液。

(3)纤维蛋白原：首次剂量 2.0～4.0 g，24 小时内给予 8.0～12.0 g，静脉滴注，可使血浆纤维蛋白原升至 1.0 g/L。由于纤维蛋白原半衰期较长，一般每 3 天用药 1 次。

(4)FⅧ及凝血酶原复合物　偶在严重肝病合并 DIC 时考虑应用。

3. *纤溶抑制药物*　仅适用于 DIC 的基础病因及诱发因素已经去除或控制，并有明显纤溶亢进的临床及实验证据，继发性纤溶亢进已成为迟发性出血的主要或唯一原因的患者。

4. *其他治疗*　下列情况可考虑予以糖皮质激素治疗，如基础疾病需糖皮质激素治疗者；感染－中毒性休克且 DIC 抗感染治疗已经有效者；并发肾上腺皮质功能不全者。溶栓疗法原则上不使用。

【护理诊断/问题】

1. *有损伤的危险：出血*　与 DIC 所致的凝血因子被消耗、继发性纤溶亢进、肝素应用等有关。

2. *气体交换受损*　与肺栓塞有关。

3. *潜在并发症*　休克、多发性微血管栓塞、呼吸衰竭、急性肾衰竭、多器官功能衰竭。

【护理措施】

1. *生活起居*　卧床休息，根据病情采取合适的体位，如休克患者可采取中凹位，呼吸困难严重者可取半坐卧位；注意保暖，加强皮肤护理，防压疮；协助排便，必要时保留尿管。

2. *病情观察*　①常规观察：严密观察病情变化，注意出血的部位、范围及严重程度，如有无瘀点、紫癜、血肿、黏膜出血、消化道或泌尿道出血等，准确记录 24 小时出入量，②并发症观察：手术伤口、穿刺点和注射部位有无持续、多部位的出血或渗血是 DIC 的特征，出血加重常提示病情进展或恶化，反之可视为病情得到有效控制的重要表现。③急危重症观察：及时发现休克或重要器官功能衰竭；观察有无皮肤黏膜和重要器官栓塞的症状和体征，如肺栓塞表现为突然呼吸困难、咯血；脑栓塞引起头痛、抽搐、昏迷等；肾栓塞可出现腰痛、血尿、少尿或无尿，甚至发生急性肾衰竭；胃肠黏膜出血、坏死可引起消化道出血；皮肤栓塞可引起手指、足趾、鼻、颈、耳部发绀，甚至引起皮肤干性坏死等。此外还应该加强对原发病的观察和监测，以及时终止 DIC 的病理过程。

3. 实验室检查指标的监测　实验室各项检查的结果，可为 DIC 的临床诊断、病情分析、治疗及判断预后提供极其重要的依据。

4. 用药护理　正确配制和应用有关药物，尤其是抗凝药的应用。肝素的主要不良反应是出血，应注意观察患者的出血情况，监测各种实验室指标，做好抢救配合，迅速建立两条静脉通道，以保证抢救药物的应用和液体补充。注意静脉通道的通畅。

5. 饮食护理　给予清淡、易消化、易吸收、营养丰富的流质或半流质饮食，少食多餐，必要时禁食。

6. 心理护理　DIC 患者一般病情危重，症状较多，心理态度比较消极，护理上应多谈疾病良性转化规律及抢救成功的案例，让患者保持身心安静，增强战胜疾病的信心，与家属合力，尽力挽救患者的生命。

弥漫性血管内凝血的健康教育

【健康教育】

对于 DIC 患者，早期诊断及有效治疗是挽救患者生命的重要前提和保障，因此，做好健康教育非常重要。

第四节　白血病

预习案例

杨某，女，30 岁，皮鞋厂工人。于2 个月前感冒后出现头晕、乏力、食欲减退，1 个月前持续性发热，2 天前无明显诱因突发高热入院。患者既往身体健康，但由于工作原因长期接触含苯胶水。体查：T 39.5℃，P 110 次/min，R 25 次/min，BP 114/75 mmHg。神志清醒，面色、口唇及皮肤黏膜苍白，胸骨下段压痛明显，全身淋巴结、肝、脾未触及。患者情绪低落，化疗后恶心、呕吐、脱发严重。

思考

(1) 白血病的主要临床表现有哪些？

(2) 化疗期间的护理要点有哪些？

白血病(leukemia)是一类起源于造血干细胞的恶性克隆性疾病，因克隆中的白血病细胞进行性、弥漫性增生，由于分化障碍、凋亡受阻而停滞在细胞发育的不同幼稚阶段。在骨髓和其他造血组织中，白血病细胞大量增生累积，使正常造血功能受抑制并浸润其他器官和组织。

微课-白血病（一）

我国白血病的发病率为(3～4)/10万，与亚洲其他国家相近，低于欧美国家。我国在恶性肿瘤所致的病死率中，白血病分别居第6位(男)和第8位(女)。在儿童及35岁以下成年人中，居第1位。急性白血病多于慢性白血病，约5.5∶1。

微课-白血病（二）

【分类】

根据白血病细胞成熟程度和自然病程分类：

1. 急性白血病(acute leukemia，AL)　起病急，进展快，病程短(仅数个月)，骨髓和外周血中以原始细胞及早期幼稚细胞为主。根据主要受累的细胞系列，急性白血病可分为急性淋巴细胞白血病和急性髓细胞白血病。

2. 慢性白血病(chronic leukemia，CL)　起病慢，进展慢，病程长(可达数年)。骨髓和外周血中以较成熟及成熟细胞为主，原始细胞为10%～15%。慢性白血病分为慢性粒细胞性白血病(又称为慢性髓细胞白血病)和慢性淋巴细胞白血病，以及少见的毛细胞白血病、幼淋巴细胞白血病。

白血病的病因与发病机制

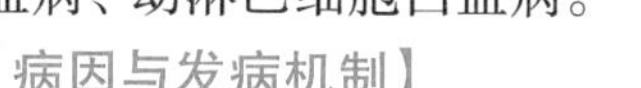
【病因与发病机制】

白血病的确切病因尚不完全清楚，许多因素与白血病发病有关。其中病毒可能是主要的因素，此外尚有遗传因素、放射、化学毒物和药物等综合因素。

一、急性白血病

急性白血病发病时骨髓中异常的原始细胞及幼稚细胞(白血病细胞)大量增殖并抑制正常造血，广泛浸润肝、脾、淋巴结等各种脏器，表现为贫血、出血、感染和浸润等征象。

【分类】

国际上通用的法美英(FAB)分类法将急性白血病分为急性淋巴细胞白血病(简称急淋，acute lymphoblastic leukemia，ALL)和急性髓细胞白血病(简称急粒，acute myelogenous leukemia，AML)。

AML共分8型：急性髓细胞白血病微分化型(M_0)；急性粒细胞白血病未分化型(M_1)；急性粒细胞白血病部分分化型(M_2)；急性早幼粒细胞白血病(M_3)；急性粒-单核细胞白血病(M_4)；急性单核细胞白血病(M_5)；红白血病(M_6)；急性巨核细胞白血病(M_7)。

ALL共分3型：L_1型，原始和幼淋巴细胞以小细胞(直径≤12 μm)为主；L_2型，原始和幼淋巴细胞以大细胞(直径＞12 μm)为主；L_3型，原始和幼淋巴细胞以大细胞为主，大小较一致，细胞内有明显空泡，胞浆嗜碱性，染色深。

近年来，在FAB协作组形态分型的基础上，提出了白血病的MICM分型，即综合运用细胞形态学、免疫学、细胞遗传学和分子生物学检查。可为患者治疗方案的选择及预后判断提供帮助。

【临床表现】

急性白血病起病急缓不一。急者可为突然高热或严重的出血，缓慢者常为脸色苍白、皮肤紫癜，月经过多或因拔牙后出血难止。

1. 正常骨髓造血功能受抑制表现

(1)贫血：常为首发症状，部分患者因病程短，可无贫血。半数患者就诊时已有严重贫血。

(2)发热：半数以上患者以发热起病。可低热，亦可高达39℃～40℃或以上，伴有畏寒、出汗等，大多数发热由继发感染所致。①继发感染：高热往往提示有继发感染，感染是导致急性白血病死亡的最常见原因之一。感染可发生于各个部位，以口腔炎、牙龈炎、咽峡炎最常见，可发生溃疡或坏死；肺部脓肿、肛周炎、肛周脓肿亦常见，严重时可发生败血症。最常见的致病菌为革兰阴性杆菌，革兰阳性球菌的发病率有所上升；长期使用抗生素者，可出现真菌感染。因患者伴有免疫功能缺陷，可发生病毒感染，如单纯疱疹病毒感染。②肿瘤性发热：与白血病细胞的高代谢状态及其内源性致热源物质的产生有关，主要表现为持续低至中度发热，常规抗生素治疗无效，使用化疗药物可使患者体温下降。

(3)出血：以出血为早期表现者约占40%。出血的最主要原因是血小板减少，其次凝血因子减少、血小板功能异常及白血病细胞的浸润对血管的损伤也和出血有关系。出血可发生于全身各部位，以皮肤瘀点、瘀斑、鼻出血、牙龈出血、月经过多、子宫出血常见。急性早幼粒细胞白血病易并发DIC而出现全身广泛性出血。眼底出血可致视力障碍，严重时发生颅内出血，常导致死亡。

2. 白血病细胞增殖浸润的表现

(1)肝脾、淋巴结肿大：淋巴结肿大以ALL多见。急性白血病患者可有轻度、中度肝脾大，但并非普遍存在。

(2)骨骼和关节：胸骨下段局部压痛较为常见，儿童多见关节、骨骼疼痛。发生骨髓坏死时，可引起骨骼剧痛。

(3)眼部：粒细胞白血病可形成粒细胞肉瘤或绿色瘤，常累及骨膜，以眼眶部位最常见，可引起眼球突出、复视或失明。

(4)口腔和皮肤：由于白血病细胞浸润可使牙龈增生、肿胀；皮肤可出现蓝灰色斑丘疹，局部皮肤隆起、变硬，呈紫蓝色结节，多见于M_4、M_5。

(5)中枢神经系统白血病(central nervous system leukemia，CNSL)：是白血病最常见的髓外浸润。可发生于疾病各时期，常发生在治疗后缓解期，主要是由于化疗药物难以通过血脑屏障，使隐藏在中枢神经系统的白血病细胞不能被有效杀灭而引起。以急性淋巴细胞白血病最常见，儿童尤甚。轻者表现为头痛、头晕，重者呕吐、颈项强直，甚至抽搐、昏迷。

(6)睾丸：常表现为无痛性肿大，多为一侧性，多见于 ALL 化疗缓解后的幼儿和青年，是仅次于 CNSL 的白血病髓外复发的根源。

(7)其他：白血病可浸润其他组织器官，如肺、心脏、消化道、泌尿生殖系统等。

【医学检查】

1. 血象　多数患者白细胞增多，也有白细胞计数正常或减少。血涂片分类检查可见数量不等的原始和幼稚细胞，但白细胞不增多型病例血涂片上很难找到原始细胞。患者常有不同程度的正常细胞性贫血。约 50% 患者血小板低于 $60 \times 10^9/L$，晚期血小板往往极度减少。

2. 骨髓象　是诊断 AL 的主要依据和必做检查。FAB 协作组提出原始细胞≥骨髓有核细胞的 30% 为 AL 的诊断标准，WHO 分类将这一比例下降至≥20%，并提出原始细胞比例＜20% 但伴有 t(15；17)、t(8；21)或 inv(16)/t(16；16)者也应诊断为 AML。多数 AL 骨髓象有核细胞显著增生，以原始细胞为主；少数 AL 骨髓象增生低下，称为低增生性 AL。

3. 细胞化学染色　主要用于协助形态鉴别各类白血病。常用方法有过氧化物酶染色、糖原染色、非特异性酯酶染色等。

4. 免疫学检查　根据白血病细胞表达的系列相关抗原，确定其来源、分化程度及功能状态。

5. 染色体和基因检查　白血病常伴有特异的染色体和基因改变。某些白血病有癌基因突变和抑癌基因失活。

6. 其他　血清尿酸浓度增高，主要与大量细胞被破坏有关，特别在化疗期间，尿酸排泄增加，甚至出现尿酸结晶。患者并发 DIC 时可出现凝血异常。血清乳酸脱氢酶(LDH)可增高。中枢神经系统白血病时，脑脊液压力增高，白细胞数增加，蛋白质增多，糖定量减少，涂片可找到白血病细胞。

【诊断要点】

根据患者有出血、发热、贫血、骨痛等临床表现并结合血象和骨髓象特点进行诊断，但因白血病细胞类型、染色体改变、免疫表型和融合基因的不同，治疗方案及预后亦不同，所以初诊患者应尽力获得全面的 MICM 资料，以便指导治疗，评价预后。

【治疗要点】

1. 对症支持治疗

(1)紧急处理高白细胞血症：高白细胞不仅会增加患者早期病死率，也增加髓外白血病的发病率和复发率。当循环血液中白细胞数 $> 100 \times 10^9/L$，患者可产生白细胞淤滞，表现为低氧血症、呼吸窘迫、反应迟钝、语言不清、颅内出血等。一旦出现，应紧急使用血细胞分离机，单采清除过高的白细胞，同时给予化疗和碱化尿液。AML 常选用羟基脲每日 6～10 g 左右，口服，连用 3 天；ALL 使用地塞米松 10 mg/m^2，静脉注射。还需预防高尿酸血症、酸中毒、电解质紊乱和凝血异常等并发症的发生。

(2)防治感染：白血病患者常伴有粒细胞缺乏，特别在化疗、放疗后粒细胞缺乏将持续相当长时间。粒细胞缺乏期间，患者宜住层流病房或消毒隔离病房。患者若出现发热，应及时查找感染灶，进行血细菌培养及药敏试验，同时可用广谱抗生素治疗，待试验结果出来后再更换敏感抗生素。换药后体温仍未下降者，应考虑真菌感染的可能，可试用两性霉素 B、氟康唑等。病毒感染如带状疱疹可用阿昔洛韦口服。

(3)成分输血：支持严重贫血可吸氧，输浓缩红细胞维持血红蛋白大于 80 g/L。血小板过低引起出血者，最好输注单采血小板悬液。在输血时为防止异体免疫反应所致无效输注和发热反应，可以采用白细胞滤器去除成分血中的白细胞。拟行异基因造血干细胞移植者，输注前应将血液辐照 25 ~ 30Gy，以灭活其中的淋巴细胞。

(4)防治高尿酸血症肾病：化疗时，由于白血病细胞大量破坏，血清和尿中尿酸浓度增高，尿酸结晶析出，积聚于肾小管，引起肾小管阻塞，导致少尿甚至急性肾衰竭。因此，应鼓励患者多饮水或持续静脉补液，保证足够尿量，同时服用别嘌醇，以抑制尿酸合成。应注意少数患者对别嘌醇会出现严重皮肤过敏。当出现少尿和无尿时，应按急性肾衰竭处理。

(5)营养支持：白血病系严重消耗性疾病，化疗和放疗可引起消化道黏膜炎症及功能紊乱。应注意补充营养，维持水、电解质平衡，给予高蛋白、高热量、清淡、易消化食物，必要时静脉补充营养。

2. *化学药物治疗*　化学药物治疗(简称化疗)是急性白血病治疗的最主要方法。化疗一般分为两个阶段：诱导缓解和缓解后治疗。

第一阶段是诱导缓解治疗，目的是使患者迅速获得完全缓解(complete remission，CR)，即白血病的症状和体征消失，血象和骨髓象基本恢复正常，无髓外白血病。患者能否获得 CR 是急性白血病治疗成败的关键。

第二阶段为缓解后治疗，是缓解后患者治疗的持续阶段。诱导缓解获得完全缓解后，体内中枢神经系统、眼眶、睾丸及卵巢等髓外组织器官中，仍有残留的白血病细胞，称之为微小残留病灶。缓解后治疗的目的是继续消灭体内残存的白血病细胞，防止复发，延长缓解期和无病生存期，争取治愈。

(1)ALL 治疗：

1)诱导缓解治疗：基本方案为 VP 方案(长春新碱 + 泼尼松)，成人缓解率 50%。完全缓解期 3 ~ 8 个月。长春新碱主要不良反应是末梢神经炎和便秘。

DVP 方案(柔红霉素 + 长春新碱 + 泼尼松)：成人缓解率 70%。柔红霉素主要不良反应是心脏毒性作用，对儿童尤甚。

DVLP 方案(柔红霉素 + 长春新碱 + 门冬酰胺酶 + 泼尼松)：是成人首选的诱导方案。门冬酰胺酶能提高患者的无病生存期，不良反应有肝功能损害、胰腺炎、凝血因子及白蛋白合成减少和过敏反应。

临床根据患者血象、骨髓象、身体状况、年龄、对药物的反应和不良反应选用化疗方案和调整配伍剂量。

2)缓解后治疗：ALL 巩固维持治疗一般需 3 年。定期检测体内微小残留病灶，并根据亚型决定巩固和维持治疗的强度和时间。6 - 巯基嘌呤(6 - MP)和甲氨蝶呤(MTX)联合是普遍采用的有效维持治疗方案。一般控制白细胞在 $3 \times 10^9/L$ 以下，以控制微小残留病灶。

复发指完全缓解后在身体任何部位出现可检出的白血病细胞，多在缓解后 2 年内发

生，以骨髓复发最常见。可选择原诱导化疗方案再诱导，如 DVP 方案。如复发在首次完全缓解期 18 个月后，再次诱导化疗缓解概率相对高。但 ALL 一旦复发，不管采用何种化疗方案，总的二次缓解期通常短暂（中位 2～3 个月），长期生存率 <5%。

（2）AML 治疗：

1）诱导缓解治疗：最常用的是 IA 方案（去甲氧柔红霉素 + 阿糖胞苷）和 DA 方案（柔红霉素 + 阿糖胞苷）：第 1～3 天，柔红霉素 45 mg/(m^2·d)静脉注射；第 1～7 天，阿糖胞苷 100 ms/(m^2·d)，持续静脉滴注。60 岁以下患者的完全缓解率为 50%～80%。

以此方案为主，调整方案如下：

NA 方案（米托蒽醌 + 阿糖胞苷）：与基础方案效果相同，但心脏毒性低。

IAV 方案（去甲氧柔红霉素 + 阿糖胞苷 + VP－16 即依托泊苷）：年轻患者完全缓解率 80%。

HOAP 方案（高三尖杉酯碱 + 长春新碱 + 阿糖胞苷 + 泼尼松）或 HA 方案（高三尖杉酯碱 + 阿糖胞苷）：完全缓解率为 60%～65%。1 个疗程获完全缓解者无病生存期长，经过 2 个疗程诱导完全缓解者 5 年无病生存期仅 10%。2 个疗程仍未缓解者提示存在原发耐药，需更换方案或进行造血干细胞移植。

急性早幼粒细胞白血病（APL）患者采用全反式维甲酸（ATRA）20～45 mg/(m^2·d)口服治疗直至缓解。如结合化疗可使 APL 完全缓解率达 70%～90%。在单用 ATRA 治疗时，3%～30% 的患者可能发生维甲酸综合征，临床表现为周围血中白细胞增多，发热、体重增加、肌肉骨骼疼痛、呼吸窘迫、肺间质浸润、胸腔积液、心包积液、皮肤水肿、低血压、急性肾衰竭，甚至死亡。处理维甲酸综合征主要包括停药、吸氧、利尿、地塞米松 10 mg 静脉注射或白细胞单采清除或化疗等。在周围血中白细胞增多的早期加用小剂量化疗药物，可预防维甲酸综合征的发生。

2）缓解后治疗：APL 用全反式维甲酸获得缓解后，采用化疗与全反式维甲酸或砷剂交替维持治疗 2～3 年。染色体异常属于低危组的患者（不含 APL）首选高剂量阿糖胞苷（HD Ara－C）为主的强烈化疗。AML 用 HD Ara－C 巩固强化至少 4 个疗程，长期维持治疗无必要。HD Ara－C 最严重的并发症是小脑共济失调，发生后必须停药。皮疹、发热、眼结膜炎也常见，可用糖皮质激素常规预防。

（3）中枢神经系统白血病的防治：隐藏在中枢神经系统中的白血病细胞常是白血病复发的根源，尤其对于 ALL 患者。因此，对并发 CNSL 的患者需进行药物鞘内注射或脑－脊髓放疗。常选用的化疗药物为甲氨蝶呤、阿糖胞苷，可同时应用一定量的激素以减轻药物刺激引起的蛛网膜炎。

（4）细胞因子治疗：细胞因子具有促进造血细胞增殖的作用。粒细胞集落刺激因子（G－CSF）和粒－巨噬细胞集落刺激因子（GM－CSF）与化疗同时应用，可以减轻化疗所致的粒细胞缺乏，提高对患者化疗的耐受性。

（5）老年急性白血病治疗：大于 60 岁的急性白血病患者化疗需减量用药，以降低治疗相关的病死率，由骨髓增生异常综合征（MDS）转化而来、继发于某些理化因素、耐药、重要器官功能不全、不良核型及基因突变携带者，更应该强调个体化治疗，达到尽可能长的生存期。

(6)其他：造血干细胞移植。

【护理诊断/问题】

1. 有损伤的危险出血　与血小板减少、凝血因子减少、白血病细胞浸润有关。

2. 有感染的危险　与正常粒细胞缺乏、放化疗使免疫功能降低有关。

3. 活动无耐力　与肌肉组织缺氧、大量且长期的持续化疗、白血病引起的高代谢状态有关。

4. 疼痛：关节、骨骼疼痛　与白血病细胞浸润骨髓有关。

5. 潜在并发症　化疗药物不良反应。

6. 预感性悲哀　与白血病预后不良有关。

【护理措施】

1. 生活起居　保证患者充足的休息与睡眠。长期卧床者，应常更换体位、预防压疮。

2. 病情观察

(1)常规观察：监测生命体征、神志。

(2)并发症观察：观察有无感染的早期表现，每天检查口腔及咽喉部，有无牙龈肿胀，咽红、吞咽疼痛感，皮肤有无破损、红肿，黏膜有无出血，外阴、肛周有无异常改变，有无黑便，月经量有无增多，浅表淋巴结肿大及气管有无浸润的表现。

(3)急危重症观察：观察有无严重并发症如弥散性血管内凝血、颅内出血等征象。

3. 用药护理　化疗药物使用的护理。

(1)局部血管反应的护理：某些化疗药物，如柔红霉素、氮芥、阿霉素、长春新碱等对组织刺激性大，多次注射或药液渗漏会引起静脉周围组织炎症或坏死，故化疗时应注意。①合理使用静脉血管：首选中心静脉置管，如应用外周浅表静脉遵循先远端后近端、四肢静脉交替使用，避免选择无弹性的血管。药物刺激性强，剂量大时，应选择大血管穿刺。加强静脉穿刺技术，做到一针见血。拔针后按压血管时间延长，避免外渗。②静脉穿刺时先用0.9%氯化钠溶液，静滴证实针头在静脉内方能注入药物，药物输完后再用0.9%氯化钠溶液10～20 mL冲洗后拔针，以减轻药物对局部组织的刺激。③输注时药物外渗的紧急处理：立即停止注入；不要拔针，尽量抽取渗入皮下的药液；评估并记录外渗的穿刺部位、面积、外渗药液的量、皮肤的颜色、温度和疼痛性质；局部滴入0.9%氯化钠溶液以稀释药液或使用解毒药物，拔针；利多卡因局部行环形封闭，封闭范围要大于渗漏区；局部冷敷后再用25%硫酸镁湿敷或中药“六合丹”外敷；外渗48小时之内，抬高受累部位，促进局部外渗药液的吸收。④发生静脉炎的处理：同药液外渗，伴有全身发热或条索状红线迅速蔓延时，可采用治疗紫外线灯照射，每日1次，每次30分钟。

(2)骨髓抑制的防护：许多化疗药物有严重的骨髓抑制，多数药物抑制骨髓至最低点在用药后7～14天，恢复时间为之后的5～10天。因此从化疗开始到停止化疗后2周内应定期查血象，每次疗程结束要复查骨髓象，了解化疗效果和骨髓抑制程度。一旦出现骨髓抑制，需加强贫血、感染和出血的预防、观察和护理，协助医生正确用药。

(3)消化道反应的护理：大多数化疗药物有恶心、呕吐、纳差等不良反应。一般第1

次用药时反应重，以后逐渐减轻，症状多出现在用药后 1～3 小时，可持续数小时。消化道反应带给患者最大的损害是体能消耗，化疗后出现明显的体重下降，机体抵抗力下降，因此要重视消化道反应的防护。①提供安静、舒适、通风良好的休息和进餐环境，避免不良刺激。②选择合适的进餐时间：避免在治疗前后 2 小时内进食，当出现恶心、呕吐时应停止进食，及时清除呕吐物，保持口腔清洁。③饮食指导：饮食要清淡、可口，以半流质食物为主。少量多餐，避免产气、辛辣和高脂食物。必要时根据医嘱给予助消化药物。为补充维生素可榨取新鲜水果、蔬菜汁液饮用，如鲜橙汁、胡萝卜汁等。④必要时遵医嘱在治疗前 1～2 小时给予止吐药物，6～8 小时给药 1 次。

(4)肝肾功能损害的预防与护理：6－巯基嘌呤、甲氨蝶呤、门冬酰胺酶对肝功能有损害作用，用药期间应观察患者有无黄疸，并定期复查肝功能。环磷酰胺可引起出血性膀胱炎，输注期间应鼓励患者多饮水，观察尿量及颜色，可遵医嘱静注美司钠(2－巯基乙基磺酸钠)预防出血性膀胱炎。若患者出现血尿，应停止使用，同时检查肾功能。

(5)脱发的护理：某些化疗药物可引起脱发，如环磷酰胺、顺铂等，应加强心理护理。为减轻脱发，可在注射药物前 10 分钟戴冰帽，至药物注射完毕后 30～40 分钟脱下，以使头皮血管收缩，减少头皮血流灌注，有效控制药物对毛囊的作用。也可通过修饰物矫正外观形象，如合适的假发、帽子、围巾等。

(6)心脏毒性的预防和护理：柔红霉素、阿霉素、三尖杉酯碱类药物可引起心肌及心脏传导损害，用药前后要监测患者心率、心律及血压，药物要缓慢静滴，速度 <40 滴/min，注意观察患者面色和监测心率，以患者无心悸为宜。

(7)鞘内注射化疗药物的护理：推注药物宜慢，注射完毕去枕平卧 4～6 小时，注意观察有无头痛、发热、呕吐等反应。

(8)其他不良反应的防护：①长春新碱可引起末梢神经炎而出现手足麻木感，停药后逐渐消失。②尿酸性肾病的预防：见本节急性白血病一般治疗。③门冬酰胺酶可引起过敏反应，用药之前应皮试。

4. 对症护理　预防感染。

(1)保护性隔离：当成熟粒细胞绝对值 $\leqslant 0.5 \times 10^9$/L 时，应采取保护性隔离。有条件者置消毒隔离病房、空气层流室或单人无菌层流床，以免交叉感染。限制探视者的人数及次数，工作人员及探视者在接触患者之前要认真洗手。严格执行无菌操作，进行任何穿刺前，必须严格消毒。各种管道或伤口敷料应定时更换，以免细菌生长。

(2)注意个人卫生：保持口腔清洁，进食前后用温开水、0.9% 氯化钠溶液或朵贝尔液漱口。口唇干裂可涂润滑油。口腔溃疡可涂龙胆紫、冰硼散或锡类散。刷牙宜用软毛牙刷，以免损伤口腔黏膜引起出血和继发感染。卧床患者会阴部每日冲洗一次，勤换内裤、尽量不用盆浴；避免不必要的导尿和泌尿器械检查。女性患者经期加强局部卫生，预防泌尿系感染。每日沐浴有利于汗液排泄，减少发生毛囊炎和皮肤疖肿。保持大便通畅，便后用温水或盐水清洁肛门，以防止肛周脓肿形成。

(3)若生命体征显示有感染，协助医生做血液、咽部、尿液、粪便和伤口分泌物的培养，发现感染先兆及时处理。对合并感染者遵医嘱用强有力的抗生素，常用第三代头孢类药物，如先锋必（头孢哌酮）、菌必治(头孢曲松)等。

5.饮食护理　参照“用药护理”中“消化道反应的护理”。

6.心理护理　白血病患者一旦确诊，多数患者产生强烈的恐惧、焦虑、忧虑、悲观失望等负性情绪。首先纠正患者的错误认知，目前已公认白血病不再被认为是致死性疾病，对癌症患者目前医学更主张延长带瘤生存期，向患者及家属解释化学药物治疗是治疗白血病的重要手段，并了解所用的化疗药物、剂量及可能出现的不良反应，鼓励患者亲朋好友予以支持与帮助，使患者积极配合治疗，增强治愈的信心。

急性白血病的健康教育

【健康教育】

制定患者及其家庭教育指南，应包括疾病知识指导、生活指导及意外伤害的预防。

二、慢性髓细胞白血病

慢性髓细胞白血病(chronic myelocytic leukemia，CML)又称慢性粒细胞性白血病，是一种获得性造血干细胞恶性克隆性疾病，指发生在多能造血干细胞上的恶性骨髓增生性疾病，主要涉及髓系。其特点为病程发展缓慢，外周血粒细胞显著增多且不成熟，脾脏明显肿大。自然病程可分为慢性期、加速期、急变期。CML在我国年发病率为(0.39～0.99)/10万。各年龄均可发病，以中年最多见，男性多于女性。

【临床表现】

慢性期起病缓慢，早期常无自觉症状，随病情进展可出现贫血、乏力、低热、多汗或盗汗、体重减轻等代谢亢进的症状。脾脏肿大为最显著特征，往往就医时已达脐或脐以下，质地坚硬、平滑、无压痛，如果发生脾梗死则脾区压痛明显。肝脏明显肿大较少见。部分患者胸骨中下段有压痛。当白细胞显著增多时，可有眼底充血及出血。白细胞极度增多时，可发生“白细胞淤滞症”。慢性期可持续1～4年。

加速期起病后1～4年，70%以上患者进入加速期，常有发热、虚弱、进行性体重下降、骨骼疼痛，逐渐出现贫血和出血。脾持续或进行性肿大。对原来治疗有效的药物无效。加速期可持续几个月到数年。

急变期为CML的终末期，临床与AL类似。多数为急粒变，少数为急淋变或急单变。急变预后极差，往往在数个月内死亡。

【医学检查】

1.血象　白细胞数早期即明显增多，常超过$20\times10^9/L$，晚期可达$100\times10^9/L$以上。中性粒细胞显著增多，可见各阶段粒细胞，以中性中幼、晚幼和杆状核细胞为主；原始细胞<10%，嗜酸、嗜碱性粒细胞增多；晚期血小板和血红蛋白渐减少，并出现贫血。加速期：外周血原始细胞≥10%，嗜碱性粒细胞>20%。急变期：外周血中原粒+早幼粒细胞>30%。

2.中性粒细胞碱性磷酸酶(NAP)　活性减低或呈阴性反应。治疗有效时NAP活性可恢复。疾病复发时下降，合并细菌性感染时可略升高。

3.骨髓象　骨髓增生明显至极度活跃，以粒细胞为主，粒红比例明显增高，其中中性中幼、晚幼及杆状核粒细胞明显增多，原始细胞<10%，嗜酸、嗜碱性粒细胞增多。

红细胞相对减少。巨核细胞正常或增多，晚期减少。加速期：骨髓活组织检查显示胶原纤维显著增生。急变期：原始细胞或原淋+幼淋或原单+幼单>20%，原粒+早幼粒细胞>50%。

4.细胞遗传学及分子生物学改变　90%以上的CML细胞中Ph染色体阳性，BCR-ABL融合基因阳性。

5.血液生化　血清及尿中尿酸浓度增高。血清乳酸脱氢酶增高。

【诊断要点】

凡有不明原因的持续性白细胞数增多，根据典型的血象、骨髓象改变，脾大、Ph染色体阳性，BCR-ABL融合基因阳性即可作出诊断。

【治疗要点】

CML治疗应着重于慢性期早期，避免疾病进展，力争细胞遗传学和分子生物学水平的缓解，一旦进入加速期或急变期则预后很差。

1.白细胞淤滞紧急处理　详见本节急性白血病的治疗。

2.分子靶向治疗　甲磺酸伊马替尼（IM）为2-苯胺嘧啶衍生物，能特异性阻断ATP在ABL激酶上的结合位置，使酪氨酸残基不能磷酸化，从而抑制BCR-ABL阳性细胞的增殖。常见非血液学不良反应包括疲劳、皮疹、水肿、肌痉挛、腹泻、恶心、肌肉骨骼痛、腹痛、关节痛和头痛等，但一般症状轻微。血细胞减少较常见，可出现粒细胞缺乏、血小板减少和贫血，可并用造血生长因子，严重者需减量或暂时停药。随治疗时间延长疗效提高，5年完全缓解率87%。

3.α-干扰素　α-干扰素（IFN-α）是分子靶向药物出现之前的首选药物。常用剂量为300万~500万U/（m^2·d）皮下或肌内注射，每周3~7次，持续用数个月至数年不等。IFN-α起效慢，对白细胞显著增多者，在第1~2周合用羟基脲或小剂量阿糖胞苷。50%~70%能获得完全缓解。常见不良反应：流感样症状，如畏寒、发热、疲劳、厌食、恶心、头痛、肌肉及骨骼疼痛。并用对乙酰氨基酚、苯海拉明等可减轻不良反应，部分患者需减量，25%的患者因无法耐药而停药。

4.其他药物治疗

（1）羟基脲：为细胞周期特异性抑制DNA合成的药物，是治疗CML的首选化疗药。起效快，但持续时间短。用药后2~3天白细胞即下降，停药后又很快回升。常用剂量为3 g/d，分2次口服。白细胞下降到20×10^9/L时，剂量减半。降至10×10^9/L时改为维持量（0.5~1）g/d。需经常检查血象，以便调整药物剂量。耐受性好，与烷化剂无交叉耐药性，对患者以后接受造血干细胞移植无不良影响。

（2）其他药物：阿糖胞苷、高三尖杉酯碱、砷剂及白消安等。

5.异基因造血干细胞移植　是目前根治CML的标准治疗。移植应在CML慢性期，待血象及体征控制后尽早进行。常规移植患者年龄在45岁以下为宜。HLA相合同胞间移植后患者3~5年无病存活率为60%~80%。采用无血缘关系志愿者（包括脐血）的移植明显扩大了异基因造血干细胞移植的应用，长期无病生存率为35%~57%。此类移植较HLA相合同胞间移植风险大，主要原因为移植物抗宿主病（GVHD）和相关感染。

【护理诊断/问题】

1.疼痛　脾胀痛与脾大、脾梗死有关。

2. *活动无耐力* 与贫血，大量、长期的持续化疗，以及白血病引起的代谢增高有关。

3. *潜在并发症* 尿酸性肾病。

【护理措施】

1. *生活起居* 保持室内空气清新，定期空气消毒。嘱患者注意休息，病情严重者绝对卧床休息，病情轻者适当活动，避免疲劳。

2. *病情观察*

（1）常规观察：观察体温、脉搏、呼吸、皮肤黏膜、甲床等，了解贫血的改善情况；观察尿色变化及有无出血情况；定期监测血象变化，了解病情的发展及治疗效果。

（2）并发症观察：每日观察患者脾的大小、质地并做好记录，注意脾区有无压痛。观察有无脾栓塞或脾破裂的表现。脾栓塞或脾破裂时，患者突感脾区疼痛、发热、多汗以致休克，脾区有明显触痛，脾可进行性肿大，脾区可闻及摩擦音，甚至产生血性腹腔积液。

3. *用药护理* 密切观察用药效果及不良反应，及时反馈给医生，为调整用药及剂量提供依据。α－干扰素的不良反应有畏寒、发热、疲劳、头痛、骨髓抑制、肝、肾功能损害等，用药前向患者说明，用药期间定期查血象、肝功能、肾功能。

4. *对症护理*

（1）脾胀痛、脾梗死护理：①置患者于安静、舒适环境中，减少活动，尽量卧床休息，并取左侧卧位，以减轻不适感。②鼓励患者少量多次进食、进水以缓解腹胀。尽量避免弯腰和碰撞腹部，防止脾破裂。③遵医嘱协助患者作脾放射治疗，减轻脾胀痛。

（2）尿酸性肾病的预防：鼓励患者多饮水，化疗期间每日饮水量达 3 000 mL 以上，记录 24 小时出入量，遵医嘱 24 小时持续静脉补液，使每小时尿量 >150 mL 并保持尿液碱化。同时服用别嘌醇，每日 3 次，每次 100 mg，以抑制尿酸合成。注意少数患者对别嘌醇可能产生严重皮肤过敏现象。当出现少尿和无尿时，按急性肾衰竭处理。

5. *饮食护理* 参照“急性白血病”。

6. *心理护理* 由于慢性白血病病程长，治疗会为家庭带来经济负担。应告知患者在缓解期可进行正常的生活，并参与简单的工作，帮助患者积极融入社会，缓解焦虑情绪。亦要积极对家属进行相关指导，以取得家庭最大的支持和照顾。

慢性髓细胞白血病的健康教育

【健康教育】

慢性髓细胞白血病的健康教育主要包括疾病知识指导、活动与饮食指导、自我检测等。

三、慢性淋巴细胞白血病

慢性淋巴细胞白血病（chronic lymphocytic leukemia，CLL）简称慢淋，是一种进展缓慢的 B 淋巴细胞增殖性肿瘤，以外周血、骨髓、脾脏和淋巴结组织中出现大量克隆性 B 淋巴细胞为特征。这类细胞形态上类似成熟淋巴细胞，但它是一种免疫学不成熟的、功能不全的细胞。CLL 绝大多数起源于 B 细胞，病因及发病机制不明确。在我国、日本及东南亚国家较少见。患者多为老年人，90% 的患者 50 岁以上起病，男性略多于女性。

【临床表现】

起病缓慢，一般无自觉症状。许多患者因其他疾病就诊时被发现。早期症状可有乏力疲倦，以后出现食欲减退、消瘦、发热、盗汗等症状。60% ~80% 的患者以无痛性淋巴结肿大为首发症状，多见于颈部、锁骨上、腋窝、腹股沟。肿大淋巴结较硬，无压痛，可移动。偶因肿大的淋巴结压迫胆道或输尿管而出现阻塞症状。50% ~70% 的患者有轻至中度脾大，轻度肝大，但胸骨压痛少见。

晚期患者骨髓造血功能受损，可出现贫血、血小板减少和粒细胞减少。由于免疫功能减退，常易并发感染。也可并发自身免疫性溶血性贫血、免疫性血小板减少性紫癜等。

【医学检查】

1. 血象　持续淋巴细胞增多，白细胞 $>10\times10^9/L$，淋巴细胞占 50% 以上，且其绝对值 $\geq5\times10^9/L$（持续 4 周以上）。外周血涂片中可见破损细胞（细胞在涂片过程中易破碎，产生典型的涂抹细胞或“篮细胞”）。晚期血红蛋白、血小板减少。

2. 骨髓象　有核细胞增生明显活跃或极度活跃，淋巴细胞 ≥40%，以成熟淋巴细胞为主。红系、粒系及巨核系细胞均减少，伴有溶血时，幼红细胞可代偿性增生。骨髓活组织检查白血病细胞对骨髓的浸润可呈弥漫型、结节型、间质型和结节/间质混合型，后 3 种情况下骨髓内常残存部分正常造血。

3. 免疫学检查　绝大多数病例的淋巴细胞源于 B 淋巴细胞，具有单克隆性及相应的免疫。

4. 细胞遗传学　使用间期荧光原位杂交技术能明显提高 CLL 患者白血病细胞染色体异常检出率，80% 的患者有染色体异常。

【诊断要点】

诊断主要依据患者有全身淋巴结肿大而无压痛，伴肝、脾大，结合外周血中持续性克隆性淋巴细胞 $\geq5\times10^9/L$，骨髓中淋巴细胞 ≥40%，以及根据免疫学表面标志，可以作出诊断和分类。

【临床分期】

疾病分期的目的在于帮助选择治疗方案及估计预后。国际上多采用 Binet 分期表，如表 5 - 3 所示。

表 5 - 3　Binet 分期

分期	标准	存活期
A	血和骨髓中淋巴细胞增多，<3 个区域的淋巴组织肿	>10 年
B	血和骨髓中淋巴细胞增多，≥3 个区域的淋巴组织肿	7 年
C	与 B 期相同外，尚有贫血或血小板减少（$<100\times10^9/L$）	>2 年

【治疗要点】

根据临床分期、症状和疾病活动情况而定。CLL 为一慢性惰性病程，随访结果表明早期治疗并不能延长患者生存期，早期无须治疗，定期复查即可。出现下列情况说明疾病高度活动，应开始化疗：体重减少≥10%，极度疲劳，发热(38°C)超过2周，盗汗；进行性脾肿大或脾区疼痛；淋巴结进行性肿大或直径>10 cm；进行性淋巴细胞增多，2个月内增加>50%，或倍增时间<6个月；自身免疫性贫血或血小板减少，对糖皮质激素治疗反应较差；骨髓进行性衰竭；贫血或血小板减少出现或加重。治疗目的是提高CLL完全缓解率和尽可能清除微小残留白血病。

1. 化学治疗

(1)苯丁酸氮芥(CLB)：是临床首选烷化剂，对进展期CLL患者有效。有连续和间断两种用法。连续用药剂量为(4～8) mg/(m^2·d)，连用4～8周。期间需每周检查血象，调整药物剂量，防止骨髓过度受抑制。间断用药总量(0.4～0.7) mg/kg，1天或分成4天口服，根据骨髓恢复情况，每2～4周为一循环。完全缓解率不足10%，总治疗反应率50%～60%，预期中位生存期50～70个月。

(2)氟达拉滨(Flu)：是嘌呤类似物，用量一般为(25～30) mg/(m^2·d)，连续3天静脉滴注，每4周重复1次。Flu的完全缓解率达20%～30%。总反应率约80%。

(3)糖皮质激素：主要用于合并自身免疫性血细胞减少时治疗，一般不单独应用。

2. 免疫治疗(单克隆抗体)

(1)阿来组单抗：是人鼠抗CD52的嵌合单抗。用法为30 mg，每周3次，共用12周。主要不良反应有过敏，增加条件致病菌感染。阿来组单抗作为自体骨髓移植前在强化疗后应用，对清除残余肿瘤细胞可能有效。

(2)利妥昔单抗：是人鼠嵌合型抗CD20单抗利妥昔单抗在CLL患者体内清除过快，需加大剂量或密度才能有效。

3. 造血干细胞移植　在缓解期行自体干细胞移植治疗CLL效果优于传统化疗，患者体内的微小残留病可转阴，但随访4年时，50%可复发。

4. 并发症治疗　因低γ球蛋白血症、中性粒细胞缺乏及年龄大，CLL患者极易感染，严重感染常为致死原因，应积极治疗。反复感染者可静脉输注免疫球蛋白。

【护理诊断/问题】

1. 有感染的危险　与低免疫球蛋白血症、正常粒细胞缺乏有关。

2. 活动无耐力　与贫血、大量且长期的持续化疗、白血病引起的代谢增高有关。

3. 营养失调：低于机体需要量　与化疗后不良反应有关。

【护理措施】

1. 生活起居　指导患者注意个人卫生，饭前便后洗手，勤洗澡、更衣，保持皮肤、口腔清洁。定期对房间 空气紫外线消毒，减少探视人员，严格无菌技术操作。

2. 病情观察　注意观察生命体征，特别是体温的变化。监测患者白细胞计数。经常询问有无咽痒、咽痛、咳嗽、尿路刺激征等不适，发现异常及时通知医生。

慢性淋巴细胞白血病的健康教育

3. 其他　参照“慢性髓细胞白血病”。

【健康教育】

制定患者及其家庭的教育指南，应包括疾病相关知识、用药指导、病情监测等。

第五节　淋巴瘤

淋巴瘤(lymphoma)起源于淋巴结和淋巴组织，其发生大多与免疫应答过程中淋巴细胞增殖分化产生的某种免疫细胞恶变有关，是免疫系统的恶性肿瘤。按组织病理学改变，淋巴瘤可分为霍奇金淋巴瘤(Hodgkin lymphoma，HL)和非霍奇金淋巴瘤(non - Hodgkin lymphoma，NHL)两大类。

微课-淋巴瘤

淋巴瘤是最早发现的血液系统恶性肿瘤之一。全世界发病率逐年上升，我国男性发病率高于女性，发病率低于欧美各国及日本。我国淋巴瘤的病死率为1.5/10万，排在恶性肿瘤死亡原因的第11～13位。

世界淋巴瘤宣传日

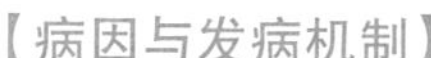
【病因与发病机制】

虽然淋巴瘤的病因与发病机制目前不完全清楚，但病毒学说颇受重视。

【临床表现】

临床表现由于病理分类、分期及侵犯部位不同而表现各异，无痛性进行性的淋巴结肿大或局部肿块是淋巴瘤共同的临床表现。

(一)霍奇金淋巴瘤

(1)多见于青年，儿童少见。

(2)无痛性颈部或锁骨上淋巴结进行性肿大是首发症状(占60%～80%)，其次为腋下淋巴结肿大。肿大的淋巴结可以活动，也可互相粘连，融合成块，触诊有软骨样感觉。

淋巴瘤的发病机制

(3)发热、盗汗、瘙痒及消瘦等全身症状较多见。30%～40%的HL患者以原因不明的持续发热为起病症状，常累及腹膜后淋巴结。女性可有局部及全身皮肤瘙痒。瘙痒可为HL的唯一全身症状。

(二)非霍奇金淋巴瘤

相对HL，NHL的临床表现如下：

(1)随年龄增长而发病增多，男较女多，除惰性淋巴瘤外，一般发展迅速。

(2)全身性淋巴瘤可发生于身体的任何部位。其中淋巴结、扁桃体、脾脏及骨髓是最易受累的部位。

(3)多样性组织器官不同，受压迫或浸润的范围和程度不同，引起的症状也不同。

(4)NHL对各器官的压迫和浸润较HL多见，常以高热或各器官、系统症状为主要临床表现。咽淋巴环病变临床表现有吞咽困难、鼻塞、鼻出血及颌下淋巴结肿大。胸部以肺门及纵隔受累最多，可出现咳嗽、胸闷、气促、肺不张及上腔静脉压迫综合征等。累及胃肠道的部位以回肠为多，临床表现有腹痛、腹泻和肿块。腹膜后淋巴结肿大可压迫输尿管，引起肾盂积水。中枢神经系统病变累及脑膜及脊髓为主。硬膜外肿块可导致脊髓压迫症。骨骼损害最常见部位为胸椎和腰椎。

【医学检查】

1. 血液和骨髓检查 常有轻度或中度贫血，部分患者嗜酸性粒细胞升高。骨髓被广泛浸润或发生脾功能亢进时，血细胞减少。骨髓涂片找到 R－S 细胞是 HL 骨髓浸润的依据，活组织检查可提高阳性率。NHL 白细胞数多正常，伴有淋巴细胞绝对和相对增多。晚期并发急性淋巴细胞白血病时，可呈现白血病样血象和骨髓象。

疾病活动期有血沉增快，血清乳酸脱氢酶升高提示预后不良。如血清碱性磷酸酶活力或血钙增加，提示骨骼累及。

2. 影像学检查

(1)浅表淋巴结检查：B 超检查和放射性核素显像，可以发现体检时触诊的遗漏。

(2)纵隔与肺的检查：胸部 CT 可确定纵隔与肺门淋巴结肿大。

(3)腹腔、盆腔淋巴结检查：淋巴结造影能显示结构破坏。

(4)肝、脾的检查：CT、B 超、放射性核素显像及 MRI 只能查出单发或多发结节，对弥漫性浸润或粟粒性小病灶难以发现。

(5)正电子发射计算机体层显像 CT(PET/CT)：是一种根据生化影像来进行肿瘤定位的诊断方法。可以显示淋巴瘤病灶和部位，目前已作为评价淋巴瘤疗效的重要指标。

3. 病理学检查 病理学检查是诊断淋巴瘤的基本方法，可为疑难病例确诊淋巴瘤提供线索。

【诊断要点】

1. 诊断

(1)进行性、无痛性淋巴结肿大者，应做淋巴结病理学检查。根据组织病理学检查结果，作出淋巴瘤的诊断和分类分型诊断。

(2)根据组织病理学作出淋巴瘤的诊断和分类分型诊断后，应采用单克隆抗体、细胞遗传学和分子生物学技术，按 WHO(2016)的淋巴组织肿瘤分型标准分型。①弥漫性大 B 细胞淋巴瘤：是非霍奇金淋巴瘤中最常见的一种类型，占35%～40%。②边缘区淋巴瘤：淋巴滤泡及淋巴外套之间结构出现的淋巴瘤。③滤泡性淋巴瘤：为生发中心淋巴瘤，多见老年发病，常有脾脏和骨髓累及。④套细胞淋巴瘤：临床上男性多见，占非霍奇金淋巴瘤的5%。⑤Burkitt 淋巴瘤/白血病：由形态一致的小无裂细胞组成。⑥血管免疫母细胞性 T 淋巴细胞瘤：好发于老年人，表现为发热，淋巴结肿大，Coombs 试验阳性，伴多株高免疫球蛋白血症。⑦间变性大细胞淋巴瘤：好发于儿童，免疫表型可为 T 细胞型，临床发展迅速。⑧外周 T 细胞淋巴瘤(非特指型)：指起源于成熟的 T 细胞和 NK 细胞的一组异质性较大的恶性肿瘤。⑨蕈样肉芽肿：临床属惰性淋巴瘤类型。

2. 鉴别诊断

(1)与其他淋巴结肿大疾病相鉴别：局部淋巴结肿大需排除淋巴结炎和恶性肿瘤转移。结核性淋巴结炎多局限于颈的两侧，可彼此融合，与周围组织粘连，晚期由于软化、破溃而形成窦道。

(2)以发热为主要表现的淋巴瘤：与结核病、败血症、结缔组织病、坏死性淋巴结炎和恶性组织细胞病等相鉴别。

(3)结外淋巴瘤：与相应器官的其他恶性肿瘤相鉴别。

(4)R－S 细胞：对 HL 的病理组织学诊断有重要价值，但近年报道 R－S 细胞可见于传染性单核细胞增多症、结缔组织病及其他恶性肿瘤。因此在缺乏 HL 的其他组织学改变时，单独见到 R－S 细胞不能确诊。

【治疗要点】

1. 放射治疗　Co60 较为有效，但最好应用直线加速器照射病变部位。有扩大及全身淋巴结照射两种。扩大照射除被累及的淋巴结及肿瘤组织外，还包括附近可能侵及的淋巴结和组织，照射时要保护肱骨头、喉部及肺部免受照射。放射治疗对于早期 HL 疗效较好，NHL 对放射敏感但易复发，可以化疗为主，必要时局部放疗。

2. 化学治疗

(1)霍奇金淋巴瘤：多采用联合化疗，ABVD 方案(阿霉素＋博来霉素＋长春新碱＋达卡巴嗪)对生育功能影响小，不引起继发性肿瘤，是 HL 的首选方案。若 ABVD 方案失败，可考虑大剂量化疗或自体造血干细胞移植。

(2)非霍奇金淋巴瘤：由于 NHL 具有多中心发生的倾向，所以 NHL 临床分期的价值和扩大照射的治疗作用不如 HL，应以化疗为主。

(3)惰性淋巴瘤：发展较慢，化疗有效，但不易缓解。该组Ⅰ期Ⅱ期化疗后存活时间可达 10 年，部分患者有自发性肿瘤消退。Ⅲ期和Ⅳ期患者化疗后可多次复发，但中位生存时间也可达 10 年。故主张观察和等待的姑息治疗原则，尽可能推迟化疗。联合化疗可用 COP 方案(环磷酰胺＋长春新碱＋泼尼松)或 CHOP 方案(环磷酰胺＋阿霉素＋长春新碱＋泼尼松)。

(4)侵袭性淋巴瘤：不论分期均应以化疗为主，对化疗残留肿块、局部巨大肿块或中枢神经系统累及者，可行局部放疗扩大照射作为化疗的补充。

(5)CHOP 方案：是侵袭性 NHL 的标准治疗方案，每 2～3 周为一个疗程，完全缓解后巩固 2 个疗程。若 4 个疗程不缓解，要改变化疗方案。

3. 生物治疗　单克隆抗体治疗可以提高移植治疗的疗效；干扰素对蕈样肉芽肿和滤泡性小裂细胞型有部分缓解作用；对与幽门螺杆菌感染有关的抗幽门螺杆菌治疗，部分患者可使淋巴瘤消失。

4. 骨髓或造血干细胞移植　55 岁以下、重要脏器功能正常、缓解期短、难治易复发的侵袭性淋巴瘤，经大剂量联合化疗后进行异基因或自身骨髓或外周造血干细胞移植。

5. 手术治疗　合并脾功能亢进者如有切脾指征，可切除脾以提高血象，为以后化疗创造有利条件。

【护理诊断/问题】

1. 体温过高　与 HL 疾病或感染有关。

2. 有皮肤完整性受损的危险　与放疗引起的局部皮肤烧伤有关。

3. 营养失调：低于机体需要量　与持续高热、放化疗有关。

4. 有感染的危险　与放化疗致白细胞减少、免疫功能下降有关。

5. 潜在并发症　放化疗的不良反应，骨髓抑制。

6. *焦虑* 与治疗反应及疾病预后不良有关。

7. *悲伤* 与治疗效果差或淋巴瘤复发有关。

【护理措施】

1. *生活起居* 放疗期间应穿宽大、质软的纯棉或丝绸内衣，洗浴毛巾要柔软，洗澡时局部皮肤不可用力擦洗，防止皮肤损伤。

2. *病情观察* 观察放疗局部皮肤反应，有无发红、瘙痒感、灼热感；避免用手搔抓。避免局部皮肤受到热和冷的刺激，避免阳光直接照射，不要用刺激性的化学物品，如肥皂、乙醇、油膏、胶布等。

3. *用药护理* 鼓励患者坚持定期巩固强化治疗，可延长淋巴瘤的缓解及生存期。如发现身体不适如乏力、发热、盗汗、消瘦、腹痛、腹泻、皮肤瘙痒等，或发现肿块，应及早就诊。

4. *对症护理* 局部皮肤有发红、瘙痒感时，应及早涂油膏保护皮肤。若皮肤表现为干反应即局部皮肤灼痛，可给予0.2%薄荷淀粉或氢化可的松软膏外涂。湿反应表现为局部皮肤刺痒、渗液、水疱，可用2%甲紫、冰片蛋清、氢化可的松软膏外涂，也可用硼酸软膏外敷后加压包扎1～2天，渗液吸收后暴露局部。如局部皮肤有溃疡坏死，应全身抗感染治疗，局部外科清创、植皮。

5. *饮食护理* 应注意食谱多样化，营养全面，避免进食油腻、生冷、产气的食物。口腔及咽部溃疡的患者，可进食牛奶、麦片粥及清淡流食。

6. *心理护理* 耐心和患者交谈，了解患者对病情及未来生活的看法，给予疏导、劝慰，改善不良情绪，鼓励患者积极接受和配合治疗。同时兼顾家属的心理调适，给予患者情感上的支持，营造轻松愉快的心境，以解除患者的紧张和不安。

淋巴瘤的健康教育

【健康教育】

淋巴瘤患者的健康教育是提高疗效、减少复发、提高患者生活质量。

第六节　多发性骨髓瘤

多发性骨髓瘤(multiple myeloma，MM)是浆细胞恶性增殖性疾病。骨髓瘤细胞在骨髓内克隆性增殖，同时分泌单克隆性免疫球蛋白(M蛋白)，导致多个器官和组织损害，以贫血、骨痛或溶骨性骨质破坏、高钙血症和肾功能不全为主要临床表现。我国MM发病率约为1/10万，发病年龄为50～60岁，男女之比为3∶2。

多发性骨髓瘤的病因与发病机制

【病因与发病机制】

MM的病因和发病机制尚不完全明确。可能与遗传、环境因素、化学物质、病毒感染、慢性炎症及抗原刺激等因素有关。

【临床表现】

大部分 MM 患者起病较缓，早期可无症状，随着疾病进展，骨髓瘤细胞负荷或(和) M 蛋白水平逐渐增加，出现各种症状和体征。

(1)骨痛：最常见的早期症状，随病情发展而加重。疼痛部位多在腰骶部，其次为胸背部、肋骨和下肢骨骼，活动或扭伤后剧痛者有自发性骨折的可能。单个骨骼损害称为孤立性浆细胞。

(2)感染与发热：容易发生各种感染和发热，如细菌性肺炎和尿路感染，甚至败血症。病毒感染以带状疱疹多见。

(3)贫血和出血：90%以上的患者出现程度不一的贫血，部分患者以贫血为首发症状；出血倾向以鼻出血、牙龈出血和皮肤紫癜多见。

(4)高钙血症：患者出现呕吐、乏力、意识模糊、多尿或便秘等症状。主要与破骨细胞引起的骨再吸收和肾小球滤过率下降致钙的清除能力下降有关。

(5)肾功能损害：为仅次于感染的致死原因。临床表现有蛋白尿、管型尿和急性、慢性肾衰竭。

(6)高黏滞综合征：表现为头昏、眩晕、眼花、耳鸣、手指麻木、冠状动脉供血不足、慢性心力衰竭、意识障碍甚至昏迷。血液中 M 蛋白增多，尤以 IgA 易聚合成多聚体，可使血液黏滞性过高，引起血流缓慢、组织淤血和缺氧。

(7)淀粉样变性和雷诺现象：少数患者，如 IgD 型可发生淀粉样变性，常见舌肥大、腮腺肿大、心脏扩大、腹泻或便秘、皮肤苔藓样变、外周神经病变及肝、肾功能损害等。若 M 蛋白为冷球蛋白，则引起雷诺现象。

(8)髓外浸润：①淋巴结、肝、肾、脾肿大。②神经损害：临床上以胸椎、腰椎所致的截瘫多见，其次为神经根损害。部分患者可出现多发性神经病变，呈双侧对称性远端感觉和运动障碍。③髓外浆细胞瘤：部分患者仅在软组织出现孤立病变，如口腔及呼吸道。④浆细胞白血病(plasma cell leukemia，PCL)：累及外周血造成外周血浆细胞计数 $2.0\times10^{9}/L$，大多属 IgA 型。

【医学检查】

1. 血象　血片中红细胞排列成缗钱状(成串状)，晚期可见大量浆细胞。白细胞总数、血小板计数正常或减少。

2. 骨髓象　至少一个部位异常，浆细胞大于10%，并伴有形态的改变。该细胞大小形态不一，成堆出现。细胞浆呈灰蓝色，有时可见多核(2～3个核)，核内有核仁1～4个。骨髓瘤细胞免疫表型为 $CD38^{+}$、$CD56^{+}$。

3. 血液生化检查

(1)M 蛋白的检查：M 蛋白鉴定包括血清和尿中 M 蛋白的定性和定量。①蛋白电泳：血清或尿液在蛋白电泳时可见一浓而密集的染色带，扫描呈现基底较窄单峰突起的 M 蛋白。②免疫固定电泳：是鉴定血、尿 M 蛋白中最常用和决定性的方法，具有较高的特异性和敏感性，能鉴定 M 蛋白的类型并对骨髓瘤进行分型。③血清免疫球蛋白定量测定：显示 M 蛋白增多，正常免疫球蛋白减少。

(2)血钙、定因骨质破坏，出现高钙血症，血磷正常。MM 的溶骨不伴成骨过程，通常血清碱性磷酸酶正常。晚期肾功能不全时血磷可以升高。

(3)血清球蛋白和血清清蛋白：微球蛋白由浆细胞分泌，与全身骨髓瘤细胞总数有显著相关性。血清清蛋白量与骨髓瘤生长因子 IL－6 的活性呈负相关。均可用于评估肿瘤负荷及预后。

(4)C－反应蛋白(CRP)和血清乳酸脱氢酶(LDH)：LDH 与肿瘤细胞活动有关，CRP 是肝细胞对 IL－6 反应后产生的急性相蛋白，CRP 和血清 IL－6 呈正相关，故可反映疾病的严重程度。

(5)尿和肾功能：90% 患者有蛋白尿，血清尿素氮和肌酐增高。约半数患者尿中出现由游离轻链 K 构成的本周蛋白(Bence Jones protein)。

4. 影像学检查　80% 的患者有广泛骨质损害和骨质疏松，脊柱、肋骨、头颅、肩、肝脏、骨盆和长骨近端最常被累及。病理性骨折常发生于肋骨和脊柱。

5. 细胞遗传学　染色体的异常通常为免疫球蛋白重链区基因的重排。

【诊断要点】

诊断 MM 的主要指标：①骨髓中浆细胞 30%；②活组织检查证实为骨髓瘤；③血清中有 M 蛋白，IgG 35 g/L，IgA 20 g/L 或尿中本周蛋白 1 g/24 h。次要指标：①骨髓中浆细胞 10%～30%；②血清中有 M 蛋白，但未达上述标准；③出现溶骨性病变；④其他正常的免疫球蛋白低于正常值的 50%。诊断 MM 至少要有 1 条主要指标和 1 条次要指标，或者至少包括次要指标①和②的 3 条次要指标。明确 MM 诊断后应根据固定免疫电泳的结果按 M 蛋白的种类行 MM 分型诊断。

【分型与分期】

1. 分型　根据血清 M 成分的特点可将 MM 分为 IgG、IgA、IgD、IgM、IgE 型、轻链型、非分泌型、双克隆型或多克隆免疫球蛋白型，其中 IgG 型最常见，其次为 IgA 型。

2. 分期　国际分期系统(international staging system，ISS)为指导治疗和判断预后提供依据(表 5－4)。

表 5－4　国际分期系统

分期	分期的依据	中位生存时间(月)
Ⅰ	血清 β_2－微球蛋白＜3.5 mg/L，清蛋白≥35 g/L	62
Ⅱ	介于Ⅰ期和Ⅲ期之间	45
Ⅲ	血清 β_2－微球蛋白≥5.5 mg/L	29

【治疗要点】

(1)对于无症状或无进展的骨髓瘤患者，可不治疗，每 3 个月复查 1 次。对有症状的 MM 应积极治疗。

(2)有症状 MM 患者的治疗：①化学治疗，有症状 MM 的初治为诱导化疗，常用的化疗方案有 MPT(美法仑/泼尼松/沙利度胺)、VAD(长春新碱/阿霉素/地塞米松)、PAD

(硼替佐米/阿霉素/地塞米松)、VADT(长春新碱/阿霉素/地塞米松/沙利度胺)、DT(地塞米松/沙利度胺)、DTPAEC(地塞米松/沙利度胺/顺阿霉素/依托泊苷/环磷酰胺)等。②干细胞移植，自体干细胞移植可提高缓解率，并改善患者总生存期和无事件生存率，是适合移植患者的标准治疗。清髓性异基因干细胞移植可在难治年轻患者中进行。③骨病的治疗，二膦酸盐有抑制破骨细胞的作用，如唑来膦酸钠每月 4 mg 静脉滴注，可减少疼痛，部分患者出现骨质修复。放射性核素内照射有控制骨损害、减轻疼痛的疗效。④高钙、贫血治疗，积极水化、利尿和糖皮质激素、降钙素治疗对大部分患者有效。促红细胞生成素对部分患者有效。⑤肾功能不全及其他治疗，对于已经发生肾功能不全的患者，治疗包括水化、利尿，减少尿酸形成和促进尿酸排泄；肾衰竭者行人工肾透析治疗；慎用非甾体抗炎药及避免使用静脉造影剂。若出现感染时用抗生素治疗。对粒细胞减少或缺乏的患者可用G－CSF治疗。高黏滞血症可进行血浆置换。

【护理诊断/问题】

1. 疼痛骨骼疼痛　与骨髓瘤细胞浸润骨骼和病理性骨折有关。

2. 躯体活动障碍　与骨痛、病理性骨折或胸腰椎破坏、压缩等有关。

3. 有感染的危险　与机体抵抗力下降有关。

4. 营养失调：低于机体需要量　与肿瘤对机体的消耗或化疗反应有关。

【护理措施】

1. 生活起居　睡硬板床，可加气垫床，保持床铺干净平整，穿棉质合身的衣物，保持适当的活动，但应注意避免过度劳累和剧烈运动。

2. 病情观察　观察患者疼痛的程度、性质及对疼痛的体验与反应，如出现剧烈疼痛，可能为病理性骨折；如体温升高，有可能发生感染，应及时予以处理。

3. 用药指导　告知患者药物的作用、用药剂量和用法，观察药物治疗的反应和不良反应，及时与医生沟通。常规化疗药物不良反应见急性白血病；糖皮质激素不良反应见“ITP”；沙利度胺可引起头昏、嗜睡、便秘等，同时有致畸的不良反应，妊娠期妇女禁用；硼替佐米对血液系统、消化系统、神经系统等均有不良影响，用药期间注意监测相关指标。

4. 疼痛护理　协助患者采取舒适的体位，可适当按摩病变部位，以降低肌肉张力，增加舒适感，但避免用力过度，以防病理性骨折；指导患者采用深呼吸放松、听音乐等方式转移注意力；及时进行疼痛评分，密切观察止痛效果。

5. 饮食护理　进食高热量、高蛋白、富含维生素、易消化的清淡食物，保持大便畅通。化疗期多饮水，保证每日尿量在 2 000～3 000 mL。

6. 心理护理　及时主动关心问候患者，对患者提出的疑虑耐心解释。鼓励患者正确及时表达疼痛时的感受，与亲朋好友沟通，使患者获得情感和治疗上的支持。

多发性骨髓瘤的健康教育

【健康教育】

多发性骨髓瘤的健康教育主要包括预防疾病、管理疾病、康复指导等。

第七节　血液系统常用诊疗技术及护理

一、骨髓穿刺术

骨髓穿刺术（bone marrow puncture）简称骨穿，是血液系统常用的一种诊疗技术。

【目的】

1. 诊断作用　通过检查骨髓细胞增生程度、细胞组成及其形态学变化、细胞遗传学检查（染色体）、造血干细胞培养和细菌学检查等以协助临床诊断。

2. 治疗作用　观察疗效和判断预后，还可为骨髓移植提供骨髓。

【适应证】

（1）各类血液病的诊断和全身肿瘤性疾病是否有骨髓侵犯或转移。

（2）原因不明的肝、脾、淋巴结肿大及某些发热原因未明者。

（3）某些传染病或寄生虫需要骨髓细菌培养或涂片以寻找病原体。

（4）诊断某些代谢性疾病，如戈谢病（Gaucher），只有骨髓找到 Gaucher 氏细胞，才能最后确定诊断。

（5）为骨髓移植提供足量的骨髓。

【禁忌证】

（1）血友病及有严重凝血功能障碍者。

（2）骨髓穿刺局部皮肤有感染者。

【术前准备与护理】

1. 用物准备　无菌骨髓穿刺包、治疗盘、2% 利多卡因或 1% 普鲁卡因、无菌手套、胶布、玻片若干、培养基、乙醇灯、火柴等。

骨髓穿刺术（视频）

2. 患者准备　①向患者解释骨髓穿刺的目的、过程及注意事项，以消除患者的顾虑和紧张情绪，取得合作并签署知情同意书。②检查患者的血小板和出血、凝血时间。有出血倾向者、血友病患者禁止做骨髓穿刺。③若用 1% 普鲁卡因作局部麻醉，患者需做皮试。

3. 环境准备　环境整洁、消毒、无尘，室温不低于 20℃，屏风遮挡。

4. 医务人员准备　洗手、戴口罩和帽子。

【操作过程与配合】

1. 选择穿刺部位　髂前上棘、髂后上棘、腰椎棘突和胸骨是常用的穿刺部位。

2. 取适当体位　根据不同的穿刺点，采取仰卧位、坐位或侧卧位。选用髂前上棘和胸骨穿刺者，取仰卧位，后者用枕头垫于背后，以使胸部稍突出；选用髂后上棘穿刺者，取侧卧位或俯卧位；选用腰椎棘突穿刺者，则取坐位，尽量弯腰，头俯屈于胸前，使棘突暴露。

3. 消毒与穿刺　清洁局部麻醉穿刺部位皮肤，常规消毒，戴无菌手套，铺无菌洞巾。

用5 mL注射器抽取2%利多卡因或1%普鲁卡因在穿刺点行局部皮肤、皮下和骨膜浸润麻醉。术者左手拇指和示指固定穿刺部位皮肤，右手持纱布包好的穿刺针，向骨面垂直刺入(胸骨穿刺应与骨面呈30°~40°)，当针尖接触骨质后，则左右旋转缓慢进针，阻力消失后(提示针尖已入骨髓腔)则停止进针，检查穿刺针尖是否在骨髓腔内。

4. 抽吸与涂片　拔出针芯，见针芯尖附有血迹时，接上20 mL干燥注射器用适当的力量抽吸骨髓液0.1~0.2 mL，滴于载玻片上，立即制成均匀薄片，迅速送检。若需做细菌培养，可再抽取适量骨髓液(1~2 mL)，并将注射器针座及培养基开启处通过乙醇灯火焰灭菌。

5. 拔针与固定　骨髓液抽吸完毕，重新插上针芯，拔出穿刺针。无菌纱布盖于针孔上，按压1~2分钟后用纱布固定。

6. 记录　协助患者平卧，整理用物，洗手、记录。

【术后护理】

(1)告知患者疼痛是暂时的，不会对身体有影响。嘱其平卧休息4小时。

(2)拔针后局部加压，有血小板减少、出血或出血倾向者，需增加按压时间直至出血停止。

(3)保持穿刺局部干燥，如有渗血或渗液，及时更换被血液或汗液污染的纱布。24小时内避免擦拭局部皮肤，48~72小时内不要弄湿穿刺处，防止伤口感染。

(4)嘱患者多卧床休息，避免激烈运动。

二、造血干细胞移植

造血干细胞移植(hematopoietic stem cell transplantation, HSCT)是指对患者进行全身照射、化疗和免疫抑制预处理后，将正常供体或自体的造血干细胞经血管输注给患者，使之重建正常的造血和免疫功能。造血干细胞具有增殖、分化为各系成熟血细胞的功能和自我更新能力，维持终身持续造血。

经过40多年的不断发展，HSCT已成为临床重要的有效治疗方法，每年全世界移植病例数都在增加，移植患者无病生存最长的已超过30年。1990年，美国E. D. Thomas医生因在骨髓移植方面的卓越贡献而获诺贝尔医学奖。

【造血干细胞移植分类】

(1)按造血细胞取自健康供体还是患者本身，造血干细胞移植被分为异体HSCT和自体HSCT。异体HSCT又分为异基因移植和同基因移植。同基因移植指遗传基因完全相同的同卵双生间的移植，供受者间不存在移植物被排斥和移植物抗宿主病(graft versushost disease, GVHD)等免疫学问题，此种移植概率仅占1%左右。

(2)按造血干细胞取自骨髓、外周血或脐带血，又分别分为骨髓移植(bone marrow transplantation, BMT)、外周血干细胞移植(peripheral blood stem cell transplantation, PBSCT)或脐血移植(cord blood transplantation, CBT)。

(3)按供受者有无血缘关系而分为血缘移植和无血缘移植。

(4)按人白细胞抗原(HLA)配型相合的程度，分为HLA相合、部分相合和单倍型相合移植。

近年来随着骨髓库及脐血库的建立、健全及扩大，以非血缘关系供者进行异基因造血干细胞移植日渐增多。但目前绝大多数仍采用 HLA 配型完全相合的同胞兄弟姐妹作为供者。

【人白细胞抗原(HLA)配型】

HLA 基因位于人 6 号染色体短臂(6p21)上，HLA－Ⅰ类和 HLA－Ⅱ类抗原与 BMT 密切相关。HLA－A、B 和 C 属Ⅰ类抗原，DR、DQ、DO、DN 和 DP 属 H 类抗原。临床上常指的 3 个抗原为 A、B 和 DR。过去 HLA 分型用血清学方法，现多采用 DNA 基因分型。HLA 基因以 4 位数字来表达，如 A＊0101 与 A＊0102。前两位表示血清学方法检出的 A1 抗原(HLA 的免疫特异性)，称低分辨。后两位表示等位基因，DNA 序列不一样，称高分辨。无血缘供者先做低分辨存档；需要时再做高分辨；受者应同时做低分辨和高分辨。

HLA 相合的重要性已获公认。如 HLA 不合，移植物抗宿主病(GVHD)和宿主抗移植物病（HVGD)均增加。

【适应证】

异基因造血干细胞移植(allo－HSCT)的适应证分两大类：恶性肿瘤性疾病及非恶性肿瘤性疾病。

1. 恶性肿瘤性疾病

(1)急性髓细胞白血病：急性淋巴细胞白血病处于第一次完全缓解期的患者。

(2)慢性髓细胞白血病：45 岁以下、在诊断后慢性期 1 年内进行最理想。

(3)恶性淋巴瘤：高度恶性的淋巴母细胞型非霍奇金淋巴瘤处于第一次完全缓解期的患者，以及复发或难治的患者。

(4)多发性骨髓瘤：经过一线药物治疗后的 55 岁以下患者，无论有无疗效，均可有限考虑 allo－HSCT。

(5)骨髓增生异常综合征(MDS)：在 MDS 的各阶段均考虑进行 allo－HSCT。

2. 非恶性肿瘤性疾病　重症再生障碍性贫血(SAA)：45 岁以下的获得性 SAA 为 allo－HSCT的适应证。

【供者选择】

(1)自体 HSCT：供体是患者自己，应能承受大剂量放化疗，能动员采集到未被肿瘤细胞污染的足量的造血干细胞。

(2)异体 HSCT：供体选择是异体 HSCT 的首要步骤。其原则是以健康供体与受者(患者)的人白细胞抗原(human leukocyte antigen，HLA)配型相合为前提，首选具有血缘关系相合的同胞或兄弟姐妹，次选 HLA 相合无血缘供体(可从骨髓库中获得)。如有多个 HLA 相合者，则选择年轻、健康、男性、ABO 血型相合和巨细胞病毒阴性者。脐血移植除了配型，还应确定新生儿无遗传性疾病。

【移植前的护理】

1. 供者准备　异基因骨髓移植应选择好供者后，安排供者住院进行体检，在有关各项检查结果正常后，移植前 2 周对供者循环采血，其目的是保证骨髓移植手术时有足够的新鲜血液提供给供者自己。采集 2～3 次，共 800～1 200 mL 血液。

因外周血造血干细胞仅为0.1%，采集前需要注射细胞因子，如采集前注射粒细胞集落刺激因子G－CSF（非各司亭，惠尔血），5 μg/（kg·d），分1～2次，皮下注射4天，使骨髓中的造血干细胞有足够的数量释放至外周血中，达到1%～2%，甚至更高比例，第5天开始用血细胞分离机采集外周血干细胞，一般连续采集2天，每次采集前2小时肌内注射G－CSF 5 μg/（kg·d）。

2. *无菌层流室准备*　室内一切用物需经清洁、消毒、灭菌处理。室内不同空间采样行空气细菌学监测，合格后患者方可进入。

3. *患者准备*

（1）心理护理：造血干细胞移植患者需居住于层流室近1个月，与外界隔离，加之严重的治疗反应，患者常常出现紧张、恐惧、孤独和失望等心理反应。应详细给患者和家属作好相关知识的介绍，使患者及家属降低或消除疑虑、恐惧感，使患者处于接受治疗的最佳生理、心理状态。

（2）身体准备：①评估患者的营养状况及体重，有无消瘦、水肿；全身皮肤黏膜有无出血、破损及感染灶，如皮肤有无出血，咽部有无痒感、红肿，痰液的性质，肺部有无啰音等；患者的体温是否正常；肝、脾及淋巴结有无肿大等。复查血象、骨髓象、血型，检查心、肺、肝和肾功能，做咽部、体表和肛周细菌培养。②入无菌层流室前3天开始服用肠道不易吸收的抗生素，进食已消毒的饮食，庆大霉素或卡那霉素眼药水滴眼，0.2%氯己定液或0.05%碘伏擦拭外耳道、鼻前庭，每日2次。③入无菌层流室前1天剪指（趾）甲、剃毛发（头发、腋毛、阴毛）。入无菌层流室当天清洁灌肠，淋浴后用1∶2 000氯己定药浴后做患者皮肤皱褶处的细菌培养，更换无菌衣裤，包裹大单送入无菌室。

【移植中的护理】

1. *造血细胞的采集*

（1）骨髓液采集：在无菌条件下，给供者行硬膜外麻醉。自髂前或髂后上棘抽取骨髓，采集量以受者体重为依据。采集的骨髓需尽快离心，保留其单个核细胞，经不锈钢网或尼龙过滤后装入血袋。

（2）外周血干细胞采集：经动员剂扩增造血干细胞后进行采集，采集量自体干细胞移植为2×10^8/kg，异基因4×10^8/kg外周血单个核细胞数。将抽取的外周血低温或冷冻保存。

（3）脐带血造血干细胞的采集：脐血中的造血干细胞和免疫细胞均相对成熟，CBT后GVHD相对减少，但因细胞总数少，造血重建速度减慢，对大体重儿童和成人进行CBT尚有问题。采集在手术室进行，采集的脐带血需经冷冻处理后保存在－196℃液氮罐中，要求有核细胞达到4×10^8/kg（患者体重）。

2. *患者的预处理*　目的是杀灭受者外周血液和骨髓中的免疫活性细胞，使之失去排斥外来细胞的能力，从而允许供体的造血干细胞植入，重建骨髓的造血功能。预处理方案主要包括大剂量化疗药物或同时使用免疫抑制药。根据预处理的强度，造血干细胞移植可分为传统的清髓性移植和非清髓性移植。后者只适用于病情进展缓慢、肿瘤细胞相对较少且对移植物抗白血病作用敏感、不适合常规移植、年龄大于50岁的患者。预处理时植入锁骨下静脉插管，使移植期间各项输注性治疗得以顺利进行。

3. 采集液回输　在无菌层流室进行，经静脉插管处输入，6 小时内输完，每袋骨髓液至最后 5 mL 时应留在袋中弃去，以防脂肪颗粒引起肺栓塞。外周血干细胞解冻后不需滤过即可输入。

【移植术后的护理】

1. 心理护理　虽然患者及家属在治疗前已具有一定的思想准备，但对治疗能否成功，可能出现的并发症仍有恐惧心理，常造成失眠。同时无菌层流室与外界基本隔绝，空间小，娱乐工具少，患者常有孤独感。护士在满足患者生理需求的同时，多与患者交流，倾听患者诉说，调节患者情绪，传递家属信息，以调动患者及家属的积极性。

2. 无菌环境保护与护理

(1)无菌环境的保护：患者必须居住在洁净度为 100 级的空气层流洁净病房，外界空气经过初级、中级和高级三级空气滤过器后进入病室，保证室内空气细菌数 <3 个/m^3。空气呈单一方向平行流动，从而保证了病室空气的清洁和新鲜。其环境的保持包括以下几点：①控制入室人员，医务人员入室前淋浴、更衣、肥皂洗手、消毒液泡手。更换无菌手术衣、帽子、口罩、拖鞋进入风淋室，经风淋 1 ~ 2 分钟后进入无菌层流室。②地板、墙壁、门窗、室内物品每日用1%过氧乙酸擦拭。各室用臭氧消毒，每日 3 次，每次 30 分钟。③拖鞋、痰盂、便器用后分别浸泡于消毒液中 30 分钟后方可应用。④消毒液、泡手液需每日更换；床单、被褥、衣裤、毛巾应高压消毒，每日或隔日更换；口罩、帽子、隔离衣用后即更换。⑤定期对物体表面进行细菌监测、空气采样培养，每周 1 次。

(2)患者的无菌护理包括以下几点：①皮肤护理，用煮沸后的开水配制 1∶2 000 氯己定液沐浴，每日 2 次。颈外静脉或锁骨下静脉置管处隔日换药 1 次。②庆大霉素或卡那霉素眼药水滴眼，0.2%氯己定液或0.05%碘伏擦拭外耳道、鼻前庭，每日 2 次。③口腔护理，根据口腔 pH 测定酌情选漱口液(呋喃西林液、3%碳酸氢钠液、3%硼酸水等)，可选用其中 1 种或 2 种于进餐前后漱口或交替漱口。④便后、睡前用 1∶5 000 高锰酸钾液坐浴，保持肛周及外阴部清洁，女性患者月经期间增加外阴冲洗次数。⑤无菌饮食，患者的饮食须经微波炉或高压蒸汽消毒。食可削皮的水果，食前用 0.2%氯己定液浸泡 30 分钟后再削皮食用。⑥指导患者勿用手挖鼻腔，不可用牙签剔牙，不可用指甲搔抓皮肤等。

(3)用药护理：入层流室后患者继续口服肠道不吸收的抗生素，药物需用紫外线消毒后服用(每片每面各用紫外线照射 15 ~ 30 分钟)。在应用细胞刺激因子过程中要注意观察有无发热、皮疹、胸痛、全身肌肉、关节酸痛、头痛等表现，如有异常及时报告医生，给予对症处理。

(4)锁骨下静脉导管的应用与护理：严格执行无菌技术操作和导管的使用原则，每班常规检查导管长度及局部伤口情况，防止导管滑脱、堵塞或感染。导管局部每周换药 2 ~ 3 次。封管液为肝素 0.9%氯化钠溶液 10 ~ 100U/mL。目前临床上多采用正压接头，0.9%氯化钠溶液封管。

3. 并发症的预防与护理　临床上对 Alio－HSCT 并发症的观察及处理分为以下几个主要时期，随不同时期有所侧重。重点在于处理预处理相关的一些急性毒副反应，在回输后的1～2周内重点在于出血性膀胱炎及肝静脉闭塞病，在回输后的2～4周重点在于骨髓抑制时的出血及感染，在回输后3～4周外周血WBC数有上升趋势，特别是达到$2.0\times10^9/L$以上时，要重点注意GVHD及细胞巨病毒的感染。

(1)感染：是最常见的并发症之一，也是移植成败的关键。移植后由于全血细胞减少、粒细胞缺乏、留置导管、黏膜屏障受损、免疫功能低下，导致感染相当常见。移植早期，是感染危险期，感染率达60%～80%，细菌感染，尤以革兰阴性杆菌感染常见。移植中期，病毒感染为全身并发症，以单纯疱疹、口腔炎、巨细胞病毒性肺炎常见。移植后期，感染与GVHD有关，肺炎病毒感染多见。

(2)出血：预处理后血小板极度减少是导致患者出血的主要原因，因此每天需监测血小板计数，观察有无出血倾向，必要时遵医嘱输注经25Gy照射后或白细胞过滤后的单采血小板。

(3)肝功能损害：造血干细胞移植术后约有50%受者出现肝损害，其主要并发症为肝静脉闭塞病。其临床特征为不明原因的体重增加、黄疸、右上腹痛、肝大、腹腔积液。发病率约10%，确诊需肝活组织检查。高峰发病时间为移植后6天，一般在1个月内发病。患者移植时肝功能异常，接受乙肝或丙肝阳性供体的造血细胞容易发生肝静脉闭塞病。以支持治疗为主，轻型、中型的肝静脉闭塞病可自行缓解且无后遗症。因此在高发期间密切观察有无相关临床表现，争取早期发现，及时处理。

(4)GVHD：是异基因造血干细胞移植后最严重的并发症，病死率较高。其产生是由供体T细胞攻击受者同种异型抗原而致。即使供受者间HLA完全相合，还存在次要组织相容性抗原不相合的情况，仍有30%的机会发生严重的GVHD。急性GVHD发生于移植后100天内，慢性GVHD发生于100天后。典型的急性GVHD发生在移植后2～4周，表现为皮肤红斑和斑丘疹、持续性厌食和(或)腹泻、肝功能异常。慢性GVHD的临床表现类似自身免疫性疾病的表现，如系统性硬皮病、皮肌炎、面部皮疹、干燥综合征、关节炎等，常用免疫抑制药治疗。预防GVHD发生的方法是移植后输注的血液制品应用，射线25～30Gy进行照射。

【生存质量】

HCST的成功开展使很多患者得以长期存活，部分患者移植后3年内复发，复发者治疗较困难，预后也较差。大多数存活者身心健康状况良好，能恢复正常工作、学习和生活。有10%～15%存活者存在不同程度的心理社会问题，慢性GVHD是影响生存质量的主要因素。

学习测验

第六章

内分泌与代谢性疾病患者的护理

内分泌与代谢性疾病患者的护理PPT

学习目标

识记：腺垂体功能减退症、甲状腺疾病、库欣综合征、肾上腺皮质疾病、嗜铬细胞瘤、糖尿病、血脂异常和脂蛋白异常血症、肥胖症、高尿酸血症和痛风、骨质疏松症的概念及临床表现。

理解：内分泌系统的组织结构和功能；腺垂体功能减退症、甲状腺疾病、库欣综合征、肾上腺皮质疾病、嗜铬细胞瘤、糖尿病、血脂异常和脂蛋白异常血症、肥胖症、高尿酸血症和痛风、骨质疏松症的病因与发病机制；内分泌系统疾病的医学检查、诊断要点、鉴别诊断及治疗要点。

运用：内分泌系统疾病常见症状体征的护理；腺垂体功能减退症、甲状腺疾病、库欣综合征、肾上腺皮质疾病、嗜铬细胞瘤、糖尿病、血脂异常和脂蛋白异常血症、肥胖症、高尿酸血症和痛风、骨质疏松症的常见护理诊断/问题、护理措施及健康教育；快速血糖测试、口服葡萄糖耐量试验、胰岛素皮下注射的护理；地塞米松抑制试验、TRH 兴奋试验的护理。

内分泌与代谢性疾病指的是内分泌系统疾病、代谢性疾病和营养性疾病。内分泌系统疾病包括下丘脑、垂体、甲状腺、肾上腺等疾病，其他系统疾病或激素类药物的使用等也会引起内分泌系统疾病；代谢性疾病是指机体新陈代谢过程中某一环节障碍引起的相关疾病，如糖尿病、痛风等；营养性疾病是营养物质不足、过剩或比例失调等引起的，如肥胖症、营养失调症等。内分泌与代谢性疾病种类繁多，很多为常见病、多发病。近年来，随着医学科学研究的不断深入，人们对内分泌代谢性疾病的认识已有很大发展，不仅提出了代谢综合征等新的疾病概念，还对甲状腺功能亢进症、肾上腺疾病、糖尿病、骨质疏松症等疾病提出了多学科联合治疗的趋势，不少内分泌代谢性疾病是可防可治的。

本章重点叙述腺垂体功能减退症、甲状腺疾病、肾上腺皮质疾病、嗜铬细胞瘤、糖尿病、血脂异常和脂蛋白异常血症、肥胖症、高尿酸血症和痛风、骨质疏松症等患者的护理评估、常见护理诊断、护理目标、护理措施和护理评价。

第一节　概述

一、内分泌系统的结构功能与疾病的关系

（一）内分泌系统解剖结构与生理功能

内分泌系统（endocrine system）是由内分泌腺和分布于其他器官的内分泌细胞组成。内分泌细胞的分泌物称激素（homone）。内分泌系统是机体的重要调节系统，主要功能是在神经支配和物质代谢反馈调节基础上释放激素，从而具有调节体内代谢过程、各脏器功能、生长发育、生殖与衰老等许多作用。

内分泌系统的解剖和生理

（二）内分泌系统的疾病

内分泌疾病根据腺体功能状态分为功能亢进、功能减退或功能正常。根据病变发生部位分原发性和继发性。内分泌腺或靶组织对激素的敏感性或应答反应降低可导致疾病。非内分泌组织恶性肿瘤可异常产生过多激素，导致内分泌疾病。此外，因医疗应用药物或激素，可导致医源性内分泌疾病。

（三）营养、代谢性疾病

新陈代谢是人体生命活动的基础，包括物质的合成代谢和分解代谢两个过程。营养物质不足、过多或比例不当都能引起营养性疾病。而营养物质进入人体后在体内合成和分解代谢过程中的某一环节出现障碍，则可引起代谢性疾病。营养性疾病和代谢性疾病关系密切，往往并存，彼此影响。

二、医学检查

内分泌系统疾病和
营养、代谢性疾病

（一）实验室检查

（1）血液生化测定：与激素水平变化所致物质代谢和生化紊乱有关的检查，如血钾、血钠、血氯、血钙、血磷、血糖和血脂浓度。

（2）血中激素浓度测定及昼夜节律性或月经周期性浓度变化：如血清结合和游离 T_3、T_4，生长激素（GH）、促甲状腺激素（TSH）、泌乳素（PRL）、促肾上腺皮质激素（ACTH）、胰岛素、C 肽、皮质醇、醛固酮等。

（3）尿中激素浓度及其代谢产物排泄量测定：如 24 小时尿 17－羟类固醇和尿 17－酮皮质类固醇、游离皮质醇、醛固酮、3－甲氧基－4－羟基苦杏仁酸（VMA）等。

（4）内分泌动态功能试验：如 ACTH、TSH、TRH 及 LRH 兴奋试验，地塞米松抑制试验、T_3 抑制试验，口服葡萄糖耐量试验，组胺激发试验，禁水、禁食试验等。

（5）放射性核素检查：如甲状腺摄取 ^{131}I 率试验。

(二)定位检查

(1)甲状腺、肾上腺放射性核素扫描。

(2)蝶鞍平片和分层摄影，肾上腺、垂体等腺体电子计算机X线体层扫描(CT)及磁共振影像(MRI)检查。

(3)肾上腺、甲状腺B型超声成像。

(三)病因检查

自身抗体检测、组织病理学检查及细胞染色体鉴定等。如血清TSH受体抗体、抗甲状腺球蛋白抗体及抗微粒体抗体测定，有助于甲亢的病因分析。

三、内分泌与代谢性疾病患者常见症状、体征及护理

(一)身体外形改变

身体外形改变是指包括面貌、体形、身高的异常变化，以及毛发改变、特殊体态、皮肤黏膜色素沉着等身体外形异常的一组临床征象。大多与垂体、甲状腺、肾上腺疾病或部分代谢性疾病有关，可影响患者生理和心理状态。

【护理评估】

1. 病史　评估引起身体外形改变的原因、时间及特征，是否曾到医院就诊，诊断、用药、护理情况及效果。询问生活、饮食情况，既往有无内分泌代谢性疾病病史，以及慢性肝病、结核病、糖尿病、恶性肿瘤等病史。家族中有无类似的患者。评估患者对身体外形变化的接受程度，有无焦虑、自卑、抑郁等心理变化，了解患者对治疗和护理的需求及家属、社会支持系统对患者的关心程度。

2. 身体评估

(1)观察面貌有无异常：如肢端肥大症患者可表现为脸部增长、下颌增大、颧骨突出、嘴唇增厚、耳鼻长大等粗陋容貌；甲状腺功能减退症的黏液性水肿面容；甲状腺功能亢进症患者的“甲亢面容”；Cushing综合征患者的满月脸等。

(2)体型有无异常：注意观察患者体型有无过高、过矮、肥胖、消瘦。如巨人症体型异常高大，伴有面貌粗陋、皮肤粗厚、手足宽厚、指趾粗短等异常外形改变；而侏儒症、呆小症者体型异常矮小，身高常低于130 cm；Cushing综合征患者出现的向心性肥胖、水牛背等特殊体态。

(3)有无毛发质地改变、分布异常，有无多毛、毛发脱落或毛发稀疏。

(4)有无皮肤色素沉着，如慢性肾上腺皮质功能减退症患者出现的皮肤、黏膜色素沉着等。

3. 医学检查　检测垂体、甲状腺、甲状旁腺和肾上腺皮质的功能，胰岛素水平是否有变化等，有助于身体外形改变的病因诊断。

【护理诊断/问题】

体像紊乱　与疾病引起身体外形改变等因素有关。

【护理措施】

1. 生活起居　为患者提供舒适、安静、整洁、私密的环境，保持室内空气新鲜，充分休息。

2. 病情观察　观察患者神志、精神状态及相关疾病病情变化，严密监测各项生命体征及水、电解质、酸碱平衡指标。

3. 用药护理　根据患者原发疾病，遵医嘱用药，观察药物不良反应，及时随访。

4. 对症护理　指导患者恰当修饰、改善自我形象，如甲状腺肿大患者可选择宽度合适的立领服装或系戴丝巾，以掩饰肿大的甲状腺，并避免挤压；甲亢突眼患者外出可戴深色眼镜，以保护眼睛免受刺激；毛发稀疏患者外出时可戴假发或帽子等。恰当修饰可增加患者心理舒适和美感，提高适应能力，促进社交、增强自信心。

5. 饮食护理　指导合理膳食对内分泌代谢性疾病治疗和身体外形改变的恢复具有重要作用，如单纯性肥胖，膳食调整方案是少食多动，以低热量、富含纤维素食品为主。

6. 心理护理　患者亲属的态度及护士的言行举止对患者的自我形象变化有着重要作用。护士应在患者亲属的理解和协助下，以尊重和关心的态度与患者多交谈，鼓励患者以各种方式表达形体改变所致的心理感受，确定患者对自身改变的了解程度及这些改变对其生活方式的影响，接受患者交谈中所呈现的焦虑和失落，使患者在表达感受的同时获得情感上的支持。向患者说明身体外形改变是疾病发生、发展过程的表现，经过有效治疗部分改变可恢复正常。有条件的话，也可安排患者和患有相同疾病并已成功治疗的患者进行交流，使其树立战胜疾病的信心。必要时建议找心理医生进行心理疏导。

（二）生殖发育及性功能异常

生殖发育及性功能异常包括生殖器官发育迟缓或发育过早、性欲减退或丧失。女性可出现月经紊乱、闭经、溢乳、不孕等；成年男子可出现性欲减退、阳痿、睾丸松软缩小，胡须稀少，肌肉无力、骨质疏松等。如下丘脑综合征患者可出现性欲减退或亢进、女性月经失调、男性阳痿不育。自儿童期起的腺垂体 GH 缺乏或性激素分泌不足可导致青春期性器官不发育，即第二性征缺如。多数内分泌代谢性疾病均可导致性功能异常，如腺垂体病变、甲状腺功能异常（甲亢、甲减）、糖尿病、肥胖症等。

【护理评估】

1. 病史　评估性功能异常的发生过程、时间及主要症状和体征，是否曾到医院就诊，诊断、用药、护理情况及效果。询问生活、饮食情况，既往有无内分泌代谢性疾病病史。女性患者的月经史、生育史，有无不育、早产、流产、死胎、巨大儿等；男性患者有无勃起功能障碍、阳痿、早泄等。评估患者有无焦虑、自卑、抑郁，了解患者对治疗和护理的需求，夫妻之间的关系及配偶对患者的关心程度。

2. 身体评估　有无相关疾病特征性的体征，观察有无皮肤粗糙、干燥，毛发有无增多、分布异常、脱落或稀疏。女性有无男性化征象、闭经溢乳；男性有无乳房发育、肌肉松软。外生殖器发育是否正常，有无畸形等。

3. 医学检查　检测性激素水平及垂体、甲状腺、甲状旁腺和肾上腺皮质的功能，有助于性功能异常的病因诊断。

【护理诊断/问题】

性功能障碍　与内分泌功能紊乱等因素有关。

【护理措施】

1. 生活起居　为患者安排舒适、安静、私密的就医环境和恰当的时间，鼓励患者描述目前的性功能、性生活型态、性活动，以开放的态度讨论性问题。

2. 病情观察　教会患者自我监测病情，可撰写病程日志；护士应询问患者有关生殖发育及性功能方面的问题，接受患者讨论相关问题时所呈现的焦虑，对患者表示尊重和支持。

3. 用药护理　让患者了解所使用的治疗方法的作用、效果，使其树立战胜疾病的信心，自觉配合治疗和护理。

4. 对症护理　女性患者若有性交疼痛，可建议使用润滑剂。

5. 饮食护理　大多数性功能障碍都是由肾虚引起的，可以多进食补肾固精的食物，如韭菜、坚果、大枣、芝麻、蜂蜜、葡萄、莲子、山药、核桃等植物类，以及虾、海参、泥鳅等，可有效改善身体机能。

6. 心理护理　护士应以尊重、关心的态度与患者交谈，鼓励患者表达性爱或性功能异常的心理感受；鼓励患者与配偶交流彼此的感受，一起参加合适的性健康教育活动，阅读有关性教育科普知识材料；提供可能的信息咨询服务，如专业医生、心理咨询、性咨询门诊等。

（三）肥胖

肥胖是指体内脂肪堆积过多和（或）分布异常。WHO 已将肥胖定为一种疾病，肥胖的主要原因有遗传因素、高热量饮食、高脂饮食、体力活动减少等。肥胖常与血脂异常、高血压、2 型糖尿病、痛风等病症相伴出现，是某些内分泌代谢性疾病（如下丘脑、垂体的炎症、肿瘤、创伤，以及 Cushing 综合征、甲状腺功能减退症、性腺功能减退症等）的临床表现。

【护理评估】

1. 病史　询问肥胖发生的年龄，有无摄食过多或运动过少，有无某些内分泌疾病，诊疗、护理经过及效果。询问饮食生活习惯及工作性质、体力劳动强度等，有无经常进食高热量、高脂肪食品。家族中有无其他肥胖者。患者有无焦虑、自卑、抑郁。学习、工作和社交状况是否受到影响等。

2. 身体评估　观察全身皮肤的完整性，脂肪的分布情况，单纯性肥胖者脂肪分布较均匀；继发性肥胖者脂肪分布可有显著特征性，如 Cushing 综合征患者的向心性肥胖。有无因长期负重所致的腰背痛、关节痛等。检测肥胖的指标，如体重指数（BMI）、腰围（WC）、腰臀比（WHR）等。

3. 医学检查　内分泌功能检查有助于继发性肥胖的病因诊断。

【护理诊断/问题】

营养失调：高于机体需要量　与遗传、体内激素调节紊乱、不良饮食习惯、活动量少、代谢需要量降低等因素有关。

【护理措施】

1. 生活起居　在保证良好休息、睡眠的前提下，酌情减肥。对单纯性肥胖患者应加强健康教育，宣传肥胖的危害性，树立现代健康观，坚持体力劳动和有氧运动锻炼，因人而异、量力而行。对继发性肥胖者，主要应针对病因治疗，辅以饮食及运动疗法。告知患者有关疾病过程及治疗方法，指导患者正确用药并学会观察药物疗效和不良反应。

2. 病情观察　随时观察病情及体重的变化，如有身体不适，应及时和医生联系。

3. *用药护理* 在医生的指导下用药，不得随意增减药量及停药，向患者解释说明用药的目的、方法、剂量等，并告知治疗的依从性对疾病的康复有着非常重要的作用，同时注意观察药物的不良反应。

4. *对症护理* 护士应与临床医生、心理学家、营养医生组成行为治疗指导小组，了解患者的生活习惯及肥胖史，指导患者制定具体可行的计划，包括建立节食意识、每餐八分饱、减少暴饮暴食的频率和程度、书写饮食日记等。行为护理包括对患者选购、储存、烹饪食物的行为指导，以及进食时间、地点、环境、用具、菜单等摄食行为的指导。

5. *饮食护理* ①合理膳食，以低能量、低脂肪、适量优质蛋白、复杂的碳水化合物、足量的新鲜蔬菜(400～500 g/d)和水果(100～200 g/d)为宜。适量减少每日摄入的总热量，使热量摄入低于机体能量消耗。②注意饮食的能量密度，选择体积较大而能量相对低的食物，如蔬菜、水果，富含维生素和矿物质，体积大而能量密度低，摄入有饱腹感而能量低。③平衡膳食，碳水化合物、蛋白质、脂肪提供能量的比例，分别占总热量的60%～65%、15%～20%、25%左右。④避免油煎食品、方便食品、快餐、零食、巧克力等食物。注意观察有无因热量过低引起的衰弱、抑郁、脱发，甚至心律失常的发生，并及时处理。

6. *心理护理* 根据不同年龄、性别、肥胖程度和情绪状态与患者进行交谈，给予恰当的分析、解释和指导，使患者能正确对待存在的问题，积极配合检查和治疗。注意维护患者的自尊，使其心情愉悦地接受治疗。

第二节 腺垂体功能减退症

预习案例

患者，女，28岁，2个月前顺产分娩，分娩时出现胎盘残留，产后大出血。当时出现面色苍白、肢端冰冷及昏迷，给予输血、补液扩容等对症治疗后，意识恢复正常，症状好转后出院。哺乳期间无母乳分泌，月经未恢复，并出现肢体乏力、腰酸背痛、怕冷、食欲差，之后逐渐发现眉毛、腋毛及阴毛出现不同程度地脱落，乳房缩小。于昨日来医院就诊。

思考

(1)患者目前可能的诊断是什么？

(2)还需重点评估哪些内容？

(3)患者目前的主要护理问题是什么？

腺垂体功能减退症(hypopituitarism)指多种因素引起的一种或多种腺垂体激素分泌减少或缺乏的一组临床综合征。由于腺垂体分泌细胞直接受下丘脑调控，故激素分泌减少可因原发于垂体病变，也可因继发于下丘脑病变，表现为甲状腺、肾上腺、性腺等靶

腺功能减退和/或鞍区占位性病变。病因不同，累及的激素种类、数量不同，临床表现差异较大，可造成诊断延误，但补充所缺乏的激素治疗后症状可迅速缓解。

成人腺垂体功能减退症又称西蒙病；生育期妇女因产后腺垂体缺血坏死导致腺垂体功能减退称为席汉综合征（Sheehan syndrome）；儿童期发生腺垂体功能减退可因生长发育障碍导致垂体性矮小症。

【病因与发病机制】

引起垂体功能减退的原因可分为原发性和继发性两类。原发性腺垂体功能减退因垂体本身病变引起，继发性腺垂体功能减退因垂体门脉系统障碍或下丘脑以上神经病变所致。

【临床表现】

腺垂体功能减退症的病因与发病机制

腺垂体功能减退症主要表现为各靶腺（性腺、甲状腺、肾上腺）功能减退，取决于垂体受损的程度及受累激素的种类。一般腺垂体组织破坏50%以上开始出现临床表现，破坏75%时表现明显，破坏95%可有严重垂体功能减退。最早表现为促性腺激素、GH和PRL缺乏；TSH缺乏次之；然后可伴ACTH缺乏。席汉综合征患者多表现为全垂体功能减退，但无占位性病变表现。

1. 性腺功能减退　女性表现为产后无乳、乳房萎缩、月经减少甚至闭经、性欲减退、性器官萎缩、毛发脱落，常有产后大出血、休克、昏迷病史。男性表现为性欲减退、勃起功能障碍、生殖器萎缩、睾丸松软缩小等。两性均有生育能力下降，阴毛、腋毛脱落明显。

2. 甲状腺功能减退　表现与甲状腺功能减退症相似，但程度较轻。

3. 肾上腺皮质功能减退　表现与原发性慢性肾上腺皮质功能减退症相似。但与原发性慢性肾上腺功能减退症皮肤色素加深不同的是，患者可出现皮肤色素减退，面色苍白，乳晕色素浅淡等表现，因同时缺乏黑素细胞刺激素所致。

4. 垂体功能减退性危象（简称垂体危象）　在全垂体功能减退症基础上，机体处于应激状态，如感染、脱水、外伤、手术、脑卒中等，以及麻醉、使用镇静催眠药、降糖药等均可诱发垂体危象。临床上可表现为以下6种类型：高热型（体温$>40°C$）；低温型（体温$<30°C$）；低血糖型；低血压、循环虚脱型；水中毒型；混合型。各种类型可伴有相应的症状，突出表现为循环系统（如休克）、消化系统（如恶心、呕吐）和神经精神方面（如头痛、神志不清、谵妄、抽搐、昏迷等）的症状。

【医学检查】

1. 靶腺功能测定　腺垂体功能可通过其支配的靶腺功能状态来反映。

（1）性腺功能测定：女性血雌二醇水平降低，无排卵及基础体温改变，阴道涂片未见雌激素作用的周期性改变；男性血睾酮水平降低或正常低值，精液检查提示精子数量减少，形态、活力活动改变。

（2）甲状腺功能测定：血清总T_4、游离T_4均降低，而总T_3、游离T_3可正常或降低。

（3）肾上腺皮质功能：血浆皮质醇浓度降低，但节律正常。24小时尿17－羟皮质类固醇及游离皮质醇排量减少，葡萄糖耐量试验示血糖低平曲线。

2. 腺垂体分泌激素测定　如 GH、PRL、FSH、LH、TSH、ACTH 等均可减少。同时测定垂体促激素和靶腺激素水平，可以更好地判断靶腺功能减退为原发性或继发性。

3. 腺垂体储备功能测定　通过 GnRH、TRH、CRH、GHRH 等下丘脑激素来探测垂体激素的分泌反应，如刺激后相应的垂体激素不升高提示垂体病变，延迟升高提示病变在下丘脑。

4. 其他检查　可行 X 线片、CT、MRI 检查明确病因，了解病变部位、大小、性质及其对邻近组织的侵犯程度。

【诊断要点】

根据病史、临床表现，结合实验室和影像学检查，可作出诊断。应注意与多发性内分泌腺功能减退症如 Schmidt 综合征、神经性厌食、失母爱综合征等相鉴别。

【治疗要点】

1. 病因治疗　腺垂体功能减退症由多种病因引起，应针对相关病因采取治疗。如肿瘤患者可通过手术、化疗或放疗等措施治疗。席汉综合征的关键在于预防，加强产妇围生期的监护，及时纠正产科出血等病理状态。

2. 激素替代治疗　常用靶腺激素替代治疗，需要长期甚至终生维持治疗。一般替代治疗宜选用口服给药，治疗时应先补给糖皮质激素，再补充甲状腺激素，以防肾上腺危象发生。各类激素的生理参考剂量：①肾上腺糖皮质激素，常用氢化可的松 20～30 mg/d；②甲状腺激素，如左甲状腺素 50～150 μg/d，甲状腺干粉片 40～120 mg/d；③性激素，如炔雌醇 5～20 μg/d，甲羟孕酮 5～10 mg/d，丙酸睾酮 50 mg/w，肌内注射。

3. 垂体危象抢救

(1)首先迅速静注 50% 葡萄糖 40～60 mL，然后每 500～1 000 mL 的 10% 葡萄糖盐水中加 50～100 mg 氢化可的松静脉滴注，以解除急性肾上腺功能减退危象。

(2)循环衰竭患者按休克原则治疗，水中毒患者应加强利尿，可给予泼尼松或氢化可的松。

(3)低温者与甲状腺功能减退有关，可给小剂量甲状腺激素治疗的同时，采取保暖措施使患者体温回升。高温者应予降温治疗。

(4)禁用或慎用麻醉药、镇静药、催眠药或降糖药等，以防止诱发昏迷。

【护理诊断/问题】

1. 活动无耐力　与肾上腺皮质、甲状腺功能低下有关。

2. 性功能障碍　与促性腺激素分泌不足有关。

3. 体像紊乱　与甲状腺功能减退所致身体外观改变有关。

4. 潜在并发症　垂体危象。

5. 便秘　与继发性甲状腺功能减退有关。

6. 体温过低　与继发性甲状腺功能减退有关。

【护理措施】

1. 生活起居　保持环境安静，光线柔和，减少探视，病室温湿度适宜，冬天注意保暖；保持患者生活规律、情绪稳定，避免劳累，保证休息和预防感染；垂体危象时绝对卧床休息；血压过低时变换体位宜缓慢，以免发生晕厥；精神失常或意识不清者，加强安全防护。

2. *病情观察* 观察体温、心率、血压的变化及用药后的疗效；有无心慌、饥饿、出冷汗、手抖等低血糖症状；如出现高热、恶心、呕吐、面色苍白、四肢厥冷、嗜睡等，立即报告医生并协助处理。

3. *用药护理* 遵医嘱按时给药，剂量准确，坚持长期服用。注意各种激素的服药方法和不良反应。肾上腺糖皮质激素服用时间应模仿生理分泌节律，剂量随病情变化而调节，应激状态下需适当增加用量；对老年人、冠心病、骨密度低的患者服用甲状腺激素，宜从最小剂量开始，并缓慢递增剂量，以免增加代谢率而加重肾上腺皮质负担，诱发危象；病情较轻的育龄女性使用性激素需采用人工周期性月经治疗，可维持第二性征和性功能，促进排卵和生育。

4. *对症护理*

(1)性功能障碍护理：见本章第一节相关内容。

(2)垂体危象护理：评估有无诱发垂体危象的危险因素，密切监测病情变化，一旦发生垂体危象，立即通知医生并协助抢救。垂体危象的抢救措施：迅速建立静脉通道，最好同时开通 2 条静脉通道。补充适当的液体，及时根据患者的各项指标变化调整激素的给药速度，保证激素类药物的准确使用；保持呼吸道通畅，给予吸氧；保持正常体温，低温者应及时保暖，高热患者给予降温处理；做好各种日常生活护理，保持口腔、皮肤清洁，保持排尿通畅，防止尿路感染；避免及去除各种诱发因素；密切观察患者的意识状态、生命体征的变化，注意有无低血压、低血糖、低体温等情况。评估患者神经系统体征及瞳孔大小、对光反射的变化。

5. *饮食护理* 给予高热量、高蛋白、富含碳水化合物、富含维生素、易消化的饮食，少食多餐，多吃水果、蔬菜，以防便秘。

6. *心理护理* 多与患者沟通，鼓励患者表达其内心的感受，对于患者焦虑等问题，给予解释和心理疏导；积极启动社会支持系统，鼓励患者家属等多与患者交流，减轻患者的心理负担；关于性功能障碍等问题，鼓励配偶理解、支持患者，一起参加性健康教育及阅读有关性教育的资料，更好地处理性功能障碍等问题；指导患者适当修饰自己，改善自我形象；鼓励患者积极参加社交活动，保持情绪乐观。

【健康教育】

健康教育主要围绕疾病知识指导、饮食指导及用药指导与病情监测进行。

腺垂体功能减退症的健康教育

第三节 甲状腺疾病

预习案例

程某，女，45岁，因恶心、呕吐、腹泻、烦躁、大汗淋漓入院。患者2年前因怕热、多汗、多食、消瘦、诊断为甲状腺功能亢进症(简称“甲亢”)。日常多食易饥，每日进餐4～5次；夜间常失眠，白天精神差，急躁易怒，激动时全身发抖；1个月前于劳累后出现胸闷、心悸、气促，无心前区疼痛。体查：T 39.5℃，P 145次/min；上眼睑挛缩，呈凝视征，伴轻度突眼，眼睑有细震颤；甲状腺呈弥漫性、对称性肿大，质地较柔软、光滑，无结节，两上极可触及细震颤并可闻及血管杂音，无压痛；窦性心动过速，心尖部第一心音亢进；腹软，肠鸣音亢进。

思考

(1)甲状腺毒症的主要表现有哪些?

(2)甲状腺危象的主要表现及护理措施?

一、单纯性甲状腺肿

单纯性甲状腺肿(simple goiter)也称非毒性甲状腺肿(nontoxic goiter)，是指非炎症和非肿瘤原因，不伴有临床甲状腺功能异常的甲状腺肿。约占人群的5%，单纯性甲状腺肿多见于女性，女性发病率是男性的3～5倍。散发性甲状腺肿多发生于青春期、妊娠期、哺乳期和绝经期。一个地区人群单纯性甲状腺肿的患病率超过10%，称之为地方性甲状腺肿(endemic goiter)。

【病因与发病机制】

地方性甲状腺肿的发病与环境因素有密切关系，而散发性甲状腺肿发病原因较为复杂，既有外源性因素也有内源性因素的作用。

【临床表现】

单纯性甲状腺肿的病因与发病机制

1. 症状　轻度肿大时临床上一般无明显症状。重度肿大可引起压迫症状，出现咳嗽、气促、吞咽困难或声音嘶哑等；胸骨后甲状腺肿可使头部、颈部、上腔静脉回流受阻。

2. 体征　甲状腺常轻度、中度肿大，表面光滑，质地较软。

3. 并发症　在地方性甲状腺肿流行地区，如自幼碘缺乏严重，可出现地方性呆小病。

【医学检查】

1. 甲状腺功能检查　血清 TT_4 正常或偏低，TT_3、TSH 正常或偏高。

2. ^{131}I 摄取率及 T_3 抑制试验　甲状腺 ^{131}I 摄取率高于正常但无高峰前移，T_3 抑制试验呈可抑制反应。当甲状腺结节有自主功能时，可不被 T_3 抑制。

3. 甲状腺扫描　可见弥漫性甲状腺肿，常呈均匀分布。

【诊断要点】

诊断的主要依据是甲状腺肿大而甲状腺功能基本正常。地区的流行病史有助于地方性甲状腺肿的诊断。

【治疗要点】

甲状腺肿大较突出且有压迫症状者可考虑手术治疗，甲状腺肿本身一般不需治疗，主要是改善碘营养状态。目前国际上公认的预防碘缺乏病的有效措施是食盐加碘，但要预防碘摄入过量。

【护理诊断/问题】

1. 体象紊乱　与甲状腺肿大、颈部增粗有关。

2. 知识缺乏　缺乏单纯性甲状腺肿的相关防治知识。

3. 潜在并发症　气促、声音嘶哑、吞咽困难、甲状腺功能亢进症。

【护理措施】

1. 生活起居　为患者安置舒适、安静、私密的就医环境，充分休息，合理膳食。

2. 病情观察　观察患者甲状腺肿大的程度、质地，有无结节和压痛，有无气促、声音嘶哑、吞咽困难等压迫症状，以及颈部增粗的进展情况。

3. 用药护理　观察甲状腺药物疗效及不良反应，用药后甲状腺肿是否缩小，是否出现甲状腺结节，是否有甲状腺功能亢进症状出现。一旦出现上述症状应报告医生予以相应处理。

单纯性甲状腺肿的健康教育

4. 心理护理　消除患者因形体改变而引起的自卑与挫折感，正确认识疾病所致的形体外观改变，指导患者用服饰进行外表修饰，完善自我形象。

【健康教育】

健康教育主要以疾病的预防、饮食指导为主。

二、甲状腺功能亢进症

微课-甲状腺功能亢进症

甲状腺功能亢进症（hyperthyroidism）简称甲亢，是指多种原因导致甲状腺腺体分泌甲状腺激素（TH）过多而引起的一组临床综合征。各种病因所致的甲亢中，以（Graves disease，GD）最多见。

Graves 病也称毒性弥漫性甲状腺肿，是甲状腺功能亢进症最常见的类型，以女性显著高发[女男比例为（4～6）:1]，高发年龄为 20～50 岁。其主要表现有甲状腺毒症、弥漫性甲状腺肿和眼征。甲状腺毒症（thyrotoxicosis）是指血液循环中甲状腺激素过多，引起以神经、循环、消化等系统兴奋性增高和代谢亢进为主要表现的一组临床综合征，可分为甲亢类型和非甲亢类型。

【病因与发病机制】

甲亢为自身免疫性疾病，发病机制尚未完全阐明，一般认为在遗传的基础上因精神刺激、创伤、感染等环境因素的作用，机体免疫稳定性受到破坏而导致。

【临床表现】

Graves病的病因与发病机制

多起病缓慢，累及包括甲状腺在内的多系统的综合征群，典型表现包括高代谢症群、弥漫性甲状腺肿和眼征。老年和儿童患者的表现常不典型。

1. 甲状腺毒症

(1)高代谢症群：TH 分泌增多导致交感神经兴奋性增高和新陈代谢加速，表现为疲乏无力、怕热多汗、多食易饥、体重减轻、低热等。

(2)精神神经系统：敏感易激动、多言好动、焦虑紧张、失眠、易怒、注意力不集中、记忆力减退，手、眼睑、舌震颤，腱反射亢进、反射时间短等。

(3)心血管系统：心悸气促，稍活动明显加重，心动过速(休息时亦表现)，第一心音亢进，心律失常，重者可致甲亢型心脏病，发生心脏增大和心力衰竭。心律失常以心房颤动多见。收缩压升高、舒张压降低，脉压增大可出现周围血管征。

(4)消化系统：食欲亢进、多食消瘦，胃肠蠕动增快致排便次数增多、稀便。重者可有肝大、肝功能异常。

(5)肌肉骨骼系统：常见甲状腺毒血症性周期性瘫痪(thyrotoxic periodic paralysis, TPP)，好发于青年男性，常在剧烈运动、高碳水化合物饮食、注射胰岛素等情况下诱发，主要累及下肢，有低钾血症。TPP 病程呈自限性，甲亢控制后可以自愈。部分患者有甲亢性肌病、肌无力和肌萎缩。

(6)造血系统：可有外周血白细胞总数减低，淋巴细胞比例增加，单核细胞数增多。血小板寿命减短，伴发血小板减少性紫癜。营养不良和铁吸收障碍可引起贫血。

(7)生殖系统：女性月经减少或闭经，男性阳痿，偶有乳腺发育。

2. 甲状腺肿　患者可有不同程度的甲状腺肿大，常为弥漫性、对称性，质地软，无压痛，可随吞咽动作上下移动，肿大程度与病情不呈正相关。由于甲状腺血流增多，在甲状腺上下极可闻及血管杂音并触及震颤，为甲亢重要的体征。

甲状腺触诊及
甲状腺肿大的分度标准

3. 眼征　部分患者伴有眼征，其中突眼为特异的体征之一。按病变程度可分为两类：一类为单纯性突眼，与甲状腺毒症所致的交感神经兴奋性增高有关；一类为浸润性眼征，与眶周组织的自身免疫炎症反应有关。

(1)非浸润性突眼(单纯性突眼)：是由于甲状腺毒症所致的交感神经兴奋性增高及 TH 的 β 肾上腺素能样作用所致的眼外肌、提上睑肌张力增高。表现为眼球轻度突出，突眼度在 18 mm 以内。眼裂增宽，瞬目减少；双眼向下看时，由于上眼睑不能随眼球下落，出现白色巩膜；眼球向上看时，前额皮肤不能皱起；双眼看近物时，眼球辐辏不良。

(2)浸润性突眼(恶性突眼):即 Graves 眼病(Graves ophthalmopathy, GO),病情较严重,与眶后组织的自身免疫性炎症有关。眼球明显突出,超过眼球突度参考值上限3 mm以上(中国人群突眼度男性为18.6 mm,女性为16 mm),少数患者仅有单侧突眼。伴有眼内异物感、胀痛、畏光、流泪、复视、斜视、视力下降。体格检查见眼睑肿胀肥厚,结膜充血水肿,眼球活动受限,严重者眼球固定,眼睑闭合不全、角膜外露,易继发感染形成角膜溃疡、全眼球炎,甚至失明。

4. 特殊表现

(1)甲状腺危象(thyroid crisis):即甲亢危象,是该病的严重表现,可危及生命,病死率20%以上。多发生于较重甲亢未予治疗或治疗不充分的患者,常见诱因有感染、手术、创伤、精神刺激等。其发生可能与血 TH 水平明显升高、机体对 TH 耐受下降及肾上腺素能神经兴奋性增高有关。临床表现为原有甲亢症状加重,伴高热(体温 >39℃或高达40℃以上)、大汗、心动过速(心率 >140 次/min)、恶心、呕吐、腹泻、烦躁、焦虑不安、谵妄、心力衰竭、休克及昏迷等。死亡原因多为高热虚脱、心力衰竭、肺水肿及水、电解质代谢紊乱。

(2)胫前黏液性水肿(pretibial myxedema):多见小腿胫骨前下段发生对称性皮损。早期皮肤增厚、粗糙,周围皮肤发亮变薄,后期增厚如橘皮样,重者下肢粗大似象皮腿,为自身免疫性病变。

(3)甲状腺毒症性心脏病(thyrotoxic heart disease):表现为心脏增大、心律失常或心力衰竭。心力衰竭分为两种类型,一类是心动过速和心脏排出量增加导致的心力衰竭,多发生于年轻患者,常随甲状腺毒症控制心功能恢复;另一类是诱发和加重原有的或潜在的缺血性心脏病发生的心力衰竭,是心脏泵衰竭,多发生于老年患者。心房颤动也是影响心脏功能的重要因素。

(4)淡漠型甲亢(apathetic hyperthyroidism):多见于老年患者。无明显高代谢综合征、甲状腺肿和眼征等临床表现,表现为神志淡漠、乏力、嗜睡、反应迟钝、消瘦明显等,常被误诊或漏诊,导致甲状腺危象。

(5)T_3型甲状腺毒症(T_3 toxicosis):由于 T_3和 T_4的比例失调,T_3显著多于 T_4。碘缺乏地区和老年人多见。占甲亢病例的5% ~10%。临床表现多较轻,实验室检查 TT_4、FT_4正常,TT_3、FT_3升高,TSH 减低,甲状腺^{131}I 摄取率增加。

(6)妊娠期甲状腺功能亢进症:具有特殊性。①妊娠期甲状腺激素结合球蛋白(thyroxine binding globulin, TBG)增高,影响血清 TT_4和 TT_3水平,应根据血清 FT_4、FT_3和 TSH 进行诊断。②妊娠一过性甲状腺毒症(gestational transient thyrotoxicosis, GTTO)是绒毛膜促性腺激素刺激甲状腺 TSH 受体所致,在妊娠3 个月达到高峰。③新生儿甲状腺功能亢进症,母体的 TSAb 可穿过胎盘刺激胎儿的甲状腺,导致胎儿或新生儿甲亢。④产后 GD,由于免疫抑制的解除,GD 易于发生。⑤甲亢对妊娠的负面影响主要是流产、早产、先兆子痫、胎盘早剥等,故甲亢未控制者,建议不要怀孕;经抗甲状腺药物(ATD)治疗,甲状腺功能恢复正常者,停 ATD 或者应用最小剂量 ATD,可以怀孕;妊娠期间发现甲亢者,选择适量的 ATD 治疗和妊娠中期甲状腺手术治疗,可继续妊娠。

【医学检查】

1. 血清甲状腺激素测定　血清总甲状腺素(TT_4)、血清总三碘甲状腺原氨酸(TT_3)、血清游离甲状腺素(FT_4)、游离三碘甲腺原氨酸(FT_3)和血清反 T_3(rT_3)均增高。游离甲状腺激素是诊断临床甲亢的首选指标，但因血中 FT_3、FT_4 含量甚微，测定的稳定性不如 TT_3、TT_4。

2. 促甲状腺激素(TSH)测定　血清 TSH 是反映下丘脑－垂体－甲状腺轴功能最敏感的指标。血清 TSH 测定对亚临床型甲亢和亚临床型甲减的诊断有重要意义。目前采用敏感 TSH(s－TSH)和超敏 TSH 测定方法，成人正常参考值为 0.3～4.8 mU/L。

3. 甲状腺 ^{131}I 摄取率(RAIU)　对甲亢的筛选有一定意义。主要用于鉴别不同病因的甲状腺毒症：甲状腺功能亢进类型的甲状腺毒症 ^{131}I 摄取率增高，非甲状腺功能亢进类型的甲状腺毒症 ^{131}I 摄取率降低。GD 时甲状腺 ^{131}I 摄取率增加，3 小时大于 25% 或 24 小时大于 45%，峰值前移。

4. TSH 受体抗体(TRAb)　TRAb 是鉴别甲亢病因、诊断 GD 的指标之一，包括刺激性(TSAb)和抑制性(TSBAb)两种抗体。未治疗的 GD 患者血中 TRAb 阳性检出率达 75%～96%，TSAb 阳性检出率达 85%～100%。TRAb 检测还可作为 GD 临床治疗停药的重要指标。

5. 影像学检查　彩色 B 超、放射性核素扫描、CT、MRI 等影像学检查，有助于甲状腺肿、异位甲状腺、自主高功能腺瘤和突眼病因的判断及眼外肌受累情况的评估。

【诊断要点】

1. 诊断　一般依据患者病史、临床表现及实验室检查结果。①高代谢症状和体征；②甲状腺肿大；③血清 TT_4、FT_4 增高，TSH 减低。具备以上 3 项诊断即可成立。轻症患者或儿童和老年病例的临床表现常不典型，必须结合甲状腺功能检查和其他必要的特殊检查才能诊断。淡漠型甲亢的高代谢症状不明显，仅表现为明显消瘦或心房颤动，尤其是老年患者；少数患者无甲状腺肿大；T_3 型甲亢仅有血清 T_3 增高。

2. 鉴别诊断　需与单纯性甲状腺肿、自主性高功能性甲状腺结节、甲状腺炎、神经症等疾病进行鉴别诊断。

【治疗要点】

目前甲状腺功能亢进症的治疗方法有抗甲状腺药物(antithy－roid drugs，ATD)、^{131}I 和手术治疗等。

1. 抗甲状腺药物治疗　ATD 治疗是甲亢的基础治疗，也用于手术和 ^{131}I 治疗前的准备阶段。

(1)适应证：轻度、中度病情，甲状腺轻度、中度肿大的患者；孕妇、高龄或由于其他严重疾病不适宜手术者；手术、^{131}I 治疗前准备；手术后复发又不适合 ^{131}I 治疗者。

(2)常用药物：用于甲亢治疗的药物有多种，主要是影响甲状腺激素的合成和分泌。常用 ATD 分为硫脲类和咪唑类两类。常用药物有丙硫氧嘧啶(propylthiouracil，PTU)、甲巯咪唑(methimazole，MMI)和卡比马唑(carbimazole)等。PTU 还具有在外周组织抑制 T_4 转换为 T_3 的作用，发挥作用迅速，能快速控制甲亢症状；与蛋白结合紧密，通过胎盘和进入乳汁量少等独特作用，故在甲亢危象、妊娠期甲亢时优先选用。

（3）疗程与剂量：①治疗期，每次 MMI 10～20 mg，每天 1 次口服；或 PTU 每次 50～150 mg，每天 2～3 次口服，每 4 周复查血清甲状腺激素水平。②维持期，当血清甲状腺激素达到正常后减量。维持剂量每次 MMI 5～10 mg，每天 1 次口服；或 PTU 每次 50 mg，每天 2～3 次口服，维持治疗 1～1.5 年；每 2 个月复查血清甲状腺激素。

（4）药物不良反应：①粒细胞减少，主要发生在治疗开始后的 2～3 个月内，严重者可发生粒细胞缺乏症。外周血白细胞低于 3×10^9/L 或中性粒细胞低于 1.5×10^9/L 时应停药。②药疹，多为轻型，发生率约为 5%，极少出现严重的剥脱性皮炎。一般的药疹可加用抗组胺药物，药疹严重时应立即停药并积极抗过敏治疗。③中毒性肝病，PTU 引起的药物性肝炎发生率为 0.1%～0.2%。MMI 的肝脏毒性作用主要是胆汁淤积，多发生于大剂量和老年患者。④其他，PTU 可诱发小血管炎，随着用药时间延长，发生率增加。另外 PTU 和 MMI 都可引起关节病和狼疮综合征。

2. ^{131}I 治疗　^{131}I 被甲状腺摄取后释放出 β 射线选择性破坏甲状腺组织细胞，减少甲状腺素分泌。疗效可达 90% 以上，目前是欧美国家治疗成人甲亢的首选疗法。

（1）适应证和禁忌证：

1）适应证：成人 Graves 甲亢伴甲状腺肿大Ⅱ度以上；ATD 治疗失败或过敏；甲亢手术后复发；伴心功能不全、肝功能不全、肾功能不全、糖尿病等疾病不宜或不愿手术者；甲亢伴白细胞减少、血小板减少或全血细胞减少；浸润性突眼患者。

2）禁忌证：妊娠和哺乳期妇女。

（2）并发症：①^{131}I 治疗的并发症主要是永久性甲状腺功能减退。国外报告 5 年发病率达 30%，每年增加 5%，10 年达 40%～70%，我国早期发生率约 10%，晚期达 59.8%。②放射性甲状腺炎：发生在摄^{131}I 后的第 7～10 天，严重者可给予阿司匹林或糖皮质激素治疗。③个别诱发甲状腺危象。④加重浸润性突眼。

3. 手术治疗　适用于巨大甲状腺有压迫症状，中度、重度甲亢长期服药无效或停药复发者。甲状腺次全切除治疗甲亢的治愈率可达 80% 以上，复发率为 1%～10%。

4. 其他药物治疗

（1）碘剂：复方碘口服液应用于术前准备和甲状腺危象时使用。

（2）β 受体阻滞药：主要在 ATD 初治期使用，可阻断外周组织 T_4 向 T_3 的转化，改善甲亢患者心悸、烦躁、多汗、手震颤等交感神经兴奋的症状。常作为辅助治疗药物或应用于术前准备，但支气管哮喘、严重心力衰竭及低血糖患者禁用。

5. 甲状腺危象的防治　去除诱因和治疗基础疾病是预防甲状腺危象发生的关键，其中积极防治感染及术前充分准备极为重要，一旦危象发生需积极抢救。

（1）抑制 TH 合成：首选 PTU 500～1 000 mg，口服或经胃管注入，以后每 4 小时给予 PTU 250 mg，待症状缓解后减至一般治疗剂量。

（2）抑制 TH 释放：使用 PTU 后 1 小时加用复方碘口服溶液 5 滴，以后每 6 小时一次，一般使用 3～7 天。

（3）抑制组织 T_4 转化为 T_3 或阻断 T_3 与细胞受体结合：PTU、碘剂用法同上；普萘洛尔 60～80 mg/d，1 次/4 h；氢化可的松 300 mg 首次静滴，以后每次 100 mg，1 次/8 h。

（4）降低和清除血中过多的甲状腺激素：在上述治疗效果不显著时，可选用腹膜透析、血液透析或血浆置换等措施，以有效降低血浆甲状腺激素浓度。

(5)其他治疗：①去除诱因，感染者使用抗生素；②降温，高热者予物理降温，避免用乙酰水杨酸类药物；③支持和对症处理，给氧，监测心功能、肾功能，纠正水、电解质和酸碱平衡紊乱及心力衰竭，积极防治各种并发症。

6. 妊娠期甲亢的治疗

(1)ATD 治疗首选 PTU，因为 MMI 致畸作用已有明确报告，哺乳期则首选 MMI。因 ATD 可以通过胎盘，抑制胎儿合成甲状腺激素，促使胎儿 TSH 增高，引起胎儿甲状腺功能减退，故尽可能使用最小有效剂量，使孕妇的血清 TT、FT_4 维持在正常上限或稍高水平。

(2)手术治疗妊娠期甲亢，经 PTU 治疗控制甲亢症状后，可选择在妊娠 4～6 个月行甲状腺次全切除术。应注意的是，妊娠 12～14 周后胎儿甲状腺具有吸碘和合成甲状腺激素的功能，也对 TSH 起反应，放射性^{131}I 治疗或诊断均属禁忌。

7. Graves 眼病的治疗

(1)一般治疗：见护理措施部分。

(2)活动性 GO：治疗的效果要取决于疾病的活动程度。在局部保护和控制甲亢治疗基础上需强化治疗。①糖皮质激素：泼尼松 40～80 mg/d，分 2 次口服，持续 2～4 周。然后减量维持，持续 3～12 个月。②放射治疗：用于早期软组织炎症和眼肌功能障碍效果较好。本疗法可单独应用或者与糖皮质激素联合使用。联合应用可增加疗效。糖尿病和高血压视网膜病变者禁忌放疗。③眶减压手术：目的是切除眶壁和(或)球后纤维脂肪组织，增加眶容积。并发症是手术可能引起复视或者加重复视，尤其是手术切除范围扩大者。

【护理诊断/问题】

1. 营养失调：低于机体需要量　与机体高代谢率和消化吸收不良有关。

2. 活动无耐力　与蛋白质分解增加、甲亢性心脏病、肌无力等有关。

3. 组织完整性受损　与浸润性突眼、黏液性水肿有关。

4. 自我形象紊乱　与突眼、甲状腺肿大导致身体外观改变有关。

5. 个人应对无效　与精神神经系统功能异常，导致性格、情绪变化有关。

6. 睡眠型态紊乱　与甲状腺激素过多导致交感神经兴奋性增高有关。

7. 潜在并发症　甲亢危象。

【护理措施】

1. 生活起居　在保证充分休息及睡眠情况下依据患者病情及生活习惯制定个性化的活动计划；保持室内安静，避免声光多的刺激，通风良好，室温维持在 20℃左右。卧床者应协助患者完成日常生活护理，出汗大患者加强皮肤护理，保持衣物及床单的整洁干净。

2. 病情观察　应注意观察患者的精神状态、生命体征、甲状腺肿大、突眼等病情变化，是否存在感染、手术、创伤、精神刺激等危象诱因，如患者出现危象的症状体征，应立即报告医生并协助抢救。对老年患者应注意观察有无嗜睡、反应迟钝、明显消瘦及器官衰竭的表现，并做好相应的护理。

3. 用药护理

(1)抗甲状腺药物治疗护理：ATD 治疗是基础治疗措施，需告知患者坚持长期服药，定期门诊复诊，及时调整药物剂量，不能随意中断治疗或自行增减药物剂量。注意有无出现白细胞减少、药物性皮疹、皮肤瘙痒等药物不良反应，一旦发现应及时就诊，以免发生严重不良后果。

(2)^{131}I 治疗护理：①^{131}I 治疗前应停用抗甲状腺药物 1 周。②服^{131}I 后避免用手按压甲状腺。③服药后 2 小时内不吃固体食物，以免引起呕吐而造成^{131}I 丢失；服药后 24 小时内避免咳嗽、咳痰以减少^{131}I 丢失；服药后 2 ~3 日要鼓励患者多饮水，每日2 000 ~3 000 mL，以增加排尿。④患者的排泄物、衣服、被褥、用具等须单独存放，待放射作用消失后再进行清洁处理，以免污染环境。在处理患者的物品及排泄物时戴手套，以免造成自身伤害。⑤密切观察病情，如有发热、心动过速、大量出汗、神经过度兴奋等，需考虑有发生甲状腺危象的可能，及时与医生联系，并做好抢救准备。

4. 对症护理

(1)甲状腺危象的护理：甲状腺危象是甲亢患者致命的并发症，病情凶险、病死率高。护理要点：①严密观察病情变化，监测生命体征，记录 24 小时出入量，评估意识状态的变化，注意重要器官功能有无异常。②绝对卧床休息，安置患者于安静、室温偏低的环境中，避免一切不良刺激。烦躁不安者，按医嘱给适量镇静药。③呼吸困难、发绀者给予持续低流量(1 ~2 L/min)氧气吸入。体温过高者，迅速进行物理降温，给予冰敷或乙醇擦浴，必要时采用人工冬眠。④建立静脉通道，按医嘱及时准确使用药物，备好各种抢救药品和器械。⑤给予高热量、高蛋白、富含维生素饮食和足够的液体入量。对严重呕吐、腹泻和大量出汗者应通过口服或静脉及时补充足量的液体；昏迷者给予鼻饲；注意水、电解质平衡。⑥对谵妄、躁动不安者注意安全护理，使用床栏防止坠床；昏迷者加强皮肤、口腔护理，定时翻身，防止压疮、肺炎的发生。⑦指导患者加强自我心理调整，避免感染、严重精神刺激、创伤等诱发因素。

(2)眼部护理：加强眼部保护措施，预防眼睛受到刺激和伤害。局部护理措施：佩戴有色眼镜，以防光线刺激和灰尘、异物的侵害；复视者戴单侧眼罩；经常以眼药水湿润眼睛，避免过度干燥，睡前涂抗生素眼膏，用0.9%氯化钠溶液纱布覆盖双眼；睡觉或休息时，抬高头部，使眶内液回流减少，减轻球后水肿；指导患者在眼睛有异物感、刺痛或流泪时，勿用手直接揉眼睛；发生角膜溃疡或全眼球炎时，应按医嘱给予治疗和护理。

(3)甲状腺肿的护理：上衣领宜宽松柔软，避免压迫肿大的甲状腺，严禁用手挤压甲状腺，以免甲状腺激素分泌过多而加重病情。

5. 饮食护理

(1)甲亢患者能量消耗大，要保证营养供给，促进体重恢复。应给予高蛋白、高热量、富含维生素饮食，补充足量的水分。

(2)避免进食含碘丰富的食物，如海带、紫菜等。

(3)避免进食刺激性食物和饮料，如浓茶、咖啡等。

(4)避免致甲状腺肿的食物，如十字花科蔬菜、卷心菜、甘蓝等。

(5)减少食物粗纤维的摄入，以减少排便次数。每周测量体重，评估体重改善情况。

6. 心理护理　关心体贴患者，避免刺激性语言，建立良好的护患关系，解除患者焦虑和紧张心理，增强战胜疾病的信心。指导患者自我调节，采取自我催眠、放松训练、自我暗示等方法来缓解紧张的心理，恢复身心平衡调节能力。并请患者家属配合，控制各种可能对患者造成不良刺激的信息，帮助患者建立舒畅愉快的生活氛围。

甲状腺功能亢进症的健康教育

【健康教育】

健康教育主要以疾病知识指导、用药指导、饮食指导为主。

三、甲状腺功能减退症

甲状腺功能减退症(hypothyroidism)简称甲减，是由各种原因导致的低甲状腺激素血症或甲状腺激素抵抗而引起的全身性低代谢综合征，其病理特征是黏多糖在组织和皮肤堆积，表现为黏液性水肿。我国甲减患病率约1%，发病率约2.9/1000。起病于胎儿或新生儿者，称为先天性甲减，又称呆小病或克汀病；起病于儿童者，称幼年型甲减；成年发病者称为成人甲减。前两型常伴智力障碍。成年型甲减以中老年妇女多见，多数起病隐袭，发展缓慢，有时长达十余年后始有典型表现。

【病因与发病机制】

引起甲状腺功能减退症的病因有多种。以甲状腺自身病变原因最为多见，称为原发性甲减，其他为非原发性甲减。

【临床表现】

甲状腺功能减退症的病因与发病机制

甲减发病隐匿，病程较长，部分患者缺乏特异症状和体征。

1. 症状　以代谢率减低和交感神经兴奋性下降为主，病情轻的早期患者可以没有特异症状。典型患者有易疲劳、怕冷、手足肿胀感、嗜睡、记忆力减退、少汗、关节疼痛、体重增加、便秘，女性月经紊乱，或月经过多、不孕。

2. 体征　典型患者可有表情呆滞、反应迟钝、声音嘶哑、听力障碍、面色苍白、颜面及眼睑水肿、唇厚舌大、常有齿痕，皮肤干燥发凉，粗糙脱屑，毛发稀疏。由于高胡萝卜素血症，手脚皮肤呈姜黄色。少数患者出现胫前黏液性水肿。

3. 并发症　累及心脏可出现心包积液和心力衰竭。重症者可发生黏液性水肿昏迷。

【医学检查】

1. 甲状腺功能检查　血清 TSH 增高、TT_4降低、FT_4降低是诊断甲减的必备指标。亚临床甲减仅有血清 TSH 增高，而血清 TT_4、FT_3正常。严重病例血清 TT_3和FT_3亦降低。

2. 甲状腺过氧化物酶抗体(TPOAb)、甲状腺球蛋白抗体(TgAb)　TPOAb、TgAb 是确定原发性甲减病因的重要指标，诊断自身免疫甲状腺炎(包括桥本甲状腺炎、萎缩性甲状腺炎)的主要指标。一般认为 TPOAb 的意义较为肯定。

3. 其他检查　多为轻度、中度贫血，血清总胆固醇、心肌酶谱可增高，少数患者血清泌乳素升高、蝶鞍增大。

【诊断要点】

主要依据血清 TT_4降低、FT_4降低、TSH 增高，并结合典型的临床症状、体征即可诊断甲减。早期轻型及不典型者需与贫血、肥胖、特发性水肿、肾病综合征、低代谢综合征、冠心病、心包积液等疾病相鉴别。

【治疗要点】

主要采用甲状腺激素替代治疗。胎儿或新生儿起病的甲减治疗越早效果越好。

1. *替代治疗* 所有类型的甲减，均需用 TH 替代，永久性甲减者需要终身服用。替代治疗的原则强调“早期用药、正确维持、适量起始、注意调整”，目标是使患者血清 TSH 和甲状腺激素水平恢复到正常范围。因甲减患者的病情轻重不一，对甲状腺激素的需求量及敏感性不一，故替代治疗应个体化。首选药物是左甲状腺素（$L-T_4$），用法为每天早晨服药 1 次。

2. *对症治疗* 有贫血者补充铁剂、维生素 B_{12}、叶酸等。胃酸低者补充稀盐酸，并与 TH 合用才能取得疗效。

3. *黏液性水肿昏迷的治疗*

（1）补充甲状腺激素：$L-T_4$首次静脉注射 300 μg，以后每日 50 μg，患者清醒后改为口服维持。如无注射剂可予片剂鼻饲。如果患者在 24 小时无改善，可以给予 T_3 (liothyronine) 10 μg，每 4 小时一次，或者 25 mg。

（2）保温，给氧，保持呼吸道通畅，必要时行气管切开或机械通气。

（3）氢化可的松 200 ~ 300 mg/d 持续静脉滴注，患者清醒后逐渐减量。

（4）根据需要补液，但补液量不能过多，以免诱发心力衰竭。

（5）控制感染，治疗原发疾病。

【护理诊断/问题】

1. *活动无耐力* 与甲状腺激素合成、分泌不足有关。
2. *便秘* 与代谢率降低及机体活动减少引起的肠蠕动减慢有关。
3. *体温过低* 与机体基础代谢率降低有关。
4. *肥胖* 与代谢率降低致摄入大于需求有关。
5. *有皮肤完整性受损的危险* 与皮肤组织营养障碍有关。
6. *社交障碍* 与甲状腺功能低下致精神情绪改变有关。
7. *性功能障碍* 与甲状腺激素不足所致内分泌和生殖系统功能低下有关。
8. *潜在并发症* 黏液性水肿昏迷。

【护理措施】

1. *生活起居* 注意保暖，调节室温在 22℃ ~ 23℃，适当加穿衣服，睡眠时加盖被子或用热水袋等使患者体温逐渐升高，并保持在正常范围内，以防体温过低。冬天外出时，戴手套、穿棉鞋，以免四肢暴露于冷空气中。

2. *病情观察* 观察患者神志、生命体征的变化，全身黏液性水肿情况。若出现口唇发绀、呼吸深长、喉头水肿等症状，或出现体温低于 35℃、呼吸浅慢、心律不齐、心动过缓、血压降低、嗜睡等表现，可能为黏液性水肿的先兆，应及时报告医生并配合处理。

3. 用药护理　虽然甲减的病因不同，但治疗均以 TH 替代为主，永久性甲减患者需要终身服药。应注意指导患者遵医嘱的剂量准确用药，不可任意减量或增量。观察治疗过程中有无心动过速、心律失常、血压升高、多食消瘦、多汗、情绪激动等，发现异常应立即报告医生，调整用药剂量。

4. 对症护理

(1)黏液性水肿昏迷的护理：黏液性水肿昏迷是甲减的严重并发症，常见诱因有寒冷、感染、创伤、麻醉或镇静药的使用等，应向患者说明注意避免，及早预防。一旦发生应配合医生积极抢救，密切观察血压、心率、尿量的变化、记录 24 小时出入量，保持呼吸道通畅，掌握输液速度，以免诱发心力衰竭。

(2)皮肤护理：每日观察皮肤弹性与水肿情况，观察皮肤有无发红、发绀、起水泡或破损等，若有皮肤干燥、粗糙，可局部涂抹乳液和润肤油，洗澡时避免使用肥皂；协助患者按摩受压部位，保持皮肤清洁，经常翻身或下床活动，避免压疮的发生。

(3)便秘的护理：为卧床患者创造良好的排便环境，指导患者每日定时排便，养成规律排便的习惯。鼓励患者每日进行适当的运动，如散步、慢跑等。教会患者促进便意的技巧，适当按摩腹部或按摩肛门四周。告知患者应多食粗纤维食物，如蔬菜、水果或全麦制品，促进胃肠蠕动，摄入足够的水分，以保证大便通畅。必要时根据医嘱给予轻泻剂，并观察大便的次数、性质改变。注意观察有无腹胀、腹痛等麻痹性肠梗阻的表现。

5. 饮食护理　给予高蛋白、富含维生素，低钠、低脂饮食，细嚼慢咽、少量多餐，食物注重色、香、味，以增加患者食欲，鼓励患者摄取足够水分，多食新鲜蔬菜、水果，以保证足够的营养，保持大便通畅，防止脱水。

6. 心理护理　关心患者，建立良好的护患关系，鼓励患者倾诉自己的思想，说出对自己外观及性格改变的感受，随时给予鼓励，使患者感受到被重视；鼓励家属多与患者沟通，理解、关怀患者，以增强患者的自信心；鼓励患者学会自我照顾，参与社交活动，多结交朋友，以降低社交障碍的危机。

【健康教育】

健康教育主要以疾病知识指导、用药指导、疾病的预防指导为主。

甲状腺功能减退症的健康教育

第四节　肾上腺皮质疾病

预习案例

患者，女，40 岁，“痤疮、多毛 6 年，头部胀痛 1 年”。6 年前因颜面及上背部痤疮、两鬓及颌下毳毛增粗，应用多种外用药物，效果不明显。后面部逐渐变圆，四肢变细，体重增加。1 年前出现头部胀痛，血压升高，行多种降压药治疗，效果不佳。

体查：BP 170/100 mmHg，颜面略黑，皮肤变薄干燥，无紫纹，双足背皮肤毛细血管网可见，胸背部皮肤散发痤疮，全身毳毛较重，满月脸，颈背部及锁骨上窝脂肪垫明显，腹隆起，立位悬垂，双下肢轻度凹陷性水肿。

辅助检查：电解质正常；OGTT 提示“糖尿病”；ACTH 升高；血皮质醇（F）8AM 及 0AM 水平均增高且昼夜节律消失；24 小时尿游离皮质醇（UFC）连续 3 天均增高；小剂量地塞米松抑制试验未被抑制，大剂量地塞米松抑制试验可抑制。双侧肾上腺 CT 示双侧肾上腺形态略饱满，密度未见明显异常；垂体 MRI 示鞍底略下凹，垂体柄略左移。

思考

(1) 该患者诊断是什么？

(2) 如何治疗和护理？

一、Cushing 综合征

Cushing 综合征（库欣综合征，Cushing's syndrome）又称皮质醇增多症，是由多种病因造成肾上腺皮质分泌过多的糖皮质激素（主要是皮质醇）所致病症的总称。以腺垂体促肾上腺皮质激素（ACTH）分泌亢进所引起的临床类型最为多见，称为库欣病（Cushing's disease）。典型病例主要临床表现有向心性肥胖、满月脸、多血质面容、皮肤紫纹、痤疮，伴有高血压和骨质疏松等。

微课-Cushing综合征

Cushing 综合征多见于女性，男女比例为 1∶(2～3)，其中 20～40 岁者约占 2/3。

【病因与发病机制】

病因不同，发病机制亦不同。

【临床表现】

Cushing综合征的病因与发病机制

1. 代谢紊乱

(1)脂代谢障碍：典型的“向心性肥胖”，表现为红润多脂的满月脸、颈背部脂肪堆积似水牛背、腹大如球形、四肢相对细瘦的特征性体态。

(2)蛋白质代谢障碍：可见皮肤紫纹，以臀部外侧、下腹部、大腿内外侧等处多见，呈对称性分布；肌肉萎缩无力，腰酸背痛，严重时站立困难，行动不便；骨质疏松，以脊椎和肋骨明显，脊柱变性可发生自发性骨折。

(3)糖代谢障碍：皮质醇能抑制糖利用，促进糖异生而致血糖升高，出现糖尿病症状，称类固醇性糖尿病。

(4)电解质紊乱：低血钾可加重乏力，并引起肾脏浓缩功能障碍；高血钠可引起轻度水肿。

2. 多器官功能障碍

(1)心血管病变：高血压常见，易发生动静脉血栓，增加心血管并发症的发生率，长期高血压可并发左心室肥大、心力衰竭、脑血管意外。

(2)性功能异常：女性月经稀少、不规则或闭经，多伴不孕，轻度脱毛等；男性性欲减退，睾丸变软、阴茎缩小，出现阳痿，背部及四肢体毛增多。

(3)神经精神症状：情绪不稳定，烦躁、失眠，严重者精神变态或可发生偏执狂。

(4)皮肤表现：皮肤薄，微血管脆性增加，轻微外伤即可引起瘀斑；腹下侧、大腿外侧等处有典型的皮肤紫纹；手、脚、指(趾)甲、肛周常出现真菌感染；皮肤色素沉着，异位 ACTH 综合征患者皮肤色素明显加深。

3. 感染　皮质醇增多使免疫功能减弱，吞噬细胞的吞噬作用和杀伤能力受到抑制，致抵抗力下降而易感染某些化脓性细菌、真菌和病毒性疾病，而炎症反应往往不明显，发热不高。

【医学检查】

1. 糖皮质激素分泌异常的检查

(1)血浆皮质醇增高且皮质醇分泌失去昼夜分泌节律，早晨血浆皮质醇浓度高于正常，而晚上不明显低于清晨。

(2)24 小时尿 17－羟皮质类固醇增多。

(3)小剂量地塞米松抑制试验：尿 17－羟皮质类固醇不能被抑制到对照值的 50% 以下，或尿游离皮质类固醇不能降至在 55 nmol/d 以下者，表示不能被抑制。各类型库欣综合征均不能被小剂量地塞米松抑制。

2. 病因诊断检查

(1)大剂量地塞米松试验：能被抑制到对照值 50% 以下者，表示被抑制，病变大多为垂体性，可诊断为垂体性库欣病；不能被抑制者，可能为原发性肾上腺皮质肿瘤、皮质癌或异位 ACTH 综合征。

(2)ACTH 试验：垂体性 Cushing 病和异位 ACTH 综合征者有反应，高于正常；原发性肾上腺皮质肿瘤则大多数无反应。

3. 影像学检查　包括肾上腺超声检查、蝶鞍区断层 X 线片、CT、MRI 等，可显示病变部位的影像学改变。

【诊断要点】

Cushing 综合征有典型临床症状体征者，从外观即可诊断。早期或不典型病例易漏诊，须根据实验室检查结果：皮质醇分泌增多，失去昼夜分泌节律，且不被小剂量地塞米松抑制，结合影像学检查，血、尿皮质醇增高程度，血 ACTH 水平及动态试验结果可作出病因诊断。注意与单纯性肥胖、2 型糖尿病等疾病进行鉴别。

【治疗要点】

治疗方法主要有手术、放射、药物等，应根据不同的病因作相应的治疗。在病因治疗前，对病情严重的患者，宜先对症治疗。

(1) Cushing 综合征：首选治疗方法是手术，大部分患者经蝶窦切除垂体微腺瘤后可治愈。对垂体大腺瘤患者，需作开颅手术治疗，为避免复发，术后辅以放射治疗。

(2) 肾上腺腺瘤：肾上腺腺瘤大多为单侧，手术切除可根治，术后需糖皮质激素(氢化可的松或可的松)作替代治疗，一般为 6 个月 ~1 年。肾上腺皮质癌患者，尽可能早期手术治疗，未能根治或已有转移者用肾上腺皮质激素合成阻滞药物治疗，以减少肾上腺皮质激素的分泌量。

(3) 肾上腺增生：不依赖 ACTH 的小结节性或大结节性双侧肾上腺增生作双侧肾上腺切除术，术后作激素替代治疗。

(4) 异位 ACTH 综合征：治疗原发恶性肿瘤，视病情采用手术、放疗和化疗。不能根治者使用肾上腺皮质激素合成阻滞药，如米托坦(双氯苯二氯乙烷)、美替拉酮、氨鲁米特、酮康唑等。

【护理诊断/问题】

1. 体像紊乱　与 Cushing 综合征引起身体外观改变有关。

2. 体液过多　与糖皮质激素过多引起水钠潴留有关。

3. 有感染的危险　与皮质醇增多有关。

4. 有受伤的危险　与代谢异常致骨质疏松有关。

5. 焦虑　与 ACTH 增加引起患者情绪不稳定、烦躁有关。

6. 潜在并发症　心力衰竭、脑血管意外、类固醇性糖尿病。

【护理措施】

1. 生活起居　取平卧位，抬高双下肢，以利于静脉回流，病情严重时卧床休息。鼓励患者根据个人能力逐步增加活动量，防止肌肉萎缩，改善骨质疏松，并可消耗多余脂肪。有骨质疏松时，限制活动范围与运动量，做好安全防护，防止摔伤和骨折。

2. 病情观察　注意观察血压、心律、心率变化，以早期发现高血压对心脏的影响。对血压明显升高，伴有左心室肥大的患者，一旦发现有左心衰竭的表现，应立即给予半卧位，氧气吸入，按医嘱进行抗心力衰竭处理。观察有无低钾血症的表现，如出现恶心、呕吐、腹胀、乏力、心律失常等表现，应及时测血钾和描记心电图，并与医生联系和配合处理。注意观察患者进食量和有无糖尿病表现，必要时及早做糖耐量试验或检测血糖，以明确诊断。观察患者水肿情况，每天监测体重变化，记录 24 小时液体出入量。

3. *用药护理* 应用肾上腺皮质激素合成阻滞药治疗时，应注意观察疗效和不良反应，如食欲不振、恶心、呕吐、嗜睡、共济失调等，偶有皮疹和发热反应。部分药物会造成肝损害，应定期检测肝功能。

4. *对症护理*

(1)预防感染：保持病室环境及床单位整洁，室内温湿度适宜，减少感染源；对患者及家属进行日常卫生指导，如保持皮肤、阴部、衣着、用具等清洁卫生，减少感染机会；医护人员严格无菌操作，以避免交叉感染，并尽量减少侵入性操作；观察体温变化，定期检查血常规，注意早期发现感染灶，如咽部扁桃体感染、皮肤疖、皮肤痈、口腔念珠菌及泌尿道真菌感染等；一旦发生感染，应按医嘱及早治疗，以免扩散。

(2)预防外伤：减少安全隐患，对有广泛骨质疏松和骨痛的患者，应告知注意休息，避免过度劳累；移除环境中不必要的家具或摆设，浴室应铺上防滑脚垫，防止因碰撞或跌倒引起外伤或骨折；避免剧烈运动，严防摔伤，变换体位时动作轻柔，防止发生病理性骨折；给患者进行药物注射和护理操作时，动作应轻稳，避免碰击或擦伤皮肤，引起广泛性皮下出血。

5. *饮食护理* 饮食给予高蛋白、高钾、高钙、低钠、低热量、低碳水化合物饮食，鼓励患者食用柑桔、枇杷、香蕉、南瓜等含钾高的水果。并发糖尿病者，给予糖尿病饮食。避免刺激性食物，禁烟酒。

6. *心理护理* 教会患者自我护理，避免感染，保持心情愉快。指导患者有计划地安排力所能及的活动，让患者独立完成，增强其自信心和自尊感。

Cushing综合征的健康教育

【健康教育】

健康教育的对象需包括患者及家属，主要内容：疾病知识指导和治疗指导。

二、原发性慢性肾上腺皮质功能减退症

预习案例

患者，女，35 岁。因面部、双手足背部皮肤进行性变黑 2 年，乏力半年。2 年前患者在怀第 2 胎时双颊部出现色素沉着斑，并逐渐扩展至整个面部、双手足背、舌外侧缘等处，指、趾甲明显变黑。患者第 2 胎产后哺乳量比第 1 胎少，但月经正常。患病前无特殊化学物品接触史，无发热及盗汗，无咳嗽、咳痰。近期体重无明显变化。否认有肝炎和结核病史，否认有家族性遗传病史。

思考

(1)该患者诊断是什么？

(2)如何治疗和护理？

原发性慢性肾上腺皮质功能减退症（primary chronic adrenocortical hypofunction）又称艾迪生病，主要是由多种原因导致双侧肾上腺绝大部分被破坏，肾上腺皮质激素分泌不足和反馈性血浆 ACTH 水平增高所致。由下丘脑－垂体病变引起为继发性。慢性肾上腺皮质功能减退症多见于中年人。

【病因与发病机制】

多种原因导致双侧肾上腺绝大部分被破坏，肾上腺皮质激素分泌不足和反馈性血浆 ACTH 水平增高所致。

【临床表现】

原发性慢性肾上腺皮质功能减退症的病因与发病机制

主要为皮质醇和醛固酮分泌不足所致的各种临床表现。肾上腺皮质分泌性激素减少的症状常不显著。

(1)皮肤、黏膜色素沉着：本病最具特征的症状。色素沉着多分布在暴露部位，如面部、四肢；摩擦部位，如关节伸屈面、乳头、乳晕、腋下、掌纹指纹、腰带部、会阴部、肛周等；黏膜，如唇、舌、龈、颊、上腭等；瘢痕部位。色泽有淡褐、棕黄、棕黑、蓝黑、煤黑色等。此外，少数患者尚可有白斑、白化病或黄褐斑等。色素深浅与病情轻重不成正比。

(2)乏力、消瘦：原发性慢性肾上腺皮质功能减退症早期症状之一，其程度与病情轻重平行。表现为体力不足、脂肪减少、肌肉消瘦、体重下降，多为进行性加重。

(3)循环系统：血压降低、心脏缩小、心音低钝，甚至循环衰竭。患者常有头昏、眼花、直立性晕厥。

(4)低血糖：患者空腹血糖常低于正常，往往在餐前或剧烈活动后，易发生饥饿、心悸、冷汗、乏力，甚至昏迷等低血糖症状，主要与糖异生作用减弱、肝糖原耗损有关。

(5)消化系统：食欲减退、消化不良、嗜咸性食品、胃酸过少。有恶心、呕吐、腹痛、腹泻，常提示病情加重。

(6)神经、精神系统：精神萎靡、记忆力减退、头晕、淡漠嗜睡、烦躁、失眠、谵妄，可出现精神失常等。

(7)肾脏：夜尿增多、水负荷的排泄能力减弱，在大量饮水后可出现稀释性低钠血症。

(8)生殖系统：女性可月经失调或闭经，阴毛、腋毛减少或脱落、稀疏，病情轻者仍可生育。男性性功能减退。

(9)抵抗力降低：当遇某种应激时，如感染、疼痛、劳累、手术等，易发生神志模糊、血压降低，严重时可诱发肾上腺危象。对各种镇静药、麻醉药甚为敏感，应慎用。

(10)与病因有关的症状：由结核引起或伴其他脏器活动性结核者，可有低热、盗汗、体质虚弱、消瘦等结核毒性症状。本病与其他自身免疫性疾病并存时，则伴相应疾病的临床表现。

(11)肾上腺危象：为原发性慢性肾上腺皮质功能减退症原有症状急骤加重的表现，常因感染、创伤、手术、分娩、吐泻、大量出汗、失水、高热、劳累、骤停激素治疗或结核恶化等诱发。表现为高热、恶心、呕吐、腹痛、腹泻、脱水、血压降低、心率增快、脉搏细弱、周围循环衰竭、精神失常、低血糖症、低钠血症、血钾可高可低。如不及时抢救，可发展至休克、昏迷、死亡。

【医学检查】

1. 血常规检查　常有正细胞正色素性贫血。中性粒细胞减少，淋巴细胞相对增多，嗜酸性粒细胞明显增多。

2. 血生化检查　可有低血钠、高血钾，氮质血症，空腹血糖降低、葡萄糖耐量试验呈低平曲线，少数患者可有轻度或中度高血钙。

3. 肾上腺皮质功能检查

(1)基础血、尿皮质醇、尿17－羟皮质类固醇测定常降低。

(2)ACTH兴奋试验目前已成为筛查原发性慢性肾上腺皮质功能减退症的标准方法，不受饮食或药物的干预，可应用于任何年龄患者，结果可靠，无明显不良反应。可反映肾上腺皮质储备功能，原发性慢性肾上腺皮质功能减退症示储备功能低，经ACTH兴奋后，血、尿皮质类固醇无明显上升。用于鉴别原发性与继发性肾上腺皮质功能减退。

(3)血浆基础ACTH测定对原发性慢性肾上腺皮质功能减退症的诊断和鉴别诊断有重要意义。原发性肾上腺皮质功能减退者ACTH明显增高，而继发性肾上腺皮质功能减退症者，血浆ACTH明显降低或在正常低限。

4. 影像学检查　X线片、CT或MRI检查可示肾上腺增大及钙化阴影。

【诊断要点】

根据患者皮肤黏膜色素沉着、乏力、体重减轻、血压下降等临床表现，结合血、尿皮质醇测定及ACTH兴奋试验可诊断。ACTH兴奋试验对原发性慢性肾上腺皮质功能减退症诊断最具价值。原发性慢性肾上腺皮质功能减退症需与慢性消耗性疾病相鉴别。

【治疗要点】

1. 一般治疗　宜进食高糖、高蛋白及富含维生素的食物。摄入足够的食盐，每日至少8 g，如有大量出汗、腹泻时应酌情增加食盐摄入量。指导患者了解疾病性质，坚持长期激素替代治疗。

2. 激素替代治疗

(1)糖皮质激素：根据身高、体重、性别、年龄、劳动强度等，确定合适的基础量。服药应模仿激素分泌昼夜节律，如上午8时服全日量的2/3，下午4时前服1/3。若维持量小者，可于上午一次服用。首选氢化可的松，一般常用剂量为20～30 mg/d，以后可逐渐减量，有发热等并发症时适当加量。

(2)盐皮质激素：经糖皮质激素治疗和补充食盐后仍有头晕、乏力、血压偏低者，需加用盐皮质激素，氟氢可的松0.05～0.1 mg，每日上午8时一次口服。有水肿、高血压、低血钾者减量。

3. 病因治疗　有活动性结核者，应积极给予抗结核治疗。补充替代用的糖皮质激素并不影响对结核的控制。如系自身免疫病者，若累及其他内分泌腺亦应作相应治疗。

4. 肾上腺危象治疗

(1)补充液体：典型的危象患者液体损失量达细胞外液的1/5，初治的第1、2天内应迅速补充0.9%氯化钠溶液每日2 000～3 000 mL。对于以糖皮质激素缺乏为主、脱水不甚严重者补盐水量适当减少，补充葡萄糖液以避免低血糖。

(2)糖皮质激素治疗：立即静注氢化可的松或琥珀酸氢化可的松100 mg，而后每6小时静滴100 mg，第2、3天减至每日300 mg，分次静滴。病情好转后逐渐减至每日100 mg，呕吐停止，能进食者，改为口服。

(3)积极治疗感染及防治诱因。

5. 其他　纠正低血压、休克及控制感染等诱发因素，慎用镇静药。

【护理诊断/问题】

1. 体液不足　与醛固酮分泌减少致水钠排泄增加及呕吐、腹泻等有关。

2. 营养失调：低于机体需要量　与糖皮质激素缺乏导致厌食、消化功能不良有关。

3. 活动无耐力　与皮质醇缺乏导致肢体无力、体力不足有关。

4. 体像紊乱　与脱发和色素沉着有关。

5. 知识缺乏　与缺乏用药方法、预防肾上腺危象有关。

6. 潜在并发症　肾上腺危象、水电解质紊乱。

【护理措施】

1. 生活起居　鼓励患者适当活动，但避免过劳，指导患者改变体位时宜缓慢，尤其由卧位变坐位、立位时，以防直立性低血压。

2. 病情观察　观察患者皮肤色泽、湿度和弹性，有无脱水表现，每天记录患者的液体出入量。监测有无低血钠、高血钾、高血钙、低血糖，给予心电监护，注意有无心律失常。观察患者有无恶心、呕吐、腹泻等情况并做好记录。

3. 用药护理　指导患者正确服用糖皮质激素及盐皮质激素，观察药物的疗效；使用盐皮质激素的患者要密切观察血压、肢体水肿、血清电解质等的变化。

4. 对症护理　肾上腺危象护理：积极控制感染，避免过度劳累、创伤、突然中断治疗等各种导致危象的诱因；监测生命体征、意识状态、尿量等，观察有无恶心、呕吐、腹痛、腹泻、发热或体温过低、嗜睡、血压下降或休克等危象征兆；配合抢救，迅速建立静脉通道并保持静脉输液畅通，按医嘱补充液体和激素，注意观察治疗效果，准备抢救药品与仪器，记录出入液量，及时留取标本送检，并给予相应对症护理。

5. 饮食护理　摄入高蛋白、高糖及富含维生素饮食，补充足够食盐，鼓励患者饮水，每日水分摄取3 000 mL以上。当大量出汗、腹泻时增加水、盐摄入，避免摄取香蕉、甜瓜、橘汁等含钾高的食物，以免加重高钾血症，而诱发心律失常。消化不良患者可给予助消化药物，增加食欲，促进消化。

6. 心理护理　向患者解释原发性慢性肾上腺皮质功能减退症病程长，需终身药物替代治疗，有身体外形改变者，指导其恰当修饰，以增强自信心，配合治疗护理。

原发性慢性肾上腺皮质功能减退症的健康教育

【健康教育】

健康教育主要包括疾病知识指导、治疗指导、自我保护。

第五节 嗜铬细胞瘤

预习案例

患者，女，43岁，发现血糖升高1年余。1年余前患者在体检时发现血糖偏高（具体数值不详），当时无口干、多饮、多尿，无体重进行性下降，无脾气暴躁，无食欲亢进，诊断为“糖尿病”，此后予饮食控制及自服保健药品，未到医院正规治疗及规律监测血糖。平素患者偶有头晕头痛、多汗，多在活动后出现，静坐休息后缓解，无恶心呕吐。近1个月前起，无明显诱因下出现口干多饮，日饮开水2 000 mL左右，尿量增多，日解小便10次左右；头痛、多汗较前频繁，食欲减退，无视物旋转，无视野缺损，无恶心呕吐，无腹痛、腹泻，无胸闷气短，1个月来体重下降约2 kg。今来我院，测血压150/85 mmHg，生化：血糖10.3 mmol/L，K 3.1 mol/L，Na 140.2 mmol/L，Cl 101 mmol/L，尿素氮4.88 mmol/L、肌酐80 μmol/L；肝功能、心肌酶正常。尿常规：尿糖（+）、蛋白质（+）、隐血（+）、酮体（-）；拟“糖尿病、高血压”收住入院。

入院体查：T 36.5℃，P 100次/min，R 19次/min，BP 150/85 mmHg，BMI 23.1 kg/m^2，神志清，精神可，未见满月脸、水牛背，未见紫纹，多血质，皮肤、巩膜无黄染，浅表淋巴结扪及肿大，甲状腺未触及肿大，双肺呼吸音清，未闻及干湿啰音，心律齐，各瓣膜区未闻及病理性杂音，腹平软，全腹，无压痛、反跳痛，肝脾肋下未触及，全腹部未触及包块，双肾区无叩击痛，双下肢未见色素沉着，无水肿，足背动脉搏动可，双下肢痛温觉、粗触觉、震动觉正常，NS（-）。

入院后按糖尿病、高血压常规检查和治疗，病情有所缓解，进一步行以下辅助检查和实验室检查。

腹部增强CT：腹主动脉左侧占位。血肾上腺素256 ng/L，血多巴胺315.26 ng/L，血去甲肾上腺素3788.74 ng/L。24小时尿多巴胺781.55 ng/L，24小时尿去甲肾上腺素123.36 ng/L，24小时尿肾上腺素18.25 ng/L。

转外科手术治疗，术后病理：嗜铬细胞瘤。

思考

（1）典型症状有哪些？

（2）怎样治疗和护理？

嗜铬细胞瘤(pheochromocytoma, PHEO)起源于肾上腺髓质、交感神经节或其他部位的嗜铬组织，肿瘤持续或间断地释放大量儿茶酚胺，引起持续性或阵发性高血压和多个器官功能及代谢紊乱。嗜铬细胞瘤大多为良性，恶性约占10%。PHEO以20～50岁最多见，男女发病率无明显差异。

【病因与发病机制】

嗜铬细胞瘤的产生原因尚不清楚。

【临床表现】

嗜铬细胞瘤的病因与发病机制

以心血管系统表现为主，主要因大量儿茶酚胺作用于肾上腺素能受体所致，可伴其他系统的表现。

1. 心血管系统表现

(1)高血压：PHEO最主要的表现，分为阵发性和持续性两种类型。

1)阵发性高血压型：为特征性表现，因大量儿茶酚胺间歇地进入血循环所致。平时血压正常，在某些诱因作用下血压骤升。常见的诱因有情绪激动、体位改变、排便、屏气、灌肠、创伤、扪压肿瘤、吸烟、饮酒、腹膜后充气造影、麻醉诱导等，收缩压高达200～300 mmHg，舒张压130～180 mmHg。发作时，伴有剧烈头痛、面色苍白、大汗淋漓、心动过速、心前区疼痛、心律失常、焦虑恐惧、恶心、呕吐、视力模糊、复视等。血压严重升高者可并发急性左心衰竭或脑卒中。发作频率及持续时间不一，多者1日数次，少者数个月1次，持续时间一般为数分钟，长者可达1～2小时或更长。发作终止后患者可出现迷走神经兴奋表现，如皮肤潮红、全身发热、流涎、瞳孔缩小等，并可有尿量增多。随着病情进展，发作次数、持续时间均逐渐增加，部分可发展为持续性高血压伴阵发性加剧。

2)持续性高血压型：表现与原发性高血压相似，常被误诊为原发性高血压。高血压患者有以下情况者，要考虑嗜铬细胞瘤的可能：儿童或青年人高血压，对常用降压药效果不佳，但对α受体阻滞药、钙拮抗药有效；高血压伴交感神经过度兴奋(多汗、心动过速)、高代谢(低热、体重降低)、直立性低血压或血压波动大。部分患者特别是儿童或少年，病情发展迅速，呈恶性高血压过程。患者出现直立性低血压的原因，可能因长期过度的儿茶酚胺分泌导致循环血容量不足和维持站立血压的反射性血管张力下降所致。

(2)低血压、休克：PHEO可发生低血压，甚至休克，或出现高血压与低血压交替。在低血压或休克的同时，可伴有急性腹痛、心前区痛、高热等，易被误诊为急腹症、急性心肌梗死或感染性休克。发生低血压和休克的原因：①大量儿茶酚胺引起严重心律失常或心力衰竭，致心排血量锐减；②大量儿茶酚胺使血管强烈收缩、组织缺氧、微血管通透性增加，血浆外渗，血容量减少；③肿瘤骤然发生出血、坏死，停止释放儿茶酚胺；④肿瘤分泌肾上腺素，兴奋肾上腺素能β受体，促使周围血管扩张；⑤肿瘤分泌多种扩血管物质，如舒血管肠肽、肾上腺髓质素等。高血压与低血压交替出现则可能与肿瘤释放的缩血管物质(去甲肾上腺素、肾上腺素)与舒血管物质(肾上腺髓质素)比例改变有关。

(3)心脏表现：大量儿茶酚胺刺激可引起儿茶酚胺性心肌病，伴各种心律失常，如期前收缩、阵发性心动过速，甚至心室颤动。部分患者可发生心肌退行性变、坏死、炎性改变。由于心肌的损害或心脏负荷过重，可发生心力衰竭。

2. 代谢紊乱

（1）基础代谢增高：患者出现体温升高、消瘦等，系肾上腺素作用于中枢神经及交感神经系统控制下的代谢过程所致。

（2）糖代谢紊乱：肝糖原分解加速、肝糖异生加强及胰岛素分泌受抑制等而引起血糖升高，糖耐量减低。

（3）脂代谢紊乱：脂肪分解加速、血游离脂肪酸增高。

（4）电解质紊乱：少数患者可出现低钾血症，可能与儿茶酚胺促进 K^+ 进入细胞内及增加肾素、醛固酮分泌有关。可出现高钙血症，可能与肿瘤分泌甲状旁腺激素相关蛋白有关。

3. 其他临床表现

（1）消化系统：患者出现便秘、腹胀、腹痛甚至肠扩张，由于儿茶酚胺可引起肠蠕动及张力减弱。高浓度的儿茶酚胺可使胃肠壁内血管发生增殖性和闭塞性动脉内膜炎，造成缺血性的肠坏死、出血和穿孔，出现剧烈腹痛、休克等相应的表现。胆石症发生率增高，因儿茶酚胺可使胆囊收缩减弱、Oddi 括约肌张力增高，出现胆汁潴留。

（2）腹部肿块：少部分患者可在左或右侧中上腹触及肿块，按压肿块可诱发血压突然增高。恶性嗜铬细胞瘤可转移至肝脏，出现相应表现。

（3）泌尿系统：长期高血压损害肾脏，可发生肾功能减退。膀胱内嗜铬细胞瘤常引起患者排尿时高血压发作，并可出现膀胱扩张，无痛性肉眼血尿。

（4）血液系统：在大量肾上腺素作用下，导致血容量减少，血细胞重新分布，外周血中白细胞增多，有时红细胞也可增多。

（5）其他：可伴发一些基因突变所致的遗传性疾病，如 2 型多发性内分泌腺瘤病，1 型多发性神经纤维瘤等。

【医学检查】

1. 血、尿儿茶酚胺及其代谢产物测定　患者尿儿茶酚胺及其代谢物香草基杏仁酸（VMA）、甲氧基肾上腺素（MN）、甲氧基去甲肾上腺素（腿 N）均升高，常在正常高限的2倍以上，其中 MN、NMN 的敏感性和特异性最高。应注意阵发性高血压型平时不升高，发作后才升高，故应在发作后测定。

2. 胰升糖素激发试验　用于阵发性高血压型患者。为明确诊断，可考虑进行胰升糖素激发试验，患者静脉注射胰升糖素 1 mg 后 1～3 分钟内，血浆儿茶酚胺升高 3 倍以上或升至 2 000 pg/mL，血压上升。

3. 影像学检查　用于肿瘤的定位，宜在控制高血压后进行。方法：①B 超，用于肾上腺及肾上腺外肿瘤定位检查，直径 1 cm 以上者阳性率较高；②CT 扫描，90% 以上的肿瘤可准确定位；③MRI，有助于区分嗜铬细胞瘤和肾上腺皮质肿瘤；④其他，放射性核素标记定位适用于转移性、复发性和肾上腺外肿瘤；静脉导管术用于判断肿瘤的部位。

【诊断要点】

PHEO 为可治愈的继发性高血压病，因此早期诊断甚为重要，诊断必须建立在 24 小时尿儿茶酚胺或其代谢产物增加的基础上。对于儿童和青年人，呈阵发性或持续性发作高血压，应考虑 PHEO 可能。主要诊断依据是患者高血压的临床特点，以及血、尿儿茶酚胺及其代谢物明显增高等。同时要与其他继发性高血压及原发性高血压相鉴别。

【治疗要点】

单纯药物治疗难以控制患者高血压，一旦确诊部位首选手术治疗。

1. *药物治疗*　应用 α 受体阻滞药治疗，控制血压、扩充血管容量，减轻心脏负担，为手术做准备。术前用药时间一般不得少于 2 周。常用酚苄明(氧苯苄胺)、哌唑嗪、多沙唑嗪等药物。可出现心动过速、心律失常、直立性低血压等不良反应。

2. *手术治疗*　良性嗜铬细胞瘤通过手术切除可得到根治。手术的最大危险是在麻醉诱导期、手术过程中尤其在接触肿瘤时，诱发高血压危象、心律失常和休克。当血压骤升时可采用酚妥拉明、硝普钠等药物静脉给药控制血压。瘤体切除后，血压可降至 90/60 mmHg。如血压低、周围循环不良，表示血容量不足，应及时补充适量的全血或血浆，不可单用缩血管药物来代替补充血容量。

3. *并发症治疗*　当患者发生高血压危象时，应立即抢救。降血压的治疗为酚妥拉明 1 ~5 mg 用 5% 葡萄糖稀释后缓慢静脉注射，同时严密观察血压变化。当血压下降至 160/100 mmHg 左右即停止静注，以 10 ~15 mg 的酚妥拉明溶于 5% 葡萄糖 0.9% 氯化钠溶液 500 mL 中缓慢静脉滴注。也可用硝苯地平 10 mg 舌下含服，以降低血压。

4. *恶性嗜铬细胞瘤治疗*　治疗较为困难，因肿瘤对化疗和放疗多不敏感。如无广泛转移者应选择手术切除。若手术无法切除或切除不尽，可用抗肾上腺药作对症治疗。

【护理诊断/问题】

1. *组织灌注无效*　与儿茶酚胺致血管过度收缩有关。

2. *头痛*　与血压升高有关。

3. *便秘*　与高儿茶酚胺浓度使肠蠕动及张力减弱有关。

4. *潜在并发症*　高血压危象。

【护理措施】

1. *生活起居*　急性发作时应绝对卧床休息，保持病室安静、光线偏暗，减少探视，各类操作尽量集中进行以避免刺激。

2. *病情监测*　密切监测患者的血压变化，注意观察血压是否为阵发性或持续性升高、发病前和发病时的血压变化情况、有无高血压和低血压交替出现等。测量时应固定使用同一血压计，患者采用同一体位，并尽可能做到同一人进行测量。评估患者发病是否与诱发因素有关，及时发现并指导患者避免诱因；观察患者有无头痛，头痛的程度、持续时间，是否有其他伴随症状；记录 24 小时液体出入量，监测患者水、电解质变化。

3. *用药护理*　对服用 α 受体阻滞药患者，应严密观察血压变化和药物不良反应。酚苄明常见的不良反应为直立性低血压、鼻黏膜充血、心动过速等。哌唑嗪常见的不良反应为直立性低血压，用药后应注意观察患者心率变化，告知改变体位时应缓慢。

4. *对症护理*　主要并发症为高血压危象。积极避免诱因，做好病情监测，及时发现高血压危象的症状，一旦发生，护理措施有以下几点：绝对卧床休息，抬高床头并吸氧，必要时加用床栏以防患者因躁动而坠床；严格按医嘱使用酚妥拉明，及时根据患者的血压调整给药的速度；严密监测血压、脉搏、呼吸、心率及神志变化，并作好记录。按时留取血、尿标本送检。

5. *饮食护理*　饮食给予高热量、高蛋白质、富含维生素、低盐饮食，鼓励患者多饮水，忌食含咖啡因的饮料或浓茶。

嗜铬细胞瘤的健康教育

6. *心理护理*　PHEO 发作突然，症状严重，患者常出现恐惧感，护士要向患者介绍有关疾病知识、治疗方法及注意事项，减轻患者的精神负担，消除恐惧心理和紧张情绪，使其主动配合治疗。

【健康教育】

健康教育的对象需包含患者及家属，主要内容包括疾病知识指导和用药指导。

第六节　糖尿病

预习案例

陈某，男，50 岁，因多尿、多饮、乏力，体重减轻 1 个月入院，患者 1 个月以来进食多，但体重减轻 5 kg，下肢皮肤瘙痒。OGTT 查空腹血糖 15.2 mmol/L，餐后 2 小时血糖 20.4 mmol/L，诊断为 2 型糖尿病，予胰岛素及口服盐酸二甲双胍治疗。

思考

(1)糖尿病典型症状有哪些?

(2)胰岛素治疗的护理要点?

糖尿病(diabetes mellitus，DM)是遗传、环境多因素共同作用引起的以慢性高血糖为主要特征的一组代谢性疾病。由于胰岛素分泌或作用缺陷，或两者同时存在而引起碳水化合物、脂肪、蛋白质代谢紊乱，长期可导致心脏、肾、眼、神经、血管等器官组织的慢性损伤。在病情严重或应激时亦可发生酮症酸中毒(DKA)、高渗性高血糖综合征及其他代谢紊乱。

微课-糖尿病（一）

微课-糖尿病（二）

随着经济的发展、生活方式的改变及人口老龄化，糖尿病患病率也呈快速上升趋势，并成为继心血管、肿瘤后第三大危害人类健康的慢性非传染性疾病。据国际糖尿病联盟(International Diabetes Federation，IDF)统计，2011 年全世界糖尿病患者已经达到 3.66亿，预计到2030 年全球糖尿病患者将近5.5 亿。目前已知我国 18 岁以上的成年人糖尿病患病率为 9.7%，我国已成为全世界糖尿病患者数最多的国家，而仍有约 60% 的患者未被诊断，儿童及青少年 2 型糖尿病患病率也日益增加。糖尿病已对人们的健康造成了严重威胁。

【糖尿病分型】

国际上目前通用 WHO 于 1999 年发布的病因学分类标准：

1.1 型糖尿病(T1DM)　胰岛 B 细胞受损导致胰岛素分泌不足、绝对缺乏，T1DM 又分为自身免疫性(1A)和特发性(1B)两种亚型。

2.2 型糖尿病(T2DM)　从以胰岛素抵抗为主伴胰岛素进行性分泌不足到以胰岛素进行性分泌不足为主伴胰岛素抵抗，是临床最常见的类型。

3.特殊类型糖尿病

(1)胰岛 B 细胞功能的基因缺陷：青年人中的成年发病型糖尿病；线粒体基因突变糖尿病。

(2)胰岛素作用的基因缺陷：A 型胰岛素抵抗；妖精貌综合征；Rabson - Mendenhall 综合征，亦称为 C 型胰岛素抵抗；脂肪萎缩性糖尿病。

(3)胰腺外分泌疾病胰腺炎、创伤/胰腺切除术、肿瘤、囊性纤维化病、血色病、纤维钙化性胰腺病等。

(4)内分泌疾病：肢端肥大症、库欣综合征、胰升糖素瘤、嗜铬细胞瘤、甲状腺功能亢进症、生长抑素瘤、醛固酮瘤等均可引发糖尿病，称为继发性糖尿病。

(5)药物或化学用品所致糖尿病：吡甲硝苯脲、烟酸、糖皮质激素、甲状腺激素、二氮嗪、受体激动药、噻嗪类利尿药、苯妥英钠、干扰素等，可致胰岛素分泌功能受损。吡甲硝苯脲和静脉应用喷他脒可永久性破坏 B 细胞。

(6)感染：先天性风疹、巨细胞病毒感染等。

(7)不常见的免疫介导糖尿病：僵人综合征、抗胰岛素受体抗体等。

(8)其他可能与糖尿病相关的遗传性综合征。

4.妊娠糖尿病　妊娠过程中初次发现的任何程度的糖耐量异常，均可认为是妊娠糖尿病(gestational diabetes mellitus，GDM)，已知有糖尿病又合并妊娠者不包括在内。

【病因与发病机制】

糖尿病的病因和发病机制非常复杂，至今尚未完全阐明。不同类型糖尿病的病因和发病机制不同，即使在同一类型中也存在异质性。总的来说，遗传因素及环境因素共同参与了发病过程。在糖尿病的自然过程中，无论病因如何，都会经历三个阶段：患者已存在糖尿病相关的病理生理改变、糖调节受损(IGR)、糖尿病。

【临床表现】

1.症状

(1)代谢紊乱综合征：血糖升高导致渗透性利尿而出现多尿，每日尿量可达 3 ~ 5 L，甚至 10L 以上。因多尿体内水分排出过多，导致患者口渴多饮。由于胰岛素不足，肝糖原和肌糖原储存减少，细胞摄取和利用葡萄糖不足，大部分葡萄糖随尿排出，体内缺乏能源，患者常感饥饿、多食。因糖利用障碍，脂肪和蛋白质消耗增多，引起乏力和体重减轻。此为糖尿病的典型“三多一少”症状，即多尿、多饮、多食、体重减轻。

糖尿病的病因与发病机制

(2)其他症状：头昏、乏力、四肢酸痛、麻木等。由于高血糖和周围神经病变导致皮肤干燥、瘙痒。女性患者还可因尿糖刺激局部皮肤而引起阴部瘙痒。血糖升高较快时可使眼房水、晶体渗透压改变，引起屈光改变致视力模糊。

2. 常见类型糖尿病的临床特点

(1)1 型糖尿病：

1)自身免疫性 T1DM(1A 型)：多在 30 岁以前起病。起病迅速，“三多一少”症状常较明显，未及时诊断治疗或病情进展较快时，可出现 DKA，儿童和青少年常以此为首发表现。青春期患者开始呈中度高血糖，在感染等应激下迅速转变为严重高血糖和(或)酮症酸中毒。成年患者，起病缓慢，早期临床表现不明显。空腹或餐后的血清 C 肽浓度明显降低或缺如，谷氨酸脱羧酶(GAD)抗体、胰岛细胞抗体(ICA)、人胰岛细胞抗原 2 抗体(IA－2A)等阳性。

2)特发性 T1DM(1B 型)：通常起病急，B 细胞功能明显减退或衰竭，表现为糖尿病酮症或酸中毒，病程中 B 细胞功能可以好转而一段时间内无须胰岛素治疗。B 细胞自身抗体检查阴性。

(2)2 型糖尿病：多发生于 40 岁以上成年人，近年来发病有低龄化趋势。患者多肥胖，体重指数常高于正常。起病常隐匿、缓慢，症状相对较轻，半数以上无任何症状。大部分患者因并发症或在体检时被诊出。有明显家族遗传倾向。

(3)特殊类型糖尿病：主要见于成人起病的由于胰岛 B 细胞功能遗传性缺陷所致青少年糖尿病(MODY)。其次见于胰岛素作用遗传性缺陷所致的线粒体疾病。如 A 型胰岛素抵抗、妖精貌综合征(Leprechaunism)、Rabson－Mendenhall 综合征和脂肪萎缩性糖尿病等。

(4)妊娠期糖尿病：通常在妊娠的中末期出现，表现为轻度无症状性血糖升高。GDM 患者分娩后血糖一般可以恢复正常，但未来发生糖尿病的风险增加，因此，GDM 患者产后 6～12 周应进行糖尿病筛查，并长期跟踪。

3. 并发症

(1)急性并发症包括糖尿病酮症酸中毒、非酮性高渗性糖尿病昏迷、感染、糖尿病乳酸型酸中毒。

1)糖尿病酮症酸中毒(diabetic ketoacidosis，DKA)：多发生于 T1DM 和 T2DM 的严重阶段。T1DM 有自发倾向；T2DM 常有明显诱发因素，常见诱因有胰岛素治疗不适当减量或突然中断、饮食不当、合并感染、合并其他严重疾病如外伤、麻醉、手术、妊娠、分娩、心肌梗死、严重精神刺激等。由于胰岛素严重不足或不能发挥作用，糖代谢紊乱加重，脂肪分解加速，大量脂肪酸在肝脏氧化产生大量酮体，当高至超出机体调节能力时，可发生代谢性酸中毒，称酮症酸中毒。

酮症酸中毒早期常无明显表现，随着血清酮酸的急剧增加，逐渐出现一系列症状。

早期代偿阶段的临床表现为多尿、口渴、多饮、乏力、疲劳等原有糖尿病症状加重或首次出现。当酸中毒发展至失代偿后，病情迅速恶化，出现食欲减退、恶心、呕吐或有腹痛、极度口渴、尿量显著增多等症状，常伴有头痛、烦躁、嗜睡、呼吸深快有丙酮味、面颊潮红、口唇樱红。后期患者严重失水、尿量减少、皮肤黏膜干燥、弹性差、眼球松软下陷、眼压降低、声音嘶哑、脉搏细速、血压下降、四肢厥冷，并发休克或心、肾功能不全。当病情发展至晚期，各种反射迟钝甚至消失，终至昏迷。

2）高渗高血糖综合征（hyperosmolar hyperglycemic syndrome，HHS）：好发于老年2型糖尿病患者，年龄为50～70岁，约2/3病例在发病前无糖尿病病史或仅有轻度症状。常见诱因有感染、不合理限水及利尿药的使用、口服某些药物如糖皮质激素、免疫抑制药、噻嗪类利尿药等、合并其他严重疾病如脑血管意外、严重肾脏疾患、血液和腹膜透析、急性胰腺炎、严重呕吐、腹泻等。有时在病程早期因误诊而输入葡萄糖，口服大量饮料、糖水等而诱发或促使病情恶化，病死率高，必须及早抢救。起病早期常先有多尿、多饮，但多食不明显，以后逐渐出现神经精神症状，如迟钝、嗜睡、谵妄、抽搐，重者昏迷。

3）感染：糖尿病患者常发生疖、痈等皮肤化脓性感染，易反复发生，有时可引起败血症和脓毒血症。皮肤真菌感染（体癣、足癣、甲癣）很常见，若继发化脓性感染可导致严重后果。真菌性阴道炎和巴氏腺炎是女患者常见的合并症，多为白假丝酵母菌感染，血糖控制不佳时易反复发生。膀胱炎和肾盂肾炎常见于女性患者，尤其是并发自主神经病变者，常反复急性发作，大多转为慢性。糖尿病合并肺结核的发病率高于非糖尿病患者，病变多呈渗出干酪样，易形成空洞，扩展播散较快，下叶病灶也较多。

4）糖尿病乳酸酸中毒：主要为葡萄糖无氧酵解产物“乳酸”在体内大量堆积至高乳酸血症，进一步出现pH降低和酸中毒。发病率低但病死率高。多发生于肝、肾或慢性心肺功能不全等缺氧性疾病患者，也常见于服用苯乙双胍患者。表现为乏力、厌食、恶心呕吐、呼吸深大、嗜睡，酸中毒表现明显，但血、尿酮体不高，血乳酸水平高。

（2）慢性并发症：糖尿病的慢性并发症可累及全身各重要器官，并发症可单发或多发。

1）大血管病变：与非糖尿病患者相比较，糖尿病患者中动脉粥样硬化的患病率较高，发病年龄较轻，病情进展较快。肥胖、高血压、脂代谢异常等已知的动脉粥样硬化易患因素在糖尿病（主要是T2DM）人群中的发生率均明显增高。动脉粥样硬化主要侵犯主动脉、冠状动脉、脑动脉、肾动脉和肢体外周动脉等，引起冠心病、缺血性或出血性脑血管病、肾动脉硬化、肢体动脉硬化（以下肢为主，表现为下肢疼痛、感觉异常和间歇性跛行，严重时形成坏疽）等。糖尿病患者心、脑血管病患病率为非糖尿病患者的2～7倍，心脑血管并发症是T2DM致死致残的首要原因。

2）微血管病变：微血管是指微小动脉和微小静脉之间、管腔直径在100 μm以下的毛细血管及微血管网。微血管病变是糖尿病的特异性并发症，其典型改变是微循环障碍和微血管基底膜增厚。主要危险因素包括糖尿病病程长、血糖控制不良、高血压、血脂异常、吸烟、胰岛素抵抗等，遗传因素也起重要作用。微血管病变几乎累及全身各组织器官，视网膜、肾、神经和心肌组织是主要的累及组织器官，其中以糖尿病肾病和视网膜病变最为多见。

糖尿病肾病(diabetic nephropathy)：又称肾小球硬化症，特征性改变是肾微血管病变所引起的肾小球硬化症，早期尿蛋白增高且逐渐增多，出现水肿、高血压，晚期有氮质血症，最终发生肾衰竭，常发生于病程 10 年以上的 T1DM，是 T1DM 致死首要原因。糖尿病肾损害的发生发展可分为 5 期：Ⅰ期，糖尿病初期，肾小球超滤过是此期最突出的特征；Ⅱ期，肾小球毛细血管基底膜增厚及系膜基质轻度增宽；Ⅲ期，早期糖尿病肾病期；Ⅳ期，临床糖尿病肾病期，尿蛋白逐渐增多，可伴有水肿和高血压，肾功能逐渐减退；Ⅴ期，出现明显的尿毒症症状。

糖尿病视网膜病变(diabetic retinopathy)：其发病率随年龄和糖尿病病程增长而增加，糖尿病病史超过 10 年者，有不同程度的视网膜病变，是成年糖尿病患者失明的重要原因。视网膜改变可分为六期、两类。Ⅰ期，微血管瘤、小出血点；Ⅱ期，出现硬性渗出；Ⅲ期，出现棉絮状软性渗出；Ⅳ期，新生血管形成，玻璃体积血；Ⅴ期，纤维血管增殖、玻璃体机化；Ⅵ期为牵拉性视网膜脱离、出血。以上Ⅰ~Ⅲ期为非增殖期视网膜病变(NPOR)，Ⅳ~Ⅴ期为增殖性视网膜病变(PDR)。当出现 PDR 时，常伴有糖尿病肾病及神经病变。

其他：心脏微血管病变和心肌代谢紊乱可引起心肌广泛灶性坏死，称为糖尿病型心肌病，可诱发心力衰竭、心律失常、心源性休克和猝死。

3)糖尿病神经病变(diabetic neuropathy)：

中枢神经系统并发症：伴随严重 DKA、高渗高糖状态；低血糖时出现神志改变；缺血性脑卒中；脑老化加速及老年性痴呆等。

周围神经病变：最多见，常见的类型有以下几种。①远端对称性多发性神经病变，下肢较上肢严重，常见症状为肢端感觉异常(麻木、针刺感、灼热及或踏棉垫感等)，呈手套或短袜状分布，有时痛觉过敏，随后出现肢痛，呈隐痛、刺痛或烧灼样痛，夜间及寒冷季节加重，音叉震动感减弱或消失，有不同程度的触觉和温度觉减弱。后期可累及运动神经，出现肌力减弱以至肌萎缩和瘫痪。②局灶性单神经病变：可累及任何颅神经或脊神经，以动眼、正中及腘神经最常见。③非对称性的多发局灶性神经病变：指同时累及多个单神经的神经病变。④多发神经根病变(糖尿病性肌萎缩)：最常见为腰段多发神经根病变。诊断糖尿病周围神经病变需排除其他病因引起的神经病变。

自主神经病变：一般认为有症状的自主神经病变预后不良。多影响胃肠、心血管、泌尿生殖系统功能。临床表现为瞳孔改变(缩小且不规则、对光反射消失、调节反射存在)、排汗异常(无汗、少汗或多汗)、胃排空延迟(胃轻瘫)、腹泻或便秘、直立性低血压、持续心动过速、残尿量增加、尿失禁、尿潴留、阳痿等。

4)糖尿病足(diabetic foot，DF)：是指由于下肢远端神经病变、不同程度周围血管病变等因素单独或共同作用引起的足部(踝关节或踝关节以下)溃疡、感染和(或)深层组织破坏。其表现为足部皮肤干燥、冷感、畸形、胼胝、足部溃疡甚至坏疽，糖尿病足的分级如表 6-1 所示。DF 是糖尿病较严重、治疗花费最多的慢性并发症之一，也是糖尿病非外伤性截肢、致残的主要原因。

表 6－1　糖尿病足 Wagner 分级

分级	临床表现
0 级	存在足溃疡危险因素，但目前无溃疡
1 级	足部表浅溃疡，无感染征象，突出表现为神经性溃疡
2 级	较深溃疡常合并软组织感染，无骨髓炎或深部脓肿
3 级	深部溃疡，有脓肿或骨髓炎
4 级	局限性坏疽(趾、足跟或千足背)，其特征为缺血性坏疽，常合并神经病变
5 级	全足坏疽

5)其他：糖尿病还可引起视网膜黄斑病(水肿)、白内障、青光眼、屈光改变、虹膜睫状体病变等并发症。

课程思政

消渴之名，首见于《黄帝内经》，泛指多饮、多食、多尿、身体消瘦，或尿浊、尿有甜味为特征的一类病证。《素同・奇病论篇》说："此肥美之所发也，此人必数食甘美而多肥也，肥者令人内热，甘者令人中满，故其气上溢，转为消渴。"历代医家，在《黄帝内经》的基础上，对消渴研究又有进展。《金匮要略》立消渴专篇，提出三消症状及治疗方药。《外台秘要・消中消渴肾消》引《古今录验》说："渴而饮水多，小便数……甜者，皆是消渴病也。"《诸病源候论・消渴候》说："其病变多发痈疽。"《河间六书・宣明论方・消渴总论》篇说："消渴一证，故可变为雀目或内障。"这提示古代医家对消渴的临床症状和并发症早已有比较深刻的认识。

【医学检查】

1. 糖代谢异常　严重程度或控制程度的检查。

(1)尿糖测定：是发现和诊断糖尿病的重要线索。尿糖阳性提示血糖值升高超过肾糖阈值(大约 10 mmol/L)，当肾脏病变时，肾糖阈升高，但尿糖阴性。妊娠期肾糖阈降低时，虽然血糖正常，尿糖可阳性。尿糖阴性不能排除糖尿病可能。

(2)血糖测定：血糖升高是诊断糖尿病的主要依据，也是判断糖尿病病情和评价糖尿病控制状况的主要指标，常用指标有空腹血糖(FPG)和餐后 2 小时血糖(2 hPG)。诊断糖尿病时必须用静脉血浆测定血糖，治疗过程中监测血糖控制情况时可用便携式血糖仪或瞬感式血糖仪。

(3)口服葡萄糖耐量试验(OGTT)：当血糖高于正常范围而又未达到诊断糖尿病标准时，须进行 OGTT。试验前禁食至少 8 小时，清晨空腹进行。成人口服 75 g 无水葡萄糖(WHO 建议)，溶于 250～300 mL 水中，5～10 分钟内饮完，空腹及开始饮葡萄糖水后多次测静脉血浆葡萄糖。

(4)糖化血红蛋白(HbAlc)可反映取血前第8～12周血糖的总水平，是糖尿病控制情况的监测指标之一。

2. 胰岛B细胞功能检查

(1)胰岛素释放试验和C肽释放试验：反映基础和葡萄糖介导的胰岛素释放功能，有助于了解B细胞功能(包括储备功能)和指导治疗。前者测定受血清中胰岛素抗体和外源性胰岛素干扰，后者不受干扰。

(2)其他静脉注射葡萄糖-胰岛素释放试验和高糖钳夹试验：可了解胰岛素释放第一时相。

(3)高血糖素-C肽试验和精氨酸刺激试验：可了解非糖介导的胰岛素分泌功能。

3. 并发症检查　急性严重代谢紊乱时的酮体、电解质、酸碱平衡检查，心、肝、肾、脑、眼科、口腔及神经系统的各项辅助检查等。

【诊断要点】

糖尿病诊断时应注意是否符合糖尿病临床表现、诊断标准、分型，有无并发症和伴发病，有无加重糖尿病的因素。

目前国际上通用WHO糖尿病专家委员会提出的诊断标准(1999年)。糖尿病诊断是基于空腹(FPG)、随机或OGTT中2小时血糖值(2 h PG)。空腹是指8～14小时内无任何热量摄入。随机血糖是指一日内的任何时间，无论上一次进餐时间及食物摄入量。OGTT采用75 g无水葡萄糖负荷。

空腹静脉血浆葡萄糖(FPG)的分类：3.9～6.0 mmol/L为正常，6.1～6.9 mmol/L为空腹血糖调节受损(IFG)，7.0 mmol/L为糖尿病(需要另一天再次证实)。

OGTT于2小时血浆葡萄糖(2 h PG) <7.8 mmol/L为正常，7.8～11.1 mmol/L为糖耐量减低(IGT)，≥11.1 mmol/L考虑为糖尿病(需要另一天再次证实)。

糖尿病的诊断标准：症状+任意时间血糖水平≥11.1 mmol/L或FPG≥7.0 mmol/L，或OGTT 2 h PG≥11.1 mmol/L。症状不典型者，需另一天再次证实。

【治疗要点】

治疗原则强调早期、长期、综合治疗及治疗方法个体化。治疗目标为纠正代谢紊乱、消除症状、防止或延缓并发症的发生，维持良好的健康、学习和工作能力，保障儿童生长发育，延长寿命、降低病死率，提高患者生活质量。综合治疗包括6个要点和4项措施，分别是糖尿病教育、饮食治疗、运动治疗、药物治疗、自我监测和心理指导；降糖、降压、调脂和改变不良生活习惯。

1. 糖尿病健康教育　健康教育是重要的基础治疗措施，被公认是治疗成败的关键。其包括糖尿病防治专业人员的培训，医务人员的继续医学教育，患者及其家属和公众的卫生保健教育。

2. 饮食治疗　糖尿病治疗的基本措施，对任何一种糖尿病都行之有效。一旦患有糖尿病，不论病情轻重，不论病程长短、有无并发症，不论是否用药，均应执行并终生坚持饮食调节。在合适的总热量、食物成分、规律的餐次等基础上，配合胰岛素治疗，有利于T1DM患者控制高血糖和防止低血糖的发生。T2DM患者，尤其是超重或肥胖者，饮食治疗有利于减轻体重，改善高血糖、脂代谢紊乱、高血压和胰岛素抵抗，减少降糖药物的用量。

3. *运动治疗*　运动能增强身体对胰岛素的敏感性、降低血糖、血脂和血黏稠度，减轻体重，有利于控制慢性并发症，调适心理。根据患者个体情况，选择合适运动，遵循循序渐进原则，长期坚持。空腹血糖 > 16.7 mmol/L、明显低血糖症和血糖波动大、处于急性并发症和严重心、脑、眼、肾等慢性并发症时不宜运动。

4. *病情监测*　糖尿病治疗的重要内容。定期监测血糖，并建议患者应用便携式血糖仪进行自我监测血糖，每 3 ~6 个月定期复查 HbAlc，了解血糖总体控制情况，及时调整治疗方案。每年 1 ~2 次全面复查，了解血脂及心脏、肾脏、神经和眼底情况，尽早发现有关并发症，给予相应治疗。

5. *口服药物治疗*

（1）胰岛素促泌药：

1）磺脲类（sulfonylureas，SUs）：主要作用是刺激胰岛 B 细胞分泌胰岛素，其降血糖作用有赖于尚存的相当数量有功能的胰岛 B 细胞组织，亦可增强靶细胞对胰岛素的敏感性。SUs 作为单药治疗主要选择应用于新诊断的 T2DM 非肥胖患者及用饮食和运动治疗血糖控制不理想时。常用药物有格列本脲（优降糖）、格列吡嗪（美吡哒、灭糖尿、灭特尼）、格列齐特（达美康）、格列喹酮（糖适平）、格列苯脲（亚莫利）及格列齐特缓释片（瑞易宁）等。

2）非磺脲类：其作用机制是直接刺激 B 细胞分泌胰岛素，降血糖作用快而短，主要用于控制餐后高血糖。有“进餐服药，不进餐不服药”的特点，适合于 T2DM 早期餐后高血糖阶段或以餐后高血糖为主的老年患者。主要药物有瑞格列奈（诺和龙）和那格列奈。

（2）增加胰岛素敏感性的药物：

1）双胍类：主要作用机制为抑制肝葡萄糖输出，也可改善外周组织对胰岛素的敏感性、增加对葡萄糖的摄取和利用。可用于 T2DM 和 T1DM，尤其是肥胖和超重 T2DM 患者，是伴血脂异常、高血压或高胰岛素血症患者的一线药物，与胰岛素联合应用有可能减少血糖波动。常用药物为二甲双胍，500 ~1 500 mg/d，分 2 ~3 次口服，最大剂量不超过 2 g/d。

2）噻唑烷二酮类（thiazolidinediones，TZDs）：也称格列酮类，其作用机制为提高肌肉、脂肪对葡萄糖的摄取和利用，明显减轻胰岛素抵抗，还可改善血脂谱、提高纤溶系统活性、改善血管内皮细胞功能、使 C 反应蛋白下降等，对心血管系统和肾脏显示出潜在的器官保护作用。应用于其他降糖药物疗效不佳的 T2DM，特别是有胰岛素抵抗者。可单独或与磺脲类或胰岛素联合使用。常用药物有罗格列酮，用量为 4 ~8 mg/d，每天 1 次或分 2 次口服。吡格列酮，用量为 15 ~30 mg/d，每天 1 次口服。

（3）α－葡萄糖苷酶抑制药（AGI）：食物中淀粉、糊精和双糖分解为单糖需要小肠黏膜的 α－葡萄糖苷酶参与，AGI 通过抑制 α－葡萄糖苷酶的活性而延缓肠腔内碳水化合物的吸收，降低餐后高血糖，可作为 T2DM 的一线药物。常用药物有阿卡波糖（拜糖平），每次 50 ~100 mg，2 ~3 次/天；伏格列波糖，每次 0.2 mg，2 ~3 次/天。

6. 胰岛素治疗

(1)适应证：主要用于T1DM；糖尿病急性并发症或严重慢性并发症、严重合并症；手术、妊娠和分娩；新发病且与T1DM鉴别困难的消瘦糖尿病患者；新诊断的T2DM伴有明显高血糖，或在糖尿病病程中无明显诱因出现体重显著下降者；T2DMB细胞功能明显减退者；某些特殊病。

(2)制剂类型：按起效快慢和维持时间，胰岛素制剂可分为速效、短效、中效、长效和预混5类。根据胰岛素的来源不同，可分为三种类型：动物胰岛素（猪、牛）、人胰岛素和胰岛素类似物。人胰岛素比动物胰岛素更少引起免疫反应。胰岛素类似物（门冬胰岛素、赖脯胰岛素、甘精胰岛素）比人胰岛素更符合生理胰岛素分泌和作用模式。

(3)使用原则及方法：胰岛素剂量的确定是根据患者的血糖水平、B细胞功能损害程度、胰岛素抵抗程度、饮食和运动状况。使用原则：胰岛素治疗应在综合治疗基础上进行；胰岛素治疗方案应力求模拟生理性胰岛素分泌模式；从小剂量开始，根据血糖水平逐渐调整到合适剂量。使用方法：胰岛素＋磺脲类或双胍类联合用药；胰岛素常规治疗，早晚餐前各注射一次预混胰岛素或早餐前注射预混胰岛素，睡觉前注射一次中效胰岛素；胰岛素强化治疗，每天多次注射速效（短效）胰岛素，或持续胰岛素泵进行胰岛素输入。

胰岛素泵持续皮下胰岛素输注（continuos subcutaneous insulin infusion，CSⅡ）由血糖化学感受器、微型电子计算机和胰岛素泵组成。CSⅡ可提供接近生理性胰岛素分泌模式的胰岛素治疗方法，低血糖发生的风险小。

各类胰岛素
制剂皮下注射作用时间

7. GLP－1受体激动药和DPP－Ⅳ抑制药　目前国内常用的药物有艾塞那肽和利那鲁肽，通过激动GLP－1受体而发挥降糖作用，给药方式是皮下注射。DPP－Ⅳ抑制药则通过抑制DPP－Ⅳ活性来减少GLP－1的失活以发挥降糖作用，临床常用的药物有西格列汀、沙格列汀和维格列汀。

8. 减重手术治疗　减重手术可以明显改善肥胖T2DM患者的血糖控制，术后2～5年缓解率为60%～80%，我国已开展该方面的治疗，为避免手术扩大化，降低手术长、短期并发症的风险，应加强手术前后的管理。

9. 胰腺与胰岛细胞移植　治疗对象主要为T1DM患者。成功的移植可纠正代谢异常，防止微血管病变的发生发展，但移植技术还不成熟，尚处于临床前实验阶段。

10. 并发症的治疗

(1)急性并发症的治疗：

1)DKA的治疗：立即补液，这是首要的、极其关键的措施。补液原则是“先快后慢，先盐后糖”。一般开始2小时输入0.9%氯化钠1 000～2 000 mL，第1个24小时输入总量4 000～6 000 mL或更多；同时使用小剂量普通胰岛素治疗方案，每小时每千克体重0.1 U加0.9%氯化钠溶液静脉滴注，当血糖降至13.9 mmol/L时，更改输注5%葡萄糖液并加入短效胰岛素，4～6小时复查一次血糖，调节液体中胰岛素比例，尿酮体消失后，根据病情调节胰岛素剂量或改为胰岛素皮下注射；纠正电解质及酸碱平衡失调；处理诱因和并发症。

2)高渗高血糖综合征的治疗：治疗基本同 DKA。先用等渗溶液，并同时应用小剂量普通胰岛素治疗。如治疗前已有休克，宜先输注 0.9% 氯化钠溶液和胶体溶液，尽快纠正休克。还要积极消除各种诱因和处理并发症。

3)慢性并发症的防治原则：慢性并发症是患者致残、致死的主要原因，确诊后每年均应进行慢性并发症筛查，包括血压应控制在 140/90 mmHg 以下(年龄小于 40 岁者控制在 130/80 mmHg 以下)；血脂 LDL－C <2.6 mmol/L，极高危者应 <2.07 mmol/L；选用小剂量阿司匹林预防血栓形成，严格控制血糖预防或延缓蛋白尿的发生和进展、糖尿病神经病变发生等。

【护理诊断/问题】

1. 营养失调：低于或高于机体需要量　与胰岛素分泌绝对或相对不足，导致糖、脂肪、蛋白质代谢紊乱有关。

2. 有感染的危险　与血糖增高、脂代谢紊乱、营养不良及微循环障碍有关。

3. 焦虑　与血糖控制不佳及长期治疗加重经济负担有关。

4. 活动无耐力　与严重代谢紊乱、蛋白质分解有关。

5. 自理缺陷　与视力障碍有关。

6. 知识缺乏　缺乏有关热量计算、饮食换算、运动锻炼方式、病情监测、治疗方法、低血糖症和并发症的防护等方面的知识。

7. 潜在并发症　糖尿病足、低血糖反应、酮症酸中毒、高渗高血糖综合征。

【护理措施】

1. 生活起居

(1)休息：劳逸结合，避免过度紧张。

(2)运动：

1)运动方式：提倡“有氧运动”，如步行、慢跑、骑自行车、打乒乓球、健身操、太极拳、游泳、跳交谊舞等。

2)运动时间和运动量：早餐或晚餐后 1 小时为最佳运动时间。通常用测量心率的方法来衡量运动量。每周运动 4～5 天，每次运动时间 30～40 分钟，包括运动前的准备活动和运动结束时的整理运动。如无禁忌证，每周最好进行 2 次抗阻运动。肥胖患者可适量增加运动次数。使用胰岛素和口服降糖要患者建议定时活动。

3)运动注意事项：①根据患者的血糖控制情况和身体状况决定运动的方式、时间和运动量；②不宜空腹运动，防止低血糖发生；③若运动中出现胸闷、胸痛、视力模糊等，应立即停止并及时处理；④运动时要随身携带糖果及糖尿病卡，当出现低血糖症状时及时服用。

2. 病情观察　血糖监测(见“胰岛素疗效的观察”)及并发症的观察(见“并发症的护理”)。

3. 用药护理

(1)口服降糖药的护理：

1)磺脲类：餐前半小时服用。小剂量可于早餐前一次口服，大剂量时为早、晚餐前 2 次口服。应用 SUs 时，要注意与其他药物的相互作用。一些药物如水杨酸制剂、磺胺类药物、保泰松、氯霉素，胍乙啶、利血平、β受体阻滞药、单胺氧化酶抑制药等可增强SUs的降糖效应；另一些药物如噻嗪类利尿药、呋塞米、糖皮质激素、雌激素、钙拮抗药、苯妥英钠、苯巴比妥等可减低SUs的降糖作用。

SUs的主要不良反应是低血糖反应，与药物剂量过大、饮食不妥、体力活动过度、食用含乙醇饮料、使用长效制剂或同时应用增强SUs降糖作用药物等有关。长效制剂所引起的低血糖持续时间长，停药后仍可反复发作。糖尿病患者随病程延长和自主神经系统损伤，对低血糖的对抗调节能力越来越差，低血糖症状也越来越不明显、不易被察觉。严重低血糖可诱发心绞痛、心肌梗死或脑血管意外；反复或持续低血糖可导致神经系统不可逆损伤甚至昏迷死亡。其他不良反应有消化道症状(恶心、呕吐、消化不良等，偶见肝功能损害、胆汁淤滞性黄疸)；血液系统症状(白细胞减少、粒细胞缺乏、再生障碍性贫血、溶血性贫血、血小板减少)；皮肤过敏反应（皮肤瘙痒、皮疹和光敏性皮炎等)。这些不良反应少见，一旦出现，应立即停药。

2)双胍类：常见不良反应是胃肠道反应，表现为口干苦和金属味、厌食、恶心、呕吐、腹泻等，进食中服药及由小剂量开始可减轻。偶有过敏反应，表现为皮肤红斑、荨麻疹等。

3)α-葡萄糖苷酶抑制药：应在进食第一口食物时嚼服，主要不良反应是腹胀、腹泻、肠鸣音亢进等。

4)噻唑烷二酮类：常见不良反应有头痛、头晕、乏力、恶心、腹泻，少见有轻度至中度贫血、水肿、体重增加和高胆固醇血症等。部分患者可出现肝功能异常，少数可发生肝损害，服药期间需监测肝功能。

(2)胰岛素治疗的护理：

1)给药途径：主要为皮下注射，也可以通过静脉给药(普通胰岛素)。胰岛素皮下注射的常用部位有上臂、腹壁、臀部及大腿前外侧。通常腹壁注射吸收最快，其次分别为上臂、大腿和臀部。

皮下给药的注射器有3种：胰岛素专用注射器、胰岛素笔和胰岛素泵。注射胰岛素时应注意：①准确用药；②掌握抽吸药物的顺序(先短后长)；③未开封的胰岛素放于4℃~8℃冰箱内冷藏保存，正在使用中的胰岛素置于常温下(不超过28℃)，避免过冷、过热、阳光直射等；④计划使用注射部位，并进行有效轮换，在同一区域注射须与上一次注射部位间隔1 cm以上；⑤定时监测血糖，使用胰岛素泵时应定期更换导管和注射部位。

2)胰岛素疗效的观察：通过定期监测空腹和夜间血糖及早、中、晚尿糖，观察血糖控制情况。对采用胰岛素强化治疗或T2DM应用胰岛素者应加强观察有无低血糖反应和早晨空腹血糖较高的情况。发现以上情况应及时报告医生，配合医生进行夜间多次血糖测定并遵医嘱调整晚间胰岛素的用量。部分T1DM患者在胰岛素治疗一段时间内病情可部分或全部缓解，胰岛素用量可减少或完全停用，称“糖尿病蜜月期”，但缓解是暂时的，其持续时间自数周至数个月不等，一般不超过1年。对这种患者应加强对其病情尤其是血糖的动态观察。

3)胰岛素不良反应的观察与处理：①低血糖反应是主要不良反应，与剂量过大和(或)饮食不调有关。主要临床表现有饥饿感、心慌，疲乏、头晕、大汗、面色苍白；低血糖持续较久或继续下降可有精神症状、意识障碍甚至昏迷、死亡。老年糖尿病患者应特别注意观察夜间低血糖的发生。急救措施：尽快补充糖分；可立即静脉注射50%葡萄糖20～60 mL或给予糖果、饼干、含糖饮料等。②脂肪营养不良：为注射部位皮下脂肪萎缩或增生，停止在该部位注射后可缓慢自然恢复。经常更换注射部位，两次注射部位要相距1 cm以上，选择无硬结的部位，可预防发生。③胰岛素过敏：通常表现为注射部位瘙痒，继而出现荨麻疹样皮疹，全身性荨麻疹少见，可伴恶心、呕吐、腹泻等胃肠症状，罕见严重过敏反应。处理措施包括更换胰岛素制剂，使用抗组胺药、糖皮质激素及脱敏疗法等。严重者停用或暂时中断胰岛素治疗。④其他：胰岛素治疗初期可因钠潴留而发生水肿，可自行缓解而无须特殊处理。部分患者胰岛素治疗后可出现视力模糊，为晶体屈光改变，多于数周内逐渐恢复。

4. 对症护理

(1)并发症的护理：

1)感染：糖尿病患者免疫功能差，抵抗力降低，易并发各种感染，如皮肤、呼吸系统、泌尿道的感染。感染是糖尿病病情加重及诱发酮症酸中毒的因素之一，因此预防感染十分重要。①注意个人卫生，保持全身和局部清洁，做到勤擦洗、勤更衣，因尿糖的刺激，会阴部常有瘙痒，女患者要经常清洗外阴并保持干燥；保持口腔卫生，预防上呼吸道感染。②如有因自主神经功能紊乱而造成的尿潴留，尽量采取热敷、按摩等方法排尿，尽量避免导尿，如必须导尿要严格执行无菌操作。③饮食控制合理，保证足够的热量和蛋白供给，以增强机体抵抗力。④实施各项操作时均应严格实施消毒，发现有感染的表现及时报告医生进行处理。

2)糖尿病足：

评估危险因素：①足溃疡史；②神经病变、缺血性血管病变症状；③神经病变体征(足发热、皮肤不出汗、肌肉萎缩、鹰爪样趾、压力点的皮肤增厚或胼胝形成，但足背动脉搏动和血液充盈良好)、周围血管病变体征(足发凉、皮肤发亮变薄、足背动脉搏动减弱或消失、皮下组织萎缩)；④足畸形；⑤其他危险因素，如视力下降，膝、髋或脊柱关节炎，鞋袜不合适等；⑥个人因素，如经济条件差、知识文化水平低、老年人、独居生活、拒绝治疗等。

足部护理：①足部检查，每天1次；了解足部有无感觉减退、麻木、刺痛；观察皮肤颜色、温度及足背动脉搏动情况；注意检查趾甲、趾间、足底部有无胼胝、鸡眼、甲沟炎、甲癣，是否发生红肿、青紫、水疱、溃疡、坏死等损伤。②定期做足部感觉的测试，主要测试关节位置觉、振动觉、痛觉、温度觉、触觉和压力觉。③保持足部清洁：每天清洗足部，若足部皮肤干燥，清洁后可涂用羊毛脂。④预防外伤：每天检查确保鞋内无异物和里衬平整，鞋袜平软、宽松、清洁，以棉袜为佳；有视力障碍的患者，应由他人帮助修剪指甲，指甲要与脚趾平齐，避免修剪太短；有鸡眼或胼胝时，要找皮肤科医生诊治；冬天禁止热水袋、电热毯或烤灯，以防烫伤，同时应注意预防冻伤。⑤采用各种方法促进肢体血液循环，如每天使用温水泡脚、足部按摩等。⑥积极控制血糖，说服患者戒烟，足部溃疡的发生与发展均与高血糖密切相关；足溃疡的预防教育应从早期指导患者控制和监测血糖开始，同时要说服患者戒烟，防止因吸烟致局部血管收缩而导致病情恶化。⑦有破溃、感染及时处理，难以治愈的溃疡可用生物制剂、生长因子等；血管病变者用活血化瘀、扩血管治疗，改善血液循环；有水肿、溃疡不易愈合者，可用利尿药、ACEI 等。

3）酮症酸中毒、非酮性高渗性糖尿病昏迷：

预防措施：定期监测血糖，了解血糖控制水平；合理用药，不要随意减量或停药；保证充分水分摄入，告知患者及家属糖尿病酮症酸中毒和高渗性昏迷发生的诱因和早期征兆，以避免其发生和及早发现。

观察病情：严密观察和记录患者生命体征、神志、24 小时出入水量；观察患者有无酮症酸中毒、高渗性昏迷的先兆征象；每 12 小时留取标本送检尿糖、尿酮、血糖、血酮、电解质及二氧化碳结合力。

急救处理：准确执行医嘱，立即建立 2 条静脉通道，确保液体和胰岛素的输入；患者绝对卧床休息，吸氧，预防继发感染；加强生活护理，特别是皮肤护理和口腔护理。

5. 饮食护理

（1）计算每日所需总热量：按患者的性别、年龄、身高查表或用简易公式计算理想体重，理想体重（kg）= 身高（cm）- 105。参照理想体重和活动强度计算每日所需总热量。儿童、孕妇、乳母、营养不良或消耗性疾病者应酌情增加，使患者体重恢复至理想体重的 ±5%。

糖尿病患者热能供给计算参照表

（2）营养素应合理搭配：①低碳水化合物饮食可抑制内源胰岛素的释放；但摄入过多的碳水化合物对胰岛 B 细胞功能也不利，且可导致糖异生过度。提倡食用粗制米、面和适量杂粮，忌食蔗糖、葡萄糖、蜜糖及其制品，如各种糖果、甜糕点、冰淇淋及含糖软饮料等。②长期高脂肪饮食可导致胰岛素抵抗和促进动脉粥样硬化尽量食用含不饱和脂肪酸的植物油，如橄榄油、花生油，忌食或少食含饱和脂肪酸的动物油。如已有高胆固醇血症，还应限制胆固醇的摄入量（<300 mg/d），选择低脂或脱脂食物，远离高脂、高胆固醇食物，如肥肉、动物内脏、蛋黄及奶酪等，少食煎炸食品。③蛋白质的摄入可以保证必需氨基酸的供给，除糖尿病肾病时，早期即应减少蛋白质的摄入量，血尿素氮升高者，应限制摄入量。生长发育期青少年、妊娠或哺乳、营养不良和伴消耗疾病时，蛋白质摄入量可适当增加。

摄入量严格限制为总热量的 20% ~25%，其中饱和脂肪酸 <10%；蛋白质摄入量占总热量的 10% ~15%，其中动物蛋白占 1/3，成人每日每营养素的分配原则：碳水化合物摄入量通常占总热量的 50% ~60%；脂肪的千克理想体重为 0.8 ~1.2 g。

（3）制定食谱：可根据生活习惯、病情和配合药物治疗的需要进行安排。热量可按每日三餐分配为 1/5、2/5、2/5（或 1/3、1/3、1/3）；血糖波动大的患者可按每日四餐分配为1/7、2/7、2/7、2/7。

（4）其他营养的摄入：饮食中应增加纤维素及维生素的摄入，如粗粮，蔬菜、水果、魔芋等，每日饮食所提供的纤维素 >40 g。食物纤维不被小肠消化吸收，但能有饱腹感，能延缓糖和脂肪的吸收，有助于少食减重；可溶性食物纤维（谷物、麦片、豆类中含量较多）能吸附肠道内的胆固醇，延缓碳水化合物的吸收，有助于降低血糖和胆固醇。糖尿病患者每日的食盐摄入量 <6 g，伴肾病者 <6 g，高血压者 <3 g。血糖控制较好的患者

可在两餐间或睡觉前加食水果。

(5)根据病情适时调整如肥胖患者在治疗措施适当的前提下，体重不下降，应进一步减少饮食总热量；当消瘦的患者在治疗中体重有所恢复时，其饮食方案也应适当调整，避免体重继续增加。

6. *心理护理*　糖尿病是一种心身疾病，精神紧张、焦急、忧虑、愤怒、恐惧等都会使交感神经兴奋增强，体内的肾上腺素和肾上腺皮质激素等升血糖激素浓度急剧升高，血糖水平上升，并降低胰岛素等降糖药物的敏感性，稳定患者的思想情绪对治疗效果至关重要。

(1)使患者明确糖尿病虽是终身性疾病，但又是能控制好的疾病。只要做到长期科学管理，血糖会得到控制，并发症的产生会延缓或减少，从而达到正常的生活质量。

(2)患病后既不要过分紧张，也不能掉以轻心。病情重，只要科学对待，疾病也可以得到控制，病情轻，如果不认真治疗，病情会进展很快，越来越严重。

要克服麻痹思想。有些患者初患糖尿病时，很紧张，能认真治疗，如饮食控制、自我监测、运动很主动，随着时间延长，对疾病的重视程度降低，饮食、运动等治疗不能认真对待，其后果是血糖不能有效控制。糖尿病的治疗要长期坚持，养成习惯。

糖尿病的健康教育

(3)参加有益的活动，多与人交往，如糖尿病知识讲座，糖尿病病友联谊会。通过参加活动，多了解防病治病知识，学会科学地对待疾病、轻松愉快地生活。

【健康教育】

健康教育的对象需包含患者及家属，主要内容包括疾病知识、药物知识、心理指导。

第七节　血脂异常和脂蛋白异常血症

预习案例

刘某，女，65 岁，患者有高血压病史 10 余年，未见其他异常，血脂检查如下：TC 6.74 mmol/L，TG 1.6 mmol/L，LDL－C 4.54 mmol/L，HDL－C 1.04 mmol/L。

思考

(1)治疗措施是什么？

(2)降脂治疗的目标值是多少？

血脂异常(dyslipidemia)是指血浆中脂质量和质的异常，通常指血浆中胆固醇和(或)甘油三酯(TG)升高，也包括高密度脂蛋白胆固醇降低。由于脂质不溶或微溶于水，在血浆中必须与蛋白质结合以脂蛋白的形式存在，因此，血脂异常实质为脂蛋白异常血症(dyslipoproteinemia)。

血脂异常少数为全身性疾病所致(继发性)，多数是遗传缺陷与环境因素相互作用的结果（原发性)。血脂异常是代谢综合征的组成之一，与多种疾病密切相关，如高血压、冠心病、肥胖症、2 型糖尿病、脑卒中等。长期血脂异常可导致动脉粥样硬化、增加心脑血管病的发病率和病死率。我国人群血脂平均水平低于发达国家，但由于近年来生活水平提高、生活方式改变等因素的影响，我国血脂异常的患病率明显升高，我国成人血脂异常患病率为 18.6%，估计患者数为 1.6 亿。因此，积极检出、预防和控制血脂异常已成为经济发达地区心血管病预防工作的主要内容之一。

【病因与发病机制】

脂蛋白代谢过程极为复杂，不论何种原因引起脂质来源、脂蛋白合成、代谢过程关键酶异常或降解过程受体通路障碍等，均可导致血脂异常。

【临床表现】

多数血脂异常患者无任何症状和异常体征，常于血液生化检查时被发现。血脂异常的临床表现：

1. 黄色瘤、早发性角膜环和脂血症眼底改变　由脂质在局部沉积引起，其中以黄色瘤较为常见。黄色瘤是一种异常的局限性皮肤隆起，颜色可为黄色、橘黄色或棕红色，多呈结节、斑块或丘疹形状，质地一般柔软，最常见的是眼睑周围扁平黄色瘤。早发性角膜环出现于 40 岁以下，多伴有血脂异常。严重的高甘油三酯血症可产生脂血症眼底改变。

血脂和脂蛋白概述

2. 动脉粥样硬化　脂质在血管内皮沉积引起动脉粥样硬化，导致早发性和进展迅速的心脑血管和周围血管病变。多数家族性血脂异常在成年期发病，少数可于青春期前发生冠心病，甚至心肌梗死。

血脂异常和脂蛋白异常血症病因与发病机制

血脂异常作为代谢综合征的一部分，常与肥胖症、高血压、冠心病、糖耐量异常或糖尿病等疾病同时存在或先后发生。严重的高胆固醇血症有时可出现游走性多关节炎。严重的高甘油三酯血症可引起急性胰腺炎，应予重视。继发性血脂异常还伴有原发病的临床表现。

【医学检查】

血脂异常的诊断主要依靠实验室检查，其中最主要的是血清 TC 和 TG 测定。最常用的实验室检查方法是测定空腹状态下(禁食 12 ~ 14 小时)血浆或血清 TC、TG、LDL - C 和 HDL - C。

TC 是所有脂蛋白中胆固醇的总和，TG 是所有脂蛋白中甘油三酯的总和。LDL - C 和 HDL - C 分别指 LDL 和 HDL 中的胆固醇含量。抽血前的最后一餐应忌食高脂食物和禁酒。

【诊断要点】

病史、家族史、黄色瘤和眼底检查对血脂异常的诊断有一定意义，但确诊和分型依赖于血脂测定和分析。中国成人血脂异常诊断标准，见表 6 - 2。确定为血脂异常症后，应进一步查找血脂异常可能引起的并发症，如动脉硬化、冠心病等。

表 6－2 中国成人血脂异常诊断标准[mmol/L(mg/dL)]

血清临床分型	减低	合适范围	边缘升高	升高
TC		<5.18 (200)	5.18～6.19(200～239)	>6.22 (240)
TG		<1.70 (150)	1.70～2.25(150～199)	>2.26 (200)
LDL－C		<3.37 (130)	3.37～4.12(130～159)	>4.14 (160)
HDL－C	<1.04 (40)	≥1.04 (40)		≥1.55 (60)

注：根据中国成人血脂异常防治指南(2007 年)

【治疗要点】

纠正血脂异常的目的在于降低缺血性心血管疾病(冠心病和缺血性脑卒中)的患病率和病死率。TC、TG、LDL－C 和 VLDL－C 增高是冠心病的危险因素，其中以 LDL－C 最为重要，而 HDL－C 则被认为是冠心病的保护因素。决定治疗前，应至少有两次血脂检查的结果，通常在首次发现血脂异常 2～4 周内，再次复查。

1. *治疗原则*

(1)继发性血脂异常应以治疗原发病为主，原发病控制后，血脂有可能恢复正常。原发病治愈后如果血脂仍然异常，考虑同时有原发性血脂异常的可能，需给予相应治疗。

(2)采取综合性治疗措施包括治疗性生活方式改变(therapeutic lifestyle changes，TLC)和药物治疗，必要时考虑血浆净化疗法或外科治疗，基因治疗尚在探索之中。

2. *治疗性生活方式改变(TLC)*

(1)医学营养治疗为首要的基本治疗措施，需长期坚持。根据患者血脂异常的程度、分型以及性别、年龄和劳动强度等制订食谱。高胆固醇血症要求采用低饱和脂肪酸、低胆固醇饮食，增加不饱和脂肪酸；外源性高甘油三酯血症要求改为严格的低脂肪饮食，脂肪摄入量 < 30% 总热量；内源性高甘油三酯血症要注意限制总热量及糖类，减轻体重，并增加多不饱和脂肪酸。

(2)增加有规律的体力活动 控制体重，保持合适的体重指数。

(3)其他戒烟、限盐、限制饮酒，禁烈性酒。

3. *药物治疗*

(1)羟甲基戊二酸单酰辅酶 A(HMG－CoA)还原酶抑制药又称他汀类药，是临床上最重要的，应用最广的降脂药，能阻断胆固醇合成，降低血胆固醇。适应证为高胆固醇血症和以胆固醇升高为主的混合性高脂血症。常用药物有洛伐他汀、辛伐他汀、普伐他汀、氟伐他汀、阿托伐他汀、瑞舒伐他汀等。

(2)苯氧芳酸类(贝特类)：这类药物能增强脂蛋白脂肪酶的脂解活性，促进 VLDL 和 TG 分解以及胆固醇的逆向转运，主要降低血清 TG、VLDL－C。适应证为高甘油三酯血症和以甘油三酯升高为主的混合性高脂血症。常用药物有苯扎贝特、非诺贝特、吉非贝齐、氯贝丁酯等。

(3)胆酸螯合剂(树脂类)：通过阻止胆酸或胆固醇从肠道吸收，促进胆固醇降解。适应证为高胆固醇血症和以胆固醇升高为主的混合性高脂血症，对任何类型的高甘油三酯血症无效。主要制剂有考来烯胺(消胆胺)、考来替哌(降胆宁)等。

(4)烟酸类烟酸属于B族维生素，其用量超过作为维生素作用的剂量时，有明显的调脂作用，能使血清TG、VLDL－C降低，TC和LDL－C降低，HDL－C轻度升高。适应证为高甘油三酯血症和以甘油三酯升高为主的混合性高脂血症。主要制剂有烟酸、阿昔莫司。

(5)其他：亚油酸及其复方制剂、肠道胆固醇吸收抑制药有不同程度的降胆固醇和甘油三酯的作用。

【护理诊断/问题】

1. 超重/肥胖　与能量摄入和消耗失衡等因素有关。

2. 知识缺乏　缺乏血脂异常饮食调节及药物治疗的相关知识。

3. 潜在并发症　冠心病、脑卒中。

【护理措施】

1. 生活起居　超重患者应酌情增加体育锻炼，提倡中、低强度的有氧运动方式，如快步行走、慢跑、游泳、做体操、太极拳、骑自行车等，每天坚持30分钟，每周5次以上，以达到热量出入平衡，有利于减轻体重、降低TC和TG，升高HDL－C。

2. 病情监测　监测患者血脂变化情况，密切观察有无心脑血管疾病的临床征象。

3. 用药护理　调脂治疗一般是长期的，甚至是终生的。同一治疗措施或药物的疗效和不良反应存在个体差异，应监测血脂水平以指导治疗。在药物治疗期间，必须监测不良反应，定期检查肌酶、肝功能、肾功能和血常规等。

(1)他汀类药物：除阿托伐他汀和瑞舒伐他汀可在任何时间服药外，其余制剂均为每晚顿服。他汀类不良反应较轻，少数病例服用大剂量时可引起胃肠道反应、转氨酶升高、肌肉疼痛，严重者可引起横纹肌溶解、急性肾衰竭等。他汀类与其他调节血脂药(如烟酸、贝特类等)合用时应特别小心，用药期间定期测肝功能。不宜与环孢霉素、雷公藤、环磷酰胺、大环内酯类抗生素以及吡咯类抗真菌药(如酮康唑)等合用。儿童、孕妇、哺乳期妇女和准备生育的妇女不宜服用。

(2)贝特类药物：不良反应一般较轻微，主要有恶心、腹胀、腹泻等胃肠道反应，有时有一过性血清转氨酶升高；少数出现一过性肝转氨酶和肌酸激酶升高，如明显异常应及时停药；可见皮疹、血白细胞减少。此类药能增强抗凝药物作用，两药合用时需调整抗凝药物剂量。肝肾功能不全者、孕妇、哺乳期妇女忌用。

(3)烟酸类药物：主要不良反应为面部潮红、瘙痒和胃肠道症状，偶见肝功能损害，有可能使消化性溃疡恶化，糖尿病患者一般不宜用烟酸。可指导患者饭后服用。烟酸缓释片能显著改善药物耐受性及安全性，从低剂量开始，渐增至理想剂量，推荐剂量为1～2 g，每晚1次用药。阿昔莫司不良反应较少。

(4)胆酸螯合剂类：主要不良反应为恶心、呕吐、腹胀、腹痛、便秘。也可干扰其他药物的吸收，如叶酸、地高辛、贝特类、他汀类、抗生素、甲状腺素、脂溶性维生素等，可在服用本类药物前1～4小时或4小时后服其他药物，必要时补充维生素A、维生素D、维生素K。

4. *对症护理*　原发性血脂异常患者，一般无特殊症状和体征，指导改善生活方式、饮食选择以及用药，继发性血脂异常患者，针对原发疾病出现的症状体征进行积极护理。

5. *饮食护理*

(1)低热量饮食：减少总热量摄入，可减少胆固醇合成，促使超重患者增加脂肪消耗，有利于降低血脂。控制碳水化合物的摄入量，防止多余的糖分转化为血脂。

(2)食物选择：避免高脂、高胆固醇食物，如少食脂肪含量高的肉类，动物油脂、棕榈油及蛋黄、动物内脏、鱼子、鱿鱼、墨鱼等高胆固醇食物。

(3)进食含丰富纤维素的食物以减少胆固醇的吸收。

(4)戒烟限酒以减少引起动脉粥样硬化的危险因素。

6. *心理护理*　多数血脂异常患者无任何症状和异常体征，常于血液生化检查时被发现。但发现后或多或少会有焦虑、恐惧等，所以护士要向患者介绍有关疾病知识、治疗方法及注意事项，减轻患者的精神负担，消除不良心理反应，使其主动配合治疗。

血脂异常和脂蛋白异常血症的健康教育

【健康教育】

健康教育重在预防。

第八节　肥胖症

预习案例

陈某，男，43岁，某企业负责人，身高170 cm，体重121 kg。长期不规律的作息，不良的饮食习惯，工作上的应酬，加上疏于运动，让原本身材就不苗条的陈某在短短两三年间，肚子像吹气球一样鼓了起来。久而久之，除行动不便之外，身体健康也出现了很大的问题。初觉心慌头昏、头部烘热汗出，食量增大，体重骤增，伴咽干声嘶，多汗手颤，牙痛膝疼，尿多而赤。

思考

(1)该患者体重指数是多少？

(2)该患者如何治疗和护理？

肥胖症(obesity)是指体内脂肪堆积过多和(或)分布异常、体重增加，是包括遗传和环境因素在内的多种因素相互作用所引起的慢性代谢性疾病。近 20 年来，肥胖症患病率在世界范围内上升很快。据估计，在西方国家成年人中约有半数人超重和肥胖；在发展中国家，随着经济发展，人们生活方式和膳食结构的改变，肥胖症在急剧上升；我国肥胖问题亦日趋严峻，《2010 年国民体质监测公报》显示，我国成人超重率为 32.1%，肥胖率为 9.9%。超重和肥胖是冠心病和脑卒中发病的独立危险因素。肥胖症作为代谢综合征的主要组分之一，还与多种疾病密切相关，如 2 型糖尿病、血脂异常、高血压、冠心病、卒中和某些癌症。肥胖症及其相关疾病可损害患者身心健康，使生活质量下降，预期寿命缩短，成为重要的世界性健康问题之一。

根据病因不同，肥胖症可分为单纯性肥胖症和继发性肥胖症。单纯性肥胖症主要是由于不良的饮食习惯（摄食过多，尤其是摄入过多的脂肪类食物）及静止不动的生活方式。继发性肥胖症由某些疾病（如下丘脑－垂体的炎症、肿瘤、创伤、库欣综合征、甲状腺或性腺功能减退症、胰岛素瘤等）所致。

【病因与发病机制】

肥胖发生的机制是能量摄入超过能量消耗。肥胖是遗传因素、环境因素、内分泌调节异常、炎症、肠道菌群等多种原因相互作用的结果。

肥胖症的病因与发病机制

【临床表现】

肥胖症可见于任何年龄，女性较多见。多有进食过多和（或）运动不足病史。常有肥胖家族史。

1. 症状　脂肪堆积是肥胖的基本表现，脂肪组织的分布存在性别差异，通常男性脂肪主要分布在腰部以上，以颈项部、腹腔和腰部为主，称为苹果型，又称内脏型、男性型。女性脂肪主要分布在腰部以下，以下腹部、臀部、大腿部为主，称为梨型，又称女性型。轻度肥胖症多无症状，中重度肥胖症可引起气急、关节痛、肌肉酸痛、体力活动减少以及焦虑、忧郁等。

临床上肥胖症、血脂异常、脂肪肝、高血压、冠心病、糖耐量异常或糖尿病等疾病常同时发生，并伴有高胰岛素血症，即代谢综合征。

2. 肥胖与其他相关疾病的关系

（1）心血管疾病：超重者高血压患病率比正常体重者高 3 倍，明显肥胖者比正常体重者高 10 倍。肥胖患者血容量、心排血量均较非肥胖者增加而加重心脏负担，引起左心室肥厚、扩大；心肌脂肪沉积导致心肌劳损，易发生心力衰竭。由于静脉回流障碍，患者易发生下肢静脉曲、栓塞性静脉炎和静脉血栓。

（2）内分泌与代谢紊乱：肥胖患者常有高胰岛素血症，其脂肪、肌肉、肝细胞的胰岛素受体数目和亲和力降低，对胰岛素不敏感，导致胰岛素抵抗，糖尿病发生率明显高于非肥胖者。据美国糖尿病联盟（ADA）报告：体重超过 20% 者，糖尿病的发生率增加一倍以上。当 BMI 超过 35 时，病死率比正常体重者几乎增至 8 倍。肥胖者血清总胆固醇、甘油三酯、低密度脂蛋白胆固醇升高、高密度脂蛋白胆固醇降低，成为动脉粥样硬化、冠心病的基础。

（3）呼吸系统疾病：由于胸壁肥厚，腹部脂肪堆积，使腹内压增高、横膈升高而降低

肺活量，引起呼吸困难。肥胖会导致出现多种肺功能异常如肥胖性低换气综合征（obesity－hypoventilation syndrome，OHS），临床以嗜睡、肥胖、肺泡性低换气征为特征，常伴有暂时性阻塞性睡眠呼吸困难。严重者导致缺氧、发绀、高碳酸血症，可发生肺动脉高压和心力衰竭。

（4）其他：肥胖使恶性肿瘤发生率升高，如女性子宫内膜癌、乳腺癌；男性结肠癌、直肠癌、前列腺癌发生率均升高。因长期负重易发生腰背及关节疼痛，会促发和加重承重关节的骨关节炎。同时体重也与血尿酸水平密切相关。因此，肥胖易引起高尿酸血症和痛风的发生，还可增加胆石症、胆囊炎发病率。

【医学检查】

1. 体重指数（BMI）　用于测量身体肥胖程度，是诊断肥胖症最重要的指标。计算公式：BMI（kg/m^2）＝体重（kg）/［身长（m）］^{2}。

2. 理想体重（IBW）　用于测量身体肥胖程度，但主要用于计算饮食中热量和各种营养素供应量。IBW（kg）＝身高（cm）－105 或 IBW（kg）＝［身高（cm）－100］×0.9（男性）或 IBW（kg）＝［身高（cm）－100］×0.85（女性）。

3. 腰围（WC）　诊断腹部脂肪蓄积最重要的临床指标，腹部脂肪的蓄积与一系列代谢异常有关。测量方法：受试者站立位，双足分开 25～30 cm，使体重均匀分配，测量第 12 肋骨下缘至髂前上棘之间连线的中点水平处的腰围。

4. CT 或 MRI 计算皮下脂肪厚度或内脏脂肪量　是评估体内脂肪分布最准确的方法，但不作为常规。

5. 其他　身体骨密度测量法、生物电阻抗测定法、双能 X 线吸收法测定体脂总量等。

【诊断要点】

根据病史、临床表现和判断指标即可诊断。肥胖症的诊断标准目前尚未统一。欧美国家以超过理想体重 10% 为超重，超过 20% 为肥胖，近年主张用体重指数作为衡量指标。世界卫生组织（WHO）提出 BMI≥25 kg/m^2 为超重，≥30 kg/m^2 为肥胖。2010 年中华医学会糖尿病学分会建议代谢综合征中肥胖的标准定义为 BMI≥25 kg/m^2。应注意肥胖症并非单纯体重增加，若体重增加是肌肉发达，则不应认为肥胖。

【治疗要点】

治疗的两个主要环节是减少热量摄取及增加热量消耗。强调以行为、饮食、运动为主的综合治疗，必要时辅以药物或手术治疗。继发性肥胖症应针对病因进行治疗，各种并发症及伴随病应给予相应处理。结合患者实际情况制定合理减肥目标极为重要，体重过分和（或）迅速下降而不能维持往往使患者失去信心。一般认为，肥胖患者体重减轻 5%～10%，就能明显改善各种与肥胖相关的心血管病危险因素以及并发症。

1. 行为治疗　通过宣传教育使患者及其家属对肥胖症及其危害性有正确认识从而配合治疗，采取健康的生活方式，改变饮食和运动习惯，自觉地长期坚持，是治疗肥胖症最重要的步骤。

2. 医学营养治疗（饮食治疗）　控制总进食量，采用低热卡、低脂肪饮食。只有当摄入的能量低于生理需要量、达到一定程度负平衡，才能把储存的脂肪动员出来消耗掉。饮食的合理构成极为重要，应注意合理膳食原则，保证蛋白质、必需脂肪酸、矿物质、维生素和膳食纤维等营养素的合理摄入及适宜的分配比例。在平衡膳食中，糖类、蛋白质和脂肪提供的能量分别占总热量的60% ~65%、15% ~20% 和 25%。

3. *体力活动和体育运动* 与医学营养治疗相结合并长期坚持。运动量、方式、持续时间，应按个体情况确定，一般不需高强度运动，但必须坚持有规律、持续较长时间(0.5 小时以上)的运动方式，如快走、跑步、跳高、球类等。中等量运动坚持3个月，可能使体重平均减少 2 ~5 kg。

4. *药物治疗* 是饮食、运动、生活方式治疗的辅助或补充，绝不是首选和单独有效的治疗方法。长期用药可能产生药物不良反应及耐药性，因而选择药物治疗的适应证必须十分慎重。

(1)根据《中国成人超重和肥胖预防控制指南(试用)》，药物减重的适应证：食欲旺盛，餐前饥饿难忍，每餐进食量较多；合并高血糖、高血压、血脂异常和脂肪肝；合并负重关节疼痛；肥胖引起呼吸困难或有睡眠中阻塞性呼吸暂停综合征；BMI≥24 kg/m^2有上述并发症情况，或 BMI≥28 kg/m^2不论是否有并发症，经过3 ~6 个月单纯控制饮食和增加活动量处理仍不能减重 5%，甚至体重仍有上升趋势者，可考虑用药物辅助治疗。下列情况不宜应用减重药物：儿童；孕妇、哺乳者；对该类药物有不良反应者；正在服用其他选择性血清素再摄取抑制药。

(2)药物种类：①中枢性作用减重药，主要通过下丘脑调节摄食的神经递质如儿茶酚胺、血清素通路等发挥作用。包括拟儿茶酚胺类制剂，如苯丁胺等；拟血清素制剂，如氟西汀(fluoxetine)；以及复合拟儿茶酚胺和拟血清素制剂，如 β 苯乙胺(西布曲明)。②非中枢性作用减重药：奥利司他是胃肠道胰脂肪酶、胃脂肪酶抑制药，能减慢胃肠道中食物脂肪水解过程，减少对脂肪的吸收，促进能量负平衡从而达到减重效果。配合平衡的低热量饮食，能使脂肪吸收减少30%，体重降低5% ~10%，并能改善血脂谱、减轻胰岛素抵抗等。③兼有减重作用的降糖药物；二甲双胍促进组织摄取葡萄糖和增加胰岛素的敏感性，有一定的减重作用，但尚未获批用于肥胖症的治疗，对伴有糖尿病和多囊卵巢综合征的患者有效。

5. *手术治疗* 仅用于重度肥胖、减重失败而又有严重并发症，这些并发症有可能通过减重而改善者。手术方式有吸脂术、切脂术和减少食物吸收的手术(如空肠回肠分流术、小胃手术等)。手术的不良后果有吸收不良、贫血、管道狭窄等。

【护理诊断/问题】

1. *肥胖* 与能量摄入与消耗失衡有关。

2. *体像紊乱* 与肥胖对身体外形的影响有关。

3. *活动无耐力* 与肥胖导致体力下降有关。

4. *长期低自尊* 与自卑及他人对肥胖的看法有关。

【护理措施】

1. *生活起居* 减少静坐时间，鼓励多活动并制订活动计划。适合的运动方式为有氧运动，如散步、游泳、慢跑、跳舞等。运动强度以中等强度的体力活动为宜，运动量要逐

渐增加，避免用力过度过猛。运动要长期坚持，否则体重会反弹。有心血管并发症和肺功能不好的患者必须更为慎重。

2. 病情监测　定期评估患者营养状况和体重的控制情况，动态观察实验室有关检查结果的变化。患者体重应缓慢、持续下降，以每周体重下降0.5～1.0 kg为宜。注意热量摄入过低可引起衰弱、抑郁、脱发甚至心律失常，严密观察并及时按医嘱处理。

3. 用药护理　遵医嘱使用减重药，并注意药物不良反应。

(1)西布曲明：可引起不同程度口干、失眠、乏力、便秘、月经紊乱、心率增快和血压增高等不良反应。老年人、糖尿病、癫痫、闭角性青光眼患者慎用。高血压、冠心病、充血性心力衰竭、心律不齐或脑卒中患者禁用。血压偏高者应先有效降压后方使用。推荐剂量为每天10～30 mg。

(2)奥利司他：治疗早期可见轻度消化系统症状，如肠胃胀气、大便次数增多和脂肪便等。因脂肪便常易污染内裤，要注意患者的肛周皮肤护理。推荐剂量为120 mg，每天3次，餐前服用。

4. 对症护理　指导改善生活方式、饮食选择及用药。针对体像紊乱，指导患者选择合身的衣服等。

5. 饮食护理　采用混合的平衡饮食，糖类、蛋白质和脂肪提供能量的比例，分别占总热量的60%～65%、15%～20%和25%左右，含有适量优质蛋白质、复杂糖类(如谷类)、足够的新鲜蔬菜(400～500 g/d)和水果(100～200 g/d)、适量维生素和微量营养素。避免油煎食品、方便食品、快餐、巧克力和零食等，少吃甜食，少吃盐。适当增加膳食纤维、非吸收食物及无热量液体以满足饱腹感。有剧烈饥饿感时，给低热量的蔬菜，如芹菜、冬瓜、黄瓜、南瓜、卷心菜等，以增加饱腹感。指导患者记录一周内每天的食谱，指出影响患者摄入的因素。教给改变行为的技巧，如限定进食地点，其他活动时不吃东西，进餐前喝水，用容量小的餐具，进食要慢、充分咀嚼。

6. 心理护理　对因不良情绪导致摄食量增加的患者，应针对性给予辅导；严重者应建议精神心理专科治疗。

【健康教育】

教育的对象需包含患者及家属，主要内容包括基础知识指导、改变生活方式方法、药物治疗指导、教会患者及家属有关技能及树立预防思想。

肥胖症的健康教育

第九节　高尿酸血症和痛风

预习案例

吴某，女，64 岁，于 1 年前无明显诱因出现指间关节，膝关节和踝关节红肿疼痛，无发热畏寒，无皮疹，无咳嗽咳痰，无恶心呕吐，无胸闷胸痛，无口腔溃疡，到门诊查血尿酸高达 435 μmol/L。考虑"高尿酸血症"，予"别嘌醇"等治疗后关节痛稍好转，但感腹部不适，自行停用别嘌醇。其后一直有关节痛。1 个月前患者感四肢关节疼痛加重，今为进一步治疗入院。自患病来，精神食欲欠佳，小便可，大便不畅，睡眠欠佳。入院查：尿酸 585 mmol/L，血尿酸 486 μmol/L，抗 ANA 1.28，余风湿检查未见异常。踝关节片示：踝关节骨质疏松。胃镜检查示：胃底腺息肉。

思考

(1)该患者如何治疗和护理?

(2)饮食上应注意些什么?

高尿酸血症(hyperuricemia)是嘌呤代谢障碍引起的代谢性疾病，少数患者可发展为痛风(gout)。痛风的临床特点为高尿酸血症、反复发作的痛风性关节炎、痛风石、慢性间质性肾炎和尿酸性尿路结石，严重者呈关节畸形及功能障碍。痛风根据其病因可分为原发性和继发性两大类，其中以原发性痛风占绝大多数。

【病因与发病机制】

高尿酸血症病因和发病机制不清。原发性痛风多由先天性嘌呤代谢异常所致，继发性痛风可由肾病、血液病、药物及高嘌呤食物等多种原因引起。痛风的发病机制尚不清楚。

【临床表现】

高尿酸血症的病因与发病机制

临床多见于 40 岁以上中老年男性、女性多在更年期后发病，近年发病有年轻化趋势。5% ~25% 患者有痛风家族史。

1. *无症状期*　仅有血尿酸的持续或波动性增高。从尿酸增高至症状出现，时间可长达数年至数十年，有些终身可不出现症状。但随着年龄的增长，痛风的患病率增加，其症状出现与高尿酸血症的水平和持续时间有关。

2. *急性痛风性关节炎期*　急性关节炎是痛风的首发症状，常在午夜或清晨突然起病，关节剧痛，呈撕裂样、刀割样或咬噬样，难以忍受；数小时内出现受累关节的红、肿、热、痛和功能障碍，以单侧第一跖趾关节最常见，其次为踝、膝、腕、指、肘关节。

可有关节腔积液，伴发热、白细胞增多等全身症状。初次发作常呈自限性，一般数天或2周自行缓解，此时受累关节局部出现脱屑和瘙痒，为痛风特有的表现。缓解期可达数个月、数年甚至终生。可伴有高尿酸血症，但部分患者急性发作时血尿酸水平正常。急性关节炎多于春秋发病，酗酒、过度劳累、关节受伤、手术、感染、寒冷、药物、出血、放疗、摄入高蛋白和高嘌呤饮食为发病的常见诱因。

3. 痛风石及慢性关节炎期　痛风石(tophi)是痛风的一种特征性损害，是尿酸盐沉积所致。痛风石典型部位在耳郭，但也常见于反复发作的关节周围(如跖趾、指间和掌指关节)，以及鹰嘴、跟腱、髌骨滑囊等处，呈黄白色大小不一的隆起，小如芝麻，大如鸡蛋，初期质软，随纤维增多逐渐变硬如石。常为多关节受累，以远端多见，受累关节可表现为以骨质缺损为中心的关节肿胀、僵硬、畸形及周围组织的纤维化和变性。严重时患处皮肤发亮、菲薄，破溃排出白色尿酸盐结晶，瘘管不易愈合，但是较少继发感染。

4. 肾脏病变期　是特征性病理变化之一。尿酸盐结晶沉积可引起慢性间质性肾炎，进一步累及肾小球血管床而出现蛋白尿、夜尿增多、血尿和等渗尿，进一步发展可发生高血压、氮质血症等肾功能不全表现。最终可因肾衰竭或并发心血管病而死亡。10% ~ 25%的患者有肾尿酸结石，呈泥沙样，无症状，较大者可发生肾绞痛、血尿，易并发感染。当结石引起梗阻时导致肾积水、肾盂肾炎、肾积脓或肾周围炎，感染的情况下会加速结石的增长和肾实质的损害。

5. 代谢综合征　高尿酸血症常伴有肥胖、原发性高血压、高脂血症、2型糖尿病、高凝血症、高胰岛素血症为特征的代谢综合征。

【医学检查】

1. 血尿酸测定　正常男性血尿酸为150 ~ 380 μmol/L(2.5 ~ 6.4 mg/dL)；正常女性血尿酸为100 ~ 300 μmol/L(1.6 ~ 5.0 mg/dL)，绝经后接近男性。血尿酸存在较大波动，应反复监测。

2. 尿尿酸测定　限制嘌呤饮食5天后，每天小便中尿酸排出量 > 3.57 mmol (600 mg)，则提示尿酸生成增多。

3. 滑囊液或痛风石内容物检查　急性关节炎发作时行关节腔穿刺，抽取滑囊液，在偏振光显微镜下，可见白细胞内有双折光现象的针形尿酸盐结晶。

4. 其他检查　胸部X线片检查、电子计算机X线体层显像(CT)与磁共振显像(MRI)检查、关节镜检查等有助于发现骨、关节的相关病变或尿酸盐结晶影。

【诊断要点】

男性或绝经后妇女血尿酸 > 420 μmol/L(7.0 mg/dL)，绝经前女性 > 350 μmol/L (5.8 mg/dL)，则可确定为高尿酸血症。中老年男性，常有家族史及代谢综合征表现，在诱因的基础上突然出现半夜典型关节炎发作或尿酸性结石肾绞痛发作，要考虑痛风：

(1)血尿酸增高；关节腔穿刺抽取滑囊液在旋光显微镜下检查，可见白细胞内有双折光现象的针形尿酸盐结晶。

(2)痛风石活组织检查或抽取内容物检查为尿酸盐结晶。

(3)受累关节X线、关节腔镜检查可协助诊断。

(4)诊断困难者用秋水仙碱诊断性治疗，关节症状迅速缓解，具有特征性诊断价值。临床需与风湿性关节炎、类风湿关节炎、化脓性关节炎、假性痛风、创伤性关节炎等相鉴别。

(5)有肾结石者需与其他原因引起的结石鉴别。

【治疗要点】

目前尚无有效方法根治原发性高尿酸血症和痛风。防治目的：控制高尿酸血症，防止尿酸盐沉积；迅速终止急性关节炎的发作；防止尿酸结石形成和肾功能损害。

1. 非药物治疗　患者的教育、适当调整生活方式和饮食习惯是痛风长期治疗的基础。调节饮食，控制总热量摄入；限制嘌呤食物（如心、肝、肾等）和饮酒；适当运动，防止超重和肥胖，减轻胰岛素抵抗；每天饮水 2 000 mL 以上增加尿酸的排泄；避免使用抑制尿酸排泄的药物如噻嗪类利尿药；避免诱发因素和积极治疗相关疾病。

2. 高尿酸血症的药物治疗　发作间歇期和慢性期的处理治疗目的是维持血尿酸正常水平，包括促进尿酸排出、抑制尿酸生成药和碱性药。

(1)排尿酸药物：此类药物主要抑制近端肾小管对尿酸的重吸收，从而增加尿酸的排泄，降低尿酸水平，适合肾功能良好者；当内生肌酐清除率 <30 mL/min 时无效；已有尿酸盐结石形成，或每日尿排出尿酸盐 >3.57 mmol（600 mg）时不宜使用。常用药物及用法：①苯溴马隆（benzbromarone），起始剂量为 25 ~ 100 mg/d，该药不良反应轻，一般不影响肾功能；②丙磺舒（probenecid），初始剂量为 0.25 g，每日 2 次；2 周后可逐渐增加剂量，最大剂量不超过 2 g/d。

(2)抑制尿酸生成药物：通过抑制黄嘌呤氧化酶，使尿酸的生成减少，适用于尿酸生成过多或不适合使用排酸药物者。常用药物及用法：别嘌呤醇（allopurinol）：每次 100 mg，每日 2 ~ 4 次，最大剂量 600 mg/d，待血尿酸下降至 360 mg/L 以下，可减量至最小剂量或别嘌呤醇缓释片 250 mg/d，与排尿酸药物合用效果更好。

(3)碱性药物：常用药物为碳酸氢钠，该药可碱化尿液，使尿酸不易在尿中积聚形成结晶。成人口服 3 ~ 6 g/d。

3. 急性痛风性关节炎的治疗　急性痛风性关节炎期应绝对卧床，抬高患肢，避免负重，迅速给药。其药物包括秋水仙碱、非留体类抗炎药、糖皮质激素。

(1)秋水仙碱（colchicine）：治疗急性痛风性关节炎的特效药。①口服法：初始口服剂量为 1 mg，随后 0.5 mg/h 或 1 mg/2 h，直到症状缓解。最大剂量 6 ~ 8 mg/d。90% 的患者口服秋水仙碱后 48 小时内疼痛缓解。症状缓解后 0.5 mg，每天 2 ~ 3 次，维持数天后停药。②静脉法：秋水仙碱 1 ~ 2 mg 溶于 20 mL 0.9% 氯化钠溶液中，5 ~ 10 分钟内缓慢静脉注射；如病情需要 4 ~ 5 小时后重复注射 1 mg，24 h 不超过 4 mg。

(2)非留体类抗炎药（NSAIDs）：通过抑制花生四烯酸代谢中的环氧化酶活性，进而抑制前列腺素的合成而达到消炎镇痛。常用药物及用法如下。①吲哚美辛：初始剂量 75 ~ 100 mg，随后每次 50 mg，6 ~ 8 小时 1 次。②双氯芬酸：每次口服 50 mg，每天 2 ~ 3 次。③布洛芬：每次 0.3 ~ 0.6 g，每天 2 次。④罗非昔布：剂量为 25 mg/d。症状缓解应减量，5 ~ 7 天后停用。

(3)糖皮质激素：治疗急性痛风有明显疗效，通常用于不能耐受 NSAIDs 或秋水仙碱，或肾功能不全者。但停药后容易出现症状“反跳”。

4. 发作间歇期和慢性期的处理　治疗目标是使血尿酸 <360 μmol/L(6.0 mg/dL)，以减少或清除体内沉积的单钠尿酸盐晶体。使用降尿酸药物的指征：急性痛风复发、多关节受累、出现痛风石、慢性痛风石性关节炎、受累关节出现影像学改变以及并发尿酸性肾石病等。常用降尿酸药物有排尿酸药和抑制尿酸生成药物，均应在急性发作缓解两周后从小剂量开始，逐渐加量，根据血尿酸的目标水平调整至最小有效剂量并长期维持。在开始使用降尿酸药物时，可服用 NSAIDs 2～4 周，以预防急性关节炎发作。

5. 手术治疗　必要时可选择剔除痛风石，对残废关节进行矫形等手术治疗。

6. 伴发疾病的治疗　痛风常伴发代谢综合征中的一种或数种，如高血压、高血脂、肥胖、2 型糖尿病等。这些疾病的存在增加了痛风发生的危险，因此在痛风治疗的同时，应积极治疗相关的伴发疾病。

【护理诊断/问题】

1. 疼痛关节痛　与尿酸盐结晶、沉积于关节引起炎症反应有关。

2. 躯体活动障碍　与关节受累、关节畸形有关。

3. 知识缺乏　缺乏与痛风相关的饮食知识。

4. 有皮肤完整性受损的危险　与痛风石可能引起皮肤破溃、瘘管形成有关。

5. 焦虑　与关节疼痛反复发作、病情迁延不愈有关。

【护理措施】

1. 生活起居　急性痛风性关节炎期，患者有关节红、肿、热、痛和功能障碍外，常伴有发热，应绝对卧床休息，抬高患肢制动，避免关节负重。可在床上安放支架支托被盖，减少患部受压。关节疼痛缓解 72 小时后可恢复活动。

2. 病情观察　观察关节疼痛的部位、性质、间隔时间，有无午夜因剧痛而惊醒等；观察受累关节有无红、肿、热和功能障碍；有无痛风石的体征，了解结石的部位及有无破溃；观察患者的体温变化，有无发热；监测血、尿尿酸的变化；有无过度疲劳、寒冷、潮湿、紧张、饮酒、饱餐、脚扭伤等诱因。

3. 用药护理　指导患者正确用药，观察药物疗效，及时处理不良反应。①秋水仙碱：是治疗急性痛风性关节炎的特效药，用药过程中注意观察有无胃肠道反应。若一开始口服即出现恶心、呕吐、厌食、腹胀和水样腹泻等反应，发生率高达 40%～75%，如出现上述反应及时调整剂量或停药。在静脉用药时应缓慢推注(5～10 分钟)，且在推注时切勿漏出血管外，避免药液外漏，否则将出现剧烈疼痛和组织坏死。静脉用药可产生严重的不良反应，如肝损害、骨髓抑制、DIC、脱发、肾衰竭、癫痫样发作甚至死亡，应用时需慎重，必须严密观察，一旦出现不良反应，应立即停药。②使用苯溴马隆、丙磺舒等可以出现皮疹、发热、胃肠道反应，在使用期间嘱患者多饮水、口服碳酸氢钠等碱性药物。③应用 NSAIDs 时，注意观察有无活动性消化性溃疡和消化道出血发生。④碳酸氢钠：长期大量服用可致代谢性碱中毒，并且因钠负荷过高引起水肿。⑤使用糖皮质激素治疗的患者，应观察其疗效，密切注意有无症状的“反跳”现象。

4. 对症护理　①局部护理：手、腕或肘关节受累时，为减轻疼痛，可用夹板固定制动，也可冰敷或 25% 硫酸镁湿敷受累关节，消除关节的肿胀和疼痛。痛风石严重时，可导致局部皮肤破溃，因此要注意保持局部清洁，防止感染发生。②疼痛护理：为患者提供安静的环境，减少由于疼痛影响进食和睡眠。当疼痛减轻时，护士应尽可能向患者讲解痛风的有关知识，让患者理解饮食与疾病的关系，为患者提供恰当的饮食治疗计划。

5. 饮食护理　每天进食总热量应限制在 1 200 ~ 1 500 kcal。蛋白质控制在 1 g/(kg · d)避免进食高嘌呤食物，如动物内脏、鱼虾类、肉类、菠菜、蘑菇、黄豆、扁豆、豌豆、浓茶等。饮食宜清淡、易消化，忌辛辣及刺激性食物，严禁烟酒。多进食碱性食物，如牛奶、鸡蛋、马铃薯、各类蔬菜、柑橘类水果，使尿液 pH 在 7.0 以上，减少尿酸盐结晶的沉积。

高尿酸血症和痛风的健康教育

6. 心理护理　患者由于疼痛影响进食和睡眠，疾病反复发作导致关节畸形和肾功能损害，思想负担重，常表现出情绪低落、忧郁等，护士应向其讲解疾病相关知识，并给予精神上的安慰和鼓励。

【健康教育】

健康教育以饮食和保护关节指导为重点。

第十节　骨质疏松症

预习案例

王女士，50 岁，腰背疼痛 2 年，加重 1 个月。患者近两年来感腰背疼痛明显，以弯腰和下蹲时加剧，近 1 个月腰背疼痛加重，即来院就诊。既往 3 年前因子宫肌瘤、卵巢囊肿行子宫加双附件切除术，术前月经无异常，术后曾间断服用“利维爱”半年，后自行停药。1 年前不慎滑倒，腕部骨折，后治愈，无高血压、糖尿病等慢性病史，无遗传病及传染病史。生活习惯：每日饮咖啡一杯(约 250 mL)，每日喝牛奶 250 mL，每周运动 <3 次。

体格检查：T 36. 3℃，P 96 次/min，R 18 次/min，BP 110/70 mmHg。身高 162 cm(原来 164 cm)，体重 54 kg，发育正常，营养良好，神志清楚，自主体位。心肺未闻及异常，腹软，肝脾未及，无压痛及反跳痛。四肢关节无红肿及变形，脊椎无畸形，无压痛及叩击痛。辅助检查：血钙、血磷无异常。双光能 X 线骨密度检查(DXA)：L1 ~ L4 骨密度 T 值为 -2.7 (即低于正常 2.7 个标准差)。X 线片无明显异常。

思考

(1) 该患者如何治疗和护理？

(2) 该患者的健康教育重点是什么？

骨质疏松症(osteoporosis，OP)是以骨量(bone mass)降低和骨组织微结构破坏为特征，导致脆性增加和易于骨折的代谢性骨病。OP各个年龄均可以发病，常见于老年人，尤其是绝经后的女性，其发病率居所有代谢性骨病的首位。按病因可分为原发性和继发性两类。原发性又分为两个亚型，Ⅰ型OP即绝经后骨质疏松症(postmenopausal osteoporosis，PMOP)，发生于绝经后女性，Ⅱ型OP即老年性OP，见于老年人和特发性骨质疏松(包括青少年型)。Ⅰ型是由于雌激素缺乏所致，女性的发病率是男性的6倍以上。Ⅱ型多见于60岁以上的老年人，女性的发病率是男性的2倍，主要累及部位是脊柱和髋骨。继发性OP继发于其他疾病，如性功能减退症、甲状腺功能亢进症、1型糖尿病、Cushing综合征、血液病、结缔组织病、成骨不全、骨肿瘤(原发性和继发性)、长期使用激素等相关药物、制动、肾脏疾病、营养性疾病和胃肠疾病等。

【病因与发病机制】

正常成熟骨的代谢主要以骨重建(bone remodeling)形式进行。在激素、细胞因子和其他调节因子的调节作用下，骨组织不断吸收旧骨，形成新骨。这种骨吸收和骨调节活动形成了体内骨转换的稳定状态，骨质量无变化。骨吸收过多或形成不足引起平衡失调会导致骨量减少和骨微细结构的变化，形成骨质疏松。

【临床表现】

骨质疏松症的病因与发病机制

1.症状　①骨痛和肌无力：早期无症状，被称为“静寂之病”，仅在X线摄片或骨密度测量时被发现，多数患者在严重的骨痛或骨折后才知道自己患了骨质疏松症。较重患者常诉腰背疼痛、乏力或全身骨痛。通常为弥漫性，无固定部位，检查不能发现压痛区(点)。仰卧或坐位时症状减轻，直立时后伸或久立、久坐时疼痛加剧；日间疼痛轻，夜间或者清晨醒来时加重；弯腰、肌肉运动、咳嗽、大便用力时加重；劳累或活动后加重，负重能力下降或不能负重。②骨折：骨矿量丢失20%以上时可出现骨折，这是骨质疏松症最常见和最严重的并发症。患者常因轻微活动，创伤、弯腰、负重、挤压或摔倒后发生骨折。多见于脊柱、髋部和前臂骨折。其中老年性OP患者股骨颈骨折最常见，危害也最大，通常是在摔倒或挤压后发生，据相关报道，其病死率可达10%～20%，致残率50%。

2.体征　四肢骨折或髋部骨折时肢体活动明显受限，局部疼痛加剧，有畸形或骨折阳性体征。椎体骨折可引起驼背和身材变矮，腰椎压缩性骨折致胸廓畸形。

3.并发症　驼背或胸廓畸形者常伴有胸闷、气短、呼吸困难，甚至出现发绀等表现。肺活量、肺最大换气量和心排血量下降，极易发生上呼吸道感染、心血管病和肺部感染。

【医学检查】

1.骨量的测定　骨矿含量(bone mineral content，BMC)和骨矿密度(bone mineral density，BMD)测量是判断低骨量、确定骨质疏松的重要手段，也是评价骨丢失率和疗效的重要客观指标。

2.骨转换的生化测定　多数情况下，绝经后OP早期(5年)为高转换型，而老年OP多为低转换型。

(1)与骨吸收有关的生化指标：空腹尿钙或24小时尿钙排量是反映骨吸收状态最简

易的方法，但受钙摄入量、肾功能等因素影响。尿羟脯氨酸和羟赖氨酸在一定程度上可反映骨的转换吸收状况。血浆抗酒石酸酸性磷酸酶骨吸收时增强。

(2)与骨形成有关的生化指标：主要有血清骨源性碱性磷酸酶、骨钙素和1型胶原羧基。

3.骨形态计量与微损伤分析　结合骨组织学和生理学，用定性定量的方法计算出骨组织参数，以评价和分析骨结构和骨转换。目前主要用于探讨OP的早期形态与功能变化。

4.胸部X线片检查　一种简单、比较普及的检查骨质疏松症的方法。

【诊断要点】

1.诊断　绝经后或双侧卵巢切除后女性；不明原因的慢性腰痛；身材变矮或脊椎畸形；脆性骨折史或骨折家族史；存在多种OP危险因素，如高龄、吸烟、制动、低体重、长期卧床、服用糖皮质激素等。

2.诊断标准　根据BMD或BMC测定结果，与WHO 1994年的诊断标准对照，确定是低骨量(低于同性别峰值骨量的1个标准差以上，但小于2.5个标准差)、骨质疏松(低于同性别峰值量的2.5个标准差以上)或严重骨质疏松(骨质疏松伴一处或多处自发性骨折)。OP性骨折的诊断主要根据年龄、外伤骨折史、临床表现以及影像学。正侧位X线片(必要时可加特殊位置片)确定骨折的部位、类型、移动方向和程度；CT和MRI对锥体骨折和细微骨折有较大诊断。

【治疗要点】

按我国的OP诊疗指南确定治疗病例。强调综合治疗、早期治疗和个体化治疗；治疗方案和疗程应根据疗效、费用和不良反应等因素确定。恰当的治疗可减轻症状，改善预后，降低骨折发生率。

1.一般治疗

(1)骨痛及骨折的治疗：有疼痛者给予适量非留体抗炎药，如阿司匹林、吲哚美辛、桂美辛、塞来昔布；发生骨折或遇顽固性疼痛时，可应用降钙制剂。骨畸形者应局部固定或其他矫形措施防止畸形加重。有骨折时应给予牵引、固定、复位或手术治疗，同时辅以物理康复治疗，尽早恢复运动功能。

(2)改善营养状况：补充足够的蛋白质有助于OP和OP性骨折的治疗，老年人应适当增加含钙丰富食物的摄入，少饮酒和咖啡，不吸烟。提倡低钠、高钾、高钙和非饱和脂肪酸饮食。

(3)适当运动：适当运动可增加和保持骨量，并可使老年人的躯体和四肢运动的协调性和应变力增强，减少意外发生。运动的类型和方式、量应根据患者的具体情况而定。有氧运动和负重锻炼的重点应放在提高耐受力和平衡能力上，降低摔倒和骨折的风险。避免肢体制动，增强抵抗力，加强个人护理。

(4)补充钙剂和维生素D：不论何种OP均应补充适量钙剂，使每日元素钙的总摄入量达到800～1 200 mg/d，除增加饮食钙含量外，可补充碳酸钙、葡萄糖酸钙、枸橼酸钙等制剂。选择对胃肠道刺激小的制剂，同时补充维生素D，以利钙的吸收。成年人如果缺乏阳光照射，一般每天补充维生素D 400～600 IU即可满足基本的生理需要，但对预防 OP 发生和患有继发性甲旁亢的患者需增加用量。

2. 特殊治疗

(1)性激素补充治疗：

1)雌激素补充治疗：主要用于 PMOP 的预防，也可作为治疗方案之一。

治疗原则：确认患者有雌激素缺乏；优先选用天然雌激素制剂(尤其是长期用药)；青春期及育龄期妇女的雌激素用量应使雌二醇的目标浓度达到中、晚卵泡期水平，绝经后 5 年内的生理性补充治疗目标浓度为早卵泡期水平；65 岁以上的绝经后妇女使用时应选择更低的剂量。

常用制剂和用量：微粒化 17β - 雌二醇，或戊酸雌二醇 1 ~ 2 mg/d；炔雌醇 10 ~ 20 μg/d；替勃龙(tibolone) 1.25 ~ 2.5 mg/d；尼尔雌醇 1 ~ 2 mg/w；雌二醇皮肤贴剂 0.05 ~ 0.1 mg/d 等。

2)雄激素补充治疗：用于治疗男性 OP。常用药物有睾酮、雄烯二酮、二氢睾酮和雄酮类似物苯丙酸诺龙(19 - 去甲 17 - 苯丙酸睾酮，nandrolonephenylpropion)、司坦唑醇(吡唑甲睾酮，stanozolol)。

(2)选择性雌激素受体调节药(selective estrogen receptor modulators，SERM)和选择性雄激素受体调节药(SARM)。SERM 主要用于治疗 PMOP，可增加 BMD，降低骨折发生率。SARM 具有较强的促合成代谢作用，有望成为治疗老年男性 OP 的较理想药物。

(3)抑制骨吸收药物：抑制破骨细胞生成和骨吸收，增加骨密度，缓解骨疼痛。常用药物及用法：①依替膦酸二钠(etidronate，1 - 羟基乙膦酸)和阿仑膦酸钠(alendronate，4 - 氨基 - 1 - 羟丁基乙膦酸钠)，前者 400 mg/d，于清晨空腹时口服，服药后 1 小时方可进食或饮用含钙饮料，一般连服 2 ~ 3 周，通常隔月 1 个疗程。后者 10 mg/d，服药期间不用间歇；或每周口服 1 次，每次 70 mg。②帕米膦酸钠(pamidronate，3 - 氨基 - 1 - 羟基乙膦酸钠)，用注射用水稀释成 3 mg/mL 浓度后加入 0.9% 氯化钠溶液中，缓慢静脉滴注(不短于 6 小时)，每次 15 ~ 60 mg，每个月注射 1 次，可连续用 3 次，以后每 3 个月注射 1 次或改为口服制剂。该药用量根据血钙和病情而定，两次给药间隔时间不得少于 1 周。

(4)降钙素：主要适用于高转换型 OP、OP 伴或不伴骨折、变形性骨炎、急性高钙血症或高钙危象。主要作用机制为抑制骨吸收，促进钙在骨基质中的沉着。常用药物有鲑鱼降钙素(miacalcic)、鳗鱼降钙素(elcatonin)和降钙素鼻喷剂。

(5)其他：甲状旁腺素(PTH)、小剂量氟化钠、GH 和 IGF - 1 等。

【护理诊断/问题】

1. 有受伤的危险　与骨质疏松导致骨脆性增加有关。

2. 骨痛　与骨质疏松有关。

3. 躯体移动障碍　与骨骼变化引起活动范围受限有关。

4. 营养失调：低于机体需要量　与饮食相关营养物质摄入不足有关。

5. 潜在并发症　骨折。

【护理措施】

1. 生活起居　以预防跌倒为主：保证住院环境安全，如住院环境中楼梯有扶手，梯级有防滑边缘，病室和浴室地面保持干燥，光线明暗适宜，家具位置固定，及时清除过道中的障碍物；将日常生活所需物放在患者容易拿取的地方；指导患者保持良好姿势，在改变姿势时动作缓慢；必要时建议患者使用手杖或助行器，增加活动时的稳定性；穿着衣物要宽松，大小适宜且利于活动；加强巡视，特别是患者在洗漱和进餐时间，防止意外发生；患者使用利尿药或镇静药时要严密观察，以防因频繁如厕及精神恍惚产生意外。

2. 病情观察　针对易发人群，做好疾病预防措施，及早发现骨痛和肌无力。对症支持护理。

3. 用药护理　指导患者正确用药，观察药物疗效，及时处理不良反应。

(1)钙剂：宜空腹服用，最好在清晨或用餐时间外，同时多饮水，以增加尿量，预防泌尿系统结石形成，在服用维生素 D 时，不可与绿叶蔬菜一起服用，以免形成钙赘合物而影响钙的吸收。

(2)二膦酸盐：依替膦酸二钠宜空腹服用，服药后 1 小时方可进餐或饮用含钙饮料；阿仑膦酸钠宜空腹服用，同时饮水 200 ~ 300 mL，至少在半小时内不能进食或喝饮料，不能平卧，采取立位或坐位，以减轻药物对食管的刺激，如果患者出现吞咽困难、吞咽疼痛或胸骨后疼痛，则警惕食管炎、食管糜烂和食管溃疡出现，应立即停药。服药的同时嘱患者勿将药片咀嚼或吮吸药片，以防止口腔溃疡。

(3)服用降钙素时应注意观察有无食欲减退、恶心及颜面潮红等症状。

(4)性激素必须遵医嘱使用，剂量要准确，与钙剂、维生素 D 同时使用。服用雌激素，应定期进行妇科和乳腺检查，阴道出血应减少用量，甚至停药。使用雄激素应定期监测肝功能。

4. 骨痛和骨折的对症护理

(1)卧床休息：为减轻疼痛，可使用硬板床，患者取平卧或侧卧位，卧床休息数天到 1 周。

(2)使用骨科辅助物；必要时使用背架、紧身衣等，以限制脊椎的活动度和脊椎支持，减轻疼痛。

(3)物理疗法：疼痛部位给予湿热敷，以促进血液循环，减轻肌肉痉挛，缓解疼痛；或局部肌肉按摩，可减轻肌肉僵直引起的疼痛；也可采用超短波、微波和分米波疗法、低频及中频电疗法、磁疗法和激光治疗，达到消炎和止痛效果。

(4)使用止痛药物：正确评估疼痛的程度，按医嘱使用止痛药，包括止痛药、肌肉松弛药或抗炎药物。

(5)预防跌倒：同上述生活起居。

(6)活动指导：骨质疏松症患者由于疼痛及害怕骨折，常以减少运动的方式来对待，其社会交往和日常生活受到影响，应指导患者进行适当运动以增加和保持骨量，使老年人的躯体和四肢运动的协调性和应变力增强，减少意外发生，同时保持良好的心情和社会交往能力。在运动时应注意评估周围环境，避免摔倒以及骨折的发生。

5. 饮食护理　饮食中增加含钙质和维生素 D 的食物，补充足够维生素 A、维生素 C 及含铁的食物，促进钙的吸收。如乳制品、海产品、新鲜水果、蔬菜，避免酗酒、长期高

蛋白、高盐饮食。

6. *心理护理*　患者由于疼痛、害怕骨折、发生骨折后限制活动等，容易出现焦虑等不良情绪。护士要协助患者及其家属适应其角色与责任，给予精神上的安慰和鼓励，尽量减少对患者康复治疗不利的心理因素。

骨质疏松症的健康教育

【健康教育】

健康教育主要围绕疾病预防、疾病知识、跌倒预防和用药指导开展。

第十一节　内分泌系统常见诊疗技术及护理

一、快速血糖测试

快速血糖测试是一种简便的血糖测试方法，适合普通人群的血糖筛查和糖尿病患者日常监测，不作为准确诊断糖尿病的工具。

【适应证】

糖尿病患者均应进行血糖监测，特别是每日数次注射胰岛素、应用胰岛素泵、妊娠的妇女、对低血糖不出现警告症状者或血糖波动特别大者。

【禁忌证】

无绝对禁忌证。

【血糖监测的频率】

血糖监测因人而异，须遵循个体化的原则。

(1) 口服降糖药且要减轻体重的患者，可每周在不同时间测几次，以了解口服降糖药的剂量与饮食是否恰当。

(2) 如患者对低血糖反应没有感觉，则每天至少测 4 次。在使用胰岛素泵或强化胰岛素治疗的初始阶段，或对控制困难的不稳定型患者，应测早晨空腹血糖，餐前及餐后 2 小时血糖以及睡前血糖，必要时须检测午夜血糖。

(3) 对糖尿病血糖波动者，为了解引起血糖波动的原因，除每日测空腹及餐后 2 小时血糖外，还应加测睡前，午夜及晨间血糖。

(4) 一般在监测的初始阶段，可增加测定次数，了解日内血糖的变化规律，探寻血糖波动的原因和制定相应的治疗方案。病情控制和稳定后，可减少血糖测定的次数。

【操作过程】

1. *操作前准备*

(1) 操作者准备：洗手、戴口罩等。

(2) 患者准备：先用温水或中性肥皂彻底洗净双手并干燥。

(3) 用物准备：血糖仪、试纸、一次性采血针头、75% 乙醇、棉签、污物桶、锐器盒等物品。

2. 调校仪器代码　插入试纸条，检查仪器代码是否与所采用试纸代码相同。

3. 插入试纸　将试纸取出，若不是独立包装的试纸条，迅速将瓶盖盖回，拇指和示指持试纸条中间手持部位，将试纸插入仪器，有条孔之正面朝上。

4. 采血　75%乙醇棉签消毒指腹，待干，取出一次性采血针头，拔掉针头套，将采血针放在手指侧面，按下针柄后，轻轻压出一滴圆弧形指血。

5. 吸入血液样本　将足量指血吸入试纸测试孔（面），注意要采集足够的血量，仪器倒计数后出现测试的血糖值。

6. 操作后处理　棉签按压采血部位 1 ~ 5 分钟；取出试纸条，血糖仪自动关闭。

【注意事项】

（1）采血部位要正确，选择无名指指尖两侧皮肤较薄处采血，因为手指两侧血管丰富，而神经末梢分布较少。

（2）采集足够的血液，涂布时尽量覆盖测孔或条形测试孔。

（3）血球压积亦可影响测试的准确性。有的血糖仪只能用于血球压积 35% ~ 55% 者，有的血糖仪对此无要求。

（4）试纸或传感电极过期或储藏不当亦可造成变质，不应使用。应随时盖紧瓶塞，以防试纸潮湿失效。

（5）启用一筒新的试纸时，须与校正码保持一致。

（6）定期清洁和保养机器，每天用蘸清水的棉棒或软布清洁测试区，清除血渍、布屑、灰尘等、避免使用乙醇、含氨的清洁剂、玻璃清洁剂、腐蚀性清洁剂等。

二、口服葡萄糖耐量试验

口服葡萄糖耐量试验（oral glucose tolerance test，OGTT）是检查人体血糖调节功能的一种方法。正常人一次食入大量葡萄糖后其血糖浓度略有升高，一般不会超过 8.88 mmol/L，于2 小时内恢复正常，这种现象称为耐糖现象。当血糖值高于正常范围而又未达到糖尿病诊断标准或疑有糖尿病倾向者，需进行 OGTT。若内分泌失调或神经系统功能紊乱而引起糖代谢失调时，食入大量葡萄糖后血糖浓度会急剧升高，2 小时内不能恢复到正常水平，称为糖耐量减低。

【适应证】

血糖值高于正常范围而又未达到糖尿病诊断标准或疑有糖尿病倾向者。

【禁忌证】

无绝对禁忌证。在其他急性疾病或手术外伤等应激条件下不应行此试验。

【操作过程】

（1）试验当天先空腹抽取 1 管静脉血。

（2）将 75 g 无水葡萄糖（儿童为 1.75 g/kg，总量不超过 75 g）溶解于 250 ~ 300 mL 温开水中，5 分钟内将糖水饮完。

（3）从喝糖水的第一口开始计时，于 30 分钟、60 分钟、120 分钟、180 分钟分别抽取静脉血。

【注意事项】

(1)试验前应空腹8～14小时，可饮水，不吸烟、不饮酒及不喝咖啡等饮料。因血糖有昼夜节律变化，试验应在早上7点到早上9点进行。

(2)注意休息，避免剧烈体力活动、精神刺激和其他应激性刺激。

(3)试验前3～7天停止一切对血糖测定和糖代谢有影响的药物，如避孕药、利尿药、苯妥英钠等。

(4)试验前3天保证摄入足够热量的糖类，一般应大于250 g/d。

(5)试验当天清晨禁止注射胰岛素。

(6)如试验中发生面色苍白、恶心、呕吐或食用其他食品、饮料应终止试验。

三、胰岛素皮下注射

【适应证】

(1)1型糖尿病。

(2)各种严重的糖尿病伴急、慢性并发症或处于应激状态，如急性感染、创伤、围手术期、妊娠和分娩。

(3)2型糖尿病经饮食、运动、口服降糖药物治疗后HbAlc >7%，B细胞功能明显减退者；新诊断并伴有明显高血糖者，无明显诱因出现体重显著下降者。

(4)新发病且与1型糖尿病鉴别困难的消瘦糖尿病患者。

【禁忌证】

(1)有严重低血糖危险增加的患者，例如：最近有严重低血糖病史患者、对低血糖缺乏感知者、Addison氏病者、β受体阻滞药治疗者、垂体功能低下者。

胰岛素注射（视频）

(2)幼年和高年龄患者。

(3)有糖尿病晚期并发症者(已行肾移植除外)。

(4)有其他缩短预期寿命的疾病或医疗情况。

(5)有乙醇中毒和药物成瘾者。

(6)精神病或精神迟缓者。

【操作过程】

1.评估与准备

(1)自身准备：清洁双手，着装整齐规范。

(2)用物准备：治疗盘、专用注射器、胰岛素笔、针头、75%的医用乙醇及医用棉签等。核对胰岛素的名称、剂型；检查是否在有效期内；检查胰岛素的外观有无异常；胰岛素的温度应接近室温，以避免过低的温度造成注射时的不适感。速效胰岛素类似物、短效人胰岛素等均是澄清的溶液，可以直接注射。如使用混悬型胰岛素时应充分混匀，直到药液成为均匀白色混悬液为止，如经摇匀操作后不呈均匀的白色雾状，或产品内出现块状物，或有呈霜冻状的白色固体颗粒黏在瓶底或瓶壁上，则不能使用，以防药液浓度不均匀导致血糖控制不良。不同类型的胰岛素产品摇匀方法有所不同。具体摇匀方法详见产品说明书。

(3)患者评估：确定吃饭时间，使用短效人胰岛素或含短效与中效成分的预混人胰岛素的患者要在注射30分钟内进餐。评估腹部、大腿外侧、手臂外侧和臀部，注射部位要轮转，每次的注射点之间应相距1.0 cm，尽量避免在1个月内重复使用一个注射点。

2. 操作

(1)装针头：用75%乙醇消毒笔芯前端橡皮膜，取出胰岛素注射专用针头，顺时针旋紧针头，安装完毕。注射时摘去针头保护帽即可。

(2)排气：如果所用的胰岛素是混悬胰岛素，则需要在排气前完成充分混匀。正确使用时，针头或笔芯内会存留少量空气，为了避免将空气注入体内并保证注射剂量的准确，在每次注射前应该严格按照产品说明书进行排气。

(3)调节剂量：每次注射前，先检查确认有足够剂量的胰岛素，然后旋转剂量调节旋钮，调至所需注射单位数。

(4)消毒皮肤：皮肤消毒需选用75%的乙醇或消毒棉片，不用碘酒或碘伏，需等酒精挥发后再注射。皮肤消毒后如乙醇未干就注射，乙醇会从针眼带到皮下，引起疼痛。

(5)进针：注射应保证在皮下进行，如误入肌肉层，胰岛素的吸收曲线将不能与血糖吸收峰相吻合，血糖波动大。保证胰岛素被注射入皮下层而非肌层的最好方法是捏起皮肤的注射方法。具体操作方法：用拇指和示指，或加中指捏起皮肤，然后注射，使注射确保在皮下层；避免用全手指握住皮肤，防止误捏住肌层，使注射误入肌肉。注射时进针要快。进针角度：儿童和消瘦成年人与皮肤呈45°或正常体重和肥胖的成年人呈90°。妊娠糖尿病患者一般不推荐在腹部注射，腹部作为备选注射部位。选择腹部注射胰岛素时，均需捏皮并避开肚脐周围。

(6)注射：快速进针后，拇指按压注射键缓慢匀速推注药液，注射完毕后针头在皮下停留10秒。

(7)拔针：顺着进针方向快速拔出针头。

(8)按压注射部位：用干棉签按压针眼30秒以上，若按压时间不足会引起皮下淤血，不要揉或挤压穿刺点，以防影响胰岛素效能。

(9)去除胰岛素针：注射结束后，盖上针头帽，卸下针头。

【注意事项】

1. *漏液问题*　发生漏液的原因包括：注射完毕后，在皮下停留的时间不够；没有将针头及时卸下，当外界温度发生变化时，笔芯内的药液就可能经过针尖渗漏出来(由冷到热)，或者(由热到冷)空气也可能进入到笔芯中。漏液不仅造成药物的大量浪费。更重要的是，漏出的胰岛素常常会堵塞针头，造成下次注射剂量不准确；如果是预混制剂，一旦发生漏液，则可能导致胰岛素混合比例发生改变，从而影响患者的血糖控制。注射完毕，针头留置在皮下10秒以上，拔针后及时卸下针头，是有效地避免漏液的方法。

2. *如何避免疼痛*　已使用的胰岛素室温放置；待乙醇挥发后再注射；笔芯内无气泡；进针要快；进针和拔针时方向相同；肌肉放松；更换注射部位；每次注射更换针头；避免在有瘢痕或硬结的部位注射；避免在毛发根部注射。

3. *正确选择注射部位*　不同注射部位对胰岛素的吸收速度不同，因此注射部位的选择要根据患者自身情况和使用胰岛素的种类决定：①短效人胰岛素理想的注射部位是腹部；②速效胰岛素类似物可注射在任何部位；③中长效胰岛素或长效胰岛素类似物理想的注射部位是大腿、臀部；④预混人胰岛素或预混胰岛素类似物理想的注射部位为腹部（早晨），大腿或臀部（傍晚）。由于以上原因，为了更好地预知每次胰岛素注射的效果，就必须保持在每天的同一时间于同一部位进行注射，请不要混淆注射部位与时间。注射部位要轮转，每次的注射点之间应相距 1.0 cm，尽量避免在 1 个月内重复使用一个注射点。

4. 正确处理使用后的针头　用过的针头一定要卸下，否则可能增加生物污染的可能性，同时在温度变化时可能有药液流出或进入空气，可造成胰岛素浓度的改变，使注射剂量不准，也可能因漏液而出现药液堵塞针头，严重影响治疗效果。胰岛素注射针头上有一层特殊的涂层，可以在注射过程中起到润滑的作用，但是用过一次之后，涂层会有损坏，再次使用会引起各种问题，例如：涂层被破坏后注射会感到疼痛，被刮坏的涂层缝隙中会生长细菌引起感染，涂层破坏的针头容易折断。针尖损坏的后果包括：组织微创伤、针尖部分或全部留在体内、皮下脂肪硬结的发生率增高、注射疼痛。因此为了确保安全，针头严禁重复使用。使用过的注射器和针头应丢弃在锐器盒中。医务人员应告知开始使用胰岛素的患者有关针头的正确处理方法，不能随意让针头进入公共垃圾系统处置，防范潜在的风险，如在家庭中划伤幼儿。

四、地塞米松抑制试验

地塞米松试验通过地塞米松对垂体、下丘脑分泌的促肾上腺皮质激素和促肾上腺皮质激素释放激素的抑制作用，及由此引起肾上腺皮质激素分泌减少的程度，来了解下丘脑－垂体－肾上腺轴功能是否高于正常，其可能的病变在哪个器官。是用来诊断 Cushing 综合征和病因鉴别。

【适应证】

怀疑 Cushing 综合征患者。

【禁忌证】

无绝对禁忌证。

【操作过程】

1. 小剂量法　清晨 8 时抽血测血浆皮质醇，午夜 12 时准时予以患者口服地塞米松 1 mg，次晨 8 时再抽血浆皮质醇。若皮质醇下降超过 50%，则排除 Cushing 综合征，若下降不超过 50%，即不能被抑制，基本确诊为皮质醇增多症。

2. 大剂量法　小剂量不能抑制时，进一步行大剂量法。方法同前，每 6 小时口服地塞米松 2 mg，连服两天，于服药第 2 天留尿液标本测 24 小时尿游离皮质醇，服药第 3 天清晨 8 时抽血测定促肾上腺皮质激素和皮质醇。90% 的 Cushing 综合征患者本试验可将皮质醇分泌抑制到基础值的 50% 以下，从而确诊；而异位 ACTH 综合征、肾上腺皮质肿瘤不被抑制。

【注意事项】

试验前 3～7 天停用肾上腺皮质激素，嘱患者禁止食用咖啡、浓茶、青菜及中药等。

五、TRH兴奋试验

下丘脑分泌的TRH，可促使垂体TSH的分泌。TRH兴奋试验（TRH Stimulation Test），通过测定静脉注射TRH后血清TSH浓度变化，可了解垂体和甲状腺的功能状态，可协助鉴别甲低系原发于甲状腺，或继发于下丘脑或垂体疾患。对甲亢亦有辅助诊断价值。

【适应证】

甲状腺功能减退患者病因鉴别。

【禁忌证】

无绝对禁忌证。

【操作过程】

（1）试验前先抽血2 mL置于血清管中，测得TSH为基础值。

（2）将TRH 500 μg溶于0.9%氯化钠溶液2～4 mL中快速静脉注射。

（3）于注射后15分钟、30分钟、60分钟、90分钟各抽血2 mL置于血清管中送检。

【注意事项】

（1）本试验不需空腹，试验前停用甲状腺激素、抗甲状腺激素、雌激素、糖皮质激素、左旋多巴等药物。

（2）注射TRH可引起暂时性心悸、头昏、恶心、面部潮红及尿意感，一般不需处理，10～15分钟后可缓解。

学习测验

第七章

风湿性疾病患者的护理

风湿性疾病患者的护理PPT

学习目标

识记：系统性红斑狼疮、强直性脊柱炎、类风湿关节炎、特发性炎症性肌病、系统性硬化症、雷诺病的概念及临床表现。

理解：系统性红斑狼疮、强直性脊柱炎、类风湿关节炎、特发性炎症性肌病、系统性硬化症、雷诺病的病因与发病机制；风湿性疾病的医学检查、诊断要点、鉴别诊断及治疗要点。

运用：风湿系统疾病常见症状体征的护理；系统性红斑狼疮、强直性脊柱炎、类风湿关节炎、特发性炎症性肌病、系统性硬化症、雷诺现象与雷诺病的常见护理诊断/问题、护理措施及健康教育。

风湿性疾病(rheumatic diseases)简称风湿病，泛指由于自身免疫紊乱导致多器官功能受损，尤其是骨、关节及周围软组织，如肌肉、筋膜、肌腱等病变的一组自身免疫性疾病。风湿性疾病病因尚不明确，发病机制复杂多样，主要与遗传、免疫、感染、外部环境、退行性、内分泌等有关。该类疾病以关节和肌肉疼痛为主要临床表现，病程迁延，难以根治，呈发作与缓解交替的慢性病程，亦可逐渐引起多系统的损害，如泌尿系统、消化系统、血液系统、呼吸系统等，病情控制较差者可导致多器官功能衰竭甚至死亡。近年来，随着经济发展和生活方式的改变，发病率呈逐年上升并呈现年轻化态势。因此做好风湿性疾病的预防、诊治和护理有重要意义。

风湿性疾病的临床特点：①疾病呈发作与缓解相交替，迁延不愈；②异质性：即同种疾病的患者临床表现、对抗风湿药的耐受量、不良反应、疗效及预后等个体差异性大；③常有免疫学异常或血生化改变；④对患者及家属可造成以下危害：痛苦(discomfort)、残废(disability)、死亡(death)、药物中毒(drug toxicity)、经济损失(dollar lost)，俗称"5D"征。

本章重点叙述系统性红斑狼疮、强直性脊柱炎、类风湿关节炎、特发性炎症性肌病、系统性硬化症、雷诺现象与雷诺病的常见症状与体征、护理评估、护理诊断及护理措施。

第一节　概述

一、免疫系统解剖生理与疾病的关系

免疫系统由免疫器官、免疫细胞和免疫分子组成，是机体执行免疫功能及免疫应答的重要系统。风湿性疾病的发病机制虽然尚不明确，但经大量研究表明，风湿性疾病发病与免疫损伤有重要关系。

二、风湿性疾病的分类

免疫系统的解剖和生理

由于病因和发病机制多样，许多病因尚不清楚，因此尚无完善的分类。1983 年美国风湿病学会(American Rheumatology Association，ARA)制定的分类方法为目前临床常用的分类方法，将风湿性疾病分为 10 类，包括近 200 种疾病，具体见表 7－1。

表 7－1　风湿性疾病的范畴和分类

疾病分类	疾病名称
弥漫性结缔组织病	类风湿关节炎、系统性红斑狼疮、硬皮病、多肌炎、重叠综合征、血管炎病等
脊柱关节病	强直性脊柱炎、反应性关节炎、炎性肠病性关节炎、银屑病关节炎、未分化脊柱关节病等
退行性病变	骨关节炎(原发性、继发性)
与代谢和内分泌相关的风湿性疾病	痛风、假性痛风、马方综合征、免疫缺陷病等
感染相关的风湿性疾病	反应性关节炎、风湿热等
肿瘤相关的风湿性疾病	原发性(滑膜瘤、滑膜肉瘤等)；继发性(转移瘤、多发性骨髓瘤等)
神经血管疾病	神经性关节病、压迫性神经病变(周围神经受压、神经根受压等)、雷诺病等
骨与软骨病变	骨质疏松、骨软化、肥大性骨关节病、弥漫性原发性骨肥厚、骨炎等
非关节性风湿性疾病	关节周围病变、椎间盘病变、特发性腰痛、其他疼痛综合征(如精神性风湿性疾病)等
其他有关节症状的疾病	周期性风湿性疾病、间歇性关节积液、药物相关的风湿综合征、慢性活动性肝炎等

三、医学检查

（一）实验室检查

1. 三大常规及肝肾功能检查　如血小板降低或升高、白细胞计数变化、血红蛋白下降、肌酐升高、转氨酶升高等均可能与风湿性疾病有关。病情活动性的判断与血沉、C反应蛋白、球蛋白定量等有关。

2. 自身抗体检测　对于诊断和鉴别诊断风湿性疾病有重要意义。常用自身抗体检测项目有以下几种：①抗核抗体（anti－nuclear antibodies，ANAs），大部分风湿性疾病均可以检出，有较高的敏感性，可分成5大类，其中抗可提取核抗原（extractable nuclear antigens，ENA）抗体，即抗ENA抗体，对诊断风湿性疾病非常重要；②类风湿因子（rheumatoid factor，RF），类风湿关节炎患者的RF检测阳性率达80%左右，但因其特异性较差，所以对于RA的诊断具有局限性；③抗中性粒细胞胞质抗体（antineutrophil cytoplasmic antibodies，ANCA），有助于血管炎的诊断和活动性判断；④抗磷脂抗体（antiphospholipid antibodies，APL），常出现于抗磷脂综合征、系统性红斑狼疮、干燥综合征等。

（二）其他检查

1. 影像学检查　X线片、CT、MRI、B超等，对于关节受累、疾病分期、脏器受累评估、药物疗效判断等有重要意义。

2. 关节镜和关节液检查　关节镜多用于膝关节，通过关节镜可查看关节结构变化。通过关节腔穿刺术，抽取关节液，观察其颜色、性状、量，并通过生化检查以鉴别炎症性、非炎症性和化脓性关节炎。关节液应及时送检，以防细胞自溶和晶体溶解影响结果。

3. 病理学检查　活组织检查对诊断有决定性作用，且可指导治疗。如肾脏活组织检查对于狼疮肾炎的病理分型，肌肉活组织检查对于特发性炎症性肌病，唇腺活组织检查对于干燥综合征的诊断均有重要作用。

四、风湿性疾病患者常见症状、体征及护理

（一）关节疼痛与肿胀

疼痛是一种与组织损伤或潜在组织损伤相关的感觉、情感、认知和社会维度的痛苦体验。关节疼痛是风湿性疾病最常见的首发症状，也是风湿性疾病患者就诊最常见的原因。不同的风湿性疾病关节疼痛的部位、性质、持续时间等均有差别。由于关节腔积液和（或）滑膜增生，疼痛的关节可出现肿胀和压痛。

【护理评估】

1. 病史　疼痛的关节、疼痛起始时间、疾病持续时间、起病特点、有无诱因、患病年龄、发病缓急、疼痛部位是固定或游走；疼痛持续时间；疼痛的程度与活动的关系；疼痛是单个关节或多个关节；疼痛有无影响韧带、肌腱、滑囊等关节附属结构；有无出现关节畸形和功能障碍；有无出现晨僵及持续的时间和缓解方法；有无伴随其他症状，如发热、乏力、食欲不佳、皮疹等；患者的心理状况，有无出现焦虑、抑郁、悲观等负性情绪及其程度。部分风湿性疾病关节病变特点见表7－2。

表7－2　部分风湿性疾病关节病变特点

鉴别要点	系统性红斑狼疮	强直性脊柱炎	类风湿关节炎	骨关节炎	痛风性关节炎
高发人群	育龄女性	青年男性	中年女性	老年人	中年男性
起病	不定	缓	缓	缓	急骤
首发	不定	髋、膝、踝关节	近端指间或掌指关节	膝、腰、远端指间关节	第一跖趾关节
疼痛性质	不定	休息后加重	持续性休息后加重	活动后加重	疼痛剧烈夜间重
肿胀性质	少见	软组织为主	软组织为主	骨性肥大	红、肿、热
畸形	偶见	多见于脊柱或髋关节	常见	少部分	少见
演变	非侵蚀性	不对称下肢大关节炎	对称性多关节炎	负重关节症状明显	反复发作
脊柱炎和骶髂关节病变	无	存在功能障碍	偶有	腰椎增生唇样变	无

2. 身体状况　患者的生命体征、关节的肿胀程度、受累关节有无压痛、局部皮温、活动障碍和畸形等。

3. 医学检查　了解患者常规检查、特异性检查和影像学检查结果。

【护理诊断/问题】

1. 疼痛：慢性关节疼痛　与局部关节炎性反应有关。

2. 躯体活动障碍　与局部关节持续性疼痛和(或)晨僵有关。

3. 焦虑　与疾病迁延不愈、疼痛反复发作有关。

【护理措施】

1. 生活起居　为患者提供安静的休息环境，温湿度适宜。急性期关节明显肿胀，指导患者卧床休息并保持肿胀关节抬高帮助消肿；避免疼痛部位受压，必要时可用支架支起盖被。慢性期可适当活动，锻炼关节肌肉功能，以不疼痛为宜。

2. 病情观察　观察关节疼痛的持续时间、性质变化、疼痛部位、有无活动受限、精神状态等。

3. 用药护理　根据疼痛强度遵医嘱正确使用镇痛类药物，改善症状。药物可分为以下几类：①非阿片类药物，包括非甾体抗炎药(塞来昔布、依托考昔、洛索洛芬等)、对乙酰氨基酚等；②阿片类药物，包括芬太尼、吗啡、盐酸布桂嗪、可待因等；③辅助药，类固醇激素、抗抑郁药物、抗惊厥药物、局部麻醉药等。

4. 对症护理

(1)疼痛：根据疼痛程度为患者提供正确的护理。①轻度疼痛者，可指导其使用非药物性止痛，如放松法(听音乐、深呼吸等)、皮肤刺激疗法(抚摸、震动、冷敷、热敷等)、理疗(水疗、磁疗、红外线照射、超短波等)、分散注意力等方法；②中度、重度疼痛者，在非药物性止痛的基础上，遵医嘱使用药物止痛。

(2)躯体活动障碍：为了改善关节功能和预防肌肉萎缩，应为患者制定活动锻炼计划。在病情许可的情况下，鼓励患者下床活动，活动前可采用温热疗法，如热敷局部关节以达到止痛、消肿的作用。活动量应根据患者的病情调整，在患者能忍受的范围内为宜。

5. 饮食护理　疼痛患者能量消耗增加，应给予高能量、高蛋白、清淡易消化的饮食，避免辛辣刺激、油腻食物。

6. 心理护理　患者通常感到焦虑、紧张，护士应加强巡视，积极与患者沟通，鼓励其说出自身感受。告知患者焦虑对疾病康复的不良影响，鼓励患者采取积极的心态应对焦虑，同时动员家庭成员支持系统，多给予患者关心、理解和支持。对于脏器功能受损而悲观失望的患者，向患者及家属讲解成功案例，增加其战胜疾病的自信心。教会患者及家属减轻焦虑的措施，如听音乐、指导式想象、放松训练等。

(二)关节僵硬与活动受限

关节僵硬指经过一段时间休息后，再活动关节时，难以达到日常关节活动范围并感觉不适，由于多发生于晨起后，故又称晨僵(morning stiffness)。晨僵常见于类风湿关节炎患者，轻度关节僵硬在关节活动后即可减轻或消失，重者需1小时甚至更长时间才能缓解。晨僵的持续时间长短与关节炎症的严重程度呈正比，是评估关节炎症是否处于活动期的客观指标。

早期关节活动受限主要由于关节疼痛、肿胀引起，晚期关节活动受限主要由于关节骨质破坏、关节半脱位和纤维骨质粘连引起，可出现关节畸形甚至关节功能永久丧失。

【护理评估】

1. 病史　详细评估患者出现关节僵硬和活动受限的时间、持续时间、程度、部位，关节僵硬与活动之间的关系；有无加重或缓解该症状的原因和方法；关节有无功能障碍或畸形；患者日常生活自理能力；患者及家属对于疾病及症状体征的了解程度；既往就医及治疗的情况；患者有无因为活动受限而产生焦虑、恐惧、紧张等负性情绪。

2. 身体状况　评估患者有无因长期肢体活动受限导致的压力性损伤、深静脉血栓、腓肠肌疼痛等；患者的肌力情况，有无因长期关节活动受限出现肌肉萎缩。

3. 医学检查　了解患者的常规检查、自身抗体检查结果和关节影像学检查结果。

【护理诊断/问题】

1. 躯体活动障碍　与关节疼痛、肿胀及僵硬有关。

2. 自理缺陷　与疼痛关节功能障碍有关。

【护理措施】

1. 生活起居　给患者提供安静整洁的休息环境；根据日常生活自理能力评分及其关节受限程度，护士应在进食、排便、转移、翻身等方面提供帮助，鼓励患者使用健侧肢体

进行自我照顾，以利于逐渐恢复日常生活自理能力；告知患者及家属预防压力性损伤和跌倒/坠床的重要性及措施，协助患者定时翻身。

2. 病情观察　观察患者肢体情况并使其处于功能位，避免出现肌肉萎缩、垂腕、垂足等关节畸形；观察患者的皮肤情况，协助患者定时翻身，并适当使用预防压力性损伤用物，如翻身垫、气垫床、泡沫敷料等，避免发生压力性损伤；正确评估患者跌倒/坠床风险，采取相应措施，减少不良事件的发生；指导长期卧床患者深呼吸及有效咳嗽的方法，预防肺部感染。

3. 对症护理　①急性期：患者关节疼痛与肿胀，应嘱其卧床休息并限制活动。睡觉时对受累关节保暖，以防出现晨僵。关节僵硬严重的患者可采用温热疗法改善微循环，达到消肿和止痛的目的，帮助患者逐渐恢复关节功能。②缓解期：为患者制定关节活动锻炼计划，鼓励患者积极完成关节的主动运动和被动运动，循序渐进，活动量和活动强度应以患者可以忍受为宜，如活动后出现关节疼痛，应减少活动量，降低活动强度。关节出现变形者，可借助辅助工具(拐杖、轮椅、助行器等)，指导患者及家属正确运用并告知其注意事项。

4. 饮食护理　患者应多食用高蛋白、高能量、清淡易消化饮食，保证能量供给。卧床时间较长的患者肠蠕动减慢，故应指导其多食富含纤维素的食物，并保证足够液体量的摄入以促进排便，预防便秘。

5. 心理护理　正确运用倾听、共情等方法，对患者进行心理疏导。对于还未发生关节变形的患者，鼓励其积极面对，坚持康复锻炼预防关节畸形；对于已经发生关节畸形的患者，鼓励其发挥自身残存的自理能力，帮助患者建立良好的心态，积极配合医务人员，完成日常治疗和护理。

(三)皮肤损害

风湿性疾病患者因为血管炎性病变，常出现皮肤损害，如皮疹、红斑、溃疡、皮下结节等。如系统性红斑狼疮患者特征性的皮肤损害为面部蝶形红斑；类风湿关节炎患者在经常受压部位和关节骨隆突的皮下(肘部鹰嘴突附近、坐骨结节、膝关节周围和跟腱等)出现结节，结节呈圆形或椭圆形，对称性分布，质硬、无压痛；皮肌炎患者特征性的皮肤损害为对称性眶周水肿性紫红色斑疹；雷诺现象患者，在情绪波动、寒冷等刺激后，肢端和暴露部位皮肤颜色出现由苍白变成青紫，继而出现发红的变化等。

【护理评估】

1. 病史　详细询问患者皮肤损害出现的时间、部位、演变特点等。若疑似雷诺现象，还应询问皮肤变色持续时间、频率、诱发因素等。

2. 身体评估　评估患者生命体征；皮肤损害部位的面积、分布、色泽、温度、有无感染、渗出及窦道等。

3. 医学检查　了解原发疾病的相关检查结果，如皮肤狼疮带试验、皮肤活组织检查、肌肉活组织检查、皮下结节活组织检查等。

【护理诊断/问题】

1. 皮肤完整性受损　与血管炎性反应和使用免疫抑制药有关。

2. 外周组织灌注无效　与肢端血管舒缩功能调节障碍、血管痉挛有关。

【护理措施】

1. 生活起居 ①保持病室温湿度适宜，注意肢端末梢的保暖，勿沾冷水；②寒冷天气减少外出，外出做好保暖工作，戴帽子、口罩、穿保暖袜子等；③避免吸烟、喝咖啡、情绪激动等可导致血管痉挛而加重病情的因素；④避免服用易诱发风湿性疾病的药物，如异烟肼、氯丙嗪、普鲁卡因胺等；⑤保持病室及床单位清洁干燥，以防皮肤破损发生感染。

2. 病情观察 观察患者皮肤颜色和温度，皮肤损害的面积、部位、形态，皮肤损害面积有无缩小，渗出物有无减少，是否有出现新的皮肤问题等。

3. 用药护理

(1)非甾体抗炎药(nonsteroidal antiinflammatory drugs，NSAIDs)：具有抗炎、解热、镇痛作用，能快速减轻炎症引起的症状。按其结构不同分为丙酸类(如布洛芬、洛索洛芬、萘普生等)、昔布类(如塞来昔布、依托考昔)、昔康类(如美洛昔康、氟诺昔康等)、水杨酸类(如阿司匹林等)。

(2)糖皮质激素(glucocorticoid，GC)：有较强的抗炎和免疫抑制作用。GC药物较多，根据半衰期可分为短效GC(可的松、氢化可的松)、中效GC(泼尼松、甲泼尼龙、泼尼松龙等)、长效GC(地塞米松、倍他米松等)。

(3)改善病情的抗风湿药(disease modifying antirheumatic drugs，DMARDs)：这一类药具有共同的特点，即改善病情和延缓病情进展的作用，但其作用机制各不相同，主要包括甲氨蝶呤、硫唑嘌呤、环磷酰胺(CTX)、环孢素、来氟米特、吗替麦考酚酯(MMF)等。

(4)血管扩张药：有扩张血管和改善循环的作用。主要包括硝苯地平、前列地尔、低分子右旋糖酐等。

4. 对症护理 保持皮肤的清洁干燥，视情况每日用温水清洁皮肤，忌用碱性肥皂；有皮疹、光过敏和红斑者应注意病房背光，挂窗帘，外出时穿长衣裤、戴宽边帽，避免太阳光直射，忌日光浴；勿在斑疹和皮疹处涂擦各种化妆品及护肤品；避免皮肤接触刺激性物品，如农药、染发烫发剂、定型发胶等；皮疹、红斑部位，遵医嘱可使用他克莫司软膏涂擦，如皮肤损害部位有渗液甚至感染时，可根据情况选择合适的敷料对局部进行换药处理。

5. 饮食护理 指导患者多摄入优质高蛋白和丰富维生素食物，促进受损皮肤的修复。

6. 心理护理 患者因皮肤损害影响容貌，自尊心受挫，拒绝与他人接触，常表现出抑郁和悲观心理。医务人员应耐心开导和抚慰，解释该症状相关情况，鼓励相同症状患者在一起交流，打开心扉。

第二节　系统性红斑狼疮

预习案例

易某，女，28 岁。患者 10 天前日晒后，头面部及双上肢皮肤出现紫红色皮疹，脱发严重伴关节疼痛。入院后查：T 36.8℃，P 82 次/min，R 19 次/min，BP 132/81 mmHg。实验室检查：抗核抗体 1∶320（颗粒型）（ + + ），抗双链 DNA 抗体（ + + ），患者的姐姐患有混合性结缔组织病。

思考

（1）典型症状有哪些？

（2）如何对症护理？

系统性红斑狼疮（systemic lupus erythematosus，SLE）是一种常见的累及全身多个脏器和系统的慢性自身免疫性疾病，血清中出现以抗核抗体为代表的多种自身抗体。SLE 病情呈急性发作和缓解相交替，病程迁延。

微课-系统性红斑狼疮

SLE 在我国的患病率为（30.13 ~ 70.41）/10 万。多见于 20 ~ 40 岁的育龄女性。不同种族、地区、年龄、性别，发病率均有差异。

课程思政

在中医古籍中，并不能找到相应的病名与系统性红斑狼疮相对，大都以临床特征性的表现命名，如“阴阳毒”“鬼脸疮”“日晒疮”“马缨丹”“红蝴蝶斑”等是根据皮疹的特征命名。阴阳毒的合并源自张仲景的《金匮要略》，其间描述的阳毒皮疹、阴毒皮疹与 SLE 的皮疹表现相类似，如皮肤红斑、盘状红斑、冻疮样皮损、面部赤斑及彩色的花纹斑等。其后，巢元方和朱丹溪均对阴阳毒的整体内涵进行了补充，认为阴阳毒除了皮疹的表现外，尚且伴有发热、手足指冷等症状，至此，对 SLE 的整体描述，越发接近西方医学定义下的 SLE 系统性红斑狼疮的疾病症状。医学是快速发展的学科，是一个高科技、复杂技术应用最多、应用较快的学科，且对于疾病的认识认知都是在不断变化的。因此传承中医时，应去粗存精、取长补短，并进一步实事求是、与时俱进地发掘和光大其“精华”。

【病因与发病机制】

SLE 的病因与发病机制尚未完全阐明，但大量研究表明，SLE 与遗传、环境、雌激素等有关，在此基础上，在外来抗原的刺激下，引起 T 淋巴细胞和 B 淋巴细胞的高度活化造成大量组织损伤。

【病理】

系统性红斑狼疮的病因与发病机制

SLE 的病理改变为血管异常和炎性反应，可发生于机体任何器官。特征性改变：①狼疮小体（苏木紫小体），即细胞核受抗体作用变性为嗜酸性团块，是诊断 SLE 的特征性依据。②洋葱皮样病变，小动脉周围有明显向心性纤维增生，特别是脾脏中央动脉。心脏瓣膜的结缔组织反复发生纤维蛋白样变性形成赘生物。另外心肌、肺、心包等也可出现上述病理改变。③狼疮性肾炎，几乎所有 SLE 患者存在肾组织损伤，称狼疮性肾炎（lupus nephritis，LN）。

【临床表现】

SLE 可呈急性、隐匿性或爆发性发病，临床表现多样，早期发病常常症状不典型，容易造成误诊，后期逐渐侵犯多个器官和系统，常呈缓解与发作相交替。

1. 全身症状　大多数活动期的患者有全身症状，表现为不同热型的发热（以低度、中度热最为常见）、乏力、体重下降等。

2. 皮肤与黏膜　约 80% 患者会出现皮肤损害，包括颧部呈蝶形分布的红斑、指端缺血、盘状红斑、指掌部和指（趾）甲周红斑、斑丘疹及躯干皮疹等，其中以鼻梁和双颧颊部呈现的蝶状红斑最具有特征性。SLE 的皮疹多无明显瘙痒，若瘙痒则提示过敏；使用免疫抑制药后的瘙痒性皮疹应注意是否并发皮肤真菌感染。40% 患者可出现光过敏，甚至日晒可成为诱发 SLE 的原因。40% 患者有脱发，30% 患者可出现雷诺现象，30% 患者可出现口腔及鼻黏膜溃疡，可伴轻微疼痛。

3. 骨关节和肌肉　约 85% 患者有关节受累，可作为首发症状，最常见的受累关节为腕、指、膝等关节，关节疼痛多为对称性、间歇性、多发性，关节胸部 X 线片检查多显示无骨关节破坏。40% 患者可出现肌肉酸痛，5% ~10% 患者可有肌炎。

4. 肾　狼疮性肾炎是 SLE 最常见的临床表现。28% ~70% 患者有肾脏受累，表现为蛋白尿、管型尿、血尿、高血压、水肿，甚至肾衰竭。早期可无明显症状，若病情未有效控制，晚期可发展为尿毒症，是 SLE 患者最常见的死亡原因。

5. 心血管　心包炎为最常见，可为渗出性心包炎或纤维蛋白性心包炎；10% 患者有心肌损害，出现胸闷、心前区不适、气促、心律失常，甚至发生心力衰竭而死亡；疣状心内膜炎为 SLE 特殊表现之一，多无临床表现，但赘生物一旦脱落会引起栓塞或并发感染性心内膜炎；心肌缺血，表现为心绞痛甚至急性心肌梗死，心电图显示 ST - T 改变。

6. 肺和胸膜　约 50% 患者有胸膜炎，约 1/3 患者出现双侧中小量胸腔积液；肺动脉高压在 SLE 患者中也不少见，表现为活动后气促和进行性加重的干咳，是 SLE 患者愈后不良的因素之一；10% 患者出现狼疮性肺炎，表现为发热、气促、干咳、胸痛，肺 X 线可见双侧肺部有斑状浸润阴影；其他：肺间质病变、肺梗死、弥漫性肺泡出血等。

7. 神经系统　神经精神狼疮（neuropsychiatric lupus，NP - SLE）又称狼疮脑病。约

20%患者有神经系统损害，中枢神经系统尤其是脑损害最常见，出现此类症状提示病情危重，愈后不良。主要表现如下：①中枢神经系统表现，精神障碍、头痛(可为首发症状)、偏瘫、呕吐、癫痫样发作等；②外周神经系统表现，重症肌无力、脑神经病变、自主神经病、神经丛病等。

8. 消化系统 消化道症状与肠壁和肠系膜的血管炎相关。约30%患者出现消化道症状，表现为恶心、呕吐、食欲减退、腹泻、腹痛、腹腔积液、便血等；肝损害，约40%患者出现血清转氨酶升高，10%患者有肝肿大，早期出现肝损害者，提示预后不良；急腹症，少数患者可发生肠坏死、胰腺炎、肠梗阻等，常常提示SLE处于活动期。

9. 血液系统 活动期有60%患者血红蛋白下降，其中10%为溶血性贫血(Coombs试验阳性)；40%患者白细胞下降，20%患者血小板减少；20%患者在颈部和(或)腋窝出现无痛性轻至中度淋巴结肿大；约15%患者有脾大。

10. 眼部表现 包括结膜炎、眼底病变、葡萄膜炎和视神经损害等。约15%患者由于视网膜血管炎，导致眼底出血、视网膜渗出、视乳头水肿等，若治疗不及时，可影响视力，甚至失明。

11. 其他 SLE的活动期可出现继发性抗磷脂综合征，其表现为动脉和(或)静脉血栓形成，血小板减少，习惯性自发性流产，血清抗磷脂抗体呈阳性。约30%的患者可继发干燥综合征，表现为唾液腺、泪腺等外分泌腺受累。

【医学检查】

1. 一般检查 血常规、尿常规检查结果异常提示血液系统和肾受累。血沉增快提示病情控制不佳。

2. 免疫学检查

(1)抗核抗体谱：包括抗核抗体(ANA)、抗双链DNA(dsDNA)抗体、抗可提取核抗原(ENA)抗体等。①ANA：几乎所有SLE患者均存在，是当前SLE的首选筛选项目，但其特异性低。②抗dsDNA抗体：为诊断SLE的特异性抗体，是标志性抗体之一，抗体的含量与疾病活动度密切相关。③抗ENA抗体谱：抗Sm抗体，是诊断SLE的标志性抗体，特异性可达99%，敏感性仅为25%，与病情活动度无关，对早期和不典型患者的诊断有帮助；抗RNP抗体，阳性率为40%，对SLE诊断特异性较低，常与SLE的雷诺现象和肺动脉高压相关；抗SSA(Ro)抗体、抗SSB(La)抗体，对于诊断亚急性皮肤红斑狼疮(SCLE)或合并干燥综合征有帮助；抗rRNP抗体，阳性多提示病情处于活动期，且NP-SLE发生率较高。

(2)其他自身抗体：包括抗磷脂抗体、抗组织细胞抗体、抗神经元抗体、抗血小板抗体等。

(3)补体：总补体(CH50)、C3、C4的下降常提示SLE处于活动期。

3. 狼疮带试验 50%SLE患者呈阳性，提示SLE处于活动期。

4. 肾活组织检查 病理检查对于狼疮性肾炎的诊断、治疗和预后有重要意义。

5. 影像学检查 CT、MRI及超声心动图有助于诊断早期肺间质病变、心血管病变等。

【诊断要点】

1. 诊断　目前普遍采用美国风湿病学会1997年推荐的SLE分类标准(表7-3)。分类标准共11项，符合4项或4项以上者，可诊断为SLE。其敏感性和特异性分别为95%和85%。

表7-3　美国风湿病学会1997年推荐的SLE分类标准

颊部红斑	固定红斑，扁平或高起，在两颧突出部位
盘状红斑	片状高于皮肤的红斑，黏附有角质脱屑和毛囊栓；陈旧性病变可发生萎缩性瘢痕
光过敏	对日光有明显反应，引起皮疹
口腔溃疡	口腔或鼻咽部溃疡，一般为无痛性
关节炎	非侵蚀性关节炎，累及2个或2个以上的外周关节，有压痛、肿胀或积液
浆膜炎	胸膜炎或心包炎
肾脏病变	尿蛋白定量>0.5 g/24 h或(+++)，或管型(红细胞、血红蛋白、颗粒或混合管型)
神经病变	癫痫发作或精神病(除药物或已知的代谢紊乱引起的)
血液学疾病	溶血性贫血，或白细胞减少，或淋巴细胞减少，或血小板减少
免疫学异常	抗ds-DNA抗体阳性，或抗Sm抗体阳性，或抗磷脂抗体阳性(包括抗心磷脂抗体，或狼疮抗凝物，或至少持续6个月的梅毒血清试验假阳性3项中具备1项阳性)
抗核抗体	在任何时候与未用药物诱发“药物性狼疮”的情况下，抗核抗体滴度异常

2. 鉴别诊断　早期SLE容易与许多疾病相混淆，如原发性干燥综合征、特发性血小板减少性紫癜、药物诱导性狼疮、未分化结缔组织病、自身免疫性甲状腺病及抗核抗体阳性的纤维肌痛症等。在疾病初期，与导致多关节疼痛的疾病鉴别有时较为困难，如类风湿关节炎或成人斯蒂尔病。

【治疗要点】

SLE目前尚不能根治，应早期诊断，早期治疗，规范治疗后可达到临床缓解。治疗原则为急性期以抗炎治疗和免疫调节药物诱导为主，病情缓解后，采用维持性治疗。

1. 糖皮质激素　为治疗SLE的首选药物。一般选用泼尼松或甲泼尼龙，仅鞘内注射时使用地塞米松。在诱导缓解期，可给予泼尼松0.5~1 mg/(kg·d)，晨起顿服，治疗周期一般为4~6周，病情稳定后，以每1~2周减少10%的速度逐渐减量，在病情允许的情况下，以泼尼松<10 mg/d的小剂量长期维持。对于急性暴发性危重患者，如合并严重中枢神经系统病变、急性肾衰竭、严重溶血性贫血等，可进行短期激素冲击治疗，即甲泼尼龙500~1 000 mg/d静脉滴注，1个疗程为3天，如病情需要，1~2周后可进行再次冲击治疗。

2. 免疫抑制药　对病情危重的患者，在使用激素的同时加用免疫抑制药，可减少

SLE暴发及激素用量，更好地控制SLE活动。常用药物有环磷酰胺、吗替麦考酚酯、环孢素、甲氨蝶呤、硫唑嘌呤等。①环磷酰胺：狼疮性肾炎使用激素联合环磷酰胺治疗，可较大程度地减少肾衰竭发生。目前普遍采用的环磷酰胺冲击疗法标准是：0.5～1.0 g/m^2体表面积，注入0.9%氯化钠溶液250 mL中静脉滴注，每3～4周1次。②吗替麦考酚酯：剂量为1.5～2 g/d，分2次口服。③环孢素：剂量为3～5 mg/(kg·d)，分2次口服。④甲氨蝶呤：剂量7.5～15 mg，每周1次。⑤硫唑嘌呤：常用剂量50～100 mg/d，分1～2次口服。

3. 非甾体抗炎药　主要用于关节肌肉疼痛、发热、关节炎等。详见本章第四节“类风湿关节炎”药物治疗。

4. 其他　大剂量静脉输注免疫球蛋白、血浆置换、免疫吸附、生物制剂、造血干细胞移植等。

【护理诊断/问题】

1. 皮肤完整性受损　与血管炎性反应有关。

2. 疼痛　与自身免疫反应有关。

3. 口腔黏膜受损　与自身免疫反应、长期使用激素等因素有关。

4. 焦虑　与病情控制不佳、反复发作、面容毁损及多脏器功能损害等有关。

5. 潜在并发症　感染、慢性肾衰竭、狼疮脑病、多器官功能衰竭等。

【护理措施】

1. 生活起居　为患者营造适宜的休息环境，避免吵闹、杂乱，注意防寒保暖；避免劳累，注意劳逸结合；减少探视和保持床单清洁，降低感染风险；切忌搔抓皮肤损害部位；急性活动期卧床休息，病房用窗帘遮挡阳光，避免直射。

2. 病情观察　①常规观察：生命体征、关节肌肉疼痛、皮疹、红斑、溃疡等。②并发症观察：出现慢性肾衰竭时，观察水肿消退情况，准确记录24小时出入水量，关注小便、血清电解质、肾功能等检查结果。出现狼疮脑病时，观察意识障碍情况、头痛是否好转等。累及血液系统时，应密切关注白细胞、血红蛋白、血小板计数情况，注意出血倾向，指导患者注意避免磕碰。③危急重症观察：当累及心肺，出现循环衰竭和(或)呼吸衰竭时，做好抢救准备。

3. 用药护理　遵医嘱使用糖皮质激素、免疫抑制药、非甾体抗炎药等。

(1)糖皮质激素：长期服用糖皮质激素可导致水牛背、满月脸、血糖升高、血压升高、骨质疏松、电解质紊乱或引起消化性溃疡等不良反应。因此服药期间，应给予高蛋白、高钾、低盐、高钙饮食，适当补充维生素D和钙剂；加强血糖和血压的监测，以防药物性糖尿病和医源性高血压的发生；嘱患者严格遵医嘱服药，不随意减药停药，以防出现“反跳”现象。

(2)免疫抑制药：甲氨蝶呤常见不良反应有恶心、口腔炎、腹泻等；硫唑嘌呤不良反应有恶心、呕吐、皮疹、脱发等；环磷酰胺的常见不良反应有胃肠道反应、骨髓抑制、脱发等；环孢素主要不良反应有高血压、胃肠道反应、肝肾毒性等；来氟米特主要不良反应有腹泻、瘙痒、高血压等。用药期间，应定期监测肝肾功能；鼓励患者多饮水，观察尿液情况；用药期间男性和女性患者均应做好避孕措施；脱发的患者，鼓励其戴假发维护形象。

(3)非甾体抗炎药：详见本章第四节“类风湿关节炎”用药护理。

4. 对症护理

(1)皮肤受累的护理：保持皮肤的清洁干燥，视情况每日温水清洁皮肤，忌用碱性肥皂；注意病房背光，挂窗帘，外出时穿长衣裤、戴宽边帽，避免太阳光直射，忌日光浴，勿在斑疹和皮疹处涂擦各种化妆品及护肤品；不接触某些刺激物品，如烫发染发剂、清洁剂等。

(2)口腔黏膜受累的护理：注意保持口腔清洁卫生。出现口腔溃疡时，每日晨起、餐后和睡前给予替硝唑含漱液漱口；可疑真菌感染时，给予内含制霉菌素或碳酸氢钠的溶液漱口。

(3)骨骼肌肉受累的护理：患者关节疼痛与肿胀，应嘱其卧床休息并限制活动；在病情许可的情况下为患者制定关节活动锻炼计划，鼓励患者尽早进行有规律的功能锻炼活动。

(4)并发症护理：

1)慢性肾衰竭：指导患者低盐、优质低蛋白饮食及限水，观察水肿情况，严格记录24小时出入水量，每日测量体重和腹围。

2)神经精神狼疮：关注患者有无精神异常、性格改变、头痛、呕吐、肢体麻木等症状。严密观察患者瞳孔、神志改变，出现颅内高压者，遵医嘱予脱水剂降颅内压。对于躁动及抽搐者，遵医嘱适当给予镇静药物并使用约束带，安排专人看护。

3)血液系统受累：嘱患者注意个人清洁卫生，限制探视，必要时进行保护性隔离。当血小板 $<20\times10^9/L$，嘱患者绝对卧床，避免磕碰防止外伤，并观察有无自发性出血倾向。

系统性红斑狼疮与妊娠

5. 饮食护理　饮食以高蛋白、富含维生素、低脂、低盐、清淡易消化的饮食为主；避免辛辣刺激性食物；忌食芹菜、蘑菇、香菜、无花果、烟熏食品、冷冻食品等。

6. 心理护理　正确运用倾听、共情等方法对患者进行心理疏导。对伴有皮肤损害影响容貌患者，医务人员应耐心开导和抚慰，解释该症状相关情况，鼓励相同症状患者在一起交流，打开心扉；对有生育意向的女性患者，应指导其定期复查，告知妊娠需在医生指导和病情监测下的重要性。

【健康教育】

系统性红斑狼疮的健康教育包括避免诱因、生活指导、皮肤护理、生育指导、按时服药和定期复查等重要措施。

系统性红斑狼疮的健康教育

第三节　强直性脊柱炎

预习案例

陈某，男，32 岁。腰骶部疼痛伴左眼视物模糊。入院后查：T 36.4℃，P 76 次/min，R 20 次/min，BP 136/86 mmHg。实验室检查：HLA－B27(＋)，RF(－)，X 线片示：双侧骶髂关节面局部骨密度增高，腰椎呈竹节样改变。患者双侧骶髂关节及腰骶部疼痛，夜间明显，晨起有僵硬感，活动后缓解，颈部左右活动受限，左眼视力明显下降。

思考

(1)临床诊断是什么？有哪些临床症状？

(2)如何对症护理？

强直性脊柱炎(ankylosing spondylitis，AS)是以侵犯脊柱中轴关节及骶髂关节为主的进行性、慢性自身炎症性疾病，可累及其他器官和(或)组织，为血清阴性脊柱关节炎最具代表性的一种。临床以侵犯骶髂关节、导致脊柱强直和纤维化为特征，可并发眼、肌肉、肺等病变。严重者可出现关节强直和脊柱畸形，导致残疾。

AS 发病率存在种族差异和家族倾向，我国患病率约为 0.25%，有家族聚集患病倾向的患者约为 20%。该病多见于男性，20～30 岁为发病高峰。

【病因与发病机制】

强直性脊柱炎的病因与发病机制尚不完全清楚。目前大多认为是受遗传和环境因素共同影响的多基因遗传病，主要易感基因是 HLA－B27。

【病理】

强直性脊柱炎的病因与发病机制

骨关节部位附着的滑膜关节囊、肌腱和韧带等非特异性炎症、纤维化甚至骨化，是 AS 的基本病变。AS 的最早病理标志是骶髂关节炎，其后逐渐累及中轴骨骼、脊柱及四肢大关节，椎骨边缘连接处和椎间盘纤维环肉芽组织形成并钙化，最终造成脊柱骨性强直。病理表现为滑膜炎，软骨破坏、变性，软骨下骨板破坏及炎症细胞浸润等。反复的炎症可引起附着点侵蚀、受累部位新骨形成、关节间隙消失、附近骨髓炎症、水肿。晚期典型表现为韧带钙化、椎体方形变、脊柱呈“竹节样”变(图 7－1)等。

【临床表现】

AS 发病多缓慢而隐匿，重症者可出现发热、乏力、消瘦、食欲减退等症状。

1. 关节表现

(1)骶髂关节：90% AS 患者最先出现臀部疼痛、腰骶部疼痛或不适、僵硬感等症状。

(2)脊柱及椎间关节：一般由腰椎开始逐渐向上蔓延至胸椎、颈椎。最典型和最常见的症状为炎性腰背痛，该症状的特点是轻度活动后缓解，静止或休息时加重，夜间痛为 AS 最突出的特点之一。随着病情发展，整个脊柱可发生自下而上的强直，腰椎生理弯曲消失，胸椎后凸畸形，导致功能永久性丧失。

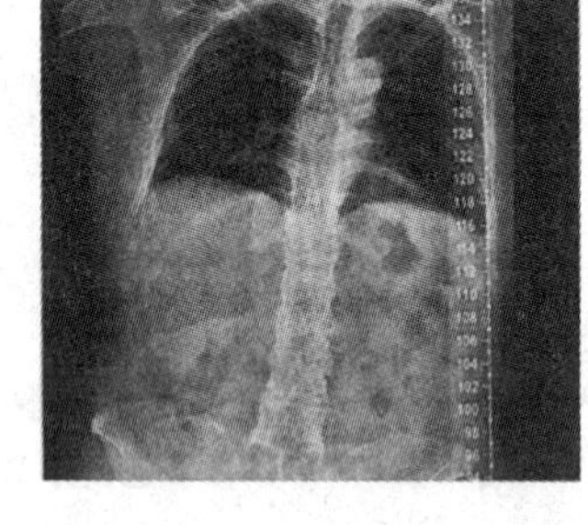

图 7－1　脊柱“竹节样”变

(3)外周关节：部分患者以下肢大关节如髋、膝、踝关节疼痛为首发症状，表现为非对称性、反复发作与缓解交替。半数 AS 患者有短暂的急性外周关节炎，约 25% 患者存在永久性外周关节损害。

(4)肌腱端炎：AS 患者特征性的病变。主要表现为足跟、足弓、大转子、坐骨结节、胫骨粗隆等部位的疼痛和压痛。

2. 关节外表现　约 30% 患者出现反复发作的虹膜炎和葡萄膜炎，1% ～33% 患者会出现主动脉瓣病变、主动脉根部扩张以及心传导系统阻滞；肾功能损害、神经系统损害、肌肉萎缩及上肺间质性病变较少见。

【医学检查】

1. 血液检查　活动期，可见血沉和 C 反应蛋白升高；HLA－B27 阳性率可达 90% 左右；类风湿因子(RF)一般为阴性。

2. 影像学检查　诊断的关键依据，对疾病严重程度的分级和判断有帮助。

(1)胸部 X 线片检查：

1)骶髂关节：AS 最早受累部位，均有骶髂关节炎征象。根据 X 线片结果可分为 0～Ⅳ级：0 级，正常；Ⅰ级，疑似病变；Ⅱ级，轻度异常，小区域出现骨硬化或侵蚀，关节间隙无改变；Ⅲ级，中度异常，存在侵蚀、硬化征象、增宽、狭窄或部分强直等一项或多项改变；Ⅳ级，严重异常，骶髂关节完全强直或融合。

2)脊柱：椎体方形变；脊柱竹节样变；椎体生理弯曲消失；前韧带骨化。

(2)CT 和 MRI 检查：有助于早期骶髂关节炎的诊断。

【诊断要点】

1. 诊断　目前普遍采用的是 1984 年纽约修订的 AS 诊断标准。

(1)临床标准：腰痛、晨僵持续 3 个月以上，活动后可缓解，静止或休息时无改善；腰椎前后及侧弯方向活动受限；胸廓活动范围低于同年龄、同性别的健康人群。

(2)影像学标准(骶髂关节炎 X 线结果)：单侧Ⅲ～Ⅳ级或双侧≥Ⅱ级。

(3)诊断：①确诊 AS，满足影像学标准和至少 1 项临床标准；②疑似 AS，满足影像学标准但无任何临床标准或同时满足 3 项临床标准。

2. 鉴别诊断　慢性腰痛和僵硬是常见的临床症状，各年龄段、性别均可发生，如骨折、骨质疏松、外伤、肿瘤等均可引起。询问病史时需注意炎性腰背痛和机械性腰背痛的区别。对于青壮年来说，机械性腰背痛多见于腰肌劳损和(或)椎间盘病；对于生育后的女性，多见于致密性骨炎。以外周关节炎为首发症状的注意鉴别 RA 和 OA 等疾病。

【治疗要点】

目前尚无根治 AS 的方法，但若得到早期诊断和治疗，可以控制症状，保持关节功能，防止脊柱和骶髂关节僵硬畸形。

1. 药物治疗

(1)非甾体抗炎药、传统改善病情抗风湿药(disease modifying antirheumatic drugs, DMARDs)、糖皮质激素等。详见本章第四节“类风湿关节炎”药物治疗。

(2)生物制剂：包括肿瘤坏死因子(TNF－α)拮抗药、白细胞介素(IL)－6 拮抗药和 IL－1 拮抗药等。临床上 TNF－α 拮抗药最常用，该类制剂的特点是抑制骨破坏作用显著、起效快、患者耐受性较好，主要包括英夫利西单抗、阿达木单抗、依那西普和重组人Ⅱ型肿瘤坏死因子受体—抗体融合蛋白。英夫利西单抗的推荐用法用量为静脉滴注 5 mg/(kg·次)，第 0、2、6 周使用，之后每 6 周使用[类风湿关节炎的用法用量：3 mg/(kg·次)，第 0、2、6 周使用，之后每 8 周使用]。阿达木单抗的用法和剂量为皮下注射 40 mg/次，每 2 周 1 次。依那西普的推荐用法和剂量为皮下注射 25 mg/次，每周 2 次或每周 1 次，50 mg/次。重组人Ⅱ型肿瘤坏死因子受体—抗体融合蛋白的推荐用法剂量为 25 mg 皮下注射，每周两次，每次间隔 3～4 天。

2. 非药物治疗　主要包括健康教育、功能锻炼和理疗等。指导患者注意保持坐、立、卧正确姿势，睡硬板床、低枕，保持关节功能位，避免骨骼畸形；坚持循序渐进的关节功能锻炼，如游泳、深吸气练习等；红外线、温泉浴、热水浴等物理疗法也可减轻局部炎症、缓解症状。

3. 外科治疗　严重畸形患者可考虑手术治疗，如关节置换术和脊柱矫形术等。

【护理诊断/问题】

1. 躯体活动障碍　与骶髂关节及脊柱附着点炎症、关节疼痛有关。

2. 慢性关节疼痛　与关节的炎性反应有关。

3. 有失用综合征的危险　与关节功能障碍、畸形有关。

4. 自理缺陷　与关节疼痛和关节结构变化有关。

【护理措施】

1. 生活起居　禁酒、戒烟；注意关节的防寒保暖；活动期以被动运动为主，缓解期被动运动与主动运动相结合，鼓励患者坚持脊柱、胸廓、髋关节等锻炼，适合 AS 患者的运动项目有游泳、太极、普拉提等，若运动后出现疼痛 2 小时以上不能恢复，提示运动量较大，应减少运动量。

2. 病情观察　①常规观察：生命体征；观察晨僵、腰背痛等症状持续的时间和疼痛程度；观察活动受限的程度、部位。②并发症观察：出现视力下降、呼吸困难等症状，应警惕器官或脏器受累。

3. 用药护理

(1)遵医嘱使用非甾体抗炎药、传统改善病情抗风湿药(详见本章第四节“类风湿关节炎”用药护理)、糖皮质激素(详见本章第二节“系统性红斑狼疮”用药护理)。

(2)遵医嘱正确使用生物制剂：TNF－α 拮抗药的主要不良反应有注射部位反应和输液反应，如头痛、恶心、瘙痒、呼吸困难、眩晕、胸痛等。需特别关注有无新发感染，尤其是结核。

4. 对症护理

(1)姿态护理：姿态护理能有效预防关节畸形、降低失用综合征的危险、提高自理能力等。除急性期剧烈疼痛外，缓解期都应坚持姿势矫正和关节功能锻炼。①坐位：保持腰背部挺直，避免身体向前弯曲，有规律地向各个方向(前屈、后仰、左右)转动，活动颈、胸、腰椎。坐的时间不宜太长，要适当站立，以舒展身体。②站立：尽可能保持挺胸、收腹和双眼平视的姿势。③卧位：睡觉时应以硬板床和低枕为宜，多取仰卧位，避免导致畸形的体位。④下蹲：多进行下蹲活动以保持髋、膝关节的活动度，防止僵硬及畸形。

(2)疼痛护理：根据疼痛程度为患者提供正确的护理，指导其使用非药物性止痛方法(如听音乐、深呼吸、冷敷、热敷等)，合理使用药物止痛。

强直性脊柱炎与脊柱关节炎

5. 饮食护理　指导患者进食优质蛋白食物，如动物蛋白中的蛋、奶、肉、鱼等，以及植物蛋白中的豆类、豆制品等，有利于关节、肌肉、骨骼和肌腱代谢和修复。同时补充维生素 D 和钙质，少吃寒凉食物，冬季注意保暖除湿(可适当服用姜汤)。

6. 心理护理　护理人员应对患者进行有针对性的心理护理。对伴有疼痛的患者，护理人员要耐心倾听，让患者充分地宣泄表达，护理人员不能以自己的体验判断和无视患者的感受，加重其疼痛感受和心理负担；对伴有体型步态改变而出现焦虑的患者，护士应帮助患者建立合理信念，可通过健康宣传教育，让患者了解规范治疗的重要性。

强直性脊柱炎的健康教育

【健康教育】

强直性脊柱炎患者的健康教育包括避免诱因、病情监测和关节康复锻炼，以减少复发，提高生活质量。

第四节　类风湿关节炎

预习案例

刘某，女，54 岁。1 年前患者反复多关节肿痛，伴双手关节畸形。入院后查：T 37.5℃，P 99 次/min，R 19 次/min，BP 128/75 mmHg。慢性面容，神志清楚，实验室检查：RF(+)，抗 CCP(+)，双手 X 线片提示关节间隙狭窄，双手掌指关节、近端指间关节和腕关节边缘骨侵蚀，双手掌指关节、近端指间关节、双腕关节肿胀，压痛(+)，晨僵时间大于 1 小时，左手第 2 指呈“天鹅颈”畸形。

思考

(1)典型症状有哪些？

(2)如何治疗？

类风湿关节炎(rheumatoid arthritis，RA)是以侵蚀性、慢性、对称性多关节炎为表现的自身免疫性疾病。该病呈持续、反复发作过程。主要临床表现为受累关节疼痛、肿胀、功能障碍，晚期可导致关节畸形和残疾，是导致人类丧失劳动力和致残的主要原因之一。

微课-类风湿关节炎

RA 呈全球性分布，我国的患病率为 0.32% ~0.36%，低于世界平均水平(0.5% ~1%)。RA 可发病于任何年龄，80% 的患者见于 35 ~50 岁，女性与男性患该病的比例为 3:1。

【病因与发病机制】

RA 的病因与发病机制尚不清楚。可能与遗传、感染等因素有关，在此基础上，机体出现了细胞免疫和体液免疫紊乱。

【病理】

RA 的基本病理改变为滑膜炎，类风湿结节和血管炎是 RA 的重要表现。类风湿结节常见于关节伸侧受压部位的皮下组织，还可见于肺、心包、心肌等部位。血管炎可发生于 RA 患者关节外的任何组织，常累及中、小动脉和(或)静脉，造成血管腔狭窄或堵塞。急性期，滑膜表现为渗出和炎性细胞浸润，滑膜下层血管充血，细胞间隙增大、内皮细胞肿胀，间质水肿和中性粒细胞浸润。慢性期，滑膜增厚，许多绒毛样突起形成，侵入软骨和软骨下骨质，导致关节破坏、畸形、功能障碍。

类风湿关节炎的病因与发病机制

【临床表现】

RA 的临床表现个体差异大，多数患者发病隐匿而缓慢，在出现关节症状前多有全身症状，如发热、食欲减退、乏力、体重下降等。少数患者发病较急，可在数天内出现典型的关节症状。

1. 关节表现　典型临床表现为对称性多关节炎。主要以近端指间关节、掌指关节、腕关节等小关节受累为主，其次为足趾、膝、踝、肘、髋、肩等关节。可出现滑膜炎症状和关节结构破坏的表现，前者经过治疗后具有一定可逆性，而后者难以逆转。

(1)晨僵：是指长时间静止不动出现的关节及其周围软组织的僵硬感。晨起后明显，活动后减轻。95% RA 患者伴有晨僵，持续时间多为 1 小时以上，晨僵持续时间与关节炎症程度呈正比，是判断 RA 活动性的重要指标。

(2)关节痛与压痛：常为最早出现的症状，多呈对称性和持续性疼痛，起病初期疼痛可呈游走性，时轻时重，伴有压痛。受累关节处的皮肤可出现褐色色素沉着。

(3)关节肿胀：受累关节均可肿胀，常因关节腔积液或关节周围组织炎症而引起。多表现为对称性关节周围均匀性肿大。其中，近端指间关节的梭形肿胀(图 7 -2)是 RA 的典型症状之一。

(4)关节畸形：见于较晚期 RA 患者，关节周围肌肉痉挛、萎缩致使畸形更为严重。最常见的关节畸形有腕关节、肘关节强直；掌指关节半脱位；手指向尺侧偏斜；“天鹅颈”(图 7 -3)或“纽扣花”样畸形。

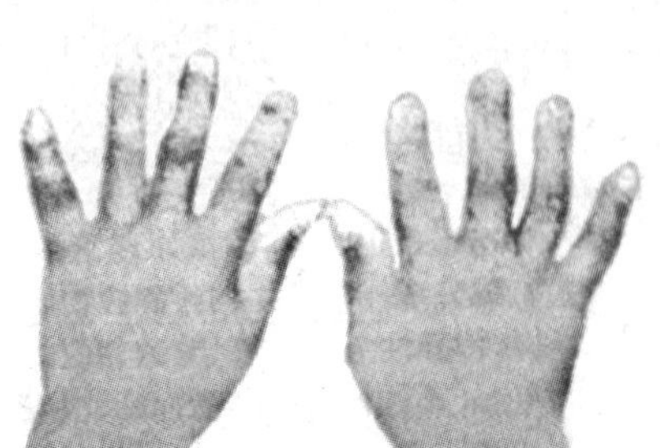

图 7－2　近端指间关节梭形肿胀

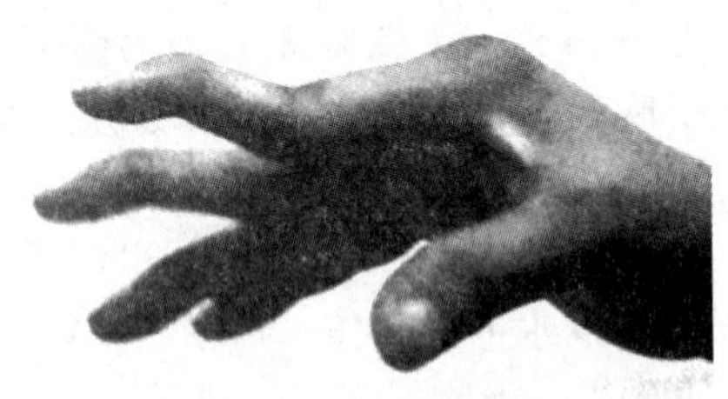

图 7－3　“天鹅颈”样畸形

(5)关节功能障碍：关节疼痛、肿胀、结构破坏和畸形都会引起关节活动障碍。晚期 RA 患者关节呈骨性强直或纤维化，关节失去功能，导致生活自理能力严重下降。

2. 关节外表现

(1)类风湿结节：20% ~30% RA 患者存在类风湿结节，提示病情活动。结节常呈对称性，位于肘部鹰嘴突附近、坐骨结节、跟腱等经常受压和关节隆突处。呈圆形或椭圆形，数量大小不等，质硬、无压痛。

(2)类风湿血管炎：是关节外损害的病理基础，常见于病程长、血清 RF 阳性、且病情处于活动期的患者。可发生于任何部位，体格检查可见指甲下或指端出现小血管炎，眼部受累表现为巩膜炎，神经系统受累出现周围神经炎的表现。

(3)系统受累：

1)呼吸系统：30% 患者以肺受累为首发症状，表现为活动后气促，肺纤维化。累及肺部可引起肺间质病变、胸膜炎、肺结节样改变。

2)循环系统：心包炎最常见，不足 10% 患者会出现临床症状，部分患者可出现少量心包积液。

3)神经系统：神经受压是 RA 患者出现神经系统受累的常见原因，可出现周围神经炎、脊髓受压、腕管综合征等。

4)血液系统：一般为正细胞正色素性贫血，贫血程度与关节炎症程度相关；病情活动的 RA 患者多见血小板增多，出现 Felty 综合征时，可表现为脾大、中性粒细胞减少，甚至贫血和血小板减少。

5)其他：30% ~40% RA 患者可继发干燥综合征，主要表现为口干、眼干等。肾脏受累较少见。

【医学检查】

1. 血液检查

(1)一般检查：有轻度至中度贫血，活动期血小板增多，炎性标志物(血沉、C 反应蛋白)升高。

(2)免疫学检查：

1)类风湿因子(RF)：是一类自身抗体，RA 患者阳性率为 70%(主要为 IgM 型)，其滴度常与 RA 的活动度和严重性呈正比，但其特异性较差。

2）抗角蛋白抗体谱：是一组对于 RA 有较高特异性的自身抗体，包含抗核周因子（APF）抗体、抗环瓜氨酸肽（CCP）抗体、抗角蛋白抗体（AKA）、抗聚丝蛋白抗体（AFA）等。该抗体谱有利于疾病的早期判断，尤其是临床症状不典型、RF 阴性者。

3）免疫复合物和补体：70%患者在疾病急性期和活动期可检测出不同类型的免疫复合物。在急性期和活动期血清补体均升高，少数合并血管炎者可出现低补体血症。

2. 关节滑液检查　正常人关节腔内滑液不超过 3.5 mL，关节有炎症时滑液会增多，黏度变差，白细胞增多，可达（2 000 ~ 75 000）$\times 10^6$/L，以中性粒细胞为主。

3. 影像学检查

（1）胸部 X 线片检查：手指和腕关节的 X 线片对 RA 诊断、病变分期等有重要意义。胸部 X 线片检查中可见关节附近骨质疏松、关节周围软组织肿胀阴影（Ⅰ期）；关节间隙变窄（Ⅱ期）；关节面为虫蚀样破坏性改变（Ⅲ期）；晚期关节呈半脱位、纤维性和骨性强直（Ⅳ期）。

（2）其他：B 超可提示关节滑膜炎；CT 和 MRI 对 RA 的早期诊断有价值。

4. 类风湿结节活组织检查　典型的病理改变有助于 RA 诊断。

【诊断要点】

1. 诊断　目前仍普遍采用美国风湿病学会 1987 年修订的分类标准（表 7－4）。该标准对于早期、非活动期、不典型 RA 患者易漏诊，所以应根据 RA 特点，结合医学检查进行综合判断。

表 7－4　1987 年美国风湿病学会修订的 RA 分类标准

表现	定义
晨僵	关节及周围僵硬感至少持续 60 分钟
≥3 个关节区的关节炎	医生观察到下列 14 个关节区（两侧近端指间关节、掌指关节、腕、肘、膝、踝及跖趾关节）中至少 3 个关节区域出现关节肿胀和积液（不是单纯骨隆起）
手关节炎	腕、掌指或近端指间关节区中，出现 1 个及以上关节区肿胀
对称性关节炎	左右两侧关节同时受累（两侧的近端指间关节、掌指关节及跖趾关节受累时，不一定绝对对称）
类风湿结节	医生观察到在骨突部位、关节周围或伸肌表面有皮下结节
RF 阳性	任何检测方法证明血清中的 RF 含量升高（该方法在健康人群中的阳性率 <5%）
影像学改变	在手和腕的后前位相上存在典型的 RA 影像学改变：必须包括骨质侵蚀或受累关节及其邻近部位有明确的骨质脱钙

注：满足其中 4 条并排除其他关节炎可诊断 RA，第 1 ~ 4 条必须持续至少 6 周（引自 Arthritis Rheum，1988，31：315－324）

2. 鉴别诊断　RA 的诊断过程中需与以下疾病进行鉴别。①骨关节炎多发中老年人，主要侵犯膝、脊柱等负重关节；②强直性脊柱炎多发于青年男性，主要侵犯骶髂与脊柱关节；③银屑病关节炎常见受累关节为手指或足趾远端关节，发病前或病程中出现银屑病的指甲或皮肤病变，可伴有关节畸形；④部分 SLE 患者以关节肿痛为首发症状，伴有 RF 阳性、血沉和 C 反应蛋白升高，而容易被误诊为 RA；⑤其他结缔组织病（干燥综合征、系统性硬化症等）所致的关节炎、反应性关节炎、痛风性关节炎等。

【治疗要点】

目前 RA 不能根治，治疗的目的包括以下几点：控制症状；延缓病情发展，减少致残率；促进受累关节修复，提升自理能力和生活质量。治疗措施包括一般治疗、药物治疗、外科手术治疗，其中最重要的是药物治疗。

1. *一般治疗* 包括急性期关节制动，恢复期进行关节功能锻炼、物理疗法等。卧床休息仅适用于发热、急性期和多器官受累的患者。

2. *药物治疗*

（1）非甾体抗炎药（non - steroidal anti - inflammatory drugs，NSAIDs）：是改善关节症状的常用药，有抗炎止痛、缓解关节晨僵和解热的作用，但无法控制病情，需与改善病情的抗风湿药联合使用。常用 NSAIDs 有以下几种。①塞来昔布：每天 2 次，每次 100 ~ 200 mg，磺胺过敏者禁用；②洛索洛芬：每天 3 次，每次 60 mg。③美洛昔康：每天 1 次，每次7.5 ~ 15 mg。其他还可使用吲哚美辛贴剂等。剂量应注意个体化，避免两种及以上的 NSAIDs 同时服用。

（2）传统改善病情抗风湿药（csDMARDs）：该类药物具有改善病情和延缓关节骨结构破坏的作用。其特点是起效慢，需 1 ~ 6 个月临床症状才能明显改善，多与 NSAIDs 联合应用。现将本类药物中常用者详述如下：①甲氨蝶呤（methotrexate，MTX），治疗 RA 的首选用药，也是联合治疗的基本药物。主要以口服给药为主，亦可通过静脉滴注或肌肉注射，每周 1 次，每次 7.5 ~ 20 mg，通常 4 ~ 6 周起效，疗程至少半年；②来氟米特（leflunomide，LEF），每天 1 次，每次 10 ~ 20 mg 口服；③羟氯喹，每天 2 次，每次 200 mg 口服；④柳氮磺吡啶，每天 2 ~ 3 次，每次 500 ~ 1 000 mg 口服；⑤环孢素，推荐用法为 1 ~ 3 mg/（kg · d）口服；⑥硫唑嘌呤，常用剂量为 1 ~ 2 mg/（kg · d），一般为 100 ~ 150 mg/d；⑦青霉胺，每天 1 次，每次 250 ~ 500 mg 口服，现较少使用。

（3）生物制剂：又称 dDMARDs，作为疾病活动度高，以及疾病活动度低但对 csDMARDs 反应不佳的 RA 患者的治疗选择，是目前能改善 RA 症状最迅速的治疗方法，包括肿瘤坏死因子（TNF - α）拮抗药，如依那西普、英夫利昔单抗等（用法详见本章第三节“强直性脊柱炎”的药物治疗），以及非 TNF 类的生物制剂，临床常用代表药物是IL - 6 受体抑制药，如托珠单抗，主要用于对 csDMARDs 治疗应答不足的中重度活动性 RA 的成年患者。推荐剂量为 8 mg/kg，每月 1 次，静脉给药。

（4）糖皮质激素（glucocorticoid，GC）：该类药物具有抗炎和免疫抑制作用。糖皮质激素治疗 RA 的原则为小剂量、短疗程。在 RA 急性发作时可给予小剂量激素，如泼尼松 < 10 mg/d，活动期若出现关节外症状如心、肺、眼等严重受累者，可口服泼尼松 30 ~ 40 mg/d，症状缓解后逐渐减量，以 10 mg/d 维持。

（5）植物药制剂：有利于缓解关节症状，包括白芍总苷、雷公藤、青藤碱等，其中白芍总苷和雷公藤较为常用。①白芍总苷的常用剂量为 600 mg/次，每日 2 ~ 3 次；②雷公藤的常用剂量为 30～60 mg/d，分 3 次饭后服用。

(6)其他：如锝-99 标记的亚甲基二膦酸盐，可以改善关节炎症状。

3. 手术治疗　包括关节置换术和滑膜切除术，前者主要用于晚期畸形并失去功能的关节，滑膜切除术可使病情得到一定的缓解。

【护理诊断/问题】

1. 慢性关节疼痛　与关节炎性反应有关。

2. 躯体活动障碍　与关节功能障碍、僵硬等有关。

3. 有失用综合征的危险　与关节畸形、僵直引起的功能障碍有关。

4. 自理缺陷　与关节疼痛、功能障碍、疲乏有关。

5. 悲伤　与疾病久治不愈、生活质量下降、关节功能丧失有关。

【护理措施】

1. 生活起居　居住环境应保持干燥、安静和阳光充足；生活应有规律，避免劳累，注意关节保暖；急性期应卧床休息，保持关节功能体位，避免出现垂足、垂腕等关节畸形；缓解期应进行适当的锻炼。

2. 病情观察　①常规观察：监测关节肿痛的部位、程度、性质、活动受限情况，晨僵程度，有无畸形；②并发症观察：监测患者有无循环、呼吸、血液、神经系统等受累的临床表现。

3. 用药护理　遵医嘱正确使用非甾体抗炎药(NSAIDs)、传统改善病情抗风湿药(csDMARDs)、生物制剂、糖皮质激素和植物药制剂等。

(1)NSAIDs：该类药物主要不良反应包括胃肠道症状、肝功能和肾功能损害及可能增加心血管不良事件。最主要的不良反应为胃肠道刺激，因此需嘱患者饭后服用。

(2)csDMARDs：①首选甲氨蝶呤，需向患者强调每周 1 次的服药频率，用药前 3 个月每 4～6 周检查血常规、肝肾功能，稳定后可每 3 个月监测一次，肾功能不全者应注意减量。主要不良反应有恶心、口腔炎、脱发、腹泻、皮疹、肝损害、骨髓抑制等，补充叶酸可预防胃肠道反应、黏膜损伤等不良反应；②来氟米特的主要不良反应为腹泻、瘙痒、转氨酶增高、高血压、皮疹等，有致畸作用，孕妇应禁用；③羟氯喹可能引起视网膜损害，因此用药前和治疗期间需进行眼底检查，肝肾不良反应较小；④柳氮磺吡啶的主要不良反应有恶心、呕吐、腹泻、转氨酶增高、皮疹等，应从小剂量开始，可降低不良反应，对磺胺过敏者慎用；⑤环孢素，主要不良反应为血压和血肌酐升高；⑥硫唑嘌呤，用药期间需监测血常规及肝功能，特别注意粒细胞减少症。

(3)生物制剂：遵医嘱正确使用生物制剂，其主要的不良反应包括输液反应和注射部位反应，可能增加感染，尤其是结核感染的风险，长期使用有些生物制剂会增加肿瘤的潜在风险。因此用药前应筛查结核，除外肿瘤和活动性感染。

(4)糖皮质激素：详见本章第二节“系统性红斑狼疮”用药护理。

(5)植物药制剂：白芍总苷不良反应较少，最常见的是腹泻；注意雷公藤性腺抑制、骨髓移植、肝损伤等不良反应。

(6)锝-99 标记的亚甲基二膦酸盐：不良反应较少，偶见皮疹，注射局部红肿等。

4. 对症护理

(1)关节肿痛护理：患者关节疼痛与肿胀，应嘱其卧床休息并限制活动；在病情稳定的情况下为患者制定关节活动锻炼计划，鼓励患者尽早进行有规律的功能锻炼活动。

(2)躯体活动障碍护理：在病情许可的情况下，鼓励患者下床活动，活动量应根据患者的病情调整，在患者能忍受的范围内为宜。

(3)关节活动护理：为降低关节失用综合征的危险和提高自理能力，关节的活动护理至关重要。

1)急性活动期：协助患者保持正确体位，如双手握小毛巾可维持指关节外展；双肩关节不能处于外旋位，可在肩旁放置枕头等物品，双侧腋窝间可放置枕头维持肩关节外展的功能位；髋部两旁放置枕头等物品防止髋关节外旋；平卧时，避免膝下长期放置枕头，防止膝关节固定在屈曲位；足底方向放置软枕以防足下垂；不宜睡软床垫及高枕。

2)缓解期：在病情稳定的情况下，鼓励患者尽早下床活动，指导患者进行关节功能锻炼。①指关节：手指平伸与握拳交替抓捏。②腕关节：双手掌向上竖起和向下翻转交替活动，适度用力。③肘关节：两臂向前平伸，手掌朝上，迅速屈伸肘关节。④肩关节：做上臂外展和前后旋转运动。⑤髋膝关节：做抬腿和下蹲运动。⑥踝关节：取坐位，做关节旋转和屈伸运动。根据患者的耐受程度决定活动量，为10~15次/min，每天3~4次。禁止剧烈活动。

类风湿关节炎功能锻炼(视频)

(4)晨僵护理：了解晨僵程度、持续时间，指导患者晨起用温热水浸泡僵硬的关节，再活动关节；鼓励患者在热水浴后对每个关节进行活动锻炼；避免长时间不活动；睡觉时可穿戴手套和袜子进行保暖。

5.*饮食护理*　指导患者进食高蛋白、高钙、富含维生素、清淡易消化的饮食。多食鱼、蛋、虾、牛肉、鸡肉、动物血、豆类制品等富含组氨酸、核酸的食物；少食花生、巧克力、奶糖、小米等含酪氨酸、色氨酸和苯丙氨酸的食物，因其会产生致关节炎的介质，易引起关节炎复发及加重。

类风湿血管炎

6.*心理护理*　护理人员要耐心地讲解类风湿关节炎的发病原因、临床表现、治疗等基本知识，鼓励患者以积极乐观的心态对待疾病，提高患者治疗的依从性。对伴有疼痛患者，鼓励患者积极参与各种活动以分散患者注意力，提高其疼痛的耐受性；对关节畸形患者，指导并协助患者进行日常生活活动，锻炼关节功能，提高其自理能力。

【健康教育】

RA患者的健康教育是避免诱发因素、坚持关节康复锻炼和规律服药等重要措施。

类风湿关节炎的健康教育

第五节　特发性炎症性肌病

预习案例

王某，女，51 岁。四肢近端肌肉出现无力，伴发热、咳嗽咳痰。入院后查：T 37.9℃，P 102 次/min，R 23 次/min，BP 132/80 mmHg。慢性病容，神志清楚，2 个月前，患者活动后有肌肉酸痛，关节无肿胀、压痛及畸形，左侧肌力为 2 级，右侧肌力为 3 级，且眶周出现水肿性紫红色斑疹。

思考

(1)临床诊断是什么？症状有哪些？

(2)如何实施对症护理？

特发性炎症性肌病(idiopathic inflammatory myositis，IIM)是一组病因不明，以四肢近端对称性肌无力为主要表现的骨骼肌非化脓性炎症，包括多发性肌炎(polymyositis，PM)、皮肌炎(dermatomyositis，DM)、包涵体肌炎、非特异性肌炎和免疫介导的坏死性肌病等。临床上以多发性肌炎和皮肌炎最为常见。

国外发病率为(0.5～8.4)/10 万人，发病的两个高峰期为 10～15 岁和 45～60 岁。我国尚无确切的流行病学资料。

【病因与发病机制】

特发性炎症性肌病的病因尚不清楚，目前大多认为与遗传易感性及感染与非感染环境因素有关，在此基础上引发的一系列免疫介导过程。

【病理】

特发性炎症性肌病的病理特点为：肌纤维肿胀、横纹消失、肌纤维膜细胞核增多、肌浆透明化、肌组织内炎症细胞浸润。皮肤病理改变无特异性。坏死性肌病的病理特征为大量肌细胞坏死和(或)再生，常常伴有膜攻击复合物沉积。

特发性炎症性肌病的病因与发病机制

【临床表现】

IIM 的主要临床表现为对称性近端四肢肌无力，可出现器官受累及全身症状。

1. 肌肉损害　IIM 突出的临床特征为对称性四肢近端肌无力，有些患者伴有自发性肌肉疼痛和压痛。发病多隐匿，病情于数周、数个月甚至数年才发展至高峰。常见受累肌群包括：四肢近端肌肉、肩胛带肌、咽部肌肉、颈部屈肌、脊柱旁肌肉、骨盆带肌等，其中以骨盆带和肩胛带肌群最易受累。骨盆带肌群受累表现为下蹲或起立困难；肩胛带肌群受累表现为双臂上举困难；咽部肌肉群受累表现为声音嘶哑、吞咽困难和饮水呛咳；还可累及呼吸肌、心肌等；眼肌和面部肌肉几乎不受影响。

2. 皮疹　约占 IIM 的 35%。皮疹可出现在疾病的任何阶段，呈多样性，典型皮疹包括以下几种。①向阳性皮疹：以上眼睑为中心的眶周水肿性紫红色斑疹最为典型，颈前及上胸部V区呈红色皮疹(V形征)，肩背部的皮疹多呈披肩状(披肩征)。②Gottron征：四肢、肘、掌指关节和指间关节伸面出现紫红色斑疹，上覆细小鳞屑。③技工手：双手外侧掌面出现皮肤脱屑、裂纹、粗糙和角化，如同技术工人的手。④甲周病变：指甲周皱襞出现红斑或瘀点等，其他有色素沉着、皮下钙化等，亦可反复发作。

3. 其他

(1)全身症状：可有发热、乏力、关节痛、食欲差、体重下降等。

(2)脏器受累：肺部受累最为常见，主要病变为间质性肺炎，可引起呼吸困难，部分患者病情发展迅速，可危及生命；心脏受累患者常表现为心律失常、心力衰竭等。

【医学检查】

1. 血液检查

(1)一般检查：可有轻度贫血，白细胞计数升高，血沉增快，血清肌红蛋白增高，肌酐下降，尿酸排泄增多。

(2)血清肌酶谱：肌酸激酶(CK)、血清磷酸肌酸激酶(CPK)、醛缩酶(ALD)、天冬氨酸氨基转移酶(AST)、乳酸脱氢酶(LDH)增高，以CK升高最敏感和最显著。CK可用来判断病情的进展和治疗效果，但其与肌无力严重程度并不完全平行。

(3)自身抗体：多数患者ANA阳性，部分患者RF阳性。近年来研究发现一组肌炎特异性抗体：抗氨酰tRNA合成酶抗体(抗Jo-1、EJ、PL-12、PL-7和OJ抗体等)、抗Mi-2抗体、抗SRP抗体、抗MDA5抗体等抗体。其中以Jo-1抗体特异性强，该抗体阳性的IIM患者，多有发热、肺间质病变、关节炎、雷诺现象等症状；抗MDA5抗体阳性皮肌炎患者，肌炎表现轻微，大多数合并急进性肺间质病变，病情进展快，预后差。

2. 肌电图　约90%患者肌电图异常。但需鉴别肌源性损害和神经源性损害。肌源性损害的典型表现：①波幅低，短程多相波；②插入(电极)性激惹增强，出现高尖的正锐波，自发性纤颤波；③杂乱、自发性和高频放电。

3. 肌活组织检查　约2/3的患者有典型肌炎的病理改变，1/3的患者为非典型变化，甚至正常。免疫病理学检查对进一步诊断有帮助。

【诊断要点】

1. 诊断　DM/PM诊断要点：①对称性四肢近端肌无力；②肌酶谱增高；③肌电图显示肌源性改变；④肌活组织检查存在异常；⑤皮肤特征性表现。以上5项全具备可确诊DM；具备前4项确诊为PM；具备前4项中任意3点可得出临床诊断；具备前4项中任意2点者为"可能PM"。

2. 鉴别诊断　①风湿性多肌痛，多见于50岁以上，主要的临床表现为骨盆带和肩胛带肌群部位疼痛，可伴晨僵；②恶性肿瘤相关的DM/PM：DM/PM容易合并肿瘤，DM比PM与肿瘤相关度更高；③神经系统疾患，运动神经元病主要表现为进行性肌肉萎缩、无力，但其肌肉受累的模式与PM不同。

【治疗要点】

药物治疗主要包括糖皮质激素和免疫抑制药。

(1)糖皮质激素为首选药物。详见本章第二节"系统性红斑狼疮"药物治疗。

(2)免疫抑制药详见本章第二节"系统性红斑狼疮"药物治疗。

(3)其他：大剂量免疫球蛋白静脉冲击治疗。

【护理诊断/问题】

1. 躯体活动障碍　与肌萎缩、肌无力有关。

2. 有失用综合征的危险　与肌萎缩、肌无力有关。

3. 皮肤完整性受损　与免疫异常、血管炎性反应引起的皮肤损害有关。

4. 低效型呼吸形态　与呼吸肌受累有关。

5. 便秘　与消化道平滑肌受累、腹肌及肛门括约肌病变、肠蠕动减慢有关。

6. 潜在并发症　吸入性肺炎、窒息等。

【护理措施】

1. 生活起居　保持病室温度、湿度适宜，减少探视，避免感染；急性期应嘱患者卧床休息减少肌肉负荷；病情稳定后，鼓励患者适当进行活动，如下蹲运动、手握健身球等。

2. 病情观察　①常规观察：生命体征，特别是体温变化；皮肤损害面积、严重程度等情况；观察患者的肌力分级等情况。②并发症观察：有无呼吸肌和(或)咽部肌肉受累引起的呼吸困难和(或)吞咽困难等。

3. 用药护理　遵医嘱正确使用糖皮质激素和免疫抑制药。详见本章第二节“系统性红斑狼疮”用药护理。

4. 对症护理

(1)骨骼肌受累的护理：患者关节疼痛与肿胀，应嘱其卧床休息并限制活动；在病情许可的情况下为患者制定关节活动锻炼计划，鼓励患者尽早进行有规律的功能锻炼活动。

(2)皮肤受累的护理：保持皮肤的清洁干燥，视情况每日温水清洁皮肤，忌用碱性肥皂；皮疹、红斑部位，遵医嘱可使用他克莫司软膏涂擦，如皮肤损害部位有渗液甚至感染时，可根据情况选择合适的敷料对局部进行换药处理。

(3)呼吸系统受累的护理：遵医嘱予吸氧，改善呼吸困难；指导患者采用有利的换气姿势，如半坐卧位；教会患者有效的呼吸技巧，如缩唇呼吸和深而慢的腹式呼吸；病情好转后，可适当增加机体活动锻炼，以增强呼吸功能。

(4)消化系统受累的护理：①养成良好的饮食习惯，多食用蔬菜、水果富含纤维素多的食物，多饮水。②按摩腹部：指导并协助患者用手沿着升结肠、横结肠、降结肠的顺序做环形按摩，促进肠蠕动和排便。③正确使用简易通便剂，如开塞露。

5. 饮食护理　指导患者进食高蛋白、富含维生素、清淡易消化的饮食。咽部肌肉受累患者，应给予流食和(或)半流食，取坐位或半坐位进食饮水，细嚼慢咽，避免呛咳，以防出现吸入性肺炎，必要时予鼻饲或胃肠外营养。

特发性炎症性肌病的健康教育

6. 心理护理　护理人员需实施个体化的护理，促进患者的心理健康。对有皮肤损害的患者，因其自尊心受挫，拒绝与他人接触，护理人员应鼓励患者进行倾诉，缓解其心理压力。在临床工作中运用倾听、共情等方法，多给予患者人文关怀，帮助患者减轻心理负担。

【健康教育】

特发性炎症性肌病患者的健康教育是避免诱因、监测病情变化和肌力锻炼等重要措施。

第六节　系统性硬化症

预习案例

杨某，男，62岁，双上肢皮肤变硬伴吞咽困难，左手示指指端出现坏疽。入院后查：T 37.0℃，P 94次/min，R 18次/min，BP 118/76 mmHg。患者3个月前出现全身多处皮肤色素沉着，硬肿；左手示指皮肤破溃，有脓性分泌物流出；进食馒头等干食时有哽噎感，伴吞咽困难；鼻翼似鹰嘴，口周有皱褶伴张口困难。

思考

(1)典型症状有哪些？

(2)如何对症护理？

系统性硬化症(systemic sclerosis，SSc)也称硬皮病，是一种病因不明的，以局限性或弥漫性皮肤增厚和纤维化为主要特征，还可侵犯内脏器官的全身性疾病。

SSc呈世界性分布，患病率为(50～300)/100万。任何年龄均可发病，30～50岁为高峰年龄，儿童较少见，男女患病比例为1∶(3～4)。

【病因与发病机制】

系统性硬化症的病因与发病机制尚不十分清楚。目前认为与遗传和环境等多因素有关，在此基础上，机体免疫功能紊乱产生多种自身抗体导致血管壁和组织纤维化。

系统性硬化症的病因与发病机制

【病理】

病理变化为血管壁广泛增厚，管腔狭窄甚至闭塞；胶原纤维束增生、硬化；皮脂腺萎缩，表皮变薄，汗腺减少；脏器损害主要是间质及血管壁胶原纤维增生、硬化。

【临床表现】

1. *早期表现*　发病隐匿。80%患者以雷诺现象为首发症状，可先于SSc其他表现数个月至数年(大多5年内)出现。

2. *皮肤病变*　是SSc的标志性改变，呈对称性分布。典型的皮肤病变经过3个时期：①肿胀期，皮肤紧张增厚，皮肤为苍白或淡黄色，皱纹消失，呈非凹陷性水肿。一般从面部及双侧手指蔓延至躯干，手指可呈腊肠样，患者常有手胀、不灵活感。②硬化期，皮肤增厚变硬如皮革，呈蜡样光泽，紧贴皮下组织不能提起。面颈部皮肤受累时，鼻翼似鹰嘴，口周有皱褶，口唇变薄伴张口困难，称为“面具脸”，是SSc的特征性表现之一。③萎缩期，经5～10年后进入萎缩期。皮肤萎缩，光滑而细薄，皮纹消失，毛发脱落，关节屈曲挛缩不能自如伸直，指间关节、掌指关节的伸面处易出现顽固性皮肤溃疡，硬化部位常有色素沉着、间以脱色白斑(图7-4)。

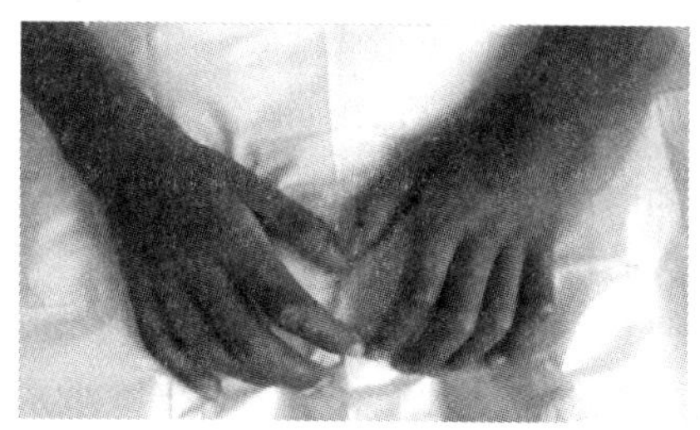

图7-4　萎缩期皮肤病变

3. 关节、肌肉　60%~80%患者存在关节疼痛，表现为从轻度活动受限到关节强直，最后发展至畸形挛缩，以指间关节最为常见。横纹肌常受侵犯，表现为肌无力、肌痛及肌萎缩。

4. 器官系统

(1)消化系统：约70%患者出现胃肠道受累，表现为呛咳、胸骨后烧心感、吞咽困难、便秘、腹胀、大便失禁等。

(2)呼吸系统：2/3的患者出现肺部受累，是SSc最主要的死亡原因。最早出现的症状为活动后气促，晚期常出现咳嗽。最常见的肺部病变为间质性肺纤维化。

(3)心血管系统：约61%患者出现不同程度的心脏受累，包括心肌、心包、心脏传导系统，缓慢发展的无症状心包积液最为常见。表现为心悸、胸闷、呼吸困难等，严重者可出现心力衰竭，甚至心源性猝死。有心肌病变者预后较差。

(4)泌尿系统：5%~20%患者有肾脏损害，存在肾脏损害提示预后不佳。表现为氮质血症、蛋白尿、高血压等。有时可突然出现急进性肾损害和(或)恶性高血压，以上两种情况均称为硬皮病肾危象，也是SSc的主要死亡原因。

(5)其他：可出现神经系统受累、甲状腺炎、干燥综合征等。

【医学检查】

1. 血液检查

(1)一般检查：血沉正常或轻度增快，肾功能及血、尿常规可异常。

(2)免疫学检查：70%患者抗核抗体阳性，50%患者免疫球蛋白和类风湿因子呈阳性等。抗拓扑异构酶Ⅰ(Scl-70)抗体是SSc的特异性抗体，20%~56%患者呈阳性。

2. 皮肤活组织检查　可见胶原纤维束硬化、增生。

3. 甲褶毛细血管显微镜检查　是一种无创检查，可发现微血管的病变，有助于早期发现系统性硬化症。

4. 其他　高分辨CT对早期肺间质病变较敏感；食管受累者通过吞钡透视可见食管蠕动减弱甚至消失。

【诊断要点】

1. 诊断　根据皮肤表现、器官受累、雷诺现象及特异性抗体等检查，一般可得出诊断。目前常采用的是1980年美国风湿病学会提出的SSc分类标准，具备以下主要指标或≥2个次要指标者，即可诊断为SSc。

(1)主要条件：近端(手指、掌指及跖趾)皮肤硬化，该病变可累计整个肢体、颈部、面部和躯干。

(2)次要条件：①指硬化，皮肤改变仅限于手指；②指垫消失或指尖凹陷性瘢痕；③双肺基底部纤维化。

2. 鉴别诊断　①局灶硬皮病：主要见于四肢，特点为皮肤界限清楚的斑片状或条状硬皮改变。②嗜酸性筋膜炎：多见于男性，多在剧烈活动后发病，表现为四肢皮肤紧绷、肿胀，快速变硬，皮肤出现“沟槽征”。③其他：还应与硬肿病、肾源性系统性硬化、硬化性黏液性水肿等疾病鉴别。

【治疗要点】

SSc 尚无特效药物和治疗方法，早期治疗的目的为预防脏器和皮肤受累，晚期治疗的目的为改善已有症状。①糖皮质激素：糖皮质激素对 SSc 效果不显著，通常对于关节痛、肌肉病变、皮肤病变的早期有一定疗效，剂量为泼尼松 30～40 mg/d，连用数周，逐渐减至维持量 5～10 mg/d。②免疫抑制药：对肾脏、皮肤和关节病变有一定疗效，常用的有环磷酰胺、硫唑嘌呤、环孢素、甲氨蝶呤等，详见本章第二节“系统性红斑狼疮”药物治疗。③血管扩张药：用于改善雷诺现象，临床上常用的有钙离子拮抗药、前列环素及其类似物等，详见本章第七节“雷诺现象与雷诺病”药物治疗。④青霉胺、吡非尼酮：用于抗纤维化治疗。⑤血管紧张素转换酶抑制药(ACEI)：用于硬皮病肾危象，肾衰竭可行腹膜或血液透析治疗。⑥积雪苷：有促进创伤愈合作用，一般剂量为 12 mg/tid 口服，或每日 3～4 次外涂。

【护理诊断/问题】

1. 皮肤完整性受损　与胶原纤维化、血管病变等因素有关。

2. 外周组织灌注量改变　与血管病变有关。

3. 焦虑　与病情迁延不愈、多脏器功能损害及面容毁损等有关。

4. 潜在并发症　硬皮病肾危象。

【护理措施】

1. 生活起居　保持居住环境的温度、湿度适宜，避免居住在阴冷潮湿的环境。减少探视，避免肺部感染；关节疼痛明显时，嘱患者注意休息，减少活动；病情稳定后，指导患者适当进行活动，避免外伤。

2. 病情观察　①常规观察：观察患者的皮肤情况，有无雷诺现象和溃疡；关注患者关节疼痛性质、程度等。②并发症观察：监测有无出现累及各器官系统的症状，如消化系统、呼吸系统、泌尿系统等出现的症状。③危急重症观察：如出现恶性高血压、抽搐、头痛、呕吐、视力下降等症状，应警惕出现硬皮病肾危象，做好抢救准备和配合。

3. 用药护理　遵医嘱使用糖皮质激素、免疫抑制药、血管扩张药等。①糖皮质激素、免疫抑制药：详见本章第二节“系统性红斑狼疮”用药护理。②血管扩张药：详见本章第七节“雷诺现象与雷诺病”用药护理。

4. 对症护理

(1)皮肤护理：①防寒，指导患者注意肢端保暖，秋冬季节可穿戴棉手套和棉袜，外出穿戴帽子、口罩、耳罩等，尽量不接触冷水，并禁止使用热水烫洗；②防外伤，避免肢端、关节处摩擦和外伤，以免出现伤口，对已经出现的伤口，选择合适敷料加强换药，避免感染；③防干裂，选用中性清洁剂清洁皮肤，沐浴后涂擦皮肤润肤品。

(2)硬皮病肾危象的护理：①避免感染等诱因。②观察患者的生命体征、意识状态、血压、尿量的变化，准确记录 24 小时出入水量，监测电解质、血肌酐等。③紧急抢救：

如发生硬皮病肾危象，立即告知医生并协助抢救，如迅速建立静脉通道、保持呼吸道通畅、吸氧、上心电监护、遵医嘱及时正确使用降压药，如 ACEI 类药物等。④肾衰竭：可行血液透析和腹膜透析治疗。

5. *饮食护理*　指导患者进食营养丰富、清淡易消化的软食或半流食，忌食刺激性强和坚硬的食物。对于有吞咽困难的患者，应给予流食，指导其少吃多餐和注意慢咽，进食后取头高脚低位以减少食物反流，严重者给予留置胃管及肠外营养。对于肾脏受累的患者，限制钠盐及蛋白质的摄入。

6. *心理护理*　护理人员加强系统性硬化症相关知识的宣教，培养患者健康的心理状态，针对患者的不同心理特点，进行有效的心理疏导。对有皮肤病变的患者，因其容貌改变常产生自卑心理，护士应给予患者支持和鼓励，主动亲近患者，减轻患者心理负担；对病情迁延不愈出现焦虑的患者，应给予充分理解和支持，帮助患者建立社会支持系统，鼓励患者亲友关心和支持患者，增强其战胜疾病的信心。

系统性硬化症的健康教育

【健康教育】

系统性硬化症患者的健康教育是避免诱发因素、皮肤护理、关节锻炼、减少复发等重要措施。

第七节　雷诺现象与雷诺病

预习案例

郭某，女，35 岁，双手指端遇冷后出现变白、变紫的现象，伴有疼痛和针刺感。入院后查：T 36.5℃，P 78 次/min，R 17 次/min，BP 117/62 mmHg。4 个月前出现左手第 2、3、4、5 指皮温低，手指发白，指尖呈淡紫色，压痛(+)，右手第 2、3、4 指皮温低，手指及指尖均呈淡紫色，压痛(+)，既往有长期接触油漆史。

思考

(1)该患者的诊断是什么？诱因是什么？

(2)典型症状有哪些？

雷诺综合征(raynaud's syndrome)是指在寒冷、紧张等因素的刺激下，手指、足趾或其他部位皮肤出现特征性颜色变化，即由苍白变为青紫然后潮红的一组综合征，多伴有局部发冷、感觉异常、疼痛等短暂的临床表现。当这种表现无明确病因时称之为雷诺病，如果是继发于其他疾病称之为雷诺现象。

雷诺病的患病率逐年升高，普通人群的患病率可达2% ~14%。研究表明，其患病率的高低与气候变化、地理环境等有关。雷诺病可见于任何年龄和性别，但多见于20 ~40岁的女性。雷诺现象的发生率取决于基础疾病，常继发于风湿性疾病、肿瘤、结核等，有一定的种族偏向性。

雷诺现象与雷诺病的病因与发病机制

【病因与发病机制】

雷诺病的病因与发病机制尚不完全明确，主要是在诱发因素如寒冷、紧张或情绪激动等因素刺激下，引起肢端末梢血管功能异常。

【病理】

轻者无病理改变，重者可见动脉内膜增厚、肌层纤维化、管腔狭窄、血管壁增厚，小动脉内可见血栓形成，严重者肢端出现溃疡、坏疽。由于微循环障碍，组织缺氧、缺血，可见指/趾腹萎缩，远端指/趾骨吸收。

【临床表现】

发病缓慢，开始偶尔在寒冷环境下出现短暂、轻度、间歇性发作，随着病情加重，发作的频率、持续时间、范围、症状逐渐加重。

典型的发作分为 3 期：①缺血期，疾病初期，在诱发因素刺激下，肢端末梢小动脉痉挛，皮肤出现发作性苍白，伴有局部麻木、疼痛、感觉减退、发冷、针刺感等。常呈对称性，从双侧环指及小指的指尖开始蔓延至整个手指，拇指因血供丰富较少累及，很少超过手腕。②缺氧期，毛细血管因持续缺血出现先收缩后淤胀，表现为皮肤发绀青紫、疼痛、皮温低等。③充血期，当血管痉挛解除，皮肤变为潮红、皮温变暖，伴有轻度肿胀及搏动性疼痛，皮肤颜色及血液灌流恢复正常后，自觉症状随之消失。发作过程一般持续约 10 分钟，约 1/3 的患者持续 1 小时以上。

频繁的典型发作可引起肢端末梢营养性改变，如肢端皮下组织萎缩、指甲畸形脆裂、指腹消失等，严重者甚至出现肢端溃疡、坏疽、手指变短等。非典型发作可仅表现为皮肤苍白、发绀，无明显充血期。

【医学检查】

1. 实验室检查　雷诺病的实验室检查无异常发现。雷诺现象中血清学检查异常与基础疾病一致，常存在血沉和 C 反应蛋白增高、球蛋白增高、贫血、自身抗体阳性等。

2. 特殊检查

(1)激发试验：

1)冷水试验：将手指或足趾浸入 4℃的冷水 1 分钟，可诱发雷诺现象的典型发作。

2)握拳试验：双手握拳 90 秒，在弯曲状态下松开手指出现雷诺现象。

3)将全身裸露在寒冷的环境中或手指浸泡在 10℃ ~15℃的水中更容易诱发，但此试验阴性者不能排除雷诺病。

(2)指温恢复时间测定：将手指或足趾浸入冰水 20 秒后，95% 正常人在 15 分钟内手指或足趾温度可恢复正常，而大多数雷诺病与雷诺现象患者需至少 20 分钟才可恢复，该试验还可用于评估疗效。

(3)指动脉压测定：指动脉压力 >40 mmHg，提示动脉内存在梗阻。

(4)手指动脉造影：了解动脉情况，还可显示动脉内是否存在器质性病变，有利于确诊雷诺病。但该检查为一种有创性的检查，故不宜作为常规检查。

【诊断要点】

结合诱发因素(寒冷、情绪激动、紧张等)、典型的发作表现(皮肤出现苍白—青紫—潮红颜色变化，伴疼痛、感觉异常等)和激发试验(冷水、握拳等试验)等检查，典型病例不难诊断。

【治疗要点】

雷诺病患者，由于病因不明，只能在避免诱发因素的同时，对症治疗。雷诺现象的患者，主要治疗原发病。

1. 一般治疗　适用于轻型症状患者。注意防寒保暖、避免过度疲劳和情绪激动，防止皮肤受损。吸烟者需戒烟，因尼古丁可引起血管收缩；长期工作在低温环境下和长期使用震动工具引起的雷诺现象与雷诺病者，劝导患者更换职业或者劳动工具。

2. 药物治疗　适用于发作频繁或症状较严重者。药物治疗主要为钙离子拮抗药、前列环素及其类似物、5－磷酸二酯酶抑制药、内皮素－1受体拮抗药等。

(1)钙离子拮抗药：解除血管痉挛，扩张血管，降低周围血管对寒冷刺激的反应。①硝苯地平：10～20 mg/tid 口服，疗程为2周～3个月。②利舍平：是治疗雷诺病疗效较好、历史较久的药物，但口服剂量差异性大。③妥拉唑啉：饭后服用25～50 mg，每日4～6次。

(2)前列环素及其类似物：如前列地尔，1～2 mL/d 静脉滴注。

(3)5－磷酸二酯酶抑制药：如西地那非，为一种高选择性、强效5－磷酸二酯酶抑制药。推荐初始剂量为20 mg/tid，口服。

3. 外科治疗　主要适用于药物治疗无效的严重雷诺病患者，可行交感神经节封闭或切除术。

【护理诊断/问题】

1. 有皮肤完整性受损的危险　与血管炎性反应有关。

2. 组织灌注无效　与肢端血管痉挛、舒缩功能调节障碍有关。

3. 疼痛　与肢端动脉痉挛造成组织短暂缺血有关。

【护理措施】

1. 生活起居　①避免寒冷：保持室内温暖，睡觉穿戴棉袜及手套，避免接触冷水，避免使用热水袋，以防患者感知功能下降出现烫伤。②避免过度疲劳：嘱患者注意休息，劳逸结合。③避免情绪激动：抚慰患者，告知患者保持良好心态的重要性。

2. 病情观察　观察雷诺现象发生的诱因、持续时间、频率等，有无典型发作表现，肢端有无出现溃疡或坏疽等。

3. 用药护理　遵医嘱正确使用血管扩张药，避免使用麦角制剂、β受体阻滞药等使血管收缩、加重症状的药物。①硝苯地平：不良反应一般较轻，常见头痛、面部潮红、心悸、眩晕等。②前列地尔：注射部位反应，如局部皮肤发红、静脉炎等；有时出现肺水肿、腹泻、头痛、皮疹等不良反应；偶见休克，发现异常现象时立即停药。③西地那非：常见不良反应为头痛、面部潮红等，患者一般可耐受。

4. 对症护理

雷诺现象与雷诺病的健康教育

(1)皮肤护理：保持皮肤清洁，避免外伤，当肢端皮肤出现皮肤苍白、青紫、发冷及疼痛时，可予按摩和温水浸泡，必要时予肢端涂擦硝酸甘油软膏。

(2)疼痛护理：根据疼痛程度为患者提供正确的护理，指导其使用非药物性止痛方法(如听音乐、深呼吸、冷敷、热敷等)，合理使用药物止痛。

5. 饮食护理　指导患者进食高蛋白、清淡易消化、营养丰富的食物。避免刺激性、生冷性凉的食品，忌酒戒烟，不饮咖啡、浓茶等。

6. 心理护理　鼓励患者培养积极乐观、自信顽强的心理品质，树立战胜疾病的信心。在社会和家庭的支持下，增强患者的谋生能力，使他们的人格得到尊重，提高其自我价值感。

【健康教育】

雷诺现象与雷诺病患者的健康教育是避免诱因、注意保暖和用药护理等重要措施。

第八节　风湿性疾病常见诊疗技术及护理

一、关节腔穿刺术

关节腔穿刺术是指在无菌操作下，用注射器穿刺入关节腔内注射药物，达到治疗目的，或抽取关节液进行检验分析以协助临床诊断的操作。以膝关节最常见。下面以膝关节穿刺术为例详细讲述。

【适应证】

(1)急性单关节发病，考虑有创伤或感染的可能性。

(2)没有明确诊断的关节肿胀和积液者。

(3)已明确诊断，但治疗效果不佳，关节腔内积液持久不愈并影响关节功能，需要行多次关节腔冲洗者。

(4)向关节腔注射造影剂做关节造影检查者。

(5)行关节镜检查时抽取关节积液。

(6)关节治疗手段时向关节腔注射药物。

【禁忌证】

(1)皮肤破溃或表皮感染者。

(2)严重凝血功能障碍，如血友病等。

(3)关节结构已经破坏，关节间隙消失呈纤维性或强直性。

(4)人工关节(或假肢)为相对禁忌。

【操作过程】

(1)核对患者床号、住院号、姓名和医嘱。

(2)环境准备：环境宽敞、清洁、明亮，温度适宜，注意患者隐私保护。

(3)操作者准备：衣帽鞋穿戴整齐，洗手，戴口罩。

(4)用物准备：关节穿刺包、无菌手套、治疗盘(碘伏、乙醇、棉签)、绷带、纱布、2%利多卡因、注射药物，根据情况准备标本管、培养瓶。

(5)患者准备：穿刺前需进食以防出现晕针等不良反应；向患者解释操作过程及目的，舒缓患者紧张情绪；评估患者穿刺部位的皮肤情况并定位。

(6)选择合适体位、铺治疗巾、常规消毒皮肤、戴无菌手套、铺洞巾、局部麻醉，穿刺。①髌骨下缘内外侧穿刺：屈膝90°，以30°左右的角度从前方髌骨下缘内外侧刺入。②髌骨上缘内外侧穿刺：取仰卧位，膝关节略弯曲，从股骨与髌骨之间水平进针。

(7)术中协助抽吸积液和(或)注入药物，观察患者生命体征，有无出冷汗、脸色苍白等不适症状。

(8)穿刺完毕后，再次消毒穿刺部位，纱布覆盖，绷带加压包扎。

(9)取关节腔积液做常规化验和细菌培养。

(10)整理用物，垃圾分类处理，标本及时送检。

(11)术后护理：①关节腔穿刺后，嘱患者卧床休息至少2小时，减少穿刺关节活动，观察穿刺部位有无出血；告知患者穿刺部位24小时内勿沾水，避免关节负重及过度活动，保持清洁干燥，避免感染。②关节腔抽液和(或)注射药物后，关节疼痛和肿胀会较前缓解，但需告知患者病情并未痊愈，仍需按医嘱服药。

【注意事项】

(1)术前注意做好解释，安抚患者情绪。

(2)严格遵守无菌操作，避免感染。

(3)穿刺部位需避开神经、大血管、肌腱处。

(4)穿刺部位处存在感染、皮肤破溃和严重凝血功能障碍的患者禁止穿刺。

(5)对于注射糖皮质激素类药物的患者，1天内注射的关节数量不超过2个，1年内同一关节注射应控制在3次以内。

二、生物制剂输注

生物制剂是风湿性疾病治疗的一个重大突破。特别是早期治疗炎症性关节病时，该类药物不仅可以改善患者的症状和体征，还可减轻疾病严重程度和显著阻止骨破坏。英夫利西单抗、托珠单抗等为临床较为常用的生物制剂，但由于存在过敏反应，因此护士必须熟知药物及注射等相关知识，以减少不良反应的发生。以下以英夫利西单的抗输注为例详细讲述。

【适应证】

(1)强直性脊柱炎、银屑病关节炎等。

(2)类风湿关节炎。

【禁忌证】

(1)活动性感染、反复出现的严重感染。

(2)活动性结核病患者、未治疗的潜在结核病。

(3)乙肝病毒复制活跃者。

(4)心脏衰竭的患者。

(5)肿瘤患者。

(6)对磷酸钠、蔗糖等过敏者。

(7)妊娠患者。

【用法用量】

(1)强直性脊柱炎(AS):5mg/kg,第0、2、6周使用,之后每6周使用。

(2)类风湿关节炎(RA):3mg/kg,第0、2、6周使用,之后每8周使用,与MTX合用。

(3)银屑病关节炎(PsA):3~5mg/kg,第0、2、6周使用,之后每8周使用。

【操作过程】

1. 核对医嘱　核对患者的床号、姓名、住院号、药物名称、剂量等。

2. 环境准备　环境宽敞、清洁、明亮,温湿度适宜。

3. 操作者准备　衣、帽、鞋穿戴整齐,洗手,戴口罩。

4. 用物准备　输液卡、治疗盘、一次性注射器、纱布、挂表、乙醇、无菌棉签、压脉带、小枕、留置针、无菌透明敷贴、一次性手套、弯盘等静脉输液用物和英夫利西单抗药物。

5. 患者准备　评估患者的一般情况,询问过敏史,有无结核、乙肝感染,近期有无感染征兆和体征,有无中度至重度的心力衰竭等。

6. 药物准备

(1)药物储存:该药需在2℃~8℃冷藏条件下避光储存,药物应当天取当天用,保证药物为同一批号。

(2)药物配置:除去药瓶翻盖,用乙醇棉签擦拭药瓶顶部;将21号或更小针头的注射器插入药瓶胶盖,注入10 mL无菌注射用水溶解;轻轻旋转药瓶,禁止摇晃,溶药过程中可能出现泡沫,静置5分钟后溶液应为无色或淡黄色;从250 mL 0.9%氯化钠溶液中抽吸10 mL弃去,再将溶解的药液注入该液体中轻轻混匀;配置好的药液需在3小时内使用完毕。

7. 药物输注

(1)输注前:使用安全型留置针建立静脉通道,用100 mL 0.9%氯化钠溶液冲管。

(2)滴速:根据药物输注要求调节滴速,可以减少不良反应的发生。开始速度为10 mL/h,然后在输注15分钟、30分钟、45分钟、60分钟、90分钟时将滴速分别调节为20 mL/h、40 mL/h、80 mL/h、150 mL/h和250 mL/h,直到输完。

(3)输注中:输液时间不得少于2小时。每隔30分钟测量生命体征;观察有无发热、寒战、皮疹、呼吸困难等过敏反应,护士需掌握相应护理干预措施。

(4)输注后:输注完毕,用0.9%氯化钠溶液冲洗输液管;输注结束后观察30~60分钟,观察有无出现迟发性输液反应。

【注意事项】

(1)告知患者避免去人多的地方,外出可佩戴口罩,学会自我观察是否出现感染等症状，如发热、咳嗽等。

（2）使用药物治疗的12个月内注意避孕，哺乳期妇女禁用该药。

（3）患者在使用英夫利西单抗前及用药后4周内，不可接种活疫苗。

（4）指导患者注意休息，适当活动，戒烟，保持均衡饮食，避免辛辣、生冷等刺激食物；学会自我病情监测，有无好转征兆。

学习测验

第八章

神经系统疾病患者的护理

神经系统疾病患者的护理PPT

学习目标

识记：周围神经疾病、脊髓疾病、脑血管疾病、多发性硬化、运动障碍性疾病的概念及临床表现。

理解：神经系统的组织结构及功能；周围神经疾病、脊髓疾病、脑血管疾病、多发性硬化、运动障碍性疾病的病因与发病机制；神经系统疾病的医学检查、诊断要点、鉴别诊断及治疗要点。

运用：神经系统疾病常见症状体征的护理；周围神经疾病、脊髓疾病、脑血管疾病、多发性硬化、运动障碍性疾病的常见护理诊断/问题、护理措施及健康教育；腰椎穿刺术的护理；脑室穿刺和持续引流术的护理。

神经系统疾病是指发生于神经系统和骨骼肌，以感觉、运动、意识、自主神经功能障碍为主要表现的疾病，又称神经病。神经病可由多种病因引起，常见的有神经系统和骨骼肌的血管性病变、感染、变性、肿瘤、外伤、中毒、免疫障碍、遗传因素等。神经系统疾病发病率、病死率、致残率高，是导致人类死亡和残障的主要原因之一。

第一节　概述

一、神经系统的结构功能与疾病的关系

神经系统按解剖结构分为中枢神经系统和周围神经系统，按功能又可分为躯体神经系统和自主神经系统。

二、医学检查

神经系统的解剖和生理

（一）实验室检查

1. 血液检查　血常规检查对中枢神经系统感染性疾病、脑血管疾病等神经系统疾病的病因诊断具有一定价值；血脂、血糖检测对脑血管疾病的病因诊断有重要意义；血清肌酶学检测有助于肌肉疾病的诊断；重症肌无力可通过测定乙酰胆碱受体抗体确诊；血钾检查对周期性瘫痪的分型具有重要意义；血清铜蓝蛋白测定对肝豆状核变性具有诊断价值。

2. 脑脊液检查　脑脊液压力测定可反应颅内压力情况，通常采用腰椎穿刺法测量，正常值为 80 ~ 180 mmH_2O。脑脊液常规、生化、细胞学及免疫等检查对神经系统疾病，特别是中枢神经系统感染性疾病的诊断和预后判断具有重要意义。

3. 活组织检查

（1）肌肉活组织检查：常用于多发性肌炎、皮肌炎、进行性肌营养不良症、重症肌无力及某些结缔组织疾病并发肌炎的定性诊断，可明确病变性质，鉴别神经源性肌萎缩和肌源性损害。取材部位多见于肱二头肌、肱三角肌、股四头肌和腓肠肌等。

（2）神经活组织检查：常用于判断周围神经疾病的性质和病变程度，对某些遗传性疾病的诊断也有一定价值。腓肠神经是常用取材部位。神经、肌肉活组织检查后应保持伤口敷料干燥，观察伤口有无红肿及皮下出血，指导患者 3 天内抬高患肢、尽量减少活动，3 天后伤口换药，10 ~ 14 天拆线。

（3）脑活组织检查：主要适用于临床上经抗感染治疗效果不佳，需进一步查明原因的脑部感染性疾病者，临床疑诊为遗传代谢性疾病，如脑白质营养不良、神经节苷脂沉积病、线粒体脑病等，神经影像学提示脑内占位性病变，以鉴别炎症、肿瘤和胶质增生以及不明原因的痴呆。取材采用手术活组织检查和立体定向穿刺活组织检查等方式。

肌肉、神经、脑活组织检查均应严格掌握其适应证，坚持无菌操作，观察局部有无肿胀、疼痛、渗血等，预防并发症。活组织标本应按检查目的在相应固定液或培养液中保存并及时送检。

4. 神经电生理检查

（1）脑电图检查（EEG）：脑电图由不同的脑波组成，是脑组织生物电活动通过脑电图仪放大约 100 万倍记录下来的曲线，其目的旨在了解大脑功能有无障碍。脑电图检查

可分为普通脑电图、动态脑电图和视频脑电图，对诊断癫痫、颅内占位病变、中枢神经系统感染性疾病具有重要价值。EEG 检查注意事项：检查前一天洗头，忌用头油、发胶、护发用品；检查前 4 小时需停服镇静药、兴奋药及其他作用于神经系统的特殊药物；检查宜在饭后 3 小时内，避免空腹进行 EEG 检查。

(2)肌电图检查(EMG)：肌电图是记录神经肌肉的生物电活动，常联合神经传导速度应用于判定神经肌肉所处的功能状态，诊断周围神经、神经—肌肉接头和肌肉疾病。因该检查过程中需针刺局部皮肤，可能会引起疼痛，故检查前应告知患者以配合检查。

(3)诱发电位检查(EP)：是指外来或内在的特异性刺激作用于机体时，引起中枢神经系统产生可检测的电位变化，可选择性观察特异性传入神经通路的功能状态。常用的有脑干听觉诱发电位、视觉诱发电位和体感诱发电位。可用于视觉、听觉的客观检查以及某些疾病如视神经炎、多发性硬化、脑干及脊髓病变的诊断，对意识障碍以及癔症者也是一种有用的客观检查手段。

5. 头颈部血管超声检查

(1)经颅多普勒超声检查(TCD)：TCD 是利用颅骨薄弱部位为检查声窗，应用多普勒效应研究脑底动脉主干血流动力学变化的一种无创检测技术。主要用于探测脑血管有无狭窄、闭塞、畸形、痉挛，评价 Willis 环侧支循环功能及脑血管舒缩反应储备能力。此检查应避免空腹进行，检查当天停用扩血管药物，以免低血糖或血管扩张而影响结果准确性。

(2)颈动脉彩色多普勒超声检查：可客观检测和评价颈部动脉的结构、功能状态或血流动力学的改变。对头颈部血管病变(如颈动脉粥样硬化、颈动脉瘤、大动脉炎以及锁骨下动脉盗血综合征等)，特别是缺血性脑血管病的诊断具有重要意义。

6. 影像学检查

(1)胸部 X 线片检查：

1)头颅平片：可观察头颅大小、形状，颅骨厚度、密度及结构，颅缝有无裂开，蝶鞍、颅底等重要部位有无扩大、变形及破坏，有无颅内钙化斑等。

2)脊柱平片：可观察脊柱的生理曲度，椎体有无发育异常，有无骨质破坏、骨折、脱位、变形或骨质增生，椎间孔有无扩大，椎间隙有无变窄等。

(2)数字减影血管造影(DSA)：是应用电子计算机程序将组织图像转变成数字信号输入并储存，然后经动脉或静脉注入造影剂获得的第二次图像，也输入计算机进行减影处理，骨骼、脑组织等影像均被减影除去，使充盈造影剂的血管图像保留下来并经过再处理后传送到监视器上，得到清晰的血管影像。该检查具有简便快捷、血管成像清晰、可选择性拍片等优点。脑血管造影可行全脑血管造影，常采用股动脉或肱动脉插管法。观察脑血管的走行、有无移位、闭塞和有无异常血管等。主要应用于头颈部血管病变，如动脉瘤和血管畸形等，且无其他检查方法能取代。

(3)计算机体层显像(CT)：是利用各种组织对 X 线的不同吸收系数，通过电子计算机处理，显示不同平面的脑实质、脑室和脑池形态图像，已广泛应用于各种神经疾病诊断。主要用于颅内血肿、脑外伤、脑出血、蛛网膜下隙出血、脑梗死、脑肿瘤、脑积水、脑萎缩、脑炎症性疾病及脑寄生虫病的诊断。有些病变可通过静脉注射造影剂泛影葡胺，增强组织密度提高诊断阳性率。

(4)CT 血管造影(CTA)：是通过静脉注射含碘造影剂后，利用螺旋 CT 或电子束 CT，在造影剂充盈受检血管高峰期连续薄层扫描，然后经计算机对图像进行处理后重建血管立体影像，可清晰地显示 Willis 动脉环，以及大脑前、中、后动脉及主要分支，可为脑血管病变提供重要的诊断依据。

(5)磁共振显像(MRI)：能从多方位、多层面提供解剖学和生物化学信息。由于磁共振成像不出现颅骨伪影，且对大脑皮质和髓质可以产生明显对比度，故能清楚显示 CT 不易检出的脑干和后颅窝病变，常用于诊断脱髓鞘疾病、脑变性病、脑肿瘤、脑血管病、颅脑外伤和颅内感染等；也能清晰显示脊髓肿瘤、脊髓空洞症、椎间盘脱出等脊髓疾患。

7. 放射性核素检查

(1)正电子发射体层显像(PET)：是一种无损伤性探索人脑生化过程的技术，可客观地描绘人脑生理和病理代谢活动的图像。临床应用于鉴别脑部病灶的良、恶性，进行老年性痴呆的早期诊断和鉴别诊断，癫痫的定位诊断，以及帕金森病的病情评价。指导患者检查前禁食 6 小时以上，禁食期间可饮用不含糖的温水；检查前 2 小时禁止做剧烈运动，显像前需完全休息 30 分钟；头部检查前要停用神经兴奋药或抑制药 2 天。

(2)单光子发射计算机体层显像(SPECT)：在神经系统疾病的诊断及预后判断方面主要用于脑血管病，也可用于各种痴呆、癫痫、脑瘤及锥体外系疾病的诊断，尤其是对脑膜瘤和血管丰富或恶性程度高的脑瘤具有重要的诊断意义。

三、神经系统疾病患者常见症状、体征及护理

(一)意识障碍

意识障碍是指人对外界环境刺激缺乏反应的一种精神状态。任何病因引起的大脑皮质、皮质下结构、脑干网状上行激活系统等部位的损害或功能抑制均可出现意识障碍。

【护理评估】

1. 病史　发病方式及过程；相关疾病史及诱因(如高血压、心脏病、内分泌及代谢疾病、癫痫病病史，受凉、感染、外伤或急性中毒等诱因)；治疗经过及效果。

2. 身体状况　①意识障碍的程度及类型：患者的自发活动和身体姿势(如牵扯衣服、自发咀嚼、眨眼或打哈欠；对外界的注视或视觉追随等)；回答问题、睁眼动作和肢体反应情况(可通过言语、针刺及压迫眶上神经等刺激检查)。为了较准确地评价意识障碍的程度，国际通用 Glasgow 昏迷评定量表(表 8－1)。最高得分为 15 分，最低得分为 3 分，分数越低病情越重。通常在 8 分以上恢复机会较大，7 分以下预后较差，3～5 分并伴有脑干反射消失的患者有潜在死亡的危险。②全身情况评估：瞳孔、光反射、生命体征(尤其注意呼吸节律与频率的改变)；肢体瘫痪、头颅外伤等情况；耳、鼻、结膜、皮肤情况；脑膜刺激征。

表 8－1　Glasgow 昏迷评定量表

项目	状态	分数
睁眼反应	自发性睁眼	4
	声音刺激有睁眼反应	3
	疼痛刺激有睁眼反应	2
	任何刺激均无睁眼反应	1
言语反应	对人物、时间、地点等定向问题清楚	5
	对话混淆不清，不能准确回答有关人物、时间、地点等定向问题	4
	言语不当，但字意可辨	3
	言语模糊不清，字意难辨	2
	任何刺激均无语言反应	1
运动反应	可按指令动作	6
	能确定疼痛部位	5
	对疼痛刺激有肢体退缩反应	4
	疼痛刺激时肢体过屈	3
	疼痛刺激时肢体过伸	2
	疼痛刺激时无反应	1

3. 心理—社会状况

(1)疾病知识：患者对疾病的性质、过程、防治及预后知识的知晓程度。如脑卒中患者肢体瘫痪后的康复锻炼。

(2)心理状况：患者由于疾病影响正常日常生活、学习和工作，产生了焦虑、恐惧、抑郁、孤独、自卑等心理反应。如重症肌无力和吉兰—巴雷综合征患者常因呼吸肌麻痹容易导致死亡恐惧。

(3)社会支持系统：了解患者的家庭组成、经济状况、文化教育背景；了解患者家庭收入来源或医疗保险机构所能提供的帮助或支持情况；明确患者出院后是否有就医条件、社区保健资源或继续康复治疗。

4. 医学检查　EEG 可提示脑功能受损，血液生化检查(如血糖、血脂、电解质及血常规)，头部 CT、磁共振检查。

【护理诊断/问题】

急性意识障碍　与脑组织受损、功能障碍有关。

【护理措施】

1. 生活起居　①患者卧气垫床或按摩床，谵妄、躁动者加床栏，必要时做适当的约束，防止可能出现的损伤。②平卧头侧位或侧卧位，开放气道，取下活动性义齿，及时清除口鼻分泌物和吸痰，防止舌根后坠、窒息、误吸或肺部感染。③保持床单整洁、干燥，减少皮肤的机械性刺激。定时给予翻身、拍背，按摩骨突受压处，预防肺部感染和压疮；做好大小便的护理，保持外阴部皮肤清洁，预防尿路感染。④注意口腔卫生，不能自主进食者应每天口腔护理 2～3 次，防止口腔感染；慎用热水袋，防止烫伤。

2. 病情观察　①急性谵妄状态常见于高热或中毒；慢性谵妄状态多见于慢性乙醇中

毒。②患者对外界刺激无反应，无自发性言语及有目的动作，能无意识地睁眼闭眼或吞咽动作，瞳孔对光反射和角膜反射存在，为去皮层综合征，见于缺氧性脑病、大脑皮质损害较广泛的脑卒中和脑外伤。③去皮层强直时呈上肢屈曲，下肢伸直姿势，去大脑强直则为四肢均伸直。④神志清楚，眼球活动正常，但不能言语，不能活动，仅以眼球活动示意，多为闭锁综合征，系脑桥腹侧部病变引起，脑电图正常有助于与真正的意识障碍相区别，见于脑血管病、肿瘤等。⑤患者可以注视检查者和周围的人，貌似觉醒，但缄默不语，不能活动。四肢肌张力低，腱反射消失，肌肉松弛，大小便失禁，无病理征。对任何刺激无意识反应，睡眠觉醒周期存在，多为无动性缄默症，为脑干上部和丘脑的网状激活系统损害所致，而大脑半球及其传导通路无损害。⑥意识丧失、呼吸停止、脑干和脑神经反射全部消失，但脊髓反射可以存在，多为脑死亡。

3. 对症护理　①保持呼吸道通畅：使患者平卧头侧位或侧卧位，开放气道，取下活动性义齿，及时清除口鼻分泌物和吸痰，防止舌根后坠、窒息、误吸或肺部感染。②氧疗：根据病情给予适当流量的氧气吸入。③预防并发症：预防压疮、尿路感染、肺部感染及口腔感染；谵妄躁动者给予适当约束并告知家属或照顾者，防止患者坠床、自伤或伤人；使用热水袋时及时更换部位，水温不超过50℃，防止烫伤；长期卧床者注意被动活动和抬高肢体，预防下肢深静脉血栓形成。准确记录出入水量，预防营养失调和水、电解质平衡紊乱。

4. 饮食护理　给予富含维生素、高热量饮食，补充足够的水分；遵医嘱鼻饲者应定时喂食，保证足够的营养供给；进食时到进食后30分钟抬高床头防止食物反流。

（二）头痛

头痛是神经系统疾患常见的症状之一，通常是指局限于头颅上半部，包括眉弓、耳轮上缘和枕外隆突连线以上部位的疼痛。引起头痛的神经系统疾病主要有神经痛、脊髓压迫症、脑出血、蛛网膜下隙出血、偏头痛等。

【护理评估】

1. 病史　头痛部位、性质、程度、持续时间；头痛伴发症状和先兆症状。

2. 身体状况　意识、生命体征、瞳孔（大小与对光反射）以及脑膜刺激征、病理反射等。

3. 心理—社会状况　持续头痛可使患者出现恐惧、焦虑或忧郁等情绪，严重者对患者日常生活、工作和社交造成影响。

4. 医学检查　脑脊液检查，CT或MRI检查。

【护理诊断/问题】

疼痛：头痛　与脑部器质性病变或颅内外血管舒缩功能障碍有关。

【护理措施】

1. 生活起居　病室环境安静、整洁、舒适，保持室内空气新鲜、洁净，维持适宜的温度和湿度；病情严重者，嘱患者卧床休息。

2. 病情观察　密切观察和记录患者头痛的性质、部位、持续时间、频率、程度，了解患者头痛的原因。2005年国际头痛协会对头痛疾患的分类标准概述如下（表8-2）。

(1)原发性头痛：偏头痛；紧张性头痛；丛集性头痛和其他三叉自主神经头痛；其他原发性头痛。

(2)继发性头痛：头颈部外伤引起的头痛；头颈部血管性病变引起的头痛；非血管性颅内疾病引起的头痛；质或其戒断引起的头痛；感染引起的头痛；内环境紊乱引起的头痛；头颅、颈、眼、耳、鼻、鼻旁窦、牙、口腔和其他颜面部结构疾患引起的头痛或面痛；精神疾病引起的头痛。

(3)脑神经痛、中枢性和原发性面痛及其他头痛：脑神经痛和中枢性疾患所致的面痛；其他类头痛、脑神经痛、中枢性或原发性面痛。

3. 用药护理　按医嘱给药，护士应了解药物作用、用法、用量，让患者了解药物的依赖性或成瘾性的特点，以及长期用药的不良反应，如大量使用止痛剂，滥用麦角胺咖啡因可致药物依赖。

4. 对症护理　①指导患者避免头痛诱因，如情绪紧张、饥饿、失眠、噪声、强光和气候的变化。偏头痛患者吃奶酪、熏鱼、酒类、巧克力也可诱发头痛；女性患者服避孕药可加重头痛。②与患者讨论减轻头痛的方法，如精神放松、听轻音乐或者指导式想象；指导式想象是指利用一个人对某特定事物的想象，如回忆一些有趣的事情，多活动，勿生气，可引起松弛，减轻疼痛；气功疗法，通过自我意识，集中精力使全身各部分的肌肉放松，从而达到增强患者对疼痛的耐受性。另外冷敷、热敷、按摩、理疗、加压等方法均可减轻头痛，如偏头痛可用手指压迫颈总动脉或单侧头部动脉等，可短暂性地控制血管的扩张而缓解头痛。

5. 心理护理　长期反复发作的头痛患者通常容易出现烦躁、焦虑、紧张心理，甚至惊恐不安，应多理解、同情患者的痛苦，耐心解释病情和讲述治疗措施，给予心理疏导和安慰，鼓励患者树立信心，积极配合治疗，对减轻症状和控制病情具有重要意义。

(三)言语障碍

凡影响通过视听途径的基本言语交际过程的病态现象属言语障碍，多由视、听、发音、书写器官的器质性病变造成。言语障碍可分为失语症和构音障碍。①失语症：由于脑损伤所致的语言交流能力障碍。②构音障碍：由于神经肌肉的器质性病变，造成发音器官的肌无力及运动不协调所致的纯言语障碍。患者表现为发音含糊不清而用词正确。

【护理评估】

1. 病史　文化程度、职业及语言背景等；与语言障碍有关的疾病；语言障碍的类型。

2. 身体状况　意识状态；口、咽、喉等发音器官肌肉及运动情况；流涎、口腔滞留食物、饮水呛咳等情况。

3. 心理—社会状况　患者因语言沟通障碍可能出现孤独、悲观、烦躁、自卑等情绪。

4. 医学检查　头部 CT、MRI 检查；重症肌无力导致构音障碍者，新斯的明试验可为阳性。

【护理诊断/问题】

语言沟通障碍　与大脑皮层语言中枢病变或发音器官神经肌肉受损有关。

【护理措施】

1. 疾病监测　①密切观察和分析判断失语症患者自发语言、听语理解、口语复述、匹配命名、阅读及书写能力，伴随症状等(表8-2)。②密切观察患者构音障碍的类型。上运动神经元疾病如急性脑卒中所致一侧皮质脑干束病变只引起暂时的构音障碍；下运动神经元病变如面瘫可产生唇音障碍；迷走神经和舌下神经的周围性或核性麻痹时发音不清楚、无力，带有鼻音；脑性瘫痪、两侧大脑半球病变，如脑卒中、多发性硬化、各种原因所致的假性球麻痹等引起双侧皮质脑干束损害时均产生构音不清；肌肉本身病变如肌营养不良中的面肌麻痹影响发音；重症肌无力侵犯咽喉部肌肉时可引起构音障碍；锥体外系疾病和小脑病变由于肌张力增高亦出现构音障碍。

表8-2　临床常见失语症的临床特点、伴随症状及病变部位

类型	临床特点	伴随症状	病变部位
Broca失语	典型非流利型口语、电报样言语、言语缺失、语法缺失	轻偏瘫	Broca区损害(额下回后部)
Wernicke失语	流利型口语、口语理解严重障碍，语法完好；有新语、错语和词语堆砌	视野缺损	Wernicke区病变(颞上回后部)
命名性失语	命名不能		颞中回后部或颞枕交界区
失写症	能抄写，不能自发书写或写出的句子有遗漏错误	运动或感觉性失语	优势半球额中回后部
失读症	不认识文字、词句、图画	不能书写，也不能抄写	优势半球顶叶角回

2. *心理护理*　患者常因无法正确表达自我需求和情感而烦躁、自卑，护士应尊重、关心患者，耐心向患者及家属解释病情并共同制订有关的护理计划，与患者建立良好的关系，鼓励家属、朋友多与患者交谈，能正确理解患者的问题并及时答复，与患者交谈营造一种和谐的亲情氛围和轻松、安静的语言交流环境。同时，鼓励患者及家属树立战胜疾病的信心，并长期坚持训练。

3. *语言康复训练*　脑卒中所致失语症的患者，应制订个体化的全面语言康复计划，并组织实施；构音障碍的康复以发音训练为主，遵循由易到难的原则。护士每天深入病房、接触患者的时间最多，可以在专业语言治疗师指导下，协助患者进行床旁训练。具体方法如下：

(1)肌群运动训练：指进行唇、舌、齿、软腭、咽、喉与颌部肌群运动，包括缩唇、伸舌、卷舌、鼓腮、吹气、咳嗽等活动。

(2)发音训练：由训练张口诱发唇音(a、o、u)、唇齿音(b、p、m)、舌音，到反复发单音节音(pa、da、ka)，当能够完成单音节发音后，让患者复诵简单句。如早—早上—早上好。

(3)复述训练：复述单词和词汇，可出示与需要复诵内容相一致的图片，让患者每次复述3～5遍，轮回训练，巩固效果。

(4)命名训练：让患者指出常用物品的名称及说出家人的姓名等。

(5)刺激法训练：采用患者所熟悉的、常用的、有意义的内容进行刺激，要求语速、语调和词汇长短调整合适；刺激后应诱导而不是强迫患者应答；多次反复给予刺激，且不宜过早纠正错误；可利用相关刺激和环境刺激法等，如听语指图、指物和指字。

语言康复训练是一个由少到多、由易到难、由简单到复杂的过程，训练效果很大程度上取决于患者的配合和参与。因此，训练过程中应根据病情轻重及患者情绪状态，循序渐进地练，切忌复杂化、多样化，避免产生疲劳感、注意力不集中、厌烦或失望情绪，使其能体会成功的乐趣，循序渐进坚持训练。

4.*沟通方法*　指导鼓励患者采取任何方式向医务人员或家属表达自己的需要，可借助描画、卡片、交流板、手势、表情或PACE技术(利用更接近实用交流环境的图片及其不同的表达方式，使患者尽量调动自己的残存能力，以获得实用化的交流技能，是目前国际公认的实用交流训练法)等提供简单而有效的双向沟通方式。与感觉性失语患者沟通时，应减少外来干扰，除去患者视野中不必要的物品(如关掉收音机或电视)，避免患者精神分散，和患者一对一谈话；对于运动性失语的患者应尽量提出一些简单的问题，让患者回答"是""否"或点头、摇头、眨眼示意；与患者沟通时说话速度要慢，应给予足够的时间做出反应；听力障碍的患者可利用实物图片法进行简单的交流。文字书写法适用于有一定文化素质、无书写障碍的患者。

(四)感觉障碍

感觉障碍是指机体对各种形式刺激(痛、温、触、压、位置、震动等)无感知、感知减退或异常的综合征。感觉障碍可分为抑制性症状和刺激性症状两类。抑制性症状是由于感觉径路被破坏或功能受抑制而出现感觉减退或感觉缺失。刺激性症状是由于感觉径路受到刺激或兴奋性增高时出现的症状，如感觉异常、感觉过敏、感觉倒错、疼痛等。疼痛根据病变部位和特点不同可分为局部疼痛、放射性疼痛、扩散性疼痛、灼性神经痛、牵涉性疼痛等。

【护理评估】

1.*病史*　感觉障碍的部位、类型、范围、性质；感觉障碍出现的时间，加重或缓解的因素；感觉障碍的特点。临床常见的感觉障碍类型如下(图8－1)。

2.*身体状况*　意识状态；深浅感觉、复合感觉；伴随运动功能障碍。

(1)浅感觉检查：触觉可用棉丝或软纸片轻触所要检查的部位，嘱患者说出能否感知及感知的程度；痛觉可用大头针均匀力量轻刺皮肤，嘱患者回答是否疼痛及其程度；温度觉可用装有热水(40℃～50℃)与冷水(5℃～10℃)的试管底部分别轻触皮肤。

(2)深感觉检查：嘱患者闭目，检查者轻轻夹住患者手指或足趾两侧，向上、向下移动5°左右，让患者辨别是"向上"还是"向下"移动可检查运动觉；患者闭目，检查者将其肢体放于某一位置，嘱患者说出肢体所处的位置或用对侧肢体模仿可检查位置觉；将振动着的音叉(128Hz)柄置于手指、尺骨茎突、锁骨、内外踝等骨隆突处，询问有无振动的感觉和持续时间可检查振动觉。

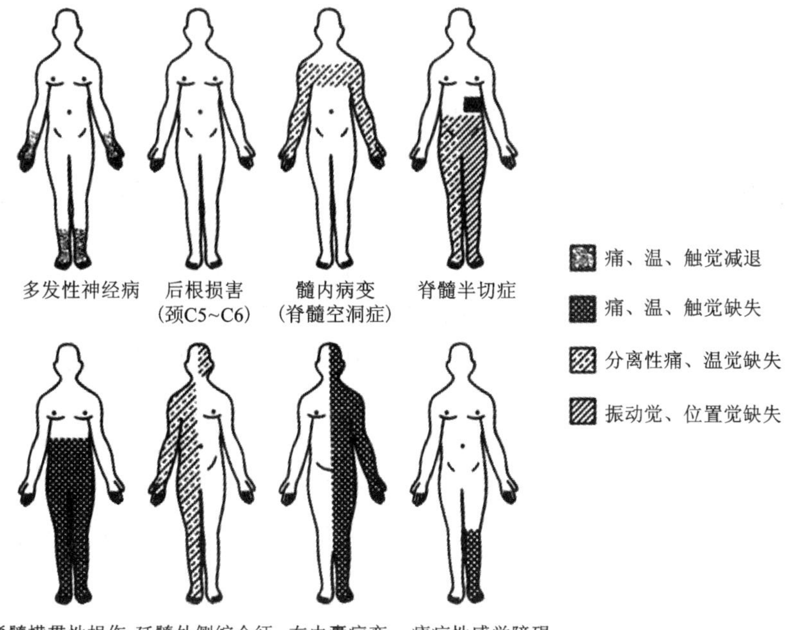

图 8－1　各种类型感觉障碍分布图

(3)复合感觉(皮质感觉)检查：是大脑皮质(顶叶)对感觉刺激的综合、分析和判断的能力，检查时要求上述的一般感觉必须正常。注意两侧对比且须与正常范围对照。通常检查定位觉、图形觉、两点辨别觉和实体觉。

3. 心理—社会状况　评估患者对疾病的认识及社会支持情况。

4. 医学检查　肌电图、诱发电位及 MRI 检查等。

【护理诊断/问题】

有受伤的危险　与感觉障碍有关。

【护理措施】

1. 生活起居　保持床单平整、干燥，以防对感觉障碍部位的机械性刺激。避免温度过高或过低物体接触感觉障碍部位，以免烫伤或冻伤。热水袋水温不超过 50℃，每 30 分钟查看一次并更换部位。对深感觉异常、步态不稳者，必须给予搀扶，以防止跌撞受伤。

2. 病情观察　观察记录患者感觉障碍的分布范围，观察是否伴有运动障碍，注意神志、瞳孔、呼吸、血压、神经反射等变化。用棉丝轻触、大头针轻刺皮肤，患者闭目移动其肢体等方式了解是深浅感觉障碍还是复合感觉障碍。

3. 康复护理　对患者进行感知觉功能的训练，可采用拍打、按摩、理疗、针灸、被动运动及各种冷、热、电的刺激。每天用温水擦洗感觉障碍的皮肤，以促进血液循环，提高中枢神经的感知功能。

（五）运动障碍

运动障碍指各种原因引起的肌肉、骨骼或神经病变所致的身体各部位运动异常，包括瘫痪、僵硬、不随意运动和共济失调等。①瘫痪：指机体随意运动功能的减弱或消失。②僵硬：指肌张力增高所引起的肌肉僵硬、活动受限或不能活动的一组综合征。由中枢神经、周围神经、肌肉及神经—肌肉接头的病变所致。临床上有痉挛、僵直、强直等不同表现。③不随意运动：指不随意志控制的无规律、无目的的面、舌、肢体、躯干等骨骼肌的不自主活动，由锥体外系病变所致。临床上包括震颤、手足徐动、投掷运动、舞蹈、扭转痉挛等。④共济失调：指由本体感觉、前庭迷路、小脑系统损害所引起的机体维持平衡和协调不良所产生的临床综合征，可表现为站立不稳、步态蹒跚、言语不清等。根据病变不同可分为小脑性共济失调、大脑性共济失调和脊髓性共济失调。

【护理评估】

1. 病史　运动障碍发生的时间、缓急、性质、程度；伴随症状；原因和诱因。

2. 身体状况　肌力、肌张力和各种反射，运动障碍的程度及类型。

3. 心理—社会状况　患者可因行动不便、生活不能自理而出现焦虑、恐惧、悲哀等不良情绪。

4. 医学检查　CT、MRI、肌电图等。

【护理诊断/问题】

1. 躯体活动障碍　与中枢神经系统及神经肌肉病变致运动障碍有关。

2. 有废用综合征的危险　与患者肢体瘫痪、缺乏运动有关。

3. 预感性悲哀　与患者突然肢体瘫痪、缺乏心理准备有关。

【护理措施】

1. 生活起居　①提供安全方便的住院环境，将呼叫器置于患者床头伸手可及处；日常用品如餐具、水、便器、纸巾等定位放置于床旁；走廊、卫生间、楼道设置扶手；病房、浴室地面保持平整，防湿、防滑；配备手杖、轮椅等必要的辅助用具，以增加活动时的安全性。②护理人员进行各项护理均应在患侧进行，床头柜和日常用品应放于患侧一边，以唤起患者对患侧的注意。③协助卧床患者取得舒适卧位，向患者及家属解释翻身、拍背的重要性，协助定时翻身、拍背。瘫痪或长期卧床患者应使用气垫床或按摩床，保持床单干燥、整洁、平整，加用床栏保护。协助患者做好日常生活护理包括皮肤护理、口腔护理和大小便护理。每天全身温水擦拭1～2次，促进肢体血液循环，增进睡眠。每天2～3次口腔护理，保持口腔清洁。鼓励患者摄取充足的水分和均衡的饮食，养成定时排便的习惯，便秘者可适当运动和按摩下腹部，促进肠蠕动，预防肠胀气，保持大便通畅。协助患者穿衣、洗漱、进食、如厕等，满足其基本生活需求和增加舒适感。

2. 疾病监测　①肌力分为0～5级。0级：完全瘫痪。Ⅰ级：可见肌纤维收缩，但不能产生动作。Ⅱ级：肢体能在床面水平移动，但不能克服自身重力，即不能抬起。Ⅲ级：肢体能克服自身重力离开床面，但不能克服外加阻力。Ⅳ级：肢体能克服外加的阻力活动，但较正常肌力稍差。Ⅴ级：正常肌力。②瘫痪类型。不同病变部位，表现的瘫痪类型也不同。A. 单瘫：指单个肢体的运动不能或运动无力，多表现为一个上肢、一个下肢或某些肌群，见于大脑半球、脊髓前角细胞、周围神经和肌肉的病变。B. 偏瘫：表现为一侧面部和肢体瘫痪，常伴有瘫痪侧肌张力增高、腱反射亢进和病理反射阳性等体征，见于一侧大脑半球病变，如内囊出血、大脑半球肿瘤、脑梗死等。C. 交叉性瘫痪：指病变侧脑神经麻痹和对侧肢体瘫痪，常见于脑干病变如肿瘤、炎症和血管性病变。中脑病变时出现病侧动眼神经麻痹，对侧肢体瘫痪；脑桥病变可出现病侧外展、面神经麻痹和对侧肢体瘫痪。D. 截瘫：指双下肢瘫痪，常见于脊髓胸腰段的炎症、外伤、肿瘤等引起的脊髓横贯性损害。E. 四肢瘫：指四肢不能运动或肌力减退，常见于高颈段脊髓病变或周围神经病变。③瘫痪的性质。由于病变部位不同，可出现两种不同性质的瘫痪，即上运动神经元性瘫痪和下运动神经元性瘫痪（表 8 －3）。

表 8 －3　上、下运动神经元性瘫痪的鉴别

鉴别点	上运动神经元性瘫痪	下运动神经元性瘫痪
瘫痪分布	较广，可表现为偏瘫、单瘫、截瘫和四肢瘫	多局限，可表现为以肌群为主的瘫痪或四肢瘫
肌张力	增高，呈痉挛性瘫痪	减低，呈弛缓性瘫痪
腱反射	亢进	减弱或消失
病理反射	（+）	（－）
肌肉萎缩	无或轻度失用性萎缩	显著，早期出现
肌束震颤	无	有
皮肤营养障碍	多无	常有
肌电图	神经传导速度正常，无失神经电位	神经传导速度减低，有失神经电位

3. 心理护理　关心、尊重患者，为其提供有关疾病、治疗及预后的可靠信息，鼓励患者适应角色的转变，表达自己的感受，并指导其克服不良情绪；尽量避免任何不良刺激和伤害患者自尊的言行，尤其在协助患者进食、洗漱和如厕时不要流露出厌烦情绪；正确对待康复训练过程中患者所出现的诸如注意力不集中、缺乏主动性、畏难情绪、悲观情绪、急于求成心理等现象，鼓舞患者克服困难，摆脱对照顾者的依赖心理，增强自我照顾能力与自信心，积极表扬患者的进步，以促使患者获得自强、自尊的心态；积极构建医院、家庭、社区协助支持系统，为患者营造一种和谐的亲情氛围和舒适的休养环境。

4. 康复护理　①重视早期康复干预：有助于抑制和减轻肢体痉挛姿势出现与发展，能促进康复、预防并发症、减轻致残程度和提高生活质量。A. 保持良好的肢体位置（良肢位）。患者保持舒适体位，肢体处于功能位，指导进行主动或被动运动；避免让手处于抗重力的姿势；不在足部放置坚硬的物体。不同的体位均应备数个不同大小和形状的软枕支持；避免被褥过重或太紧。B. 翻身。翻身是抑制痉挛和减少患侧受压最具治疗意义的活动。健侧卧位的偏瘫、截瘫患者每 2 ~3 小时翻身 1 次；仰卧位为过渡性体位，应尽可能少用；患侧卧位是所有体位中最重要的体位。C. 重视患侧刺激。通常患侧的体表感觉、视觉和听觉减退，加强患侧刺激可以对抗其感觉丧失，使患侧在白天自然地接受更多的刺激，如床头柜、电视机应置于患侧；所有护理工作如帮助患者洗漱、进食、测血压、脉搏等都尽可能在患侧进行；家属与患者交谈时也应握住患侧手，引导偏瘫患者头转向患侧；避免手的损伤，尽量不在患肢静脉输液；慎用热水袋。D. 床上运动训练。正确的运动训练有助于缓解痉挛和改善已形成的异常运动模式。常用的训练方法有关节被动运动、Bobath 握手、桥式运动(选择性伸髋)、起坐训练等，应鼓励患者每天多次练习，每次 20 ~ 30 分钟。②恢复期康复训练：恢复期指导患者进行转移动作训练、坐位训练、站立训练、步行和实用步行训练、平衡共济训练、日常生活活动训练等。上肢功能训练一般采用运动疗法和作业疗法相结合；下肢功能训练主要以改善步态为主。肌张力增高或共济失调的患者，指导步行训练时应给予辅助支持。具体方法有踝关节选择性背屈和跖屈运动、患侧下肢负重及平衡能力训练等。③其他康复手段：根据病情，指导患者尽早合理选用针灸、理疗、推拿等康复治疗方法，以促进运动功能的恢复。

第二节　周围神经疾病

预习案例

李某，男，54 岁，因间发右侧面部电击样疼痛 6 年，加重 1 天而入院，症见：右侧面部疼痛剧烈，每次持续 10 余秒，不能触碰，常因进食、刷牙引发眉心一右面部一右侧口角区域内难以忍受的电击样疼痛，缓解后面部无异常感。

思考

(1)典型症状有哪些？

(2)急性期如何缓解症状？

周围神经系统是指除嗅神经、视神经以外的脑神经和脊神经、自主神经及其神经节。周围神经疾病是指原发于周围神经系统结构或功能损害的疾病。周围神经疾病病因复杂，可能与遗传、炎症、外伤、压迫、营养缺乏、代谢、变性、免疫、中毒、肿瘤等有关。周围神经系统疾病有许多特有的症状和体征，主要表现为感觉障碍、运动障碍、自主神经障碍以及腱反射减弱或消失。

一、三叉神经痛

三叉神经痛(trigeminal neuralgia)是一种原因未明的三叉神经分布区内短暂的反复发作性剧痛，而不伴三叉神经功能破坏的症状。临床一般分原发性和继发性。

【病因与发病机制】

原发性三叉神经痛的病因至今无统一认识，近年来由于显微血管减压术的开展，较多学者认为其发病是三叉神经根被邻近血管如小脑动脉压迫所致。继发性三叉神经痛多为多发性硬化及脑桥小脑角占位病变压迫三叉神经等所致。

【临床表现】

三叉神经痛病的病因与发病机制

1. 症状　①多发生在40岁以上的人群，女性多见，常为单侧发病。②发作常无先兆，突然出现面部三叉神经分布区内的剧痛，呈触电、刀割、火烫样或撕裂样，疼痛持续数秒至1～2分钟停止。疼痛可因洗脸、刷牙、谈话、咀嚼诱发，患者口角、鼻翼、颊部和舌等处最敏感，轻触、轻叩即可诱发，称为触发点或扳机点。发作时患者常常双手紧握拳或握物，或用力按压痛部，或用手擦痛部，以减轻疼痛。因此，患者多出现面部皮肤粗糙、色素沉着、眉毛脱落等现象。患者常表现面色憔悴和情绪低落。③疼痛可固定累及三叉神经的某一分支，也可同时累及两支，同时三支受累者少见。病程可呈周期性，开始时发作次数较少，间歇期长，随着病程进展，发作逐渐频繁，间歇期缩短，甚至整日疼痛不止。④三叉神经痛可缓解，但极少自愈。

2. 体征　①原发性三叉神经痛者常无阳性体征。②继发性三叉神经疼痛，多伴有其他脑神经及脑干受损的症状和体征。

【医学检查】

选择颅底X线片、脑脊液检查、鼻咽部活组织检查、CT扫描或MRI可鉴别继发性三叉神经痛。原发性三叉神经痛常无异常发现，而继发性三叉神经痛往往可发现鼻咽癌或血管瘤等原发病。

【诊断要点】

1. 诊断　根据疼痛发作部位、性质、触发点的存在，神经系统检查无阳性体征，结合起病年龄，可明确诊断。

2. 鉴别诊断　应注意与牙痛、偏头痛、舌咽神经痛和颞颌关节病等相鉴别，并注意鉴别原发性与继发性三叉神经痛。

【治疗要点】

首选药物治疗，无效时选用其他疗法。

1. 药物治疗　首选药物卡马西平，有效率可达70%～80%。开始每次0.1 g，每天2次，以后每天增加0.1 g，至疼痛控制为止，最大剂量不超过每天1.0 g。以有效剂量维持治疗2～3周后，逐渐减量至最小有效剂量，再服用数个月。其次可选用苯妥英钠、加巴喷丁、普瑞巴林。轻者亦可服用解热镇痛药物。

2. 封闭疗法　药物治疗无效或有明显不良反应、拒绝手术治疗或不适于手术治疗者，可行三叉神经无水乙醇或甘油封闭治疗，以阻滞传导作用而达止痛效果。

3. 其他　有经皮半月神经节射频电凝疗法、三叉神经感觉根部分切断术、伽玛刀治疗等。近年来推崇行三叉神经显微血管减压术，止痛同时不产生感觉及运动障碍，是目前广泛应用的最安全有效的手术方法。

【护理诊断/问题】

1. 疼痛　与三叉神经损害有关。

2. 焦虑　与疾病造成的疼痛不安有关。

【护理措施】

1. 生活起居　为患者提供安静、舒适的住院环境，保证患者充分休息和睡眠，以利于减轻疼痛。避免不适当的洗脸、刷牙、剃须等，以免诱发疼痛。

2. 病情观察　①常规观察：患者疼痛的部位、性质、程度、持续时间、发作频率及伴随症状，评估疼痛的原因与诱因。②加重期监测：严重者在发作时可伴有同侧面肌反射性抽搐，又称“痛性抽搐”。

3. 用药护理　指导患者遵医嘱服药，不可随意增减或停药，并告知药物可能出现的不良反应，例如：卡马西平可导致头晕、行走不稳、嗜睡、精神症状、肝功能损害、皮疹、白细胞减少等，多数在数日后消失；氯硝西泮可出现步态不稳、嗜睡；加巴喷丁可有头晕、嗜睡等。用药过程中注意观察有无眩晕、嗜睡、恶心、步态不稳、皮疹、白细胞减少等不良反应，轻者多在数日后消失，重者应告知医生，给予对症处理。服用卡马西平期间不能独自外出，不开车或高处作业，以免发生意外。

4. 对症护理　指导患者运用听音乐、阅读报纸、适当按摩疼痛部位等技巧分散注意力，从而提高疼痛阈减轻疼痛。

5. 饮食护理　指导患者选择清淡、营养丰富、无刺激性软食，严重者可改流质饮食。咀嚼时动作要轻柔，吃软食小口咽，以免诱发疼痛。

6. 心理护理　疼痛或久治不愈，患者往往悲观，丧失治疗信心，又因咀嚼讲话或打哈欠可诱发疼痛，以致患者畏惧进行此类动作，护士应向患者解释疾病的相关知识、治疗措施和预后，帮助患者树立战胜疾病的信心。

课程思政

原发性三叉神经痛于古医书中常以“偏头痛”“厥头痛”“面痛”“齿槽风”“颊痛”“面游风”等名称记载。《素问·刺热篇》有“两颌痛、颊痛”之名；《素问·缪刺论》有“齿唇寒痛”之症。因其发作急速，疼痛较剧烈，势如风雷之状，故又称“雷头风”“厥头痛”，多为单侧发作，故也称“偏头风”。因三阳经络循行与三叉神经关系密切，手三阳经结合于“角”(侧头部)，足三阳经筋结于面颊部，故历代医家强调治疗面部疾病取面部阳经穴位。原发性三叉神经痛的取穴特点是标本兼治、局部整体兼顾，选穴有局部取穴、远端取穴、局部与远端配穴、患侧与健侧配穴、辨证配穴、独取特定穴、以痛为腧等。中医有着数千年历史，其理论发展丰富深远，在疾病治疗中总结出很多经验值得后人借鉴。

【健康教育】

指导患者及家属掌握三叉神经痛相关知识与自我护理方法，生活规律，保持情绪稳定和愉快心情。遵医嘱合理用药，服用卡马西平者每1～2个月检查1次肝功能和血常规，出现眩晕、行走不稳或皮疹时及时就医。

三叉神经痛的健康教育

二、面神经炎

面神经炎(facial neuritis)是指茎乳孔内面神经非特异性炎症所致的周围性面瘫，又称为特发性面神经麻痹或贝尔麻痹，是一种最常见的面神经瘫痪疾病。

【病因与发病机制】

面神经炎的病因与发病机制尚未完全明确。面部受冷风吹袭、中耳炎、病毒感染、茎乳孔周围水肿及面神经在面神经管出口处受压、缺血、水肿等均可引起发病。也有部分人认为可能与免疫反应有关。

面神经炎的病因与发病机制

【临床表现】

1. *发病情况*　任何年龄、任何季节均可发病，男性比女性略多。

2. *起病形式*　一般急性发病，常于数小时至1～3天内症状达高峰。

3. *主要表现*　一侧表情肌完全性瘫痪，额纹消失，不能皱额蹙眉，眼裂增大，眼裂闭合不能或闭合不全；闭眼时双眼球向外上方转动，露出白色巩膜，称贝尔征。病侧鼻唇沟变浅，口角歪向健侧(露齿时更明显)；吹口哨及鼓腮漏气等。颊肌瘫痪，食物常滞留于齿颊之间。

4. *其他表现*　若病变侵及鼓索神经，可出现同侧舌前2/3味觉丧失。影响膝状神经节者，除上述表现外，还出现患侧乳突部疼痛，耳郭与外耳道感觉减退，外耳道或鼓膜出现疱疹，称为Ramsay－Hunt综合征。

【诊断要点】

1. *诊断*　根据面神经炎的临床特点，即面部表情肌瘫痪所致额纹消失，不能皱额蹙眉、吹口哨及鼓腮，眼裂不能闭合或闭合不完全等症状可明确诊断。

2. *鉴别诊断*　需注意与吉兰—巴雷综合征、脑膜炎、后颅窝肿瘤、耳源性神经麻痹等继发引起的面神经麻痹相鉴别。

【治疗要点】

原则是改善局部血液循环，减轻面部神经水肿，促进神经功能恢复。

1. *药物治疗*　①皮质类固醇激素：急性期应尽早使用糖皮质激素，可用泼尼松30 mg口服，每天1次，连续5天，随后10天内逐渐减量。或地塞米松静滴10～15 mg/d，疗程7～10天。②B族维生素：维生素B_1、维生素B_{12}肌注，可促使神经髓鞘恢复。③阿昔洛韦：Ramsay－Hunt综合征患者可口服阿昔洛韦连服7～10天。

2. *局部物理疗法*　急性期可在茎乳突口附近行超短波热透疗法、红外线照射或局部热敷等，有利于改善局部血液循环，减轻神经水肿。恢复期可做碘离子透入疗法、针刺或电针治疗。

3. *手术治疗* 病后2年仍未恢复者，可考虑做面神经－副神经、面神经－舌下神经或面神经－膈神经吻合术。

【护理诊断/问题】

自我形象紊乱与面神经受损而致闭眼障碍、口角歪斜有关。

【护理措施】

1. *生活起居* 急性期注意休息，注意保暖，面部防风、防寒，外出时可戴口罩、系围巾。对于眼睛不能闭合的患者应加强眼部防护，外出应戴眼镜，睡觉时覆盖眼罩，并定时应用眼药水，预防眼部并发症。

2. *病情观察* 观察面部瘫痪的性质、范围及变化情况。

3. *用药护理* 对使用糖皮质激素患者，应注意观察有无消化道出血，防止出现应激性溃疡。

4. *康复护理* 尽早开始面肌的主动或被动锻炼，可对镜做皱眉、举额、闭眼、鼓腮和吹口哨等动作。

5. *饮食护理* 饮食宜清淡，避免粗糙、干硬及辛辣食物。有味觉障碍者应注意食物的冷热度，以防烫伤口腔黏膜。指导患者保持口腔清洁，饭后及时漱口，清除口腔患侧滞留食物，预防口腔感染。

6. *心理护理* 应观察有无心理异常的表现，鼓励患者表达内心的真实感受，指导其正确对待疾病、克服焦躁情绪和害羞心理，积极配合治疗。同时护士在与患者谈话时应和蔼亲切，避免任何伤害患者自尊的言行。

面神经炎的健康教育

【健康教育】

告知患者不能随意停药，应遵医嘱逐渐减量。教会患者面肌功能训练的方法，坚持每天数次面部按摩和运动。

三、多发性神经病

多发性神经病（polyneuropathy）主要表现为四肢远端对称性运动感觉障碍和自主神经功能障碍，也称多发性神经炎、周围神经炎或末梢神经炎。

【病因与发病机制】

多发性神经病可由多种原因引起：中毒；营养缺乏或代谢障碍；自身免疫性疾病；其他遗传因素、癌性病变等。发病机制与周围神经的轴索变性、神经元病及节段性脱髓鞘有关。

【临床表现】

由于多发性神经病为多种病因引起，可发生于任何年龄，故其发病形式、病情、病程各不相同。可呈急性、亚急性和慢性经过。临床表现主要为肢体远端对称性分布的感觉、运动和自主神经功能障碍。

多发性神经病的病因与发病机制

1. *感觉障碍表现* 肢体远端对称性深、浅感觉减退或缺失，呈手套袜子状分布。也可有疼痛和各种感觉异常，如蚁走感、针刺感、电击感、麻木等。

2. 运动障碍　四肢远端不同程度的下运动神经元瘫痪，表现肌无力、肌萎缩（垂腕、垂足）、跨阈步态、四肢腱反射减弱或消失。

3. 自主神经障碍　手足皮肤发凉、潮红或苍白、干燥、皲裂、多汗或无汗、指（趾）甲松脆等。

【医学检查】

1. 脑脊液检查　多正常，少数患者可有脑脊液蛋白含量轻度升高。

2. 肌电图检查　神经传导速度可有不同程度的传导阻滞。

3. 神经活组织检查　可见周围神经节段性髓鞘脱失或轴突变性。

【诊断要点】

根据肢体远端对称性感觉障碍，末端明显弛缓性瘫痪，自主神经功能障碍，伴有肌电图、神经传导速度及神经组织活组织检查的改变，诊断即可确立。

【治疗要点】

1. 病因　治疗积极查找病因，对不同的病因采取不同的治疗。如中毒所致，应采取措施阻止毒物继续进入人体内，加速排泄和使用解毒剂等；药物引起者应立即停药；急性中毒应快速补液，促进排尿、排汗和通便等。营养缺乏和代谢障碍所致者应积极治疗原发病，如糖尿病控制血糖、尿毒症采用透析治疗等。

2. 综合治疗　急性期应卧床休息，特别是病变累及心肌者（如B族维生素缺乏及白喉性多发性神经病）。各种原因所致的多发性神经病均可使用大剂量B族维生素（维生素 B_1、维生素 B_6 等）、神经生长因子等，严重者可并用辅酶A、ATP等。疼痛严重者可使用各种止痛药，如卡马西平或苯妥英钠等，恢复期可采用针灸、理疗及康复治疗。

【护理诊断/问题】

1. 感知紊乱：末梢型感觉障碍　与周围神经损害有关。

2. 生活自理缺陷　与感觉和运动、自主神经障碍有关。

【护理措施】

1. 生活起居　寻找不利于疾病康复的因素，避免接触呋喃类、磺胺类、异烟肼等药物或二硫化碳、二硝基苯等化学品。

2. 病情观察　①常规观察：患者感觉障碍的性质、程度、范围；观察运动障碍的部位、程度，了解肌力大小，有无肌张力和腱反射的改变，是否两侧对称。有无肢体末端干燥、苍白、变冷、发绀、多汗等自主神经功能的症状，以了解疾病的动态变化。②加重期监测：观察感觉、运动、自主神经障碍的症状和体征的改变，其病变严重程度总是随病情发展而加重，受累区域亦随之由远端向近端扩展，当病情缓解时则自近端向远端恢复，程度亦减轻。

3. 用药护理　指导患者正确使用止痛药；B族维生素建议中餐后服用。

4. 对症护理　指导患者作主动与被动运动，可采用针灸、理疗、按摩推拿等方法，注意肢体应置于功能位置，鼓励患者在能够承受的活动范围内坚持日常活动锻炼，并为其提供宽敞的活动环境和必要的辅助设施。对于肢体麻木、乏力、步态不稳及急性起病需卧床休息的患者，应给予进食、穿衣、洗漱、大小便及个人卫生等生活上照顾，满足患者生活需求；做好口腔护理、皮肤护理，协助翻身，对于多汗或皮肤干燥、脱屑等自主神经障碍者要勤换衣服、被褥，保持床单整洁，预防压疮，同时还要督促患者勤洗澡或协助床上擦浴，指导涂抹防裂油膏。注意床栏保护，预防跌倒。

5. 饮食护理　指导患者进食高热量、富含维生素、清淡易消化饮食；进食新鲜的蔬菜、水果，如绿叶蔬菜、新鲜水果、大豆、谷类、蛋、瘦肉等，以补充足够的B族维生素；禁烟酒。

多发性神经病的健康教育

【健康教育】

指导患者多吃富含B族维生素的食物，按时服药，注意药物不良反应；进行主动运力、被动运动及知觉训练；定期门诊复查。

四、急性炎症性脱髓鞘性多发性神经病

急性炎症性脱髓鞘性多发性神经病(acute inflammatory demyelinating polyneuropathy, AIDP)，又称吉兰—巴雷综合征(Guillain – Barre syndrome, GBS)，为急性或亚急性起病的大多可恢复的多发性脊神经根(可伴脑神经)受累的一组疾病。主要病理改变为周围神经广泛炎症性节段性脱髓鞘和小血管周围淋巴细胞及巨噬细胞的炎性反应。以迅速出现双下肢或四肢对称性弛缓性瘫痪及脑脊液蛋白—细胞分离现象为主要临床特点。

【病因与发病机制】

GBS的病因与发病机制尚不明确，但众多学者认为是免疫介导的周围神经病。临床及流行病学资料提示与空肠弯曲菌感染有关。

【临床表现】

急性炎症性脱髓鞘性多发性神经病的病因与发病机制

任何年龄均可发病，男性略高于女性，一年四季都可发病。多数患者病前1～3周有上呼吸道或消化道感染症状，少数有疫苗接种史。多为急性或亚急性起病，3～15天达高峰。

1. 运动障碍　首发症状常为四肢对称性无力。可自远端向近端发展或相反，亦可远、近端同时受累，并可累及躯干，严重病例可因累及肋间肌及膈肌而致呼吸麻痹。瘫痪为弛缓性，腱反射减弱或消失，病理反射阴性。早期肌肉萎缩不明显，严重者可因继发性轴突变性而出现肌肉萎缩。

2. 感觉障碍　发病时多有肢体感觉异常，如灼烧感、麻木、刺痛和不适感，感觉缺失或减退呈手套袜子样分布。

3. 脑神经损害　以双侧面神经麻痹最多见，其次是延髓麻痹，表现为声嘶、吞咽困难、呼吸麻痹。

4. 自主神经功能紊乱　症状有多汗、皮肤潮红、手足肿胀及营养障碍。严重病例可有心动过速、直立性低血压。括约肌功能多无影响。

5. 并发症　常见有呼吸肌麻痹、肺炎、肺不张、中毒性心肌炎、心力衰竭等。

【医学检查】

脑脊液的典型改变为细胞数正常，而蛋白质明显增高，称蛋白—细胞分离现象，为GBS的重要特点，通常在病后第3周最明显。

【诊断要点】

1. 诊断　急性或亚急性起病；病前有感染史；双下肢或四肢对称性弛缓性瘫痪；可有脑神经损害，常有脑脊液蛋白—细胞分离现象。

2. 鉴别诊断　常需与以下疾病相鉴别，见表8－4。

表8－4　三种常见疾病鉴别要点

疾病名称	病史	运动障碍	感觉障碍	脑神经受损	脑脊液检查	其他
吉兰—巴雷综合征	病前1～4周有感染史	四肢对称性弛缓性瘫痪	末梢型	有	蛋白－细胞分离现象	
急性横贯性脊髓炎	病前1～2周有发热病史	截瘫，受损平面以下运动障碍	传导束型	无	正常	
低钾性周期性瘫痪	急性起病，可反复发作	四肢弛缓性瘫痪	无	无	正常	血清K^+低

【治疗要点】

1. 辅助呼吸　呼吸麻痹是GBS的主要危险。因此，应严密观察病情，对有呼吸困难者及时行气管切开，应用呼吸机辅助呼吸。

2. 用药治疗　①免疫球蛋白：静脉注射应用大剂量的免疫球蛋白静滴治疗急性病例安全，大部分有疗效。②血浆交换疗法：周围神经脱髓鞘时，由于体液免疫系统的作用，患者血液中存在与发病有关的抗体、补体及细胞因子等，在发病2周内采用血浆交换疗法，可缩短临床症状，降低并发症发生率，并迅速降低抗周围神经髓鞘抗体滴度。适应证为不能独立行走、肺活量明显减少或延髓麻痹等病情较严重的患者。但本法只能在具有一定条件和经验的医疗中心进行，且费用也较昂贵。③糖皮质激素：糖皮质激素曾长期广泛地用于GBS的治疗，近年来研究发现无明显疗效，且可能发生并发症，现多已不用，但慢性GBS对激素仍有良好的反应。④神经营养：应用B族维生素治疗。

3. 对症治疗　注意水电解质平衡，预防肺炎、深静脉血栓及压疮的发生。发现血压异常、心律失常、大小便障碍应及时治疗。

【护理诊断/问题】

1. 低效性呼吸型态　与呼吸无力、神经受损、呼吸不完全有关。

2. 躯体移动障碍　与四肢肌肉进行性瘫痪有关。

3. 清理呼吸道无效　与呼吸肌麻痹、肺部感染致分泌物增多有关。

【护理措施】

1. 生活起居　协助患者选择合适的体位，呼吸困难时取半卧位；向患者及家属说明翻身及肢体运动的重要性，每2小时翻身1次，预防压疮的发生；注意保暖，避免受凉，以防感冒。

2. 病情观察　①常规监测：密切观察患者呼吸的频率、节律和深度，呼吸音及肺部啰音，咳嗽、咳痰情况，以及生命体征意识状态等，以便及时发现病情变化。②加重期的监测：若发现患者呼吸费力、口唇发绀，肺活量降至20～25 mL/kg体重，动脉血氧分压低于70 mmHg，应立即报告医生，配合医生及早使用人工呼吸机。③并发症的监视：若患者出现发热、咳嗽、咳痰，肺部听诊可闻及湿啰音，说明合并肺部感染。应鼓励患者深呼吸和有效咳嗽，给予翻身、拍背，雾化吸入和吸痰，以保持呼吸道通畅。

3. 用药护理　护士应熟悉疾病常用药物的使用时间、方法、不良反应，密切观察药物的疗效和不良反应。①糖皮质激素：密切观察有无消化道出血及感染征象，慎用安眠药、镇静药。②大剂量免疫球蛋白静脉输注时，可出现发热和面红等不良反应，需减慢输液速度。

4. 对症护理　①保持呼吸道通畅鼓励患者咳嗽、深呼吸，帮助患者翻身拍背或体位引流，必要时吸痰；持续给氧床边备好吸引器、气管切开包及机械通气设备；患者出现呼吸困难、烦躁、出汗、发绀，血氧饱和度降低，动脉血氧分压低于9.3 kPa，宜及早使用呼吸机。一般先用气管内插管，如一天以上无好转，则行气管切开，外接呼吸机。②向患者及家属说明翻身及肢体运动的重要性，协助翻身，2～3小时一次。保持肢体轻度伸展，帮助患者进行被动运动，防止肌肉萎缩；保持适当体位，防止足下垂、爪形手等后遗症，必要时用T形板固定双足。重症患者除容易发生肺部感染、压疮、营养低下外，还可导致深静脉血栓形成、肢体挛缩和肌肉失用性萎缩、便秘、尿潴留等并发症。护士应指导和帮助患者活动肢体，按摩腹部，必要时穿弹力长袜、灌肠、导尿等。

糖代谢异常与吉兰—巴雷综合征的相关性

5. 饮食护理　如有吞咽困难，可予鼻饲高蛋白、富含维生素高热量且易消化的流质饮食，保证机体每天所需的热量、蛋白质，维持正氮平衡。

6. 心理护理　患者常因疾病而产生焦虑、恐惧，应及时了解其心理状况，告诉患者GBS大多数可以完全恢复，增强其战胜疾病的勇气。对有语言表达困难的患者，护士应与家属配合，帮助患者学习非语言沟通技巧。

急性炎症性脱髓鞘性多发性神经病的健康教育

【健康教育】

指导患者及家属掌握GBS相关知识及自我护理方法，按时服药，注意药物不良反应，出院后加强肢体功能锻炼和日常生活活动训练。

第三节　脊髓疾病

预习案例

刘某，女，32 岁，接种成人流感疫苗 1 天后，患者突然出现双下肢疼痛无力，且无法站立。经询问，约 6 周前有“感冒”“腹泻”病史。体查：①T4 ~ T5 棘突处有压痛，双下肢腓肠肌有压痛；②右侧普赛普征（ + ），膝腱反射减弱，跟腱反射减弱，脑膜刺激征（ − ），双侧拉赛格征（ + ），腰以下痛觉减退。

思考

（1）典型症状有哪些？

（2）急性期如何缓解症状？

脊髓是脑干向下的延伸部分，上端于枕骨大孔水平与延髓相接，下端至第一腰椎下缘形成脊髓圆锥。脊髓两旁发出许多成对的神经（称为脊神经）分布到全身皮肤、肌肉和内脏器官。脊髓是周围神经与脑之间的通路，也是许多简单反射活动的低级中枢。

一、急性脊髓炎

急性脊髓炎（acute myelitis）指各种自身免疫反应所致的急性横贯性脊髓炎性改变，又称急性横贯性脊髓炎，是临床上最常见的一种脊髓炎，临床特点为病损平面以下肢体瘫痪、感觉障碍和自主神经功能障碍。当病变迅速上升波及高颈段脊髓或延髓时，称为上升性脊髓炎；若脊髓内有两个以上散在病灶，称为播散性脊髓炎。

【病因与发病机制】

病因未明，多为病毒感染或接种疫苗后引起的机体自身免疫反应。

【临床表现】

急性脊髓炎的病因与发病机制

发病情况为一年四季散在发病，任何年龄均可发病，以青壮年多见，无男女性别差异。发病前 1 ~ 2 周多有上呼吸道感染、腹泻症状，或有疫苗接种史。受凉、过劳、外伤可为诱因。常急性起病，多数患者在 2 ~ 3 天内、部分在 1 周内发展为完全性截瘫。上升性脊髓炎起病急，病情发展非常迅速，可出现吞咽困难、构音障碍、呼吸肌麻痹，甚至于死亡。初起症状常为双下肢麻木、无力，典型表现为下肢瘫痪、感觉缺失和括约肌功能障碍，严重者多出现脊髓休克，可伴自主神经功能障碍，如多汗或少汗、皮肤营养障碍等。休克期一般为 2 ~ 4 周，并发肺炎、泌尿系感染或压疮者，可延长至数个月。若无并发症，休克期过后进入恢复期，表现为瘫痪肢体肌张力增高、腱反射亢进、病理反射出现。肌力恢复常自远端开始，感觉障碍的平面逐渐下降。由于受累脊髓的肿胀和脊膜受牵拉，常出现背痛、病变节段束带感。

【医学检查】

急性期仅有外周血和脑脊液白细胞稍增多。少数脊髓水肿严重者，脊髓腔可出现不完全梗阻，腰椎穿刺时 Queckenstedt 试验不通；脑脊液压力正常，外观无色透明，细胞数和蛋白质含量正常或轻度增高。脊髓造影或磁共振显像可见病变部位脊髓肿胀及异常信号。

【诊断要点】

诊断要点：急性起病，病前有感染或预防接种史；迅速出现的脊髓横贯性损害的临床表现；结合脑脊液检查和磁共振检查结果，不难作出诊断。

MRI检查技术在急性脊髓炎诊断和鉴别诊断中的运用价值及特征表现

【治疗要点】

急性脊髓炎应早期诊断，早期治疗，早期康复训练。

1. *药物治疗*　急性期以糖皮质激素为主，可减轻脊髓水肿，控制病情发展。常采用大剂量甲泼尼龙短程冲击疗法，500～1 000 mg 静脉滴注，1次/天，连用3～5天；其后改用泼尼松口服，剂量为40～60 mg/d，以后逐渐减量后停用。也可应用大剂量免疫球蛋白。B 族维生素有助于神经功能的恢复。另外，可选用适当的抗生素预防感染。

2. *康复治疗*　早期应将瘫痪肢体保持功能位，进行被动活动、按摩、针灸、理疗，防止肢体、关节痉挛和关节挛缩。部分肌力恢复时，应鼓励主动运动。

【护理诊断/问题】

1. *躯体移动障碍*　与脊髓病变所致截瘫有关。

2. *感知紊乱*　与脊髓病变致感觉障碍有关。

3. *尿潴留/尿失禁*　与脊髓损害致自主神经功能障碍有关。

4. *低效性呼吸型态*　与高位脊髓病变致呼吸肌麻痹有关。

【护理措施】

1. *生活起居*　指导患者取舒适的体位，卧气垫床或按摩床。做好皮肤护理，至少每2小时翻身1次。如患者大小便失禁，应及时清理排泄物，保持局部皮肤的清洁、干燥。

2. *病情观察*　①常规监测：密切观察患者的呼吸情况，包括频率、节律和深度。注意感觉障碍和运动障碍的性质、程度、范围。②加重期监测：评估患者的感觉障碍和运动障碍的平面有无上升；观察患者有无呼吸费力、吞咽困难和构音障碍，一旦发现，应及时通知医生。③并发症的观察：注意观察患者受压部位的皮肤情况，有无发热、咳嗽、咳痰、尿频、尿急、尿痛等症状，以及早发现压疮、肺部感染及泌尿道感染等并发症。

3. *用药护理*　急性期大剂量使用糖皮质激素时，注意观察有无消化道出血等不良反应的发生，加强保护性隔离，避免交叉感染。

4. *康复护理*　①膀胱功能康复：一般膀胱残余尿量少于100 mL 时不再导尿，以防膀胱挛缩。对于排尿困难或尿潴留的患者，可给予膀胱区按摩、热敷，如无效，可进行针灸、穴位封闭等治疗，促使膀胱肌收缩、排尿；进入康复期后应鼓励患者多喝水，训练患者自行排尿及确保排尿时舒适而不受干扰；给予膀胱区按摩、热敷、针灸及双侧足三里穴位封闭注射，促使膀胱肌收缩。若排尿困难，可留置导尿管，注意无菌操作，每4小时放尿1次，以训练膀胱排尿功能；定期更换导尿管及无菌接尿袋，保持会阴部清洁。注意观察尿液颜色、性质和量，有无血尿、脓尿。活动锻炼时取坐位，以利于膀胱功能恢复。②肢体康复锻炼：急性期患者应注意卧床休息，使瘫痪肢体维持肢体功能位，及时变换体位，防止发生肢体、关节痉挛和关节挛缩。为患者进行被动和局部肢体按摩，促进肌力的恢复。患者仰卧时宜将其瘫痪侧的髋、膝部置于外展伸直位，避免固定于内收半屈位过久。足底勿放置硬物，并可间歇地协助患者取俯卧位，以促进躯体的伸长反射。早期进行肢体的被动活动和自主运动，并积极配合按摩、理疗和体疗等。因急性脊髓炎恢复时间长，卧床期间注意定时翻身，预防压疮。肌力开始恢复后，鼓励患者进行日常生活动作训练，使其尽量利用残存功能代偿，能独立完成各种生活活动。指导家庭环境改造，通过完善必要的设施，创造有利于患者康复与生活的条件。注意锻炼时加以防护，避免跌伤等意外。

5. 饮食护理　指导患者加强营养，多食黑色、绿色食物如黑豆、核桃、鱼、新鲜蔬菜、水果等高蛋白、富含纤维素的食物，多饮水，每日至少1 500 mL，保持大便通畅。

6. 心理护理　应多和患者交流沟通，对患者关心体贴，给予精神上的安慰，使患者积极配合治疗。

【健康教育】

指导患者及家属掌握疾病康复知识和自我护理方法，鼓励患者持之以恒地进行康复锻炼。告知膀胱充盈的指征与尿道感染的相关表现，如发现患者尿液引流量明显减少或无尿、下腹部膨隆、小便呈红色或混浊时应协助及时就诊。

急性脊髓炎的健康教育

二、脊髓压迫症

脊髓压迫症（compressive myelopathy）是一组椎管内或椎骨占位性病变所引起的脊髓受压综合征，随病变进展出现脊髓半切综合征、横贯性损害及椎管梗阻，脊神经根和血管可不同程度受损。

脊髓压迫症的病因与发病机制

【病因与发病机制】

病因包括肿瘤、炎症、脊柱外伤、脊柱退行性病变、先天性疾病等。早期代偿可不出现神经功能受累表现。后期代偿可出现骨质吸收，导致出现明显神经系统症状和体征。

【临床表现】

病因不同其发病形式、临床表现差别较大。

（一）急性脊髓压迫症

发病急，进展快，表现为脊髓横贯性损害，多出现脊髓休克，病变以下呈弛缓性瘫痪，各种反射不能引出，各种感觉缺失，大小便潴留。常于数小时至数日内脊髓功能完全丧失。

（二）慢性脊髓压迫症

进展慢，早期症状和体征可不明显。典型的临床进程常分为 3 期。

1. 早期根痛期　表现为神经根痛，多从一侧神经根受刺激开始，常有束带感。局部皮肤感觉过敏，或痛觉、温度觉缺失与减退。夜间症状加重，白天减轻，咳嗽时加重，活动时减轻。

2. 脊髓部分受压期　表现为脊髓半切综合征的临床表现，即同侧上运动神经元性瘫痪及深感觉缺失，对侧痛觉、温度觉缺失。

3. 脊髓完全受压期　出现脊髓完全横贯性损害的症状和体征，运动、感觉和自主神经功能障碍与急性脊髓炎的症状一致。

【医学检查】

1. 脑脊液检查　脑脊液常规、生化检查和动力学变化对确定脊髓压迫症和程度很有价值。腰椎穿刺检查压颈（Queckenstedt）试验可显示椎管部分或完全阻塞，蛋白质含量增高，对脊髓压迫症的诊断具有重要意义，但高颈段脊髓压迫症不宜做此试验。

2. 影像学检查　脊柱 X 线片提示脊柱结核、转移癌等，原发性脊椎肿瘤者可出现骨质破坏，良性神经纤维瘤者可见椎间孔扩大、骨质吸收。脊柱、脊髓 CT 和 MRI 检查对脊髓压迫症的定位、定性诊断具有重要意义。

【诊断要点】

诊断要点：①急性脊髓压迫常表现为脊髓横贯性损害。慢性压迫的特点是病灶从脊髓一侧开始，早期为单侧神经根刺激症状，逐渐出现脊髓部分受压症状，最终发展为脊髓横贯性损害症状。②结合腰椎穿刺、Queckenstedt 试验、脑脊液检查、影像学（X 线片、CT 和 MRI）资料等表现，可以确诊。

【治疗要点】

1. 病因治疗　脊髓压迫症的治疗原则为尽快去除病因。对某些恶性肿瘤或转移癌手术后应考虑放疗、化疗等措施，对不宜手术治疗者也可采取放疗和（或）化疗。手术后对瘫痪肢体积极进行康复治疗，进行功能锻炼及防治并发症。非手术指征之压迫症，急性期内应对症药物治疗，以及针灸、理疗、体疗等综合治疗。无外科手术指征压迫症，为减轻神经水肿，可用肾上腺皮质激素。慢性期及恢复期病例治疗，主要是给予中药、神经营养药、肢体功能训练、针灸及理疗等。

2. 减压及抗炎治疗　急性脊髓压迫症宜及早手术，一般应争取在发病 6 小时内减压。硬膜外脓肿应紧急手术并给予足量抗生素。脊柱结核可在手术的同时施行抗结核治疗。

【护理诊断/问题】

1. 疼痛　与神经根受刺激有关。

2. 躯体活动障碍　与病变压迫脊髓有关。

脊髓压迫症的健康教育

【护理措施】

同本节“急性脊髓炎”。

【健康教育】

脊髓压迫症患者应遵医嘱服药，戒烟戒酒，坚持肢体的功能锻炼和全身按摩，若出现肢体麻木乏力，四肢瘫痪等情况，立即就医。

第四节　脑血管疾病

预习案例

刘某，女，62 岁，因“情绪激动后突然倒地，昏迷不醒，大小便失禁 2 小时”入院。入院时体查：T 36.2℃，P 84 次/min，R 10 次/min，BP 178/110 mmHg，SpO_2 94%；神志呈深昏迷状，呼吸慢，双侧瞳孔等大等圆，2 mm 大小，对光反射迟钝，双侧鼻唇沟对称，嘴角不歪，伸舌检查不合作，颈软，四肢刺激后无明显活动，肌张力正常，指鼻试验不配合，四肢深浅感觉不合作。

思考

(1)该患者发生了哪种急症？

(2)护士应如何配合医生抢救？

一、概述

微课–脑血管疾病(一)

脑血管疾病(cerebral vascular diseases，CVD)是指各种原因引起的脑血管病变导致脑功能障碍的一类疾病的总称，包括血管腔闭塞或狭窄、血管破裂、血管畸形、血管壁损伤或通透性发生改变等各种脑血管病变引发的局限性或弥漫性脑功能障碍，但不包括血流动力学异常等因素导致的全脑缺血或缺氧所引发的弥漫性脑功能障碍。脑卒中(stroke)为脑血管疾病的主要临床类型，包括缺血性卒中和出血性卒中，以突然发病、迅速出现局限性或弥漫性脑功能缺损为共同临床特征，为一组器质性脑损伤导致的脑血管疾病。

微课–脑血管疾病(二)

在我国脑卒中发病率有北方高于南方、西部高于东部的特征，且寒冷季节发病率明显增高。脑卒中的年发病率、患病率、病死率随年龄增长而增高，男性脑卒中的发病率和病死率高于女性，男女比为(1.3～1.7)∶1。根据 2017 年发表的 Ness－China 中国脑卒中流行病学调查研究，我国脑卒中发病率为 3455.1/10 万人年，病死率为 159.2/10 万人年，患病率为 1596.0/10 万人年，每年新发病例约 240 万，每年死亡病例约 110 万，存活者约 1 100 万。有研究表明，社会经济状况、职业和种族等，也均与脑血管疾病的发病有关。

【脑血管疾病的分类】

脑血管疾病的分类方法对临床进行疾病诊断、治疗和预防有重要的指导意义，根据脑血管病的病因和发病机制、病变血管、病变部位及临床表现等因素，我国(2015 年)将脑血管病归为13类，具体分类见表8-5。

表8-5　2015年中国脑血管疾病分类

一、缺血性脑血管病	六、颅内血管畸形
(一)短暂性脑缺血发作	七、脑血管炎
1.颈动脉系统	八、其他脑血管疾病
2.椎-基底动脉系统	(一)脑底异常血管网症(病)
(二)脑梗死(急性缺血性脑卒中)	(二)肌纤维发育不良
1.大动脉粥样硬化性脑梗死	(三)脑淀粉样血管病
2.脑栓塞	(四)伴有皮质下梗死及白质脑病的常染色体显性遗传性脑动脉病和伴有皮质下梗死及白质脑病的常染色体隐性遗传性脑动脉病
3.小动脉闭塞性脑梗死	
4.脑分水岭梗死	
5.出血性脑梗死	(五)头颈部动脉夹层
6.其他原因所致脑梗死	(六)可逆性脑血管收缩综合征
7.原因未明脑梗死	(七)其他
(三)脑动脉盗血综合征	九、颅内静脉系统血栓形成
(四)慢性脑缺血	(一)脑静脉窦血栓形成
二、出血性脑血管疾病	(二)脑静脉血栓形成
(一)蛛网膜下隙出血	(三)其他
(二)脑出血	十、无急性症状的脑血管病
(三)其他颅内出血	(一)无症状性脑梗死
三、头颈部动脉粥样硬化、狭窄、闭塞(未导致脑梗死)	(二)脑微出血
	十一、急性脑血管病后遗症
四、高血压脑病	(一)脑梗死后遗症
五、颅内动脉瘤	(二)蛛网膜下隙出血后遗症
(一)先天性动脉瘤	(三)脑出血后遗症
(二)动脉粥样硬化动脉瘤	十二、血管性认知障碍
(三)感染性动脉瘤	(一)非痴呆性血管性认知障碍
(四)假性动脉瘤	(二)血管性痴呆
(五)其他(夹层动脉瘤等)	十三、急性脑血管病后情感障碍

【脑的血液供应与调节】

1.脑的血液供应　脑部的血液供应由颈内动脉系统(前循环)和椎-基底动脉系统(后循环)组成，两者之间由Willis环连通。

(1)颈内动脉系统：颈内动脉有5个重要分支，包括眼动脉、后交通动脉、脉络膜前动脉、大脑前动脉和大脑中动脉。这些动脉主要供应眼部和大脑半球前3/5部分的血液。

(2)椎-基底动脉系统：两侧椎动脉经枕骨大孔入颅后汇合成为基底动脉。基底动脉在脑干头端腹侧面分为两条大脑后动脉，供给大脑半球后部2/5的血液。椎-基底动脉在颅内依次分出小脑下后动脉、小脑下前动脉、脑桥动脉、内听动脉、小脑上动脉等，供给小脑和脑干的血液。

(3)大脑动脉环(又称为Willis环)：由双侧大脑前动脉、双侧颈内动脉、双侧大脑后动脉、前交通动脉和双侧后交通动脉组成，使两侧大脑半球、一侧大脑半球的前后部形成丰富的侧支循环。当此环内某一处血管狭窄或闭塞时，可通过此环调节血液供应。此外，颈内动脉还可通过眼动脉与颈外动脉的面动脉及颞浅动脉分支和脑膜中动脉末梢支吻合，以沟通颈内、外动脉血流。椎动脉与颈外动脉的分支之间以及大脑表面的软脑膜动脉间亦有多处吻合。总之，通过Willis环和多处动脉间吻合的解剖特点对大脑的血液供应发挥了重要作用。

2. *脑血流量的调节*　正常成人脑重约1 500 g，仅占体重的2%～3%，但流经脑组织血液750～1 000 mL/min，占心排血量的20%，表明脑血液供应丰富，脑代谢旺盛。脑的能量来源主要依赖于糖的有氧代谢，几乎无能量储备，而脑组织耗氧量占全身的20%～30%，故脑组织对缺血、缺氧极其敏感。

正常情况下，脑血流具有自动调节功能。脑血液供应在平均动脉压60～160 mmHg范围变化时，机体可以通过小动脉和毛细血管平滑肌的代偿性扩张或收缩来维持脑血流相对动态稳定。如血压升高时，小动脉管腔内压力增高，小动脉收缩，血流量减少；血压下降时，小动脉管腔扩张，血流量增加，这种小动脉的代偿性扩张或收缩称为Bayliss效应。但当超越自行调节范围或脑血管发生病变时，自动调节功能受到损害，脑血流随血压升降而增减。与脑血流量调节有关的因素包括脑灌注压、脑血管阻力、血液黏滞度、化学和神经因素等。脑血流量与脑动脉的灌注压成正比，与脑血管的阻力呈反比。在缺血缺氧状态下，脑血管自动调节机制紊乱使血管扩张，导致脑水肿和颅压升高，会出现缺血区充血和过度灌注现象。

【病因】

各种原因如动脉硬化、血管炎、先天性血管病、外伤、药物、血液病及各种栓子和血流动力学改变都可引起急性或慢性的脑血管疾病。根据解剖结构和发病机制不同，可将脑血管疾病的病因归为以下几类：

1. *血管壁病变*　动脉粥样硬化和高血压性动脉硬化最多见。其他如动脉炎(钩端螺旋体病、风湿、结核、梅毒等)、先天性血管病(先天性脑动脉瘤、脑动静脉畸形等)和血管外伤(外伤、颅脑手术、插入导管、穿刺)等。

2. *血液流变学及血液成分异常*　血液黏滞度增高如高脂血症、高血糖症、高蛋白血症、白血病、红细胞增多症等。凝血功能异常如血小板减少性紫癜、血友病、应用抗凝药、DIC等。此外，妊娠、产后及术后等也可出现高凝状态。

3. *心脏病和血流动力学改变*　高血压、低血压或血压的急骤波动、心脏功能障碍、心肌病和心律失常(尤其是心房颤动)等。

4. *其他*　颈椎病、肿瘤等压迫邻近的大血管影响供血；颅外形成的各种栓子(如空气、脂肪、癌细胞和寄生虫等)进入颅内引起脑栓塞。

【脑血管疾病的危险因素】

脑血管疾病的危险因素与脑血管疾病的发生与发展有直接关联。一个或多个危险因素存在，将增加脑血管疾病的发病概率。

(1)不可干预因素：年龄、性别、种族、遗传、性格等。男性脑卒中发病率高于女性；55岁以后发病率明显增加；父母双方有脑卒中病史，则子女脑卒中风险增加。

(2)可干预因素：高血压、高血脂、心脏病、糖尿病、吸烟、酗酒、体力活动少、高盐饮食、肥胖等。其中，高血压是脑卒中最重要的独立的危险因素，控制血压于正常范围可显著降低脑卒中发病率。此外，糖尿病、抽烟、酗酒均为重要的危险因素。糖尿病与血管病变、高脂血症及缺血性脑卒中的发生有关；吸烟可加速血管硬化，促使血小板聚集，同时烟草中的尼古丁还可刺激交感神经使血管收缩，升高血压；酗酒可增加出血性卒中的危险性。

【脑血管病的三级预防】

不论是出血性脑血管病还是缺血性脑血管病，迄今仍缺乏有效的治疗方法，且脑卒中的复发相当普遍。循证医学证据表明，早期干预脑卒中的危险因素可明显降低脑卒中的发病危险，可干预因素是脑卒中一级预防的主要针对目标。

1. 一级预防　指发病前的预防。对于有卒中倾向，尚无卒中病史的个体，通过早期改变不健康的生活方式，积极控制各种危险因素，使脑血管疾病不发生或推迟发生。一级预防主要包括防治高血压、糖尿病、心脏病、血脂异常、戒烟戒酒及控制体重等。

2. 二级预防　主要针对发生过一次或多次脑卒中患者，及时发现存在的危险因素，采取措施加以控制。针对发生过卒中或有短暂性脑缺血发作病史的个体，通过寻找意外事件发生的原因，治疗可逆性病因，纠正所有可干预的危险因素，预防脑卒中复发。

3. 三级预防　对已发生的脑血管病进行及早诊断、治疗及早期康复，防治并发症。预防已患脑血管病患者的复发，从而减低脑血管病的致残率、致死率。

二、短暂性脑缺血发作

短暂性脑缺血发作(transient ischemic attack，TIA)是由于局部脑或视网膜缺血引起的短暂性神经功能缺损，临床症状一般在1小时内缓解，最长不超过24小时，可反复发作，但无神经功能缺损的症状和体征，且影像学检查(CT、MRI)无责任病灶。TIA是脑卒中的高危因素，我国TIA的人群患病率为每年180/10万，好发于中老年人50～70岁，男女比例约为3∶1。TIA的发病率随年龄的增加而增加。

【病因与发病机制】

关于TIA的病因和发病机制，目前仍有争论。多数认为TIA为一种多病因的综合征，其发病与动脉粥样硬化、动脉狭窄、心脏病、血液成分改变及血流动力学变化等多种病因有关。TIA的发病机制有多种学说，但尚无一种学说能解释所有病例的发病机制。

【临床表现】

1. 颈内动脉系统TIA　①大脑中动脉供血区的TIA可出现缺血对侧肢体的单瘫、轻偏瘫、面瘫，可伴有偏身感觉障碍和对侧同向偏盲，优势半球受损常出现失语和失用，非优势半球受损可出现空间定向障碍。②大脑前动脉供血区缺血可出现人格和情绪障碍、对侧下肢无力等。③颈内动脉的眼支供血区缺血可有眼前灰暗感、云雾状或视物模糊等表现，甚至是单眼一过性黑矇、失明。④颈内动脉主干区缺血可表现为眼动脉交叉瘫（病侧一过性单眼黑矇、失明和/或对侧偏瘫及感觉障碍），Horner 交叉瘫（病侧 Horner 征、对侧偏瘫）。

短暂性脑缺血发作的病因与发病机制

2. 椎－基底动脉系统 TIA　①最常见的表现是眩晕、平衡障碍（发作性跌倒、共济失调）、眼球运动异常和复视。可有单侧或双侧面部、口周麻木、单独出现或伴有对侧肢体瘫痪、感觉障碍，呈现典型或不典型的脑干缺血综合征。②特殊表现为跌倒发作（转头或仰头时双下肢无力而跌倒，可很快自行站起）、短暂性全面遗忘症（短时间记忆丧失，对时间、地点定向障碍）、双侧视力障碍发作（暂时性皮质盲）。

【医学检查】

1. 影像学磁共振血管成像（MRA）　可见颅内动脉狭窄；数字减影血管造影（DSA）可明确颅内外动脉狭窄程度；发作时弥散加权核磁共振（DWI）和正电子发射体层显像（PET）可见片状缺血区。

2. 彩色经颅多普勒（TCD）　可显示血管狭窄、动脉粥样硬化斑。

3. 其他　血常规、凝血功能、血糖、血脂、血流变和同型半胱氨酸等检查有助于发现病因。

【诊断要点】

1. 诊断　大多数 TIA 患者就诊时临床症状和体征已消失，且影像学（CT 或 MRI）检查无异常发现，故诊断主要依靠患者及家属提供的病史。中老年人突发局灶性脑功能损害症状或体征并在 24 小时内完全恢复者，应考虑 TIA 的可能。

2. 鉴别诊断　①脑梗死在发病早期颅脑 CT、普通 MRI 等神经影像学检查也可正常，但 DWI 在发病早期可显示缺血灶，有利于进行鉴别诊断。②癫痫单纯部分性发作表现为持续数秒至数分钟的肢体抽搐或麻木针刺感，从躯体的一处开始，并向周围扩展，可有脑电图异常，CT/MRI 检查可能发现脑内局灶性病变。③梅尼埃病的临床表现是发作性眩晕、恶心、呕吐，与椎－基底动脉 TIA 相似，但发作持续时间通多超过 24 小时，伴有耳鸣、耳阻塞感，反复发作后听力减退等症状，除眼球震颤外，无其他神经系统定位体征。④阿－斯综合征可因阵发性全脑供血不足出现头昏、晕倒和意识丧失，但常无神经系统局灶性症状和体征，动态心电图监测、超声心动图检查常有异常发现。

【治疗要点】

TIA 是急症，也是卒中的高危因素。为了预防 TIA 再次发作和减少脑卒中的发生，应对患者进行紧急评估、早期干预、消除病因和保护脑功能。

1. 病因治疗　积极控制高血压、动脉粥样硬化、高血脂和高血糖，治疗心律失常、心肌病变、改善心脏功能，治疗脑动脉炎、纠正血液成分异常、预防颈部活动过度、戒烟戒酒、坚持体育锻炼等。

2. 药物治疗　根据发作的频率可分为偶尔发作和频繁发作两种临床形式。对于偶尔（或仅发）一次者，不论由何种病因所致，都应看作是永久性卒中的危险因素，并进行适当的药物治疗。对于频繁发生者，应视为神经科急症处理，迅速控制其发作。

（1）抗血小板聚集药：非心源性栓塞性 TIA 推荐抗血小板治疗。常用药物：阿司匹林、噻氯匹定、双嘧达莫、氯吡格雷和奥扎格雷。噻氯匹定是一种较强的抗血小板聚集药，作用持久，优于阿司匹林，氯吡格雷的不良反应较少，与阿司匹林联用效果更好。

(2)抗凝治疗：一般心源性栓塞性TIA推荐抗凝治疗。对频繁发作的、发作持续时间长，症状逐渐加重且无明显抗凝治疗禁忌者(无出血倾向、无严重高血压、无肝肾疾病、无溃疡病)，也可考虑行抗凝治疗。可用肝素静滴或口服华法林、低分子肝素钠腹壁皮下注射或新型口服抗凝药(如达比加群、利伐沙班、阿哌沙班)。频繁发作的TIA或椎－基底动脉系统TIA，以及对抗血小板治疗无效的病例也可考虑抗凝治疗。抗凝治疗不应作为TIA的常规治疗。

(3)钙拮抗药：可扩张血管，阻止脑血管痉挛，增加血流量，改善血液循环。如尼莫地平和盐酸氟桂利嗪。

(4)扩容治疗：纠正低灌注，适用于血流动力型TIA。

(5)中药治疗：常用中药有川芎、丹参、红花、三七等或中成药。

3. *外科手术和血管内介入治疗*　经血管造影确定TIA是由颈部大动脉病变如动脉硬化斑块引起明显狭窄或闭塞者，可考虑外科手术和血管内介入治疗，如颈动脉血管成形和支架置入术(CAS)或颈动脉内膜切除术(CEA)，以消除微栓塞，改善脑血流量，建立侧支循环。

【护理诊断/问题】

1. *有受伤的危险*　与突发眩晕、平衡失调及一过性失明等有关。

2. *知识缺乏*　缺乏疾病的防治知识。

3. *潜在并发症*　脑卒中。

【护理措施】

1. *生活起居*　频繁发作者应避免重体力劳动，嘱患者发病时卧床休息，枕头不宜太高(15°～20°为宜)，以免影响头部血流供应。指导患者仰头或头部转动时要缓慢，不宜转动幅度太大。控制血糖水平和降低体重，可进行散步、踩脚踏车等适宜体育运动，促进心脏功能，改善脑循环。如厕、沐浴或外出时须由家人陪伴，以防止跌倒和外伤。

2. *病情观察*　常规观察患者的呼吸、脉搏、心率、意识等。频繁发作的患者应密切观察和记录每次发作的持续时间、间隔时间和伴随症状。观察患者肢体无力或麻木是否减轻或加重，有无头痛、头晕或其他脑功能受损的表现，警惕完全性缺血性脑卒中发生。

3. *用药护理*　指导患者遵医嘱正确服药，不可自行更换、调整或停用药物。告知患者药物的机制、不良反应及用药注意事项。如阿司匹林的不良反应有消化不良、恶心、腹痛、腹泻、皮疹和消化性溃疡、胃肠出血。①肝素抗凝治疗时患者应密切观察有无牙龈出血、皮肤瘀点或瘀斑等出血倾向，消化道溃疡和严重高血压患者禁用抗凝药。②使用阿司匹林、氯吡格雷或奥扎格雷等治疗时，可出现食欲不振、皮疹或白细胞减少的不良反应，发现异常情况应及时报告医生处理。

短暂性脑缺血发作的健康教育

【健康教育】

TIA 患者早期发生卒中的风险很高，健康教育是积极主动控制危险因素，减少和避免脑血管疾病发生的重要措施。

三、脑梗死

脑梗死（cerebral infarction，CI）又称缺血性卒中，是指各种脑血管病变所致脑部血液供应障碍，使局部脑组织缺血、缺氧性坏死，而出现相应神经功能缺损的一类临床综合征。临床常见类型为脑血栓形成、脑栓塞、腔隙性脑梗死和脑分水岭梗死等。脑梗死占全部脑卒中的 70% ~80%。发病率随年龄的增长而增加，男性较女性多，城市多于农村。

（一）脑血栓形成

脑血栓形成（cerebral thrombosis，CT）即动脉粥样硬化性血栓性脑梗死。是在脑动脉粥样硬化等血管壁病变的基础上，脑动脉主干或分支管腔狭窄、闭塞或形成血栓，造成该动脉供血区脑组织急性血流减少或中断，脑组织发生缺血、缺氧性坏死，导致相应的神经系统症状与体征，常出现偏瘫、失语，是脑血管疾病中最常见的一种，约占全部脑梗死的 60%。

【病因与发病机制】

脑血栓形成的病因包括脑动脉粥样硬化、动脉炎及其他药源性、血液系统疾病、高凝状态等。发病机制为各种病因导致的血管内膜增厚管腔狭窄闭塞和血栓形成，造成该血管供血区的脑组织缺血缺氧。

【临床表现】

脑血栓形成的病因与发病机制

脑血栓形成的临床表现与梗死部位、侧支循环状况、血栓形成的速度及大小等有关，主要表现为运动障碍、感觉障碍、语言障碍、视觉障碍。

1. 临床特点　①多见于中老年人，且多伴有高血压、高脂血症、冠心病或糖尿病。②安静或休息时发病，部分患者在发病前有肢体麻木、无力等前驱症状或 TIA 发作。③以失语、偏瘫、偏身感觉障碍等局灶性神经功能缺损的表现为主。④部分患者可有头痛、呕吐、意识障碍等全脑症状。⑤病情多在几小时或几天内发展达到高峰，也可为症状进行性加重或波动。

2. 不同动脉闭塞的临床表现　①颈内动脉典型表现为病灶侧单眼一过性黑矇或有 Horner 征，对侧偏瘫和偏身感觉障碍，优势半球受累可有失语症。患侧颈动脉搏动减弱或消失。②大脑中动脉闭塞可出现典型“三偏”症状，即病变对侧偏瘫、偏身感觉障碍和双眼对侧同向偏盲，伴双眼向病灶侧凝视。优势半球受损可出现失语。如大范围梗死可引起脑水肿致昏迷、脑疝，甚至死亡。③基底动脉或双侧椎动脉闭塞是危及生命的严重脑血管事件。主干闭塞时常引起脑干广泛坏死，出现面部及四肢瘫痪、瞳孔缩小、眼球固定、高热、昏迷、甚至呼吸及循环衰竭而迅速死亡；分支闭塞时由于累及不同的结构，可出现相应供血区脑神经受损的表现。

3. 特殊类型的脑梗死　①大面积脑梗死表现为病灶对侧完全性偏瘫、偏身感觉障碍及向病灶对侧凝视麻痹。病程进行性加重，易出现明显的脑水肿和颅内压增高的征象，甚至发生脑疝死亡。②分水岭脑梗死也称边缘带脑梗死，由相邻血管供血区交界处或分水岭区局部缺血导致，多因血流动力学原因所致。常呈卒中样发病，症状较轻，纠正病因后病情易得到有效控制。③出血性脑梗死是由于脑梗死灶内的动脉自身滋养血管同时缺血，导致动脉血管壁损伤、坏死，若血管腔内血栓溶解或侧支循环开放，使已损伤的血管血流得到恢复，则血液会从破损的血管壁漏出，引发出血性脑梗死，常见于大面积脑梗死后。④多发性脑梗死指 2 个或 2 个以上不同的供血系统脑血管闭塞引起的梗死，一般由反复多次发生脑梗死所致。

【医学检查】

1. 血液检查　包括血常规、血糖、血脂、血液流变学、凝血功能，这些检查有助于发现脑梗死的危险因素，对鉴别诊断也有价值。

2. 影像学检查　可直观显示脑梗死的部位、范围、血管分布、有无出血、病灶的新旧等。

(1)头颅 CT：是最常用的检查。发病 24 小时内常不能发现病灶，但有助于与脑出血的鉴别。脑梗死区在 24 小时后呈低密度影像。脑干和小脑梗死及较小病灶，CT 难以查出。

(2)头颅磁共振扫描(MRI)：该检查可发现脑干、小脑梗死及小灶梗死。功能性 MRI 可以早期显示缺血组织的部位、范围。

(3)脑血管造影：该检查可发现血管狭窄、闭塞和其他血管病变，其中数字减影脑血管造影是脑血管病变检查的金标准，缺点为有创、费用高、技术条件要求高。

3. 经颅多普勒(TCD)　对判断颅内外血管狭窄或闭塞、血管痉挛、侧支循环建立程度有帮助，还可用于溶栓监测。

【诊断要点】

1. 诊断　中、老年患者，伴有高血压、高脂血症、糖尿病等脑卒中的危险因素。发病前有 TIA 史，多在静息状态下或睡眠中发病。发病相对缓慢，大多无明显头痛和呕吐。发病时偏瘫、失语等局灶性神经系统症状和体征明显，意识清醒。结合头部 CT 及 MRI 检查，可明确诊断。

2. 鉴别诊断　①脑出血：脑梗死患者有时与脑出血的临床表现相似，但活动中起病、病情进展快、发病当时血压明显升高常提示脑出血，CT 检查发现出血灶可明确诊断(表 8-6)。②脑栓塞：起病急骤，局灶性体征在数秒至数分钟达到高峰，常有栓子来源的基础疾病如心源性(心房颤动、风湿性心脏病、冠心病、心肌梗死、亚急性细菌性心内膜炎等)、非心源性(颅内外动脉粥样硬化斑块脱落、空气、脂肪滴等)。大脑中动脉栓塞最常见。③颅内占位病变：颅内肿瘤、硬膜下血肿和脑脓肿可呈卒中样发病，出现偏瘫等局灶性体征，颅内压增高征象不明显时易与脑梗死混淆，须提高警惕，CT 或 MRI 检查有助于确诊。

表 8－6　脑梗死与脑出血的鉴别要点

鉴别要点	脑梗死	脑出血
发病年龄 起病状态	多为 60 岁以上 安静或睡眠中	多为 60 岁以下 动态起病（活动中或情绪激动）
起病速度	10 余小时或第 1～2 天症状达到高峰	10 分钟至数小时症状达到高峰
全脑症状	轻或无	头痛、呕吐、嗜睡、打哈欠等颅内压增高症状
意识障碍	无或较轻	多见且较重
神经体征	多为非均等性偏瘫（大脑中动脉主干或皮质支）	多为均等性偏瘫（内囊）
CT 检查	脑实质内低密度病灶	脑实质内高密度病灶
脑脊液	无色透明	血性

【治疗要点】

脑血栓形成的治疗应遵循超早期、个体化和整体化的原则。①超早期治疗："时间就是大脑"，发病后尽早实施再灌注治疗，挽救缺血半暗带，避免或减轻原发性脑损伤。②个体化治疗：应根据患者发病时间、病因、发病机制、卒中类型、伴发的基础疾病和侧支循环状态等制定针对性较强的治疗方案，实施以分型、分期为核心的个体化治疗；③整体化治疗：采取针对性治疗的同时，进行支持疗法、对症治疗和早期康复治疗，对卒中危险因素及时采取预防性干预。

1. *溶栓治疗*　静脉溶栓是目前最主要的恢复血流措施，在发病后 3～4 小时内进行溶栓使血管再通，及时恢复血流，挽救梗死周围的缺血区。重组组织型纤溶酶原激活剂（rt－PA）和尿激酶（urokinase）是我国目前使用的主要溶栓药。

（1）rt－PA 静脉溶栓：rt－PA 可与血栓中纤维蛋白结合成复合体，后者与纤溶酶原有高度亲和力，使之转变为纤溶酶，溶解新鲜的纤维蛋白。rt－PA 只引起局部溶栓，而不产生全身溶栓状态。使用方法：剂量为 0.9 mg/kg（最大剂量 90 mg）静脉滴注，其中 10% 在最初 1 分钟内静脉推注，其余持续滴注 1 小时。

（2）尿激酶静脉溶栓：如没有条件使用 rt－PA，且发病在 6 小时内，对符合适应证和禁忌证的患者，可考虑静脉给予尿激酶。尿激酶可渗入血栓内，同时激活血栓内和循环中的纤溶酶原以达到局部溶栓作用。使用方法：尿激酶 100 万～150 万 IU，溶于 0.9% 氯化钠溶液 100～200 mL，持续静脉滴注 30 分钟。尿激酶静脉溶栓治疗发病 6 小时内急性脑梗死相对安全、有效。

溶栓药用药期间及用药 24 小时内应严密监护患者，定期进行血压和神经功能检查。如出现严重头痛、高血压、恶心和呕吐，或神经症状体征明显恶化，考虑合并脑出血时，应立即停用溶栓药物并行脑 CT 检查。

2. *血压调控*　约 70% 脑梗死患者急性期血压升高，急性脑梗死血压的调控应遵循个体化、慎重、适度原则。如准备溶栓者，血压应控制在收缩压 < 180 mmHg、舒张压 <

100 mmHg。卒中后若病情稳定，持续血压140/90 mmHg，可于发病数天后恢复发病前使用的降压药物或开始启动降压治疗。再可选用拉贝洛尔、尼卡地平等静脉药物。此外，对卒中后低血压和低血容量，应积极寻找和处理原因，必要时采用扩容升压措施。避免使用引起血压急剧下降和不易调控血压的药物，如硝苯地平。

3. 吸氧和通气支持　必要时给予吸氧，以维持氧饱和度在94%以上。对脑干梗死和大面积脑梗死等病情危重患者或有气道受损者，需要气道支持和辅助通气。轻症、无低氧血症的卒中患者无须常规吸氧。

4. 控制血糖脑卒中　急性期血糖升高可为原有糖尿病的表现或应激反应。血糖超过11.1 mmol/L时应使用胰岛素降低血糖，同时应注意避免低血糖发生。

5. 预防脑水肿及颅内压升高　发病后3～5天为脑水肿高峰期。应尽早防治。治疗目标是降低颅内压、维持足够脑灌注和预防脑疝发生。常用20%甘露醇125～250 mL快速静滴，2～4次/天。还可使用呋塞米、甘油果糖等。

6. 预防和控制感染　对中枢性发热患者，以物理降温为主(冰帽、冰毯或乙醇擦浴等)，必要时予以人工亚冬眠。若存在感染应给以抗生素治疗。

7. 防治消化道溃疡或出血　高龄和重症脑卒中患者急性期容易发生应激性溃疡，建议常规应用静脉抗溃疡药；对消化道出血者，应进行冰盐水洗胃、局部应用止血药(如口服或鼻饲云南白药、凝血酶等)。

8. 及时发现和治疗心脏损害　脑梗死后24小时内应常规进行心电图检查，有条件者可根据病情进行24小时或更长时间的心电监护，以便早期发现阵发性心房纤颤或严重心律失常等心脏病变；避免或慎用增加心脏负担的药物。

9. 早期康复训练　康复训练应早期进行，遵循个体化原则，制定短期和长期治疗计划，分阶段、因地制宜地选择治疗方法，对患者进行针对性体能和技能训练，降低致残率，增进神经功能恢复，尽量恢复患者日常生活能力，提高生活质量。

【护理诊断/问题】

1. 躯体活动障碍　与运动中枢损害致偏瘫或平衡能力降低有关。

2. 语言沟通障碍　与语言中枢损害有关。

3. 吞咽障碍　与意识障碍或延髓麻痹有关。

4. 有失用综合征的危险　与意识障碍、偏瘫所致长期卧床有关。

5. 焦虑/抑郁　与瘫痪、失语、缺少社会支持及担心疾病预后有关。

6. 知识缺乏　缺乏疾病治疗、护理、康复和预防复发的相关知识。

【护理措施】

1. 生活起居　详见本章第一节“运动障碍”的护理。

2. 病情观察　脑血栓形成的患者起病相对较缓慢，但病情可能在几小时或几天内进行性加重。如发现患者嗜睡、精神萎靡，应立即通知医生。脑梗死后24小时内应常规进行心电图检查，有条件者可根据病情进行24小时或更长时间的心电监护，以便早期发现阵发性心房纤颤或严重心律失常等心脏病变。对危重患者应记录24小时出入水量以便医生参考。

3. 用药护理　医务人员应耐心解释各类药物的作用、不良反应及使用注意事项，指导患者遵医嘱正确用药。使用溶栓、抗凝药物时应严格把握药物剂量，密切观察意识和血压变化。如患者出现严重的头痛、急性血压增高、恶心或呕吐，应考虑是否并发颅内出血，立即停用溶栓、抗凝药物，协助紧急头颅CT检查。同时还要观察有无栓子脱落引起的小栓塞，如肠系膜上动脉栓塞可引起腹痛；下肢静脉栓塞时可出现皮肤肿胀、发红及肢体疼痛、功能障碍，发现异常应及时报告医生处理。

4. *吞咽障碍的护理*　保持进餐环境的安静、舒适，减少进餐时环境中分散注意力的干扰因素(如关闭电视)以避免呛咳和误吸。进食的体位需安全、方便进食，能坐起的患者坐位下进食，头略前屈；不能坐起的患者取仰卧位下将床头摇起30°，头下垫枕使头部前屈。食物的选择应既为患者喜爱，又营养丰富易消化的食物，同时注意食物的色、香、味及温度。为防止误吸，吞咽食物时可交替进行空吞咽与吞咽食物，坐位时可采用点样吞咽，卧位时采用侧方吞咽。对不能吞咽的患者，应予鼻饲饮食，并教会照顾者鼻饲的方法及注意事项，加强留置胃管的护理。患者饮水时，应保持水量在半杯以上，以防患者低头饮水的体位增加误吸的危险，不可用吸管饮水。床旁备吸引装置，如患者呛咳、误吸或呕吐，应立即清理口、鼻腔内分泌物和呕吐物，保持呼吸道通畅，预防窒息和吸入性肺炎。

吞咽障碍口腔操训练

吞咽障碍及吞咽功能评定方法

5. *康复护理*　患者病情稳定、意识转清、生命体征稳定时即可进行康复训练。在康复过程中，应遵循以下原则：循序渐进，活动量应由小渐大，时间由短到长，被动与主动运动、床上与床下运动相结合，语言训练与肢体锻炼相结合。若社区医院条件允许，可采取器械辅助疗法，如按摩器械、运动器械、药物熏蒸器械等。也可采用针灸、推拿按摩、理疗等。

6. *语言训练、大小便的管理、并发症的护理*　见出血性脑血管病。

【健康教育】

健康教育包括疾病知识的指导、饮食指导、日常生活指导及自我监测病情4个部分。

脑血栓形成的健康教育

(二)脑栓塞

脑栓塞(cerebral embolism)是各种栓子随血液循环进入颅内动脉使血管腔急性闭塞或严重狭窄，引起相应供血区脑组织缺血坏死及脑功能障碍，占脑梗死的15%~20%。

【病因与发病机制】

根据栓子来源可分为心源性、非心源性、来源不明性三大类。当栓子阻塞脑血管时，引起相应供血区脑组织缺血坏死及脑功能障碍。

脑栓塞的病因与发病机制

【临床表现】

1. *发病年龄*　任何年龄均可发病，风湿性心脏病引起者以中青年为多，冠心病及大动脉病变引起以中老年居多。

2. *发病形式*　起病急骤是脑栓塞的主要特征，在数秒钟或很短的时间内症状发展至高峰，多表现为完全性卒中。通常发病无明显诱因，活动中发病多见。

3. 病史　大多数患者伴有风湿性心脏病、冠心病和严重心律失常等，或存在心脏手术、长骨骨折等栓子来源病史。

4. 血管闭塞症状　不同部位血管闭塞会造成相应的血管闭塞症状。常见临床症状为以偏瘫、失语等局灶定位症状，意识障碍有无取决于栓塞血管的大小和梗死的面积。重者可表现为突发昏迷、全身抽搐、因脑水肿或颅内高压继发脑疝而死亡。多有导致栓塞的原发病和同时并发的脑外栓塞的表现，如心房颤动的第一心音强弱不等、心律不齐、脉搏短绌；心脏瓣膜病的心脏杂音；肺栓塞的气急、发绀、胸痛和咯血；肾栓塞的腰痛和血尿；皮肤栓塞的瘀点或瘀斑。

【医学检查】

1. 头颅脑 CT 及核磁共振检查　可显示脑梗死的部位、大小及其周围脑水肿情况和有无出血征象等，是最可靠的无创性诊断手段。CT 检查可见病变灶呈低密度影像，出血性梗死时呈高密度影像。

2. 脑脊液检查　大面积梗死可致脑脊液压力过高。如非必要，尽量避免此项检查。

3. 其他　心电图应常规检查，作为心肌梗死和心律失常的依据。超声心动图可了解是否存在心源性栓子。颈动脉超声检查可评估颈动脉狭窄程度和动脉硬化斑块情况。

【诊断要点】

1. 诊断　脑栓塞的诊断要点：①骤然起病，数秒至数分钟达到高峰，出现偏瘫、失语等局灶性神经功能缺损。②有潜在的栓子来源，如心脏病等。若无相关病史，临床表现类似于脑栓塞者，应注意查找非心源性栓子的来源，以明确诊断。③CT 及核磁共振检查可确定脑梗死的部位、大小、数目及有无出血征象等有助于明确诊断。

2. 鉴别诊断　脑栓塞需与脑血栓形成、脑出血相鉴别，见表 8－7。

表 8－7　脑栓塞与脑血栓形成、脑出血的鉴别要点

鉴别要点	脑栓塞	脑血栓形成	脑出血
常见病因	风心病、骨折史等	脑动脉粥样硬化	高血压
起病速度	急骤，数秒至数分钟内达到高峰	较缓慢	数十分钟至数小时达到高峰
发病时状况	不定	安静休息	活动或情绪激动时
头痛	少有	无	多有
昏迷	多无	多无	多有
血压	正常	正常或增高	明显增高
局灶症状（偏瘫、失语）	多见	多见	多见
头部 CT 检查	脑实质内低密度灶	脑实质内低密度灶	脑实质内高密度灶
脑脊液	多正常	多正常	有时呈血性

【治疗要点】

1. *脑栓塞治疗*　脑栓塞治疗与脑血栓形成的治疗原则基本相同(详见本节有关内容)。心源性脑栓塞急性期一般不推荐抗凝治疗，因其显著增加了脑出血和全身出血的风险。多数因心房颤动导致的卒中患者，可在发病第4～14天开始口服抗凝治疗，预防卒中复发。存在出血转化的高危患者(如大面积梗死、血压控制不佳或出血倾向)，抗凝一般可推迟到14天以后。下肢深静脉血栓和肺栓塞的高危患者可在脑出血停止1～4天开始给予预防剂量的抗凝治疗。

2. *原发病治疗*　主要在于针对性治疗原发疾病，消除栓子的来源，防止脑栓塞复发。如心脏疾病的手术治疗；细菌性心内膜炎的抗生素治疗；减压病行高压氧舱治疗等；脂肪栓的处理可用扩容药、血管扩张药、5%碳酸氢钠注射液；对于气栓的处理应采取头低、左侧卧位；感染性栓子栓塞需选用有效足量的抗感染药物治疗。

3. *抗凝和抗血小板聚集治疗*　能有效预防新血栓形成，或防止栓塞部位的继发性血栓扩散，促使血栓溶解。但由于心源性脑栓塞的出血性梗死区极易出血，故须慎用抗凝药物。对于头部CT或MRI检查提示脑出血或蛛网膜下隙出血、脑脊液中红细胞增多、伴有高血压或亚急性细菌性心内膜炎并发脑栓塞者，禁用抗凝治疗。

【护理诊断/问题、护理措施、健康教育】

见本节“脑血栓形成”。

四、脑出血

脑出血(intracerebral hemorrhage，ICH)系指原发性非外伤性脑实质内出血，发病率为(60～80)/10万，在我国占全部脑卒中的20%～30%。脑出血是病死率最高的脑卒中类型，急性期病死率为30%～40%。

【病因与发病机制】

最常见病因为高血压并发小动脉硬化(60%)，其他病因包括颅内动脉瘤、脑动－静脉血管畸形破裂所致、脑动脉炎等。发病机制主要是脑内细小动脉在长期高血压的作用下发生慢性病变破裂所致。

【临床表现】

1. *临床特点*　常发生于>50岁伴有高血压病史者，男性居多，冬季多发。多在情绪激动或活动中发病，多无前驱症状，起病急，往往在数分钟至数小时内病情发展至高峰。发病后血压常明显升高，并出现剧烈头痛、呕吐、偏瘫、失语和不同程度意识障碍。

脑出血的病因与发病机制

2. *局灶性定位表现*　取决于出血部位和出血量。

(1)基底节区出血：

1)壳核出血：最常见，约占脑出血的60%。主要是豆纹动脉外侧支破裂，分为局限型(血肿仅局限于壳核内)和扩延型。壳核出血最常累及内囊而出现对侧偏瘫、偏身感觉缺失及同向性偏盲，也可出现双眼球向病灶对侧同向凝视不能，优势半球出血可有失语。

2）丘脑出血：占脑出血的10%～15%。系丘脑膝状体动脉和丘脑穿通动脉破裂所致，分为局限型（血肿仅局限于丘脑）和扩延型。患者常出现病灶对侧偏瘫、偏身感觉障碍，通常感觉障碍重于运动障碍。深浅感觉均受累，深感觉障碍更甚。可有特征性眼征，如不能上视或凝视鼻尖、眼球偏斜或分离性斜视、眼球会聚障碍和无反应性小瞳孔等。小量出血致丘脑中间腹侧核受累可出现运动性震颤和帕金森综合征样表现；累及丘脑底核或纹状体可呈偏身舞蹈－投掷样运动。优势侧丘脑出血可出现丘脑性失语、精神障碍、认知障碍和人格改变等。

3）尾状核头出血：较少见，多由高血压动脉硬化和血管畸形引起，一般出血量不大，多经侧脑室前角破入脑室。常有头痛、呕吐、颈强直、精神症状，神经系统功能缺损症状不多见，临床酷似蛛网膜下隙出血。

（2）脑干出血：

1）脑桥出血：约占脑出血10%，多由基底动脉脑桥支破裂所致。大量出血（血肿＞5 mL）累及双侧被盖部和基底部，常破入第四脑室，患者立即出现昏迷、两侧瞳孔针尖大小、呕吐咖啡样胃内容物、中枢性高热、中枢性呼吸障碍、眼球浮动、四肢瘫痪和去大脑强直发作等。小量出血可无意识障碍、表现为交叉性瘫痪和共济失调性偏瘫，两眼向病灶侧凝视麻痹或核间性眼肌麻痹。

2）中脑出血：少见，常有头痛、呕吐和意识障碍。轻者表现为一侧或双侧动眼神经不全麻痹、眼球不同轴、同侧肢体共济失调，也可表现为Weber或Benedikt综合征；重者表现为深昏迷，四肢迟缓性瘫痪，可迅速死亡。

3）延髓出血：更为少见，临床表现为突然意识障碍，生命体征变化，继而死亡。轻者可表现不典型的Wallenberg综合征。

（3）脑叶出血：占脑出血的5%～10%，多由脑动静脉畸形、淀粉样血管病、血液病等引起，脑叶出血的部位以顶叶多见，以后依次为颞叶、枕叶、额叶，也可多发脑叶出血。额叶出血可有对侧偏瘫、尿便障碍、Broca失语、摸索和强握反射等；颞叶出血可有Wernicke失语、精神症状、对侧上象限盲、颞叶癫痫；枕叶出血可有视野缺损；顶叶出血偏瘫较轻，而偏侧感觉障碍较重，对侧下象限盲，非优势半球受累可出现构象障碍。

（4）小脑出血：约占脑出血的10%，多由小脑上动脉分支破裂所致。起病突然，常开始为一侧枕部的疼痛、眩晕、呕吐、共济失调明显。出血量少者，主要表现小脑受损症状，如患侧共济失调、眼球震颤、小脑语言等，多无瘫痪；出血量较多者，尤其是小脑蚓部出血，病情进展迅速，发病时或发病后12～24小时内出现昏迷及脑干受压征象，双侧瞳孔缩小至针尖样、呼吸不规则等。暴发型发病立即出现昏迷，在数小时内迅速死亡。

（5）脑室出血：占脑出血的3%～5%。分原发性和继发性脑室出血。前者多由脉络丛血管或室管膜下动脉破裂出血所致，后者是指脑实质出血破入脑室。常有头痛、呕吐，严重者出现意识障碍如深昏迷、双侧瞳孔缩小如针尖大小、眼球分离斜视或浮动、四肢迟缓性瘫痪及去大脑强直发作、高热、呼吸不规则、脉搏和血压不稳定等症状。临床上酷似蛛网膜下隙出血。

【医学检查】

1. 影像学检查

(1)颅脑CT检查是诊断脑出血的首选方法，可清楚显示出血部位、范围、出血量、血肿形态、是否破入脑室以及血肿周围有无低密度水肿带和占位性效应等。动态CT检查还可评价出血的进展情况。

(2)MRI和MRA检查对发现结构异常，明确脑出血的病因很有帮助。对检出脑干和小脑的出血灶和监测脑出血的进展过程优于CT检查，但对急性脑出血诊断不及CT检查。对于中青年非高血压性脑出血或CT、MRI检查怀疑有血管异常时可进行DSA检查，可清晰显示异常血管、造影剂外漏的破裂血管和部位。

2. 腰椎穿刺检查　脑出血不宜行腰椎穿刺检查，以免诱发脑疝。如需排除颅内感染和蛛网膜下隙出血，可谨慎进行。

3. 其他检查　包括血常规、肝功能、肾功能、凝血功能、心电图和胸部X线片等检查，有助于了解患者的全身状态。

【诊断要点】

1. 诊断　诊断要点包括50岁以上有高血压病史者，在情绪激动或体力活动时突然发病，迅速出现不同程度的意识障碍及颅内压增高症状，伴偏瘫、失语等体征；结合头颅CT检查，可迅速明确诊断。

2. 鉴别诊断　首先应与其他类型的脑血管疾病如急性脑梗死、蛛网膜下隙出血等鉴别。对发病突然、迅速昏迷，且局灶体征不明显者，应注意与引起昏迷的全身性疾病如中毒(乙醇中毒、镇静催眠药物中毒、一氧化碳中毒)及代谢性疾病(低血糖、肝性脑病、肺性脑病和尿毒症等)相鉴别。对有头部外伤史者应与外伤性颅内血肿相鉴别。

【治疗要点】

急性期治疗原则：安静卧床、脱水降颅压、防治继续出血、加强护理防治并发症，以挽救生命，降低病死率、残疾率，减少复发。

1. 一般治疗

(1)急性期尤其是发病后24～48小时内应避免搬动。卧床休息2～4周，病室保持安静，避免情绪激动和血压升高。有意识障碍、消化道出血者宜禁食24～48小时，必要时应排空胃内容物。

(2)严密观察生命体征、瞳孔和意识变化。注意水电解质平衡、预防吸入性肺炎和早期积极控制感染。明显头痛、过度烦躁不安者，可酌情适当给予镇静止痛剂；便秘者可选用缓泻剂。

(3)保持呼吸道通畅，清理呼吸道分泌物和吸入物，必要时吸氧、行气管插管或气管切开。

2. 调控血压　一般认为ICH患者血压升高是由于脑出血后颅内压增高为保证脑组织供血的代偿性反应。当颅内压下降时血压也随之下降。降低血压应首先以进行脱水降颅压治疗为基础。急性期脑出血患者的血压调控应考虑患者的年龄、有无高血压史、有无颅内高压、出血原因及发病时间等因素。一般比平时高，当收缩压超过200 mmHg或舒张压超过110 mmHg时，可适当给予作用温和的降压药物如硫酸镁等。急性期后，血压仍持续过高时可系统地应用降压药。

3. 降低颅内压　脑出血后脑水肿约在48小时达到高峰，维持3～5天后逐渐消退，可持续2～3周或更长。脑水肿使颅内压增高、脑疝形成，是影响脑出血病死率及功能恢复的主要因素。因此，积极控制脑水肿，降低颅内压是脑出血急性期处理的一个重要环节。可选用20%甘露醇125～250 mL，快速静滴，3～4次/天；病情比较平稳时可用甘油果糖500 mL静滴，1～2次/天；呋塞米20～40 mg缓慢静注，1～2次/天。

4. 止血和凝血治疗　仅用于并发消化道出血或有凝血障碍时，常用药物有6－氨基己酸、氨甲苯酸、立止血等。应激性溃疡导致消化道出血时，西咪替丁、奥美拉唑等静滴，对预防和控制消化道出血有较好效果。

5. 亚低温治疗　脑出血的辅助治疗方法，可能有一定效果，可在临床中试用。

6. 防治并发症　如预防感染、应激性溃疡、痫性发作、抗利尿激素分泌异常综合征、脑耗盐综合征、下肢深静脉血栓形成和中枢性高热等。

7. 外科治疗　对出血量较大（小脑出血 >10 mL或壳核出血量 >30 mL）、颅高压明显、保守治疗无效的重症患者可考虑及时手术。根据患者的不同情况可选择开颅血肿消除术、颅骨钻孔血肿吸除术、脑室引流术等，目的是尽快清除血肿，降低颅内压，挽救生命。手术宜在发病后6～24小时内进行，昏迷患者手术效果一般不理想。

8. 康复治疗　脑出血病情稳定后宜尽早进行康复治疗，对神经功能康复和提高生活质量有益处。有条件的医院应建立卒中单元，卒中患者均应收入卒中单元治疗。

【护理诊断/问题】

1. 意识障碍　与脑出血和脑水肿有关。

2. 潜在并发症　脑疝、上消化道出血。

3. 生活自理能力缺陷　与脑出血所致肢体瘫痪、活动障碍有关。

4. 疼痛：头痛　与脑出血导致颅内压增高有关。

5. 有皮肤完整性受损的危险　与患者长期卧床、肢体瘫痪、营养不良、皮肤感觉减退有关。

6. 有废用综合征的危险　与昏迷、肢体瘫痪而不能活动有关。

【护理措施】

1. 生活起居　保持病室安静、安全，严格限制探视。急性期患者应绝对卧床休息4～6周，抬高床头15°～30°，减少脑的血流量，减轻脑水肿。翻身时应保护头部，动作应轻柔，以免加重出血。躁动患者加保护性床栏。昏迷患者取平卧位，头偏向一侧，防止发生误吸。避免各种引起颅内压增高的因素，如剧烈咳嗽、喷嚏、用力大便等。

2. 病情观察

（1）常规监测：密切观察患者的生命体征（体温、血压、脉搏、呼吸）、意识、面色、瞳孔、肢体功能、尿量的变化，及时判断患者情况有无好转或进一步加重。

（2）并发症监测：①脑疝，严密观察患者有无剧烈头痛、喷射性呕吐、躁动不安、血压升高、脉搏减慢、呼吸不规则、一侧瞳孔散大、意识障碍加重等脑疝的先兆表现。一旦出现，应配合医生抢救：保持呼吸道通畅，防止舌根后坠和窒息，及时清除呕吐物和口鼻分泌物；立即输氧。建立静脉通道，遵医嘱给予快速脱水、降颅压药物，如静滴甘露醇应在 15～30 分钟内滴完。备好气管切开包、脑室穿刺引流包、监护仪、呼吸机和抢救药物。②上消化道出血，观察患者有无恶心、上腹部疼痛、呕血、黑便、尿量减少等消化道症状和体征。上消化道出血是急性脑血管病的常见并发症。饮食护理对预防应激性溃疡至关重要，早期肠内营养给予米汤面糊、牛奶，可中和胃酸，忌刺激性食物、药物，以保护胃黏膜，可以预防应激性溃疡的发生。

3. 用药护理　遵医嘱应用 H_2受体拮抗药如雷尼替丁、质子泵抑制药如奥美拉唑，以减少胃酸分泌，冰盐水＋去甲肾上腺素胃管注入止血，枸橼酸铋钾口服保护胃黏膜等。注意观察药物的疗效和不良反应，如奥美拉唑可能致转氨酶升高，枸橼酸铋钾致大便发黑等注意与上消化道出血所致的黑便鉴别。

4. 对症护理　①预防压疮：协助患者变换体位，一般 2～3 小时翻身一次，必要时 1 小时翻身一次。翻身时应避免拖、拉、推等动作，防止擦伤皮肤，骨隆突处可垫气圈、棉圈、海绵垫等。避免局部刺激，床单应保持平整无皱折，清洁干燥无渣屑。②预防肺部感染：保持病室清洁，定时开窗通气，定时消毒，预防交叉感染。做好口腔护理，随时清除呼吸道分泌物，以防误吸。对意识清醒患者，鼓励其每小时深呼吸及咳嗽数次，以预防肺部感染。观察患者生命体征的变化，若有发热、咳嗽、咳黄色脓性痰应考虑肺部感染，须及时处理。

5. 饮食护理　急性发作期禁食。出血停止后给予清淡、易消化的高蛋白、富含维生素、流质或半流质温凉饮食，少食多餐。昏迷或有吞咽功能障碍者，应鼻饲流质，以保证营养供给。

6. 心理护理　主要是通过心理咨询和心理疏导帮助患者消除抑郁、焦虑、易怒等不良心理情绪；帮助患者克服自卑心理，积极与人交流，积极参加力所能及的学习活动、文艺活动、家务劳动等，但应避免过度劳累和过度激动。社区护士和家属要通过各种手段调动患者主观活动的积极性。

脑出血的健康教育

【健康教育】

脑出血的健康教育主要包括疾病知识指导和饮食指导。

五、蛛网膜下隙出血

蛛网膜下隙出血（subarachnoid hemorrhage，SAH）指颅内病变血管破裂（多为脑底动脉瘤或脑动静脉畸形破裂），血液流入蛛网膜下隙引起相应临床症状的一种临床综合征。SAH 约占整个急性脑卒中的 10%。

【病因与发病机制】

SAH 最常见的病因为动脉瘤（50%～80%），血管畸形（约占 10%），其他脑底异常（约占 1%）等。发病机制为脑血管已形成上述病变的基础上，当重体力劳动、情绪变化、血压突然升高、饮酒（特别是酗酒时），脑底部及脑表面血管发生破裂，血液流入蛛网膜下隙。

【临床表现】

1. 临床特点　SAH 以中青年多见，起病急骤，可有突然用力、排便或情绪兴奋等诱因。SAH 临床表现差异较大，轻者可无明显症状和体征，重者可突然昏迷甚至死亡。一般症状主要包括以下几点：

蛛网膜下隙出血的病因与发病机制

(1)头痛：动脉瘤性 SAH 的典型表现为突发异常剧烈全头痛，多伴有一过性意识障碍、恶心、呕吐。约 1/3 动脉瘤性 SAH 患者发病前数日或数周有轻微头痛的表现，这是小量前驱(信号性)出血或动脉瘤受牵拉所致。动脉瘤性 SAH 的头痛可持续数日不变，2 周后逐渐减轻，如再次加重，常提示再次出血。动静脉畸形破裂所致 SAH 头痛常不严重。局部头痛常提示破裂瘤的部位。

(2)脑膜刺激征：患者出现颈项强直、Kernig 征、Brudzinski 征等脑膜刺激征阳性，以颈项强直最常见，老年、衰弱患者或小量出血者，可无明显脑膜刺激征。脑膜刺激征常于发病后数小时出现，3 ~4 周后消失。

(3)眼部症状：20% 患者眼底检查可见玻璃体下片状出血，发病 1 小时即可出现，是急性颅内压增高和眼静脉回流受阻所致，对诊断有提示意义。

(4)精神症状：约 25% 的患者可出现精神症状，如谵妄、幻觉等，常于起病后 2 ~3 周内自行消失。

(5)其他：脑心综合征、消化道出血、急性肺水肿和局限性神经功能缺损症状等。

2. 动脉瘤的定位症状

(1)颈内动脉海绵窦段动脉瘤：患者有前额和眼部疼痛、血管杂音、突眼及第Ⅲ、Ⅳ、Ⅵ对脑神经损害所致的动眼障碍，其破裂可引起颈内动脉海绵窦瘘。

(2)颈内动脉 - 后交通动脉瘤：患者出现动眼神经受压的表现。

(3)大脑中动脉瘤：患者出现偏瘫、失语和抽搐等症状。

(4)大脑前动脉 - 前交通动脉瘤：患者出现精神症状、单侧或双侧下肢瘫痪和意识障碍等症状。

(5)大脑后动脉瘤：患者出现同向偏盲、Weber 综合征和第Ⅲ对脑神经麻痹的表现。

(6)椎 - 基底动脉瘤：患者可出现枕部和面部疼痛、面肌痉挛及脑干受压等症状。

3. 血管畸形的定位症状　包括痫性发作、轻偏瘫、失语或视野缺损等，具有定位意义。

4. 常见并发症

(1)再出血是 SAH 主要的急性并发症，指病情稳定后再次发生剧烈头痛、呕吐、痫性发作、昏迷甚至去脑强直发作，颈项强直、Kernig 征加重，复查脑脊液为鲜红色。20% 动脉瘤患者病后 10 ~14 天可发生再出血，约增加 1 倍的病死率，动静脉畸形较少发生。

(2)脑血管痉挛：发生于蛛网膜下隙中血凝块环绕的血管，痉挛严重程度与出血量相关，可导致约 1/3 以上病例脑实质缺血。常表现为波动性的轻偏瘫和失语，是死亡和致残的重要原因。

(3)急性或亚急性脑积水：起病 1 周内 15% ~20% 的患者发生急性脑积水。轻者出现嗜睡、思维缓慢、短时记忆受损、上视受限、展神经麻痹、下肢腱反射亢进等，严重者可造成颅内高压，甚至脑疝。亚急性脑积水发生于起病数周后，表现为隐匿出现的痴呆、步态异常和尿失禁。

(4)其他：5% ~10% 的患者发生癫痫发作，少数患者发生低钠血症。

【医学检查】

1. 头颅 CT　确诊 SAH 的首选检查方法，表现为蛛网膜下隙内高密度影。CT 检查还可初步判断颅内动脉瘤的位置、动态了解出血的吸收情况、有无再出血、继发脑梗死等。增强 CT 可以发现大多畸形。

2. 头颅 MRI　可检出脑干小动静脉畸形，对直径 3 ~ 15 mm 动脉瘤检出率达 84% ~100%。主要于发病 1 ~2 周后、CT 不能提供 SAH 证据时用。

3. 脑脊液检查　若 CT 不能确定 SAH 临床诊断，可行脑脊液检查，最好在发病 12 小时后进行。压力明显增高(400 ~600 mmH_2O)，肉眼观察为均匀一致血性，可提供 SAH 诊断的重要依据。

4. 脑血管造影脑血管造影(DSA)　仍是临床明确有无动脉瘤的诊断"金标准"，可明确动脉瘤的大小、位置、与载瘤动脉的关系。条件具备、病情许可时应争取尽早行全脑检查，宜在发病3 日内或3 周后进行，以确定有无动脉瘤、出血原因、决定治疗方法和判断预后。

5. TCD 检查　可作为非侵入性技术操作，监测 SAH 后脑血管有无痉挛。

6. 其他　血常规、凝血功能和肝功能等检查有助于寻找其他出血原因。

【诊断要点】

1. 诊断　①起病急骤，突然出现剧烈头痛、呕吐、脑膜刺激征阳性，一般无局灶性神经系统体征；②CT 检查显示蛛网膜下隙内高密度影；③脑脊液检查为均匀一致血性，可明确诊断。若能行 DSA 检查，可明确病因。

2. 鉴别诊断　SAH 需与脑出血相鉴别，见表 8 –8。

表 8 –8　蛛网膜下隙出血与脑出血鉴别要点

鉴别点	蛛网膜下隙出血	脑出血
常见病因	动脉瘤、动静脉畸形	高血压、脑动脉粥样硬化
起病速度	急骤，数分钟症状达到高峰	数十分钟至数小时达到高峰
血压	正常或增高	通常显著增高
头痛	剧烈，极常见	较剧烈，较常见
昏迷	少见	多有
脑膜刺激征	明显	可有
局灶症状(偏瘫、失语)	无	多见
头部 CT	蛛网膜下隙高密度影	脑实质内高密度影
脑脊液	均匀一致血性	有时呈洗肉水样

【治疗要点】

急性期治疗的目的是防治再出血，降低颅内压，防治脑血管痉挛，减少并发症，寻找出血原因、治疗原发病和防止复发。

1. *常规治疗* ①密切监测生命体征和神经系统体征的变化，维持稳定的呼吸、循环系统功能，保持气道通畅及生命体征的稳定。②保证病房安静，加强监护，维持生命体征稳定。③降低颅内压，可用20%甘露醇、呋塞米和白蛋白等。纠正水电解质平衡紊乱、预防感染。④尽量避免一切可能使患者的血压和颅内压增高的因素。对头痛和躁动不安者应用足量有效的止痛、镇静药，以保持患者能安静休息。可用缓泻药保持大便畅通。

2. *预防再出血* 绝对卧床休息 4～6 周。调控血压，一般将收缩压控制在 160 mmHg 以下。应用抗纤溶药物，一般主张在急性期使用止血药，如 6－氨基己酸、氨甲苯酸和立止血等。

3. *防治脑动脉痉挛* 能降低细胞内钙离子水平的药物均能扩张血管，解除蛛网膜下隙出血引起的血管痉挛。常用药物有尼莫地平 40 mg 口服，4～6 次/天，连用 21 天。

4. *放脑脊液疗法* 腰椎穿刺放出少量脑脊液(10～20 mL)，每周 2 次，对缓解头痛、减少出血引起的脑膜刺激症状有一定效果，但应警惕脑疝、颅内感染和再出血的危险。

5. *手术治疗* 目的是根除病因，防止复发。对于颅内血管畸形，可采用手术切除、供血动脉结扎术、血管内介入治疗等；颅内动脉瘤可行动脉瘤颈夹闭术、手术切除或动脉瘤栓塞术。

【护理诊断/问题】

1. *头痛* 与脑水肿、高颅压、血液刺激脑膜或继发性脑血管痉挛有关。

2. *恐惧* 与担心再出血、害怕 DSA 检查、开颅手术以及担心疾病预后有关。

3. *生活自理缺陷* 与长期卧床(医源性限制)有关。

4. *潜在并发症* 再出血、脑血管痉挛等。

【护理措施】

1. *休息与活动* 病室保持安静，避免声、光刺激，严格限制探视。卧床 4～6 周，头部抬高 15°～30°，以利于减轻脑水肿。尽量少搬动患者头部，避免患者剧咳、打喷嚏或躁动，以防动脉瘤再次破裂出血。

2. *病情观察* 蛛网膜下隙出血再发率较高，常发生在病后 10～14 天，再出血的临床特点为：首次出血后病情稳定好转的情况下，突然再次出现剧烈头痛、恶心呕吐、意识障碍加重、原有局灶症状和体征重新出现等。应密切观察病情变化，发现异常及时报告医生处理。

3. *头痛的护理* 见本章第一节“头痛”护理，必要时遵医嘱给予止痛和脱水降颅压药物。

4. *饮食护理* 遵医嘱禁食，出血停止后给予清淡、易消化、无刺激性、营养丰富的温凉流质饮食，少量多餐，防止胃黏膜损伤及加重出血。

5. *心理护理* 指导患者了解疾病的过程与预后、DSA 检查的目的与安全性等相关知识。头痛是因为出血、脑水肿致颅内压增高，血液刺激脑膜或脑血管痉挛所致，随着出血停止、血肿吸收，头痛会逐渐缓解；DSA 检查的主要目的是明确病因，为能彻底解除再出血的潜在隐患做准备，该项检查措施较安全，目前临床应用广泛，指导患者保持情绪稳定，增强战胜疾病的信心，配合治疗。

蛛网膜下隙出血的健康教育

【健康教育】

对蛛网膜下隙出血患者及其家属的健康教育主要包括疾病知识指导和相关检查指导。

第五节　运动障碍性疾病

预习案例

陈某，女，75 岁，近 2 年来无明显诱因逐渐出现行动迟缓，行走时上肢无摆动，呈前倾屈曲体态。双手静止性震颤，双侧肢体肌张力增高。无智能和感觉障碍，无锥体束损害征。

思考

(1)该案例的初步诊断是什么？

(2)依据患者的情况，制定个性化的护理措施有哪些？

运动障碍性疾病，又称为锥体外系统疾病，主要表现为随意运动调节功能障碍，而肌力、感觉和小脑功能不受影响。临床表现为肌张力改变和不自主运动，这些症状的特点是清醒时出现，情绪激动时加重，安静时减轻，睡眠时消失。该类疾病主要分为肌张力增高(运动减少)和肌张力降低(运动过多)两种，主要为基底核(又称基底神经节)功能紊乱引起。前者病变在黑质部分，以运动缺乏为主，帕金森病是其典型疾病；后者病变在苍白球或纹状体部分，主要特征是运动过多(不自主运动)。

一、帕金森病

基底核的解剖和生理

帕金森病(Parkinson's disease，PD)又称震颤麻痹，是一种常见神经变性疾病，临床表现主要为静止性震颤、运动迟缓、肌强直和姿势步态异常。主要见于中老年人，60 岁以上人口患病率 1%，男性稍多于女性。

课程思政

张从正在《儒门事亲》中用涌吐法治疗新寨马叟之手足颤证，可能是对帕金森病最早的病例报道，远比西方早 600 多年，在漫长的历史进程中，诸多医家对帕金森病的病因病机、治疗等有多方理论和实践，卷轶浩繁。近年来，中医药对帕金森病的认识和治疗作用得到进一步的检验。中医是中华传统文化的瑰宝，通过挖掘中华传统特色文化来提升民族文化自信，增强民族文化认识，并且弘扬民族文化的精髓是每一位中华儿女的时代责任和迫切要求。

【病因与发病机制】

PD 的病因与发病机制尚不完全清楚，目前大多认为与环境有关，又同时受遗传因素和神经系统老化因素的影响。

【临床表现】

帕金森病的病因与发病机制

多数患者在 60 岁以后发病，男性多于女性。起病隐袭，缓慢发展，逐渐加重。

1. 症状 ①感觉障碍：早期睡眠障碍或嗅觉减退。②自主神经功能障碍：便秘、出汗异常，吞咽活动减少可导致口水增多、流涎。③精神障碍：如约半数 PD 伴有抑郁。15% ~ 30% 的患者在晚期发生痴呆。

2. 体征 ①静止性震颤：常为 PD 的首发症状，是由协调肌和拮抗肌交替收缩引起的节律性震颤，多在静止、休息时明显，随意运动时减轻或消失，紧张时加剧，睡眠时消失，称之为静止性震颤。多从一侧上肢远端开始，拇指对掌和手指屈曲的不自主规律性震颤，类似"搓丸样"动作，逐渐扩展到下肢和对侧肢体，最后累及下颌、口唇、舌和头部。发病年龄在 70 岁以后可无震颤。②肌强直：常从一侧上肢或下肢近端开始，逐渐扩展至远端、对侧及全身，表现为屈肌和伸肌肌张力均增高，关节被动运动时始终保持阻力增高，类似弯曲软铅管的感觉，故称"铅管样强直"。多数患者伴有震颤，可呈"齿轮样强直"，即在均匀的阻力中出现断续停顿，如同转动齿轮感。患者可出现头向前倾、躯干和下肢屈曲的特殊姿态。③运动迟缓：表现为随意运动减少、缓慢，早期手指精细动作如解纽扣等动作缓慢，晚期起床、翻身均有困难，日常生活不能自理。面部表情肌活动减少，呈现"面具脸"状特征，表现为瞬目减少、双眼凝视、笑容出现和消失减慢。手指完成精细动作如扣纽扣、系鞋带等困难；写字时字越写越小，呈现"写字过小征"。④姿势步态异常：早期上肢协同动作减少或消失，走路呈拖步样，呈小步态，平衡障碍在转弯时更为明显，晚期可出现变更体位困难，或在行走中不能动弹，全身僵住，称为"冻结"现象。由于协调运动障碍，患者行走时步伐变小，变快并前冲，上肢前后摆动减少或消失，称"慌张步态"。

【医学检查】

1. 生化检测 脑脊液中 5 - HT 的代谢产物 5 - 羟吲哚乙酸的含量降低，脑脊液和尿中多巴胺的代谢产物高香草酸含量降低，可通过高效液相色谱(HPLC)检测。

2. 基因检测 PCR、DNA 印迹技术、DNA 序列分析等可能会检测出基因突变。

3. 功能影像学检测 患者脑内多巴胺转运载体功能显著降低，可通过 PET 或 SPECT 与特定的放射性核素检测。

【诊断要点】

1. 诊断 根据中年以后发病，进行性加重的震颤、肌强直、运动减少、姿势步态异常，结合"面具脸""慌张步态""齿轮样强直""搓丸样动作"等典型症状和体征进行诊断。

2. 鉴别诊断 必须与其他原因引起的帕金森综合征相鉴别，如继发型帕金森综合征、伴其他神经变性疾病帕金森综合征等。

【治疗要点】

治疗方案应个体化，药物治疗应从小剂量开始，缓慢递增，尽量以较小剂量达到较满意的疗效。其他治疗手段还包括手术治疗、康复治疗、心理治疗。

1. 药物治疗　目前尚无特效的治疗方法，PD 早期不需用药，当疾病影响患者生活质量时，以提高患者生活质量为目标而采取综合治疗。药物治疗是首选且主要的治疗手段，药物治疗只能缓解症状，但无法改变病程，且随用药时间延长药物的作用逐渐衰减。

(1)抗胆碱能药物：协助维持纹状体的递质平衡，适用于震颤突出且年龄较轻者。常用有苯海索(安坦)，1 ~2 mg 口服，3 次/天；或甲磺酸苯扎托品、东莨菪碱。

1)金刚烷胺：可促进神经末梢释放多巴胺，并阻止再吸收，单用或与安坦合用，100 mg口服，2 次/天。

2)复方左旋多巴：复方左旋多巴是治疗 PD 的最基本、最有效的药物，对震颤、强直、运动迟缓等均有较好疗效。作为多巴胺合成前体可透过血 - 脑屏障进入脑内，可被多巴胺能神经元摄取后转变成多巴胺发挥替代治疗作用。复方多巴制剂可增强左旋多巴的疗效和减少其不良反应。复方左旋多巴主要的剂型是多巴丝肼(美多巴)，口服用药，初始剂量是 62.5 mg，2 ~3 次/天，视病情逐渐加量，剂量上限是 250 mg，3 ~4 次/天。

(2)多巴胺受体激动药：直接激动纹状体，作用类同多巴胺，该类药能减少或推迟运动并发症的发生，为 PD 药物治疗的首选，尤其对于早期的年轻患者。常用的药物有普拉克索。

2. 外科治疗　常用的方法有苍白球、丘脑毁损术和深部脑刺激术(DBS)，深部脑刺激术是目前外科治疗的主要选择。适应证是药物治疗失效或不能耐受及出现运动障碍的患者。由于药物治疗的不足和不良反应，手术治疗 PD 已受重视，但只能改善症状，不能根治。目前医学前沿采用干细胞移植结合基因治疗，但处于探索阶段。

【护理诊断/问题】

1. 躯体移动障碍　与体位不稳、随意运动异常、肌强直、震颤有关。

2. 长期自尊低下　与震颤、流涎、面肌强直等身体形象改变和言语障碍、生活依赖他人有关。

3. 营养失调：低于机体需要量　与震颤所致机体消耗量增加、吞咽困难和肌强直有关。

4. 便秘　与消化道蠕动障碍及活动量减少有关。

5. 语言沟通障碍　与咽喉部、面部肌肉强直，运动减少、减慢有关。

6. 潜在并发症　外伤、压疮、感染。

7. 生活自理缺陷　与神经肌肉受损、肌力及耐力减弱和协调运动障碍有关。

【护理措施】

1. 生活起居　对于行动不便、起坐困难者，应配备高度适中的座便器、沙发、床和床栏。配备手杖、室内或走道扶手等必要的辅助设施。传呼器置于患者床边。生活日用品固定放置于患者伸手可及处，以方便患者取用。

2. 病情观察　①常规观察：注意观察患者在服药期间是否出现震颤、肌强直或其他运动功能障碍，是否起坐、步行、说话、写字、梳头、扣纽扣、系鞋带及进食进一步感到困难。②并发症观察：观察患者是否有“开－关现象”“剂末现象”和“异动现象”，如有应及时就医。

3. *用药护理* 告知患者PD需要长期或终身服药治疗，详细告知所用药物的名称、用法、服药注意事项、疗效及不良反应的观察与处理。熟悉“开－关现象”“剂末现象”和“异动现象”。遵医嘱正确使用左旋多巴制剂、抗胆碱能药物、金刚烷胺、多巴胺受体激动药。①复方左旋多巴：避免口服嚼碎药片，不可突然停药，早期有食欲减退、恶心、呕吐、腹痛、直立性低血压、失眠等不良反应时，最佳服药时间为进食时服药，或减小服药剂量；当出现幻觉、妄想等严重精神症状时，应及时就医；长期服药可出现“异动症”，表现为舞蹈症或手足徐动样不自主运动、肌强直或肌阵挛，头面部、四肢和躯干也可累及，减少药物单次剂量或加用多巴胺受体激动药可缓解；还可出现“剂末恶化”和“开－关现象”，“剂末恶化”指长时间服用后疗效越来越差以致失效，可以预知，可适当增加每日总剂量并增加服用次数；“开－关现象”指症状在几分钟至几十分钟内突然加重和突然缓解之间交替出现，在病情严重的患者中常见，与服药时间和剂量无关，不可预料，最佳服药时间改为餐前半小时或餐后1小时，加用多巴胺受体激动药或减少左旋多巴用量来防止和减少其发生。②抗胆碱能药物：不可突然停药，常见不良反应为恶心、呕吐、眩晕、口干、少汗、便秘、排尿困难等。青光眼及前列腺肥大者忌用。③金刚烷胺：主要不良反应有恶心、呕吐、失眠、眩晕、下肢玫瑰斑、踝部水肿等，日间服药，避免失眠。肾功能不良、心脏病及哺乳期妇女禁用。④多巴胺受体激动药：常见不良反应有恶心、呕吐、头晕、乏力，剂量过大时可有幻觉与精神障碍、直立性低血压等。

4. *对症护理* 告知患者运动锻炼的目的在于防止和推迟关节强直与肢体挛缩；与患者和家属共同制定切实可行的具体锻炼计划。①疾病早期鼓励患者参加各种形式的活动，如散步、太极拳、体操等，注意保持身体和各关节的活动强度与最大活动范围。②疾病中期进行有目的、有计划地针对锻炼，此期指导运动方法：步行时思想放松，尽量跨大步伐；向前走时脚要抬高，双臂要摆动，目视前方；当患者感觉脚粘在地上时，可告诉患者先向后退一步，再往前走；转弯时不要碎步移动，否则易失去平衡；协助行走时不要强行拉患者。指导患者进行面肌功能训练，如鼓腮、伸舌、露齿等，以改善面部表情和吞咽困难。③疾病晚期出现显著的运动障碍而卧床不起时，应帮助患者采取舒适体位，被动活动关节，按摩四肢肌肉，注意动作轻柔，勿造成患者疼痛和骨折。

5. *饮食护理* 根据患者需要，提供高热量、黏稠、不易反流的食物。少量多餐，避免刺激性食物，主食以五谷类为主，多食蔬菜与水果。多喝水，保持大便通畅。补充1 000 ~1 500 mg/d的钙剂。戒烟酒、槟榔。进食或饮水时保持坐位或半卧位，集中注意力，给予患者充足的时间缓慢用餐，并做好相应护理。对流涎过多的患者可使用吸管和让患者细嚼慢咽。每周测体重一次，根据体重变化随时调整饮食计划。

帕金森病的健康教育

6. *心理护理*　患者因迟钝笨拙、生活自理能力下降、甚至丧失劳动能力等，产生自卑、恐惧、忧郁、甚至绝望等负性情绪，应鼓励患者正确面对病情变化和尽量维持过去的兴趣爱好，多与他人沟通保持良好心态等。

帕金森病的最新治疗

【健康教育】

健康教育的对象需包含患者及家属，主要内容包括疾病知识指导和安全指导。

二、肝豆状核变性

肝豆状核变性(hepatolenticular degeneration，HLD)又称 Wilson's 病(WD)，是一种伴随铜代谢障碍的常染色体隐性遗传性疾病，主要病变为基底节变性和肝硬化。临床表现为进行性加重的锥体外系症状、肝硬化、精神症状、肾功能损害及角膜色素环(Kayser－Fleischer ring，K－F 环)。HLD 男性稍多于女性，多在儿童期和青少年期发病，少数成年期发病。患病率为(0.5～3)/10 万人口。

【病因与发病机制】

HLD 的病因十分复杂，目前证实 HLD 是由于 ATP7B 基因的突变导致铜代谢障碍，发病机制目前尚未阐明。

【临床表现】

肝豆状核变性的病因与发病机制

HLD 的发病年龄是 5～35 岁，且男性发病率高于女性发病率，一个家族中也可多个成员患病。平均发病年龄为 11 岁，以肝脏症状为首发症状，平均发病年龄为 19 岁，少数患者可以延迟至成年期，以神经症状为首发症状。HLD 多数起病缓慢，多数患者以神经－精神症状为起病症状，多见于 10～30岁之间。少数则以溶血性贫血、皮下出血、关节病变等为起病症状。

1. *神经及精神症状*　神经症状以锥体外系损害为突出表现，以舞蹈样动作、手足徐动和肌张力障碍为主，并有面部怪容、张口流涎、吞咽困难、构音障碍、运动迟缓、震颤、肌强直等。震颤可以表现为静止或姿势性的，但不像帕金林病的震颤那样缓慢而有节律性。疾病进展还可有广泛的神经系统损害，出现小脑性共济失调、病理征、腱反射亢进、假性球麻痹、癫痫发作,以及大脑皮质、下丘脑损害体征。HLD 的精神症状表现为注意力和记忆力减退、智能障碍、反应迟钝、情绪不稳，常伴有强笑、傻笑，也可伴有冲动行为或人格改变。

2. *肝脏异常*　肝脏受累时一部分病例发生急性、亚急性或慢性肝炎，大部分病例肝脏损害症状隐匿、进展较缓慢，就诊时才发现肝硬化和脾肿大，甚至腹腔积液。重症肝损害时可呕血、发生急性肝衰竭，病死率高。脾肿大可引起溶血性贫血和血小板减少。

3. *角膜 K－F 环*　角膜色素环即 K－F 环是 HLD 的重要体征，出现率达 95% 以上。K－F 环位于角膜与巩膜交界处，角膜内表面呈绿褐色或暗棕色，宽约 1.3 mm，是铜在后弹力膜沉积而形成的。K－F 环的准确检出常需要裂隙灯才能观察到，但典型者肉眼亦可看到，K－F 环的存在对 HLD 的诊断意义很大。

4. 其他　肾脏受损时可出现肾功能改变如肾性糖尿、微量蛋白尿和氨基酸尿。因钙、磷代谢障碍以引起骨折、骨质疏松。铜在皮下的沉积可致色素沉着、变黑，以面部和双小腿伸侧明显。

【医学检查】

1. 血清铜蓝蛋白(CP)及铜氧化酶活性　血清铜蓝蛋白降低是HLD的重要诊断依据之一，HLD患者血清铜蓝蛋白<0.2 g/L(正常值为0.26～0.46 g/L)。血清铜氧化酶活性<0.2光密度(正常为0.2～0.532光密度)。

2. 人体微量铜　①尿铜：多数患者24小时尿铜含量显著增加(正常<50 μg/24 h)。②诊断HLD的金标准之一是取肝活组织进行肝铜量检测。多数患者肝铜>250 μg/g(肝干重)，正常值为50 μg/g(肝干重)。

3. 基因检查　HLD突变位点和突变方式复杂，不能取代常规筛查方法。只适用于常规检查不能确诊的病例、基因携带者、症状前期的患者。

4. 其他检查　半数患者脑电图和诱发电位异常。颅脑CT可见基底节区低密度病灶，不同程度脑萎缩，脑室扩大。

【诊断要点】

1. 诊断　临床诊断主要根据4条标准：①肝脏病史或肝病征/锥体外系症状、体征；②血清铜蓝蛋白显著降低或肝铜增高；③角膜K－F环；④阳性家族史。符合①②③或①②④可确诊Wilson's病；符合①③④很可能为典型Wilson's病；符合②③④很可能为症状前Wilson's病；如符合4条中的2条则为可能Wilson's病。

2. 鉴别诊断　Wilson's病临床症状和体征多样，鉴别主要从肝脏及神经系统考虑。重点区分急(慢)性肝炎、肝硬化、小舞蹈病、亨廷顿病、原发性肌张力障碍、帕金森病和精神病(如精神分裂症、躁狂症抑郁症)等。

【治疗要点】

1. 减少铜的摄入与吸收

(1)低铜饮食，避免食用含铜高的食物。

(2)减少铜的吸收硫酸锌200 mg，每日3次；醋酸锌50 mg，每日3次或硫化钾20～40 mg每日3次，其药理作用是竞争性抑制铜在肠道吸收，促进其排出。四硫钼酸铵20～60 mg，6次/天，其药理作用是阻止铜在肠道中的吸收。

2. 增加铜的排出　D－青霉胺是治疗Wilson's病的首选药物，能促使铜自组织沉积部位清除，可在肝中与铜形成无毒复合物，消除游离状态铜的毒性。三乙基四胺、二巯基丁二酸钠、二巯丙醇、二巯丙磺酸、依地酸钙钠也可用于HLD治疗。

3. 手术治疗　对药物治疗无效或肝硬化者，肝移植和脾切除可酌情考虑选用。

4. 其他治疗　在增加排铜治疗的同时，应加强护肝治疗，如服用维生素C。应重视对症治疗，如有肌强直时可服用苯海索；精神症状明显者给予抗精神病药物；肌强直和震颤明显可用左旋多巴或美多巴；如CT检查时显示有脑萎缩并有智力减退可用促进神经细胞代谢的药物。

【护理诊断/问题】

1. 有受伤的危险　与精神症状、震颤、步态不稳有关。

2. 营养失调：低于机体需要量　与肝功能减退致营养摄入减少及机体消耗量增加有关。

3. 预感性悲伤　与发病年龄小、治疗效果欠佳有关。

4. 知识缺乏　缺乏疾病自我护理的知识。

【护理措施】

1. 生活起居　保证充足睡眠，坚持锻炼，避免疲劳和过度紧张。对有精神障碍、肢体震颤或步态不稳的患者，要加强保护，防止烫伤、跌伤。勿让患者外出，以防摔倒。

2. 病情观察　①常规观察：服药过程中仔细观察构音障碍、四肢肌张力、运动、疲乏无力、食欲不振及行为异常的改善程度、有无肝功能障碍变化。②并发观察：黄疸加深，肝区疼痛、肝脾肿大、腹腔积液、水肿等，表示肝损害的表现加重。③危急重症观察：需警惕急性肝衰竭或肝性脑病的发生。

3. 用药护理　遵医嘱正确使用D-青霉胺、二巯丙醇、二巯基丁二酸钠等。①D-青霉胺：常见的不良反应有恶心、食欲下降、发热、淋巴结肿大、关节疼痛、血小板减少和白细胞减少等。用前应作青霉素过敏实验，对青霉素过敏者，应暂停使用，孕妇和肾功能障碍的患者则严禁使用。此药具抗维生素 B_6 作用，故长期或终身服药者应注意补充维生素 B_6。②二巯丙醇：不良反应为臀部脓肿、肝功能损害等。长期应用，排铜作用逐渐衰减。③二巯基丁二酸钠：不良反应为出血，多见牙龈出血、鼻出血；肝功能障碍的患者严禁使用，使用过程中需密切监测肝功能相关指标。④硫酸锌：不良反应偶见恶心、呕吐等消化道症状和嘴唇麻木等，早期治疗效果较好，与青霉胺同样产生拮抗作用。

4. 饮食护理　应给予低铜、高蛋白、高热量、富含维生素、低脂、易消化饮食。高氨基酸和高蛋白饮食能促进肝细胞修复，还可促进尿铜排泄。避免食用坚果类、菌类、贝类、蟹类、螺类、虾类、各种动物肝血等含铜量过多的食物。不用铜制食具和炊具等。

5. 心理护理　提供适当的心理疏导，减轻其负性心理反应，鼓励患者表达和耐心倾听他们的心理感受，提供疾病治疗知识的正确信息，同时给予相应的帮助。

【健康教育】

肝豆状核变性是家族遗传病，健康教育的对象需包含家庭近亲成员。应定期进行血清 CP、血清铜、尿铜检查，以便早发现。患者要注意低铜饮食、避免剧烈运动和精神刺激。

肝豆状核变性的健康教育

第六节　多发性硬化

预习案例

李某，8 天前无明显诱因出现四肢麻木，于 3 天前无明显诱因出现右下肢无力动弹不能，伴大小便障碍，于1 天前无明显诱因出现右眼视力减退，无视物重影、无发热畏寒、无头晕头痛、无恶心呕吐等伴随症状。入院后查：T 36.3℃，P 78 次/min，R 20 次/min，BP 110/65 mmHg。完善头部 + 颈椎 MRI：脑内多发缺血灶；双侧筛窦、右侧上颌窦觉；颈椎退行性变，椎间盘突出。意识清醒，双侧瞳孔等大等圆，直径约 3 mm，对光反射灵敏，双眼活动可。右眼指动距离 10 cm，右眼对光反射消失，右侧额纹、鼻唇沟变浅，右眼闭目不全，口角左偏，伸舌居中，颈软。双上肢肌力正常，左下肢肌力 5 级，右下肢肌力 4 级，右上肢肌力 1 级，四肢肌张力减退，左侧肢体感觉减退(感觉平面为 T2 水平)，Hoffmann 征(+)，左侧腱反射减弱，共济运动：指鼻试验右不准、左不准，跟膝胫试验右不准、左无法查，Kerning 征(-)，Brudzinski 征(-)。病理征：左侧 Babinski 征(+)，右侧 Babinski 征未引出，步态无法查。

思考

(1)该案例的初步诊断是什么？

(2)首要的护理措施是什么？

多发性硬化(multiple sclerosis，MS)是一种免疫介导的中枢神经系统白质炎性脱髓鞘性疾病。MS 临床主要表现为多次缓解和复发的神经功能缺失，临床主要特点为病灶的空间多发性和时间多发性。病变最常侵犯的部位是脑室周围白质、近皮质、视神经、脊髓、脑干和小脑。

【病因与发病机制】

MS 的病因与发病机制尚不完全清楚，可能与自身免疫与病毒感染因素、遗传因素和环境因素有关。

【临床表现】

男女患病比约为 1∶2，起病年龄多在 20 ~ 40 岁，10 岁以下和 50 岁以上患者少见。临床上起病形式以亚急性起病多见，50% 以上的患者存在发病诱因，其中上呼吸道感染最为常见，其次为过度劳累和应激，外伤、手术、妊娠、分娩、寒冷等为 MS 的发病诱因。

绝大多数患者在临床上表现为时间和空间多发性。时间多发性是指缓解－复发的病程。作用时间持续4小时以上，缓解期至少1个月，最长可达20年，复发次数可为十余次或数十次，每次复发均可留有不同程度的神经功能缺损，最后病情逐渐恶化。空间多发性是指病变部位的多发。单相病程多以脊髓症候起病的缓慢进展型多发性硬化和病势凶险的急性多发性硬化。

多发性硬化的病因与发病机制

1. 症状　①感觉异常：浅感觉障碍表现为肢体、躯干或面部麻木、针刺感、异常的肢体瘙痒感、发冷、烧灼样疼痛、蚁走感、尖锐及定位不明确的感觉异常。也可出现深感觉障碍。②精神症状：在多发性硬化患者中较常见，多表现为抑郁、易怒和脾气暴躁，也可表现为淡漠、嗜睡、智力低下、猜疑、妄想等。约一半的MS会出现认知功能障碍，如反应迟钝、记忆力减退。③发作性症状：是指持续时间短暂、可被特殊因素诱发的感觉或运动异常，每次可持续数秒至数分钟不等，频繁过度换气、焦虑等可诱发，为MS的特征性症状之一。较常见的发作性症状有强直性痉挛、感觉异常、构音障碍、共济失调、癫痫和疼痛。④其他：膀胱功能障碍是多发性硬化患者的主要痛苦之一，常与脊髓功能障碍合并出现。

2. 体征　①肢体无力：最为常见，约半数患者首发症状包括一个或多个肢体无力。运动障碍下肢较上肢明显，可出现偏瘫、截瘫或四肢瘫，其中以不对称瘫痪最常见。②眼部症状：主要表现为急性视神经炎或球后视神经炎。多为急性起病的单眼视力下降，有时双眼同时受累。眼底检查早期可见视神经乳头水肿，以后出现视神经萎缩。约30%的病例有眼肌麻痹及复视；MS重要体征之一是核间性眼肌麻痹。③共济失调：30%～40%患者可出现不同程度的共济运动障碍。

【医学检查】

1. 脑脊液检查　可为MS的临床诊断提供重要依据。约1/3的急性起病或恶化的MS患者脑脊液(CSF)单个核细胞数轻度至中度升高，通常不超过$50\times10^6/L$。IgG鞘内合成的定量检测是CSF－IgG指标，IgG指数>0.7提示MS的可能。

2. 诱发电位检查　包括视觉诱发电位、脑干听觉诱发电位和体感诱发电位等，50%～90%的MS患者有一项或多项异常。

3. 磁共振(MRI)检查　分辨率高，可识别无临床症状的病灶，是目前检测MS最有效的辅助诊断方法。病程长的患者多数有脑白质萎缩征象。

【诊断要点】

1. 诊断　神经系统的症状或体征显示中枢神经系统白质内存在2个以上病灶。年龄10～50岁之间。有缓解和复发交替的病史，两次发作的间隔至少1个月，每次持续24小时以上；或呈缓慢进展方式而病程至少1年以上。脑脊液、诱发单位、MRI检查。

2. 鉴别诊断　需要与各类白质病变相鉴别。

【治疗要点】

治疗原则是抑制炎性脱髓鞘病变进展，防止急性期病情恶化及缓解期复发；延缓神经功能障碍，减轻患者痛苦。

1. *急性发作期治疗*　首选肾上腺糖皮质激素，可抑制免疫反应损伤，控制炎症和充血水肿。常选用甲泼尼龙冲击治疗。对激素治疗无效者，可选择静脉注射大剂量免疫球蛋白治疗或血浆置换，前者对降低 R－R 型患者复发率有肯定疗效，但最好在复发早期应用，后者主要用于对大剂量皮质类固醇治疗不敏感的 MS 患者。

2. *缓解期治疗治疗*　目的在于抑制和调节免疫，控制炎症，减少复发，保护和修复神经功能。治疗措施包括免疫抑制药(如硫唑嘌呤、环磷酰胺)、转移因子及丙种球蛋白、β－干扰素及对症治疗(包括运动障碍的治疗、疼痛及认知和精神障碍的治疗)。

3. *对症治疗*　主要包括疲劳症状、膀胱及直肠功能障碍、严重痉挛性截瘫和大腿痛性屈肌痉挛的治疗。疲劳症状可选用金刚烷达。严重尿潴留和严重便秘者在药物治疗无效时可采用导尿、灌肠的治疗措施，严重痉挛性截瘫首选巴氯芬。

【护理诊断/问题】

1. *自理缺陷*　与肢体乏力、共济失调等有关。

2. *有感染的危险*　与免疫功能低下、机体抵抗力降低有关。

3. *焦虑*　与疾病反复发作、担心预后或经济负担过重等有关。

4. *排尿异常*　与脊髓受累所致膀胱括约肌障碍有关。

5. *知识缺乏*　缺乏 MS 相关知识和自我护理知识。

【护理措施】

1. *生活起居*　①急性期卧床休息，保持舒适体位，协助定时翻身以防压疮。②为患者提供安全舒适的环境。③及时了解患者的需要，协助患者洗漱、进食、大小便等。④保持活动范围内灯光明暗适宜，指导患者在眼睛疲劳或复视时，尽量闭眼休息或双眼交替休息；准备手杖、轮椅等辅助用具，以防摔倒。⑤指导运动障碍的患者进行适当的主动运动和被动运动。

2. *病情观察*　①常规观察：视力障碍、肢体有无麻木、痉挛性瘫痪等病情变化；在缓解期服药过程中要观察患者复发次数是否减少、脑和脊髓病灶数是否减少。②并发症观察：长期大量应用糖皮质激素的不良反应，如类肾上腺皮质功能亢进综合征等。

3. *用药护理*　遵医嘱正确使用糖皮质激素、β－干扰素等。①糖皮质激素：是多发性硬化急性发作和复发的主要治疗药物，有免疫调节和抗炎作用，可减轻水肿，改善轴索传导，缩短急性期和复发期病程，不能突然停止药物的使用。常采用大剂量短程疗法，因易出现钠潴留、低钾、低钙等电解质紊乱，应加强对血钠、血钾、血钙的监测。②β－干扰素：常见不良反应为流感样症状，持续 24～48 小时，2～3 个月后通常不再发生；部分患者可出现注射部位红肿、疼痛；严重时可致肝损害、过敏反应等，应及时发现和报告医生处理。

4. *饮食护理*　低脂、低糖、高蛋白、高钙、富含维生素及纤维素的易消化和吸收的清淡饮食。

5. 心理护理　由于 MS 病程长、反复发作，患者可能出现不稳定的情绪，护士应与其进行有效的沟通，帮助释放和减轻患者的压力。

多发性硬化的健康教育

【健康教育】

多发性硬化患者的健康教育是告知患者和家属预防疾病及避免诱因、增加康复训练，以提高患者生活质量。

第七节　神经—肌肉接头和肌肉疾病

预习案例

彭某，男，56 岁，40 天前无诱因出现颈部疼，抬头无力，四肢无力，活动后加重。近 20 天来，气短，双手均拿不动碗，不能自行起床。肌无力有"晨起暮重"的特点。入院后查：T 36.8℃，P 90 次/min，R 32 次/min，BP 108/65 mmHg。口唇发绀，两侧呼吸力弱，胸腔、腹部未查出异常。四肢肌力 3 级，腱反射减弱，无病理反射。

思考

(1)该案例的临床诊断是什么？

(2)相关的实验室检查有哪些？

神经—肌肉接头疾病是指神经—肌肉接头间传递障碍所引起的疾病。肌肉疾病是指骨骼肌本身病变引起的疾病。临床主要表现为肌无力、肌张力低下或强直、肌萎缩或肥大、腱反射减弱或消失，不伴感觉障碍和肌束震颤。

人体骨骼肌共 600 多块，占体重的 40%。每块肌肉由数目不等的肌束组成，而肌束又是由数十至数千个肌细胞(肌纤维)纵行排列构成。骨骼肌由运动神经支配，一个运动神经元的轴突可分出数十至数千分支神经纤维与所支配的肌细胞形成突触。一个运动神经元与其所支配的肌纤维被称为一个运动单位。神经肌肉突触由突触前膜(神经纤维末梢)、突触间隙、突触后膜(肌细胞膜)组成。神经肌肉突触的传递过程是电学和化学传递相结合的复杂过程。组成突触前膜内含乙酰胆碱(ACh)，突触后膜表面分布着乙酰胆碱受体(AChR)。正常情况下，当运动神经元的电兴奋到达神经末梢时，末梢内的突触小泡将乙酰胆碱(ACh)释放入突触间隙，当神经冲动抵达神经末梢时，电压门控钙通道开放，钙离子内流使突触囊泡和突触前膜融合，囊泡中的 ACh 释放入突触间隙。其中 1/3的 ACh 与 AChR 结合，ACh 与 AChR 结合后引起突触后膜对钾、钠离子通透性的改变，Na^+ 内流，K^+ 外溢，导致肌膜去极化产生终板电位，达到一定幅度时产生引起肌肉收缩的动作电位。而另 2/3 则被突触间隙的胆碱酯酶破坏或被突触前膜重新摄取，电位恢复正常，肌肉放松。当神经—肌肉兴奋传递受阻时，可发生神经肌肉疾病。

各种炎症、变性、代谢异常、肿瘤、外伤、免疫异常均可引起神经肌肉疾病。肌无力是神经肌肉疾病最常见的症状，此外还有肌萎缩、肌疼痛、肌强直、肌肥大与假肥大等。体查常有肌张力降低，腱反射减弱。肌电图、肌酶学、肌肉活组织检查有助于此类疾病的诊断。

一、重症肌无力

重症肌无力(myasthenia，MG)是一种神经—肌肉接头处传递功能障碍的获得性自身免疫性疾病。临床特征是部分或全身骨骼肌易于疲劳，有活动后加重、休息后减轻和晨轻暮重等特点。主要由于神经—肌肉接头突触后膜上乙酰胆碱受体受损引起。一般人群发病率为(8～20)/10 万，患病率约为 50/10 万。

【病因与发病机制】

重症肌无力是一种累及神经—肌肉接头突触后膜 AChR 的自身免疫性疾病，在 AChR－Ab 抗体介导下，突触后膜的 AChR 被大量破坏，不能产生充足的终极电位，导致突触后膜传递功能障碍。

重症肌无力的病因与发病机制

胸腺的解剖与胸腺瘤的流行病学意义

【临床表现】

任何年龄均可发病，发病年龄有两个高峰：20～40 岁女性多于男性，约为 3∶2；40～60岁发病者以男性为多，多合并胸腺瘤。少数患者有家族史。

1. 临床特征

(1)症状：多数起病隐袭，受累骨骼肌主要表现为肌肉活动特别容易疲劳无力，大多数以眼外肌麻痹为首发症状，如上睑下垂、斜视、复视，重者眼球运动明显受限，甚至眼球固定，瞳孔括约肌一般不受累。也可以影响面肌、咀嚼肌、咽部肌肉、躯干，四肢肌肉，是以近端无力，感觉功能正常为特征。受累肌群均有“晨轻暮重”、疲劳后加重和休息后减轻等现象，是 MG 的主要特征，但晚期经休息后症状也不能完全消失。MG 的重要临床特征是首次用抗胆碱酯酶药物有显著的治疗效果。

(2)并发症：发作时可并发 MG 危象，是指病变累及呼吸肌，出现咳嗽无力、呼吸困难，是 MG 致死的主要原因。由感染、手术、精神创伤等应激因素可造成口咽肌和呼吸肌无力引发危象，心肌亦可受累，可引起突然死亡。

2. 临床分型

(1)成年型：根据疾病侵犯部位及受累程度，将 MG 分为以下几型。①Ⅰ型：眼肌型(15%～20%)，病变限于眼外肌，出现上睑下垂、复视。②Ⅱa 型：轻度全身

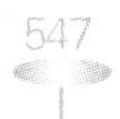

型(30%)，从眼外肌逐渐波及四肢，无咀嚼、吞咽及说话困难。③Ⅱb型：中度全身型(25%)，四肢肌中度受累，眼外肌受累，此外还有咀嚼、吞咽及构音障碍，但无危象。④Ⅲ型：重症急进型(15%)，发病急、进展快，在发病后数周出现呼吸肌麻痹和肌无力危象，病死率高。⑤Ⅳ型：迟发重症型(10%)，多在发病2年内由Ⅰ、Ⅱa、Ⅱb型发展到呼吸麻痹，常合并胸腺瘤，预后差。⑥Ⅴ型：肌萎缩型，少数患者起病半年内即开始出现肌萎缩。

(2)儿童型：大多数病例仅限于眼外肌麻痹，双眼睑下垂可交替出现拉锯状。约占我国重症肌无力患者的10%。约1/4病例可自然缓解，仅少数病例累及全身骨骼肌。

(3)少年型：多为单纯眼外肌麻痹，多在10岁后发病，部分伴吞咽困难及四肢无力。

【医学检查】

1. AChR－Ab抗体滴度检测　对MG的诊断具有特征性意义。阳性率可达80%以上，但眼肌型升高可不明显。临床滴度与临床严重程度不完全一致。

2. 重复神经电刺激　是MG常用且具有确诊价值的检查方法。超强重复刺激神经干在相应肌肉记录复合肌肉动作电位，是检测神经—肌肉接头(NMJ)功能的重要手段，分别用低频(2～3 Hz)和高频(10 Hz以上)重复刺激尺神经、面神经和副神经，低频电刺激后出现动作电位波幅递减大于10%以上为阳性，高频电刺激后出现动作电位波幅递减大于30%以上为阳性，与临床严重程度密切相关。为避免假阳性结果，应在停用新斯的明至少12小时之后。

3. 肌疲劳试验(Jolly试验)　令受累肌肉反复活动后肌无力明显加重。如嘱患者连续睁闭眼30次，观察眼裂大小，眼裂明显变小，休息后恢复，则为阳性。用于病情不严重的患者。

4. 抗胆碱酯酶药物试验　静脉注射腾喜龙5～10 mg，症状迅速缓解者为阳性。或肌注新斯的明0.5～1.0 mg，10～20分钟后症状明显减轻者为阳性。

5. 其他检查　胸部X线片或胸腺CT、MRI检查，有胸腺增生和肥大。5%的MG患者有甲状腺功能亢进，表现为T_3、T_4升高。部分患者抗核抗体和甲状腺抗体阳性。

【诊断要点】

1. 诊断　根据受累肌群的无力表现为“晨轻暮重”，疲劳后加重，经休息后有恢复，即可做出诊断。对症状不典型者可行肌疲劳试验、抗胆碱酯酶药物试验、重复电刺激和AChR－Ab测定等试验帮助确诊。

2. 鉴别诊断　Lambert－Eaton肌无力综合征是自身免疫性疾病，其病变主要部位为周围神经末梢突触前膜的钙离子通道和ACh囊泡释放区。约2/3是肿瘤患者，以燕麦细胞型支气管肺癌最常见，且男性发病率大于女性。患者活动后即感疲劳，但短暂用力收缩后肌力反而增强，而持续收缩后又呈疲劳状态，且脑神经支配的肌肉很少受累。另外，约1/2患者伴有自主神经症状，出现口干、少汗、便秘、阳痿。新斯的明试验可出现阳性，但没有重症肌无力敏感；重复神经刺激的特征性改变为低频重复神经电刺激时，波幅呈递减，而高频重复神经刺激时，波幅呈递增，且递增的程度均在100%以上；血清AChR抗体阴性；用盐酸胍治疗可使ACh释放增加而使症状改善。

【药物治疗】

1. 药物治疗

(1)抗胆碱酯酶类药物：通过抑制抗胆碱酯酶的活性，使释放至突触间隙的 ACh 存活时间延长而发挥效应。剂量从小开始。常用溴吡斯的明 60 ~ 120 mg，每日 3 ~ 4 次，餐前 30 ~ 40 分钟服用。心率过慢、心律不齐、机械性肠梗阻及哮喘患者均忌用或慎用。

(2)肾上腺皮质激素：主要通过抑制 AChR - Ab 的生成，增加突触前膜 ACh 的释放量及促使终板再生、修复而发挥作用，适用于各种类型的 MG。根据病情，可采用大剂量冲击疗法或小剂量递增法。

(3)免疫抑制药：首选硫唑嘌呤，每次口服 50 ~ 100 mg，每日 1 次，可长期应用。适用于伴高血压、糖尿病和十二指肠溃疡等不能耐受大剂量激素的 MG 患者，其不良反应是骨髓抑制和肝肾损害。

2. 血浆置换法　用于肌无力危象和难治性 MG。用正常人血浆或血浆代用品置换患者血浆，可去除患者血中的抗体，起效快，近期疗效好，但不持久，最多维持疗效 2 个月。需重复进行，且费用昂贵。

3. 胸腺治疗和放射治疗　前者对全身型 MG 多适合做胸腺切除，适合大多数 MG。约 70% 的患者术后症状缓解或治愈，可去除患者自身免疫反应的始动抗原，减少参与自身免疫反应的 T 细胞、B 细胞和细胞因子。后者适合少数不能手术或者术后复发。

4. 免疫球蛋白外源性 IgG　可以干扰 AChR 抗体与 AChR 结合，从而保护 AChR 不被抗体阻断。

5. 危象的抢救　一旦发生呼吸肌瘫痪，应立即气管切开，应用人工呼吸器辅助呼吸，并明确是何种类型的危象，以便对症治疗。

(1)肌无力危象：为最常见的危象，多由于抗胆碱酯酶药量不足所致。注射腾喜龙或新斯的明后症状可减轻，应立即加大抗胆碱酯酶药剂量。

(2)胆碱能危象：由于抗胆碱酯酶药物过量所致，患者肌无力加重，出现肌束震颤和毒蕈碱样症状。静脉推注腾喜龙 2 mg，如症状加重应立即停用抗胆碱酯酶药，待药物排出后再重新调整剂量或改用其他疗法。

(3)反拗危象：患者对抗胆碱酯酶药物不敏感，腾喜龙或新斯的明服用后治疗无效但不加重症状。此时应停用抗胆碱酯酶药物，用输液维持，或改用其他疗法，待运动终板功能恢复后再重新调整抗胆碱酯酶药。

【护理诊断/问题】

1. 生活自理缺陷　与神经—肌肉接头传递障碍、肌萎缩有关。

2. 营养失调：低于机体需要量　与咀嚼无力、吞咽困难所致进食减少有关。

3. 语言沟通障碍　与咽喉、软腭及舌肌受累或气管切开等所致构音障碍有关。

4. 潜在并发症　呼吸衰竭、重症肌无力危象、吸入性肺炎。

【护理措施】

1. 生活起居　指导患者正确休息与活动，避免疲劳。对于疾病早期的患者应尽可能坚持工作及日常活动。随着疾病进一步发展，应协助患者洗漱、进食、清洁卫生，保持口腔清洁、防止外伤和感染等并发症。MG 患者常有垂足，轻微垂足都会导致绊倒，尽早戴上足支架以预防绊倒。上肢的手及前臂先受累，可以在腕部设置支架使手处于最便于用力的位置。

2. 病情观察　①常规观察：观察病情变化，如肌张力、呼吸频率、呼吸节律改变等。②急危重症观察：若突然出现肌无力危象、胆碱能危象应立即报告医生，配合抢救。

3. 用药护理　遵医嘱使用抗胆碱酯酶药、糖皮质激素、免疫抑制药等。①抗胆碱药酯酶药物：最佳服药时间为餐后15分钟或餐前30分钟，从小剂量开始，严格掌握药物的剂量和服用的次数，以防发生胆碱能危象。出现胃肠道反应（呕吐、腹泻）、出汗、流涎、支气管分泌物增多等不良反应，可遵医嘱用阿托品拮抗；患者出现应激时，及时就诊，遵医嘱增加药物剂量。②糖皮质激素：不可漏服、自行停药，从大剂量开始，长期服用注意观察有无消化道出血、骨质疏松等并发症，需定期监测血压、血糖和电解质。③免疫抑制药：出现血小板、白细胞减小立即停药，定期检查血常规和肝肾功能。④在治疗期间，不能使用阻滞神经—肌肉接头传递的药物，如氨基糖苷类抗生素（如庆大霉素）、普萘洛尔、氯丙嗪等，以免病情加重和诱发危象。

4. 饮食护理　建议饮食为富含维生素、高蛋白、高热量、富含钾、钙。进餐前应充分休息，避免劳累。病情轻者咀嚼困难，重者吞咽动作消失，需要调整进食计划，建议患者在用药后15～30分钟药物作用最强时进餐。协助患者采取舒适的进餐体位，减少体力消耗。咀嚼无力者，宜细嚼慢咽。重症者给予喂食，速度宜慢。根据病情给予半流质饮食，避免干硬和粗糙食物，以免增加吞咽困难。病情严重者可考虑鼻饲流质。

5. 心理护理　关心患者，及时了解其心理活动，发现情绪激动和紧张时，做好劝导工作。告知患者保持乐观的生活态度对疾病治疗的必要性。

重症肌无力的健康教育

【健康教育】

重症肌无力的健康教育是提高患者生活质量的重要措施。

二、周期性瘫痪

周期性瘫痪是以反复发作的骨骼肌弛缓性瘫痪为特征的一组疾病，发病时大多有血清钾离子的浓度改变，肌无力症状持续数小时至数周，发作间歇期完全正常。按血清钾的浓度分为高钾型、低钾型和正常血钾型。以低钾型最多见，现重点介绍低钾型周期性瘫痪。

低钾型周期瘫痪以发作性肌无力、血清钾降低，补钾后症状迅速改善为特征。包括原发性和继发性，原发性是常染色体显性遗传，同一家族中各代都可发病；继发型是由甲状腺功能亢进症等疾病引起。

【病因与发病机制】

大量研究显示，周期性瘫痪病因与位于1号染色体长臂（lq31）基因突变有关。发病机制尚不完全清楚，目前大多认为受钾离子浓度在细胞内、外的不稳定影响。

【临床表现】

周期性瘫痪多散发，一般20～40岁发病，男性多于女性，随年龄增长而发作次数减少。40岁以后发病者逐渐减少，直至停发。发作诱因常为进食含过量碳水化合物的食物、酗酒、过劳、剧烈运动、寒冷、感染、创伤、情绪激动，注射胰岛素、肾上腺素、皮质类固醇或大量输入葡萄糖等。

周期性瘫痪的病因与发病机制

1. 症状　发病前可有肢体麻木、酸胀、烦渴、多汗、少尿、面色潮红、恶心、恐惧等前驱症状，常于饱餐后午夜或清晨醒来时肢体出现轻度或完全瘫痪，表现为四肢弛缓性瘫痪，程度可轻可重，肌无力常由双下肢开始，逐渐向上发展，以近端较重。发作一般持续数小时至数天即可逐渐恢复，但短者仅数分钟即可恢复，发作频度因人而异，多者一天数次，少者一生中仅1～2次。患者神志清楚，呼吸、吞咽、咀嚼、发音、眼球运动通常不受影响，大小便功能正常。

2. 并发症　发作时可累及呼吸肌造成死亡，可并发心率减慢，室性期前收缩、血压升高。

【医学检查】

1. 血清钾测定　发作时血清钾浓度常低于3.5 mmol/L，间歇期正常。

2. 心电图检查　可见U波明显、T波低平或倒置、P－R间期和Q－T间期延长，ST段下降，QRS波增宽。

3. 肌电图检查　可见电位幅度降低，数量减少，完全瘫痪时运动单位电位消失，电刺激无反应，膜静息电位低于正常。

【诊断要点】

1. 诊断　反复发作过程，迟缓性瘫痪和血清钾低于3.5 mmol/L，心电图改变等特征改变不难诊断，有家族史者支持诊断。

2. 鉴别诊断　详见本节“重症肌无力”。

【治疗要点】

1. 发作期　给予10%氯化钾或10%枸橼酸钾40～50 mL顿服，24小时内再分次口服，日总量为10 g。也可用0.9%氯化钠溶液或林格氏液加氯化钾注射液静脉滴注。

2. 间歇期　口服10%氯化钾10 mL，3次/天可预防发作，同时应避免各种诱因，平时多食富含钾的新鲜蔬菜水果。

【护理诊断/问题】

1. 活动无耐力　与钾代谢紊乱致肢体瘫痪有关。

2. 知识缺乏　缺乏自我防护及用药知识。

3. 焦虑　与疾病反复发作有关。

【护理措施】

1. 生活起居　发作期患者应卧床休息，可鼓励不完全瘫痪者在能耐受的范围内适度活动。但如有明显的心功能损害时，应限制活动量，以防心肌受损。

2. 病情观察　①常规观察：密切观察患者运动障碍的程度、范围，注意呼吸频率、节律和深度的变化。②急危重症观察：观察有无呼吸肌麻痹和心律失常的表现。

3. 用药护理　告知患者发作期和间歇期的常用药物使用和注意事项，注意口渴、出汗、肢体酸胀、嗜睡等前驱症状，如有发现及时就医。遵医嘱补钾时，以口服补钾为主，静脉补钾时是10%氯化钾加入0.9%氯化钠溶液或林格氏液100 mL中静滴，浓度不超过0.3%，速度每小时不超过1 g，以免影响心脏功能；密切观察患者每日尿量；频繁发作者，发作间歇期可口服钾盐或螺内酯预防发病；呼吸麻痹和严重心律失常的患者遵医嘱积极配合抢救。

4. *饮食护理*　患者应摄入富含维生素、高蛋白、高热量饮食，鼓励多吃豆类、水果、红枣、花生、动物内脏等含钾高的食品。禁饮浓茶、咖啡、酒等刺激性饮料，以免引起兴奋。

周期性瘫痪的健康教育

5. *心理护理*　护理人员要告诉患者补钾后预后良好、康复较快，且随年龄增长，发病频率会逐渐减少，让患者减轻心理压力，帮助其树立信心，积极配合治疗，鼓励患者说出自己的顾虑，消除其消极心理状态。

【健康教育】

告知患者和家属疾病的相关发作的先兆表现、可采取的自我监测方法及康复指导。

第八节　发作性疾病

预习案例

黄某，女，23岁，5年前因车祸致重度脑挫裂伤，受伤后半个月开始出现突然惊叫而昏倒，不省人事，两目向右上方斜视，嘴角向右侧抽动，肢体强直，喉间痰鸣，面唇青紫，小便失禁，每次发作时间为20～30分钟。间隔1～3天发作一次，气候寒冷时每日发作2～3次。

思考

(1)典型症状有哪些?

(2)急性期如何缓解症状?

一、癫痫

癫痫(epilepsy)是一组由于反复发作的神经元异常放电而导致暂时性中枢神经系统功能失常的临床综合征。由于异常放电神经元的部位和扩散范围有差异，临床上可表现为运动、感觉、意识、行为和自主神经等不同程度的障碍，或数种表现兼而有之。每次发作称为痫性发作，反复多次发作所引起的慢性神经系统病症则称为癫痫。在癫痫发作中，由一组具有相似症状和体征组成的特定癫痫现象称为癫痫综合征。癫痫是神经系统常见疾病，人群患病率为0.5%～1%。

【病因与发病机制】

根据病因学不同，可分为特发性癫痫、症状性癫痫、隐源性癫痫；影响癫痫发作的因素包括年龄、遗传因素、睡眠、内环境改变等；发病机制迄今尚未完全阐明，不同类型癫痫的发作机制有可能与异常放电的传播有关。

癫痫的病因与发病机制

【临床表现】

由于异常放电的起始部位和传递方式不同，癫痫的临床表现复杂多样。癫痫发作是指一次发作的全过程，具有短暂性、刻板性、间歇性、重复性，仅一次发作不能称为癫痫，如反复发作则称为癫痫(症)。

(一)癫痫发作

1981 年，国际抗癫痫联盟(ILAE)将癫痫发作分为部分性发作、全面性发作和不能分类的发作三类(表 8 -9)。

表 8 -9　国际抗癫痫联盟(ILAE，1981 年)癫痫发作分类

部分(局限)性发作	单纯性：无意识障碍，可分为运动、感觉(体感或特殊感觉)、自主神经、精神症状性发作 复杂性：有意识障碍，可为起始的症状，也可由单纯部分性发作发展而来，并可伴有自动症 部分性继发全身发作：由部分性发作起始发展为全面性发作
全面(泛化)性发作	包括强直 - 阵挛、强直、阵挛、肌阵挛发作(抽搐性)；失神(典型失神与非典型失神)、失张力发作(非抽搐性)
不能分类的发作	

1. 部分性发作　是成年期癫痫发作最常见的类型，源于大脑半球局部神经元的异常放电。包括单纯部分性、复杂部分性和部分性继发全面性发作。

(1)单纯部分性发作：发作时间短，一般不超过 1 分钟，发作时无意识障碍，发作起始与结束均较突然，可分为以下 4 种类型：

1)运动性发作：表现为躯体某一部位发生不自主的阵挛和强直，大多见于一侧口角、眼睑、手指或足趾，也可涉及一侧面部或肢体。严重部分患者发作后遗留暂时性(数分钟至数日)肢体无力(或瘫痪)称 Todd 瘫痪。当发作沿大脑皮质运动区的分布缓慢移动，如沿手指、腕部、肘部、肩部、口角、面部扩延，称 Jackson 癫痫。

2)感觉性发作：表现为一侧肢体针刺、麻木感，多发生在口角、手指或足趾，病灶在中央后回体感区。

3)自主神经性发作：发作时出现腹痛、呕吐、上腹部不适、面色苍白、瞳孔散大、出汗、潮红、欲排尿感等。

4)精神性发作：表现为各种类型的记忆障碍，如似曾相识、似不相识，强迫思维、快速回顾往事等；情感异常如恐惧、忧郁、欣快、愤怒等。

(2)复杂部分性发作：也称精神运动性发作，占成人癫痫发作的50%以上，发作时均伴有意识障碍。病灶多在颞叶，故又称为颞叶癫痫。其有以下几种类型：

1)仅表现为意识障碍：多为意识模糊，意识丧失较少见。

2)表现为意识障碍和自动症：经典的复杂部分性发作时，患者常出现上腹部异常感觉，或情感、认知、感觉性症状，随后出现意识障碍、呆视和动作停止。自动症是发作过程中或发作后意识模糊状态下出现的具有一定协调性和适应性的无意识活动，如反复咀嚼、吸吮、吞咽或搓手、抚面、解扣、穿衣、摸索。

3)表现为意识障碍与运动症状：开始时即出现意识障碍和各种运动症状，运动症状可为局灶性或不对称强直、阵挛和变异性肌张力动作等。

(3)部分性发作继发全面性发作：先有部分性发作表现，随之出现全身性发作。若发作过后能忆及部分性发作时的情景称为先兆。

2. 全面性发作　病变源于双侧脑部，多在早期即有意识障碍。有以下几种类型：

(1)全面强直－阵挛发作(GTCS)：最常见的发作类型，过去称大发作，以意识丧失和全身抽搐为特征。可由部分性发作演变而来，也可一起病即表现为全面强直－阵挛发作。发作过程分为三期。①强直期：患者突然意识丧失、跌倒于地，多同时发出尖叫。表现为全身骨骼肌持续性收缩，眼睑上牵，眼球上翻或凝视；颈部和躯干先屈曲后反张，双上肢先上举后旋再转为内收前旋，双下肢先屈曲后猛烈伸直；牙关紧闭，可咬伤舌尖，呼吸停止，瞳孔扩大，瞳孔对光反射消失，嘴唇发绀。常持续20～30秒转入阵挛期。②阵挛期：全身肌肉有节律地抽动，呈一张一弛交替性抽动，阵挛频率逐渐减慢，松弛时间逐渐延长，历时1～3分钟，最后在一次强烈痉挛后突然停止，进入惊厥后期。以上两期均可出现血压升高、呼吸暂时中断、唾液和支气管分泌物增多、心率增快、瞳孔散大及光反射消失等。③惊厥后期：阵挛期过后，呼吸首先恢复、心率、血压、瞳孔等逐渐恢复正常，肌张力松弛、意识逐渐恢复。以上三期历时5～10分钟。患者醒后常感到头痛、全身酸痛和疲乏无力，对抽搐过程不能回忆，部分患者在意识完全恢复前先进入昏睡，少数在完全清醒前有自动症和意识模糊。

(2)失神发作：分为典型和不典型两类，临床表现、脑电图背景活动及发作期改变、预后等均有较大差异。①典型失神发作：临床表现为无先兆或局部症状的突然发作和突然中止的意识丧失，发作过程持续5～10秒。发作时患者停止当时的活动，呼之不应，两眼瞪视不动，可伴简单自动性动作如舔唇、吞咽等，或伴失张力，如手中物体落地，事后立即清醒，继续原来的活动，对发作无记忆。每天可发作数次至数百次不等。儿童期起病，青春期前停止发作。②不典型失神发作：起始和终止均较典型者缓慢，除意识丧失外，常伴肌张力降低，偶有肌阵挛。

(3)肌阵挛发作：可见于任何年龄，常见于预后较好的特发性癫痫患者。表现为快速、短暂、触电样肌肉收缩，可遍及全身或局限于某个肌群、某个肢体。

(4)强直性发作：多见于弥漫性脑损害的儿童，睡眠中发作较多。表现为四肢肌肉的强直性收缩，往往使肢体固定于某种紧张的位置。呼吸肌受累时可有面色苍白、发绀。

(5)阵挛性发作：几乎都发生于婴幼儿。特征为重复阵挛性抽动伴意识障碍，之前无强直期，持续1分钟至数分钟。

(6)失张力发作：表现为肌张力突然丧失，可导致患者跌倒，局限性肌张力丧失可导致头或肢体下垂。持续数秒至1分钟。

3. 癫痫持续状态　传统意义是指一次癫痫发作持续时间超过30分钟，或连续多次发作导致发作间期意识或神经功能未恢复至正常水平。目前认为，如果患者出现全面强直－阵挛发作持续5分钟以上即考虑癫痫持续状态。癫痫持续状态是一种危险的急症，由于连续发作致脑组织缺氧、机体代谢活动增强，若不及时治疗可导致脑水肿、脑疝、高热、电解质紊乱、呼吸循环系统衰竭等，危及患者生命。任何类型癫痫均可出现癫痫持续状态，但以全面强直－阵挛发作多见。常见原因为不规范的抗癫痫治疗、饮酒、感染、妊娠、过度劳累、精神刺激。

4. 难治性癫痫　是指频繁的癫痫发作≥4次/月，正规使用抗癫痫药物治疗且其药物浓度在有效范围以内，至少观察2年仍不能有效控制，并且影响日常生活，并且排除进行性中枢神经系统疾病或颅内占位性病变者。

(二)癫痫和癫痫综合征

癫痫发作是指一次发作的全过程，而癫痫或癫痫综合征则是一组疾病或综合征的总称。

1. 与部位有关的癫痫

(1)与年龄有关的特发性癫痫：

1)伴中央－颞部棘波的良性儿童癫痫：好发于2～13岁男性儿童。表现为口咽部、一侧面部阵发性抽搐，多夜间发作。少数可扩散为GTCS，可不经治疗于16岁前自愈。

2)伴有枕叶阵发性放电的良性儿童癫痫：好发于1～14岁，发作开始表现为视觉症状，如视物模糊、闪光、幻觉为先兆，随之出现一侧阵挛性抽搐及自动症，约1/4患儿出现发作后头痛。脑电图示一侧或双侧枕区或颞区有棘－慢波或尖波。

3)原发性阅读性癫痫：较少见，表现为阅读时出现下颌阵挛、手臂痉挛，由阅读诱发，如继续阅读会出现全面强直－阵挛发作。

(2)症状性癫痫：

1)颞叶癫痫：可表现为单纯部分性发作、复杂部分性发作、继发全面性发作或这些发作形式组合。常在儿童或青年期起病，40%有高热惊厥史，部分患者有阳性家族史。

2)额叶癫痫：表现为单纯或复杂部分性发作，可发生于任何年龄，常有继发性全面性发作。

3)顶叶癫痫：常以单纯部分性感觉发作开始，而后继发全面性发作。可发病于任何年龄。

4)枕叶癫痫：表现为伴有视觉症状的单纯部分性发作，可有或无继发性全面性发作。基本的视觉发作主要表现为简单视幻觉和视错觉，如发作性盲点、偏盲、黑矇或者表现为火花、闪光、光幻觉及复视。

5)儿童慢性进行性部分性持续性癫痫状态：表现为部位固定的单纯运动性部分性发作，后期出现发作同侧的肌阵挛。可发生于任何年龄段。

6)特殊促发方式的癫痫综合征：发作可由特殊感觉或知觉促发(反射性癫痫)，也可由非特殊因素(戒酒、不眠、过度换气等)促发，突然呼唤促发(惊吓性癫痫)。

(3)隐源性：被推测为症状性继发性癫痫，但病因不明。

2. 全面性癫痫和癫痫综合征

(1)与年龄有关的特发性癫痫：

1)良性家族性新生儿惊厥：出生后 2～3 天发病，常染色体显性遗传。多表现为阵挛或呼吸暂停，约 14% 患者后期发展为癫痫。

2)良性新生儿惊厥：出生后 5 天左右起病。表现为频繁而短暂的阵挛或呼吸暂停性发作，发作不反复，精神运动发育不受影响。

3)良性婴儿肌阵挛癫痫：1～2 岁发病，男孩较多。表现为短暂暴发的全面性肌阵挛。

4)儿童失神性癫痫：发病高峰为 6～7 岁，女孩较多，与遗传有关。表现为频繁的失神发作，可伴轻微的其他症状，但无肌阵挛性失神。

5)青少年失神癫痫：80% 以上伴有全面强直－阵挛性发作。青春期发病，发作次数少，预后良好。

6)青少年肌阵挛癫痫：好发于 8～18 岁。表现为肢体的阵挛性抽动，多伴有全面强直－阵挛发作和失神发作，常为光敏性。

7)觉醒时全面强直－阵挛性癫病：多发生于 10～20 岁。常于早晨醒来和傍晚休息时发病，多表现为全面强直－阵挛发作，可伴有失神或肌阵挛发作。

(2)症状性或继发性：

1)伴暴发抑制的婴儿早期癫痫性脑病：出生后数个月内发生，常为强直性痉挛，可出现部分发作，肌阵挛罕见。可出现严重的精神运动迟缓及顽固性发作，预后不良。

2)早发性肌阵挛性脑病：发病在出生后 3 个月内，病情严重，第一年即可死亡。初期为非连续的单发肌阵挛，然后为怪异的部分发作，大量的肌阵挛和强直痉挛。

(3)隐源性或症状性：

1)West 综合征：又称婴儿痉挛症。出生后 1 年内发病，男孩多见。以频繁发作的全身肌痉挛、精神发育迟滞、脑电图上高峰失律构成特征性三联征。

2)Lennox－Gastaut 综合征：好发于 1～8 岁。发作形式多样，如不典型失神发作，强直发作、肌阵挛发作、GTCS 等，精神发育迟滞、脑电图上有 1～10Hz 的棘－慢波或尖－慢波。预后不良。

3)肌阵挛－失张力发作性癫痫：常于 2～5 岁发病，男孩多见。首次发作多为全面强直－阵挛性发作，持续数个月后，出现肌阵挛发作、失神发作和每日数次的跌倒发作，持续 1～3 年。病程和预后不定。

4)伴有肌阵挛失神发作性癫痫：约在 7 岁起病，男孩多见。主要特征为失神伴严重的双侧节律性阵挛性跳动。

3. 不能确定为部分性或全身性癫痫和癫痫综合征　如新生儿癫痫、婴儿重症肌阵挛性癫痫等。

4. 特殊综合征　热性惊厥、孤立发作或孤立性癫痫状态。

【辅助检查】

1. 脑电图(EEG)检查　是诊断癫痫最常用的辅助检查。癫痫脑电图的典型表现是棘波、尖波、棘-慢复合波或尖-慢复合波，不同类型的癫痫发作，脑电图有不同的表现，可以辅助发作类型的诊断。常规头皮脑电图只能记录到49.5%患者的痫性放电，而重复3次可将阳性率提高至52%，以及采用过度换气、闪光等刺激诱导可进一步提高阳性率到80%以上，但仍有少数患者脑电图始终正常。部分正常人的脑电图也偶尔记录到痫性放电。故绝不能仅依靠脑电图的正常与否来否定或肯定癫痫的诊断。

2. 头部放射性核素和影像学检查　可确定脑结构异常或者病变，MRI较CT敏感。可发现脑部器质性改变、占位性病变、脑萎缩等，对癫痫及癫痫综合征诊断和分类有帮助。此外功能影像学检查如SPECT、PET等，可以从不同角度反映脑局部代谢变化，帮助确定癫痫灶的定位。

【诊断要点】

1. 诊断　详细而完整的病史和目击者的描述；临床表现有发作性、短暂性和间歇性特点；发作时伴有舌咬伤、跌伤、尿失禁等；脑电图检查有异常发现即可诊断。

2. 鉴别诊断　应区别癫痫发作的类型或癫痫综合征，并通过神经系统检查、生化检查、脑血管造影、CT和MRI等进一步明确病因。注意与晕厥、假性癫痫发作、发作性睡病、基底动脉性偏头痛、短暂性脑缺血发作、低血糖症相鉴别。

【治疗要点】

目前仍以药物治疗为主要手段。

1. 病因治疗　有明确病因者应针对病因治疗，如手术切除颅内肿瘤，治疗脑寄生虫病、低血糖、低血钙等。

2. 发作时的治疗　立即让患者就地平卧，保持呼吸道通畅、吸氧，防止外伤及其他并发症。应用地西泮或苯妥英钠预防再次发作。

3. 发作间歇期的治疗　主要是药物治疗。

(1)药物治疗的一般原则：

1)确定是否用药：半年内发作两次以上者，一经诊断立即用药。

2)药物的用法：根据药物代谢特点、作用原理及不良反应出现规律决定用药方法。

3)尽可能单药治疗：宜从小剂量开始，逐渐增加剂量直至达到有效的控制发作而无不良反应或不良反应很轻。

4)正确选择药物：根据癫痫类型选择用药。

5)合理的联合治疗：约20%的患者在两种单药治疗后仍不能控制发作时，应考虑合理的联合用药，即"在最低程度增加不良反应的前提下，获得最大限度的发作控制"。

6)增减药物、停药及换药原则：坚持长期服药，不能随意减量或停药，以免诱发癫痫持续状态；增药可适当变快，减药一定要慢，必须逐一增减；如果一种一线药物已达最大可耐受剂量却还是不能控制发作，可加用另一种一线或二线药物，至发作控制或达到最大可耐受剂量后，可逐渐减掉原有药物转换为单药，换药期间应有5~7天的过渡期；应缓慢和逐渐减量，一般1~1.5年无发作者方可逐渐减量停药。

7)严密观察不良反应：应用抗癫痫药物前应检查肝肾功能和血常规、尿常规，用药

后还需每个月监测血常规、尿常规，每季度监测肝肾功能，至少持续半年。

(2)常用的抗癫痫药(AEDs)包括传统 AEDs 和新型 AEDs 两大类。传统 AEDs 有苯妥英钠、卡马西平等；新型 AEDs 有托吡酯、拉莫三嗪、加巴喷丁、奥卡西平等。常用的 AEDs 的治疗剂量及不良反应见表 8－10。

表 8－10 常用 AEDs 的剂量及不良反应

药物	常规治疗剂量	不良反应
苯妥英钠(PHT)	成人：200 mg/d	胃肠道症状、毛发增多、小脑征、齿龈增生、粒细胞减少、肝损害
卡马西平(CBZ)	10～20 mg/(kg·d)	胃肠道症状、小脑征、嗜睡、皮疹、体重增加、骨髓与肝损害
苯巴比妥(PB)	成人：60～90 mg/d 儿童：2～5 mg/(kg·d)	嗜睡、小脑征、复视、认知与行为异常
丙戊酸(VPA)	成人：600～1 800 mg/d 儿童：10～40 mg/(kg·d)	肥胖、毛发减少、嗜睡震颤、骨髓与肝损害、胰腺炎
托吡酯(KTPM)	成人：75～200 mg/d 儿童：3～6 mg/(kg·d)	震颤、头痛、头晕、小脑征胃肠道症状、体重减轻、肾结石
拉莫三嗪(LTG)	成人：起始剂量 25 mg/d，维持剂量 100～300 mg/d 儿童：起始剂量 2 mg/(kg·d)，维持剂量 5～15 mg/(kg·d)	头晕、嗜睡、恶心、皮疹
加巴喷丁(GBP)	起始剂量 100 mg/d，维持剂量 900～1 800 mg/d	嗜睡、头晕、复视、健忘、感觉异常

4. 癫痫持续状态的治疗

(1)对症处理：保持呼吸道通畅、吸氧，必要时行气管插管或气管切开；监测生命体征；防止舌咬伤和外伤；定时进行血气生化分析；防治脑水肿、高热，纠正酸中毒，预防感染等。

(2)快速控制发作：可依次选用以下药物。①首选地西泮 10～20 mg 静脉推注，每分钟不超过 2 mg，复发者可在 30 分钟内重复使用，或用 60～100 mg 溶于 5% 葡萄糖生理盐水中，于 12 小时内缓慢静脉滴注；儿童首次静注量为 0.25～0.5 mg/kg，一般不超过 10 mg；②异戊巴比妥钠 0.5 g 溶于注射用水 10 mL 作静脉推注，速度不超过 0.1 g/min；③苯妥英钠 0.3～0.6 g 加入 0.9% 氯化钠溶液 500 mL 中静脉滴注，或 10～20 mg/kg溶于 0.9% 氯化钠溶液 20～40 mL 中静脉推注，速度不超过 50 mg/min；④10% 水合氯醛或副醛：加等量植物油保留灌肠。在上述药物控制癫痫发作后，即应用苯巴比妥 0.1～0.2 g 肌内注射，每日 2 次，巩固和维持疗效，同时鼻饲抗癫痫药，待其清醒后改为口服。

(3)防治并发症：20%甘露醇125 mL快速静脉滴注防治脑水肿；纠正代谢紊乱和酸中毒，维持电解质平衡；预防和控制呼吸道感染，高热可物理降温；加强营养支持治疗。

(4)维持治疗：经上述处理控制癫痫发作后，使用苯巴比妥0.1～0.2 g肌注，每日2次，以巩固和维持疗效。

【护理诊断/问题】

对癫痫持续状态定义的再认识

1. *有窒息的危险* 与癫痫发作时喉部痉挛、唾液和支气管分泌增多及癫痫持续状态有关。

2. *焦虑* 与癫痫反复发作、困窘有关。

3. *知识缺乏* 缺乏长期正确服药的知识。

4. *有受伤的危险* 与意识突然丧失、抽搐和判断力受损有关。

5. *潜在并发症* 脑水肿、水电解质紊乱。

【护理措施】

1. *生活起居* 患者应充分休息，保持环境安静，避免过度疲劳、睡眠不足、情绪波动及强光刺激等；适当参加体力和脑力活动，劳逸结合，出现先兆应立即卧床休息。

2. *病情观察* 观察并记录发作的类型、时间与频率；观察发作停止后患者意识是否完全恢复，有无头痛、疲乏及行为异常。注意发作过程中有无心率增快、血压升高、呼吸减慢或暂停、瞳孔散大、牙关紧闭、大小便失禁等，出现此类症状多为全面强直－阵挛发作，需严密监测生命体征及神志瞳孔变化，准备好吸痰器、鼻导管、气管插管和气管切开包等抢救物品。应警惕窒息发生，若患者出现烦躁不安或神志不清、面色发绀、大汗、咽喉部明显痰鸣音，及时通知医生，积极配合抢救。

3. *用药护理* 向患者及家属强调根据癫痫发作的类型遵医嘱服药的重要性；从小剂量开始；尽量单一用药；坚持长期服药，疗程一般4～5年，停药遵循缓慢和逐渐减量的原则，切不可突然停药或间断、不规则服药；服药期间定期查血常规与生化检查，必要时测定血药浓度，以防药物不良反应；向患者介绍药物疗效及常见不良反应、应注意的问题(具体内容见癫痫的药物治疗)。

4. *发作时护理*

(1)防止外伤：告知患者有前驱症状时立即平卧，采取保护措施，避免摔伤。发作时切忌用力按压抽搐身体，以免发生骨折、脱臼。将压舌板或纱布、手绢等置于患者口腔侧上下齿之间，防止舌、口唇和颊部咬伤。用棉垫或软垫对跌倒时易擦伤的关节加以保护；注意防护精神运动性发作患者，防止患者伤人、自伤或走失。

(2)防止窒息：GTCS和癫痫持续状态的患者，应取头低侧卧位，或平卧位头偏向一侧，下颌稍向前，松开领带、衣扣和裤带，如有活动性义齿应取下，及时清除口鼻分泌物；立即放置压舌板，必要时用舌钳将舌拖出，防止舌后坠阻塞呼吸道。不可强行喂水、喂食，以免误入气管引起窒息或肺炎。

5. *癫痫持续状态的护理*

(1)保持呼吸道通畅，吸氧，必要时行气管插管或气管切开。

(2)立即遵医嘱给予地西泮 10～20 mg 缓慢静脉推注，用药中密切观察呼吸、血压、心率、意识的变化，如出现呼吸变浅、昏迷加深、血压下降应暂停注射。

(3)保持病室安静，避免各种刺激，设专人守护，床周加设护栏。

(4)密切观察病情变化，及时发现高热、脑水肿等并发症。

(5)积极查找并去除癫痫持续状态的诱因。

6. 饮食护理　给予清淡饮食，少量多餐，避免辛辣刺激性食物，戒烟戒酒。

7. 心理护理　告诉患者精神紧张、疲劳、感情冲动、睡眠不足可诱发癫痫发作，应保持良好的心态，树立战胜疾病的信心，掌握自我护理的方法，积极配合疾病的治疗。应尊重和关心患者，多鼓励患者表达焦虑、恐惧或无能为力的心理感受。

癫痫的健康教育

【健康教育】

健康教育的对象需包含患者及家属，主要内容包括疾病知识指导和安全与婚育指导。

二、偏头痛

偏头痛(migraine)是临床常见的原发性头痛，是一种良性的反复发作的单侧或双侧头痛。发作性头痛、自发性缓解、反复发生、间歇期正常是偏头痛的主要特征。半数以上的病例在 20 岁之前发病，女性患者占 2/3 以上。我国的患病率约为 627/10 万。

偏头痛的病因与发病机制

【病因与发病机制】

尚不明确，目前认为是由于多种环境因素和遗传因素相互作用所引起的多基因、多因素疾病。

【临床表现】

临床上以无先兆的偏头痛和有先兆的偏头痛两种类型常见。

1. 无先兆偏头痛　是最常见偏头痛类型，约占偏头痛的 80%。先兆不明显，临床表现为反复发作的一侧或双侧额颞部搏动性疼痛，常伴有恶心、呕吐、畏光、畏声、出汗、头皮触痛、全身不适等症状。与有先兆偏头痛相比持续时间更长，发作频率更高，可严重影响生活和工作。如头痛严重且持续 72 小时以上不缓解，称为偏头痛持续状态。

2. 有先兆的偏头痛　即典型偏头痛，此型约占全部偏头痛的 10%。发病前数小时至数日可有倦怠、注意力不集中和打哈欠等前驱症状。在头痛之前或头痛发生时常有先兆表现，以视觉先兆最常见，如视物模糊、亮光、暗点、异彩、视物变形等。先兆症状一般为 10～20 分钟，不超过 60 分钟。先兆同时或之后出现剧烈头痛，表现为一侧或两侧额颞部或眶后搏动性钝痛，常伴有恶心、呕吐、畏光、畏声、精神萎靡、易激怒、疲劳等。头痛可持续 4～72 小时，1～2 天后好转。

3. 特殊类型偏头痛

(1)偏瘫型偏头痛：有家族史，临床少见。先兆除必须有运动无力症状外，还应包括视觉、感觉和言语三种先兆之一，先兆症状持续 5 分钟至 24 小时，症状呈完全可逆性，在先兆同时或先兆 60 分钟内，然后出现符合偏头痛特征的头痛。

(2)基底动脉型偏头痛：多见于有偏头痛家族史的女性，多在35岁以下发病，与月经期有明显联系。先兆症状明显源自脑干和/或两侧大脑半球，出现眩晕、复视、眼球震颤、耳鸣、构音障碍、双侧肢体感觉异常、共济失调、意识改变和跌倒发作等脑干和枕叶症状提示椎－基底动脉缺血。多见视觉先兆，如闪光、暗点、视物模糊、视野缺损等，在先兆同时或先兆60分钟内，然后出现符合偏头痛特征的头痛，常伴恶心、呕吐。

(3)眼肌麻痹型偏头痛：极少见。临床表现为反复发作的偏头痛样头痛，头痛发作同时或4天内出现头痛侧的眼肌麻痹，以上睑下垂最多见，瞳孔扩大，部分病例可同时累及滑车神经和展神经。

(4)偏头痛等位症：部分患者可周期性发生某些症状而无头痛，或与头痛交替出现。有多种亚型。例如：闪光暗点、腹型、偏瘫偏麻、复发性眩晕和精神型。

【医学检查】

偏头痛无特异性检查结果。

【诊断要点】

据长期反复发作一侧或两侧额颞部或眶后搏动性头痛及家族史，进行诊断。

【治疗要点】

治疗目的是终止头痛发作、缓解伴发症状、预防复发。治疗包括药物治疗和非药物治疗两个方面。药物治疗分为发作期治疗和预防性治疗。

1. 发作期治疗　治疗药物包括非特异性止痛药如非甾体类抗炎药(NSAIDs)和阿片类药物，特异性药物如麦角类制剂和曲普坦类药物。强调个体化治疗，根据患者头痛程度、伴随症状、既往用药情况等选择药物，并在症状起始时立即服用。

(1)轻－中度头痛：可给予解热镇痛药或非类固酮类抗炎药，如布洛芬、阿司匹林等进行治疗。此类药物越早应用越好，至疼痛完全缓解后停药。

(2)中－重度头痛：可用5－HT受体激动药，如双氢麦角胺0.25～1.0 mg肌内或静脉注射；麦角胺0.6～1.0 mg口服，或2.0 mg舌下含服；也可用曲普坦类药物，如舒马普坦6 mg皮下注射，1个小时后可重复给药，但总量不超过12 mg/d。必要时应用镇吐药。

2. 预防性治疗　对频繁发作的头痛选用下列药物预防性治疗：①首选药物，如β－肾上腺能受体阻滞药普萘洛尔10～40 mg，每日2～4次；②钙拮抗药，氟桂利嗪5 mg，每晚1次口服，或尼莫地平20～40 mg，每日2～3次；③抗组胺药，赛庚啶0.5～4 mg，每日2～4次；④其他如抗抑郁药阿米替林、抗癫痫药苯妥英钠或丙戊酸、非类固醇类抗炎药等，可酌情选用。

【护理诊断/问题】

1. 疼痛：头痛　与发作性神经－血管功能失常有关。

2. 睡眠型态紊乱　与头痛长期反复发作和(或)焦虑情绪改变有关。

3. 焦虑　与疼痛反复发作有关。

【护理措施】

1. 生活起居　病情严重时嘱患者卧床休息，采取舒适的体位，精神放松，避免睡眠不足、精神紧张、过度疲劳、刺激性气味等诱发因素，保持病室安静，光线柔和。

2. 病情观察　观察患者疼痛的部位、性质、程度、持续时间、发作频率及伴随症状，评估疼痛的原因与诱因。

3. 用药护理　严格遵医嘱用药并监测长期用药可能的不良反应（表 8－11 和表 8－12）。

表 8－11　偏头痛发作期常用药物与不良反应

类型	药物	不良反应
非甾体类抗炎药	对乙酰氨基酚	恶心、呕吐、出汗、面色苍白、腹痛
	布洛芬	消化道出血、皮疹、氨基转移酶升高
麦角碱类	双氢麦角胺	恶心、呕吐、周围血管收缩
	麦角胺	恶心、呕吐、周围血管收缩
曲普坦类	琥珀酸舒马普坦	恶心、心悸、烦躁、焦虑

表 8－12　偏头痛预防性治疗常用药物

类型	常用药物	不良反应	注意事项
β－肾上腺素能受体	普萘洛尔	抑郁、低血压、阳痿等	哮喘、房室传导阻滞者禁用
β受体阻滞药	美托洛尔	抑郁、低血压、阳痿等	哮喘、房室传导阻滞者禁用
钙离子拮抗药	氟桂利嗪	疲劳、体重增加、抑郁、锥体外系症状	有锥体外系疾病者禁用
	尼莫地平	面红、头晕、皮肤瘙痒、口唇麻木、皮疹等嗜睡、脱发、肥胖、震颤，肝功能损害	
抗癫痫药	丙戊酸	意识模糊、感觉异常、认知障碍、体重减轻、肾结石	妊娠者禁用
	托吡酯	嗜睡	
抗抑郁药	阿米替林	嗜睡、体重增加	

4. 对症护理　教会患者缓解疼痛的方法，如听轻音乐、缓慢深呼吸、指导式想象、练习气功、冷热敷、按摩及指压止痛法等。

5. 饮食护理　清淡饮食，避免进食可能诱发头痛的食物，如高脂肪食品、酒类、巧克力、奶酪、熏肉、熏鱼、某些食物添加剂香料。

6. 心理护理　积极与患者进行沟通，鼓励患者表达自己的心理感受，帮助患者尽量保持稳定、乐观的心理状态，积极调整心态，消除精神紧张，减轻负性情绪。必要时遵医嘱给予抗焦虑药物，并观察其疗效和不良反应。

偏头痛的健康教育

【健康教育】

告知患者和家属疾病的相关病因、发作的先兆表现、可采取的自我护理方法、常用药物的相关知识等。

第九节　神经系统常用诊疗技术及护理

一、腰椎穿刺术

腰椎穿刺术是通过腰椎穿刺获取脑脊液，以协助中枢神经系统疾病的诊断和鉴别诊断，或以注入药物、行内外引流术等治疗性穿刺为目的的技术。如对脑膜炎、脑炎、脑血管病变、脑瘤等神经系统疾病的诊断有重要意义，也可用于鞘内注射药物、测定颅内压力和了解蛛网膜下隙是否阻塞等。

【适应证】

(1)诊断性穿刺。

(2)治疗性穿刺。

【禁忌证】

(1)穿刺部位皮肤或皮下组织有感染病灶或有脊柱结核者。

(2)颅内压明显升高或疑有脑疝先兆者。

(3)开放性颅脑损伤或脑脊液漏者。

(4)高位颈椎外伤、占位性病变或病情危重、有明显出血倾向者。

【操作过程】

1. 核对　住院号、床号、姓名。

2. 评估　患者的病情、穿刺部位的皮肤、精神及心理状态。

3. 准备

(1)腰椎穿刺术是一种有创性操作，术前应确认患者签署知情同意书。

(2)操作者：着装规范、洗手。

(3)术前做普鲁卡因皮试。

(4)用物准备：无菌腰穿包、1% 普鲁卡因或 2% 利多卡因 2 ~ 4 mL、碘伏、无菌手套、胶布等。

4. 环境准备　关闭门窗、必要时放置屏风。

5. 患者准备及指导　向患者解释操作的目的、注意事项，告知操作程序、并发症和操作中可能出现的不适及配合方法；患者去枕左侧卧，背齐床沿，屈颈抱膝，尽量使脊柱前屈，脊柱尽量后凸以增大椎间隙。穿刺前嘱患者排尿排便，在床上静卧15～30分钟。

6. 确定穿刺点　穿刺点一般取第3～4或第4～5腰椎间隙，两侧髂嵴最高点连线与脊柱中线相交点为第4腰椎棘突。

7. 穿刺操作

(1)常规消毒皮肤，戴无菌手套，覆盖消毒孔巾。

(2)用1%普鲁卡因或2%利多卡因1～2 mL自皮肤至椎间韧带行局部浸润麻醉。

(3)选适当的腰椎穿刺针，垂直于脊平面沿腰椎间隙进针，刺入4～6 cm(儿童2～3 cm)或突感阻力消失或降低时，提示针尖已进入蛛网膜下隙，将针芯慢慢抽出可见脑脊液自然流出。如无流出，可轻轻转动穿刺针，或插上针芯，适当调整穿刺深度，即见脑脊液流出。一般取脑脊液2～5 mL送检，若需作细菌培养，试管口及棉塞应用乙醇灯火焰灭菌。若要测压，则接测压管测压，压力管内脑脊液随呼吸轻微波动，上升至一定高度而停止上升时即为初压的数值，正常为80～180 mmH_2O，>180 mmH_2O为颅内压升高，<80 mmH_2O为颅内压降低。

抽液过程中注意观察患者的意识、瞳孔、呼吸、脉搏、血压及面色，如患者出现面色苍白、出汗、心悸、晕厥时，应立即停止抽液，对症处理。术毕拔出穿刺针，针孔用碘伏消毒后覆盖无菌纱布，并稍加压防止出血，再用胶布固定。

8. 记录　穿刺的时间、抽液量、脑脊液的颜色及患者在术中的状态。做好各种用物的分类处置、洗手。

9. 术后护理

(1)嘱患者去枕平卧4～6小时，可转动身体，但不可抬高头部；24小时内不宜下床活动。

(2)密切观察患者有无穿刺后反应，如头痛、恶心、呕吐、眩晕等。穿刺后头痛最常见，可能为脑脊液放出过多或持续脑脊液外漏所致颅内压降低，可指导患者多进饮料、多饮水或遵医嘱静滴0.9%氯化钠溶液等。但颅内压高者不宜多饮水。

(3)观察穿刺部位有无渗液、出血，保持纱布清洁干燥，24小时内不宜淋浴。

【注意事项】

(1)术前注意做好解释、说明，稳定患者情绪。

(2)严格无菌操作，预防感染。

(3)操作中注意询问患者有无不适感，密切观察患者的反应。

(4)操作过程中患者应避免咳嗽、深呼吸及转动身体。若患者有咳嗽症状，操作前可遵医嘱在术前口服止咳药。

(5)操作中接测压管后，应协助患者将双下肢慢慢伸直，嘱其全身放松，伸直头部，自然侧卧。

二、脑室穿刺和持续引流术

脑室穿刺术是经颅骨钻孔或锥孔穿刺侧脑室，放置引流管，引流脑脊液至体外的一种穿刺技术，常用于抢救脑危象、脑疝患者，或通过引流出肿瘤液、炎性液、血性液，有效地减轻其对脑室的刺激，缓解症状，为继续抢救和进一步治疗赢得时间。

【适应证】

(1)开颅术揭开骨瓣后或颅后窝手术时。

(2)化脓性脑膜炎。

(3)肿瘤或其他颅内病变引起的脑积水、先天性脑积水。

(4)自发性或外伤性脑室内出血、术后脑水肿，脑室引流减压。

(5)颅内占位性病变引起颅内压增高出现脑危象或脑疝等险情时。

(6)开颅术中和术后颅内压监测。

【禁忌证】

(1)有明显出血倾向者。

(2)穿刺部位有明显感染者。

(3)脑室狭小者。

(4)弥漫性脑肿胀或脑水肿患者。

【操作步骤】

1. 核对　住院号、床号、姓名。

2. 评估　患者的病情、穿刺部位的皮肤、精神及心理状态。

3. 准备

(1)脑室穿刺术是一种有创性操作，应征得患者及家属同意并签字确认。

(2)操作者：着装规范、洗手。

(3)用物准备：脑室穿刺引流包、无菌引流袋、碘伏、麻醉药、颅骨钻、硅胶导管及抢救药品等，按需要备颅内压监测装置。

4. 环境准备　环境宽敞明亮、清洁干燥，适用于无菌操作。

5. 患者准备及指导　指导患者和家属了解脑室穿刺引流的目的、方法和术中、术后可能出现的意外与并发症，指导患者在术中有任何不适应及时告知医务人员；患者剃光头发，取仰卧位。情绪躁动或谵妄者可遵医嘱使用镇静药，必要时使用约束带加以固定。

6. 确定穿刺点　脑室穿刺点选定在冠状缝前方1 cm，中线旁开2～2.5 cm(或前额部，发际上2 cm，矢状线旁开2～2.5 cm)。

7. 穿刺操作

(1)头皮常规消毒皮肤，戴无菌手套，穿无菌衣，覆盖无菌孔巾。

(2)用2%利多卡因行局部浸润麻醉。

(3)颅骨钻孔，用脑室穿刺针穿刺，穿刺方向与矢状线平行，穿刺针垂直于两侧外耳道连线，一般进针深度3～5 cm，见脑脊液流出时即提示穿刺成功，则置管行脑脊液持续引流或颅内压监测。在严格无菌操作下接引流管、引流瓶，各接头部位用消毒纱布包裹，保持整个引流系统清洁无菌。引流系统需高于侧脑室10～15 cm的位置，保持正压引流脑脊液，防止低颅内压。脑室穿刺过程中应协助患者保持正确体位，减少头部活动。

抽液过程中严密观察神志、瞳孔及生命体征变化，尤其注意呼吸改变。注意引流速度。一般应缓慢引流脑脊液，使脑内压平缓降低。快速引流可导致脑室塌陷。颅内压降得过快，将会使脑组织与硬脑膜分离，撕裂静脉引起硬膜下血肿；颅内压突然降低可导致小脑幕切迹疝。

8. 记录　记录脑室穿刺的时间、脑脊液性质与量及患者在术中的状态；分类、洗手。

9. 术后护理

(1)注意观察引流脑脊液的性质与量。正常脑脊液无色透明，无沉淀，术后 1～2 天可稍有血色，之后转为橙色。如术后出现血性脑脊液或原有的血性脑脊液颜色加深，提示有脑室内继续出血；如果脑脊液浑浊，呈毛玻璃状或有絮状物，提示发生感染，应放低引流袋以引流感染脑脊液。

(2)准确记录 24 小时引流量。每日引流量不超过 500 mL 为宜。

(3)定时观察引流管是否通畅，防止引流管受压、扭曲、折叠或阻塞，尤其在搬运患者或为患者翻身时，注意引流管牵拉、滑脱，以及穿刺部位敷料是否干燥。如发现无脑脊液流出，应查明原因，及时处理。

(4)保持引流处伤口敷料清洁干燥。应每日更换敷料和引流袋，污染时及时更换。如引流管脱出应立即告知医生及时处理。

(5)及时拔除引流管。脑室持续引流一般不超过 10 天，拔管前需夹闭引流管24～48 小时，密切观察受术者有无头痛、呕吐等症状，以便了解是否有再次颅压升高表现。

(6)拔管后应加压包扎伤口处，指导患者卧床休息和减少头部活动，注意穿刺伤口有无渗血和脑脊液漏出，严密观察有无意识、瞳孔变化或意识障碍加重等。

【注意事项】

(1)做好解释工作，消除患者的思想顾虑，积极配合穿刺术的实施。

(2)严格无菌操作，预防感染。

(3)保持引流系统的密闭性，防止逆行感染。

(4)操作中注意密切观察患者的反应，尤其警惕脑疝先兆。

三、数字减影脑血管造影

数字减影脑血管造影(digital subtraction angiography，DSA)是将传统的血管造影与电子计算机相结合而派生的新型技术。原理是将 X 线投照人体所得到的光学图像，经影像增强视频扫描及数模转换，最终经数字化处理后，骨骼、脑组织等影像被减影除去，而充盈造影剂的血管图像保留，产生实时动态的血管图像。根据造影剂注入动脉、静脉的不同，可分为静脉 DSA 和动脉 DSA。动脉 DSA 经肱动脉或股动脉插管注入含碘造影剂，用于判断血管狭窄的程度和范围、观察侧支循环情况、判断病变供应动脉的来源、数量等，是目前临床诊断脑血管病变的“金标准”。

【适应证】

(1)自发性颅内血肿或蛛网膜下隙出血的病因检查。

(2)颅内占位病变的血供与邻近血管的关系及某些肿瘤的定性。

(3)颅内、外血管变性，如颅内动脉瘤、动静脉畸形、动脉狭窄、动脉痉挛等。

(4)了解头面部血管性肿瘤的血供情况。

【禁忌证】

(1)有严重出血倾向或出血性疾病者。

(2)对含碘造影剂过敏者。

(3)穿刺部位皮肤或软组织感染者。

(4)伴有严重心、肝或肾功能不全，不能耐受手术者。

【操作步骤】

1. 核对　住院号、床号、姓名。

2. 评估　穿刺局部皮肤情况、患者精神及心理状态；完善术前检查：血常规、尿常规，出血、凝血时间，肝肾功能，心电图及胸部X线片等；进行碘过敏试验。

3. 准备

(1)数字减影脑血管造影是一种有创性操作，术前应取得患者同意并确认签署知情同意书。

(2)操作者：着装规范、洗手。

(3)用物准备：动脉穿刺包、含碘造影剂、0.9%氯化钠溶液、肝素钠、麻醉药、沙袋、抢救药等。

4. 环境准备　环境宽敞、明亮、清洁，符合无菌操作要求。

5. 患者准备及指导　向患者解释此项检查的目的、方法及配合要求；术前4～6小时禁食、禁水，术前30分钟排空大小便，必要时留置导尿管；术前30分钟遵医嘱使用术前用药(静滴尼莫地平或法舒地尔等)，穿刺部位备皮、消毒；指导患者在术中有任何不适应及时告知医务人员。

6. 确定穿刺点

(1)股动脉造影：穿刺点选腹股沟韧带下1.5～2 cm，股动脉搏动最明显处。

(2)颈动脉造影：患者取头过伸仰卧位，于胸锁关节上4～5 cm，胸锁乳突肌内侧缘，颈动脉搏动明显处进针。

(3)椎动脉造影侧位及额枕位于C5～C6横突孔处直接穿刺椎动脉。

7. 穿刺操作(以股动脉为例)

(1)使用碘伏常规消毒皮肤，戴无菌手套，穿无菌衣，覆盖无菌孔巾。

(2)用1%普鲁卡因或2%利多卡因行局部浸润麻醉。

(3)将穿刺针与皮肤成30°～45°刺入股动脉，将导丝送入血管内20 cm左右，撤出穿刺针，迅速沿导丝置入导管鞘或导管，撤出导丝。然后，在电视屏幕监护下将导管送入各个头臂动脉。进入靶动脉后注入少量造影剂确认动脉，最后造影。

操作实施过程中，应密切观察患者意识、瞳孔及生命体征变化，发现异常及时报告医生处理。

8. 记录　做好各种用物的分类处置；洗手、记录。

9. 术后护理

(1)术后平卧，穿刺部位按压30分钟，沙袋(1 kg)压迫6～8小时，穿刺侧肢体继续制动(取伸展位，不可屈曲)2～4小时。一般于穿刺后8小时左右可取侧卧位，24小时内卧床休息、限制活动，24小时后如无异常情况可下床活动。

(2)密切注意术后有无因导管的刺激导致脑血管痉挛或脑出血的表现。观察双侧足背动脉搏动和肢体远端皮肤颜色、温度等，防止动脉栓塞；注意局部有无渗血、血肿。

(3)卧床期间协助患者进行生活护理。指导患者多饮水，以促进造影剂排泄。

(4)指导患者咳嗽或呕吐时按压穿刺部位，避免因腹压增加而导致伤口出血。

【注意事项】

(1)术前了解患者对造影检查的知晓度及配合程度，安抚患者术前紧张、焦虑等情绪。

(2)操作中注意询问患者有无异常的感觉，密切观察患者的反应。

(3)严格执行无菌操作，预防感染。

(4)按外科术前要求在穿刺部位备皮。

四、脊髓造影

脊髓造影是将造影剂或空气在小脑延髓池或腰椎间隙处注射到蛛网膜下隙，通过X线透视的引导和患者体位变动，观察造影剂或空气在椎管内流动情况、形状及位置变化，可诊断有无脊髓及椎管内病变。

【适应证】

(1)脊柱外伤。

(2)椎间盘突出、椎管狭窄。

(3)蛛网膜粘连等脊髓膜炎性病变。

(4)肿瘤、囊肿等椎管内占位性病变。

(5)脊柱和脊髓畸形，如脊髓纵裂、脊髓圆锥低位固定综合征等。

【禁忌证】

同数字减影脑血管造影。

【操作步骤】

1. 核对　住院号、床号、姓名。

2. 评估　患者的病情、穿刺部位的皮肤、精神及心理状态。

3. 准备

(1)脊髓造影是一种有创性操作，应取得其同意并确认签署知情同意书。

(2)操作者：着装规范、洗手。

(3)用物准备：无菌腰穿包、1%普鲁卡因或2%利多卡因、麻醉药、含碘造影剂、碘伏、无菌手套、胶布等。

4. 环境准备　环境宽敞整洁，符合无菌操作要求，必要时放置屏风。

5. 患者准备及指导　①术前应向患者及家属解释此项检查的目的、方法及配合要求，指导患者在术中有任何不适应及时告知医务人员；②造影前6小时禁食；③术前做碘造影剂过敏试验；④穿刺部位备皮、消毒。

6. 确定穿刺点　同腰椎穿刺术穿刺点。

7. 穿刺操作　同腰椎穿刺术，见脑脊液流出后注入造影剂。

8. 术后护理

(1)穿刺后护理同腰椎穿刺术后护理。

(2)碘油造影后患者取头高足低位，或适当抬高头部，防止碘油进入颅内。脊髓空气造影者应取头低足高位，碘水造影后可取平卧位。

(3)观察患者生命体征、肢体活动及大小便情况。

(4)协助患者做好生活护理。

【注意事项】

(1)做好术前解释工作，取得患者配合。

(2)完善术前各项检查，确保脊髓造影正确实施。

(3)备好各种用物和抢救药品。

五、脑血管介入治疗

脑血管内介入治疗是指在X线下，经血管借助导引器械(针、导管、导丝)递送特殊材料进入中枢神经系统的血管病变部位，用于治疗各种颅内动脉瘤、颅内动-静脉畸形、颈动脉狭窄、颈动脉海绵窦瘘及其他血管疾病。

【适应证】

(1)颅内动脉瘤，颅内动静脉瘘。

(2)脑动静脉畸形者。

(3)动脉粥样硬化性脑血管病。

【禁忌证】

(1)造影剂过敏者。

(2)有严重心、肝、肾功能不全者。

(3)凝血功能障碍或对肝素有不良反应者。

(4)动脉粥样硬化脑血管病患者显示双侧颈动脉闭塞或双侧椎动脉闭塞、严重血管迂曲、严重神经功能障碍、狭窄部位伴有软血栓、3周内有严重的卒中发作或合并严重全身器质性疾病。

【操作步骤】

1. 核对　住院号、床号、姓名。

2. 评估　患者的病情、穿刺部位的皮肤、精神及心理状态。

3. 准备

(1)脑血管介入治疗是一种有创性操作，应取得患者及家属同意并签署知情同意书。

(2)操作者：着装规范、洗手。

(3)用物准备：注射泵、监护仪、栓塞物品或药品(甘露醇、尿激酶)等。

4. 环境准备　环境宽敞整洁，符合无菌操作要求，必要时放置屏风。

5. 患者准备及指导　①向患者解释操作的目的、注意事项，告知操作程序、并发症和操作中可能出现的不适及配合方法；②局部麻醉者术前6小时、全身麻醉者术前9～12小时禁食、禁饮；③术前建立静脉通道，遵医嘱使用术前用药；④碘造影剂过敏试验；⑤穿刺部位备皮、消毒。

6. 穿刺方法　脑血管介入术主要见于以下几种：

（1）血管成形术：是经股动脉穿刺，放入导管和导丝，使其通过脑血管中的狭窄病变，沿导丝将球囊置于病变处加压，扩张狭窄血管。

（2）血管内支架置入术：是在局部麻醉或全身麻醉下，选择合适的指引导管放置在靶动脉，将相应的指引导丝通过狭窄部位，沿指引导丝将适当的支架放置在狭窄部位，透视定位下位置满意后释放支架，再次造影评价治疗效果。如血管成形术效果不满意，可在病变处置入支架，使血管完全再通。

（3）溶栓治疗：是将溶栓药物通过导管直接注入闭塞血管的血栓形成处，溶解血栓，使血管复通。常用于脑血栓形成急性期的溶栓治疗。

（4）血管内栓塞治疗：是将微导管超选择插入靶灶内，放置相应的栓塞材料（栓塞剂），将动脉瘤或畸形血管团栓塞。

术中应注意观察患者意识状态、瞳孔变化及全身情况，有无语言沟通障碍、肢体运动及感觉障碍，有无烦躁不安、意识障碍或意识障碍程度加重、寒战、高热、皮肤受压等不良反应，发现异常及时报告医生处理。如一侧瞳孔散大，常提示患者脑部重要功能区血管栓塞或病变血管破裂，必须立即配合抢救。

7. *术后护理*　①嘱患者术后平卧，穿刺部位按压30分钟，沙袋（1 kg）压迫6～8小时，穿刺侧肢体继续制动（取伸展位，不可屈曲）2～4小时。一般于穿刺后8小时左右可行侧卧位；24小时内卧床休息，限制活动。术后休息2～3天，卧床期间协助患者进行生活护理。②严密观察患者意识、瞳孔、言语表达及肢体活动变化，及时发现是否出现栓子脱落引起脑梗死。注意局部有无渗血、血肿，双侧足背动脉搏动和肢体远端皮肤颜色、温度等，防止动脉栓塞；指导患者咳嗽或呕吐时按压穿刺部位，避免因腹压增加而导致伤口出血。③鼓励患者多饮水，促进造影剂排泄。24小时内尽量不食用高蛋白饮食，预防造影剂肾病。同时，应避免情绪激动、精神紧张和剧烈运动，防止球囊或钢圈脱落移位。④使用肝素和华法林时应监测凝血功能，注意有无皮肤、黏膜、消化道出血，有无发热、皮疹、哮喘、恶心、腹泻等药物不良反应。

【注意事项】

（1）做好术前解释工作，建立良好的信任关系，取得患者配合。

（2）遵医嘱做好各项化验检查。

（3）保持各种管道通畅。

（4）备好急救所需的抢救药品。

六、高压氧舱治疗

高压氧舱治疗是指让患者在密闭的加压装置中吸入高压力（2～3个大气压）、高浓度的氧，使氧大量溶解于血液和组织，从而提高血氧含量，加速侧支循环形成。目的是降低颅内压，减轻脑水肿，纠正颅脑广泛缺血后所致的乳酸酸中毒或代谢产物积聚，改善脑缺氧，促进觉醒反应及神经功能恢复。

【适应证】

（1）一氧化碳中毒。

（2）脑栓塞、脑萎缩、脑供血不足等缺血性脑血管病。

(3)脑炎、中毒性脑病。

(4)空气栓塞。

(5)多发性硬化、脊髓及周围神经外伤。

(6)突发性耳聋。

【禁忌证】

(1)有氧中毒和不能耐受高压氧者。

(2)伴恶性肿瘤者。

(3)上呼吸道感染者。

(4)严重高血压(>160/95 mmHg)或心力衰竭者。

(5)颅内血肿、椎管或其他部位有活动性出血可能者。

(6)急慢性鼻窦炎、中耳炎、咽鼓管通气不良者。

(7)女性月经期或妊娠期。

(8)肺部感染、肺气肿、活动性肺结核及肺空洞者。

【操作过程】

1. 核对　住院号、床号、姓名。

2. 评估　患者的病情及心理状态。

3. 准备

(1)指导患者进舱前按要求更换治疗室准备的全棉服装。

(2)详细了解病情及患者的治疗方案。

(3)治疗前检查有关阀门、仪表、通信、照明、供气、供氧等设备，确认系统运转正常；备好抢救物品及药物于舱内。

4. 环境准备　患者及陪舱人员无携带易燃易爆物品(如火柴、打火机、含乙醇和挥发油制品、电动玩具等)。

5. 患者准备及指导　①嘱患者进舱前勿饱食、饥饿和饮酒，不宜进食产气的食物和饮料，餐后1 ~2 小时方可进舱，进舱前需排空大小便；②指导患者进舱前掌握调节中耳气压的方法及要领，如捏鼻鼓气、咀嚼法、吞咽法等，以预防气压伤；③首次行高压氧舱治疗的患者及陪舱人员在进舱前用1% 麻黄碱液滴鼻；④向患者说明舱内供氧装置及通信系统的使用方法，教会患者正确使用面罩吸氧，掌握间歇吸氧方法；⑤进舱人员按要求更换治疗室准备的全棉服装入舱；⑥告知患者不可随意搬弄或扭动舱内仪表、阀门等设备。

6. 加压操作　通知舱内人员作好相应准备，加压即将开始。治疗过程中必须保证舱内、外随时联系，互通情况，密切配合。调节舱内适宜温湿度。一般夏季为24℃ ~28℃，冬季为18℃ ~22℃，湿度不超过75% 。加压时关闭各种引流管，对密封式水封瓶等装置须密切观察、调整，防止液体倒流入体腔。初期应缓慢加压，控制加压速度。加压同时询问患者有无耳痛，如耳痛明显，应减慢加压速度或暂停加压，督促患者做调压动作，并向鼻内滴入1% 麻黄素，疼痛消除后方可继续加压。若经过各种努力调压仍不成功，应减压出舱。加压过程中出现血压增高、心率及呼吸减慢，系正常加压反应，安抚患者不要惊慌。若患者烦躁不安、面部或口周肌肉抽搐、出冷汗或突然干咳、气急，或患者自诉四肢麻木、头晕、眼花、恶心、无力等，可能为氧中毒，应立即报告医生，停止吸氧，改吸舱内空气；发生抽搐时，应防止外伤和咬伤。

7. 稳压操作　当舱压升到所需要的治疗压力并保持不变，即为稳压，也称高压下停留。在整个稳压期间，应使舱压保持恒定不变，压力波动范围不应超过 0.005 MPa。稳压时指导患者戴好面罩吸氧，在平静状态下吸氧，吸氧时不进行深呼吸。注意通风换气，使舱内氧浓度控制在 25% 以下，二氧化碳浓度低于 1.5%。吸氧时应随时观察患者有无氧中毒症状，如出现应立即摘除面罩停止吸氧。

8. 减压操作　通知舱内人员做好准备后方能开始减压，减压过程中必须严格执行减压方案，不得随意缩短减压时间。减压时指导患者自主呼吸，勿屏气，因为屏气时肺内膨胀的气体无法经呼吸道排出，当肺内压力超过外界压力 10.67 ~ 13.33 kPa 时，肺组织即可被撕裂造成严重的肺气压伤。减压时各种导管、引流管均要开放，如胃管、导尿管、胸腔引流管、腹腔引流管、脑室引流管等；气管插管的气囊在减压前应打开，以免在减压时因气囊膨胀压迫气管黏膜而造成损伤。输液应采用开放式，因为减压时莫菲滴管内的气体发生膨胀，导致瓶内压力升高，气体可进入静脉，有造成空气栓塞的危险。减压过程中因气体膨胀吸热，舱内温度急剧下降，舱内会出现雾气，应适当通风，并控制减压速度，同时应注意为患者保暖。

减压初期，应告知患者由于中耳室及鼻窦中的气体发生膨胀，耳部可有胀感，当压力超过一定程度后，气体即可排出，胀感很快缓解或消失。减压时患者出现便意、腹胀等现象，向患者解释这是减压时胃肠道内气体膨胀，胃肠蠕动加快所致，不必担心。减压出舱后，应询问受术者有无皮肤瘙痒、关节疼痛等不适，以便及早发现减压病症状并及时处理。

【注意事项】

(1) 不能携带易燃易爆物品进舱。

(2) 不同的疾病可能选择不同的治疗压力和吸氧方式。

(3) 每次吸氧的时间不宜过长，一般控制在 60 ~ 90 分钟，要采取间接吸氧，避免氧中毒。

(4) 患者进舱前应排空大小便。

(5) 患者要服从医务人员的安排，掌握吸氧的方法。治疗过程中发现异常，应通过舱内电话与医务人员联系。

学习测验

第九章

传染病患者的护理

传染病患者的护理PPT

学习目标

识记：病毒性肝炎、肾综合征出血热、艾滋病、流行性乙型脑炎、登革病毒感染、狂犬病、恙虫病、伤寒、霍乱、疟疾、阿米巴病、血吸虫病、钩虫病的概念及临床表现。

理解：病毒性肝炎、肾综合征出血热、艾滋病、流行性乙型脑炎、登革病毒感染、狂犬病、恙虫病、伤寒、霍乱、疟疾、阿米巴病、血吸虫病、钩虫病的病因与发病机制；传染病的医学检查、诊断要点、鉴别诊断及治疗要点。

运用：传染病常见症状体征的护理；病毒性肝炎、肾综合征出血热、艾滋病、流行性乙型脑炎、登革病毒感染、狂犬病、恙虫病、伤寒、霍乱、疟疾、阿米巴病、血吸虫病、钩虫病的护理诊断/问题、护理措施及健康教育。

传染病(communicable diseases)是由病原体感染人体后产生的具有传染性、在一定条件下可流行的疾病。常见的病原体有病毒、细菌、衣原体、螺旋体、立克次体、真菌、朊粒、原虫、蠕虫、医学昆虫等。感染性疾病(infectious diseases)是指由病原体感染所致的疾病，包括传染病和非传染性感染性疾病。

中华人民共和国成立后，政府积极推行“预防为主、防治结合”的卫生工作方针，许多传染病的发病率显著下降，天花被消灭，传染病的防治取得显著成效。目前我国传染病虽不再是引起死亡的首要原因，但是有些传染病，如病毒性肝炎、肾综合征出血热、狂犬病、结核病和感染性腹泻等仍广泛存在。一些已被消灭的传染病有死灰复燃的可

能，如血吸虫病等地方性传染病的防治面临新的挑战；新发现的传染病，如艾滋病、传染性非典型肺炎、人禽流行性感冒、埃博拉出血热、疯牛病、军团病等又造成了新的危害。因此，对传染病的防治工作仍不能放松。

第一节　概述

一、感染与免疫

（一）感染的概念

感染（infection）是病原体和人体相互作用、相互斗争的过程。感染过程必须具备三个基本因素：病原体、人体和所处的环境，三者间此消彼长。由于病原体和人体之间适应程度不同，双方斗争的结果也各异，因而产生了感染过程的不同表现。

（二）感染过程的表现

感染过程包括病原体被清除、隐性感染、显性感染、病原携带状态及潜伏性感染。5种感染的表现形式可在一定条件下相互转化，在不同的传染病中各有侧重。一般来说，隐性感染最常见，病原携带状态次之，显性感染最少。

（三）感染过程中病原体的致病作用

感染过程的表现

病原体的致病作用包括侵袭力、毒力、数量及变异性等方面的因素。

（四）感染过程中机体免疫应答的作用

感染过程中病原体的致病作用

免疫应答可分为有利于机体免受病原体入侵、破坏的保护性免疫应答和促进病理过程及组织损伤的变态反应。保护性免疫应答包括非特异性免疫应答和特异性免疫应答，都可能引起机体保护和病理损伤。病原体入侵机体后是否发病，取决于病原体的致病能力和机体免疫应答的综合作用。

1. *非特异性免疫*　是机体对侵入病原体的一种清除机制，通过遗传获得，无抗原特异性，又称天然免疫。包括血－脑屏障、胎盘屏障、皮肤、黏膜及其分泌物等机体天然屏障；单核－巨噬细胞系统的非特异性吞噬功能，可清除机体内的病原体；补体、溶菌酶、纤连蛋白和各种细胞因子（如白细胞介素、α－肿瘤坏死因子、γ－干扰素等）等体液因子，可直接或通过免疫调节作用清除病原体。

2. *特异性免疫*　通过对抗原识别后产生的针对该抗原的特异性免疫应答，是通过后天获得的一种主动免疫，包括由T淋巴细胞介导的细胞免疫和由B淋巴细胞介导的体液免疫。

二、传染病的流行过程与影响因素

流行过程的基本条件

（一）流行过程的基本条件

传染病的流行过程是指传染病在人群中发生、发展和转归的过程。构成流行过程的三个基本条件是传染源、传播途径和易感人群，这三个条件相互联系、同时存在，使传染病不

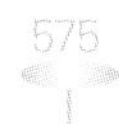

断传播蔓延。流行过程本身又受社会因素和自然因素的影响。

（二）影响流行过程的因素

1. 自然因素　自然环境中的各种因素，如地理、气候和生态环境等，通过作用于流行过程的三个环节对传染病的发生、发展起重要作用。寄生虫病和虫媒传染病受自然因素影响尤为明显。传染病的地区性和季节性与自然因素密切相关，如长江流域湖沼地区适合钉螺生长，从而形成了血吸虫病的地区性分布特点；冬春季节气候寒冷可减弱呼吸道抵抗力，故呼吸道传染病多发生于冬春季节；炎热的夏季高温使人体胃酸分泌减少，因此有利于消化道传染病的发生。某些自然生态环境为传染病在野生动物之间的传播创造了良好条件，人类进入这些地区亦可被感染，称为自然疫源性传染病或人畜共患病（zoonosis）。

2. 社会因素　社会因素包括社会制度、经济状况、文化水平、生产与生活条件、风俗习惯、宗教信仰等，对传染病的流行过程有重要的影响。其中社会制度起主导作用。中华人民共和国成立后，国家贯彻以预防为主的方针，全面开展卫生防疫工作，大搞爱国卫生运动，大力推行计划免疫等，使某些传染病被消灭（如天花）或得到控制（如霍乱、血吸虫病等）。改革开放后，因人口流动、生活方式和环境污染等，某些传染病的发病率升高，如结核病、艾滋病等。

课程思政

社会制度在传染病流行过程中起主导作用，这在新型冠状病毒肺炎疫情中得到了直接体现。疫情爆发后，我国政府快速作出决策，全国各地医院调派医护工作者支援湖北，同时新建雷神山和火神山两所医院收治重症患者。普通民众遵循政府和医疗卫生专家建议，减少不必要的外出。我国在较短时间内，较好地控制了疫情。此外，政府控价，从而避免了生活必需品和医用口罩等的漫天涨价，切实保证了普通民众的利益。正是我国的社会主义制度及强大的经济实力，全国人民才能万众一心，共同抗疫，才取得了现在的重大战略成果。在国外疫情快速扩散之时，我国又向国外派出众多医疗专家组传授抗疫经验，捐赠医疗物资，体现了我国的大国担当。所以，我们应当坚决拥护中国共产党的领导，坚定地走中国特色社会主义道路。

三、传染病的基本特征与临床特点

传染病区别于其他疾病主要在于四个基本特征：病原体、传染性、流行病学特征（流行性、季节性、地方性）和感染后免疫。

传染病的病程发展具有阶段性，从发生、发展至恢复一般分为潜伏期、前驱期、症状明显期和恢复期4期，尤以急性传染病明显。

四、传染病的预防

(一)管理传染源

传染病的基本特征与临床特点

1. 对患者的管理　对患者应尽量做到“五早”：早发现、早诊断、早报告、早隔离、早治疗。建立健全医疗卫生防疫机构，开展传染病卫生宣传教育，提高人群对传染病的识别能力，对早期发现、早期诊断传染病有重要意义。一旦发现传染病患者或疑似患者，应立即隔离治疗。

传染病的报告制度是早期发现、控制传染病的重要措施，必须严格遵守。根据《中华人民共和国传染病防治法》，将法定传染病分为甲、乙、丙三类。甲类为强制管理传染病，城镇要求发现后2小时内上报，农村不超过6小时。乙类为严格管理传染病，城镇要求发现后6小时内上报，农村不超过12小时。对乙类传染病中传染性非典型肺炎、炭疽中的肺炭疽和人感染高致病性禽流感，采取甲类传染病的预防、控制措施。丙类为监测管理传染病，要求发现后24小时内上报。

传染病的分类

2. 对接触者的管理　接触者是指曾经和传染源发生过接触的人，可能受到感染而处于疾病的潜伏期，有可能是传染源。对接触者采取的措施称为检疫。检疫期限由最后接触之日算起，至该病最长潜伏期。可对接触者分别采取医学观察、留验或卫生处理，也可根据具体情况进行紧急免疫接种或药物预防。医学观察是指对接触者的日常活动不加限制，但每天进行必要的诊查，以了解有无早期发病征象，主要用于乙类传染病。留验又称隔离观察，是对接触者的日常生活加以限制，并在指定场所进行医学观察，确诊后立即隔离治疗，对集体单位的留验又称集体检疫。留验主要用于甲类传染病。

3. 对病原携带者的管理　应做到早期发现。凡是传染病接触者，有传染病史者，流行区居民和服务性行业、托幼机构、供水行业的工作人员，应定期普查，检出病原携带者。对病原携带者须做好登记、加强管理，指导、督促养成良好卫生、生活习惯，并随访观察，必要时应调整工作、隔离治疗。

4. 对动物传染源的管理　应根据动物的病种和经济价值，予以隔离、治疗或杀灭。如属有经济价值而又非烈性传染病的动物，应尽可能加以治疗，必要时宰杀后加以消毒处理。无经济价值或危害性大的动物应予杀灭、焚毁。在流行地区对动物如家畜、家禽进行预防接种，可降低发病率。

(二)切断传播途径

根据各种传染病的传播途径采取措施，如消化道传染病，应着重加强饮食卫生、个人卫生及粪便管理，保护水源，消灭苍蝇、蟑螂、老鼠等。对呼吸道传染病，应着重进行空气消毒，提倡外出时戴口罩，流行期间少到公共场所；教育群众不随地吐痰，咳嗽和打喷嚏时要用手帕捂住口鼻。对虫媒传染病，应大力开展爱国卫生运动，采用药物等措施进行防虫、驱虫、杀虫。加强血源和血制品的管理、防止医源性传播是预防血源性传染病的有效手段。消毒是切断传播途径的重要措施。

（三）保护易感人群

隔离和消毒

提高人群免疫功能包括增强非特异性免疫功能和特异性免疫功能两个方面。增强非特异性免疫功能的重要措施包括加强体育锻炼、调节饮食、养成良好卫生生活习惯、改善居住条件、协调人际关系、保持心情愉快等。人体可通过隐性感染、显性感染或预防接种后获得对该种传染病的特异性免疫功能，其中关键是通过预防接种提高人群的主动或被动特异性免疫功能。接种蛋白疫苗后可使机体产生特异性主动免疫功能，注射特异性免疫球蛋白后可使机体获得特异性被动免疫功能。

（四）标准预防

保护易感人群

标准预防（standard precautions）认定患者血液、体液、分泌物、排泄物均具有传染性，必须进行隔离，不论是否有明显的血迹污染或是否接触非完整的皮肤与黏膜，接触上述物质者，必须采取防护措施。

1. 标准预防的基本特点

（1）既要防止血源性疾病的传播，也要防止非血源性疾病的传播。

（2）强调双向防护，即既要防止疾病从患者传至医务人员，又要防止疾病从医务人员传至患者。

（3）根据疾病的主要传播途径，采取相应的隔离措施。

2. 标准预防的措施

（1）洗手：洗手是预防感染传播最经济、最有效的措施。医疗护理活动前后，应按照正确的洗手法认真洗净双手。

（2）手套：当接触血液、体液、排泄物、分泌物及破损的皮肤黏膜时，应戴手套。戴手套不能代替洗手。

（3）面罩、护目镜和口罩：戴口罩及护目镜也可以减少患者的体液、血液、分泌物等液体的传染性物质飞溅到医务人员眼睛、口腔及鼻黏膜。

（4）隔离衣：隔离衣是为了防止被传染性的血液、分泌物、渗出物等污染时使用。

（5）隔离室：对可能污染环境的患者应放置在专用的病房，有助于维持适当的卫生或环境的控制。空气在排出室外或流向其他领域之前，应经高效过滤处理，有患者在房间时房门应保持关闭。负压隔离室能够最大限度地控制污染的范围，尤其适用于严重的呼吸道传染病。

（6）其他预防措施：可重复使用的设备的清洁消毒；医院日常设施、环境的清洁标准和卫生处理程序的落实；医务人员的职业健康安全措施，如用后的针头及尖锐物品应弃于锐器盒内。

五、医学检查

（一）实验室检查

1. 血液常规检查　其中白细胞计数和分类的用途最广。细菌感染时白细胞计数增多，化脓性细菌感染时白细胞计数显著增多，如流行性脑脊髓膜炎、败血症等。但伤寒及副伤寒、布氏菌病往往白细胞计数升高不明显甚至减少。病毒、原虫感染时白细胞计数常减少，如病毒性肝炎、疟疾等，但肾综合征出血热、乙脑例外。嗜酸性粒细胞增多往往见于钩虫、血吸虫等蠕虫感染，嗜酸性粒细胞减少常见于伤寒、流行性脑脊髓膜炎等。

2. 尿常规检查　尿中见红细胞、白细胞、管型等，有助于钩端螺旋体病和肾综合征出血热的诊断。

3. 粪便常规检查　粪便中见红细胞、白细胞、虫卵等，有助于细菌性痢疾、感染性腹泻、蠕虫感染等消化道传染病的诊断。

4. 血液生化检查　血清酶学检测、血清清蛋白检测、血尿素氮检测等有助于病毒性肝炎、肾综合征出血热等疾病的诊断。

（二）其他检查

1. 病原学检查　通过显微镜或肉眼直接检出病原体而明确诊断，例如，从血液、骨髓涂片中可检出疟原虫、微丝蚴；从粪便涂片中检出各种寄生虫卵及阿米巴原虫，还可直接用肉眼检出绦虫节片。通过人工培养基分离培养出病原体，如细菌、螺旋体和真菌等。病毒、立克次体可通过动物接种或组织培养分离。为提高检测阳性率，最好在疾病早期及使用抗生素之前采集标本，注意取材新鲜、及时送检、避免污染。在病原体直接分离培养不成功的情况下，病原体特异性抗原检测可提供病原体存在的直接证据，其诊断意义比抗体检测更为可靠且早期即可出现阳性，有助于早期诊断。通过分子杂交方法或聚合酶链反应（PCR）可检出特异性的病原体核酸，如检测肝炎病毒 DNA 和 RNA。

2. 特异性抗体检测　传染病发病初期特异性抗体在血清中一般尚未出现或滴度很低，而在恢复期或后期抗体滴度则有显著升高，因此通常在急性期及恢复期采集双份血清检测其抗体，而抗体由阴转为阳性或抗体滴度升高 4 倍以上时有重要意义。特异性 IgM 型抗体的检出有助于诊断现症或近期感染。蛋白印迹法的特异性和灵敏性都较高，较常用于艾滋病诊断。

3. 其他　内镜检查（结肠镜、胃镜、支气管镜）、影像学检查（X 线片、超声、CT 和 MRI）、活组织检查等。

六、传染病患者常见症状、体征及护理

（一）发热

引起发热的原因包括感染因素和非感染因素。感染性发热是传染病最常见、最突出的症状，大多数传染病都可引起发热，在急性传染病中有特别重要的临床意义。

传染病的发热过程可分为 3 个阶段：体温上升期、极期、体温下降期。热型是传染病的重要特征之一，具有鉴别诊断的意义。常见热型有稽留热、弛张热、间歇热、回归热、不规则热等。

【护理评估】

1. 病史　了解发病的地区、季节、接触史等流行病学特点。重点询问发热诱因、时间、起病急缓、热型特点、发热程度、持续时间及退热情况。是否伴随其他症状、体征，

如皮疹、黄疸、食欲不振、恶心、呕吐、腹泻、头痛、肌肉酸痛，甚至谵妄、抽搐等。不同的伴随症状有助于诊断和鉴别诊断。了解患者既往治疗情况，是否遵从医嘱治疗。

2. 身体状况　进行全面的体格检查，评估患者的生命体征。注意检查患者的面色是否潮红，观察皮肤的颜色、弹性，有无伤口、焦痂、溃疡，有无皮疹，全身浅表淋巴结及肝脾有无肿大，其他重要脏器如心、肺、肾、中枢神经系统的检查是否异常，有无抽搐和惊厥。

3. 医学检查　对感染性发热的患者进行血液和粪便常规检查及病原学检查尤为重要。另外结合病史还可以进行脑脊液检查、血清学检查，必要时进行活体组织病理检查、胸部 X 线片检查、B 超检查、CT 检查等。

【护理诊断/问题】

体温过高　与病原体感染后引起体温中枢功能紊乱有关。

【护理措施】

1. 生活起居　保持病房适宜的温湿度，定期通风换气。高热患者应绝对卧床休息，以减少耗氧量。

2. 病情观察　严密监测生命体征。观察体温的变化，注意发热的过程、热型、持续时间、伴随症状。根据病情确定体温测量的间隔时间。实施物理或药物降温后，评价降温的效果，观察降温过程中患者有无虚脱等不适出现。

3. 用药护理　主要采用抗感染和对症治疗。

(1)抗菌药物：根据病情遵医嘱给予抗菌治疗。抗菌药主要分为 β－内酰胺类、氨基糖苷类、四环素类、氟喹诺酮类、叶酸途径抑制药类、氯霉素、糖肽类、大环内酯类 8 大类。抗菌作用主要包括干扰细菌细胞壁的合成、损伤细菌的细胞膜、影响细菌蛋白质的合成、抑制细菌核酸的合成、影响细菌叶酸的合成等。

(2)解热镇痛药物：主要包括水杨酸类、苯胺类、吲哚衍生物及类似物、丙酸类衍生物、选择性环氧化酶－2 抑制药等。主要通过抑制前列腺素合成酶的活性，减少前列腺素合成。当体温过高(39℃以上)或对人体有严重危害时选用。

4. 对症护理　遵医嘱进行相应的治疗和护理。

(1)高热：以物理降温为主，如用冰帽、冰袋冰敷头部或大动脉走行处，适用于中枢神经系统传染性疾病；对高热、烦躁、四肢肢端灼热的患者可用 25%～50% 的乙醇擦浴；对高热伴寒战而肢端厥冷的患者采用 32℃～35℃ 的温水擦浴；冷(温)盐水灌肠适用于中毒性痢疾患者；高热惊厥的患者可遵医嘱采用冬眠疗法或亚冬眠疗法。降温时应注意：①冰敷时避免长时间在同一部位，以防局部冻伤；②注意周围循环情况，有脉搏细速、面色苍白、四肢厥冷的患者禁用冰敷和乙醇擦浴；③对全身发疹或有出血倾向的患者禁用温水或乙醇擦浴降温；④应用药物降温时，不可在短时间内将体温降至过低，以免大汗导致虚脱；⑤应用冬眠疗法前，应先补充血容量，用药过程中避免搬动患者，观察生命体征，特别是血压的变化，并保持呼吸道通畅。

(2)口腔、皮肤护理：发热患者易并发口腔感染，应指导患者在餐前、餐后、睡前漱口。病情严重或昏迷患者，给予口腔护理。高热患者大量出汗后，应及时用温水擦拭，更换浸湿的床单、被褥和衣裤，保持皮肤的清洁、干燥，使患者舒适，防止皮肤继发感染。病情严重或昏迷的患者，应协助改变体位，防止压疮的发生。

5. 饮食护理　给予高热量、高蛋白、富含维生素、易消化的流质或半流质食物，保证2 000 mL/d 液体的摄入，保证充分营养和水分，维持水、电解质的平衡，防止脱水。

（二）发疹

许多传染病在发热的同时伴有发疹，称为发疹性传染病。发疹时出现皮疹（rash），分为外疹和内疹（黏膜疹）。皮疹出现的时间、分布、出疹的先后顺序、形态等对发疹性传染病的诊断和鉴别诊断起重要作用。按皮疹形态可分为 4 大类：①斑丘疹（maculopapule），斑疹（macule）是不凸出于皮肤的红色皮疹，多见于斑疹伤寒、猩红热；丘疹（papule）为凸出于皮肤的红色皮疹，多见于麻疹、恙虫病和传染性单核细胞增多症等疾病。玫瑰疹（roe spot）属于丘疹，呈粉红色，多见于伤寒、沙门菌感染。斑丘疹（maculopapule）是指斑疹与丘疹同时存在，可见于麻疹、登革热、风疹、伤寒、猩红热及柯萨奇病毒感染。②出血疹，压之不褪色，表现为瘀点（petechia）和瘀斑（ecchymosis），见于败血症、登革热、流行性脑脊髓膜炎、肾综合征出血热等传染病。③疱疹（herpes），突出皮肤表面，皮疹内含有液体，见于水痘、单纯疱疹等病毒性传染病。疱疹液呈脓性称为脓疱疹（pustule）。④荨麻疹（urticaria），结节状突出于皮肤表面的皮疹，多见于病毒性肝炎、蠕虫蚴移行病和丝虫病等。

【护理评估】

1. 病史　仔细询问皮疹出现的时间、顺序、部位、持续时间、进展情况，有无伴随发热、乏力、食欲不振、恶心、呕吐等不适症状。询问有无食物或药物过敏史。出疹后的检查和治疗情况，是否遵从医嘱。有无传染病接触史及预防接种史。

2. 身体状况　评估患者的生命体征、神志及全身情况。注意全身皮肤黏膜有无红肿，浅表淋巴结有无肿大，心肺、腹部体查情况有无异常。观察皮疹的形态、大小有无变化，有无融合或出现溃疡、合并感染，出疹的进展及消退情况。观察皮疹消退后脱屑、脱皮、结痂、色素沉着等变化。

3. 医学检查　进行血液、尿液、粪便的常规检查，必要时进行病原学检测，注意血清学检查中抗原、抗体的检测结果。

【护理诊断/问题】

皮肤完整性受损　与病原体和（或）其代谢产物引起皮肤、黏膜损伤、毛细血管炎症有关。

【护理措施】

1. 生活起居　卧床休息，保持环境安静整洁，定时通风，避免强光刺激及对流风。

2. 病情观察　注意出疹的进展和消退情况，皮疹消退后有无脱屑、脱皮、结痂、色素沉着。如水痘、风疹的皮疹多出现于发病后第 1 天，猩红热多出现于第 2 天，麻疹多出现于第 3 天，斑疹伤寒多出现于第 5 天，伤寒多出现于第 6 天。水痘的皮疹主要集中在躯干，呈向心性分布；麻疹和猩红热的出疹顺序相似，均从耳后、面部开始，自上而下迅速遍及全身，同时出现特征性的黏膜斑（科氏斑，Koplik's spot）；猩红热在皮肤皱褶处皮疹密集，因压迫摩擦出血呈紫红色线状，称为“帕氏线”。

3. 对症护理

(1)皮肤护理：保持局部皮肤清洁干燥，每天用温水清洗皮肤，禁用肥皂水和乙醇擦洗。勤换洗衣物，保持清洁、平整、干燥、柔软。翻身时动作轻柔，避免拖、拉、扯、拽等，以免损伤皮肤。勤剪指甲，婴幼儿可包裹手部，避免抓破皮肤。脱皮不完全时，可用消毒剪刀修剪，不可用手撕拉，以免发生损伤，导致出血和感染。皮肤瘙痒较重时，可用炉甘石洗剂、2%龙胆紫、5%碘苷涂擦患处。对出现大面积瘀斑、坏死的皮肤，局部用海绵垫、气垫圈加以保护，防止大小便浸渍，避免发生溃疡和继发感染。瘀斑破溃后，用0.9%氯化钠溶液清洗局部，辅以红外线灯照射，还可涂抗生素软膏，覆盖无菌敷料。

(2)口腔护理：每天常规用温水或朵贝液漱口。进食后用清水漱口，以保持口腔清洁，黏膜湿润。出现溃疡者，用3%过氧化氢液清洗口腔后，涂以冰硼散。

(3)眼部护理：观察有无结膜充血、水肿，可用4%硼酸水或0.9%氯化钠溶液清洗眼睛，并滴入0.25%氯霉素眼药水或涂擦抗生素眼膏以防继发感染。

4. 饮食护理　避免进食辛辣、刺激性食物。

(三)中毒症状

病原体的各种代谢产物、细菌毒素等可引起除发热以外的多种症状如全身不适，疲乏，厌食，头痛，全身骨骼、关节、肌肉酸痛等。重症患者出现意识障碍、谵妄、脑膜刺激征、中毒性脑病、呼吸衰竭和循环衰竭等。有时还可引起肝肾损害，表现为肝肾功能的改变。腹泻常见于大多数累及消化系统的传染病，如霍乱、伤寒、沙门菌属感染和艾滋病、血吸虫病等；意识障碍和惊厥常见于流行性脑脊髓膜炎、流行性乙型脑炎、脑型疟疾、脑室囊虫病、中毒性菌痢等。

第二节　病毒感染

预习案例

丁某，女，26岁，公司白领，平素体健，突然寒战、高热、大汗，间日发作2周就诊。发病前2周曾去迪拜旅游。

思考

(1)该患者最可能的诊断是什么？

(2)维持正常体温的护理措施有哪些？

一、流行性感冒

流行性感冒(简称流感)是由流感病毒引起的急性呼吸道传染病，传染性强、传播速度快、可在人群中引起流行。典型的临床症状是急起高热、头痛、全身肌肉酸痛、显著乏力和轻度呼吸道症状。在健康年轻患者中多呈良性经过，较少出现并发症。但婴幼儿、老年人和存在心肺基础疾病的患者容易并发肺炎等严重并发症而死亡。

【病因与发病机制】

流感是流感病毒引起的，主要传染源是流感患者及隐性感染者，经飞沫呼吸道传播，人群普遍易感，常突然发生，迅速传播。流感病毒主要通过感染呼吸道内的各种细胞，在细胞内复制并导致细胞损伤和死亡而致病。

【临床表现】

流感的病原学、流行病学与发病机制

潜伏期1~3天，最短数小时，最长4天。

1. 典型流感　为最常见的类型。急起畏寒、高热，显著头痛、身痛、乏力、咽部干痛，伴或不伴鼻塞、流涕、打喷嚏、干咳。咽部可见充血，肺部可闻及干啰音。发热3~4天后热退，但上呼吸道症状及乏力可持续2周左右。

2. 轻型流感　起病急，轻中度发热，全身及呼吸道症状轻，病程2~4天。

3. 肺炎型流感　多见于婴幼儿、老年人、慢性病患者及免疫功能低下者。起病初与典型流感相似，但于发病1~2天内病情迅速加重。出现高热、烦躁、剧咳、血性痰、气急、发绀。听诊双肺布满湿啰音、哮鸣音，但无肺实变体征。胸部X线片检查双肺散在絮状或结节状阴影，近肺门处多，周围较少。多于5~10天内死于呼吸循环衰竭。临床称此为原发性流感病毒肺炎，亦称重型流感肺炎。轻型流感病毒肺炎，又叫轻型节段性流感病毒肺炎，则全身及呼吸道症状较轻，病程1~2周。

4. 胃肠型流感　此型除呼吸道症状外，主要以腹泻、呕吐为特征。

5. 中毒型流感　中毒型极少见，主要表现为高热、血压下降，易发生呼吸循环衰竭而死亡。亦可引起心肌炎、脑炎。老幼体弱者易并发细菌性感染。

6. 并发症

(1)呼吸道：主要为继发细菌感染所致，如急性鼻窦炎、化脓性扁桃体炎、细菌性气管炎、细菌性肺炎等。致病菌主要有流感嗜血杆菌和肺炎链球菌，金黄色葡萄球菌感染多见于老年患者。其他还包括慢性阻塞性肺疾病和哮喘加重。

(2)瑞氏综合征(脑病－肝脂肪变综合征)：是甲型或乙型流感病毒感染的肝脏、神经系统并发症。病因不明，近年认为可能与长期服用阿司匹林有关。

(3)其他：少数患者可能出现肌炎，儿童比成人多见，表现为腓肠肌和比目鱼肌疼痛，有压痛，可发生下肢搐搦，严重者不能行走。多见于乙型流感病毒。心包炎少有报道。

【医学检查】

1. 血常规　白细胞总数减少，以中性粒细胞减少为主，淋巴细胞相对增多。若合并细菌感染，白细胞总数及中性粒细胞增多。

2. 病毒分离　起病3天内患者口咽含漱液或上呼吸道分泌物接种于鸡胚或组织培养可分离出病毒。

3. 血清抗体检测　急性期(发病3天内)和恢复期(2~4周后)2份血清进行补体结合试验或血凝抑制试验，前后抗体滴度上升4倍或以上为阳性。

4. 免疫荧光法检测抗原　起病3天内取患者鼻黏膜压片染色找包涵体，免疫荧光检

测抗原为阳性。

【诊断要点】

冬春季节同一地区，1～2 天内出现大量上呼吸道感染患者，应考虑流感。具有临床表现及以下 1 种或 1 种以上的病原学检测结果呈阳性者可确诊：流感病毒核酸检测阳性；流感病毒快速抗原检测阳性，需结合流行病学史作综合判断；流感病毒分离培养阳性；急性期和恢复期双份血清的流感病毒特异性 IgG 抗体水平呈 4 倍或 4 倍以上升高。

【治疗要点】

1. 一般治疗　卧床休息，多饮水，给予流质或半流质饮食，进食后以温盐水或温开水漱口，保持口腔清洁。

2. 对症治疗　高热烦躁者可给予解热镇痛药物，必要时使用止咳祛痰药。儿童忌服含阿司匹林成分的药物，以免产生瑞氏综合征。

3. 药物治疗

(1)抗病毒治疗：可减少病毒的排毒量，抑制病毒复制，减轻临床症状，并防止病毒向下呼吸道蔓延导致肺炎等并发症。①金刚烷胺、甲基金刚烷甲胺：通过抑制病毒增殖，缩短患者的排毒期和病程。但仅对甲型流感病毒有效。金刚烷胺 0.2 g/d，患儿 4～5 mg/(kg·d)，每天 2 次，疗程 3～5 天。老年患者剂量减半。甲基金刚烷甲胺疗效较金刚烷胺好，半衰期长，不良反应少。用法同金刚烷胺。②奥司他韦：特异性抑制甲型和乙型流感病毒的释放，减少病毒传播。15 kg 体重患儿 30 mg/d，15～23 kg 患儿 45 mg/d，24～40 kg 患儿 60 mg/d，大于 40 kg 患儿 75 mg/d，不推荐 1 岁以下儿童使用此药。③三氮唑核苷：各型流感均可用，不良反应少。用0.5%溶液滴鼻，同时口含 2 mg 片剂，每两小时 1 次，退热后减至每天 4 次，连续 2 天。

(2)抗菌治疗：继发细菌感染，有风湿性疾病病史者及抵抗力差的幼儿、老人、慢性心肺疾病患者可酌情使用抗生素。

【护理诊断/问题】

1. 体温过高　与病毒感染或继发细菌感染引起体温调节中枢失调有关。

2. 头痛、全身酸痛　与病毒感染导致的毒血症、发热等有关。

3. 气体交换障碍　与病毒性肺炎合并细菌性肺炎有关。

【护理措施】

1. 生活起居　患者宜安置在单人房间，实施呼吸道隔离 1 周或至主要症状消失。急性期应卧床休息，取舒适体位。

2. 病情观察　①常规观察：观察患者的生命体征，症状、体征的变化，有无继发性感染。协助采集血液、痰液或呼吸道分泌物标本，以明确诊断或发现继发性细菌感染。②危急重症观察：若出现高热不退、神志改变、剧烈咳嗽、呼吸困难和/或呼吸频率加快、SaO_2下降、严重呕吐或腹泻、少尿、动脉血氧分压(PaO_2) <60 mmHg 或氧合指数(PaO_2/FiO_2) <300 mmHg、肌酸激酶(CK)及肌酸激酶同工酶(CK－MB)等酶水平迅速增高、胸部 X 线片显示双侧或多肺叶浸润影或入院 48 小时内肺部浸润影扩大≥50%、脏器功能不全或衰竭等，立即报告医生。

3. 用药护理　注意观察用药后的疗效和不良反应。①金刚烷胺可有中枢神经系统不良反应如头晕、嗜睡、失眠、共济失调等，消化系统不良反应如恶心、呕吐、腹痛、食欲减退等，老年及有血管硬化者慎用，孕妇及有癫痫病史者禁用。②儿童忌服含阿司匹林成分的药物，以避免发生瑞氏综合征。

4. 对症护理　①高热卧床休息，定时监测体温，可用冰袋冷敷、温水或乙醇擦浴等物理方法降温。②并发肺炎、呼吸困难或发绀者应取半卧位，给予吸氧、雾化吸入，及时清除呼吸道分泌物，必要时吸痰。

流感的健康教育

5. 饮食护理　发热期鼓励患者多饮水，多吃新鲜的水果和蔬菜，给予高热量、高蛋白、富含维生素、易消化的流质、半流质饮食。伴呕吐或腹泻严重的患者，应适当增加静脉营养的供给。

【健康教育】

应教给患者及家属预防流感的知识，防止流感传播。

二、人感染高致病性禽流感

人禽流感(human avian influenza)是由甲型流感病毒某些感染禽类亚型中的一些毒株引起的急性呼吸道传染病。其中 H5N1 亚型引起的高致病性禽流感(highly pathogenic avian influenza)病情严重，可出现毒血症、感染性休克、多脏器功能衰竭及瑞氏综合征等并发症而死亡。

【病因与发病机制】

禽流感病毒属于甲型流感病毒属。传染源主要为患禽流感或携带禽流感病毒的鸡、鸭、鹅等家禽，特别是鸡。主要通过呼吸道传播或直接接触受禽流感病毒感染的禽类及其分泌物或排泄物而获得感染。

【临床表现】

禽流感的病原学、流行病学与发病机制

潜伏期一般在 7 天以内，常为 2 ~4 天。

不同亚型的禽流感临床症状可不同。感染 H9N2 亚型患者通常仅有轻微的上呼吸道感染症状；感染 H7N7 亚型常表现为结膜炎；重症患者常有 H5N1、H5N6 和 H7N9 亚型病毒感染。H5N1 感染者呈急性起病，发病初期表现为流感样症状，主要为发热，体温大多持续在 39℃以上，热程为 1 ~7 天，多数为 3 ~4 天。可伴有流涕、鼻塞、咽痛、咳嗽、头痛、肌肉酸痛和全身不适等。常在发病 1 ~5 天后出现呼吸急促及明显的肺炎表现。重症患者病情发展迅速，发病后 1 周内即可出现呼吸窘迫与肺实变体征，随即发展为呼吸衰竭，病死率高。还可出现肺炎、肺出血、胸腔积液、全血细胞减少、肾衰竭、败血症、感染性休克及瑞氏综合征等并发症。H7N9 感染者早期表现为流感样症状。重症者病情发展迅速，多数患者在发病第 3 ~7 天出现重症肺炎，持续高热，体温 39℃以上，可出现呼吸困难，伴有血痰。病情可快速进展为急性呼吸窘迫综合征、脓毒症、感染性休克，甚至多器官功能障碍，部分患者可出现胸腔积液等表现。

【医学检查】

1. 血常规　外周血白细胞总数一般正常或降低，重症患者多有白细胞总数及淋巴细胞下降。

2. 病原学及相关检测　采集呼吸道标本（如鼻咽分泌物、痰、气道分泌物），采用免疫荧光法或酶联免疫法，检测甲型流感病毒核蛋白抗原及禽流感病毒 H 亚型抗原。还可采用 RT－PCR 法检测相应核酸。

3. 病毒分离　从呼吸道标本中分离流感病毒。

4. 血清学检测　动态检测急性期和恢复期双份血清抗禽流感病毒抗体效价，前后滴度有 4 倍或以上增高，有助于回顾性诊断。

5. 胸部影像学检查　肺内出现片状阴影，重症患者肺内病变进展迅速，常呈双肺多发磨玻璃影及肺实变影像，可合并少量胸腔积液。

【诊断要点】

根据流行病学史，发病前 1 周曾到过疫点，有明确的感染禽类及其分泌物、排泄物等接触史，或者到过活禽市场，或与人禽流感患者有密切接触者。

【治疗要点】

人感染禽流感的治疗原则与普通流感基本相同。

1. 隔离治疗　对疑似和确诊病例应尽早隔离治疗。

2. 药物治疗　应在发病 48 小时内给予抗流感病毒的药物。用药方法详见“流行性感冒”。

3. 重症患者的治疗　营养支持；加强血氧饱和度监测和呼吸支持；防治继发细菌感染；防治其他并发症。

【护理诊断/问题】

同本节“流行性感冒”。

【护理措施】

1. 生活起居　对患者实施呼吸道隔离，确诊病例可置同一房间隔离，疑似病例应置单间隔离。限制患者只在病室内活动，原则上禁止探视、不设陪护，与患者相关的诊疗活动尽量在病区内进行。密切监测禽流感密切接触者，包括与禽流感病禽或死禽密切接触者及人禽流感疑似病例或确诊病例的密切接触者，对出现临床表现者，应进行流行病学调查，采集标本送指定实验室检测，以进一步明确病原体，同时采取相应的隔离和防治措施。

2. 其他护理措施　同本节“流行性感冒”。

【健康教育】

应根据禽流感职业暴露人员防护指导原则规定好职业安全防护。

禽流感的健康教育

三、传染性非典型肺炎

传染性非典型肺炎（又称严重急性呼吸综合征，SARS）是由 SARS 相关冠状病毒引起的急性呼吸道传染病。临床以发热、头痛、肌肉酸痛、腹泻、乏力、干咳少痰等为特征，严重者出现气促或呼吸窘迫。SARS 是一种新的呼吸道传染病，具有很强的传染性。

【病因与发病机制】

SARS 相关冠状病毒属于冠状病毒科，是一种单股正链 RNA 病毒。患者为最重要的传染源，短距离飞沫传播是 SARS 最主要的传播途径，人群普遍易感。

【临床表现】

潜伏期 1 ~16 天，常为 3 ~5 天。

1. 轻型　临床症状轻，病程短，多见于儿童或接触时间较短的病例。

2. 普通型　典型患者分为 3 期。

(1)早期：一般为病初 1 ~7 天。起病急，以发热为首发和主要症状，体温常超过 38℃；可伴畏寒、头痛、肌肉关节酸痛、食欲减退、乏力、腹泻、全身不适等感染中毒症状；常无鼻塞、流涕等上呼吸道卡他症状。起病 3 ~7 天后出现干咳、少痰，偶有血丝痰；可有胸闷，肺部体征不明显，部分患者可闻及少许湿啰音，或有肺实变体征。

传染性非典型肺炎的病原学、流行病学和发病机制

(2)进展期：病情多于 10 ~14 天达高峰，患者发热、乏力等感染中毒症状加重，频繁咳嗽、气促和呼吸困难，动则气喘、心悸、胸闷，被迫卧床休息，此期易继发呼吸道继发感染。

(3)恢复期：2 ~3 周后，发热渐退，其他症状、体征减轻或消失，肺部炎症的恢复和吸收相对缓慢，体温正常后仍需 2 周左右才能完全吸收、恢复正常。

3. 重型　病情重，进展快，易出现急性呼吸窘迫综合征(ARDS)。符合下列情况之一者即为重型：呼吸困难，呼吸频率≥30 次/min；低氧血症，吸氧 3 ~5 L/min 条件下，SaO_2 <93%，或氧合指数(PaO_2/FiO_2) <300 mmHg；胸部 X 线片示肺部多叶病变范围超过双肺总面积的 1/3 或 48 小时内病灶进展 >50% 且占双肺总面积的 1/4 以上；出现休克或多器官功能障碍综合征。

儿童患者的病情较成人轻；孕妇在妊娠早期易致流产，妊娠晚期病死率增加；老年患者症状常不典型。少数患者不以发热为首发症状，尤其是近期有手术史或有基础疾病的患者。

【医学检查】

1. 血常规检查　血常规检查病程初、中期白细胞计数正常或下降，并发细菌感染时白细胞计数可增多。部分病例血小板减少。$CD3^+$、$CD4^+$、$CD8^+$ T 淋巴细胞均明显减少，尤以 $CD4^+$ T 淋巴细胞减少明显。

2. 血液生化检查　多数患者出现肝功能异常，丙氨酸氨基转移酶(ALT)、乳酸脱氢酶(LDH)、肌酸激酶(CK)升高。少数患者清蛋白降低。

3. 血气分析　可见低氧血症和呼吸性碱中毒，重者出现 I 型呼吸衰竭。

4. 血清学检测　应用 IFA 和 ELISA 检测 SARS 特异性抗体，双份血清抗体有 4 倍或以上升高者，可作为确诊的依据；RT - PCR 检测 SARSV - RNA 单份或多份标本 2 次以上阳性及患者呼吸道分泌物、排泄物、血液等进行病毒分离阳性者可明确诊断。阴性不能排除 SARS。

5. 影像学检查　胸部 X 线片、CT 检查见肺部以间质性肺炎为主要特征。绝大部分

患者起病早期即可见胸部X线片检查异常，多呈斑片或网状改变。初期常呈单灶病变，短期内病灶迅速增多、进展迅速，常可累及单侧或双侧肺叶，部分患者呈大片状阴影。CT检查以毛玻璃样改变最多见。

【诊断要点】

根据流行病学资料、症状与体征、实验室检查、肺部影像学检查、抗菌药物治疗无效进行综合判断，排除其他表现类似的疾病（上呼吸道感染、流行性感冒、肺炎），可以得出SARS的诊断。肺部影像学检查是诊断传染性非典型肺炎的必要指标之一。

【治疗要点】

目前尚缺少特异性治疗手段，临床上主要以对症支持治疗和针对并发症的治疗为主。早发现、早诊断、早隔离、早治疗有助于控制病情发展。

1. *一般治疗*　加强休息，避免劳累，适当补充液体及维生素。

2. *对症治疗*　体温超过38.5℃者，予冰袋冷敷等物理降温，酌情使用解热镇痛药；阿司匹林有可能引起瑞氏综合征，儿童患者忌用。咳嗽、咳痰者给予镇咳、祛痰药物。腹泻患者应注意补液及纠正水、电解质失衡。缺氧症状明显者应及早给予持续鼻导管吸氧。

3. *药物治疗*

（1）糖皮质激素：目的在于抑制异常的免疫病理反应，减轻全身炎症反应状态，从而改善机体的一般状况，减轻肺的渗出、损伤，防止和减轻后期的肺纤维化。有以下指征之一应早期使用：①有严重中毒症状，高热3天不退；②48小时内肺部阴影面积扩大超过50%；③有急性肺损伤（ALI）或成人呼吸窘迫综合征（ARDS）。可选用甲泼尼龙80～320 mg/d，并根据病情调整剂量。

（2）抗病毒治疗：目前尚无针对SARS病毒的特异性抗病毒药物。早期可使用蛋白酶抑制药，如洛匹那韦及利托那韦等。利巴韦林的疗效仍不确切。

（3）防治继发感染：主要用于治疗和控制继发细菌或真菌感染。根据临床情况，可选用喹诺酮类、大环内酯类、四环素类等抗生素。若为耐药球菌感染，可选用（去甲）万古霉素等。

（4）中药治疗：中医按温病卫、气、营、血和三焦辨证论治，以早预防、早治疗、重祛邪、早扶正、防传变为治疗原则，适当的中医药治疗对SARS控制具有积极的作用。

4. *重症患者的处理和治疗*　动态监测，加强监护，尽可能收入重症监护室。及时给予呼吸支持，使用无创正压通气或有创机械通气治疗。合理使用糖皮质激素，加强营养支持和器官功能保护，注意水、电解质和酸碱平衡，预防和治疗继发感染，及时处理合并症。发展成ARDS或MODS时，及时给予相应处理。

【护理诊断/问题】

1. *体温过高*　与SARS病毒感染有关。

2. *气体交换受损*　与肺部病变导致有效呼吸面积减少、气道分泌物增加有关。

3. *焦虑/恐惧*　与隔离、担心疾病的预后有关。

4. *营养失调：低于机体需要量*　与发热、摄入减少、食欲差、腹泻有关。

5. *潜在并发症*　休克、呼吸衰竭、ARDS、MODS。

【护理措施】

1. *生活起居* 嘱患者卧床休息，减少机体的耗氧量，协助做好生活护理，防止肺部症状加重。严格呼吸道隔离。患者不得离开病区，不设陪护，不得探视。如出现患者病情危重等特殊情况，确需探视的，探视者必须按规定做好个人防护。工作人员进入隔离室必须做好个人防护，保证无体表暴露于空气中。

2. *病情观察* ①常规观察：多数患者在起病后的14天内都属于进展期，故应密切监测患者体温、呼吸频率、呼吸道有无阻塞，以及血气分析、血常规、心功能、肝功能、肾功能等情况。定期复查胸部X线片，早期复查间隔时间不超过3天。②并发症观察：重型患者易出现急性呼吸窘迫综合征，必须严密动态观察，加强监护，及时给予呼吸支持，加强营养支持和器官功能保护，注意水、电解质和酸碱平衡，预防和治疗继发感染，及时处理并发症。必要时使用呼吸机辅助通气，一旦出现休克或MODS，及时给予相应的处理。

3. *用药护理* 密切观察糖皮质激素的不良反应，如继发真菌感染、血糖升高和骨质疏松症等。较大剂量激素治疗有可能引起股骨头缺血性坏死，应注意观察。

4. *对症护理*

(1)发热：见本章第一节中“发热”的护理。

(2)气体交换障碍：①及时吸氧，保持呼吸道通畅。②咳痰者给予祛痰药，鼓励患者咳出痰液，必要时给予雾化吸入。③呼吸困难者应根据病情及耐受情况，选择氧疗和无创伤正压机械通气。必要时，予以气管插管或切开，呼吸机给氧。

传染性非典型肺炎的隔离措施

5. *饮食护理* 见本章第二节中“流行性感冒”的护理。

6. *心理护理* 由于患者被严密隔离，往往有孤独无助感，对病情的恐惧可出现焦虑、抑郁、烦躁不安的心理。恢复期患者可能会出现与外界交往障碍、担心受到别人歧视等心理。对此，医务人员应及时与患者沟通，关心安慰患者，了解其真实的思想动态，有针对性地解决患者存在的心理问题，例如：解释恢复期患者不具有传染性等，必要时可采用改善症状的药物以配合心理治疗，帮助患者树立战胜疾病的信心和勇气。

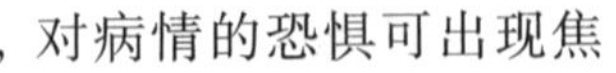

传染性非典型肺炎的健康教育

【健康教育】

管理传染源、切断传播途径是预防SARS传播的关键。

四、病毒性肝炎

病毒性肝炎(viral hepatitis)是由多种肝炎病毒引起的，以肝脏损害为主的一组全身性传染病，是我国法定乙类传染病。在我国各类传染病中发病率最高，流行最广，危害极大。按照病原学分类，目前已经确定的肝炎有甲型、乙型、丙型、丁型和戊型肝炎5型。各型病毒性肝炎临床表现基本相似，以疲乏、食欲减退、厌油、肝大、肝功能异常为主要表现，部分病例出现黄疸。其中，甲型和戊型主要表现为急性感染，经粪－口途径传播；乙型、丙型及丁型肝炎主要表现为慢性感染，少数病例可发展为肝硬化或肝癌，主要经血液、体液等胃肠外途径传播。

【病因与发病机制】

肝炎病毒是引起病毒性肝炎的病原体，目前已经确定的肝炎病毒有甲型、乙型、丙型、丁型和戊型肝炎。我国是病毒性肝炎的高发区。各型病毒性肝炎的发病机制目前尚未完全明了。

【临床表现】

病毒性肝炎的病原学、流行病学与发病机制

不同类型的肝炎临床表现具有共同性，甲型和戊型肝炎主要表现为急性肝炎，乙型、丙型和丁型肝炎以慢性肝炎更为常见。5 种肝炎之间可出现重叠感染或协同感染而使病情加重。

不同类型病毒引起的肝炎潜伏期不同，甲型肝炎 2 ~ 6 周，平均 4 周；乙型肝炎 1 ~ 6 个月，平均 3 个月；丙型肝炎 2 周 ~ 6 个月，平均 40 天；丁型肝炎 4 ~ 20 周，戊型肝炎 2 ~ 9 周，平均 6 周。

（一）急性肝炎

急性肝炎分为急性黄疸型肝炎、急性无黄疸型肝炎。各型病毒均可引起，甲型、戊型不转为慢性，成年急性乙型肝炎约 10% 转为慢性，丙型超过 50% 转为慢性，丁型约 70% 转为慢性。

1. 急性黄疸型肝炎　临床经过的阶段性比较明显，分为 3 期，总病程 2 ~ 4 个月。

（1）黄疸前期：平均为 5 ~ 7 天。表现如下：①毒血症，如畏寒、发热、疲乏及全身不适等。甲型及戊型肝炎起病急，大多数患者发热在 38℃以上。乙型肝炎起病缓慢，多无发热。②消化系统症状，食欲减退、厌油、恶心、呕吐、腹胀、腹泻等。肝功能主要表现为 ALT 升高。③其他，部分乙型肝炎患者可出现荨麻疹、斑丘疹、关节痛等。本期末出现尿色加深。

（2）黄疸期：可持续 2 ~ 6 周。前期症状好转，发热减退，但尿色加深如浓茶样，巩膜和皮肤黄染，约于 2 周内达高峰。可有大便颜色变浅、皮肤瘙痒、心动过缓等梗阻性黄疸表现。肝脏肿大至肋下 1 ~ 3 cm，质软、有压痛及叩击痛。部分病例有轻度脾肿大。

（3）恢复期：平均持续 4 周。上述症状减轻至消失，黄疸逐渐消退，肝脾回缩，肝功能逐渐恢复正常。

2. 急性无黄疸型　肝炎较黄疸型肝炎多见但病情轻。临床主要表现为全身疲乏、食欲减退、恶心、腹胀、肝区疼痛等，恢复较快，病程大多在 3 个月内。由于无黄疸而不易被发现，成为更重要的传染源。

（二）慢性肝炎

肝炎病程超过半年者，称为慢性肝炎。见于乙型、丙型、丁型肝炎。根据病情轻重可分为轻、中、重度三度。

1. 轻度　病情较轻，可反复出现乏力、头晕、食欲有所减退、厌油、尿黄、肝区不适，睡眠欠佳，肝稍大有轻触痛，可有轻度脾大。部分病例症状、体征缺如。肝功能指标仅 1 项或 2 项轻度异常。

2. 中度　症状、体征、实验室检查居于轻度和重度之间。

3. 重度　有明显或持续的肝炎症状，如乏力、食欲差、腹胀、尿黄、便溏等，伴肝病面容、肝掌、蜘蛛痣、脾大、ALT 和(或)天冬氨酸氨基转移酶(AST)反复或持续升高、清蛋白降低、丙种球蛋白明显升高。

(三)重型肝炎(肝衰竭)

重型肝炎是最严重的一种类型，占0.2%～0.5%，病死率可达80%～90%。所有肝炎病毒均可引起重型肝炎，甲型、丙型少见。病因及诱因复杂，包括重叠感染(如乙型肝炎重叠戊型肝炎)、机体免疫状况、妊娠、HBV 基因突变、过度疲劳、精神刺激、饮酒、应用肝损药物、合并细菌感染、伴有其他疾病(如甲状腺功能亢进、糖尿病)等。肝衰竭表现：极度乏力，严重消化道症状，神经、精神症状(嗜睡、性格改变、烦躁不安、昏迷等)，有明显出血现象，凝血酶原时间(PT)显著延长及凝血酶原活动度(PTA)<40%；黄疸进行性加深，血总胆红素(TBIL)每天上升≥17.1 μmol/L 或大于正常值 10 倍，肝脏进行性缩小，胆酶分离，血氨升高，可见扑翼样震颤及病理反射。可出现中毒性鼓肠，肝臭，肝肾综合征等。

根据病理组织学特征和病情发展速度，肝衰竭可分为 4 类：

(1)急性重型肝炎(急性肝衰竭，acute liver failure，ALF)：又称暴发型肝炎(fulminant hepatitis)，以起病急，发病 2 周内出现Ⅱ度以上肝性脑病、肝明显缩小、肝臭等为特征。病程一般不超过 3 周，病死率高。

(2)亚急性重型肝炎(亚急性肝衰竭，subacute liver failure，SALF)：又称亚急性肝坏死。起病较急，发病 15 天～26 周内出现肝衰竭症候群。首先Ⅱ度以上肝性脑病者，称为脑病型；首先出现腹腔积液及其相关症候(包括胸腔积液等)者，称为腹腔积液型。晚期可有难治性并发症，如脑水肿、消化道大出血、严重感染、电解质紊乱及酸碱平衡失调。白细胞升高、血红蛋白下降、低血糖、低胆固醇及低胆碱酯酶。一旦出现肝肾综合征，预后极差。本型病程较长，常超过 3 周至数个月。容易转化为慢性肝炎或肝硬化。

(3)慢加急性(亚急性)重型肝炎[慢加急性(亚急性)重型肝衰竭，acute - on - chronic liver failure，ACLF]：是在慢性肝病基础上出现的急性或亚急性肝功能失代偿。

(4)慢性重型肝炎(慢性重型肝衰竭，chronic liver failure，CLF)：是指在慢性肝炎或肝炎后肝硬化基础上发生的重型肝炎。特点是同时具有慢性肝病的症状、体征和实验室检查的改变及重型肝炎的临床表现。

(四)淤胆型肝炎

以肝内淤胆为主要表现的一种特殊临床类型，又称毛细胆管炎型肝炎。病程持续时间长，可达 2～4 个月或更长时间。主要表现为以下几点：

(1)黄疸具有“三分离”的特征黄疸深，消化道症状轻；ALT、AST 升高不明显；PT 无明显延长，PTA >60%。

(2)黄疸具有“梗阻性”特征　黄疸加深的同时伴有全身皮肤瘙痒、大便颜色变浅或灰白色；碱性磷酸酶(ALP 或 AKP)、胆固醇等显著升高，尿胆红素增加，尿胆原明显减少或消失。

(五)肝炎后肝硬化

在肝炎的基础上发生肝硬化，表现为肝功能减退和门静脉高压。具体见第三章第九节“肝硬化”。

【辅助检查】

1. 血常规　急性肝炎初期白细胞总数正常或略高，黄疸期白细胞总数正常或稍低，淋巴细胞相对增多，偶可见异型淋巴细胞。重型肝炎时白细胞可升高，红细胞及血红蛋白可下降，肝硬化伴脾功能亢进者可有血小板、红细胞、白细胞减少的“三少”现象。

2. 尿常规　尿胆红素和尿胆原的检测有助于黄疸的鉴别诊断。肝细胞性黄疸时两者均为阳性，溶血性黄疸以尿胆原为主，梗阻性黄疸以尿胆红素为主。

3. 肝功能检查

(1)血清酶：①血清丙氨酸氨基转移酶(ALT)，在肝细胞损伤时释放入血，是判定肝细胞损害最常用的重要指标。各型急性肝炎在黄疸出现前3周，ALT即开始升高，直至黄疸消退后2~4周才恢复正常；慢性肝炎可持续或反复升高，有时成为肝损害的唯一表现；重型肝炎患者若黄疸迅速加深而ALT反而下降(称为胆-酶分离)，则表明肝细胞大量坏死。②天冬氨酸氨基转氨酶(AST)，意义与ALT相同，但特异性较ALT低。肝病时AST升高提示线粒体损伤，病情易持久并较严重。若急性肝炎者AST持续高水平，则可能转为慢性肝炎。③其他血清酶类，如碱性磷酸酶(ALP)、γ-氨基转肽酶(γ-GT)、乳酸脱氢酶(LDH)在肝炎时亦可升高；胆碱酯酶活性降低提示肝细胞明显损失，值越低，提示病情越重。

(2)血清蛋白：白蛋白(A)由肝脏合成，球蛋白(G)则由浆细胞和单核-巨噬细胞系统合成。急性肝炎时，血清蛋白质和量可在正常范围内。当肝功能损害并持续时间较长，因肝脏合成功能不足，可致白蛋白合成减少；而肝解毒功能下降使较多抗原性物质进入血流，刺激免疫系统，产生大量的免疫球蛋白。因此，慢性肝病可出现白蛋白下降、球蛋白升高和A/G比值下降，反映肝功能显著下降。

(3)胆红素：胆红素含量是反映肝细胞损伤程度的重要指标。黄疸型肝炎时尿胆原和尿胆红素明显增加，淤胆型肝炎时尿胆红素增加，尿胆原减少或阴性。血清胆红素包括总胆红素、直接胆红素和间接胆红素。黄疸型肝炎时，直接和间接胆红素均升高。淤胆型肝炎以直接胆红素升高为主。

(4)凝血酶原时间(PTA)：凝血酶原主要由肝脏合成，肝病时PTA与肝损害程度成正比，可用于重型肝炎临床诊断及预后判断。凝血酶原活动度<40%或凝血酶原时间比正常对照延长1倍以上时提示肝损害严重。

(5)血氨浓度：若并发肝性脑病，可有血氨升高。

(6)其他：超过40%的重型肝炎患者有血糖降低。肝细胞严重损伤时，血浆胆固醇明显下降，胆固醇越低，预后越险恶；梗阻性黄疸时，胆固醇升高。肝细胞严重损害时，补体合成减少。肝炎活动时，胆汁酸升高。

4. 肝炎病毒标记物检测　常采用酶联免疫吸附试验(ELISA)或放射免疫法(RIA)检测。

(1)甲型肝炎：

1)抗HAV IgM：是HAV近期感染的指标，在发病后数天即可阳性，3~6个月转阴，是早期诊断甲型肝炎最简便而可靠的血清学标志。

2)抗 HAV IgG：为保护性抗体，是具有免疫功能的标志。出现稍晚，于感染后2～3个月达高峰，可持续多年或终身。见于甲型肝炎疫苗接种后或既往感染 HAV 的患者。如果急性期及恢复期双份血清抗 HAV IgG 滴度有4倍以上增长，亦是诊断甲型肝炎的依据。

(2)乙型肝炎：

1)表面抗原(HBsAg)与表面抗体(抗 HBs)：HBsAg 在感染后2周即可阳性。HBsAg 阳性表明存在现症 HBV 感染，但阴性不能排除 HBV 感染。急性 HBV 感染可以表现为自限性，但慢性 HBV 感染者 HBsAg 阳性可持续多年。除血液外，HBsAg 还存在于唾液、尿液、精液等各种体液和分泌物中。抗 HBs 属于保护性抗体，阳性提示可能通过预防接种或过去感染产生免疫功能；抗 HBs 阴性说明对 HBV 易感，需要注射疫苗。

2)e抗原(HBeAg)与e抗体(抗 HBe)：HBeAg 一般只出现在 HBsAg 阳性的血清中。HBeAg 持续阳性表明存在 HBV 复制活跃，传染性较强。抗 HBe 在 HBeAg 消失后出现。阳性说明2种情况：一是提示 HBV 复制处于低水平或停止，此时患者病情趋于稳定且传染性较弱；二是 HBV 前C区基因发生突变，此时 HBV 仍然复制活跃，有较强的传染性，甚至病情加重。

3)核心抗原(HBcAg)与核心抗体(抗 HBc)：HBcAg 主要存在于受感染的肝细胞核内，也存在于血液中 Dane 颗粒的核心部分。HBcAg 阳性说明 HBV 有复制。但因检测难度较大，故较少用于临床常规检测。抗 HBc 出现于 HBsAg 出现后的第3～5周。当 HBsAg 已消失，抗 HBs 尚未出现，只检出抗 HBc，此阶段称为窗口期。抗 HBc 阳性提示为过去感染或现在的低水平感染；抗 HBc IgM 存在于急性期或慢性乙型肝炎急性发作期；抗 HBc IgG 是过去感染的标志，可保持多年。

4)乙型肝炎病毒脱氧核糖核酸(HBV DNA)：位于 HBV 的核心部分，是反映 HBV 感染最直接、最特异且最灵敏的指标。阳性表明 HBV 的存在、复制，传染性强。

(3)丙型肝炎：抗 HCV 是 HCV 感染的标记而不是保护性抗体。抗 HCV IgM 在感染后即可检测到，可持续1～3个月，阳性常提示 HCV 的现症感染。抗 HCV IgG 阳性提示现症感染或既往感染。丙型肝炎病毒核糖核酸是病毒感染和复制的直接标志，在病程早期即可出现，治愈后很快消失，因此可作为抗病毒治疗病例选择及判断疗效的重要指标。

(4)丁型肝炎：HDV Ag 阳性是诊断急性 HDV 感染的直接证据。HDV Ag 在病程早期出现，平均持续时间为21天。抗 HDV IgM 阳性提示现症感染。抗 HDV IgG 不是保护性抗体，高滴度抗 HDV IgG 提示感染的持续存在，低滴度提示感染静止或终止。

(5)戊型肝炎：抗 HEV IgM 在发病初期产生，是近期感染的标志，多数在3个月内转为阴性。抗 HEV IgG 在急性期滴度较高，恢复期则明显下降。若抗 HEV IgG 滴度较高，或由阴转阳，或由低滴度转为高滴度，或由高滴度降至低滴度甚至转阴，均可诊断为 HEV 感染。

【诊断要点】

有进食未煮熟海产品，尤其是贝壳类食物等，或饮用受污染的水和食用其他不洁食物史，有助于甲型、戊型肝炎的诊断；有注射史、手术史、输血史、使用血制品史和肝炎密切接触史，有助于乙型、丙型、丁型肝炎的诊断。临床表现上有食欲不振、恶心、厌油、腹胀等消化系统症状，黄疸，肝脾肿大，肝功能受损等应考虑病毒性肝炎。确诊有赖于病毒标志物及病原学的检查。

【治疗要点】

治疗原则为综合性治疗，以休息、营养为主，辅以适当药物，避免饮酒、过劳和使用损害肝脏的药物。

1. 急性肝炎　以一般及支持疗法为主，辅以药物对症及恢复肝功能。除急性丙型肝炎外，一般不采用抗病毒治疗，因急性丙型肝炎容易转为慢性，早期应用抗病毒治疗可降低患者转化为慢性的概率。可选用普通干扰素或聚乙二醇化干扰素，疗程为24周，同时加用利巴韦林治疗。

强调早期卧床休息，至症状明显减退，可逐步增加活动，饮食宜清淡，热量足够，蛋白质摄入争取达到每天1～1.5 g/kg，病情轻者口服维生素类、葡萄糖醛酸内酯(肝泰乐)等。进食少或胃肠症状明显者，如出现呕吐、腹泻等，可静脉补充葡萄糖及维生素C等。

2. 慢性肝炎　应采用综合性治疗方案，包括合理的休息和营养，保持良好心态，改善和恢复肝功能，调节机体免疫，抗病毒、抗纤维化等治疗。

(1)改善和恢复肝功能　①非特异性护肝药：B族维生素、还原型谷胱甘肽、葡萄糖醛酸内酯(肝泰乐)等。②降酶药：五味子类、山豆根类(苦参碱等)、甘草提取物(甘草酸等)、垂盆草、齐墩果酸等有降酶作用。部分患者停药后有ALT反跳现象，故显效后逐渐减量至停药为宜。③退黄药物：丹参、茵栀黄、门冬氨酸钾镁、前列腺素E_1、腺苷蛋氨酸、低分子右旋糖酐、山莨菪碱等。

(2)免疫调节：如胸腺素、转移因子、特异性免疫核糖核酸等。据报道，白介素-2、LAK细胞回输，某些中草药提取物如猪苓多糖、香菇多糖等亦有免疫调节作用。

(3)抗肝纤维化：有丹参、核仁提取物、冬虫夏草、γ-干扰素等。

(4)抗病毒治疗：目的是抑制病毒复制，减少传染性；改善肝功能，减轻肝组织病变；提高生活质量；减少或延缓肝硬化、肝衰竭和肝癌的发生。符合适应证者应尽可能进行抗病毒治疗，如干扰素α、核苷类似物等。

3. 重型肝炎

(1)促进肝细胞再生：可应用肝细胞生长因子、前列腺素E_1、肝细胞及肝脏干细胞或干细胞移植等。

(2)抗病毒治疗及免疫调节。

(3)并发症的防治：主要是肝硬化的防治，详见第三章第九节“肝硬化”的相关内容。

(4)人工肝支持系统(ALSS)和肝移植：对于晚期肝硬化及肝衰竭患者，可替代已丧失的肝功能，延长生存时间。肝移植手术是末期丙型肝炎患者的主要治疗手段，肝移植手术后5年生存率可达30%～40%。

(5)中医中药：用作辅助治疗，如茵栀黄注射液。

【护理诊断/问题】

1. 活动无耐力　与肝功能受损、能量代谢障碍有关。

2. 营养失调：低于机体需要量　与食欲下降、呕吐、消化和吸收功能障碍有关。

3. 体温过高　与肝炎病毒感染有关。

4. 潜在并发症　出血、肝性脑病、肾功能不全。

5. 焦虑　与不了解预后、病情反复、久治不愈、感到疾病威胁有关。

6. 知识缺乏　缺乏病毒性肝炎的防治知识。

【护理措施】

1. 生活起居　卧床休息可增加肝脏血流量，有利于肝细胞修复。急性肝炎症状明显或病情较重者应卧床休息，病情轻者以活动后不觉疲乏为度。慢性肝炎急性期应隔离，症状明显及有黄疸者卧床休息，恢复期可适当增加活动量，但应避免过度劳累。重型肝炎患者应卧床休息，加强监护，防止医院感染。肝功能正常1～3个月后可恢复日常活动及工作。

2. 病情观察　①常规观察：观察生命体征，神志状态，黄疸，出血，电解质、酸碱平衡，记录24小时出入量，测量腹围。②并发症观察：注意有无出血倾向，如观察局部穿刺后是否出血难止，有无皮肤瘀斑、瘀点、牙龈出血、鼻出血、呕血、便血等；观察是否存在感染，如口腔、呼吸道；肝性脑病的早期表现；肾功能不全表现，如厌食、恶心、呕吐等。早期发现和防治出血、肝性脑病、肾衰竭、继发感染等是抢救成功的关键。

3. 用药护理　及时发现和处理干扰素治疗引起的不良反应。

（1）全身反应　①类流感综合征：在注射后2～4小时出现，随着剂量增大体温逐渐升高，可伴面色潮红、呼吸急促、脉搏增快、全身乏力酸痛，反应随治疗次数增加而逐渐减轻。嘱患者卧床休息，多饮水，必要时给予解热镇痛药等对症处理，不必停药。②骨髓抑制：表现为粒细胞及血小板计数减少，一般停药后可恢复。当白细胞计数 $<3.0\times10^9/L$ 或血小板 $<40\times10^9/L$，或中性粒细胞 $<1.5\times10^9/L$ 时，应停药。血常规恢复后可恢复治疗，但需密切观察。③神经精神症状：如焦虑、易怒、抑郁、兴奋、精神病。出现精神症状应停药。④失眠、轻度皮疹、脱发：根据情况可不停药。⑤出现少见的不良反应：如癫痫、肾病综合征、间质性肺炎和心律失常等时应停药观察。⑥诱发自身免疫性疾病：如甲状腺炎、溶血性贫血、血小板减少性紫癜、风湿性关节炎、1型糖尿病等应停药。

（2）局部反应：大剂量干扰素皮下注射时，部分患者出现局部触痛性红斑，一般2～3天可消失，用药时适当增加溶媒的量，缓慢推注，可减轻或避免上述反应发生。

4. 对症护理

（1）消化道出血：①及早发现出血，注意生命体征变化，监测凝血酶原时间、血小板计数、血红蛋白等指标。观察出血倾向，早期发现，及时处理。②避免诱发出血，嘱患者注意避免碰撞、损伤，不要用手挖鼻、用牙签剔牙，不用过硬的牙刷，以免诱发出血。③止血处理，刷牙有出血者，可改用水漱口或棉棒擦洗；鼻出血者用0.1%肾上腺素棉球压迫止血或予明胶海绵填塞鼻道止血；局部穿刺、注射后应压迫止血10～15分钟。遵医嘱用维生素K、凝血因子复合物或输新鲜全血以补充凝血因子。

（2）肾功能不全：①重型肝炎、肝衰竭患者应严格记录24小时尿量，监测尿常规、尿比重及尿钠、血尿素氮、血肌酐及血清钾、钠等，发现异常及时报告医生。②避免诱因，消化道大出血、大量利尿、大量及多次放腹腔积液、严重感染、使用肾毒性药物等均可诱发肾功能不全，应尽量避免。③肾功能不全护理参见第四章第七节“慢性肾衰竭”。

(3)肝性脑病：护理措施参见第三章第十一节“肝性脑病”。

(4)继发感染：①观察感染的征象，病毒性肝炎常继发口腔、呼吸道、皮肤、腹腔等感染，应注意观察体温、血常规及相应的症状体征，及早发现感染。②预防感染，加强病室环境消毒，每日常规进行地面、家具、空气消毒，保持空气流通，减少探视，避免交叉感染；做好口腔护理，及时清除呼吸道分泌物防止肺部感染；注意饮食卫生及餐具的清洁消毒，防止肠道感染；遵循无菌原则，防止医源性感染。③及时控制感染，发现感染时及时作相应处理。

5. 饮食护理

(1)肝炎急性期宜进食清淡、易消化、富含维生素的饮食。蛋白质1.0～1.5 g/(kg·d)，碳水化合物250～400 g/d，保证足够热量，多食水果、蔬菜等。进食量过少者遵医嘱静脉补充营养。

(2)慢性肝炎患者适当增加蛋白质摄入，以优质蛋白为主，如牛奶、瘦肉、鸡蛋、鱼等。

(3)重型肝炎患者要避免油腻，宜清淡易消化，予以碳水化合物为主的营养支持治疗，以减少蛋白质和脂肪的分解。补液量1 500～2 000 mL/d，保持出入量平衡，尿量多时可适当增加补液量。注意维持电解质及酸碱平衡。供给足量的清蛋白，尽可能减少饮食中的蛋白质，以减少肠内氨的来源，维持正氮平衡、血容量和胶体渗透压，预防脑水肿和腹腔积液的发生。补充足量B族维生素、维生素C及维生素K。输注新鲜血浆、清蛋白或免疫球蛋白以加强支持治疗。禁用损害肝肾功能的药物。

(4)肝炎后肝硬化、重症肝炎血氨偏高时的饮食参见第三章第九节“肝硬化”和第十一节“肝性脑病”的有关内容。

(5)饮食禁忌：各型肝炎患者均不宜长期大量摄入高糖、高热量饮食，尤其肥胖和有糖尿病倾向者，以防诱发脂肪肝和糖尿病。腹胀者可减少牛奶、豆制品等产气食品的摄入。各型肝炎患者均应戒烟禁酒。

6. 心理护理　急性肝炎患者由于起病急、病情重，慢性肝炎患者因久病不愈，均易产生焦虑、紧张、悲观等不良情绪，应指导患者保持乐观，增强战胜疾病的信心。

病毒性肝炎的健康教育

【健康教育】

应对患者及家属重点进行病毒性肝炎的预防、肝炎疫苗接种程序及疾病知识指导等。

五、肾综合征出血热

肾综合征出血热(hemorrhagic fever with renal syndrome，HFRS)，又称流行性出血热(epidemic hemorrhagic fever)，是由汉坦病毒(Hantaan virus，HV)引起的自然疫源性疾病。鼠为主要传染源。主要临床表现为发热、休克、充血出血和肾损害。广泛流行于亚欧等国，我国是肾综合征出血热的高发区。

【病因与发病机制】

汉坦病毒属于布尼亚病毒科，为负性单链 RNA 病毒，呈圆形或卵圆形，有双层包膜，外膜上有纤突。我国流行的主要是Ⅰ型和Ⅱ型病毒。在我国主要宿主和传染源是黑线姬鼠、褐家鼠，而在林区以大林姬鼠为主。可通过消化道、呼吸道等途径传播。

【临床表现】

潜伏期为 4～6 天，一般为 7～14 天，以 2 周多见。典型病例的病程可分为发热期、低血压休克期、少尿期、多尿期和恢复期；非典型和轻型病例可出现越期现象，重症病例则有发热期、休克期和少尿期之间的互相重叠现象。

肾综合征出血热的病原学、流行病学与发病机制

1. *发热期*

(1)发热：突起畏寒、高热，体温常为 39℃～40℃，以弛张热多见，少数患者呈稽留热或不规则热。热程多为 3～7 天，10 天以上者少见。一般体温越高，热程越长，则病情越重。少数患者起病时以低热、胃肠不适和呼吸道前驱症状开始。轻型患者热退后症状缓解，重症患者热退后反而加重。

(2)全身中毒症状：①头痛、腰痛、眼眶痛（“三痛”）及全身酸痛，疼痛主要与相应部位的组织充血和水肿有关。②胃肠道中毒症状：如食欲下降、恶心、呕吐或腹痛、腹泻等，腹痛剧烈者有压痛、反跳痛，易误诊为急腹症。③部分患者可有嗜睡、烦躁、谵妄或抽搐等神经精神症状。

(3)毛细血管损伤：主要表现为充血、出血和渗出水肿征。皮肤充血潮红多见于颜面、颈、胸等部位，重者呈醉酒貌；黏膜充血见于软腭、眼结膜和咽部。皮肤出血多见于腋下及胸部，呈搔抓样、条索点状瘀点。黏膜出血见于软腭、眼结膜。少数患者有鼻出血、呕血、黑便、血尿及咯血等。渗出水肿征主要表现为球结膜水肿。

(4)肾损害：主要表现为蛋白尿和镜检可发现管型等。

2. *低血压休克期*　主要表现为低血压及休克。多数患者在发热末期或热退同时出现血压下降，少数在热退后发生。轻型患者可不发生低血压或休克。本期持续时间短者数小时，长者可达 6 天以上，一般为 1～3 天。其持续时间的长短与病情轻重、治疗措施是否及时正确有关。轻者仅有一过性低血压，重者可发生顽固性休克，导致 DIC、脑水肿、急性呼吸窘迫综合征和急性肾衰竭。此期一般发生于病程的第 4～6 天，迟者第 8～9 天出现。

3. *少尿期*　常在低血压休克期之后出现，可与低血压休克期重叠或从发热期直接进入本期。一般认为 24 小时尿量少于 400 mL 为少尿，少于 50 mL 为无尿。少数患者无明显少尿而存在氮质血症，称为无少尿型肾功能不全，这是肾小球受损而肾小管受损不严重所致。

少尿期一般发生于病程的第 5～8 天，持续时间短者 1 天，长者 10 余天，一般为 2～5 天。本期的主要表现以少尿或无尿，水、电解质和酸碱平衡紊乱为特征，严重的水代谢紊乱可出现高血容量综合征和肺水肿。电解质紊乱可出现高血钾、低血钠和低血钙，少数患者也可发生低血钾和高血镁。本期病情轻重与少尿持续时间及氮质血症的高低有关。

4. 多尿期　此期为新生的肾小管重吸收功能尚未完全恢复，加上尿素氮等潴留物质引起高渗性利尿作用，使尿量明显增加。多尿期一般发生在病程第9～14天，持续时间短者1天，长者可达数个月之久。根据尿量和氮质血症情况可分为如下3期：

(1)移行期：每日尿量由400 mL增至2 000 mL，此期虽尿量增加，但血BUN和肌酐等浓度反而升高，症状加重，部分患者因并发症而死于此期，应特别注意观察病情。

(2)多尿早期：每日尿量超过2 000 mL，氮质血症改善不明显，症状仍较重。

(3)多尿后期：尿量每日超过3 000 mL，且逐日增加，氮质血症逐渐减轻，精神食欲逐日好转，此期每日尿量可达4 000～8 000 mL，少数可高达15 000 mL以上。此期若水和电解质补充不足或继发感染，可出现继发性休克，亦可出现低血钠、低血钾等症状。

5. 恢复期　经多尿期后，尿量恢复至2 000 mL以下，精神食欲基本恢复，一般尚需1～3个月体力才能完全恢复。少数患者可遗留高血压、肾功能障碍、心肌劳损和垂体功能减退等症状。

临床分型：根据发热高低、中毒症状轻重和出血、休克、肾功能损害严重程度的不同可分为5型。

(1)轻型：体温39℃以下，中毒症状较轻，除出血点外无其他出血现象，肾损害轻，无休克和少尿现象。

(2)中型：体温39℃～40℃，中毒症状较重，球结膜水肿明显，病程中收缩压低于90 mmHg或脉压小于30 mmHg，有明显的出血现象和少尿期的症状，尿蛋白(+++)。

(3)重型：体温>40℃，中毒症状及渗出体征严重，可出现中毒性精神症状，有休克症状出现，有皮肤瘀斑和腔道出血，而且休克和肾损害严重，少尿持续5天以内或无尿2天以内。

(4)危重型(在重型基础上出现以下情况之一者)：难治性休克；有重要脏器出血；少尿持续超出5天或无尿2天以上，BUN大于42.84 mmol/L(120 mg/dL)；出现心力衰竭、肺水肿；出现脑水肿、脑出血或脑疝等中枢神经系统并发症；继发感染严重。

(5)非典型：发热不超过38℃，皮肤黏膜可有散在出血点，尿蛋白(±)，血、尿特异性抗原或抗体阳性。

6. 并发症

(1)内脏出血：最为常见的是呕血和便血，咯血、鼻出血、腹腔出血和阴道出血等也较常见。

(2)中枢神经系统并发症：有脑炎、脑膜炎、高血压脑病、颅内出血等。

(3)肺水肿：急性呼吸窘迫综合征和心源性肺水肿。

(4)其他：继发性感染、自发性肾破裂、心肌损害和肝损害。

【医学检查】

1. 血常规　白细胞计数多在发病第3天后逐渐升高，一般为$(15\sim30)\times10^9/L$，少数重型患者可达$(50\sim100)\times10^9/L$；早期中性粒细胞增多，核左移，有中毒颗粒；重症患者可见幼稚细胞呈类白血病反应。病程的第4～5天后，淋巴细胞增多，并出现较多的异型淋巴细胞。血红蛋白和红细胞因血浆外渗、血液浓缩可明显升高，血小板从病程的第2天开始减少，在出现DIC时，血小板常减少至$50\times10^9/L$以下，并可见异型血小板。

2. *尿常规* 病程第2天出现尿蛋白，第4~6天尿蛋白常为+++~++++，大量蛋白尿的出现对诊断很有帮助。肉眼尿中可见膜状物，镜检可见红细胞、白细胞和管型。

3. *血液生化检查* 在低血压休克期BUN和肌酐开始升高，移行期末达高峰，多尿后期开始下降。发热期血气分析以呼吸性碱中毒多见，休克期和少尿期以代谢性酸中毒多见。HFRS各期都有血钠、氯、钙降低，血磷、镁增高。少尿期出现高血钾，但极少数患者在少尿期仍有低血钾发生。肝功能检查可见转氨酶和胆红素均升高。

4. *凝血功能检查* DIC的高凝期出现凝血时间缩短；消耗性低凝血期出现纤维蛋白原降低，凝血酶原时间和凝血酶时间均延长；纤溶亢进期出现纤维蛋白降解物(FDP)升高。

5. *免疫学检查*

(1)特异性抗体检测：特异性IgM抗体在病后第2天即可检出，1∶20为阳性。IgG抗体1∶40为阳性，若发病1周后其滴度上升4倍或以上有诊断价值。

(2)特异性抗原检测：早期患者的血清及周围血单核细胞、中性粒细胞、淋巴细胞和尿沉渣细胞均可检出汉坦病毒抗原。

6. *病毒分离* 在发热期患者的血清、血细胞和尿液等接种Vero-E6细胞或A549细胞中可分离汉坦病毒。

【诊断要点】

在发病季节，病前2个月内进入疫区且有与鼠类或其他宿主动物接触史。临床特征有早期的3种主要表现(发热中毒症状，充血、出血、外渗征和肾损害；热退后症状加重)和5期经过(典型病例有发热期、低血压休克期、少尿期、多尿期和恢复期，不典型病例可越期或前3期重叠)。结合实验室检查可做出诊断。

【治疗要点】

以综合疗法为主，早期抗病毒治疗，中晚期对症治疗。“三早一就”是HFRS的治疗原则，即早发现、早期休息、早期治疗和就近治疗。

1. *发热期治疗原则* 抗病毒、减轻外渗、改善中毒症状和预防DIC。

(1)抗病毒：发热期成年患者可用利巴韦林1 g/d加入10%葡萄糖液500 mL静滴，持续3~5天。

(2)减轻外渗：早期卧床休息，可用芦丁、维生素C等降低血管通透性，静脉输液补充血容量，可输注平衡盐溶液或葡萄糖盐水1 000 mL/d。如患者有高热、大汗或呕吐、腹泻应适当增加补液量。

(3)改善中毒症状：高热以物理降温为主，降温过程中注意防止血容量丢失，中毒症状重者可用地塞米松5~10 mg静滴，呕吐严重者可用甲氧氯普胺10 mg肌注。

(4)预防DIC：可用低分子右旋糖酐或丹参注射液静滴，降低血液黏滞性。处于高凝状态时，可给予小剂量肝素抗凝，一般用0.5~1 mL/kg体重，6~12小时1次缓慢静注。

2. 低血压休克期治疗原则　积极补充血容量、纠正酸中毒和改善微循环。

(1)补充血容量：宜早期、快速和适量，在4小时内稳定血压。液体应晶体与胶体结合，以平衡盐为主，切忌单纯补充葡萄糖液。休克症状较重者可用双渗平衡盐液快速补充血容量。胶体溶液常用甘露醇、低分子右旋糖酐、白蛋白和血浆。10%低分子右旋糖酐每天输入量应控制在1000 mL以内，否则易致出血；因本期存在血液浓缩，不宜应用全血。补液期间应密切观察血液变化，血压正常后仍需维持输液24小时以上。

(2)纠正酸中毒：常用5%碳酸氢钠溶液，既能纠正酸中毒，又能扩容。每次60～100mL，根据病情每天输注1～4次。

(3)血管活性药和肾上腺糖皮质激素的应用：在补液、纠正酸中毒后，对于血红蛋白已恢复正常但血压仍低且不稳定者，可用多巴胺100～200 mg/L静滴，也可同时应用地塞米松10～20 mg静滴，酌情选用山莨菪碱解痉、扩血管。

3. 少尿期治疗原则　“稳、促、导、透”，即稳定机体内环境、促进利尿、导泻和透析治疗。

(1)稳定内环境：严格限制液体摄入，如确定是肾实质损伤，则液体入量为前一日尿量和呕吐量加500～700 mL。控制氮质血症：补充足够热量，减少蛋白分解。维持电解质及酸碱平衡：根据生化检查结果，及时纠正酸中毒、高血钾或低钾。

(2)促进利尿：少尿初期可用20%甘露醇125 mL静注；利尿药呋塞米(速尿)应从小剂量开始，逐渐加大剂量；也可选用酚妥拉明、山莨菪碱等血管扩张药物静滴，每天2～3次。

(3)导泻疗法：对无消化道出血者，可用甘露醇、硫酸镁或大黄导泻，预防高血容量综合征和高血钾。

(4)透析疗法：可用血液透析或腹膜透析。透析疗法的适应证为少尿持续4天以上或无尿24小时以上，或出现下列情况者：①氮质血症明显，血BUN >28.56 mmol/L，有严重尿毒症表现者；②高分解状态，每日BUN升高 >7.14 mmol/L；③血钾 >6 mmol/L，EKG有高尖T波表现；④高血容量综合征。

4. 多尿期治疗原则　移行期和多尿早期的治疗同少尿期，多尿后期主要维持水和电解质平衡，防止继发感染。

(1)维持水与电解质平衡：给予半流质和含钾食物，以口服补充水分为主，不能进食者可静脉补液。

(2)防治继发感染：由于免疫功能下降，易发生呼吸道和泌尿系感染，一旦发生感染应及时治疗，忌用对肾有毒性作用的抗生素。

5. 恢复期治疗原则　补充营养，继续休息1～2个月，逐步恢复活动与工作，定期复查肾功能、血压和垂体功能，如有异常应及时治疗。

6. 并发症治疗

(1)消化道出血：注意病因治疗。如为血小板减少，应补充血小板；如为尿毒症引起可透析治疗。

(2)中枢神经系统并发症：出现抽搐时应用地西泮或戊巴比妥钠静注，脑水肿或颅内出血所致的颅内高压应用甘露醇静注。

(3)ARDS：可用地塞米松20～30 mg每8小时1次静注，同时限制入水量和进行高频通气，或用呼吸机进行呼气末正压呼吸。

(4)心力衰竭、肺水肿：应控制输液或停止输液，并用强心药毛花苷C、镇静药地西泮及扩张血管和利尿药物，还可进行导泻或透析治疗。

(5)自发性肾破裂：进行手术缝合。

【护理诊断/问题】

1. 体温过高　与毒血症有关。

2. 组织灌注量改变　与全身广泛小血管损害、血小板减少、后期合并DIC有关。

3. 营养失调：低于机体需要量　与发热、呕吐、进食减少、大量蛋白尿有关。

4. 有体液过多的危险　与病变损害肾脏有关。

5. 有感染的危险　与机体抵抗力低下、营养不良有关。

6. 焦虑　与病情严重、担心预后有关。

7. 潜在并发症　心力衰竭、肺水肿、出血等。

【护理措施】

1. 生活起居　采取严密隔离，隔离期为10天。多尿期前患者的血、尿及被排泄物污染的用具均应消毒处理。早期绝对卧床休息，不宜搬动患者。为患者安置舒适的体位，减轻不适；加强巡视，恢复期患者仍要注意休息，嘱咐患者勿过早下床活动，应逐渐增加活动量。

2. 病情观察

(1)常规观察：密切观察生命体征及意识状态的变化，注意体温及血压的变化；严密监测水、电解质及酸碱平衡情况，详细记录24小时出入量；观察有无呼吸频率及节律的改变、脉搏细速、嗜睡或昏迷；观察有无头痛、腰痛及眼眶痛；观察充血、出血及渗出的表现：如皮肤瘀斑的分布、范围及有无破溃出血等。

(2)并发症观察：有无咯血、呕血、便血等内脏出血情况；有无剧烈头痛、突发视力模糊、血压进行性下降、脉搏细速、冷汗、唇周和指(趾)苍白发绀及尿少等休克的表现；及时了解检查结果，若有血小板进行性减少，凝血酶原时间延长，常预示患者出现DIC，且预后不良。

3. 并发症护理　血压明显下降，有效循环血容量不足者，应迅速建立静脉通道，快速补充血容量，遵医嘱补碱，纠正酸中毒并使用血管活性药，以迅速纠正休克。输入液体量合适的指标如下：收缩压达90～100 mmHg，脉压>30 mmHg；心率>100次/min；微循环障碍解除；红细胞、血红蛋白及血细胞比容接近正常。快速扩容时，应注意观察心功能，有无突发的呼吸困难，咳嗽、咳粉红色泡沫样痰等急性肺水肿的临床表现。并给予吸氧，注意保暖。

4. 饮食护理　早期可予高热量、富含维生素流质或半流质饮食，少量多餐。少尿期，应予高热量、富含维生素、高生物价的低蛋白、低盐饮食。若有口渴，可予温开水漱口，或用棉签蘸水湿润口腔。不能进食者，静脉补充足够营养。多尿期，应予高蛋白、高糖、多种维生素及营养丰富的食物。保持大便通畅，勿过度用力。

5. *心理护理*　向患者及家属解释疾病的病因及发展经过，树立患者战胜疾病的信心。多陪伴患者并尽可能为其提供更多的舒适，避免情绪波动。

肾综合征出血热的健康教育

【健康教育】

应使患者及家属了解灭鼠、防鼠是预防 HFRS 的关键。

六、艾滋病

艾滋病又称获得性免疫缺陷综合征（acquired immunodeficiency syndrome，AIDS），是由人免疫缺陷病毒（human immunodeficiency virus，HIV）引起的慢性传染病。AIDS 主要由性接触、血液传播和母婴传播等途径传播。HIV 主要侵犯及破坏 $CD4^+$T 淋巴细胞，导致机体细胞免疫功能受损，最终并发各种严重机会性感染和恶性肿瘤。

【病因与发病机制】

HIV 为单链 RNA 病毒，属于反转录病毒科慢病毒亚科，对外界抵抗力低。患者和 HIV 无症状携带者是 AIDS 的传染源。主要通过性接触、血液和母婴传播。

【临床表现】

艾滋病的病原学、流行病学和发病机制

艾滋病潜伏期为 2～10 年，可短至数个月，长达 15 年。AIDS 分为急性期、无症状期和艾滋病期。

1. *急性期*　常发生在初次感染 HIV 的 2～4 周，部分感染者出现 HIV 毒血症和免疫系统急性损伤所产生的临床症状。临床表现以发热最为常见，可伴有咽痛、盗汗、恶心、呕吐、腹泻、皮疹、关节疼痛、淋巴结肿大及神经系统症状等，持续 1～3 周后症状自然消失。患者血小板减少，$CD4^+$T 淋巴细胞减少，$CD8^+$T 淋巴细胞升高。血液中可检出 HIV RNA 及 p24 抗原，但抗 HIV 阴性。此期称为窗口期。

2. *无症状期*　可从急性期进入此期，或无明显的急性期症状直接进入此期。此期持续时间常为 6～8 年或更长。其时间长短与感染病毒的数量、型别、感染途径、机体免疫状况的个体差异、营养条件及生活习惯等因素有关。此期由于 HIV 在感染者体内不断复制，$CD4^+$T 淋巴细胞计数逐渐下降，血液中可检出 HIV RNA 及 HIV 抗体，并具有传染性。

3. *艾滋病期*　为感染 HIV 后的最终阶段。患者 $CD4^+$T 淋巴细胞计数明显下降，少于 $200/mm^3$，HIV 血浆病毒载量明显升高。此期主要临床表现为 HIV 相关症状、各种机会性感染及肿瘤。

（1）HIV 相关症状：主要表现为持续 1 个月以上的发热、盗汗、腹泻；体重减轻 10% 以上。部分患者可出现神经精神症状，如记忆力减退、精神淡漠、性格改变等。还可出现持续性全身淋巴结肿大，其特点如下：除腹股沟以外有两个或两个以上部位的淋巴结肿大；淋巴结直径大于 1 cm，无压痛，无粘连；持续时间为 3 个月以上。

（2）机会性感染及肿瘤：①呼吸系统，主要是肺孢子菌肺炎，为间质性肺炎，表现为慢性咳嗽、发热，发绀、血氧分压降低，是 AIDS 机会性感染死亡的主要原因。②中枢神经系统，隐球菌脑膜炎、结核性脑膜炎、弓形虫脑病、各种病毒性脑膜脑炎。③消化系统：白色念珠菌、巨细胞病毒性食管炎，各种细菌性肠炎。表现为鹅口疮、溃疡，吞咽疼痛、腹泻、体重减轻，感染性肛周炎、直肠炎，大便检查和内镜检查有助诊断。因隐孢子虫、巨细胞病毒、鸟分枝杆菌感染肝脏，可出现肝脏肿大及肝功能异常。④口腔，鹅口疮、复发性口腔溃疡、舌毛状白斑、牙龈炎等。⑤皮肤，传染性软疣、尖锐湿疣、带状疱疹、真菌性皮炎和甲癣。⑥眼部：巨细胞病毒性和弓形虫性视网膜炎，表现为眼底絮状白斑。眼睑、泪腺、睑板腺、结膜及虹膜等常受卡波西肉瘤侵犯。⑦肿瘤：卡波西肉瘤、恶性淋巴瘤等。卡波西肉瘤侵犯下肢皮肤和口腔黏膜，可出现紫红色或深蓝色浸润斑或结节，融合成片，表面溃疡并向四周扩散。这种恶性病变可出现于淋巴结和内脏。

【医学检查】

1. 一般检查　白细胞、红细胞、血红蛋白及血小板均有不同程度减少。尿蛋白常阳性。

2. 免疫学检查　T 细胞总数降低，$CD4^+$ T 细胞减少。$CD4^+/CD8^+$ 比例倒置。链激酶、植物血凝素等皮试常阴性。免疫球蛋白和 β_2 微球蛋白可升高。

3. 血生化检查　可有血清转氨酶升高及肾功能异常等。

4. 病毒及特异性抗原和(或)抗体检测　①分离病毒：可从血浆、单核细胞和脑脊液分离出 HIV，但因操作复杂，主要用于科研。②抗体检测：用 ELISA 法测血清 p24 抗原及 gp120 抗体，其阳性率可达 99%，但 ELISA 抗体检测结果须经蛋白印迹(Western blot，WB)检测确认。③抗原检测：可用 ELISA 法测血清 p24 抗原。④病毒载量测定。⑤耐药检测。⑥蛋白质芯片：能同时检测 HIV、HBV、HCV 联合感染者血中 HIV、HBV、HCV 核酸和相应的抗体，有较好的应用前景。

【诊断要点】

1. 急性期　患者近期内有流行病学史和临床表现，实验室 HIV 抗体由阴性转为阳性，或仅实验室检查 HIV 抗体由阴性转为阳性即可诊断。

2. 无症状期　有流行病学史，结合 HIV 抗体阳性，或仅实验室检查 HIV 抗体阳性即可诊断。

3. 艾滋病期　有流行病学史，实验室检查 HIV 抗体阳性，加以下各项中的任何一项，即可诊断为艾滋病。不明原因的持续不规则发热 38℃以上，大于 1 个月；慢性腹泻 1 个月以上，次数大于 3 次/天；6 个月内体重下降 10% 以上；反复发作的口腔真菌感染；反复发作的单纯疱疹病毒感染或带状疱疹病毒感染；肺孢子菌肺炎、反复发生的细菌性肺炎、活动性结核或非结核分枝杆菌病；深部真菌感染；中枢神经系统占位性病变，中青年人出现痴呆；活动性巨细胞病毒感染；弓形虫脑病；马尔尼菲青霉病；反复发生的败血症；皮肤黏膜或内脏的卡波西肉瘤、淋巴瘤。

【治疗要点】

目前尚无特效药物，早期抗病毒治疗是关键。它既可缓解病情，又能预防和延缓艾滋病相关疾病的出现，减少机会性感染和肿瘤的发生。艾滋病期主要是并发症的治疗。

1. 抗反转录病毒治疗　目的是最大限度地抑制病毒复制，重建或维持免疫功能，降低 HIV 相关疾病的发生率和病死率，提高患者的生活质量，减少艾滋病的传播。国内的抗反转录病毒药物目前有 4 类，分为核苷类反转录酶抑制药(NRTIs)、非核苷类反转录酶抑制药(NNRTIs)、蛋白酶抑制药(PIs)和整合酶抑制药。目前主张联合用药防止 HIV

变异，产生耐药性。

(1)NRTIs：选择性抑制HIV反转录酶，抑制HIV复制。常用药物有下列几种：齐多夫定(zidovudine，ZDV)成人每次300 mg，每天2次。拉米夫定(lamivudine，LAM)成人150 mg，每天2次，或每次300 mg，每天1次，与ZDV合用有协同作用。阿巴卡韦(abacavir，ABC)成人每次300 mg，每天2次。

(2)NNRTIs：主要作用于HIV反转录酶某位点使其失去活性。常用药物有奈韦拉平(nevirapine，NVP)每次200 mg，2次/天。依非韦伦(efavirenz，EFV)每次600 mg，1次/天。依曲韦林(etravirine，ETV)每次200 mg，2次/天，饭后服用。与其他抗HIV药物联合使用。

(3)PIs：抑制蛋白酶，即阻断HIV复制和成熟过程中必需的蛋白质合成。主要药物有利托那韦(ritonavir，RTV)2周内由每次300 mg，2次/天，逐渐递增到每次600 mg。茚地那韦(indinavir，IDV)每次800 mg，2次/天。也可用沙奎那韦(saquinavir，SQV)。

(4)整合酶抑制药：拉替拉韦，每次400 mg，2次/天。

2.*免疫重建*　通过抗病毒治疗及其他医疗手段使HIV感染者受损的免疫功能恢复或接近正常称为免疫重建，是HIV/AIDS治疗的重要目标之一。

3.*并发症治疗*

(1)肺孢子菌肺炎：首选复方磺胺甲噁唑(SMZ - TMP)，轻度、中度患者口服SMZ75 ~ 100 mg/(kg · d)，TMP15 ~ 20 mg/(kg · d)，每日3 ~ 4次。疗程3周，必要时可延长疗程。重症患者可静脉给药。

(2)真菌感染：口腔及食管真菌感染用克霉唑1.5 g或酮康唑0.1 g，2次/天；制霉菌素2.5万U涂抹黏膜病变处，4次/天；肺部念珠菌病可用氟康唑或伊曲康唑治疗；新型隐球菌脑膜炎用两性霉素B及氟胞嘧啶治疗等。

(3)病毒感染：全身性感染及带状疱疹可用阿昔洛韦7.5 ~ 10 mg/kg，或更昔洛韦5 mg，2次/天静脉滴注，疗程2 ~ 4周。

(4)弓形虫病：螺旋霉素或克林霉素0.6 ~ 1.2 g/d，前二者常与乙胺嘧啶合用或交替应用。

(5)卡波西肉瘤：抗病毒治疗同时使用α - INF治疗，也可用博来霉素10 mg/m^2，长春新碱2 mg/m^2和阿霉素20 mg/m^2联合化疗等。

【护理诊断/问题】

1.*有感染的危险*　与免疫功能受损有关。

2.*营养失调：低于机体需要量*　与食欲差、慢性腹泻及艾滋病期并发各种机会性感染和肿瘤消耗有关。

3.*恐惧*　与艾滋病预后不良、疾病折磨、担心受到歧视有关。

4.*活动无耐力*　与HIV感染、并发各种机会性感染和肿瘤有关。

5.*社交孤立*　与艾滋病患者实施强制性管理，采取严格血液和体液隔离，被他人歧视有关。

【护理措施】

1.*生活起居*　艾滋病患者应执行血液/体液隔离和保护性隔离，以防发生各种机会性感染。在急性感染期和艾滋病期要卧床休息，减轻症状。无症状感染期可正常工作，但应避免劳累。

2. 病情观察 ①常规观察：注意观察患者生命体征、神志、体重、营养状况等；观察有无口腔、食管炎症或溃疡，腹部压痛及肝脾情况；注意有无肺部湿啰音；观察有无瘫痪、癫痫发作、进行性痴呆等神经系统受累表现。②并发症观察：疾病后期出现机会性感染和恶性肿瘤等各种并发症，应详细记录病情变化，密切观察有无肺部、胃肠道、皮肤黏膜、中枢神经系统等感染的表现；观察皮肤黏膜有无卡波西肉瘤；并及时与医生联系，采取相应的治疗护理措施。

3. 用药护理 早期抗病毒治疗可减少机会性感染。应用 ZDV 治疗者，因其有严重的骨髓抑制作用，早期可表现为巨幼细胞性贫血，晚期可有中性粒细胞和血小板减少，也可出现恶心、头痛和肌炎等症状。应及时检查血型、做好输血准备，并定期检查血常规。当中性粒细胞 $<0.5\times10^{9}/L$ 时，应报告医生及时处理。

4. 对症护理 加强口腔和皮肤护理，减轻口腔、外阴真菌、病毒等感染，防止继发感染。长期腹泻的患者要注意肛周皮肤的护理，每次排便后用温水清洗肛门，再用吸水性良好的软布或纸巾吸干，局部可涂抹润肤油。

5. 饮食护理 应给予富含维生素、高蛋白、高热量、易消化的饮食，保证营养供给，提高机体抗病能力；同时根据患者的饮食习惯，注意食物的色香味，增进患者食欲，少量多餐；如有腹泻，能进食者应给予少渣、少纤维素、高热量、高蛋白、易消化的流质或半流质；鼓励患者多饮水或给肉汁、果汁等；忌食生冷及刺激性食物。不能进食者给予鼻饲饮食；如有呕吐，在饭前 30 分钟给止吐药。必要时静脉补充所需营养和水分。

医务人员发生艾滋病病毒职业暴露后的处理

6. 心理护理 因艾滋病缺乏特效药物治疗，预后不良，加上疾病的折磨，患者易产生焦虑、抑郁、恐惧等负性情绪，少数患者可出现报复、自杀等行为。护士应多与患者沟通，应用倾听技巧，了解患者的思想和情绪状态。关心体贴患者，保护患者的隐私。同时了解患者的社会支持资源及患者对资源的利用度，鼓励亲属、朋友给患者提供生活上和精神上的帮助，帮助患者克服心理障碍。鼓励患者珍爱生命、遵守性道德，充分利用可及的社会资源和信息，积极地融入社会。

艾滋病的健康教育

【健康教育】

向患者及家属介绍 AIDS 的传染源及传播途径，做好预防艾滋病的措施，规范用药，坚持治疗。

七、流行性乙型脑炎

流行性乙型脑炎（epidemic encephalitis B）简称乙脑，是由乙型脑炎病毒（Japanese encephalitis virus）引起，以脑实质炎症为主要病变的中枢神经系统急性传染病。临床表现以高热、意识障碍、抽搐、病理反射及脑膜刺激征为特征，病死率高，部分患者可留有严重后遗症。乙脑经蚊媒传播，常在夏秋季流行，主要分布于亚洲。

【病因与发病机制】

乙脑病毒属虫媒病毒乙组的黄病毒科，能被一般消毒剂（如乙醚、含氯消毒剂）所杀灭，不耐热。受感染的人和动物是乙脑的传染源。主要通过蚊虫叮咬而传播。

【临床表现】

流行性乙型脑炎的病原学、流行病学与发病机制

潜伏期为4～21天，一般为10～14天。典型的临床表现可分为4期。

1. *初期*　为病初的1～3天。起病急，体温在1～2天内上升至39℃～40℃，伴有头痛、食欲差、恶心、呕吐、精神倦怠和嗜睡，少数患者可出现神志淡漠和颈项强直。

2. *极期*　病程的第4～10天，除初期症状加重外，主要表现为脑实质受损的症状。

（1）高热：体温高达40℃，一般持续7～10天，重型者可达3周以上。发热越高，热程越长，病情越重。

（2）意识障碍：是乙脑的主要症状，表现为嗜睡、谵妄、昏迷、定向力障碍等。神志不清多发生在发病的第3～8天，常持续1周左右，重型者可长达1个月以上。昏迷的程度与病情的严重程度及预后呈正相关。

（3）惊厥或抽搐：是病情严重的表现。可表现为局部小抽搐、肢体抽搐及强制性痉挛，严重者可发生全身强直性抽搐，一般持续数分钟至数十分钟不等，均伴有意识障碍。频繁抽搐加重缺氧和脑实质损伤，甚至呼吸暂停。

（4）呼吸衰竭：主要表现为中枢性呼吸衰竭，多见于重型病例。由于脑实质炎症、缺氧、脑水肿、颅内高压、脑疝和低血钠脑病等所致，其中以脑实质病变为主要原因。常表现为呼吸节律不规则及幅度不均，如呼吸表浅、双吸气、叹息样呼吸、潮式呼吸、抽泣样呼吸等，最后呼吸停止。此外，可因脊髓病变导致呼吸肌瘫痪而发生周围性呼吸衰竭。

高热、抽搐和呼吸衰竭是乙脑极期的严重表现，三者互相影响，呼吸衰竭是致死的主要原因。

（5）其他神经系统症状和体征：常在病程10天内出现，第2周后出现新的神经系统症状少见。其主要表现为浅反射消失或减弱，深反射先亢进后消失；不同程度的脑膜刺激征；肢体强直性瘫痪，偏瘫，或者全瘫，伴有肌张力增高；病理征阳性；由于自主神经受累，患者可有膀胱和直肠麻痹，表现为大小便失禁或尿潴留。

（6）循环衰竭：少见，可表现为血压下降、脉搏细速、休克和消化道出血。

3. *恢复期*　患者体温逐渐下降，神经系统症状和体征逐渐好转，一般患者在2周左右可完全恢复，而严重患者需1～6个月才能逐渐恢复。此期的表现可有持续性低热、多汗、失眠、失语、流涎、吞咽困难、颜面瘫痪、痴呆、肢体强直性瘫痪或不自主运动，或癫痫样发作等。经积极治疗大多数患者能恢复，如半年后上述症状仍不能恢复，称为后遗症。

4. *后遗症期*　5%～20%的重型患者留有后遗症，主要有意识障碍、失语、肢体瘫痪、精神失常及痴呆等表现，积极治疗后可有不同程度的恢复。但癫痫后遗症可持续终身。

临床上根据发热、意识障碍、抽搐程度、病程长短、病情的轻重及有后遗症等不同，将乙脑分为轻型、普通型、重型和极重型(暴发型)。

5. 并发症　发病率约为10%，以支气管肺炎最为常见，常因昏迷患者呼吸道分泌物咳出不畅或人工呼吸器应用所致。其次为肺不张、败血症、尿路感染、压疮等。重型病例可因应激性溃疡致上消化道大出血。

【医学检查】

1. 血常规　白细胞总数增多，一般在$(10\sim20)\times10^9/L$。中性粒细胞可达80%，部分患者血常规始终正常。

2. 脑脊液　外观无色透明或微混浊，压力增高，白细胞计数多在$(50\sim500)\times10^6/L$之间，早期以中性粒细胞为主，然后以淋巴细胞增多为主。蛋白轻度增高，糖正常或偏高，氯化物正常。

3. 血清学检查

(1)特异性IgM抗体测定：可作为早期诊断指标。脑脊液中最早在病程第2天即可检测到该抗体，2周时达高峰。

(2)补体结合试验：补体结合的抗体为IgG，此抗体出现时间晚，主要用于回顾性诊断或流行病学调查。

(3)血凝抑制试验：血凝抑制抗体出现较早，一般在病后第4~5天出现，2周时达高峰，抗体水平维持1年以上。可用于临床诊断及流行病学调查。

4. 病原学检查

(1)病毒分离：在病程第1周内死亡病例的脑组织中可分离到病毒。而脑脊液和血中不易分离出病毒。

(2)病毒抗原或核酸的检测：可在组织、血液中检测到乙脑病毒抗原或特异性核酸。

【诊断要点】

1. 流行病学资料　有明显的季节性，在夏秋季，10岁以下儿童多见，但近年来成人病例有增加趋势。

2. 临床特点　起病急，有高热、头痛、呕吐、意识障碍、抽搐，病理反射及脑膜刺激征阳性等。

3. 实验室检查　血常规白细胞及中性粒细胞增多；脑脊液检查呈无菌性脑膜炎改变；有特异性IgM抗体阳性；或急性期抗乙脑病毒IgM抗体阳性；或检测到乙脑病毒抗原、特异性核酸。

【治疗要点】

目前尚无特效抗病毒药物，可应用利巴韦林、干扰素等。治疗原则：对症和支持治疗。关键是重点处理高热、抽搐、控制水肿和呼吸衰竭等危重症状。

1. 一般治疗　防蚊、降温、注意饮食和营养、预防肺部感染和压疮的发生。

2. 对症治疗　高热、抽搐及呼吸衰竭是危及患者生命的三大主要症状，且互为因果，形成恶性循环。处理好这三大症状是抢救乙脑患者的关键。

(1)高热：以物理降温为主，药物降温为辅，同时降低室温。可用安乃近、氯丙嗪和异丙嗪降温。

(2)抽搐：去除病因，镇静解痉。①高热者降温为主。②脑水肿者脱水治疗为主，可用20%甘露醇静脉滴注。③脑实质炎症所致者，应用镇静药，如地西泮，肌注或缓慢静注，成人每次10～20 mg，小儿每次0.1～0.3 mg/kg；水合氯醛保留灌肠，每次1.5～2 g，小儿酌减。

(3)呼吸衰竭：根据引起呼吸衰竭的病因采取相应的治疗。例如，氧疗；脑水肿者脱水；痰液阻塞者，雾化吸入祛痰药、稀释痰液或吸痰，必要时气管插管或气管切开；中枢性呼吸衰竭可用呼吸兴奋药，如洛贝林、尼可刹米等；改善微循环可用血管扩张药，如东莨菪碱或山莨菪碱。

(4)循环衰竭：根据病情补充血容量，可用升压药、强心药、利尿药等，并维持水、电解质的平衡。

3. 恢复期及后遗症治疗　主要加强护理，防止压疮和继发感染的发生；进行语言、智力、吞咽和肢体功能训练，可结合理疗、针灸推拿、高压氧及中药等治疗。

【护理诊断/问题】

1. 体温过高　与病毒血症及脑部炎症有关。

2. 意识障碍　与脑实质炎症、脑水肿有关。

3. 有受伤的危险　与高热、脑水肿、颅内压增高、痰液阻塞导致脑组织缺血缺氧，出现惊厥、抽搐等有关。

4. 气体交换障碍　与呼吸衰竭有关。

5. 有皮肤完整性受损的危险　与昏迷、长期卧床有关。

6. 潜在并发症　呼吸衰竭、支气管肺炎、肺不张、败血症、尿路感染、压疮、消化道出血等。

【护理措施】

1. 生活起居　将患者安置于安静、光线柔和的病室，防止声光刺激。有计划集中安排各种检查、治疗、护理操作，减少对患者的刺激，避免诱发惊厥或抽搐。

2. 病情观察　①常规观察：严密监测生命体征，尤其是呼吸的变化；观察有无意识障碍和其他精神神经症状和体征；记录出入水量。②并发症观察：观察有无惊厥发作先兆，如口角抽动、指(趾)抽动、肌张力增高等，发作次数、持续时间；观察有无颅内压增高及脑疝的先兆，重点观察瞳孔大小、形状、对光反应等。

3. 对症护理

(1)惊厥：①及时发现惊厥先兆。②采取有效措施控制惊厥：保持呼吸道通畅；防止咬伤舌头或舌后坠阻塞呼吸道；注意安全，防止坠床，必要时用床栏或约束带约束患者；遵医嘱使用抗惊厥药物，如地西泮、苯巴比妥等。注意观察此类药物对呼吸的抑制作用。③针对惊厥原因，加强护理。如因高热所致，应迅速降温；脑水肿、颅内压增高者应及时给脱水药如甘露醇，但要注意给药速度，并准确记录出入量。

(2)给氧：流量为4～5 L/min，改善脑缺氧。在氧疗中，需根据动脉血气分析的结果评价疗效。

(3)对偏瘫患者加强皮肤护理：每2～3小时翻身一次，观察皮肤颜色有无改变；意识障碍、高热者，每日口腔护理2～3次；保持皮肤的清洁、干燥及卫生。

4. 用药护理　在治疗乙脑时常用甘露醇治疗脑水肿，用药过程中注意药物速度不宜太慢、不能渗出血管外，以免引起疗效降低和局部组织坏死。

5. 饮食护理　根据不同病期给予不同饮食。初期及极期应给予清淡流质饮食；昏迷及有吞咽困难者给予鼻饲或静脉补充营养，保证每日液体摄入量1 500～2 000 mL，注意电解质平衡；恢复期应逐渐增加有营养、高热量饮食。

流行性乙型脑炎的健康教育

6. 心理护理　减轻患者的焦虑：护士镇静及自信的态度可帮助患者放松；患者应取舒适的体位，同时多陪伴患者，尽可能提供更多的舒适；保持环境安静，避免不良刺激；引导家属和亲友给患者心理支持和帮助，积极协助患者取得社会的支持。

【健康教育】

向患者及家属宣传乙脑的疾病知识，加强对家畜的管理，开展防蚊、灭蚊工作，做好重点人群及家属的预防接种教育。

八、登革病毒感染

（一）登革热

登革热（dengue fever）是由登革病毒（Dengue virus）引起的急性传染病，主要通过埃及伊蚊或白纹伊蚊叮咬传播。临床表现为突起发热，全身肌肉、骨、关节疼痛，皮疹，极度疲乏，淋巴结肿大及白细胞减少。

登革热主要在热带和亚热带地区流行，在世界各地曾多次发生地区性流行。我国登革热流行区在广东、香港、澳门、台湾，随着气候变暖和交通便利，发病有向北扩展的趋势。已知的4种血清型登革病毒均已在我国发现。

【病因与发病机制】

登革病毒属黄病毒科黄病毒属，对热敏感，但耐低温。主要传染源是患者、隐性感染者和登革病毒感染的非人灵长类动物以及带毒的媒介伊蚊。主要通过伊蚊叮咬传播，传播媒介主要是埃及伊蚊和白纹伊蚊。

【临床表现】

潜伏期为3～15天，多为5～8天。被登革病毒感染后，可表现为无症状隐性感染、登革热、登革出血热，后者我国少见。临床上将登革热分为典型、轻型与重型3型。

登革热的病原学、流行病学与发病机制

1. 典型登革热　典型的登革热病程分为三期，即急性发热期、极期和恢复期。

（1）急性发热期：患者通常急性起病，首发症状为发热，可伴畏寒。24小时内体温可达40℃。部分病例发热3～5天后体温降至正常，1～3天后再度上升，称为双峰热型。发热时可伴头痛，全身肌肉、骨骼和关节疼痛，明显乏力，并可出现恶心、呕吐、腹痛、腹泻等胃肠道症状。急性发热期一般持续2～7天。

（2）极期：通常出现在病程的第3～8天。出现腹部剧痛、持续呕吐等重症预警指征往往提示极期的开始。可表现为高热持续不退，或退热后病情加重。于病程第 3～6 天出现皮疹，分布于躯干、四肢或头面部。皮疹为多形性，可为斑丘疹、红斑疹、猩红热样疹、麻疹样皮疹或皮下出血点等。同一患者可见不同形态皮疹，皮疹多有痒感，大部分不脱屑，持续 3～4 天。出血多发生在病程的第 5～8 天，25%～50% 病例有不同程度、不同部位的出血，如皮下出血、注射部位瘀点瘀斑、牙龈出血、鼻衄、消化道出血、阴道出血、颅内出血等。

（3）恢复期：极期后第 2～3 天，患者病情好转，胃肠道症状减轻，进入恢复期。部分患者可见针尖样出血点，下肢多见，可有皮肤瘙痒。白细胞计数开始上升，血小板计数逐渐恢复。

2. 轻型登革热　全身疼痛较轻，低热，皮疹稀少或不出疹，一般无出血，浅表淋巴结常有肿大，病程短，临床上类似流感。此型病例在流行时多见，易被忽视。

3. 重型登革热

（1）高危人群：二次感染患者；伴有糖尿病、高血压、冠心病、肝硬化、消化性溃疡、哮喘、慢性肾功能不全等基础疾病者；老人或婴幼儿，肥胖或严重营养不良者；孕妇。

（2）临床表现：早期临床表现如典型登革热，在病程第 3～5 天时病情突然加重，出现脑膜脑炎表现如剧烈头痛、呕吐、颈项强直、谵妄、狂躁、昏迷、抽搐及大量出汗、血压骤降，重者可出现瞳孔缩小等脑疝表现。有些病例表现为消化道出血，甚至出血性休克。病情发展迅速，可因中枢性呼吸衰竭或出血性休克在 1～2 天内死亡。此型罕见，但病死率很高。本型不符合登革出血热的诊断标准，故命名为重型登革热。

【医学检查】

1. 常规检查　白细胞总数减少，以中性粒细胞下降为主。于发病第 2 天开始下降，第 4～5 天降至最低点，可低至 $2\times10^9/L$。1/4～3/4 患者血小板减少。少数患者有蛋白尿和红细胞尿。约半数患者有轻度丙氨酸转氨酶升高。发生脑膜炎的患者脑脊液压力升高，白细胞和蛋白质正常或稍增加，糖和氯化物正常。

2. 血清学检查　单份血清补体结合试验滴度超过 1∶32，红细胞凝集抑制试验滴度超过 1∶1 280 有诊断意义。双份血清，恢复期抗体滴度比急性期升高 4 倍以上者，可确诊。血清中检出特异性 IgM 抗体有助登革热的早期诊断。

3. 病毒分离　将急性期患者血清接种于乳鼠脑内或 C6/36 细胞系可分离病毒。以 C6/36 细胞系常用，其阳性率为 20%～65%。

4. 反转录聚合酶链反应（RT－PCR）　急性期检测血清，其敏感性高于病毒分离，可用于早期快速诊断及血清型鉴定，但技术要求较高。

5. CT 或胸部 X 线片　可发现一侧或双侧胸腔积液，部分患者有间质性肺炎表现。B 超可见肝脾肿大。CT 和核磁共振可发现脑水肿、颅内出血、皮下组织渗出液等。

【诊断要点】

在登革热流行区，夏秋雨季，发生大量高热病例时；临床表现为起病急、高热、全身疼痛、明显乏力，皮疹、出血、淋巴结肿大、束臂试验阳性；实验室检查见白细胞及血小板减少可临床诊断登革热。双份血清检查恢复期抗体滴度有 4 倍升高、病毒分离、核酸检测阳性可明确诊断。

【治疗要点】

目前尚无特效的抗病毒治疗药物，主要采取支持及对症治疗。治疗原则是早发现、早诊断、早治疗、早隔离。重症病例的早期识别和及时救治是降低病死率的关键。

(1)高热时以物理降温为主，有出血症状的患者，禁用乙醇擦浴。慎用解热镇痛药物，以防G-6-PD缺乏者诱发急性血管内溶血。高热不退及毒血症状严重者，短期可使用小剂量肾上腺皮质激素，如口服泼尼松5 mg，每日3次。

(2)出汗多，呕吐或腹泻者，需及时口服补液，非必要时不滥用静脉补液。防止诱发脑水肿。

(3)有出血倾向者，可选用卡巴克络、酚磺乙胺、维生素C及维生素K等止血药物；大量出血者，可输新鲜全血或血小板；严重上消化道出血者，可口服冰盐水或去甲肾上腺素，静脉给予奥美拉唑。

(4)重型病例出现脑膜脑炎时应及早使用20%甘露醇250～500 mL静脉注射脱水，同时静脉滴注地塞米松，呼吸中枢受抑制者应及时使用人工呼吸器。

(二)登革出血热

登革出血热(dengue hemorrhagic fever)是登革热的一种严重类型，临床特征为发热2～5天后病情突然加重，并出现血浆外渗及血小板减少、多个器官出血和(或)休克，如治疗不及时，病死率很高。1953年在菲律宾的马尼拉首先认识登革出血热的流行，以后陆续见于其他热带地区。1985年在我国海南省开始发现登革出血热流行。

【病因与发病机制】

4种血清型登革病毒均可引起登革出血热，但以第2型最为常见。登革出血热多发生于登革热地方性流行区的当地居民。

【临床表现】

潜伏期同登革热。根据临床表现可分为较轻的无休克的登革出血热及较重的登革休克综合征两型。

登革出血热的病原学、流行病学与发病机制

病程早期的2～5天，可有典型登革热症状。在发热过程中或热退后的24小时左右，病情突然加重，皮肤变冷、出汗、脉速、昏睡或烦躁，瘀斑、消化道或其他器官出现出血，束臂试验阳性及肝大。严重者血压进行性下降，若治疗不当或不及时，即进入休克，可于4～6小时内死亡。仅有出血者为登革出血热，同时有休克者为登革休克综合征。

【医学检查】

血小板减少同时伴血液浓缩是登革出血热特征性实验室改变。血小板减少，严重者可降至10×10^9/L以下。因血浆蛋白外渗，可见血液浓缩，血细胞比容增加及低蛋白血症。可有酸中毒或低钠血症。肝功能受损可出现转氨酶升高，凝血酶原时间延长。病毒分离及血清学检查方法同登革热。

【诊断要点】

早期有典型登革热临床表现；肝大；束臂试验阳性；多器官较大量出血表现：皮下及器官出血。具备其中 2～3 项并同时血细胞比容增加 20% 以上及血小板在 100×10^9/L 以下者可诊断为登革出血热。伴有休克者，为登革休克综合征。病毒分离、登革病毒特异性抗体及核酸检测方法有助于确诊。

【治疗要点】

目前无特效治疗，以对症支持治疗为主。注意维持水、电解质平衡，纠正酸中毒。休克病例要迅速补液以扩充血容量，可加用血浆、白蛋白等，但不宜输入全血，以免加重血液浓缩。严重出血者，可输新鲜全血或血小板。可用激素静滴，以减轻中毒症状和改善休克。有 DIC 征象时宜及早补充凝血因子，忌用肝素。

（三）登革病毒感染患者的护理

【护理诊断/问题】

1. 体温过高　与登革病毒感染有关。
2. 皮肤完整性受损　与登革热病毒引起皮肤黏膜损伤有关。
3. 体液不足　与高热、多汗、血管通透性增加导致血浆外渗有关。
4. 疼痛　与病毒血症引起的骨骼、肌肉、关节疼痛有关。
5. 有感染的危险　与机体抵抗力低下、营养失调等有关。
6. 焦虑　与病情严重有关。
7. 潜在并发症　出血。

【护理措施】

1. 生活起居　急性期应卧床休息，恢复期患者应等体温、血小板计数恢复正常，无出血倾向时方可适当活动。昏迷患者，应平卧头偏向一侧，保持呼吸道通畅，及时清除呼吸道分泌物；注意口腔及皮肤清洁；预防感染的发生。

2. 病情观察　①常规观察：监测患者生命体征，观察高热的出现和持续时间、热型、发热及退热后其他伴随症状。注意有无消化系统的症状和体征。观察有无神经系统的症状和体征，如剧烈头痛、嗜睡、昏迷等。注意观察患者有无脱水现象，准确记录 24 小时出入量，监测有无电解质紊乱表现。②并发症观察：严密监测皮肤黏膜情况及有无出血倾向。观察脉搏、血压的变化，如患者高热骤退、脉搏细速、大汗淋漓，应警惕出血性休克或登革热休克的发生。

3. 用药护理　观察药物的作用、不良反应及疗效，并注意给药的注意事项。

4. 饮食护理　急性期给予高蛋白、富含维生素、高糖、易消化的流质或半流质饮食，嘱患者多饮水；昏迷患者可鼻饲饮食。

5. 心理护理　登革病毒感染起病急骤、病情发展迅速，出血倾向明显，患者及家属多有紧张和恐惧心理。医务人员应沉着冷静，安抚和鼓励患者，稳定患者情绪。

登革病毒感染的健康教育

【健康教育】

预防登革病毒感染的根本措施是防蚊灭蚊。

九、狂犬病

狂犬病的病原学、流行病学与发病机制

狂犬病(rabies)又名恐水症(hydrophobia)，由狂犬病毒(Rabies virus)引起的以侵犯中枢神经系统为主的急性人畜共患传染病。人狂犬病通常由病兽以咬伤方式传给人。临床表现为特异性恐风、恐水、咽肌痉挛、恐惧不安、进行性瘫痪等。其病死率高达100%。2004—2014年，狂犬病死亡人数一直高居我国传染病死亡数的前3位。

【病因与发病机制】

狂犬病毒属弹状病毒科拉沙毒属，为单股负链RNA病毒。狂犬病毒不耐高温，对脂溶剂(肥皂水、氯仿、丙酮)、乙醇、过氧化氢、高锰酸钾、碘制剂、苯扎溴铵等敏感。狂犬病的传染源是带狂犬病毒的动物，主要通过咬伤传播。

【临床表现】

潜伏期长短不一，从5天至数年，通常在3个月内发病，极少超过1年，潜伏期长短与年龄、伤口部位及深浅、入侵病毒数量和毒力等因素有关。典型患者的临床表现可分为前驱期、兴奋期和麻痹期3期。

1. 前驱期　持续2~4天。通常以不适、厌食、疲劳、头痛和发热等不典型症状开始，50%~80%的患者会在原暴露部位出现特异性神经性疼痛或感觉异常(如痒、麻及蚁行感等)，可能是由于病毒在背根神经结复制或神经节神经炎所致。此期还可能出现无端的恐惧、焦虑、激动、易怒、神经过敏、失眠或抑郁等症状。

2. 兴奋期　有两种表现，即狂躁型与麻痹型。

(1)狂躁型：表现为发热，极度恐惧、恐水、恐风，发作性咽肌痉挛、呼吸困难等。恐水、恐风是狂犬病的特殊症状，典型患者见水、闻流水声或仅提及水均可引起的咽喉肌痉挛。外界多种刺激如风、声、光也可引起咽肌痉挛，严重发作时可出现全身肌肉阵发性抽搐，因呼吸肌痉挛导致呼吸困难和发绀。患者常有流涎、多汗、心率快、血压增高等交感神经功能亢进表现。亢进期间，患者神志多清楚，一般能合作，并可进行交流。本期约持续1~3天。

(2)麻痹型：患者无典型的兴奋期及恐水现象，而以高热、头痛、呕吐、咬伤处疼痛开始，继而出现肢体软弱、腹胀、共济失调、肌肉瘫痪、大小便失禁等。我国少见。

3. 麻痹期　主要表现为肌肉痉挛停止，进入全身弛缓性瘫痪，患者由安静进入昏迷状态。最终因呼吸、循环衰竭而死亡。该期持续时间短暂，一般为6~18小时。

4. 并发症　可并发肺炎、气胸、纵隔气肿、心律失常、心功能衰竭、动静脉栓塞、上消化道出血、急性肾衰竭等。

【医学检查】

1. 血、尿常规及脑脊液检查　外周血白细胞总数可增多，以中性粒细胞为主，一般在80%以上。尿常规可见轻度蛋白尿，偶有透明管型。脑脊液压力稍增高，细胞数轻度增多，但一般不超过$200\times10^6/L$，以淋巴细胞为主，蛋白轻度增高，糖及氯化物正常。

2. 病原学检查

(1)抗原检查：可取患者的脑脊液或唾液涂片、角膜印片或咬伤部位皮肤组织或脑组织通过免疫荧光法检测抗原，阳性率高达98%。

(2)病毒分离：取患者的唾液、脑脊液、皮肤或脑组织进行细胞培养，或用动物接种法分离病毒。

(3)内基小体检查：动物或死者的脑组织作切片染色，镜检寻找内基小体，阳性率为70%～80%。

(4)核酸测定采用反转录－聚合酶链反应(RT－PCR)法测：测定狂犬病毒RNA。

3. 抗体检查　存活1周以上者可做血清中和试验或补体结合试验检测抗体，效价上升者具有诊断意义。

【诊断要点】

有被狂犬或病兽咬伤或抓伤史；并有典型症状如恐水、怕风、咽喉痉挛，或怕光、怕声、多汗、流涎以及咬伤处麻木、感觉异常等；病毒抗原阳性，或尸检脑组织中有内基小体，可诊断狂犬病。

【治疗要点】

狂犬病一般无特殊药物治疗，以对症综合治疗为主。

1. 隔离患者　采用单间严格隔离，防止唾液污染，尽量保持患者安静，避免光、风、声等外界环境的刺激。

2. 对症治疗　包括加强心电监护，镇静，解除痉挛，氧气供给，必要时气管切开，纠正酸中毒，补充体液，维持水、电解质平衡，处理心律失常，稳定血压，出现脑水肿时给予脱水剂等。

3. 药物治疗　主要是抗病毒治疗，但是目前抗病毒治疗效果不好，还需进一步研究有效的抗病毒治疗药物。

【护理诊断/问题】

1. 有窒息的危险　与病毒损害中枢神经系统导致呼吸肌痉挛有关。

2. 恐惧　与病情危重、病死率高有关。

3. 营养失调：低于机体需要量　与咽肌痉挛致吞咽困难、代谢需要量增加、恐水有关。

4. 皮肤完整性受损　与病犬、病猫等动物咬伤或抓伤有关。

5. 潜在并发症　昏迷、呼吸衰竭、循环衰竭。

【护理措施】

1. 生活起居　将患者置于安静、避光的单间，绝对卧床；烦躁不安者，应加床栏保护或适当约束，专人护理，严密隔离；向家属解释兴奋、狂躁的原因，嘱其避免刺激患者；有计划安排并简化医疗、护理操作，在使用镇静药后集中进行，动作要轻、快，避免一切不必要的刺激。

2. 病情观察　①常规观察：患者有无高度兴奋、恐风、恐水表现，有无痉挛发作。密切观察病情，尤其是呼吸频率、节律改变。观察痉挛发作部位、发作时间、持续时间、频率和程度。②急危重症观察：麻痹期应密切观察呼吸与循环衰竭的进展情况，定时记录神志、面色及生命体征，注意心率、血压、呼吸频率及节律的改变，记录24小时出入量。

3. 对症护理

（1）伤口处理：咬伤后迅速彻底清洗伤口能降低狂犬病的发病率。①尽快用20%肥皂水或0.1%苯扎溴铵（不可与肥皂水合用）反复冲洗至少30分钟，尽量除去狗涎和污血，然后用0.9%氯化钠溶液冲洗伤口避免肥皂水残留，冲洗后，局部用70%乙醇和2%碘酊消毒。②伤口较深者，清创后应在伤口底部和周围行抗狂犬病免疫球蛋白或抗狂犬病病毒免疫血清局部浸润注射，抗狂犬病病毒免疫血清可中和血中游离狂犬病毒，防止发病或减轻临床症状，使用前应进行皮肤过敏试验，皮试阳性者要行脱敏疗法。③伤口一般不宜缝合或包扎以便引流。④注意预防破伤风和细菌感染。

狂犬病暴露的定义与分级

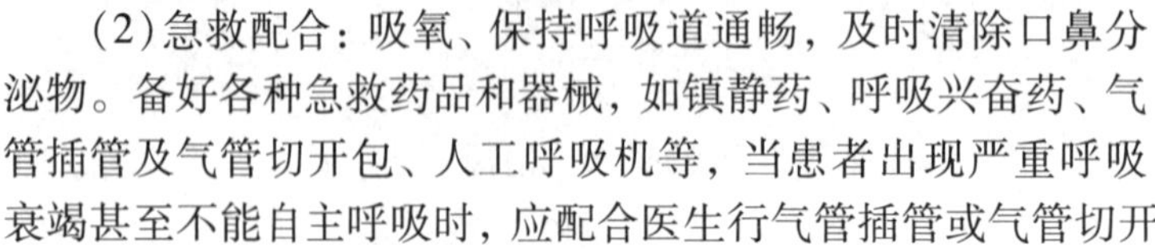

（2）急救配合：吸氧、保持呼吸道通畅，及时清除口鼻分泌物。备好各种急救药品和器械，如镇静药、呼吸兴奋药、气管插管及气管切开包、人工呼吸机等，当患者出现严重呼吸衰竭甚至不能自主呼吸时，应配合医生行气管插管或气管切开，进行机械辅助呼吸。

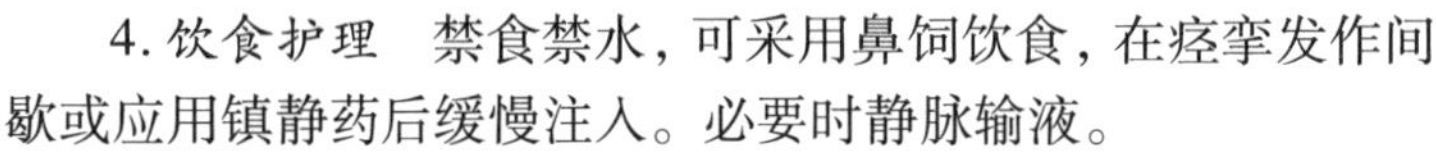

4. 饮食护理　禁食禁水，可采用鼻饲饮食，在痉挛发作间歇或应用镇静药后缓慢注入。必要时静脉输液。

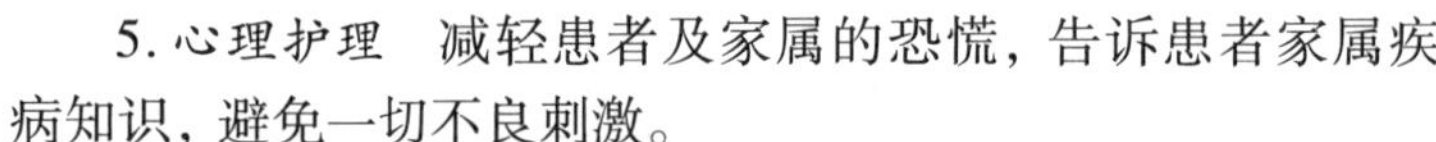

5. 心理护理　减轻患者及家属的恐慌，告诉患者家属疾病知识，避免一切不良刺激。

狂犬病的健康教育

【健康教育】

尽量不要接触犬、猫等哺乳动物，高危人群进行暴露前接种，若被犬、猫（尤其是野犬、野猫）等动物咬伤或抓伤，应立即进行彻底的伤口处理，并进行全程预防接种。

第三节　恙虫病

预习案例

刘某，男，29岁，工人，以寒战高热伴剧烈头痛1周入院，起病前7天曾在公园内草坪的石凳上睡过午觉。入院检查：T 39.2℃，烦躁，头面及胸前区皮肤潮红，左会阴处有1个焦痂，右腹股沟淋巴结肿大，有触痛，眼结膜充血，双瞳孔等大等圆，对光反射存在，颈软，心肺正常，腹软，肝右肋下15 mm，质软、触痛，四肢肌力检查正常，神经系统检查阴性，尿蛋白（+）；血红蛋白100 g/L，粒细胞5.1×10^9/L，中性粒细胞0.71，淋巴细胞0.27，外斐氏反应：OX_k（1∶160）。

思考

（1）病例的诊断及诊断依据是什么？

（2）治疗上应选择什么药物，用药期间需注意观察哪些指标？

恙虫病（tsutsugamushi disease）又名丛林斑疹伤寒（scrub typhus），是由恙虫病东方体引起的一种急性自然疫源性疾病。临床上以发热、叮咬处有焦痂或溃疡、淋巴结肿大及皮疹为主要临床特征。

【病因与发病机制】

恙虫病是由恙虫病东方体引起的，主要传染源和储存宿主是鼠类，某些鸟类也能感染恙虫病，经带有病原体的恙螨幼虫叮咬而得病，人群普遍易感，但患者以青壮年居多。受感染的恙螨幼虫叮咬人体后，病原体先在局部繁殖，然后直接或经淋巴系统入血，在血管内皮细胞及单核－巨噬细胞系统内生长繁殖，引起恙虫病东方体血症。

恙虫病的病原学、流行病学与发病机制

【临床表现】

潜伏期为4～20天，一般为10～14天。一般无前驱症状。

1. 毒血症症状　起病急骤，先有畏寒或寒战，继而发热，体温迅速上升，1～2天内可达39℃～41℃，呈弛张型或不规则型。伴有寒战、头痛、全身酸痛、疲乏嗜睡、食欲不振、颜面潮红，结合膜充血。个别患者有眼眶后痛。严重者出现谵妄、烦躁、肌颤、听力下降，脑膜刺激征阳性，血压下降，还可并发肺炎。发热多持续1～3周。

2. 焦痂及溃疡　见于70%～100%的患者，为恙虫病特征。发病初期于被恙螨幼虫叮咬处出现红色丘疹，一般不痛不痒，不久形成水疱，破裂后呈新鲜红色小溃疡，边缘突起，周围红晕，1～2天后中央坏死，成为褐色或黑色焦痂，呈圆形或椭圆形，直径0.5～1 cm，痂皮脱落后形成溃疡，其底面为淡红色肉芽组织，干燥或有血清样渗出物，偶有继发化脓现象。多数患者只有1个焦痂或溃疡，少数2～3个，个别多达10个以上，常见于腋窝、腹股沟、外阴、肛周、腰带压迫等处，也可见于颈、背、胸、足趾等部位。

3. 淋巴结肿大　全身表浅淋巴结常肿大，近焦痂的局部淋巴结肿大尤为显著。一般大小如蚕豆至鸽蛋大，可移动，有疼痛及压痛，无化脓，消散较慢，在恢复期仍可扪及。

4. 皮疹　35%～100%的患者在第4～6天出现暗红色斑丘疹。无痒感，大小不一，直径为0.2～0.5 cm，先见于躯干，后蔓延至四肢。轻症者无皮疹，重症者皮疹密集，融合或出血。皮疹持续3～7天消退，无脱屑，可留有色素沉着。有时在第7～10天发现软硬腭及颊黏膜上有黏膜疹。

5. 并发症　30%～50%患者有脾大；10%～30%患者肝大。部分患者可见眼底静脉曲张，视乳头水肿或眼底出血。心肌炎较常见。也可发生间质肺炎、睾丸炎、阴囊肿大、肾炎、消化道出血、全身感觉过敏、微循环障碍等。

【医学检查】

1. 血常规　白细胞总数常减少，最低达2×10^9/L，亦可正常或增多；分类常有核左移。

2. 血清学检查

(1)外斐试验：患者单份血清对变形杆菌OX_k凝集效价在1∶160以上或早晚期双份血清效价呈4倍增长者有诊断意义。最早第4天出现阳性，第1周末约30%阳性，第2周末约75%，第3周可达90%左右，第4周开始下降，至第8～9周多转为阴性。本试验的特异性较低。

(2)补体结合试验：阳性率较高，特异性较强。抗体持续时间长，可达5年左右。选用当地流行株作抗原或采用多价抗原，以提高检测的阳性率。效价1∶10为阳性。

(3)间接免疫荧光试验：测定血清中特异性抗体，于起病第1周末出现抗体，第2～3周末达高峰，抗体可持续10年，阳性率高于外斐试验，对流行病学调查意义较大。

3. 病原学检查

(1)病原体分离：可采用动物实验、鸡胚卵黄囊接种或HeLa细胞培养分离病原体。

(2)分子生物学检查：采用聚合酶链反应(PCR)技术可检测细胞、血液等标本中的恙虫病东方体基因，具有敏感性高，特异性强的特点。

【诊断要点】

根据流行季节，发病前3周内在流行地区有野外作业史；临床表现有发热、焦痂、溃疡、局部淋巴结肿大，皮疹及肝脾肿大；外斐试验阳性有辅助诊断价值。小白鼠接种分离到病原体可明确诊断。

【治疗要点】

1. 一般治疗　卧床休息，多饮水，进流食或软食，注意口腔卫生，保持皮肤清洁。高热可用冰敷或使用解热药物，不宜醇浴。

2. 药物治疗

(1)氯霉素：对恙虫病有特效。服药后体温大多在1～3天内下降至正常。氯霉素剂量为成人2 g/d，儿童25～40 mg/(kg·d)，分4次服。退热后剂量减半，续服7～10天，以免复发。

(2)四环素：以多西环素(强力霉素)较好，成人剂量为0.2 g，1次/天，连服5～7天。罗红霉素亦有较好疗效。

【护理诊断/问题】

1. 体温过高　与恙虫病东方体血症有关。

2. 皮肤完整性受损　与恙螨叮咬后导致焦痂形成、皮疹有关。

3. 潜在并发症　支气管肺炎、心肌炎、心力衰竭、出血、中毒性肝炎。

【护理措施】

1. 生活起居　严格卧床休息，发病初期患者因高热、肌肉酸痛、全身乏力，应卧床休息，减少机体消耗，防止并发症的发生；病情好转，全身症状缓解后可适当下床活动。注意保持病房通风换气。

2. 病情观察　①常规观察：观察患者的生命体征，症状、体征的变化，有无继发性感染。②危急重症观察：若有心率增快、心律失常、咳嗽频繁伴胸痛、气促、神志改变以及出现谵妄、抽搐等表现时，可能并发心肌炎、肺炎、脑膜炎等，应及时通知医生，配合处理。

3. 用药护理　遵医嘱使用氯霉素或四环素族药物，并注意观察用药后的疗效和不良反应。①氯霉素：使用氯霉素时应注意观察血常规的变化，若有粒细胞及血小板减少或皮肤紫癜等出血倾向时，应通知医生。②四环素族抗生素(强力霉素)：应观察消化道症状，如恶心、呕吐、食欲不振等，还应注意有无过敏反应。四环素族药物易与牛奶、钙、镁、铁、铝、铋等生成不溶性的络合物，故不宜与上述食物或含上成分的药物同服。此外四环素族药物还能影响婴幼儿骨骼生长、导致牙齿釉质发育不良、致畸，故孕妇及7岁以下儿童禁用。酌情使用解热药物，但慎用大量发汗的解热药。

4. 对症护理　①对疑诊恙虫病的患者应仔细观察皮肤有无皮疹或溃疡，注意焦痂和溃疡的部位、大小、形状，是否继发感染。②观察皮疹的性质、形态、分布及消长情况。保持局部皮肤清洁，防止继发感染是焦痂、溃疡护理的关键，可用75%乙醇涂擦溃疡周围皮肤，用过氧化氢溶液、0.9%氯化钠溶液涂擦溃疡面，然后用庆大霉素注射液湿敷创面，每天3次，直至痊愈。

恙虫病的健康教育

5. 饮食护理　宜进食易消化、富含维生素、足够热量及蛋白质的流质或软食，少量多餐，以补充机体营养需求。嘱患者多饮水，补充水分。昏迷患者鼻饲饮食。

6. 心理护理　向患者及家属耐心解释病因，帮助患者认识恙虫病，使其配合治疗，同时告知患者和家属恙虫病在人与人之间不会造成传染，消除患者及家属的思想顾虑。

【健康教育】

改善环境卫生，清除杂草，消灭恙螨和野鼠、家鼠等是减少恙虫病的重要措施。

第四节　细菌感染

预习案例

患者，男，35岁，因持续发热伴乏力、厌食10天入院。入院检查：T 39.4℃，P 92次/min，肝肋下2 cm，脾肋下1 cm。WBC 4.0×10^9/L，N 0.62，L 0.35，M 0.33，血培养提示伤寒杆菌生长，经氯霉素治疗5天后体温正常，发病第20天解黑便1次。

思考

(1)伤寒患者最严重而较常见的并发症是什么？

(2)伤寒传染性最强的时期是什么？

(3)此并发症的主要护理措施有哪些？

一、伤寒

伤寒(typhoid fever)是由伤寒沙门菌引起的经消化道传播的急性传染病。临床特征为长期发热、全身中毒症状、相对缓脉、肝脾肿大、玫瑰疹及白细胞减少等。主要并发症为肠出血、肠穿孔。

【病因与发病机制】

伤寒是伤寒沙门菌引起的，主要传染源是患者和带菌者，经粪－口途径传播，其中进食被污染的食物是最主要的传播途径，人群普遍易感，以夏秋季多见。伤寒杆菌主要通过肠黏膜进入淋巴细胞组织中进行繁殖，释放脂多糖内毒素入血引起二次菌血症，最后影响多脏器的功能并出现相应的临床症状。

【临床表现】

伤寒的病原学、流行病学与发病机制

潜伏期长短与伤寒沙门菌的感染量及机体的免疫状态有关，波动范围为3～60天，平均1～2周。

1. 典型伤寒　典型患者临床表现可分为4期。

(1)初期：相当于病程第1周。起病多缓慢，体温呈阶梯状上升，于第3～7天达高峰，可达39℃～40℃，伴有全身不适、食欲不振、咳嗽等。部分患者出现便秘或腹泻。

(2)极期：相当于病程第2～3周，其主要表现如下。

1)高热：体温转为稽留热，一般持续10～14天，但免疫功能低下者可长达1～2个月。近年来，由于早期不规律使用抗生素或激素，使得弛张热及不规则热型增多。

2)神经系统中毒症状：患者表情淡漠、反应迟钝、耳鸣、听力减退。重者可有谵妄、抓空、昏迷。合并虚性脑膜炎时，可出现脑膜刺激征。

3)玫瑰疹：约半数患者在病程第一周末于前胸、腹部出现淡红色丘疹(玫瑰疹)，直径达2～4 mm，压之褪色，散在分布，量少，一般仅数个至数十个，多在2～4天内消退。

4)相对缓脉：20%～73%的患者体温高而脉率相对缓慢，部分患者尚可出现重脉。并发中毒性心肌炎时，相对缓脉不明显。

5)肝脾肿大：50%以上患者于起病1周前后脾脏肿大，质软；部分患者还可伴ALT升高，个别患者出现黄疸。

6)消化系统症状：腹胀、腹部不适、右下腹压痛、便秘或腹泻等。

(3)缓解期：相当于病程第4周。体温开始波动下降，各种症状逐渐减轻，脾脏开始回缩。但本期仍有发生肠出血及肠穿孔的危险，需特别警惕。

(4)恢复期：相当于病程第5周。体温恢复正常，食欲常旺盛，但体质虚弱，一般约需1个月方可完全康复。

2. 非典型伤寒　目前典型伤寒临床已不多见。临床可见到轻型、暴发型、迁延型、逍遥型等其他临床类型的伤寒。

(1)轻型：患者一般症状较轻，体温多在38℃左右，病程短，1～2周即可痊愈。多见于儿童，或发病后早期接受抗菌药物治疗，或已接受过伤寒菌苗注射者。由于轻型患者的病情轻，症状颇不典型，目前也较多见，临床上易至漏诊或误诊。

(2)暴发型：起病急，中毒症状重，患者可出现超高热或体温不升，血压降低，出现中毒性心肌炎、肠麻痹、休克与出血倾向等。

(3)迁延型：起病与典型伤寒相似，但由于人体免疫功能低下，发热持续不退，热程可达5周以上，伴有慢性血吸虫病患者，热程可长达数个月之久。

(4)逍遥型：起病时毒血症状较微，患者可照常工作。部分患者伴有突发性肠出血

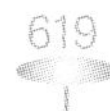

或肠穿孔。

3. 特点　特殊临床背景下及病程发展阶段中伤寒的特点。

(1)小儿伤寒：年龄越小临床表现越不典型。一般起病较急，呕吐和腹泻等胃肠道症状明显，热型不规则，便秘较少。多数患儿无相对缓脉，玫瑰疹少见，肝脾大明显。容易并发支气管炎或肺炎，肠出血和肠穿孔少见。

(2)老年伤寒：发热常不高，多汗时容易出现虚脱。病程迁延，恢复期长。并发支气管炎和心力衰竭多见，病死率高。

(3)再燃：当伤寒患者进入缓解期，体温波动下降，但尚未达到正常时，热度又再次升高，持续5～7天后退热，常无固定症状。

(4)复发：患者进入恢复期在退热1～3周后，发热等临床表现重又出现，称为复发。此时血培养可再获阳性结果，与病灶内的细菌未被完全清除，重新侵入血流有关。少数患者可有2次以上复发。

4. 并发症

(1)肠出血：多见于病程第2～4周，可有大便隐血阳性至大量血便。少量出血可无症状或 仅有轻度头晕、脉快；大量出血时，体温骤降后很快回升，脉搏细速，并有头晕、面色苍白、烦躁、出冷汗、血压下降等休克表现。

(2)肠穿孔：为最严重的并发症，多见于病程第2～4周。表现为突然右下腹剧痛，伴有恶心、呕吐、出冷汗、脉搏细数、体温暂时下降等，但1～2小时后体温又迅速回升，并出现腹膜刺激征。胸部X线片检查膈下有游离气体，白细胞计数升高。

(3)其他：尚可并发中毒性心肌炎、中毒性肝炎、肺部感染、溶血性尿毒综合征、胆囊炎等。

【医学检查】

1. 常规化验

(1)血常规：白细胞计数偏低或正常，一般在$(3\sim5)\times10^9/L$，中性粒细胞可减少，嗜酸性粒细胞减少或消失，其消长情况可作为判断病情与疗效指征之一。

(2)尿液检查：常出现轻度蛋白尿、偶见少量管型。

(3)粪便检查：在肠出血时有血便或隐血试验阳性。少数患者当病变侵及结肠时可有黏液便甚至脓血便。

2. 细菌学检查

(1)血培养：发病第1～2周血培养阳性率最高，可达80%～90%，以后逐渐下降。

(2)骨髓培养：全病程均可获较高的阳性率，可高达80%～95%，且较少受抗菌药物的影响。

(3)粪培养：在第3～4周时阳性率较高，但在判断结果时，要注意排除慢性胆道带菌者。

3. 免疫学检查

(1)伤寒血清凝集试验(Widal reaction)：又称肥达反应，所用的抗原有伤寒沙门菌菌体"O"抗原，鞭毛"H"抗原、副伤寒甲、乙、丙鞭毛抗原。目的在于测定患者血清中各种相应抗体的凝集效价。一般从病程第2周开始阳性率逐渐增加，至第4周可达90%，病愈后阳性反应可持续数个月之久。通常“O”抗体效价在1∶80及“H”抗体效价在1∶160以上，有诊断价值；如1周后复查，效价上升4倍以上，则其诊断意义更大。Vi抗体检测主要用于慢性带菌者的调查，效价在1∶40以上有诊断意义。

(2)其他免疫学检查：乳胶凝集试验或SPA凝集试验，检测尿中伤寒抗原或血中IgM特异性抗体，作为伤寒早期的诊断，近年正逐渐为临床采用。

【诊断要点】

根据流行病学资料、临床症状和体征、实验室检查结果等作出临床诊断，但确诊伤寒应以检出致病菌为依据。

1.临床诊断标准　在伤寒流行季节和地区有持续性高热(40℃～41℃)1～2周以上，并出现特殊中毒面容，相对缓脉，玫瑰疹，肝脾大，外周血常规白细胞计数低下，嗜酸性粒细胞减少或消失，骨髓象中有伤寒细胞，可诊断为伤寒。

2.确诊标准　疑似病例有以下项目之一者即可确诊：从血、骨髓、尿、粪便、玫瑰疹刮取物中，任一种标本分离到伤寒沙门杆菌；血清特异性抗体阳性，肥达反应的“O”抗体凝集效价>1∶80，H抗体凝集效价>1∶160，恢复期效价增高4倍以上者。

【治疗要点】

治疗要点：主要是药物治疗与并发症治疗。

1.药物治疗

(1)喹诺酮类药物：第三代喹诺酮类药物是目前治疗伤寒的首选药物。目前常用的有诺氟沙星、氧氟沙星、环丙沙星等。诺氟沙星最常用，因此药体内分布广，组织浓度尤其胆囊浓度高，对并发胆囊炎者治疗特别有利。诺氟沙星可以单独使用，也可与阿米卡星联合使用，治疗多重耐药菌株引起的伤寒。用法：成人每次0.2～0.4 g，3～4次/天，口服，疗程14天。

(2)头孢菌素：第三代头孢菌素在体外有强大的抗伤寒沙门菌作用，临床应用效果良好。但因需要静脉给药，且价格昂贵，除儿童和孕妇外一般不作为首选药。可选用头孢噻肟、头孢哌酮、头孢他啶、头孢曲松等。

(3)氯霉素：对氯霉素敏感的非多重耐药伤寒沙门菌所致的伤寒散发病例，仍为有效药物，在伤寒沙门菌敏感地区仍可作为首选药物。成人1.5～2 g/d，分3～4次口服或静滴，退热后减半，再用10～14天，总疗程为2～3周。

(4)其他：还可选用氨苄西林、复方磺胺甲恶唑等。

2.对症治疗　有严重毒血症状者，可在适量、有效抗生素治疗同时，加用肾上腺糖皮质激素。兴奋、躁狂者可用镇静药。

3.慢性带菌者治疗　可选择氧氟沙星300 mg或环丙沙星500～700 mg，2次/天，疗程6周。氨苄西林4～6 g/d或阿莫西林6 g/d，分3～4次口服，疗程6周。

4.并发症治疗

(1)肠出血：禁食，卧床休息，注射镇静药及止血药。大出血者酌情多次输新鲜血，注意水、电解质平衡。大量出血经内科积极治疗无效时。可考虑手术处理。

(2)肠穿孔：尽早确诊，尽早处理。局限性穿孔者给予禁食，胃肠减压，加用对肠道菌敏感的抗生素，以控制腹膜炎，警惕感染性休克发生。肠穿孔并发腹膜炎者，应尽快手术治疗，同时积极控制腹膜炎。

【护理诊断/问题】

1. 体温过高 与伤寒沙门菌感染、释放大量内源性致热原有关。

2. 营养失调：低于机体需要量 与高热、食欲差、腹胀、腹泻有关。

3. 潜在并发症 肠出血、肠穿孔。

4. 便秘/腹泻 与内毒素释放致肠道功能紊乱、低钾血症、长期卧床有关。

5. 焦虑 与伤寒病情严重，疾病知识缺乏有关。

【护理措施】

1. 生活起居 卧床休息至热退后 1 周，以减少机体消耗，同时减少肠蠕动，避免肠道并发症的发生。恢复期无并发症者可逐渐增加活动量。

2. 病情观察 ①常规观察：密切观察患者的生命体征、神志、面色变化；观察大便颜色、性状。②并发观察：及早识别肠道并发症的征象，如血压下降、脉搏增快，出冷汗、便血、腹部压痛、腹肌紧张等。发现异常时，及时通知医生并配合处理。

3. 用药护理 遵医嘱使用抗生素，观察用药后疗效及不良反应。①喹诺酮类药物：该药会影响软骨发育、抑制氨基丁酸、对肝脏有不良反应，导致尿结晶，孕妇和小孩、癫痫、肝肾功能差的患者禁用。应用喹诺酮类抗生素时要密切观察血常规变化及有无胃肠不适、失眠等不良反应的发生。②头孢菌素类：使用时要注意药物的过敏反应；一旦发现异常，立即通知医生。③氯霉素：使用期间必须监测血常规变化，尤其是粒细胞减少症的发生，偶见再生障碍性贫血。

4. 对症护理 ①高热常用头部冰敷、温水擦浴等物理降温方法，擦浴时避免在腹部加压用力，以免引起肠出血或肠穿孔。尽量避免用发汗退热药，以防体温骤降，大汗虚脱。②发热患者易发生口腔炎症、溃疡，应协助患者晨起、饭后、睡前漱口，加强口腔护理。高热出汗后应及时温水擦拭，勤换衣物和床单，保持皮肤清洁、干燥；长期卧床者，定期翻身，以防压疮的发生。③便秘患者排便时切忌过分用力，必要时用开塞露或 0.9% 氯化钠溶液低压灌肠，忌用泻药。④腹泻患者注意观察腹泻次数，粪便的颜色、形状和量；遵医嘱补液，监测水、电解质、酸碱平衡状况；做好排泄物的处理。⑤腹胀患者除调节饮食外，可用松节油热敷腹部、肛管排气或 0.9% 氯化钠溶液低压灌肠，但禁用新斯的明，因新斯的明可引起剧烈肠蠕动，诱发肠出血或肠穿孔。

5. 饮食护理 ①介绍饮食控制重要性：在疾病进展期，进食生冷、过硬、刺激性强、多渣的食物或进食过饱等，易诱发肠道并发症。故应向患者及家属说明饮食控制的重要性，使患者及家属主动配合饮食管理，严格控制饮食。②饮食原则：极期患者应给予营养丰富、清淡的流质饮食，少量多餐，避免过饱。肠出血时应禁食，静脉补充营养。缓解期，给予高热量、高蛋白、富含维生素、少渣或无渣易消化的流质或半流质饮食，避免刺激性和产气的食物，并观察进食后胃肠道反应。恢复期患者食欲好转，可逐渐恢复至正常饮食，但此时仍可能发生肠道并发症，应节制饮食，密切观察进食后反应。腹胀者给予少糖、低脂食物，禁食牛奶，注意补充钾盐。充足的水分可使尿量增加，有利于伤寒沙门菌内毒素的排出，从而减轻毒血症状。因此鼓励患者少量、多次饮水，成人液体入量 2 000 ~ 3 000 mL/d，儿童 60 ~ 80 mL/(kg · d)，口服量不足可静脉补充。

【健康教育】

养成良好的个人卫生与饮食卫生习惯，增强预防意识是防止伤寒传播的重要途径。

伤寒的健康教育

伤寒的护理

小儿鼠伤寒沙门菌感染

二、细菌性食物中毒

细菌性食物中毒(bacterial food poisoning)是指由于食用被细菌或细菌毒素污染的食物而引起的急性感染中毒性疾病。根据临床表现的不同，分为胃肠型食物中毒和神经型食物中毒。胃肠型食物中毒在临床上最为多见。

(一)胃肠型食物中毒

【病因与发病机制】

引起胃肠型食物中毒的常见菌有沙门氏菌、副溶血性弧菌(嗜盐杆菌)、大肠杆菌、变形杆菌、大肠埃希菌、蜡样芽孢杆菌和金黄色葡萄球菌等。主要传染源为被致病菌感染的人和动物，经消化道传播，人群普遍易感，多以暴发和集体发病的形式出现。根据发病机制可分为毒素性、感染性和混合型3类。

胃肠型食物中毒的病原学、流行病学与发病机制

【临床表现】

潜伏期短，超过72小时的病例可基本排除食物中毒。金黄色葡萄球菌食物中毒潜伏期1～6小时，侵袭性细菌如沙门氏菌、副溶血弧菌、变形杆菌等引起的食物中毒，潜伏期一般为16～48小时。

1. *症状* 临床表现主要有恶心、呕吐、腹痛、腹泻等急性胃肠炎症状。腹痛以上腹部及脐周持续性或阵发性绞痛为主。腹泻频繁，多为黄色稀便和水样便。但不同细菌引起的临床症状也不完全相同：①金黄色葡萄球菌食物中毒呕吐最剧烈，呕吐物含胆汁，有时带血和黏液；②侵袭性细菌等引起的食物中毒可有发热、腹部阵发性绞痛和黏液脓血便；③副溶血弧菌食物中毒的部分病例大便呈血水样；④莫根变形杆菌还可发生颜面潮红、头痛、荨麻疹等过敏症状。

2. *并发症* 剧烈吐泻可导致脱水、酸中毒、甚至休克。

【医学检查】

1. *血常规* 大肠埃希菌、沙门菌感染者白细胞计数多在正常范围，副溶血弧菌和金黄色葡萄球菌感染者白细胞计数增多，可达 $10\times10^9/L$ 以上，中性粒细胞比例增高。

2. *粪便检查* 稀水样便镜检可见少量白细胞，血样便镜检可见多数红细胞、少量白细胞，血性黏液便可见多数红细胞和白细胞。

3. 细菌培养　将患者的呕吐物、排泄物及进食的可疑食物行细菌培养，如能获得相同病原菌有利于确诊。近年来有采用特异性核酸探针进行核酸杂交和特异性引物进行聚合酶链反应以检查病原菌，并进行分型。

【诊断要点】

1. 诊断　共餐者在短期内集体发病，结合季节情况和饮食情况，可作出临床诊断。临床表现主要为同食者短时间内出现恶心、呕吐、腹痛、腹泻等急性胃肠炎症状。实验室检查收集吐泻物及可疑的残存食物进行细菌培养，各种标本获得相同病原菌，有助于确定诊断。

2. 鉴别诊断

(1)非细菌性食物中毒：食用发芽马铃薯、苍耳子、苦杏仁、河豚或毒蕈等中毒者，潜伏期仅数分钟至数小时，一般不发热，以多次呕吐为主，腹痛、腹泻较少，但神经症状较明显，病死率较高。汞砷中毒者有咽痛、充血、吐泻物中含血，经化学分析可确定病因。

(2)霍乱及副霍乱：为无痛性吐泻，先泻后吐为多，且不发热，粪便呈米泔水样，因潜伏期可长达6天，故罕见短期内大批患者。粪便涂片荧光抗体染色镜检及培养找到霍乱弧菌或爱尔托弧菌，可确定诊断。

(3)急性菌痢：偶见食物中毒型暴发。一般呕吐较少，常有发热、里急后重，粪便多混有脓血，下腹部及左下腹明显压痛，粪便镜检有红细胞、脓细胞及巨噬细胞，粪便培养约半数有痢疾杆菌生长。

(4)病毒性胃肠炎：病毒性胃肠炎是由多种病毒引起，以急性小肠炎为特征，潜伏期24～72小时，主要表现有发热，恶心、呕吐，腹胀，腹痛及腹泻，排水样便或稀便，吐泻严重者可发生水、电解质及酸碱平衡紊乱。

【治疗要点】

爆发流行时，先将患者按轻重分类，轻者在原就诊处集中治疗，重症患者立即送往医院治疗，同时进行流行病学调查及检验检疫工作，以明确病因。胃肠型食物中毒病程较短，应以对症治疗为主。卧床休息，执行接触隔离措施。能进食者应给予口服补液盐，吐泻腹痛剧烈者暂禁食，可给予复方颠茄片口服或使用盐酸消旋山莨菪碱注射液。脱水严重甚至休克者，应积极补充液体，保持电解质平衡。出现酸中毒酌情补充5%碳酸氢钠注射液或11.2%乳酸钠溶液。高热者使用物理降温或口服退热药。通常无须应用抗菌药物。病情严重考虑为侵袭性腹泻或感染性食物中毒者，应按不同的病原菌及时选用抗菌药物。

(二)神经型食物中毒(肉毒中毒)

神经型食物中毒(clostridium botulinum food poisoning)亦称肉毒中毒，是因进食含有肉毒杆菌外毒素的食物而引起的中毒性疾病。临床上以恶心、呕吐及中枢神经系统症状如眼肌及咽肌瘫痪为主要表现。如抢救不及时，病死率较高。

【病因与发病机制】

神经型食物中毒是肉毒杆菌引起的，主要传染源是家畜、家禽、鱼类，经食物传播，人群普遍易感，起病慢，病程长。肉毒毒素吸收后主要通过阻断乙酰胆碱的释放，使肌肉收缩运动障碍，发生软瘫。

【临床表现】

神经型食物中毒的病原学、流行病学与发病机制

中毒剂量越大则潜伏期越短，病情亦越重。潜伏期一般为12～36小时，最短为2～6小时，长者可达8～10天。

1. 症状　临床表现轻重不一，主要有头痛、头昏、乏力、恶心、呕吐，随后出现视力模糊、复视、眼睑下垂、瞳孔散大，对光反射消失。口腔及咽部潮红，伴有咽痛，如咽肌瘫痪，则致呼吸困难。常有顽固性便秘、腹胀、尿潴留。轻者5～9日内逐渐恢复，但全身乏力及眼肌瘫痪持续较久，重症患者抢救不及时多数死亡，病死率30%～60%，死亡原因多为延髓麻痹致呼吸衰竭，心功能不全及误吸肺炎所致继发性感染。

2. 体征　自主神经末梢先兴奋后抑制，故泪腺、汗腺及涎腺等先分泌增多而后减少。血压先正常而后升高。脉搏先慢后快。病程中神志清楚，感觉正常，不发热。由于颈肌无力，头向前倾或倾向一侧。腱反射可呈对称性减弱。

3. 其他　婴儿偶尔吞入少量肉毒杆菌芽孢，在肠内繁殖，产生神经毒素，吸收后可因骤发呼吸麻痹而猝死，称婴儿猝死综合征（sudden infant death syndrome，SIDS）。

【医学检查】

1. 细菌培养　将可疑食物、呕吐物或排泄物加热煮沸20分钟后，接种血琼脂做厌氧培养，可检出肉毒杆菌。

2. 毒素检查

（1）动物试验：将检查标本浸出液饲喂动物，行豚鼠、小白鼠腹腔内注射，同时设对照组，以加热80℃ 30分钟处理的标本或加注混合型肉毒抗毒素于标本中，如试验组动物肢体麻痹死亡，而对照组无，则神经型食物中毒的诊断可成立。

（2）中和试验：将各型抗毒素血清0.5 mL注射小白鼠腹腔内，随后接种检查标本0.5 mL，同时设对照组，从而判断有无毒素并作型别鉴定。

（3）禽眼睑接种试验：将含有毒素的浸出液，视禽类大小，采用0.1～0.5 mL注入家禽眼内角下方眼睑皮下，出现眼睑闭合、或出现麻痹性瘫痪和呼吸困难，经数十分钟至数小时家禽死亡，可作快速诊断。

【诊断要点】

有进食火腿、腊肠、罐头或瓶装食品等可疑食物，同餐者集体发病。有特殊的神经系统症状与体征，如复视、斜视、眼睑下垂、吞咽困难、呼吸困难等。确诊可用动物试验检查患者血清及可疑食物中的肉毒毒素，亦可用可疑食物进行厌氧培养，分离病原菌。

【治疗要点】

1. 一般治疗　严格卧床休息，并适当使用镇静药，以避免瘫痪加重。

2. 对症治疗　患者于食后4小时内可用1∶4 000高锰酸钾溶液或5%碳酸氢钠溶液洗胃及灌肠，以破坏胃肠内尚未吸收的毒素。吞咽困难者宜用鼻饲及输液补充每日必需的营养及水分。呼吸困难者应予吸氧、及早气管切开或给予人工呼吸器。还应根据病情给予强心药及防治继发性细菌感染等措施。

3. 抗毒素治疗　早期应用多价抗毒素血清，其中A、B、E型对神经型食物中毒有特效，必须在瘫痪发生前或起病后24小时内注射最为有效，剂量每次5万~10万U，静脉或肌内注射，必要时6小时后重复给予同样剂量1次。如毒素型别已知，应注射同型抗毒素，每次1万~2万U。病程已过2天者，抗毒素效果较差，但应继续注射，以中和血中残存毒素。

4. 化学疗法　近年有人采用盐酸胍啶35~50 mg/(kg·d)，分4~6次口服，能改善神经肌肉传递功能，增加肌张力，缓解中毒症状。

(三)细菌性食物中毒患者的护理

【护理诊断/问题】

1. 有体液不足的危险　与细菌及其毒素作用于胃肠道黏膜，导致呕吐、腹泻引起大量体液丢失有关。

2. 疼痛：腹痛　与胃肠道炎症及痉挛有关。

3. 腹泻　与细菌和毒素导致消化道蠕动增加有关。

4. 潜在并发症　酸中毒、电解质紊乱、休克。

【护理措施】

1. 生活起居　急性期卧床休息，以减少体力消耗，加强生活和安全护理，防跌倒。在标准预防的基础上，采用接触传播的隔离与预防。

2. 病情观察　①常规观察：严密观察生命体征，尤其注意观察患者的血压、神志、面色、皮肤黏膜弹性及温湿度。②并发症观察：观察呕吐和腹泻次数、量、性质，及时留取可疑污染食物、呕吐物、粪便等标本，及时送检。注意观察伴随症状，如畏寒、发热，腹痛的部位及性质；严格记录出入量和血液生化检查结果。③危急重症观察：及时发现脱水、酸中毒、周围循环衰竭等征象以配合处理。

3. 用药护理　①抗生素：使用喹诺酮类或其他抗生素时，注意观察疗效和不良反应。②多价精制肉毒抗毒素：使用前应先做血清过敏试验，阳性者给予脱敏处理。一旦出现过敏反应，立即报告医生，及时抢救。

4. 对症护理　呕吐者一般不予止吐处理，因呕吐有助于清除胃肠道内残留的毒素。保持口腔清洁，及时清除口咽分泌物。腹泻有助于清除胃肠道内毒素，故早期不宜使用止泻药。腹痛者注意腹部保暖，禁食冷饮。剧烈吐泻、腹痛者遵医嘱口服颠茄合剂或皮下注射阿托品，以缓解疼痛。休克者迅速协助抗休克处理。

5. 饮食护理　呕吐严重者应暂时禁食，待呕吐停止后给予易消化、清淡流质或半流质饮食。鼓励患者多饮水或淡盐水，以补充丢失的水分、电解质；有脱水者应及时口服补液盐(ORS)，或遵医嘱静滴0.9%氯化钠溶液和葡萄糖盐水。

【健康教育】

指导患者及家属了解细菌性食物中毒的基本知识，注意饮食卫生、严格食品卫生管理是预防细菌性食物中毒的关键措施。

细菌性食物中毒的健康教育

三、细菌性痢疾

细菌性痢疾(bacillary dysentery)简称菌痢，是痢疾杆菌(志贺菌属)引起的肠道传染病，菌痢常年散发，夏秋季可流行。细菌性痢疾以乙状结肠、直肠的炎症和溃疡为主要病变，以腹痛、腹泻、里急后重、排黏液脓血样便为主要表现，可伴有发热和全身毒血症状，严重者可出现感染性休克和(或)中毒性脑病。

【病因与发病机制】

细菌性痢疾是由痢疾杆菌引起的，传染源包括急性、慢性菌痢患者和带菌者，经消化道接触传播，人群普遍易感，主要集中在发展中国家，以夏秋季多见。痢疾杆菌通过在结肠黏膜上皮细胞固有层繁殖、释放毒素引起局部炎症反应和小血管循环障碍而致病。

细菌性痢疾的病原学、流行病学与发病机制

【临床表现】

潜伏期一般为1～4天。潜伏期长短和临床症状的轻重主要取决于患者的年龄、抵抗力、感染细菌的数量、毒力和菌型等因素。痢疾志贺菌引起的症状较重，发热、腹泻和脓血便的持续时间较长。宋内菌痢症状较轻，以儿童病例较多，易被漏诊和误诊。福氏菌痢介于两者之间，易转为慢性。根据病程长短和病情轻重可分为以下各型。

(一)急性菌痢

根据毒血症和肠道症状轻重，可分成4型：

1. 普通型(典型)　起病急，畏寒、高热，体温高达39℃以上，伴头痛、乏力、食欲减退等全身不适，并出现腹痛、腹泻，粪便呈稀水样，1～2天后转为黏液脓血便，每日10余次至数十次，量少，有时为脓血便，伴里急后重、肠鸣音亢进、左下腹压痛。一般病程为1～2周，多数可自行恢复，少数转为慢性。

2. 轻型(非典型)　全身毒血症状轻微，低热或不发热。急性腹泻，无脓血，混有黏液。里急后重不明显，有轻微腹痛和左下腹压痛。一般1周左右痊愈，少数转为慢性。

3. 重型　多见于老年、体弱、营养不良者，有严重的全身中毒症状及肠道症状。起病急、高热、恶心、呕吐、剧烈腹痛、明显里急后重甚至大便失禁，腹泻每天30次以上，呈稀水脓血便。病情进展快，后期可有严重腹胀及中毒性肠麻痹，常伴呕吐，失水严重时可引起周围循环衰竭。

4. 中毒型　多见于2～7岁体质好的儿童，成人偶有发生。起病急骤，有严重的全身毒血症状，畏寒、高热达39℃～41℃，谵妄、反复惊厥，迅速发生中毒性休克。肠道症状不明显，需经灌肠或肛拭子检查发现大便中存在红细胞、白细胞得以确诊。根据不同的临床表现分为3型。

(1)休克型(周围循环衰竭型)：较常见，以感染性休克为主要表现。表现为面色苍白、四肢厥冷、发绀、脉搏细速甚至不能触及，血压降低，可出现心、肾功能不全和意识障碍等症状。重症病例休克不易逆转，并发肺水肿等多脏器功能损害而危及生命。

(2)脑型(呼吸衰竭型)：较严重，病死率高。主要临床表现为中枢神经系统症状。颅内压增高、脑水肿，甚至脑疝，严重者可出现中枢性呼吸衰竭。患者可出现剧烈头痛、频繁呕吐，以喷射状呕吐最为典型；若伴嗜睡或烦躁等不同程度的意识障碍，则为颅内压增高、脑水肿早期表现。两侧瞳孔不等大，对光反射迟钝或消失；意识障碍明显加深，直至昏迷。

(3)混合型：具有以上两型的表现，病死率达90%以上。该型实质上包括循环系统、呼吸系统及中枢神经系统等多脏器功能损害与衰竭。一般先出现惊厥，抢救不及时易迅速发展成呼吸衰竭和循环衰竭。

(二)慢性菌痢

菌痢反复发作或迁延不愈达2个月以上者称为慢性菌痢。依据临床表现分为以下3型。

1. 急性发作型　因进食生冷食物、受凉或受累等因素诱发。有慢性菌痢史，间隔一段时间又出现急性菌痢的表现，但发热等全身毒血症状不明显。

2. 慢性迁延型　有急性菌痢史，迁延不愈，时轻时重。长期出现腹痛、腹泻或便秘与腹泻交替出现，伴有左下腹压痛，导致乏力、消瘦、贫血等。

3. 慢性隐匿型　有急性菌痢史，无明显临床症状，大便培养可检测出志贺菌，乙状结肠镜检查可发现黏膜炎症或溃疡等病变。

【医学检查】

1. 一般检查

(1)血常规：急性菌痢白细胞计数可轻至中度增多，一般为$(10\sim20)\times10^9/L$，以中性粒细胞升高为主。慢性患者可有贫血。

(2)大便常规：粪便检查外观多为黏液脓血便，镜检可见脓细胞、白细胞、分散的红细胞，如有巨噬细胞更有助于诊断。

2. 病原学检查

(1)细菌培养：粪便培养出痢疾杆菌为确诊依据。抗菌治疗前、连续多次采集新鲜粪便的脓血部分、采用适当培养基可提高细菌培养阳性率。粪便培养同时可做药物敏感试验，以指导临床合理选用抗菌药物治疗。

(2)特异性核酸检测：采用核酸杂交或聚合链酶反应(PCR)可直接检测出粪便中的痢疾杆菌核酸，但临床少用。

3. 免疫学检查　与细菌培养比较具有早期快速诊断的优点。但易出现假阳性反应，故目前临床上尚未广泛应用。

【诊断要点】

1. 诊断　①流行病学：常见于夏秋季，有进食不洁食物史、与菌痢患者接触史等。②临床表现：急性期主要表现为发热、腹痛、腹泻、里急后重、黏液脓血便，左下腹压痛明显。慢性菌痢患者有急性痢疾病史，病程超过2个月未愈。中毒性菌痢多见于儿童，发病时无典型症状，有高热、惊厥、呼吸和循环衰竭等症状。③粪便检查：肉眼可见黏液脓血便，粪便镜检有大量脓球、白细胞和红细胞时即可诊断，粪便培养出痢疾杆菌即确诊。

2. 鉴别诊断　急性细菌性痢疾需与急性阿米巴痢疾相鉴别(表9-1)。

表9-1　急性细菌性痢疾与急性阿米巴痢疾的鉴别要点

鉴别要点	急性细菌性痢疾	急性阿米巴痢疾
病原体	志贺菌	溶组织内阿米巴滋养体
潜伏期	数小时~7天	数周~数个月
发热	多有	多无
毒血症状	明显	少见
胃肠道症状	腹痛重，左下腹多见，有里急后重，腹泻每日十多次或数十次	腹痛轻，右下腹多见，无里急后重，腹泻每日数次
粪便检查	量少，黏液脓血便，镜检可见大量红细胞及白细胞，粪便培养有志贺菌生长	量多，暗红色果酱样便，有腥臭，镜检白细胞少，红细胞多，可找到溶组织内阿米巴滋养体

【治疗要点】

（一）急性菌痢

1. 一般治疗　消化道接触隔离至临床症状消失、粪便培养连续2次阴性。症状重者应卧床休息。以流食为主，补充水分，维持水、电解质、酸碱平衡，忌食油腻、生冷、刺激性食物。

2. 药物治疗　可根据大便细菌培养的结果或当地流行菌株药物敏感试验选用适当的抗生素作病原治疗。疗程一般为3~5天。

(1)喹诺酮类：抗菌谱广，不良反应小，耐药菌株相对较少，口服吸收好，可作为首选用药。首选环丙沙星，其他喹诺酮类药物酌情选用。

(2)其他：匹美西林和头孢曲松是WHO推荐的二线用药，可应用于任何年龄组，同时对多重耐药菌株有效。成人也可用阿奇霉素。

(3)黄连素：因其有减少肠道分泌的作用，故可与抗生素同用。

3. 对症治疗　高热可用物理降温或适当使用退热药，腹痛剧烈者可用解痉药如阿托品、颠茄合剂。毒血症状严重者，可酌情应用小剂量肾上腺糖皮质激素。口服补液以补充水和电解质，严重脱水者行静脉补液。

（二）慢性菌痢

1. 病原治疗　应积极做病原菌分离及细菌药敏试验，以合理选择有效的抗菌药物。可联合应用2种不同类型的抗菌药物，疗程延长到10~14天，重复1~3个疗程。亦可应用药物保留灌肠疗法，灌肠液内加用小剂量肾上腺糖皮质激素，以增加其渗透作用而提高疗效。

2. 对症治疗　肠功能紊乱者可用镇静、解痉药物。

（三）中毒性菌痢

应早期诊断、早期治疗，采用综合急救措施。

1. 病原治疗　采用静脉给药，如选用环丙沙星、左旋氧氟沙星或三代头孢菌素类抗生素。病情好转后改口服用药。

2. 对症治疗

（1）降温、镇静：高热给物理降温或退热药。高热伴躁动不安及反复惊厥者，可用亚冬眠疗法。

（2）休克型：①扩充血容量、纠正酸中毒和维持水、电解质平衡，快速静脉滴注低分子右旋糖酐及葡萄糖盐水，给予碱性液纠正酸中毒。②在扩充血容量的基础上，应用山莨菪碱或阿托品解除微血管痉挛，如血压仍不回升，则可加用升压药，以增加心肌收缩力，降低周围血管阻力及改善重要脏器的血液灌注。③注意保护重要脏器功能，有心力衰竭者可用毛花苷C。④短期应用肾上腺糖皮质激素。

（3）脑型：脑水肿者可用20%甘露醇减轻脑水肿，及时应用血管扩张药以改善脑血管痉挛，亦可应用肾上腺糖皮质激素。如出现呼吸衰竭则可用呼吸兴奋药，吸氧，必要时气管切开及应用机械辅助通气。

【护理诊断/问题】

知识拓展–头孢地尼

1. 体温过高　与痢疾杆菌内毒素激活细胞释放内源性致热原，作用于体温中枢导致体温升高有关。

2. 组织灌注无效　与中毒性菌痢导致微循环障碍有关。

3. 腹泻　与肠道炎症、广泛浅表性溃疡形成导致肠蠕动增强、肠痉挛有关。

4. 疼痛：腹痛　与细胞毒素作用于肠壁自主神经，引起肠痉挛有关。

5. 潜在并发症　中枢性呼吸衰竭、惊厥、脑疝。

6. 有体液不足的危险　与高热、腹泻、摄入不足有关。

【护理措施】

1. 生活起居　急性期患者腹泻频繁、全身症状明显者应卧床休息。严重脱水者应协助患者床边排便，以减少体力消耗。保证充足的睡眠，避免烦躁、精神紧张，必要时遵医嘱予以镇静药。

2. 病情观察　①常规观察：严密监测生命体征、神志及瞳孔等变化情况；记录24小时出入量及大便的次数、量及性状；观察有无脱水征象及电解质紊乱的表现出现。②危重症的监测：观察有无面色苍白、四肢湿冷、血压下降、脉细速、尿少、烦躁等休克征象的出现，一旦出现及时通知医生，配合抢救。

3. 用药护理　①止泻药：早期禁用，便于毒素排出。②抗菌药物：遵医嘱使用，注意剂量、时间和使用方法，及时观察疗效和不良反应。发生过敏反应时，立即通知医生，及时处理。③解痉药物：如山莨菪碱、阿托品等，需注意观察有无口干、视物模糊、心动过速等不良反应。

4. 对症护理　①肛周皮肤护理：保持肛周皮肤清洁，排便后用柔软消毒卫生纸擦拭肛周，温水清洗后并涂以润滑剂或抗生素膏，预防刺激。每天用温水或1∶5 000高锰酸钾溶液坐浴，防止感染。伴明显里急后重者，嘱患者排便时不要过度用力，以免脱肛。②腹泻的护理：密切观察排便次数、量、性状及伴随症状，采集含有黏液、脓血部分的新鲜粪便作为标本，及时送检，以提高阳性率。怀疑中毒性菌痢的患者，如尚未排便，可用肛拭子采集标本。详细记录24小时出入水量情况，遵医嘱及时补充水和电解质，避免发生脱水及电解质紊乱。③休克的护理：设专人监护，绝对卧床休息。患者取平卧或休克体位（头部和下肢均抬高30°），小儿去枕平卧，头偏向一侧；并根据血氧饱和度和动脉血气结果给氧，观察氧疗效果；抗休克治疗。

5. 饮食护理　严重腹泻伴频繁呕吐者可暂禁食，遵医嘱静脉补充所需营养。症状较轻或无呕吐者，进食高蛋白、高热量、富含维生素、少纤维素的流质或半流质食物，忌食多渣、多油、生冷或有刺激性的食物，鼓励多饮水。病情好转可逐渐增加饮食量。

细菌性痢疾的健康教育

【健康教育】

讲究卫生及培养良好的饮食习惯是预防细菌性痢疾的重要措施。

四、霍乱

霍乱（cholera）是由霍乱弧菌（vibrio cholerae）感染所引起的烈性肠道传染病，通过污染的水和食物感染人体，产生肠毒素而致病。霍乱是我国法定甲类传染病，属国际检疫传染病，是亚洲、非洲和拉丁美洲等第三世界国家导致腹泻的重要原因。临床主要表现为起病急、剧烈腹泻，伴呕吐，可引起脱水、电解质紊乱与酸碱平衡失调，严重者可发生周围循环衰竭和急性肾衰竭，甚至死亡。

【病因与发病机制】

霍乱是由霍乱弧菌引起的，主要传染源为患者和带菌者，主要经水传播，人群普遍易感，病后可获得一定免疫功能，我国霍乱流行季节为夏季和秋季。霍乱弧菌通过胃进入小肠大量繁殖，同时产生霍乱肠毒素引起严重的腹泻，从而导致一系列的病理改变。

【临床表现】

1. 临床特征　人感染后，隐性感染者比例较大。在显性感染者中，以轻型病例为多，这一情况在埃尔托型霍乱尤为明显。霍乱潜伏期一般为1～3天。少数患者可有头昏、腹胀和轻度腹泻等前驱症状，多数患者突然起病。典型霍乱临床经过分为3期。

霍乱的病原学、流行病学与发病机制

（1）泻吐期：持续数小时至1～2天。大多数病例以突起剧烈腹泻开始，继而呕吐，一般不发热或低热。多数无明显腹痛，无里急后重感，排便后自觉轻快。排便次数可从每天数次至数十次，严重者大便失禁。大便量多，排出的粪便初为泥浆样或黄色稀水样，有粪质，迅速成为“米泔水”样粪便，无粪臭。少数重症患者偶有肠道出血，粪便呈洗肉水样或柏油样便。呕吐一般发生在腹泻后，初为胃内容物，继而水样，严重者呕吐物为“米泔水”样液体。多不伴有恶心，常为喷射性呕吐。由于严重泻吐引起体液与电解质的大量丢失，缺钠可引起肌肉痉挛，特别以腓肠肌和腹直肌为最常见。多数患者伴腓肠肌痛性痉挛，而腹直肌痉挛者可引起“腹痛”。

(2)脱水期：本期病程的长短主要取决于治疗是否及时、正确，一般为数小时至2～3天。剧烈呕吐和腹泻导致体内水分与电解质的大量丢失，出现脱水、电解质紊乱和代谢性酸中毒，严重者出现循环衰竭。①脱水：轻度脱水表现为皮肤黏膜稍干燥，弹性略差；中度脱水的患者皮肤弹性差，眼窝凹陷，声音轻度嘶哑，血压下降和尿量减少；重度脱水则表现为眼窝凹陷眼睑不能紧闭，面颊深凹，神志不清或淡漠，称“霍乱面容”。皮肤无弹性、手指皮肤皱瘪，手螺纹明显，像“洗衣工手”。出现酸中毒或循环衰竭者，抢救不及时，可危及生命。②循环衰竭：严重失水导致低血容量性休克。患者表现为四肢厥冷、脉搏细速、血压下降、少尿或无尿甚至意识障碍。③电解质紊乱及酸碱平衡失调：剧烈呕吐、腹泻导致电解质丢失。严重低血钠使腓肠肌和腹直肌痉挛，表现为痉挛部位的疼痛和肌肉呈强直状态；低血钾则表现为肌张力减弱、膝反射减弱或消失、腹胀，心律不齐等；代谢性酸中毒则是由碳酸氢根离子的大量丢失引起的，表现为呼吸增快，严重者可出现 Kussmaul 呼吸、意识障碍甚至昏迷。

(3)恢复期：随着腹泻停止及脱水得到纠正后，患者症状逐渐消失，体温、脉搏、血压恢复正常，尿量增多，体力逐步恢复。约1/3 患者由于补液后循环改善，残存的肠内毒素吸收入血流，可出现轻重不一的发热，一般波动在38℃～39℃，持续1～3天后自行消退，尤以儿童多见。

2. 临床类型　显性感染可分为轻、中、重三型。除这三种典型临床类型外，尚有一种罕见的“干性霍乱”，为暴发型或称中毒型，起病急，未出现腹泻和呕吐症状，迅速进入中毒性休克而死亡。另外，小儿霍乱表现不典型，腹泻呕吐较少见，常表现为极度不安、面色青灰、皮肤或肌肉枯萎，高热、昏迷，病情重，病死率高。

3. 并发症　急性肾衰竭是最常见的严重并发症，也是常见的死因。若不及时纠正酸中毒，也可出现急性肺水肿。

【医学检查】

1. 一般检查

(1)血常规及生化检查：由于脱水导致血液浓缩，可表现为红细胞和白细胞计数增多，白细胞可达$(10\sim30)\times10^9/L$，中性粒细胞及大单核细胞增多。尿素氮、肌酐增高，碳酸氢离子下降。当酸中毒纠正后，钾离子移入细胞内而出现低钾血症。

(2)尿常规：可见少量蛋白、红细胞、白细胞和管型。

(3)粪便常规：可见黏液，镜检可见少数白细胞和红细胞。

2. 血清学检查　霍乱弧菌感染后可产生抗菌抗体和抗肠毒素抗体。抗菌抗体中的抗凝集素抗体双份血清滴度4倍以上升高有诊断意义。血清学检查主要用于流行病学的追溯诊断和粪便培养阴性的可疑患者的诊断。

3. 病原学检查

(1)涂片染色：取粪便涂片作革兰染色镜检，可见革兰阴性稍弯曲弧菌，呈“鱼群”状排列。

(2)粪便悬滴镜检：取发病早期的水样粪便或碱性胨水增菌培养6小时左右的表层生长物，先作暗视野显微镜检，可见穿梭样运动的弧菌，即为动力试验阳性。

(3)粪便培养：所有怀疑霍乱的患者应留取粪便，除作显微镜检外，还应作增菌培养。目前使用较多的是霍乱弧菌胶体金快速检测法，操作简单，主要检测 O_1 群和 O_{139} 群霍乱弧菌抗原成分。

(4)核酸检测：应用 PCR 技术来快速诊断霍乱，尚未在临床广泛使用。

【诊断要点】

以临床表现、流行病学和病原检查三者为依据。在霍乱流行地区和流行季节，对有呕吐和腹泻的患者均需做排除霍乱的粪便细菌学检查。

1. 诊断标准　符合下列各项之一者，即可确诊为霍乱：①凡有呕吐和腹泻症状，粪便培养霍乱弧菌阳性者。②霍乱流行期间在疫区内，有典型的霍乱腹泻和呕吐症状，迅速出现循环衰竭和肌肉痉挛者。粪便培养未发现霍乱弧菌但无其他原因可查者，经双份血清凝集试验，效价呈 4 倍增长。③在流行病学调查中，发现首次粪便培养阳性前 5 天内，有腹泻症状，可诊断为轻型霍乱。

2. 疑似诊断　符合下列两项之一者，可诊断为疑似霍乱：①凡有典型症状的首发病例，病原学检查未确定之前。②霍乱流行期间与霍乱患者有明显接触史，且发生腹泻、呕吐症状，无其他原因可查者。

3. 带菌者呕吐物、粪便或肛拭子细菌培养　分离到霍乱弧菌而无霍乱临床表现的患者。

【治疗要点】

霍乱的治疗原则包括严格隔离、补液、抗菌和对症治疗。

1. 严格隔离　患者应按甲类传染病进行严格隔离，及时上报疫情。待症状消失后，连续 3 次粪便细菌培养阴性可解除隔离。确诊患者和疑似病例应分别隔离。疑似病例也应上报疫情，对患者用物及排泄物进行彻底消毒。每天行粪便培养，如 3 次阴性，且血清学检查 2 次阴性，可否定诊断并作更正报告。

2. 补液治疗　治疗霍乱的关键是及时合理足量补充液体和电解质。①静脉补液：应早期、快速、足量，先盐后糖，先快后慢，纠酸补钙，注意补钾。②液体配置：包括 541 液(每升含氯化钠 5 g、碳酸氢钠 4 g、氯化钾 1 g，另加 50% 葡萄糖液 20mL)、2∶1 溶液(即 2 份 0.9% 氯化钠溶液，1 份 1.4% 碳酸氢钠溶液)及林格乳酸钠溶液等。③输液量及速度：补液量应根据失水程度决定。轻度失水以口服补液为主，如呕吐严重不能经口补液者，静脉输液每天 3 000 ~ 4 000 mL，儿童 120 ~ 150 mL/kg，含钠液量 60 ~ 80 mL/kg；中度失水者输液量每天 4 000 ~ 8 000 mL，儿童 150 ~ 200 mL/kg，含钠液量 80 ~ 100 mL/kg；重度失水者输液量每天 8 000 ~ 12 000 mL，儿童 200 ~ 250 mL/kg，含钠液量100 ~ 120 mL/kg。脱水纠正且有尿者应补充氯化钾，同时注意纠正酸中毒。④口服补液：对轻型患者或中、重型患者经静脉补液情况改善、血压回升、呕吐停止者均可口服补液。WHO 推荐使用葡萄糖 20 g，氯化钠 3.5 g，碳酸氢钠 2.5 g，氯化钾 1.5 g，加可饮用水 1 000 mL，即口服补液盐(ORS)。

3. 抗菌治疗　液体治疗的重要辅助措施。抗菌药物能缩短病程、减少腹泻次数、迅速从粪便中清除病原菌。常用药物有多西环素、复方磺胺甲恶唑、喹诺酮类如环丙沙星和诺氟沙星等。

4. *对症治疗*　重症患者经补液后，血压仍较低，可加用血管活性药物及肾上腺皮质激素。对急性肺水肿及心力衰竭者应调整输液速度，给予强心药、利尿药、镇静药。对急性肾衰竭者，应纠正酸中毒及电解质紊乱；伴有高血容量、高血钾、严重酸中毒者，采用透析治疗。对低钾血症，轻者口服氯化钾或枸橼酸钾，严重者静脉滴注氯化钾治疗。氯丙嗪和黄连素有抗肠毒素作用，临床应用可减轻腹泻。

【护理诊断/问题】

1. *腹泻*　与霍乱肠毒素作用于肠道有关。

2. *组织灌注无效*　与频繁剧烈的泻吐导致严重脱水、循环衰竭有关。

3. *恐惧*　与突然起病、病情发展迅速、严重脱水导致极度不适，实施严密隔离有关。

4. *活动无耐力*　与频繁泻吐导致丢失大量营养物质、循环衰竭导致机体缺血缺氧有关。

5. *潜在并发症*　急性肾衰竭、电解质紊乱、急性肺水肿。

6. *腹痛、腓肠肌痛*　与低钠血症导致肌肉痉挛有关。

【护理措施】

1. *生活起居*　急性期患者应卧床休息，床边放置容器便于患者拿取，协助床边排便（注意遮挡），减少患者往返如厕的体力消耗。重型者应设专人护理。

2. *病情观察*　①常规观察：密切观察生命体征和神志的变化，每0.5～1小时测量和记录1次。观察及记录呕吐物及排泄物的颜色、性质、量、次数。严格记录24小时出入量，根据皮肤黏膜弹性、尿量、血压、神志和有无电解质平衡紊乱症状，关注实验室检查结果等，及时报告医生，为判断补液量和进一步治疗提供依据。②危急重症观察：对体温降低、循环衰竭的患者，注意保暖。及时采集泻吐物送检。

3. *用药护理*　遵医嘱使用敏感抗菌药物，注意观察不良反应。患者快速输液过程中，必须有专人守护，以防输液反应的发生。

4. *对症护理*　①补液的护理：根据脱水程度和病情轻重确定输液量和速度，制订周密的输液计划，可应用输液泵以保证及时准确地输入液体。观察患者是否出现烦躁、胸闷、咳嗽、心悸、颈静脉充盈、肺部出现湿啰音等急性肺水肿先兆。一旦出现急性肺水肿表现时，立即暂停或减慢输液速度，立即报告医生，配合急救。同时还需密切观察患者血压是否回升、皮肤弹性是否好转、尿量是否正常等。②肌肉痉挛：应按医嘱给予药物治疗，用局部热敷、按摩等方法解除肌肉痉挛。

5. *饮食护理*　剧烈泻吐应暂时禁食，当临床症状减轻后少量多次给予温热低脂易消化的流质饮食，避免饮用牛奶、豆浆等引起肠胀气的食物，恢复期可选择易消化、无刺激半流质饮食。呕吐时取头偏向一侧，避免造成窒息或吸入性肺炎，呕吐后协助患者用温水漱口。给予少量多次饮水。

美国FDA批准一种霍乱疫苗 Vaxchora

6. *心理护理*　霍乱患者可因起病急骤、病情发展迅速、严格接触隔离等导致恐惧心理。应主动与患者进行有效沟通，向患者及家属解释霍乱的发生、发展过程，说明严密隔离的重要性及隔离期限，取得配合。让患者充分表达自己的情感，以了解患者的顾虑、困难，帮助患者树立治病信心和增强安全感。

【健康教育】

加强对传染源的管理是控制霍乱流行的主要环节。

霍乱的健康教育

五、鼠疫

鼠疫是鼠疫耶尔森菌借鼠蚤传播为主的烈性传染病，系广泛流行于鼠类及其他啮齿动物间的一种自然疫源性疾病，属国际检疫传染病和我国法定甲类传染病。临床上表现为高热、淋巴结肿痛、肺部特殊炎症、出血倾向等。

【病因与发病机制】

鼠疫是由鼠疫杆菌引起的，主要传染源为鼠类和其他啮齿动物，主要经鼠蚤叮咬传播，其次还有皮肤及飞沫传播，人群普遍易感，可获持久免疫功能。鼠疫杆菌可经皮肤、血液循环或呼吸道达到其他组织而致病。

【临床表现】

鼠疫的病原学、流行病学与发病机制

原发性肺鼠疫潜伏期多为数小时至3天，腺鼠疫2～5天，预防接种后可延至9～12天。主要表现为起病急，寒战高热，体温迅速升至39℃～41℃，呈稽留热。可伴中枢性呕吐、头痛，呼吸急促、血压下降等。临床上有腺型、肺型、败血症型及轻型。

1. 腺鼠疫　最多见，主要特点为受侵部位所属淋巴结肿大。腹股沟淋巴结最常受累，其次为腋下、颈部及颌下淋巴结，多为单侧。淋巴结肿大与发热同时出现，表现为迅速弥漫性肿胀，典型的表现为淋巴结明显触痛而坚硬，与皮下组织粘连，失去移动性，周围组织显著水肿，可有充血和出血。由于疼痛剧烈，患者常呈强迫体位。

2. 肺鼠疫　可分为原发性或继发性两型。原发性肺鼠疫起病急，寒战高热，具有明显的全身中毒症状，起病24～36小时内出现剧烈胸痛、咳嗽、咳大量粉红色泡沫痰或鲜红色痰。呼吸急促，并出现呼吸困难。肺部可以闻及湿啰音或胸膜摩擦音。继发性肺鼠疫是在腺鼠疫或败血症型鼠疫症状基础上，病情突然加剧，出现原发性肺鼠疫呼吸系统表现。

3. 败血症型　鼠疫称暴发型鼠疫，分原发性或继发性，病死率极高。原发败血症型鼠疫少见。继发性主要表现为神志不清、谵妄或昏迷，病情进展迅猛，常于1～3天死亡。因皮肤广泛出血、瘀斑、发绀、坏死，故死后尸体呈紫黑色，俗称“黑死病”。

4. 轻型鼠疫　又称小鼠疫，有不规则低热，局部淋巴结肿痛，偶可化脓，血培养可阳性。多见于流行初、末期或预防接种者。

5. 其他类型　鼠疫少见，有皮肤鼠疫、眼鼠疫、扁桃体鼠疫、肠鼠疫、脑膜炎型鼠疫等。

【医学检查】

1. 常规检查　白细胞总数可达$(20\sim30)\times10^9/L$，红细胞、血红蛋白和血小板可减少。粪便隐血可阳性。有蛋白尿与血尿。

2. 细菌学检查　对患者的血、脓、痰、脑脊液、淋巴结穿刺液等进行检查，可分离出鼠疫耶尔森菌。

3. 血清学检查

(1)荧光抗体法(FA):敏感度及特异性较高,可快速准确诊断。

(2)间接血凝法(IHA):检测患者或动物血清中的F1抗体,常用于流行病学调查和回顾性诊断。

(3)酶联免疫吸附试验(ELISA):灵敏度高,适应于大规模流行病学调查。

【诊断要点】

对10天内到过鼠疫流行区,有与可疑鼠疫动物或患者接触史,鼠疫应先作出疑似诊断,以便早期治疗,提高治愈率。诊断要点主要包括以下几点:①起病急剧,高热,白细胞剧增,在未用抗菌药物或仅用青霉素族抗菌药物情况下,病情迅速恶化,在48小时内进入休克或更严重的状态;②急性淋巴结炎,淋巴结肿胀,剧烈疼痛并出现强迫体位;③出现重度毒血症、休克综合征而无明显淋巴结肿胀;④咳嗽、胸痛、呼吸急促,咳痰带血或咯血;⑤重症结膜炎伴有严重上下眼睑水肿;⑥剧烈头痛、昏睡、颈部强直、谵语妄动、颅内压增高、脑脊液浑浊;⑦未接种过鼠疫菌苗,FI抗体效价在1:20以上者。

【治疗要点】

凡确诊或疑似鼠疫者,均应迅速组织严密的隔离,就地治疗,不宜转院。

1. 一般治疗　①严格的隔离消毒:鼠疫按甲类传染病严密隔离,病区内必须做到无鼠无蚤。入院时对患 者做好卫生处理(更衣、灭蚤及消毒)。病区、室内定期进行消毒,患者排泄物和分泌物应用漂白粉或来苏液彻底消毒。②饮食与补液:急性期应给流质饮食或葡萄糖,0.9%氯化钠溶液静脉滴注,维持水、电解质平衡。

2. 药物治疗　治疗原则是早期、联合、足量、应用敏感的抗菌药物。①腺鼠疫:链霉素肌内注射,患者体温下降到37.5℃以下,全身症状和局部症状好转逐渐减量;患者体温恢复正常,全身症状和局部症状消失,继续用药3~5天。疗程一般为10~20天。②肺鼠疫和败血症型鼠疫:链霉素肌内注射,全身症状和呼吸道症状显著好转后逐渐减量。疗程一般为10~20天。③皮肤鼠疫:按一般外科疗法处置皮肤溃疡,必要时局部使用链霉素或敷磺胺软膏。④有脑膜炎症状的患者在特效治疗的同时,辅以氯霉素治疗、氨基苷类、喹诺酮类、四环素等。

3. 对症治疗　烦躁不安或疼痛者用镇静止痛药。注意保护心肺功能,有心力衰竭或休克者,及时强心和抗休克治疗;有DIC者采用肝素抗凝疗法,输注血小板、血浆等进行替代治疗;中毒症状严重者可适当使用肾上腺皮质激素;结膜炎可用0.25%氯霉素滴眼,一日数次。

【护理诊断/问题】

1. 体温过高　与鼠疫耶尔森菌引起坏死性、出血性炎症反应有关。

2. 全身疼痛、淋巴结疼痛　与鼠疫耶尔森菌感染致全身中毒、出血性坏死性淋巴结炎症有关。

3. 潜在并发症　感染性休克、DIC、败血症。

4. 皮肤完整性受损　与皮肤型鼠疫致局部红斑、疱疹、皮肤坏死等有关。

5. 恐惧　与鼠疫病死率高有关。

6. 知识缺乏 缺乏鼠疫预防、治疗、护理的知识。

【护理措施】

1. 生活起居 患者绝对卧床休息。在标准预防的基础上，采用接触、空气和飞沫隔离和预防，按甲类传染病严密隔离。患者和疑似患者应分别隔离。患者做好更衣，灭蚤措施，病房定期空气消毒，禁止任意开启门窗。

2. 病情观察 ①病情观察：密切监测患者生命体征的变化。②并发症观察：包括感染性休克、败血症和中毒症状等，一旦出现立即报告并配合医生及时抢救。败血症型鼠疫应注意识别高热、气急、脉搏细速、谵妄等感染性休克征象，还要密切监测有无皮肤黏膜瘀点、皮肤坏死、呕血等 DIC 的表现。肺鼠疫的患者应注意其肺部体征是否与全身中毒症状不相符合，有无败血症征象。

3. 用药护理 早期应用敏感抗生素对提高治疗效果、降低病死率极为关键。应向患者解释应用抗生素控制感染的重要性，取得患者的配合。熟悉常用抗生素的使用方法，联合应用时注意配伍禁忌，观察药物的过敏反应和不良反应。

4. 对症护理 ①疼痛：观察疼痛的部位、性质、程度和持续时间；注意肿痛淋巴结的数量、部位、质地、肿大程度、是否与周围组织有粘连，早期可给予热敷，周围注射链霉素 0.5 ~ 1.0 g 等，对于化脓或受感染的淋巴结禁止挤压；由于剧烈的疼痛，患者处于被动体位，可以协助用枕头支撑疼痛部位，减轻肌肉张力而缓解疼痛。②皮肤护理：保持床单清洁、平整，患者更换柔软舒适的棉质衣物，以减少对皮肤的刺激和摩擦，定期翻身并按摩受压部位皮肤，预防压疮的发生；皮肤局部护理皮肤型鼠疫可用 0.1% 依沙吖啶洗涤创面，并涂以 0.5% ~ 1.0% 链霉素软膏保护创面。

5. 饮食护理 给予易消化、高热量、营养丰富的流质或半流质饮食，不能进食者遵医嘱给予营养支持或静脉补液。

6. 心理护理 对患者进行疾病相关知识的详细讲解，使患者对自己所患疾病有充分的认识，使患者积极面对，并建立起战胜疾病的信心，使患者早日康复。

鼠疫的健康教育

【健康教育】

加强灭鼠、灭蚤是预防鼠疫的关键措施。

六、流行性脑脊髓膜炎

流行性脑脊髓膜炎(meningococcal meningitis)简称流脑，是由脑膜炎奈瑟菌(neisseria meningitidis)引起的急性化脓性脑膜炎。其主要临床表现是突发高热、剧烈头痛、频繁呕吐，皮肤黏膜瘀点、瘀斑及脑膜刺激征，严重者可有败血症休克和脑实质损害，常可危及生命，部分患者可暴发起病，可迅速死亡。

【病因与发病机制】

流脑是由脑膜炎奈瑟菌引起的，带菌者是主要传染源，经空气传播，人群普遍易感，其中 6 个月至 2 岁的婴幼儿发病率最高，呈周期性流行。当机体免疫功能低下或细菌数量多、毒力强时，脑膜炎奈瑟菌进入血液循环释放内毒素从而引起 DIC，严重时迅速致死。

【临床表现】

流行性脑脊髓膜炎的病原学、流行病学与发病机制

潜伏期为1~7天，一般为2~3天。临床上可分为普通型、暴发型、轻型及慢性败血症型。

1. 普通型　最常见，约占发病者的90%，按其发展过程可分为前驱期(上呼吸道感染期)、败血症期、脑膜炎期、恢复期，临床各分期无明显界线。

(1)前驱期(上呼吸道感染期)：此期患者主要有低热、鼻塞、咽痛、咳嗽、全身不适等上呼吸道感染症状，持续1~2天，因此期发病急、进展快，容易被忽视。

(2)败血症期：多数起病后迅速出现寒战、高热，体温迅速高达40℃，伴全身中毒症状；婴幼儿表现为哭闹、拒食、烦躁不安、皮肤感觉过敏和惊厥。此外，70%的患者全身皮肤伴有黏膜有瘀点或瘀斑1 mm~2 cm，病情严重者可发生皮肤大片坏死。

(3)脑膜炎期：除高热及中毒症状外，同时伴有剧烈头痛、频繁喷射性呕吐、烦躁不安，颈项强直等脑膜刺激征，严重者昏迷和惊厥。此期症状一般与败血症期症状同时出现，经治疗后通常在2~5天进入恢复期。

(4)恢复期：经治疗体温逐渐下降至正常，意识及精神状态改善，皮肤瘀斑瘀点逐渐吸收，神经系统恢复正常，1~3周内痊愈。

2. 暴发型　本型起病急剧，病势凶险，如不及时治疗24小时内危及生命，病死率高。

(1)休克型：多见于儿童。一般以高热、头痛、呕吐开始，存在精神萎靡、意识障碍。循环衰竭为本型的主要表现，面色苍白、四肢厥冷、口周发绀、尿量减少、血压下降、脉搏细速，脑膜刺激征。全身皮肤黏膜可出现广泛瘀斑、瘀点，并迅速增多融合成片伴皮下坏死。

(2)脑膜脑炎型：主要表现为脑膜和脑实质损伤，常见于1~2天内出现高热、剧烈头痛、呕吐，反复或持续出现惊厥，迅速进入昏迷、锥体束征常阳性，血压持续升高等，严重者因脑疝形成而出现瞳孔变化。

(3)混合型：为最严重类型，可先后或同时出现休克型或脑膜脑炎型症状。

3. 轻型　此型以儿童和青少年多见。主要发生于流行后期，病变轻微。表现为低热、轻微头痛、咽痛和上呼吸道感染症状，无意识改变，皮肤可见少量细小出血点，脑脊液无明显变化，咽拭子培养可有脑膜炎奈瑟菌生长。

4. 慢性败血症型　不多见，以成人患者多见，病程可迁延数周甚至数个月。常表现为间歇性 畏寒、发热、皮疹、关节肿痛等。每次发热历时12小时后缓解，间隔1~4天再次发作。每次发作后出现成批皮疹或瘀点。并伴有大关节疼痛、脾肿大、白细胞增多，血培养或瘀点涂片检查可为阳性。

5. 并发症及后遗症　早期抗菌药物治疗，并发症及后遗症均已经少见。主要有继发感染，以肺炎多见；化脓性迁徙性病变有中耳炎、化脓性关节炎、心内膜炎等；脑及其周围组织因炎症或粘连所致的损害有动眼神经麻痹、肢体运动障碍、癫痫等。后遗症常见为耳聋、失明、瘫痪等。

【医学检查】

1. 血常规　白细胞总数明显增高，一般在$(10\sim30)\times10^9/L$，中性粒细胞升高在80%以上，可出现中毒颗粒和空泡。并发DIC者血小板显著下降。

2. 脑脊液检查　确诊的重要方法。早期或休克型患者，脑脊液无明显改变，应12~24小时后复查。脑膜炎期则脑脊液压力明显升高，外观清亮，稍后呈混浊米汤样或呈脓样，白细胞数明显增多，以中性粒细胞为主；糖及氯化物含量明显减少，蛋白含量升高。腰穿结束后，患者应去枕平卧6~8小时，禁忌抬头起身，以免发生脑疝。

3. 细菌学检查　为确诊的重要方法。①涂片：皮肤瘀点处的组织液或离心沉淀后脑脊液做涂片染色，阳性率可达60%~80%。②细菌培养：应在使用抗菌药物前收集标本，取血液、瘀斑组织液或脑脊液培养。有脑膜炎奈瑟菌生长时，应做药物敏感试验。

4. 血清免疫学检查　由于其快速、敏感性高，特异性强，适用于已经用抗生素治疗而细菌学检查阴性者，常用方法包括放射免疫法和酶联免疫法等。

【诊断要点】

诊断要点主要包括流行病学、临床表现及实验室检查等资料。①流行病学：流脑在冬春季节流行，一周内有流脑患者密切接触史或当地流行。②临床表现：突发高热、剧烈头痛、频繁呕吐，皮肤黏膜瘀点、瘀斑，脑膜刺激征阳性。严重者有感染性休克、意识障碍、惊厥和呼吸衰竭。③实验室检查：白细胞计数和中性粒细胞数增加。脑脊液检查压力增高及化脓性改变。细菌培养阳性可确诊。

【治疗要点】

1. 普通型

(1)一般治疗：早期诊断，就地进行隔离治疗。给予流质饮食，昏迷者给予鼻饲，维持足够的液体量及水、电解质平衡。密切观察病情，预防并发症。高热时给予物理降温或药物降温，颅内压增高时给予脱水药以降低颅内压，惊厥时适当使用镇静药，严重毒血症及颅内高压者可应用肾上腺皮质激素。

(2)药物治疗：一旦高度怀疑流脑，应在30分钟内给予抗菌治疗。早期、足量使用细菌敏感并能透过血－脑屏障的抗菌药物。①青霉素：目前脑膜炎球菌对青霉素高度敏感。青霉素由于不易透过血－脑屏障，因此需要加大药物剂量才能达到治疗有效浓度，疗效良好。②头孢菌素：第三代头孢菌素对脑膜炎球菌抗菌活性强，容易透过血－脑屏障，且毒性小。用于病情较重或不适用于青霉素、磺胺药和氯霉素的患者。③氯霉素：氯霉素抗菌活性好，且容易透过血－脑屏障，脑脊液浓度是血液浓度的30%~50%，对流脑和其他化脓性脑膜炎疗效较好。④磺胺药：治疗时多选用能通过血－脑屏障的磺胺嘧啶或磺胺甲恶唑，是治疗流脑最早的一类药物。

2. 暴发型流脑

(1)休克型：①病原治疗，尽早使用抗菌药物，可联合用药。②迅速纠正休克，主要包括扩充血容量(先盐后糖、先快后慢)、纠正酸中毒、应用血管活性药物及肾上腺糖皮质激素等措施。③抗DIC治疗，高度怀疑DIC时，要尽早应用肝素。同时要注意监测凝血时间，高凝状态纠正后，输入新鲜血液、血浆、维生素K，以补充被消耗的凝血因子。④保护脑、心、肝、肾、肺等重要脏器功能。

（2）脑膜脑炎型：①应尽早使用有效抗菌药物，可联合用药。②积极脱水治疗，预防和及早发现脑水肿是治疗的关键。③肾上腺糖皮质激素可减轻脑水肿和降低颅内压，常用地塞米松静滴。④呼吸衰竭的患者进行吸痰，保持呼吸道通畅。呼吸困难者吸氧。应用呼吸中枢兴奋药如洛贝林（山梗菜碱）、可拉明（尼可刹米）。必要时气管插管，使用呼吸机治疗。

【护理诊断/问题】

1. 体温过高　与脑膜炎球菌感染导致败血症有关。

2. 组织灌注量改变　与内毒素导致的微循环障碍有关。

3. 有皮肤完整性受损的危险　与意识障碍、内毒素损伤皮肤小血管有关。

4. 潜在并发症　脑疝、惊厥、呼吸衰竭。

5. 营养失调：低于机体需要量　与高热、呕吐导致丢失过多，昏迷致营养摄入不足有关。

【护理措施】

1. 生活起居　应绝对卧床休息，保持病室安静，减少机体能量消耗，治疗和护理操作尽量集中，减少人员流动，避免惊厥发生。颅内压增高的患者需抬高头部，以降低颅内静脉压和血容量，腰椎穿刺后协助患者去枕平卧6小时。意识障碍的患者，头偏向一侧取侧卧位，避免误吸。

2. 病情观察　①常规观察：严密监测生命体征并记录，观察神志、瞳孔、面色、皮肤及末梢循环状况，有无抽搐、惊厥 先兆；记录24小时出入液量。②重症监测：一旦出现意识丧失、烦躁不安、剧烈头痛、喷射状呕吐、血压升高等，提示颅内高压，或出现瞳孔对光反射迟钝或消失、两侧瞳孔不等大不等圆时，提示脑疝可能，应及时报告医生，配合抢救。

3. 用药护理　①抗生素：使用时，应询问有无过敏史，严格用药剂量、间隔时间和疗程，密切观察用药反应。②磺胺类：应注意观察患者尿量、颜色和性状，应鼓励多饮水，每天至少饮水2 000 mL，或遵医嘱服用碱性药物碱化尿液，避免引起肾损害，定期检查尿常规。③氯霉素：应注意观察有无胃肠道反应、骨髓抑制现象等。④脱水药：应用甘露醇时需快速静脉滴入，注意观察呼吸、心率、血压、瞳孔变化，以及颅内高压、脑膜刺激征表现有无改善。颅内压增高行腰椎穿刺前应先脱水治疗，以免诱发脑疝。⑤强心药：遵医嘱使用，严格掌握给药方法、剂量、间隔时间，观察心率、心律的变化。

4. 对症护理　①躁动不安者，防止坠床，予加护栏或使用约束带。②并发呼吸衰竭时，给予吸氧，保持呼吸道通畅，及时吸痰，必要时准备好吸痰器、气管切开包等，遵医嘱使用洛贝林等呼吸兴奋药。③注意观察全身皮肤瘀点、瘀斑的分布、大小、进展及好转情况。床单位保持清洁、平整，必要时使用气垫床，防压疮；修剪指甲，避免抓破皮肤。定时翻身，动作轻、稳，防止皮肤擦伤，防压疮发生。重点保护出现瘀点、瘀斑等破损皮肤，病变局部不宜穿刺；水疱破溃时，可用0.9%氯化钠溶液清洗后涂以抗生素软膏，防继发感染。

5. 饮食护理　给予高热量、高蛋白、富含维生素、清淡易消化的流质或半流质饮食，鼓励患者多饮水；对意识障碍、呕吐频繁者遵医嘱给予静脉补液、鼻饲和营养支持。

【健康教育】

应教给患者及家属预防流脑的知识，防止流脑传播。

流行性脑脊髓膜炎的健康教育

布鲁菌病

第五节 钩端螺旋体病

预习案例

王某，男，38 岁，农民。患者无明显诱因出现咳嗽、头晕、发热、小腿痛等症状，未予治疗。3 天后到医院就诊，实验室检查：T 40.5℃，WBC 18.1×10^9/L，Hb 140 g/L，PLT 66×10^9/L。予以头孢呋辛抗感染治疗，不见好转。后逐渐出现皮肤散在出血点，腹股沟淋巴结肿大，并且咳嗽咳痰加重，痰中带血，伴头晕、胸闷。半个月前当地曾有暴雨，患者有破损皮肤积水接触史。

思考

(1)本病的典型临床表现是什么？

(2)怎样进行对症护理？

钩端螺旋体病(leptospirosis)简称钩体病，是由致病性钩端螺旋体(简称钩体)所引起的急性动物源性传染病。主要临床特征早期为钩端螺旋体败血症，中期为各脏器损害和功能障碍，后期为各种变态性反应后发症，重症患者有明显肝、肾、中枢神经系统损害和肺弥漫性出血，危及生命。

【病因与发病机制】

钩体呈细长丝状，菌体的一端或两端弯曲成钩状，旋转运动，穿透力强。钩体抵抗力弱，对日光、干燥、寒冷、酸碱和消毒剂敏感。鼠类和猪为主要传染源。主要通过直接接触传播，人群普遍易感。

【临床表现】

潜伏期为 7～14 天，平均 10 天。典型临床病程可分为早期、中期和后期三期。

（一）早期（钩体败血症期）

起病后1～3天，表现为发热和全身毒血症症状。体温39℃，多为稽留热；伴肌肉酸痛，尤其腓肠肌压痛或剧烈疼痛，影响行走；全身乏力，肢体软弱，不能站立和行动；结膜充血，第一天即可出现，无分泌物，退热后可持续数天；浅表淋巴结肿大，压痛明显，以腹股沟淋巴结多见。肿大的淋巴结一般为黄豆或蚕豆大小，质软有压痛，无红肿和化脓。

钩体病的病原学、流行病学与发病机制

（二）中期（器官损伤期）

起病后3～10天，为症状明显阶段，分以下5型。

1. 流感伤寒型　是我国最多见的类型，为早期钩体病败血症的继续，无明显器官损害，主要表现为感染中毒症状，经5～14天可恢复。

2. 肺出血型　属我国较常见的一型，是在钩体败血症基础上出现的咳嗽、痰中带血或咯血。

（1）肺普通出血型：咳嗽，痰中带血，肺部可闻及少许湿啰音，胸部X线片可见双肺散在点状或小片状阴影，积极治疗后可迅速痊愈。

（2）肺弥漫性出血型：又称肺大出血型，于病程第2～5大突然发展成肺弥漫性出血。其进展可分为三期。①先期：烦躁、气促、呼吸、脉搏进行性增快。肺部闻及散在而逐渐增多的湿啰音，可有血痰或咯血。胸部X线片见双肺可见散在点片状阴影或小片融合。若治疗及时病情尚易逆转。②出血期：病情继续发展，患者出现极度烦躁，有窒息和恐惧感，发绀，双肺布满湿啰音，可有不同程度的咯血。胸部X线片见双肺广泛点片状阴影或大片融合。救治难度大。③垂危期：患者神志不清，甚至昏迷。呼吸不规则，大量咯血，高度发绀，继而可在口鼻涌出不凝血性泡沫液体，迅即窒息死亡。

3. 黄疸出血型　又称外耳病（Weil’ disease）。于病程第4～8天出现进行性加重的黄疸，出血倾向和肾损害。①肝损害：表现为黄疸、肝功能异常，可伴有食欲减退、恶心、呕吐等消化道症状。②出血倾向：鼻出血、咯血、呕血、便血和阴道流血。③肾损害：表现为尿蛋白阳性，镜下可见红细胞、少量白细胞和管型。重者发生少尿，氮质血症与尿毒症。本型严重者可出现肝衰竭、出血性休克及急性肾衰竭。其中急性肾衰竭是黄疸出血型最主要的死亡原因。

4. 肾衰竭型　钩体病都可有不同程度肾损害，多可恢复正常，主要表现为蛋白尿及少量细胞和管型；肾衰竭常与黄疸出血型合并存在。

5. 脑膜脑炎型　少见，患者发热3～4天后出现严重头痛，嗜睡或昏迷、呕吐，严重者可发生脑水肿、脑疝及呼吸衰竭。脑脊液检查压力增高，蛋白增加，白细胞数稍增加，淋巴细胞为主，脑脊液中分离到钩体的阳性率较高。

（三）后期（恢复期或后发症期）

少数患者退热后于恢复期可再次出现症状和体征，称钩体后发症。

1. 后发热　退热后3～4天再次出现发热，38℃左右，外周血中嗜酸性粒细胞可增多，不需治疗，经1～5天而自行缓解。

2. 眼后发症　多发生于波摩那群钩体感染，退热后1周至1个月出现，表现为葡萄膜炎、虹膜睫状体炎及脉络膜炎，可影响视力。

3. 反应性脑膜炎　少数患者在后发热时出现脑膜炎症状与体征，但脑脊液检查阴性，预后良好。

4. 神经系统后发症　钩体病急性期热退后 2 ~5 个月或以后，可发生蛛网膜下隙出血、脑内动脉炎、脊髓炎等，以闭塞性脑动脉炎最常见，表现为渐进性偏瘫、失语，可为短暂反复发作。脑脊液检查蛋白轻度增高，白细胞轻至中度增多。

【医学检查】

1. 一般检查　外周血白细胞总数和中性粒细胞增多或正常，红细胞沉降率增快。约 70% 患者有轻度蛋白尿，镜检可见红细胞、白细胞及管型。严重者外周血中性粒细胞核左移，血小板减少。胸部 X 线片检查：肺出血型可见双肺呈毛玻璃状或弥漫性点状、片状或融合性片状阴影。

2. 血清学检查

(1) 显微凝集试验：是国内常用的诊断方法。以活标准型钩体作为抗原，与患者血清混合，测定特异性 IgM 抗体。如发生凝集现象，称显凝试验阳性。一般在病后 1 周出现，15 ~20 天达高峰。效价 1∶400(+ +)以上或起病初及两周后的双份血清效价增加 4 倍以上即有诊断意义。

(2) 酶联免疫吸附试验(ELISA)：其灵敏度和特异性均高于显微凝集试验。ELISA 测定血清中的钩体 IgM 抗体，在鉴定不明原因的脑炎病因方面有较高的价值。

3. 病原学检查

(1) 血培养：取患者静脉血 1 ~2 mL 接种于柯氏培养基，28℃培养 1 ~8 周，阳性率 20% ~70%。但由于所需培养时间长，对急性期患者帮助不大。

(2) 核酸检测：聚合酶链反应(PCR)可检测钩体 DNA，用于钩体的早期诊断。

【诊断要点】

根据流行病学资料，在流行地区、流行季节，易感者在最近 28 天内有接触疫水或接触病畜史。临床表现为急性发热、极度乏力，全身酸痛，腓肠肌疼痛和触痛，腹股沟淋巴结肿大，或伴有多器官损害等可临床诊断钩体病。特异性血清学检查或病原学检查阳性可明确诊断。

【治疗要点】

强调“三早一就地”的治疗原则，即早期发现、早期诊断、早期治疗及就地治疗。

1. 药物治疗　杀灭病原体是治疗钩体病的关键和根本措施，因此要早期应用有效的抗生素。包括青霉素、庆大霉素、四环素、第三代头孢菌素和喹诺酮类等。

(1) 青霉素：为首选药物，常用剂量为 40 万 U 每 6 ~8 小时肌内注射 1 次，一般全疗程 7 天或退热后 3 天。使用青霉素首剂后，患者常表现为突然出现寒战、高热、头痛、全身痛、心率和呼吸加快，原有症状加重，部分患者出现体温骤降、四肢厥冷，称为赫氏反应。因此有人主张小剂量和分次给药或在应用青霉素的同时静脉滴注氢化可的松。

(2) 其他抗生素：对青霉素过敏者可选用庆大霉素 8 万 U，每 8 小时肌内注射 1 次；四环素 5 g，每 6 小时口服 1 次，疗程 5 ~7 天。

2. 对症治疗　卧床休息，减少搬动；维持水、电解质平衡；高热可给予物理降温和镇静药。对于肺弥漫出血型，及早使用镇静药和激素，给予氢化可的松缓慢静脉注射，严重者每日用量可达1 000～2 000 mg。根据心功能情况，可使用强心药毛花苷C或毒毛花苷K。应慎用升压药和提高血容量的高渗溶液，注意补液速度，不宜过快、过多，以免加重出血。针对黄疸出血型，参照急性黄疸型肝炎治疗。

3. 后发症的治疗　为机体变态反应所致，不需要抗菌治疗，轻症者可自行缓解。眼后发症者，可应用糖皮质激素。闭塞性脑动脉炎，大剂量青霉素联合糖皮质激素，辅以血管扩张药物等。

【护理诊断/问题】

1. 体温过高　与钩体败血症有关。

2. 活动无耐力　与钩体感染有关。

3. 潜在并发症　出血、肝衰竭、急性肾衰竭、呼吸衰竭、脑水肿。

4. 疼痛/舒适的改变　与钩体毒血症和肌肉损害有关。

5. 躯体移动障碍　与钩端螺旋体感染引起肌肉损伤有关。

【护理措施】

1. 生活起居　在标准预防的基础上，应采用接触传播的隔离与预防。各型钩体患者均应卧床休息，减少搬动，以免加重疼痛，诱发大出血。恢复期不宜过早活动，须临床症状体征完全消失后方可下床活动，并逐渐增加活动时间和活动量。

2. 病情观察　①常规观察：密切观察患者的生命体征，尤其注意发热的程度和伴随症状；观察有无血压下降、脉搏细速等出血性休克表现。及时了解血常规、凝血功能检查的结果。②并发症观察：观察皮肤黏膜有无瘀点、瘀斑，有无鼻出血、呕血、便血等。及时发现肺出血，如面色苍白、烦躁不安、呼吸急促、肺部出现湿啰音及痰中带血等，及时通知医生。

3. 用药护理　首剂使用抗菌药物后，必须严密观察患者体温、脉搏及血压变化，用药6小时内加强监护。一旦发生赫氏反应，应积极配合医生采取镇静、降温、给氧等抢救措施，可遵医嘱静滴或静注氢化可的松，以降低机体的应激反应。钩体病一般不用退热药，因服用退热药后，可使体温骤降，易引起周围循环衰竭。

4. 对症护理　高热时可予以冰敷和温水擦浴，如有皮肤出血倾向时，避免乙醇擦浴。肺弥漫性出血为钩体病的常见死亡原因，必须高度重视。一旦发生，应注意以下情况：①患者绝对静卧，并立即给予镇静药如哌替啶、苯巴比妥钠等。②给予氧气吸入。③保持气道通畅，准备好急救药物及吸引器、气管切开包、人工呼吸囊等器械；若患者出现呼吸困难、烦躁、发绀等呼吸道阻塞表现，应及时吸出血块，必要时配合医生进行气管切开。④遵医嘱使用止血药、氢化可的松等药物；静脉补液速度不宜过快、过多，以免增加心脏负担，诱发出血。如有出血严重或有失血性休克时，应立即配血，并少量多次输入新鲜血液，使用低分子右旋糖酐或平衡液补充血容量。

钩体病的健康教育

5. 饮食护理　饮食急性期给予易消化的富含维生素、高热量、低脂饮食，进食困难给予营养支持，鼓励多饮水。

【健康教育】

采取有效方法灭鼠，在流行地区、流行季节做好个人防护。

课程思政

疟疾之名最早见于《黄帝内经》，其分为痎疟、寒疟、温疟、瘅疟、风疟等。《素问·疟论》指出了疟疾的临床表现，即"疟之始发也，先起于毫毛，伸欠乃作，寒栗鼓颔，腰脊俱痛，寒去则内外皆热，头痛如破，渴饮冷饮。"《脉因症治·疟》曰："母疟有母，传染者也。"明确提出疟疾具有传染性的特点。《肘后备急方·治寒热诸疟方》记载"青蒿一握，以水二升渍，绞取汁，尽服之。"说明古人已经认识到青蒿能够治疗疟疾。我国首位诺贝尔医学奖获得者、药学家屠呦呦女士从系统收集整理历代医籍、本草等入手，成功提取出青蒿素，并进一步合成双氢青蒿素，有效降低了疟疾患者的病死率。中医药是中华民族的瑰宝，后人理应继续发扬光大。

第六节 原虫感染

预习案例

张某，男，40 岁。12 月初出现畏寒、寒战、高热，大汗后缓解，隔天一次，病程为 1 周。血常规 WBC 5.0×10^9/L，血培养阴性。患者 8 月份曾去海南旅游 2 周。

思考

(1)该患者最可能的诊断？

(2)目前主要的护理问题？

(3)应采取哪些护理措施？

一、疟疾

疟疾(malaria)是由人类疟原虫感染而引起的寄生虫病，主要由雌性按蚊(anopheles mosquito)叮咬人体时将其体内寄生的疟原虫传入人体，首先侵入肝细胞发育繁殖，再侵入红细胞繁殖，引起红细胞成批破裂而发病。临床特点为反复发作的间歇性寒战、高热、继之大汗后缓解，伴有脾脏肿大和贫血。

【发病机制】

疟疾的病原体为疟原虫，寄生于人类的疟原虫有 4 种，4 种疟原虫生活史基本相同，包括在人体内和在按蚊体内发育两个阶段。

【临床表现】

间日疟和卵形疟的潜伏期为 13 ~ 15 天，三日疟为 24 ~ 30天，恶性疟为 7 ~ 12 天。

疟疾的病原学、流行病学与发病机制

1. 典型发作　4 种疟疾发作的症状基本相似，即突发性寒战、高热和大量出汗。寒战常持续 20 分钟至 1 小时。随后体温迅速上升，通常可达 40℃以上，伴乏力、头痛、肌肉酸痛，但神志清楚。发热常持续 2 ~ 6 小时。随后全身大汗淋漓，体温骤然下降至正常，持续时间约为 30 分钟至 1 小时。此时，患者自觉明显好转，但常感乏力、口干。各种疟疾的两次发作之间都有一定的间歇期。早期患者的间歇期不规则，经历数次发作后逐渐变得规则。反复发作造成红细胞破坏，患者可出现不同程度的贫血和脾大。

2. 疟疾发作的严重类型　脑型疟发作主要见于恶性疟，也偶见于间日疟。病情凶险，病死率高。由于大量受染的红细胞聚集堵塞脑部微血管，导致头痛、发热、呕吐和不同程度的意识障碍，若未及时诊治，可出现呼吸衰竭导致死亡。恶性疟患者，在短期内发生大量被疟原虫感染，导致红细胞破坏，诱发血红蛋白尿，发生肾损害，重者可致急性肾衰竭。

3. 特殊类型疟疾输血后　疟疾常发生于输入含疟原虫血液后 7 ~ 10 天，临床表现同典型发作，但无肝内增殖阶段，不产生迟发型子孢子，故治疗后无复发。经母婴传播的疟疾通常于出生后 1 周左右发病，无复发。

4. 再燃和复发再燃　是由血液中残存的疟原虫引起。4 种类型疟疾都有发生再燃的可能性。再燃一般于痊愈后第 1 ~ 4 周出现，且可多次出现。间日疟、卵形疟可于初病痊愈 3 ~ 6 个月后再次发作，称为复发，与肝细胞内的迟发型子孢子有关。

5. 并发症

(1)黑尿热：是恶性疟疾最严重的并发症，病死率高。主要表现为急起高热寒战、恶心呕吐、腰痛、肝脾肿大、进行性贫血等，严重者发生急性肾衰竭。

(2)肝损害：疟疾可引起肝炎，伴有黄疸和肝功能减退。慢性疟多次发作有导致肝硬化的可能。

(3)肾损害：重症恶性疟和间日疟患者，尿中可出现蛋白质和红细胞；三日疟长期未愈的部分患者，可出现肾病综合征。

【医学检查】

1. 疟原虫检查　是确诊的依据。

(1)外周血涂片：目前最常用的方法，对疟疾诊断有重要意义。厚片可增加阳性率，薄片可鉴定疟原虫的种类。

(2)骨髓穿刺涂片：阳性率稍高于外周血涂片。

2. 血常规　疟疾在多次发作后，红细胞与血红蛋白可下降。恶性疟因侵犯各期红细胞，患者贫血表现明显。白细胞计数一般正常，单核细胞相对增多。

3. 血清学检查　抗疟抗体在感染后 3 ~ 4 周出现，4 ~ 8 周达到高峰，以后逐渐下降。主要用于流行病学调查。

【诊断要点】

有疟疾流行区居住史、旅行史，有疟疾发作史及近期输血史等流行病学。有典型临床表现如间歇、发作性寒战、高热、大量出汗，贫血、脾肿大。间歇发作的周期有一定的规律性。实验室检查外周血白细胞计数正常或减少。血涂片找到疟原虫可确诊。未找到疟原虫的可疑病例在使用氯喹 3 天诊断性治疗 24 ~ 48 小时后发热被控制者，可诊断疟疾。

【治疗要点】

在疟疾的治疗中，最重要的是杀灭红细胞内的疟原虫。应根据疟原虫的种类、对抗疟药的敏感性和耐药性、宿主的免疫状态等方面选择抗疟药。

1. 药物治疗

(1)对氯喹敏感的疟疾发作治疗：①氯喹，迅速杀灭红细胞内裂体增殖，口服吸收快，排泄缓慢，作用持久，是首选控制发作药物。一般成人首次口服氯喹 1 g 顿服(磷酸氯喹每片 0.25 g，含基质 0.15 g)，第 2 ~ 3 日每天 1 次，每次 0.75 g，3 日总剂量为 2.5 g。②伯氨喹，目前在临床上常用，是控制疟疾复发的药物中有实用价值、毒性较低、效果最好的药物。国内推荐 8 天疗法，口服磷酸伯氨喹每天 1 次，每次基质 22.5 mg (每片 13.2 mg，含 7.5 mg 基质)，连服 8 天。

(2)耐氯喹疟疾发作的治疗：①青蒿素及其衍生物，青蒿琥酯和蒿甲醚是国内常用的两种青蒿素衍生物，对重型恶性疟，特别是儿童脑型恶性疟疗效显著，病死率明显降低。青蒿琥酯的抗疟疗效显著，不良反应轻而少，已在世界范围内广泛应用。②甲氟喹，该药是长效制剂，血液半衰期约为 14 天。成人顿服 750 mg 1 次即可。有较强的杀灭红细胞内裂体增殖疟原虫的作用，对耐氯喹的恶性疟原虫感染亦有较好的疗效。近年有耐药株较广泛存在的报告。③磷酸咯萘啶，能有效地杀灭红细胞内裂体增殖的疟原虫。成人第一天每次服 0.2 g，每日服 2 次，第 2 日和第 3 日各 0.4 g 顿服，总剂量为 1.2 g。

(3)凶险型疟疾发作的治疗：①青蒿琥酯，青蒿琥酯 60 mg 加入 5% 碳酸氢钠 0.6 mL，摇匀 2 分钟至完全溶解，再加 5% 葡萄糖注射液 5.4 mL，使最终为 10 mg/mL，缓慢静脉注射。或按 1.2 mg/kg 体重计算每次用量。首剂注射后 4 小时、24 小时、48 小时分别再注射 1 次。若病情好转，可改为口服。②氯喹，可用于敏感疟原虫株感染的治疗。③奎宁，用于耐氯喹疟原虫株感染患者。二盐酸奎宁 500 mg 加入氯化钠注射液中，于 4 小时内静脉滴注，12 小时后可重复使用。清醒后可改为口服。

2. 对症治疗

(1)脑型疟疾：脑水肿可给予甘露醇脱水和低分子右旋糖酐改善脑部微循环。高热患者应用物理降温；抽搐患者给予镇静药如地西泮。

(2)黑尿热：予以补液，碱化尿液等控制溶血反应，少尿或无尿者按急性肾衰竭进行急救，有贫血者小量输入新鲜血。

【护理诊断/问题】

1. 体温过高　与疟原虫感染、大量致热原释放入血有关。

2. 头痛/意识障碍　与脑微血管被感染的红细胞阻塞和低血糖有关。

3. 潜在并发症　急性肾衰竭。

4. 活动无耐力　与红细胞大量破坏导致贫血有关。

【护理措施】

1. 生活起居　①隔离：在标准预防的基础上，采用接触、生物媒介的隔离和预防。病室内应灭蚊、防蚊。②发作期卧床休息，尽量集中安排治疗和护理操作。③观察生命体征变化，特别是体温热型、间隔时间和伴随症状，记录体温变化。④对初次进入疟区受感染患病的人员和年龄较小的恶性疟患者应予以重点观察，注意有无神志改变及其改变程度，有无瞳孔变化，有无头痛表现。做好安全护理，使用床栏或约束带，以防意外。

2. 病情观察　①常规观察：注意观察呼吸变化，如出现急性肺水肿应及时报告医生，立即吸氧、头高脚低位，遵医嘱使用利尿药等，监测血氧饱和度和动脉血气分析。②并发症观察：观察尿量、尿色，记录24小时出入量，监测血生化指标变化，及时发现肾衰竭。观察指甲甲床、口唇黏膜及睑结膜颜色，监测血红细胞和血红蛋白，及时发现贫血。

3. 用药护理　严格遵医嘱使用抗疟药，注意观察药物的疗效和不良反应。奎宁主要不良反应为耳鸣、食欲减退、疲乏、头昏，对孕妇可致流产。氯喹宜饭后服用，以减少对胃肠道的刺激，注意有无头昏、食欲不振、恶心、呕吐、腹泻、皮肤瘙痒等不良反应。氯喹和奎宁在静脉用药过程中应严格控制滴注速度，以40～50/min滴为宜，并密切注意血压、脉搏变化。如出现严重反应，立即停止滴注，禁忌静脉注射。联合应用伯氨氯喹注意有无头晕、恶心、呕吐、发绀等反应及有无急性血管内溶血表现，一旦发生立即停药，嘱患者多饮水或遵医嘱静脉补充水分，加快药物排泄。

4. 对症护理　患者寒战时注意保暖。卧床休息，减少体力消耗。发热期因高热易导致抽搐，应及时进行物理降温或药物降温，采取降温措施半小时后，复测体温并做好记录。出汗后及时更换衣被，防止受凉。及时补充液体，能口服者鼓励多饮水，以防虚脱。

5. 饮食护理　能进食者给予高热量高蛋白和富含维生素的流质或半流质饮食，贫血者给予高蛋白、含铁丰富易消化的食物。鼓励多饮水；对呕吐、不能进食者，遵医嘱给予静脉补充液体。

6. 心理护理　对患者进行疾病相关知识的详细讲解，使患者对自己所患疾病有充分的认识，使患者积极面对，保持乐观向上的心情。

【健康教育】

向患者及家属普及疟疾相关知识，灭蚊、防蚊，进入疫区人群预防性用药。

疟疾的健康教育

知识链接–青蒿素用于抗疟的研究发展史

二、阿米巴病

阿米巴病(amebiasis)是由溶组织内阿米巴感染引起的一种寄生虫病，按病变部位和临床表现不同，可分为肠阿米巴病(intestinal amebiasis)和肠外阿米巴病(extraintestinal amoebiasis)。肠阿米巴病的病变部位在结肠，表现为痢疾样症状。肠外阿米巴病主要为阿米巴肝脓肿。

(一)肠阿米巴病

肠阿米巴病，又称阿米巴痢疾(amebic dysentery)，是由溶组织内阿米巴寄生于结肠引起的疾病。临床特征为腹痛、腹泻、排果酱样带有腥臭味大便。感染者多数处于无症状的病原携带状态，约10%感染者出现临床症状，易复发或转为慢性。

【病因与发病机制】

溶组织内阿米巴的生活周期可出现包囊和滋养体2种形态，并需经历囊后滋养体、大滋养体、囊前滋养体和包囊4个阶段。滋养体是阿米巴在人体的生活史中主要阶段，寄生于结肠肠腔或肠壁，以二分裂法进行繁殖。

【临床表现】

阿米巴病的病原学、流行病学与发病机制

潜伏期一般1~2周，短至数天或长达数年。

1. 无症状型(包囊携带者)　此型常不出现临床症状，多次粪检时发现阿米巴包囊。当被感染者的免疫功能低下时可转变为急性阿米巴痢疾。

2. 急性阿米巴痢疾

(1)轻型：临床症状较轻，表现为下腹不适或隐痛、腹泻，粪便中有溶组织内阿米巴滋养体和包囊。

(2)普通型：起病缓慢，全身症状轻，无发热或低热、食欲减退、腹痛、腹泻。每天排便3~10次，典型表现为黏液血便、呈果酱样，便量中等，粪质较多，有腥臭，伴腹胀和右侧腹部压痛。若直肠受累时，可出现明显里急后重感。上述症状持续数天或数周可自行缓解，未经治疗或治疗不彻底者易复发或转变为慢性。

(3)重型：此型少见，多发生于感染严重、体弱、营养不良、孕妇或接受激素治疗者。起病急，有明显的全身中毒症状，高热、剧烈肠绞痛，随之排出黏液血性或血水样粪便，每日10余次。同时伴有恶心、呕吐、里急后重、腹部压痛。患者出现不同程度失水、电解质紊乱，甚至循环衰竭、肠出血、肠穿孔或腹膜炎。如抢救不及时，患者可在1~2周内因毒血症或并发症而死亡。

3. 慢性阿米巴痢疾　急性阿米巴痢疾未经治疗或治疗不彻底，症状持续2个月以上，则转为慢性。症状可持续存在或反复发作，腹痛、腹泻或便秘交替出现。粪便呈黄色糊状，带少量黏液或血液，有腐臭味，每天3~5次。间歇期无任何症状，间歇期长短不一，常因疲劳、饮食不当、受凉等诱发。病程长的患者可有食欲减退、贫血、乏力、消瘦及神经衰弱。

4. 并发症

(1)肠内并发症：肠出血、肠穿孔、阑尾炎、肛门瘘等。

(2)肠外并发症：阿米巴肝脓肿、阿米巴肺脓肿、阿米巴胸膜炎等。

【医学检查】

1. 血常规　伴有细菌感染时，白细胞总数及中性粒细胞比例增高。

2. 粪便检查　粪便呈暗红色果酱样，腥臭、粪质多，含黏液及血细胞。粪便中可找到滋养体和包囊。新鲜大便作0.9%氯化钠溶液涂片检查可见大量聚团状红细胞、少量白细胞和夏科－莱登晶体；若检测到吞噬红细胞的滋养体、包囊可以确诊。

3. 免疫学检查

(1)特异性抗体检查：常用酶联免疫吸附试验、间接荧光抗体试验等检测血清中抗溶组织内阿米巴滋养体的IgG、IgM。IgG抗体阳性有助于诊断阿米巴病，IgM阳性，提示近期感染。

(2)特异性抗原检测：以溶组织内阿米巴滋养体作为抗原免疫动物制备多克隆或单克隆抗体，检测粪便中溶组织内阿米巴滋养体抗原，敏感度高、特异性强，检测结果阳性可明确诊断。

4. 分子生物学检查　DNA探针杂交技术、聚合酶链反应(PCR)在患者粪便、脓液或血液中溶组织内阿米巴滋养体DNA检测或鉴定中，是特异、灵敏的方法。

5. 结肠镜检查　检查中可发现肠壁有大小不一散在性溃疡，中心区有渗出，边缘整齐，周围有一圈红晕，溃疡间黏膜正常，取溃疡边缘部分涂片及活组织检查可查到滋养体。

【诊断要点】

发病前有不洁食物饮用或与慢性腹泻患者密切接触史。起病缓慢，主要表现为腹痛、腹泻，排暗红色果酱样大便，每日3～10次，粪便量多，有腥臭味。患者中毒症状轻，常无里急后重感，但存在腹痛、腹胀，右下腹压痛明显，肠鸣音亢进。血清检查IgG抗体阳性，粪便或组织中检查到溶组织内阿米巴滋养体或包囊可明确诊断。

【治疗要点】

1. 一般治疗　执行接触隔离措施，急性期症状明显时，应卧床休息，避免刺激性食物，隔离至症状消失、大便连续3次查不到滋养体和包囊。

2. 药物治疗

(1)硝基咪唑类：目前治疗肠内、肠外各型阿米巴病的首选药。甲硝唑成人每天3次，每次0.4 g，10天为1个疗程，妊娠、哺乳期和有血液病史的患者禁用。对甲硝唑无效可选替硝唑，重症患者应静脉给药。

(2)二氯尼特：目前最有效的杀包囊药。用法：口服，每次0.5 g，每天3次，疗程10天。

(3)巴龙霉素：口服巴龙霉素后吸收率低，有助于清除肠腔中溶组织内阿米巴包囊。成人0.5 g，每天口服2～3次，7天为1个疗程。

3. 抗菌药物　通过作用于肠道共生菌而影响阿米巴生长，尤其在合并细菌感染时效果好。可选用巴龙霉素或喹诺酮类抗菌药物。

4. 并发症治疗　暴发型常并发细菌感染，应加用抗生素治疗。肠道出血者予以止血、输血。肠穿孔、腹膜炎等应在病原治疗和广谱抗生素控制下手术治疗。

【护理诊断/问题】

1. 腹泻　与滋养体分泌的肠毒素样活性物质引起肠蠕动增快有关。

2. 腹痛　与滋养体分泌肠毒素样活性物质引起肠痉挛有关。

3. 潜在并发症　肠出血、肠穿孔、肠梗阻。

4. 营养失调：低于机体需要量　与进食少、肠道吸收功能下降、腹泻有关。

【护理措施】

1. 生活起居　在标准预防的基础上，采用接触传播的隔离与预防，对患者的污染物、排泄物和场所进行消毒处理。连续3次粪便未查出滋养体或包囊方可解除隔离。急性期应卧床休息。

2. 病情观察　①常规观察：严密观察生命体征变化；注意每天排便次数、量、颜色、形状、气味，是否伴有血便。②并发症观察；严密观察腹部情况及有无突然发生的腹痛、腹肌紧张、腹部压痛等肠穿孔表现。③急危重症观察：重症患者由于频繁腹泻，可出现不同程度的脱水、水电解质紊乱，严重时会导致休克，应加强观察血压的变化和脱水的征兆，及时发现病情变化。

3. 用药护理　①硝基咪唑类用药注意事项：用药期间禁酒；急性中枢神经系统疾病者禁用；动物实验证明，长期大剂量使用有致癌作用，对细菌有致突变作用，妊娠早期禁用。②二氯尼特用药注意事项：本品对阿米巴原虫有直接杀灭作用，对脊椎动物无明显作用，不良反应轻微，偶尔出现呕吐和皮疹等。大剂量可致流产，但无致畸作用。

4. 对症护理　①频繁腹泻伴明显腹痛的患者，可适当使用腹部热敷方法缓解腹痛，或遵医嘱给予患者服用颠茄合剂或阿托品等解痉药物。②皮肤护理：由于患者频繁腹泻，肛周皮肤容易出现水肿或破溃，加之患者抵抗力下降，此时易伴发肛周皮肤感染。每次患者解大便后，宜用柔软的纸巾擦拭肛门或温水轻轻擦洗，并每日用1∶5 000高锰酸钾溶液坐浴两次。

5. 饮食护理　①给予高蛋白、高热量、富含维生素、流质或少渣饮食，慢性和排包囊者避免刺激性食物，肠出血、肠穿孔者禁食。鼓励患者多饮水，重症患者给予输液、输血等对症支持治疗。

6. 心理护理　对患者进行疾病相关知识的宣教，使患者对自己所患疾病有充分的认识，使患者积极面对，保持乐观向上的心情。

阿米巴病的健康教育

【健康教育】

改善公共卫生条件，特别是环境卫生，保护水源，加强粪便管理，消灭苍蝇和蟑螂，是预防阿米巴的重要措施。

(二)肝阿米巴病

肝阿米巴病(hepatic amebiasis)又称阿米巴肝脓肿(amebic liver abscess)，是由溶组织内阿米巴通过门静脉到达肝脏，引起细胞溶化坏死，形成脓肿。是最常见的肠外阿米巴病，多继发于肠阿米巴病，肝脓肿也可在没有阿米巴痢疾的患者中出现。其临床表现为长期不规则发热、体重下降、肝区痛、肝大、白细胞增多等。

【病理变化】

阿米巴肝脓肿可发生在溶组织内阿米巴感染后数个月或数年。当机体抵抗力下降、营养不良、饮食不当时可诱发。在肠黏膜下层或肌层的溶组织内阿米巴滋养体经门静脉、淋巴管或直接蔓延侵入肝脏，引起小静脉炎和静脉周围炎。原虫引起的栓塞引起该部位肝组织缺血、缺氧，形成梗死灶，大滋养体从被破坏的血管内逸出，释放蛋白溶解酶及原虫的分裂作用造成肝组织的局灶性坏死，局部液化形成微小脓肿并逐渐融合成单个大脓肿，其脓肿的中央为大量巧克力酱样坏死物质，有肝腥味。继发细菌感染时，脓液转为黄色或黄绿色，临床上可有明显全身中毒症状。脓肿可不断扩大及浅表化，向邻近体腔或脏器穿破而引起相应脏器的阿米巴病及各种并发症。

【临床表现】

临床表现复杂，轻重与脓肿的位置、大小，病程长短和是否继发细菌感染有关。起病大多缓慢，以发热为早期症状，多呈弛张热型，伴有食欲不振、恶心、呕吐、腹胀、腹泻、肝区疼痛及体重减轻等；肝脏逐渐肿大，肝区疼痛是肝阿米巴病的重要症状，疼痛性质不一，可为钝痛、胀痛、刺痛、灼痛等，当深呼吸、体位变化时可致疼痛加剧。当病变向肝上部发展时，可刺激右侧膈肌引起右肩背痛；当病变向肝右叶下部时出现右上腹痛或腰痛；若病变靠近胸廓，则可见肋间饱满、局部水肿、充血、有明显压痛；若病变位于肝前下缘，常有右上腹痛、肌紧张、压痛和反跳痛，类似胆囊炎。左叶肝脓肿，可有中上腹或左上腹痛，并向左肩放射。慢性病例发热多不明显，可有消瘦、贫血、浮肿等。

【医学检查】

1. 血常规　慢性期白细胞数大多正常，血红蛋白浓度降低，贫血明显。急性期白细胞计数及中性粒细胞增多；血沉增快。

2. 粪便检查　查找溶组织内阿米巴滋养体和包囊，阿米巴原虫检出阳性率低。

3. 免疫学检查　血清学检查溶组织内阿米巴 IgG 抗体阴性，基本可排除肝阿米巴病。特异性 IgM 抗体阳性提示近期或现症感染，阴性者不能排除肝阿米巴病。

4. 肝穿刺液检查　典型脓液为棕褐色或者巧克力色，若能在脓液中找到阿米巴滋养体或检测出可溶性抗原具有诊断意义。但普通镜检阳性率低，荧光显微镜检查明显提高阳性率。

5. 影像学检查　B 超、CT、磁共振成像（MRI）均可发现肝内液性占位性病变。B 超检查可提供脓肿大小、部位及数量，也可指导穿刺抽脓或手术的方向和深度。

【诊断要点】

患者有疫区旅居史。有发热、腹泻或不规则大便史、右上腹痛、食欲下降、肝脏肿大伴局灶性压痛、叩痛等。影像学检查发现单个占位性病变，并排除其他肝脏占位性病变，肝脓肿穿刺抽出典型脓液，可诊断肝阿米巴病。

【治疗要点】

1. 一般治疗　卧床休息，加强营养，采用支持治疗，给予富含维生素、高营养和易消化饮食。

2. 药物治疗　甲硝唑为首选药物，必要时可静脉滴注。继发细菌感染者应根据细菌培养及药物敏感度试验结果做调整。

3. 肝穿刺引流　在抗阿米巴药物治疗脓腔无明显缩小，脓腔大，经皮肝脓肿穿刺，以加快脓肿愈合。通常每3～5天抽脓1次，抽出脓液应作培养，若继发细菌感染，应加用敏感抗生素。

4. 外科治疗　对已穿破的阿米巴肝脓肿、内科治疗效果不理想，可作外科手术治疗。

【护理诊断/问题】

1. 体温过高　与肝脓肿形成，大量坏死物质等致热原释放入血有关。

2. 肝区痛　与肝脏组织液化、坏死、脓肿形成有关。

3. 营养失调：低于机体需要量　与肝脓肿形成、发热有关。

【护理措施】

1. 生活起居　①隔离：在标准预防的基础上，采用接触传播的隔离与预防，对患者的伤口敷料应进行消毒处理。②患者应卧床休息，减少机体消耗。选择舒适的卧位，以缓解肝区疼痛，避免剧烈活动，防止脓肿破溃。

2. 病情观察　①常规观察：观察生命体征，尤其是体温变化。注意疼痛的部位、性质、有无放射痛及持续的时间，疼痛引起失眠可适当给予镇静药或止痛药。②并发症观察：观察肝脏肿大的进展情况，有无叩击痛；有无周围穿破的先兆，如气急、咳嗽、局部软组织水肿、腹膜刺激征等。

3. 用药护理　见本节“肠阿米巴”的护理。

4. 对症护理　见本章“发热”的护理。

5. 饮食护理　给予高蛋白、富含维生素、高热量饮食，营养不良者应加强对症支持治疗。

6. 心理护理　进行阿米巴疾病相关知识的宣教，使患者积极面对，保持乐观心态。

【健康教育】

详见本章节“肠阿米巴病”。

第七节　蠕虫感染

预习案例

王某，男，28岁，江苏微山县人。主诉：发热、腹痛、脓血便1个月。现病史：3个月前患者乘船到湖南某农村，由于天气炎热多次在河湖里洗澡，当时足、手臂等处皮肤有小米粒状的红色丘疹，发痒，有时出现风疹块，以为是蚊叮咬所致，几天后发烧，咳嗽，呕吐，自行服用感冒药后好转。1个多月后开始出现发热、腹泻伴脓血便，每天2～4次，上腹部疼痛，食欲减退、消瘦。

思考

(1) 请问患者的医学诊断？

(2) 目前主要的护理问题及护理措施？

一、血吸虫病

血吸虫病(Schistosomiasis japonicum)是由血吸虫寄生于门静脉系统所致的疾病。由皮肤接触含尾蚴的疫水而感染，主要病变为虫卵沉积于肠道和肝脏等组织而引起的虫卵肉芽肿。急性期患者有发热、腹痛、腹泻或脓血便，肝大与压痛等，血中嗜酸性粒细胞显著增多。慢性期以肝脾大或慢性腹泻为主。晚期则以门静脉周围纤维化病变为主，可发展为肝硬化、巨脾与腹腔积液等。有时可发生血吸虫病异位损害。

【病因与发病机制】

血吸虫病传染源主要是患者和受感染的动物，经接触传播，通过皮肤、黏膜接触含尾蚴的疫水导致感染，也可通过饮用生水，尾蚴经口腔黏膜侵入而感染。

【临床表现】

潜伏期一般为1～2个月，平均40天。临床表现轻重不一，复杂多样。按其病程和主要临床表现，可分为以下4型。

血吸虫病的病原学、流行病学与发病机制

1.急性血吸虫病　患者常有明显的疫水接触史，在尾蚴侵入部位出现骚咬样红色皮损，2～3天自行消退。多发生于夏秋季，以7～9个月常见。男性青壮年和儿童居多。

(1)发热：患者均有发热，一般发热前少有寒战，以间歇热、弛张热型多见，热退后自觉症状良好。体温可达39℃～40℃，早晚波动大。重症可出现贫血、消瘦、营养不良和恶病质。

(2)过敏反应：血中嗜酸性粒细胞显著增多，对诊断具有重要参考价值。以荨麻疹多见，持续数天至1～2周，也可出现淋巴结肿大、出血性紫癜、支气管哮喘等。

(3)消化系统症状：食欲减退、腹痛、腹泻多见，初为稀水样便，继而排脓血便，每天3～5次，此时粪便易找到虫卵。重者可出现高度腹胀、腹腔积液、腹膜刺激征。

(4)肝脾大：进行性肝脏肿大，以左肝增大较显著，伴压痛。半数以上有轻度脾肿大。

(5)其他：呼吸系统症状多在感染后2周内出现，表现为咳嗽、胸痛，危重患者咳嗽较重、咳血痰，并有胸闷、气促等。此外重症患者可出现神志淡漠、心肌受损、重度贫血、消瘦及恶病质。

2.慢性血吸虫病急性期　症状消退而未经治疗或反复轻度感染而获得部分免疫的患者，病程超过6个月以上，称慢性血吸虫病。临床以隐匿型间质性肝炎或慢性血吸虫性结肠炎为主。大多无症状，仅粪便中发现虫卵，或体检时发现肝大。部分患者出现慢性腹泻、黏液脓血便、腹痛、消瘦、贫血、乏力等。B超检查可呈网络样改变。

3.晚期血吸虫病　为慢性血吸虫病的继续和发展。根据临床表现分为以下4型。同一患者可具有2、3个型的主要表现。

(1)巨脾型：最为常见。脾脏明显肿大，下缘可达盆腔，表面光滑，质坚硬，可有压痛，经常伴有脾功能亢进征。肝因硬化逐渐缩小，有时尚可触及。因门脉高压，可发生上消化道出血，易诱发腹腔积液。

(2)腹腔积液型：是肝硬化失代偿的表现，表现为腹胀、乏力、腹部膨隆、呼吸困难、下肢水肿，伴腹壁静脉曲张、脐疝和巨脾。易并发上消化道出血、肝性脑病或感染败血症死亡。

(3)结肠肉芽肿型：以结肠病变为突出表现。表现为腹痛、腹泻、便秘，或腹泻与便秘交替出现，有时水样便、血便、黏液脓血便。左下腹可触及肿块，有压痛。纤维结肠镜下可见黏膜苍白，增厚，充血水肿，溃疡或息肉，肠狭窄。易发生癌变。

(4)侏儒型：极少见。为幼年慢性反复感染，导致体内各内分泌腺出现不同程度的萎缩，功能减退，以垂体前叶和性腺功能不全最常见。表现为身材矮小，面容苍老，生长发育低于同龄人，性器官与第二性征发育不良，但智力多正常。

4. 异位血吸虫病

(1)肺型血吸虫病：多见于急性血吸虫病患者，为虫卵沉积引起的肺间质性病变。呼吸道症状大多轻微，表现为轻度咳嗽与胸部隐痛，可闻及干、湿啰音，但重型患者肺部有广泛病变，表现为气急、胸闷、哮喘、咯血等，胸部X线片检查可见中下肺有弥漫云雾状、点片状、粟粒样浸润阴影，边缘模糊，以中下肺野为多，肺部病变经病原学治疗后3～6个月内逐渐消失。

(2)脑型血吸虫病：临床上可分为急性与慢性两型，均以青壮年多见，急性型表现为意识障碍、脑膜刺激征、瘫痪、抽搐、腱反射亢进和锥体束征等，类似脑膜脑炎，脑脊液嗜酸性粒细胞可增多或有蛋白质与白细胞轻度升高。慢性型主要为癫痫发作，尤以局限性癫痫为多见。颅脑CT扫描显示为单侧多发性高密度结节阴影，常位于顶叶。

5. 并发症

(1)肠道并发症：以阑尾炎常见，可有结肠狭窄引起的不完全性肠梗阻，结肠癌。

(2)晚期肝硬化的并发症：上消化道出血、肝性脑病。

【医学检查】

1. 血常规　急性期外周血以嗜酸性粒细胞显著增多为主要特点。白细胞总数在$(10 \sim 30)\times 10^9/L$，嗜酸性粒细胞一般占20%，偶有达90%；慢性血吸虫病一般轻度增多；晚期由于脾功能亢进而出现红细胞、白细胞和血小板减少。

2. 肝功能检查　急性血吸虫病患者血清中球蛋白显著增高，血清ALT、AST轻度增高。晚期出现血清清蛋白减少，球蛋白增高，常出现A/G比例下降或倒置。

3. 粪便检查　从粪便中查找到虫卵或孵化出毛蚴可确诊。急性期检出率较高，慢性期和晚期患者阳性率高。

4. 免疫学检查　包括皮内试验、环卵沉淀试验(COPT)、间接血凝试验(IHA)、酶联免疫吸附试验(ELISA)和循环抗原酶免疫法(EIA)试验。

5. 结肠镜及直肠黏膜活组织检查　通过直肠或乙状结肠镜自病变处取米粒大小黏膜，置光镜下压片检查有无虫卵。以距肛门8～10 cm背侧黏膜处取材阳性率最高。是血吸虫病原诊断方法之一。

6. 肝影像学检查　可通过B超和CT扫描检查判断肝纤维化程度。

【诊断要点】

有流行区居住史、血吸虫疫水接触史。具有急性或慢性、晚期血吸虫病的症状和体征，如发热、皮炎、荨麻疹、腹痛、腹泻、肝脾肿大等。粪便检出活卵或孵化出毛蚴，或结肠镜及直肠镜行直肠黏膜活检检出虫卵可确诊。

【治疗要点】

1. 药物治疗　吡喹酮是首选药，由于其具有高效、低毒、服用方便、疗程短等优点，目前用于治疗各期各型血吸虫病患者。

（1）急性血吸虫病：成人总剂量按 120 mg/kg，儿童 140 mg/kg，于 2～3 天分次服完，每天剂量分 2～3 次服用，体重超过 60 kg 者仍按 60 kg 计算。

（2）慢性血吸虫病：成人总剂量按 60 mg/kg，儿童体重在 30 kg 以内者总量可按 70 mg/kg，每次剂量分 3 次口服，分 2 天服完。

（3）晚期血吸虫病：若患者一般情况较好，肝功能代偿尚佳，按慢性血吸虫病治疗。若年老、体弱、肝功能差或有其他并发症者，适当减少总剂量或延长疗程，以免引起严重心律失常。

2. 对症治疗　急性血吸虫病全身症状明显者应住院治疗，晚期血吸虫病应及时治疗并发症，加强营养，巨脾、门脉高压、上消化道出血等患者可选择适当时机考虑手术治疗。

【护理诊断/问题】

1. 体温过高　与血吸虫急性感染后虫卵和虫体代谢产物作用有关。

2. 营养失调：低于机体需要量　与结肠、肝脏病变致营养物质吸收、合成障碍有关。

3. 腹泻　与结肠、直肠病变有关。

4. 活动无耐力　与长期发热、肝脏病变有关。

5. 体液过多　与血吸虫性肝硬化致肝功能减退、门脉高压，血浆胶体渗透压下降和钠潴留有关。

6. 潜在并发症　上消化道出血、肝性脑病、原发性腹膜炎。

【护理措施】

1. 生活起居　在标准预防的基础上，采用接触传播的隔离与预防。急性期和肝硬化失代偿期患者应卧床休息，消化道出血者应绝对卧床休息。

2. 病情观察　监测生命体征的变化，观察患者大便次数、颜色、性状和量。注意有无肝性脑病和上消化道出血的症状，及时发现、报告医生。

3. 用药护理　指导患者遵医嘱、按时、按量服药，并观察可能出现的不良反应。改善体质，告知患者在服用吡喹酮后可出现头痛、乏力、恶心、腹痛反应，一般不需要处理，停药后会自行消失，提高患者的依从性。少数患者有心律失常、胸闷、心悸和黄疸。

4. 对症护理　患者出现高热、烦躁不安等中毒症状时，护理措施参见本章第一节“发热”。

5. 饮食护理　给予高热量、高蛋白、富含维生素易消化的饮食，避免煎炸、油腻、产气食物，减少脂肪摄入。并发消化道出血时应禁食，出血停止后遵医嘱给予易消化的温热流质饮食。肝硬化失代偿期有腹腔积液者给予低盐饮食。

6. 心理护理　对患者进行血吸虫疾病相关知识的宣教，安慰患者并消除紧张情绪，鼓励他们树立战胜疾病的信心。

【健康教育】

消灭钉螺，保护水源，改善用水，控制传染源，在流行区对患者、病畜进行普查普治。

血吸虫病的健康教育

血吸虫病的中药治疗

二、钩虫病

钩虫病(ancylostomiasis，hookworm disease)是由钩虫寄生于人体小肠导致的疾病。主要临床特征有贫血、营养不良、胃肠功能紊乱，劳动力下降等。轻者可无症状，称钩虫感染，严重者可引起心功能不全，儿童营养不良和发育障碍等。

【病因与发病机制】

钩虫感染遍及全球，以热带和亚热带地区最普遍，农村感染率明显高于城市。寄生于人体的钩虫主要有十二指肠钩口线虫(简称十二指肠钩虫)和美洲板口线虫。

【临床表现】

钩虫病的病原学、流行病学与发病机制

轻重不一，轻者可无明显症状。一般以贫血为主。

1. 幼虫所致的临床表现　主要是钩蚴性皮炎和咳嗽、咳痰等呼吸道症状。皮炎多发生于手指和足趾间、足缘，出现红色点状斑丘疹，奇痒。通常在7～10天自行愈合。感染后1周左右，患者可出现咳嗽、咳痰、咽部发痒等症状，严重者痰中带血，伴有哮喘、低热等症状，持续数周。肺部检查可闻及干啰音或哮鸣音，胸部X线片检查显示肺纹增粗或点片状浸润阴影。

2. 成虫所致的临床表现　主要包括慢性失血引起的贫血症状和肠黏膜损伤引起的多种消化道症状。感染后1～2个月出现上腹不适或隐痛、消化不良、乏力消瘦等，重者出现异食癖。重度感染3～5个月后逐渐出现进行性贫血，表现为头昏、眼花、乏力等，严重者出现低蛋白血症，甚至出现腹腔积液与全身水肿。

【医学检查】

1. 血常规　有不同程度的低色素小细胞性贫血，血清铁显著降低，一般在9 μmol/L以下。

2. 骨髓象　显示造血活跃现象，但红细胞发育受阻于幼红细胞阶段，中幼红细胞显著增多。骨髓游离含铁血黄素与铁粒细胞减少或消失，当骨髓内储铁耗尽，血清铁显著降低时，才出现周围血中血红蛋白明显下降。

3. 粪便检查　粪便隐血试验阳性。直接涂片和饱和盐水漂浮法可查见钩虫卵。

4. 肠镜、胃镜及胶囊内镜等物理检查　肠镜、胃镜等检查时在十二指肠、盲肠等部位可见活虫体。胃肠道钡餐胸部X线片检查可见十二指肠下端与空肠上段黏膜纹理增厚、紊乱及蠕动增加，被激惹呈节段性收缩现象。

【诊断要点】

在流行区有赤足下田劳动史。出现贫血、营养不良、胃肠功能紊乱等临床表现。实验室检查粪便中检出虫卵或钩虫蚴虫培养阳性，可确诊。

【治疗要点】

治疗要点包括病原学治疗与对症治疗。

1. *病原学治疗*　使用阿苯达唑和甲苯达唑，具有杀死成虫和虫卵的作用。但其驱虫作用缓慢，于治疗后3~4天才排出钩虫。在感染后24小时内局部皮肤可用左旋咪唑涂肤剂或15%阿苯达唑软膏，每天2~3次，重者连续2~3天。

2. *对症治疗*　改善贫血，补充铁剂。严重贫血者可给予少量输血。

【护理诊断/问题】

1. *活动无耐力*　与钩虫导致贫血、食欲减退、营养吸收障碍有关。

2. *营养失调：低于机体需要量*　与长期慢性失血、胃肠功能紊乱有关。

3. *皮肤完整性受损*　与钩虫引起的局部皮肤损伤有关。

4. *潜在并发症*　心力衰竭、儿童生长发育障碍、肺炎。

【护理措施】

1. *常规观察*　在标准预防的基础上，采用接触传播的隔离与预防。贫血轻者，可适当活动；贫血严重者应加强生活护理，嘱其卧床休息。观察贫血所致的症状和体征及治疗效果，儿童有无生长发育迟缓和智力发育障碍。观察有无呼吸道症状。

2. *并发症观察*　严重贫血者应注意心功能变化及有无心力衰竭的发生。观察皮疹局部情况，避免搔抓皮肤，防止因皮肤破损继发感染。注意患者食欲及进食情况，有无消化不良、腹泻、消化道出血。

3. *用药护理*　苯达唑类药物作用缓慢，一般服药后3~4天才排出钩虫，仅有少数患者有头昏、腹痛、恶心。有严重贫血患者应先纠正贫血，然后再行驱虫治疗。铁剂治疗的护理见第五章第二节“缺铁性贫血”的护理。

4. *饮食护理*　应给予高蛋白、高热量、富含维生素、含铁丰富的易消化的食物，以增加营养，纠正贫血，提高机体抵抗力。驱虫期间宜半流质饮食，忌油腻、粗纤维食物。

5. *心理护理*　对患者进行钩虫病相关知识的宣教，使患者积极面对，缓解患者紧张恐惧的心理。

钩虫病的健康教育

【健康教育】

推广粪便无害化处理，加强个人防护，避免赤足下田劳作，应穿胶靴或涂擦防护药物，防止钩虫病传播。

三、肠绦虫病

肠绦虫病(intestinal taeniasis)是各种绦虫寄生于人体小肠所引起的肠道寄生虫病。我国常见有猪带绦虫病和牛带绦虫病，通过进食含有活囊尾蚴的猪肉或牛肉而感染。

【病因与发病机制】

绦虫病在我国分布较广，猪带绦虫病多散发，常见于东北、华北、西北等地区。猪带绦虫与牛带绦虫以小钩或吸盘钩挂或吸附在肠黏膜上，引起局部亚急性炎症反应。

肠绦虫病的病原学、流行病学与发病机制

【临床表现】

潜伏期一般2～3个月。牛带绦虫病可长达4～9个月。多数患者症状轻微且无特异性，粪便中发现白色带状节片或节片自肛门逸出常为最初和唯一症状。半数患者伴有上腹隐痛、恶心、食欲不振、肛门瘙痒，少数可有消瘦、乏力、食欲亢进等，偶有头痛、头晕、失眠、磨牙、癫痫样发作与晕厥等神经系统症状。牛带绦虫病重要的并发症有肠梗阻与阑尾炎，多因链体或节片阻塞所致。猪带绦虫患者可因自体感染而同时患有囊尾蚴病，感染期越长，危险性越大。

【医学检查】

患者粪便中能找到虫卵或妊娠节片，妊娠节片检查不但可以确诊绦虫病，而且还可鉴别绦虫。

【诊断要点】

有进食生食或半生食猪肉或牛肉史，尤其是来自流行区。粪便中有白色带状节片者。粪便中或肛拭涂片检查发现绦虫卵时可确诊为绦虫病。

【治疗要点】

治疗要点主要为驱虫治疗。首选吡喹酮15～20 mg/kg，清晨空腹顿服，有效率95%以上。还可选甲苯达唑，剂量为每次300 mg，每天2次，疗程3天，疗效较好，不良反应少。阿苯达唑（albendazole）疗效优于甲苯达唑，剂量为每日8 mg/kg，疗程3天，不良反应轻。但动物实验表明该类药有致畸作用，故孕妇不宜使用。

【常见护理诊断/问题】

1. 腹痛　与绦虫寄生于小肠，导致肠功能紊乱有关。

2. 营养失调：低于机体需要量　与绦虫寄生于小肠引起胃肠功能紊乱有关。

3. 潜在并发症　肠梗阻、阑尾炎。

【护理措施】

1. 生活起居　在标准预防的基础上，采用接触传播的隔离和预防。及时对患者的粪便进行无害化处理，便器应消毒。接触或可疑接触粪便后应立即洗手。休息急性期有明显腹痛，应卧床休息。慢性患者可适当活动，避免劳累。

2. 病情观察　①常规观察：观察生命体征的变化；观察腹痛的部位、性质、持续时间和粪便的性状、有无白色带状节片或节片自粪便中排出。②并发症观察：观察有无贫血及头痛、头晕、失眠、磨牙、癫痫样发作与晕厥等神经系统症状。

3. 用药护理　①遵医嘱给予驱虫药。服药前一天晚餐进食流质饮食，服药当天早晨禁食、空腹、顿服。②驱猪带绦虫前先根据医嘱给予氯丙嗪，以防止恶心、呕吐反应导致绦虫孕节片反流至十二指肠或胃，进而引起内源性感染囊尾蚴病。③驱虫时注意保持排便通畅。④天气寒冷时便器应加温，以免绦虫遇冷回缩。排虫过程中不能拉扯虫体，以免虫体断裂。若虫体长时间不能排出，可用温盐水灌肠，使虫体完整排出。⑤服用驱虫药后，应观察药物的不良反应，如有头晕、乏力等不适，一般数天可自行消失。注意留取24小时粪便，以便寻找绦虫体与头节。应检查至无绦虫孕节或虫卵者，才可视为痊愈。

4. *饮食护理*　给予高蛋白、高热量、富含维生素、低脂易消化饮食。避免油炸、产气食物。有腹泻者给予清淡、易消化饮食。慢性患者可少量多餐，避免进食粗、硬、多纤维食物。

肠绦虫病的健康教育

【健康教育】

改善公共卫生条件，对绦虫病患者早发现、早治疗，保护水源，加强粪便管理。

四、囊尾蚴病

囊尾蚴病（cysticercosis）又称囊虫病，是由猪带绦虫幼虫（即囊尾蚴）寄生于人体的组织或器官所引起的疾病，为较常见的人畜共患病。囊尾蚴可侵入人体皮下组织、肌肉、脑、眼、心脏等部位，以脑囊尾蚴病最为严重。

【病因与发病机制】

人类既是猪带绦虫的唯一终宿主，又是其中间宿主。猪带绦虫虫卵经口感染后，在胃和小肠消化液的作用下，虫卵内的六钩蚴脱囊而出，钻入肠壁，进入肠系膜小静脉及淋巴管，随血液播散至全身，经9～10周时发育为有感染性的囊尾蚴。

【临床表现】

潜伏期为3个月至数年，5年内居多。根据囊尾蚴寄生部位不同，可分为以下类型：

囊尾蚴病的病原学、流行病学与发病机制

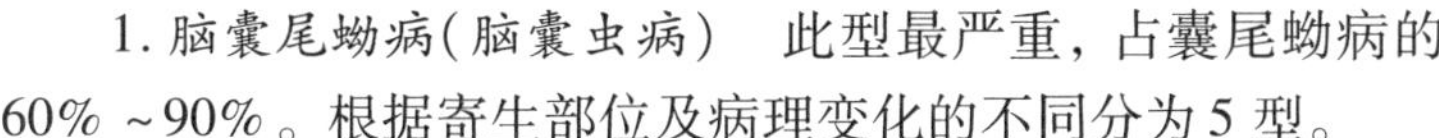

1. *脑囊尾蚴病（脑囊虫病）*　此型最严重，占囊尾蚴病的60%～90%。根据寄生部位及病理变化的不同分为5型。

（1）癫痫型（脑实质型）：最常见，半数患者表现为癫痫大发作，发作频率低，大多3个月以上发作1次，也可表现为失神、幻视、局限性癫痫等症状。

（2）颅内压增高型：以第四脑室多见，囊尾蚴阻塞脑室孔，表现为颅内压增高，也可表现为活瓣综合征（bruns sign征）或体位改变综合征，即当患者头位急速改变时突发眩晕、剧烈头痛、呕吐，甚至因突然循环呼吸障碍而猝死，或发生小脑扁桃体疝。

（3）脑膜炎型：囊尾蚴寄生于软脑膜引起反复发作的脑膜炎，主要表现为不伴发热的头痛、呕吐、颈强直、共济失调等症状，病变累及蛛网膜可产生粘连性蛛网膜炎，患者多有颅内压增高、视力减退等，第四脑室正中孔或侧孔阻塞时产生脑积水。

（4）脊髓型：少见。囊尾蚴侵入不同的部位引起相应的症状，出现截瘫、大小便潴留、感觉障碍等。

（5）痴呆型：此型患者与囊尾蚴引起弥漫性脑实质破坏和脑皮质萎缩有关，常引起颅内压增高、器质性精神病与痴呆。

2. *皮下组织和肌肉囊尾蚴病（皮肌型）*　可扪及皮下囊尾蚴结节，直径为0.5～1.5 cm，数个至数千个不等，呈圆形或椭圆形，质韧似软骨，无压痛、无色素沉着、与周围组织无粘连，多出现在躯干及头颈。

3. *眼囊尾蚴病* 占囊尾蚴病的1.8% ~15%，可寄生于眼内任何部位，以玻璃体和视网膜下多见，多为单眼感染。囊尾蚴在眼内存活时症状轻微，虫体死亡后可引起严重视网膜炎、脉络膜炎、化脓性全眼炎等。

【医学检查】

1. *脑脊液检查* 脑囊尾蚴患者表现为脑脊液压力明显增高，细胞数和蛋白轻度升高，糖和氯化物多正常或稍低。

2. *免疫学检查* 采用ELISA法或间接血凝试验法检测患者脑脊液中或血清中特异性IgG抗体和抗原，对囊尾蚴病诊断有重要参考价值。

3. *影像学检查*

(1)头颅CT及MRI检查：对脑囊尾蚴病检查阳性率可达90%，能显示直径小于1 cm的多发性低密度影，对囊虫病的诊断及疗效有重要意义。头颅MRI能鉴别囊尾蚴的死活，对指导临床治疗和疗效考核具有重要价值。

(2)胸部X线片检查：X线片检查可见头部或肢体软组织内椭圆形囊尾蚴钙化灶。

4. *病原学检查* 取皮下结节应常规做活组织检查，病理切片囊腔中见到囊尾蚴头节可确诊。

【诊断要点】

在流行地区进食生食或未熟透的猪肉史，既往有肠绦虫病史或在粪便中发现带状节片等。临床表现脑囊尾蚴病临床表现多样，并且无特殊性，诊断较困难，有颅内压增高表现、癫痫发作、其他神经精神症状者，特别是有流行区生活史应考虑囊虫病。皮下肌肉囊尾蚴病及眼囊尾蚴病较易诊断。粪便中发现虫卵或节片有诊断价值。皮下组织和肌肉囊尾蚴病通过皮下结节活组织病理切片检查即可确诊。眼底镜、裂隙灯检查和B超检查若发现视网膜或眼玻璃体内有囊尾蚴蠕动，可明确诊断。

【治疗要点】

1. *药物治疗* 目前治疗的药物主要有阿苯达唑和吡喹酮。

(1)阿苯达唑(albendazole)：用于治疗各型囊尾蚴病，目前已成为治疗重型脑囊尾蚴病的首选药物。剂量为每天15 ~20 mg/kg，分2次口服，疗程10天，每隔14 ~21天重复1 ~2个疗程。

(2)吡喹酮(praziquantel)：脑囊尾蚴病患者使用该药治疗后，因虫体死亡释放出各种物质引起不良反应，主要有头痛、恶心、呕吐、皮疹、精神异常等颅内高压表现或发热等过敏反应。故应谨慎用药，以小剂量长疗程、多疗程为宜，为每天20 mg/kg，分3次口服，连续10天，必要时2 ~3个月重复1个疗程。

2. *对症治疗* 对癫痫发作者，可酌量使用地西泮、异戊巴比妥钠及苯妥英钠等抗癫痫药物。对颅内压增高者可先给予20%甘露醇250 mL静脉滴注，加用地塞米松5 ~10 mg，连用3天后进行病原学治疗，药物治疗期间常规用地塞米松和降颅内压药物。

3. *手术治疗* 脑囊尾蚴患者和眼囊尾蚴患者应予行手术摘除囊尾蚴，再给予驱虫治疗，以防止驱虫后局部炎症反应加重导致视力障碍或脑室孔堵塞。

【护理诊断/问题】

1. *有受伤的危险* 与癫痫发作有关。

2. 有窒息的危险　与癫痫发作时意识丧失、喉头痉挛、口腔和支气管分泌物增多有关。

3. 潜在并发症　药物反应、脑疝。

【护理措施】

1. 病情观察　①常规观察：密切观察患者体温、脉搏、呼吸、血压、神志、瞳孔情况。②急危重症观察：密切观察颅内高压征，如患者出现剧烈头痛、频繁呕吐、视力减退、复视等征象，应立即通知医生，配合进行脱水治疗，并密切观察脱水治疗的效果。癫痫型发作的护理，见第八章第八节“癫痫”的护理。

2. 用药护理　遵医嘱使用吡喹酮、阿苯达唑等杀虫药物。注意观察药物的疗效及不良反应。

3. 心理护理　驱虫治疗期间应重视患者的心理护理，有癫痫发作患者对病情和预后担心较为突出。需要行手术的患者应与患者或家属交谈，并告知手术的目的和必要性，以减轻焦虑和恐惧的情绪。

【健康教育】

向患者及家属讲解预防囊尾蚴病的知识，以多疗程驱虫治疗为主，规律治疗，以求根治。

囊尾蚴病的健康教育

学习测验

参考文献

[1] 尤黎明，吴瑛. 内科护理学[M]. 第5版. 人民卫生出版社，2014.

[2] 陈灏珠，钟南山，陆再英. 内科学[M]. 第9版. 人民卫生出版社，2018.

[3] 葛均波，徐永健. 内科学[M]. 第8版. 人民卫生出版社，2013.

[4] 陆再英，钟南山. 内科学[M]. 第7版. 人民卫生出版社，2008.

[5] 中华医学会心血管病学分会心力衰竭学组，中国医师协会心力衰竭专业委员会，中华心血管病杂志编辑委员会. 中国心力衰竭诊断和治疗指南2018[J]. 中华心血管病杂志，2018，46(10)：760-789.

[6] 写作组中国心血管病预防指南，中华心血管病杂志编辑委员会. 中国心血管病预防指南(2017)[J]. 中华心血管病杂志，2018，46(1)：10-25.

[7] 胡大一，郭艺芳. 心房颤动抗凝治疗中国专家共识[J]. 心脑血管病防治，2012(03)：173-177.

[8] 中华医学会心血管病学分会，中华医学会心电生理和起搏分会，中国医师协会心律学专业委员会. 非瓣膜病心房颤动患者新型口服抗凝药的应用中国专家共识[J]. 中华心律失常学杂志，2014，18(5)：321-329.

[9] 中华医学会心血管病学分会介入心脏病学组，中国医师协会心血管内科医师分会血栓防治专业委员会，中华心血管病杂志编辑委员会. 中国经皮冠状动脉介入治疗指南(2016)[J]. 中华心血管病杂志，2016，44(5)：382-400.

[10] Steffel J, Verhamme P, Potpara T S, et al. The 2018 European Heart Rhythm Association Practical Guide on the use of non-vitamin K antagonist oral anticoagulants in patients with atrial fibrillation[J]. European heart journal, 2018, 39(16): 1330-1393.

[11] Kirchhof P, Benussi S, Kotecha D, et al. 2016 ESC Guidelines for the management of atrial fibrillation developed in collaboration with EACTS[J]. Europace, 2016, 18(11): 1609-1678.

[12] 欧梦仙，刘宇，陈静，等. 加拿大安大略护士学会2017年《成人哮喘护理：促进哮喘控制(第2版)》指南解读[J]. 中华现代护理杂志，2019(19)：2377-2381.

[13] 中国成人肾病综合征免疫抑制治疗专家组. 中国成人肾病综合征免疫抑制治疗专家共识[J]. 中华肾脏病杂志，2014，30(6)：467-474.

[14] 赖玮婧，刘芳，付平. 慢性肾脏病评估及管理临床实践指南解读--从K/DOQI到KDIGO[J]. 中国实用内科杂志，2013，33(6)：448-453.

[15] 陈香美, 倪兆慧, 刘玉宁, 等. 慢性肾衰竭中西医结合诊疗指南[J]. 中国中西医结合杂志, 2015, 35(9): 1029-1033.

[16] 安徽省成人肾病综合征分级诊疗指南(2016年版)[J]. 安徽医学, 2017, 38(5): 523-536.

[17] 马军. 中国急性早幼粒细胞白血病诊疗指南(2018年版)[J]. 中华血液学杂志, 2018, 39(3): 179-183.

[18] 胡蒙亮, 刘梅林.《2019年欧洲心脏病学会和欧洲糖尿病研究学会糖尿病管理指南》解读[J]. 中国介入心脏病学杂志, 2019, 27(10): 541-545.

[19] 孙子林, 陆军, 徐治, 等. 糖尿病足基层筛查与防治专家共识[J]. 中国糖尿病杂志, 2019, 27(6): 401-407.

[20] 上海慢性肾脏病早发现及规范化诊治与示范项目专家组. 慢性肾脏病筛查诊断及防治指南[J]. 中国实用内科杂志, 2017,37(1): 33-39.

[21] 钟迪, 张舒婷, 吴波.《中国急性缺血性脑卒中诊治指南2018》解读[J]. 中国现代神经疾病杂志, 2019, 19(11): 897-901.